Physiology and Medicine of Hyperbaric Oxygen Therapy

# 高気圧酸素治療のための医学・生理学

編集
トム・S・ニューマン
Tom S. Neuman

スティーブン・R・トム
Stephen R. Thom

監訳　一般社団法人 日本臨床高気圧酸素・潜水医学会

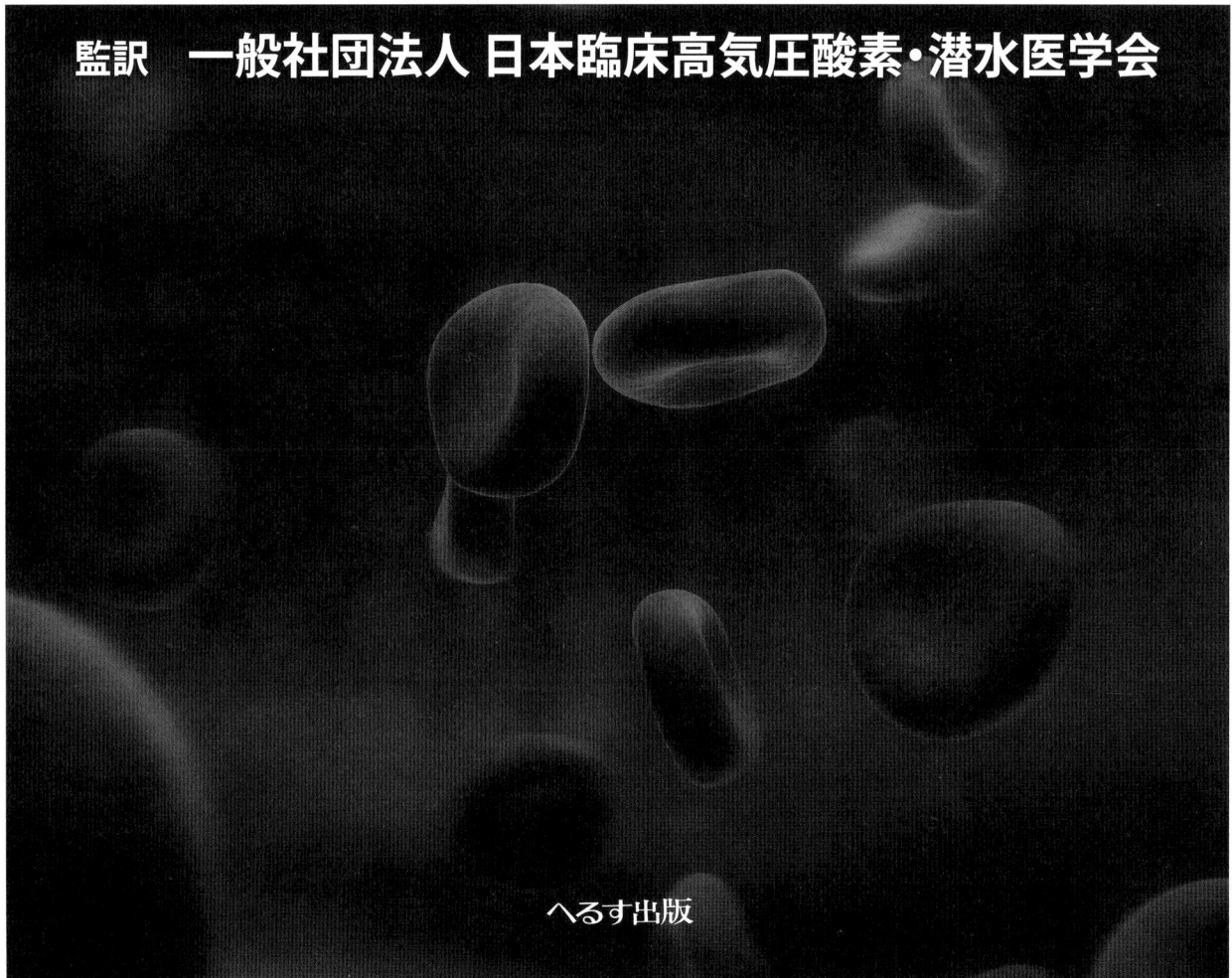

へるす出版

Copyright © 2008 by Saunders, an imprint of Elsevier Inc.
Japanese translation rights arranged with Elsevier Inc. c/o John Scott & Co.
through Japan UNI Agency, Inc., Tokyo.

# 翻訳にあたって

　このたび，日本臨床高気圧酸素・潜水医学会より *Physiology and Medicine of Hyperbaric Oxygen Therapy*（Tom S. Neuman and Stephen R. Thom）の監訳本『高気圧酸素治療のための医学・生理学』を発刊した．高気圧酸素治療（Hyperbaric Oxygen Therapy；HBOT）は古くて新しい，そしてさらに未見の可能性を内包した治療法である．HBOTは歴史的に減圧症の治療から始まり，その後急速に適応を広げ，一酸化炭素中毒，消化器疾患，さまざまな感染症，放射線障害，創傷治癒から移植片の生着まで，医療の多彩な領域で利用され，今もなお，その適応が拡大されつつある．もともとこの治療法は，臨床応用が先行し，その背後にある理論的根拠や機序の解明は常に後追いの型をとってきた．現代の医学的観点に立つとEBMに乏しいとする批判の声もあり，本邦では診療報酬上の問題点もネックとなり，いまひとつポピュラーな治療法になり得ていない．しかしながらHBOTに対してはいくつかの絶対適応の病態以外にも多くの疾病に対しその効果を信じ有効性を確信する臨床医も多く，その意味では極めてユニークでまた魅力的な治療法と言える．

　さて，HBOTの最前線のエキスパートたちの手による本書は26章よりなり，物理学的，化学的，生理学的基礎の解説から始まり，開発の歴史から現在に至る臨床応用の結果について，膨大な文献的考察とともに詳細かつ興味深く解説することに成功している．特にHBOTの適応となる病態，疾病に関しては多くのカラー写真の図とともにこと細かく記載されているばかりではなく，副作用あるいは適応禁忌まで正確に述べられ，さらには，この領域の今後進むべき方向性にまで言及している．教科書として有用なのは言うまでもなく，ノンフィクションの読み物としてもすばらしい．

　今回，本書を翻訳するにあたっては，基礎から臨床までHBOTの最前線にかかわっておられる先生方にお引き受けいただいた．上述のごとく，広大かつ深遠なトピックを網羅する本書の翻訳は困難な面もあり，完成に時間を要した．本書は世界的にも数少ないHBOTの成書として，その研究や治療を語る上にかかせない名著であると思われ，ここに翻訳の完成を見て，感慨深いものがある．HBOTにかかわる広い領域の方々に本書を手に取っていただき，ひいてはさまざまな疾病に悩まれている患者の治療の一助になれば幸甚の限りである．

平成25年7月吉日
一般社団法人　日本臨床高気圧酸素・潜水医学会
代表理事　島崎 修次

# 監訳・翻訳者一覧

## ●監訳

一般社団法人日本臨床高気圧酸素・潜水医学会

| | | | |
|---|---|---|---|
| 有賀　徹 | 昭和大学 | 四ノ宮成祥 | 防衛医科大学校 |
| 小濱　正博 | 北部地区医師会病院 | 八木　博司 | 八木病院 |
| 島崎　修次 | 国士舘大学 | 横田　裕行 | 日本医科大学 |

## ●翻訳（五十音順）

| | | | |
|---|---|---|---|
| 浅井　康文 | 函館新都市病院（Chpter 24, 25, 26） | 清水　強 | 諏訪マタニティークリニック附属清水宇宙生理学研究所（Chapter 4） |
| 池田　尚人 | 昭和大学横浜市北部病院（Chapter 22） | 瀧　香保子 | ハワイ大学（Chapter 15） |
| 伊地知　寿 | 鹿児島市立病院（Chapter 13） | 瀧　健治 | 聖マリア病院（Chapter 15） |
| 岩川　孝志 | 防衛医科大学校（Chapter 8） | 田中　浩二 | 北部地区医師会病院（Chapter 16） |
| 浦部　大策 | 聖マリア病院（Chapter 6） | 樽井　武彦 | 杏林大学（Chapter 12） |
| 大川　浩文 | 弘前大学（Chapter 7） | 成松　英智 | 札幌医科大学（Chapter 26） |
| 大庭　正敏 | 大崎市民病院（Chapter 20） | 西　雅丈 | 自衛隊呉病院（Chapter 11） |
| 岡本　武 | 自衛隊横須賀病院（Chapter 11） | 羽生田義人 | バロテックハニュウダ株式会社（Chapter 2, 3） |
| 小沢　浩二 | 海上自衛隊潜水医学実験隊（Chapter 10） | 久田　哲也 | 前田病院（Chapter 23） |
| 黄川田信允 | 日本大学医学部附属板橋病院（Chapter 21） | 松田　範子 | 日本医科大学付属病院（Chapter 21） |
| 栗本　義彦 | 手稲渓仁会病院（Chapter 25） | 八木　博司 | 八木病院（Chapter 1） |
| 小泉　健雄 | 杏林大学（Chapter 17） | 山田　賢治 | 杏林大学（Chapter 19） |
| 小濱　正博 | 北部地区医師会病院（Chapter 5, 14） | 横田　裕行 | 日本医科大学（Chapter 21） |
| 四ノ宮成祥 | 防衛医科大学校（Chapter 23） | 吉池　昭一 | 北部地区医師会病院（Chapter 18） |
| 島　弘志 | 聖アリア病院（Chapter 6） | 渡辺　智 | 新潟県立中央病院（Chapter 9） |

# 献　辞

　医学の本流にわれらが専門性をもたらさんと，たゆまぬ努力を続けている高気圧治療実践におけるわれらが仲間たちへ

　そしてなにより，われわれの親友と妻たち—Doris と Lynne へ

# 序　文

　高気圧医学は実際，比較的新しい領域である。圧の生物的影響は，18世紀と19世紀初頭に散発的に検証されたが，初めて体系的，科学的に分析したのはPaul Bertであり，彼は1878年に *La Pression Barometrique* を出版した。当初，高気圧チャンバーはさまざまな治療に用いられていたが，やがて関心は減圧症に絞られ始めていった。高気圧チャンバーが減圧症以外の治療に用いられるようになったのは，20世紀後半以降のことである。初期の先駆者たちはこのように臨床的な関心をもっており，そして潜水医学か航空医学のいずれかにルーツをもっていた。

　こうして，高気圧医学は臨床分野として始まったのである。初期の実践者たちは，高気圧酸素治療（hyperbaric oxygen therapy；HBOT）に生理学上の理論的根拠をもっていたが，臨床上の利用が基礎科学よりも優先的に行われた。高気圧医学の背景にある基礎科学が探究されるようになったのは最近になってからであり，それは洗練さを増しつつ継続している。同じく重要なことは，HBOTが患者に利益をもたらすかもしれない臨床場面でより厳密さが適用されるようになったのも，最近になってからであるということだ。いまでは基礎生理学や臨床の成果に関する知識の集積があり，それを1冊の本にまとめることは有益なことであろう。

　これが，このテキストの目的であった。われわれの目的は，注意深く行われたHBOTの臨床研究はもちろん，重要な生理学上の知識を集め整理することである。このテキストは，研究者や臨床医がHBOTの基本的メカニズムの理解を得るための参照ツールであり，またHBOTの適応症に関するクリティカルレビューとして役立つことを企図している。単なる高気圧医学の長所の列挙ではなく，むしろ主題への学術的なアプローチを意図したものである。それとともに，本書はHBOTの実際的な問題と治療の背景にある生理学を扱うことを念頭にまとめている。編者らは公正な学術的な力を願いつつ，一般に認められているHBOTの適応症それぞれについて扱っている。

　われわれは2つの章が特に重要であると感じている。まず1つは，「潜水適正」の章である。なぜなら，高気圧医学を実践している現在の臨床医の非常に多くが，もはや潜水医学をバックグラウンドとしていないからであり，われわれはこの章を特に重要と感じている。高気圧治療の開業医は，しばしば職業ダイバーやスポーツダイバーの潜水適正の評価や，時にはダイビング関連の傷害の治療を依頼される。その他の潜水医学の話題については限定的にしか触れていないが，この分野については優れたテキストがいくつかある。読者は，BoveとDavisの *Diving Medicine* やBennettとElliottの *Physiology of Medicine and Diving* を参照されたい。本書はそれらのテキストに取って代わることを意図しているのではなく，むしろそれらとともにあり，高気圧チャンバー導入時にはいずれも並べられてあることを願うものである。2番目に特記すべきは，高気圧医学の通常とは異なる使用についての章である。現在，医療が増え続けるコストにより慎重に精査されているなかで，HBOT使用の確かな理論的根拠，そして，またはデータなしにHBOTが支持されている状況に批判的な目を向ける。われわれはこの章の重大性に対してたじろぐところはない。われわれは，そのような率直さは高気圧医学の領域においてすでに必要とされていると信じている。

　非常に多くの執筆者がいるなかで，編者は読者の読みやすさを考慮し，できる限りある程度一定のスタイルで章を整えようと試みた。呼吸器関連の略語・記号は，エルゼビアが出版物のなかで使用しているものを用いている。圧の単位は，高気圧医学の領域で最もよく使用されているものを用いた。

　われわれは，本書が多くの仲間のニーズに添えることを願っている。

トム・S・ニューマン, MD, FACP, FACPM
スティーブン・R・トム, MD, PhD

# 執筆者

**Oskar Baenziger, MD**
Professor
University of Zurich
Director, Department of Intensive Care
  and Neonatology
University Children's Hospital
Zurich, Switzerland
[Chapter 6]

**Richard C. Baynosa, MD**
Plastic Surgery Resident
University of Nevada School of Medicine
Las Vegas, Nevada
[Chapter 17]

**Michael H. Bennett, MBBS, MD,
MM (Clin Epi), FANZCA**
Associate Professor, Faculty of Medicine
The University of New South Wales
Senior Staff Specialist, Department of Diving
  and Hyperbaric Medicine
Division of Anaesthesia
Prince of Wales Hospital
Sydney, Australia
[Chapter 5, 21]

**Alfred A. Bove, MD, PhD**
Emeritus Professor of Medicine
Chief, Section of Cardiology
Temple University School of Medicine
Medical Staff
Temple University Hospital
Philadelphia, Pennsylvania
[Chapter 25]

**Jon A. Buras, MD, PhD**
Research Associate Professor
Northeastern University
New England Inflammation and Tissue
  Protection Institute Consortium
Departments of Biology and Pharmaceutical
  Sciences
Boston, Massachusetts
Staff Physician in Emergency Medicine,
  Wound Care, and Hyperbaric Medicine
South Shore Hospital
Weymouth, Massachusetts
Consultant in Hyperbaric Medicine
Massachusetts Eye and Ear Infirmary
Boston, Massachusetts
[Chapter 9]

**Frank K. Butler, Jr., MD**
Adjunct Associate Professor of Military
  and Emergency Medicine
F. Edward Hebert School of Medicine
Uniformed Services University of the Health
  Sciences
Medical College of Georgia
Augusta, Georgia
Staff Ophthalmologist
Naval Hospital
Pensacola, Florida
[Chapter 24]

**James M. Clark, MD, PhD**
Clinical Associate Professor of Environmental
  Medicine in Pharmacology
Institute for Environmental Medicine
University of Pennsylvania School of Medicine
Philadelphia, Pennsylvania
[Chapter 23]

**Dick Clarke**
   Director, The Baromedical Research Foundation
   Columbia, South Carolina
   [Chapter 1]

**Dominic P. D'Agostino, PhD**
   Postdoctoral Fellow, Department of Molecular
     Pharmacology and Physiology
   University of South Florida
   School of Basic Biomedical Sciences, College
     of Medicine
   Tampa, Florida
   [Chapter 10]

**Jay B. Dean, PhD**
   Professor of Molecular Pharmacology
     and Physiology
   Head of Hyperbaric Biomedical Research
     Laboratory
   University of South Florida
   Tampa, Florida
   [Chapter 10]

**John J. Feldmeier, DO, FACRO**
   Professor and Chairman, Radiation Oncology
     Department
   University of Toledo
   Chairman and Clinical Director, Department
     of Radiation Oncology
   University of Toledo Medical Center
   Toledo, Ohio
   [Chapter 12]

**Nachum Gall, MD**
   Director, Institute of Hyperbaric Medicine
     and Wound Care Center
   Assaf Harofeh Medical Center
   Zerifin, Israel
   [Chapter 6]

**Lisardo Garcia-Covarrubias, MD**
   Cardiothoracic Surgery Fellow
   University of Miami/Jackson Memorial Hospital
   Miami, Florida
   [Chapter 9, 20]

**Anthony J. Gerbino, MD**
   Clinical Assistant Professor
   University of Washington School of Medicine
   Head, Section of Pulmonary/Critical Care Medicine
   Virginia Mason Medical Center
   Seattle, Washington
   [Chapter 3]

**Peter Gilbey, MD**
   Head of Otolaryngology, Head and Neck Surgery
   Sieff Medical Center
   Zefat, Israel
   [Chapter 22]

**Des F. Gorman, MBChB, MD, PhD**
   Head of the School of Medicine
   The University of Auckland
   Auckland, New Zealand
   [Chapter 14]

**Catherine Hagan, MD**
   Senior Resident
   Naval Medical Center
   San Diego, California
   [Chapter 24]

**Neil B. Hampson, MD**
   Clinical Professor of Medicine
   University of Washington School of Medicine
   Medical Director, Center for Hyperbaric Medicine
   Virginia Mason Medical Center
   Seattle, Washington
   [Chapter 3]

**Kevin Hardy, MD**
　Assistant Professor, Department of Emergency
　　Medicine
　University of Pennsylvania
　Attending Physician in Emergency Medicine
　Attending Physician in Hyperbaric Medicine
　Hospital of the University of Pennsylvania
　Philadelphia, Pennsylvania
　[Chapter 4]

**Harriet W. Hopf, MD**
　Professor, Director of Translational Research
　University of Utah School of Medicine
　Medical Director, Wound Care Services
　LDS Hospital/Urban Central Region
　Salt Lake City, Utah
　[Chapter 11]

**Irving Jacoby, MD, FACP, FACEP, FAAEM**
　Clinical Professor of Medicine and Surgery
　University of California, San Diego, School
　　of Medicine
　La Jolla, California
　Attending Physician
　Hyperbaric Medicine Center and Department
　　of Emergency Medicine
　University of California, San Diego, Medical Center
　San Diego, California
　[Chapter 18]

**Sarah H. Kagan, PhD, RN**
　Professor of Gerontological Nursing, School of
　　Nursing and Secondary Faculty
　Department of Otorhinolaryngology: Head and
　　Neck Surgery
　University of Pennsylvania School of Medicine
　Clinical Nurse Specialist
　Abramson Cancer Center
　University of Pennsylvania
　Philadelphia, Pennsylvania
　[Chapter 16]

**Matthew Kelly, MD**
　Hyperbaric and Wound Care Physician
　St. Francis Hospital
　San Francisco, California
　[Chapter 11]

**Jan P. Lehm, MD, FANZCA, DipDHM**
　Conjoint Senior Lecturer
　The University of New South Wales
　Sydney, Australia
　Senior Staff Specialist, Department of Diving
　　and Hyperbaric Medicine
　Division of Anaesthesia
　Prince of Wales Hospital
　Senior Visiting Medical Officer, Department of
　　Anaesthesia
　Royal Hospital for Women
　Randwick, Australia
　[Chapter 21]

**D. Mathieu, MD, PhD**
  Professor of Critical Care Medicine
  University of Lille
  Head of the Critical Care and Hyperbaric
    Medicine Department
  University Hospital
  Lille, France
  [Chapter 26]

**Simon J. Mitchell, MBChB, PhD, DipDHM, DipOccMed, FANZCA**
  Senior Lecturer, Department of Anaesthesia
  School of Medicine, Faculty of Medicine and
    Health Sciences
  The University of Auckland
  Consultant Anaesthetist
  Auckland City Hospital
  Auckland, New Zealand
  [Chapter 5]

**Richard E. Moon, MD, FACP, FCCP, FRCPC**
  Professor of Anesthesiology, Professor of Medicine
  Duke University
  Medical Director, Center for Hyperbaric
    Medicine and Environmental Physiology
  Duke University Medical Center
  Durham, North Carolina
  [Chapter 14]

**Tom S. Neuman, MD, FACP, FACPM**
  Emeritus Professor of Medicine
  University of California, San Diego
  San Diego, California
  [Chapter 13]

**Herbert B. Newton, MD, FAAN**
  Professor of Neurology and Oncology,
    Department of Neurology and
    Hyperbaric Medicine Program
  Ohio State University Medical Center and
    James Cancer Hospital
  Ohio State University College of Medicine and
    Public Health
  Columbus, Ohio
  [Chapter 21]

**Juha Niinikoski, MD, PhD**
  Professor of Surgery and Chairman, Department
    of Surgery
  University of Turku
  Turku, Finland
  [Chapter 19]

**Claude A. Piantadosi, MD**
  Professor of Medicine
  Director, Center for Hyperbaric Medicine and
    Environmental Physiology
  Duke University Medical Center
  Durham, North Carolina
  [Chapter 8]

**Dag Shapshak, MD**
  Assistant Professor, Department of Medicine
  Division of Emergency Medicine
  Medical University of South Carolina
  Charleston, South Carolina
  [Chapter 11]

**Avi Shupak, MD**
  Head, Unit of Otoneurology
  Carmel Medical Center
  Lin Medical Center
  Haifa, Israel
  [Chapter 22]

**Michael B. Strauss, MD, FACS, AAOS**
  Clinical Professor, Orthopaedic Surgery
  University of Irvine College of Medicine
  Irvine, California
  Clinical Associate Professor, Orthopaedic Surgery
  Harbor/UCLA Medical Center
  Torrance, California
  Active Staff, Departments of Orthopaedic
    Surgery and Hyperbaric Medicine
  Long Beach Memorial Medical Center and
    Miller Children's Hospital
  Attending Physician PACT (Preservation-
    Amputation, Care and Treatment) Clinic
  Veterans Agency Medical Center
  Long Beach, California
  [Chapter 20]

**Stephen R. Thom, MD, PhD**
  Professor of Emergency Medicine
  Chief, Hyperbaric Medicine
  University of Pennsylvania
  Philadelphia, Pennsylvania
  [Chapter 15]

**Robert J. Turner, MBBS, FANZCA, DipDHM**
  Conjoint Lecturer
  The University of New South Wales
  Sydney, Australia
  Senior Staff Specialist, Department of Diving
    and Hyperbaric Medicine
  Division of Anaesthesia and Intensive Care
  Prince of Wales Hospital
  Randwick, Australia
  [Chapter 21]

**Karen Van Hoesen, MD**
  Clinical Professor of Medicine, Department of
    Emergency Medicine
  Director, Undersea and Hyperbaric Medicine
    Fellowship
  Director, Diving Medicine Center
  University of California, San Diego (UCSD)
  San Diego, California
  [Chapter 13]

**Dan Waisman, MD**
  Lecturer, Faculty of Medicine
  Technion–Israel Institute of Technology
  Director of the Newborn Unit, Department of
    Neonatology
  Carmel Medical Center
  Member, Reserve Medical Team
  Israel Naval Medical Institute (INMI)
  Haifa, Israel
  [Chapter 6]

**Lindell Weaver, MD**
  Professor, Department of Medicine
  University of Utah School of Medicine
  Medical Director, Hyperbaric Medicine
  LDS Hospital
  Salt Lake City, Utah
  Medical Director, Hyperbaric Medicine
  Medical Co-director, Shock Trauma ICU
  Intermountain Medical Center
  Murray, Utah
  [Chapter 2, 7]

**William A. Zamboni, MD, FACS**
Professor and Chairman, Department of Surgery
Chief, Division of Plastic Surgery
Program Director, Plastic Surgery Residency
  Program
University of Nevada School of Medicine
Las Vegas, Nevada
[Chapter 17]

# 高気圧酸素治療のための医学・生理学

## Section I 歴史

### Chapter 1 高気圧治療の歴史 ... 2

- 圧縮空気浴 ... 2
- 圧縮空気による潜函工法 ... 3
- 高気圧医学 ... 7
- 初期の高気圧酸素治療 ... 8
- 潜水医学 ... 9
- 放射線感受性 ... 10
- 心臓外科 ... 10
- 臨床高気圧医学 ... 11
- 抗微生物効果 ... 12
- 創傷治癒 ... 12

## Section II 技術的側面

### Chapter 2 1人用高気圧チャンバー ... 20

- 治療プロトコール ... 21
  - ▶ リサーチ／盲検化 ... 21
- 患者ケア ... 21
  - ▶ 侵襲性の圧測定 ... 22
  - ▶ 肺動脈圧測定 ... 22
  - ▶ 安全性 ... 22
  - ▶ 子ども ... 23
  - ▶ ペースメーカー，植え込み型除細動器，神経および脊髄の刺激物質 ... 23
  - ▶ 洗浄 ... 24
  - ▶ 車輪付き担架 ... 24
  - ▶ 患者の快適性 ... 24
- 職員配置 ... 24
- 合併症の管理 ... 25

### Chapter 3 多人数用高気圧チャンバー ... 27

- アメリカと世界各国のチャンバー分布 ... 29
- 多人数用チャンバーと1人用チャンバーの比較 ... 31
- 代表的な治療プロトコール ... 33
- 安全性と通常の操作のための手引き ... 33
- 火災に関する安全 ... 35
- チャンバー内の介添人における減圧症 ... 38
- 多人数用高気圧チャンバー施設の認定 ... 39

### Chapter 4 高気圧酸素治療に関する物理学の基礎的知識 ... 42

- 単位と記号 ... 42
- 圧力 ... 42
- 各種気体について ... 44
- 呼吸用混合ガス ... 45
- 気体の法則 ... 45
  - ▶ ボイルの法則（Boyle's Law） ... 46
  - ▶ ゲイ・リュサックの法則（Gay-Lussac's Law） ... 46
  - ▶ シャルルの法則（Charle's Law） ... 47
  - ▶ 気体の一般法則（General Gas Law） ... 47
  - ▶ ダルトンの法則（Dalton's Law） ... 47
  - ▶ ヘンリーの法則（Henry's Law） ... 47

### Chapter 5 潜水業務従事者に関する潜水への身体適性 ... 49

- ダイビング志願と活動 ... 49
- 医学的に潜水適性を決定するための概念 ... 50
- 医学的潜水適性に関する管理モデル ... 51
  - ▶ レクリエーションダイバー ... 51
  - ▶ 職業ダイバー ... 52
- 誰が潜水適性を決定すべきか？ ... 54
- 潜水適性相談 ... 54
  - ▶ 歴史とシステムの見直し ... 54
  - ▶ 診察 ... 54
  - ▶ 検査 ... 55
- ダイビングに関係する医学的問題の評価 ... 56
  - ▶ 包括的診断 ... 56
  - ▶ 年齢の問題：小児とダイビング ... 56
  - ▶ 年齢の問題：高齢者ダイバー ... 57

# CONTENTS

- ▶ 心血管系疾患 … 57
  - 虚血性心疾患 … 57
  - 弁膜症 … 57
  - 高血圧 … 57
  - 卵円孔開存症 … 58
  - 他の心内シャント … 60
  - 不整脈 … 60
- ▶ 呼吸器系疾患 … 61
  - 気管支喘息 … 61
  - 慢性気道障害 … 64
  - 肺囊胞性疾患，自然気胸と他の疾患 … 64
  - ブレオマイシン … 65
- ▶ 糖尿病 … 65
- ▶ 耳鼻咽喉科疾患 … 66
- ▶ 神経学的疾患 … 67
- ▶ 肥満 … 67
- ▶ 妊娠 … 68
- ▶ 精神疾患 … 68
- ▶ 病気後のダイビングへの復帰 … 68
- ▶ 高気圧チャンバーでの業務に関する適性 … 69

## Chapter 6 新生児と小児患者への高気圧酸素治療 … 74

### 小児疾患の治療で使用される装置 … 75
- ▶ 乳児，小児への酸素供給と人工呼吸 … 75
- ▶ 気道管理 … 76
- ▶ モニター装置 … 76
- ▶ 薬剤と輸液管理 … 76
- ▶ 体温調節 … 76
- ▶ 新生児および小児用の高気圧チャンバー … 76

### 高気圧酸素治療に承認されている適応 … 77
- ▶ 急性一酸化炭素中毒 … 78
  - 急性一酸化炭素中毒の臨床徴候と症状 … 78
  - 遅発性神経学的後遺症の症状 … 78
  - 一酸化炭素中毒の妊婦と胎児の影響に対する治療 … 78
- ▶ クロストリジウム性筋壊死（ガス壊疽）と壊死性軟部組織感染症 … 79
  - 壊死性筋膜炎 … 79
  - 劇症型紫斑 … 79
- ▶ ガス塞栓症：大脳動脈ガス塞栓症 … 79
- ▶ 難治性骨髄炎 … 80
- ▶ 減圧症 … 81
- ▶ 異常失血（貧血） … 81
- ▶ 頭蓋内膿瘍 … 81
- ▶ 放射線と癌関連合併症 … 82

### 高気圧酸素治療の適応として承認されていない疾患 … 82
- ▶ 低酸素性虚血性脳症 … 82
- ▶ 小児肝移植後の肝動脈血栓症 … 82
- ▶ 脳性麻痺 … 83
- ▶ 自閉症の高気圧酸素治療 … 83

### 小児患者での高気圧酸素治療に関連して報告された副作用と合併症 … 84
- ▶ 低体温と高体温 … 85
- ▶ 搬送にかかわる合併症 … 85

### 高気圧酸素治療前の患者の準備 … 85

### 海外における小児患者への高気圧酸素治療の報告 … 85
- ▶ ロシアの臨床使用経験の報告 … 85
- ▶ トルコ … 86
- ▶ イスラエル … 86
- ▶ アメリカ … 86
- ▶ カナダ … 87
- ▶ スイス，オーストリア，ドイツ … 87

### まとめ … 87

## Chapter 7 高気圧酸素治療を要する患者の集中治療 … 91

### 集中治療の定義 … 91
### 重症疾患の原因となりうる高気圧酸素で治療される疾患 … 91
### ガス交換と治療プロトコール … 91
### 組織酸素の測定 … 92
### 経皮的酸素および二酸化炭素の測定 … 92
### 高気圧酸素治療後の低酸素血症 … 92
- ▶ 高気圧空気吸入中の低酸素血症 … 93

### 重症疾患患者の高気圧酸素治療に

必要な機器 93
重症疾患患者の高気圧酸素治療のための
　　人工呼吸器 93
呼気終末二酸化炭素濃度の測定 95
気管チューブ 95
静脈内輸液ポンプ 95
生理学的モニタリング 96
吸　引 96
チューブによる胸腔切開 96
ペースメーカー，植え込み型除細動器，
　　神経および脊髄刺激装置 96
除細動とカルディオバージョン 96
鎮　静 97
　▶抑　制 97
　▶高気圧酸素治療中の血糖管理 97
　▶小　児 97
　▶鼓膜切開 97
集中治療と高気圧酸素の系統的レビュー 98
結　論 99

## Section III　生理機能

### Chapter 8　肺におけるガス交換，生体内の酸素運搬と組織の酸素化　104

肺換気とガス交換 105
肺胞気から血液への酸素の移動 108
肺から全身の微小循環への酸素運搬 109
全身の微小循環と組織でのガス交換 112
高気圧酸素による各器官の循環への
　　特異的影響 115
細胞での酸素利用 117
二酸化炭素の排出 119
高気圧酸素が組織の酸素化に及ぼす
　　影響のまとめ 121

### Chapter 9　虚血再灌流障害と高気圧酸素治療
基本的機序と臨床研究　123

虚血再灌流障害：
　　高気圧酸素と基礎研究 123

▶虚血再灌流障害と高気圧酸素：
　　疾患の矛盾性 123
▶虚血再灌流障害：病態生理概論 123
▶再灌流障害の原因・拡散物質としての
　　活性酸素種 124
▶虚血再灌流障害：活性酸素種生成と
　　組織障害における高気圧酸素の効果 125
▶虚血再灌流障害：高気圧酸素と
　　細胞エネルギー論 126
▶好中球・血管内皮の細胞接着 127
　虚血再灌流障害における高気圧酸素の
　　抗接着機序 128
　高気圧酸素治療と好中球の接着 128
　高気圧酸素と血管内皮細胞 129
▶虚血再灌流障害：
　　高気圧酸素と一酸化窒素 131
▶プレコンディショニング 134
虚血再灌流障害：
　　高気圧酸素と臨床研究 135
▶脳 135
　脳卒中 135
▶心　筋 137
　心臓手術と急性心筋梗塞 137
▶移　植 138

### Chapter 10　圧力によるヒトの生理機能への影響　144

人体が生理学的に耐えうる圧力の範囲 144
▶大気圧 144
　低気圧 145
　高気圧 146
▶ガス分圧 147
加圧の媒体 148
▶空気と酸素：高気圧酸素治療 148
▶ヘリウム加圧と静水圧 148
圧力感受性細胞の例 149
▶刺激としての圧力自体 149
▶圧力感受性細胞の例 149
生理機能の圧力感受性 150
▶呼　吸 150

# CONTENTS

　　▶ 心臓血管系 ……………………… 151
　　▶ 腎臓系 …………………………… 151
　　▶ 生殖系 …………………………… 152
　展　望 ……………………………… 152

## Chapter 11　酸素と創傷治癒の基本的メカニズム …… 156

　要　約 ……………………………… 156
　創傷修復のメカニズム …………… 157
　　▶ 傷に対する主要な反応 ………… 157
　　▶ 感染に対する抵抗 ……………… 157
　　　増　殖 …………………………… 159
　　　血管新生 ………………………… 160
　　　コラーゲンと細胞外基質沈着 … 160
　　　乳酸の役割 ……………………… 160
　　　活性酸素種・過酸化水素の役割 … 162
　　　一酸化窒素の役割 ……………… 162
　　　上皮化 …………………………… 163
　　　成熟化と再形成 ………………… 163
　　▶ 栄　養 …………………………… 164
　創傷部の灌流と酸素供給 ………… 165
　創傷治癒における高気圧酸素治療の役割 …………………………… 167
　　▶ 高気圧酸素治療による創傷治癒改善の仕組み ……………………… 167
　　▶ 創傷治癒における高気圧酸素治療の臨床効果 ……………………… 168
　　▶ 治癒しない創傷の補助療法に高気圧酸素治療を用いる際の患者選択：経皮的酸素測定法 ……………… 170
　要　約 ……………………………… 171

## Section IV　適応症

## Chapter 12　遅発性放射線障害に対する高気圧酸素治療 …… 178

　遅発性放射線障害の重要性と性質 … 178
　遅発性放射線障害の性質 ………… 180
　　▶ 放射線障害の治療における現在の争点 ……………………………… 180
　　▶ 放射線治療と高気圧酸素の初期の関係：放射線感受性を高めるための利用が模索された時代 …… 182
　　▶ 高気圧酸素を放射線障害の治療や予防に使用する理論的根拠 …… 182
　　▶ 遅発性放射線障害に対する高気圧酸素の部位別応用 ……………… 183
　　　下顎骨壊死 ……………………… 183
　　▶ 放射線性骨壊死の予防法としての高気圧酸素 ……………………… 187
　　▶ 喉頭壊死 ………………………… 188
　　▶ 頭頸部におけるその他の軟部組織の壊死 ……………………………… 188
　　▶ 胸壁壊死 ………………………… 190
　　▶ 放射線膀胱炎 …………………… 190
　　▶ 放射線腸炎／直腸炎 …………… 191
　　▶ さまざまな腹部・骨盤臓器損傷 … 192
　　▶ 四　肢 …………………………… 192
　　▶ 放射線による神経系の障害 …… 193
　　　脳壊死 …………………………… 193
　　　放射線脊髄炎 …………………… 193
　　　視神経炎 ………………………… 194
　　　腕神経叢と仙骨神経叢 ………… 194
　　▶ 注意：高気圧酸素は癌細胞の進行や再発を促すか？ ………………… 195
　　▶ 今後の研究が期待される領域 … 195
　まとめ ……………………………… 196

## Chapter 13　ガス塞栓症 …… 200

　静脈および動脈ガス塞栓症 ……… 200
　静脈ガス塞栓症 …………………… 200
　　▶ 疫　学 …………………………… 200
　　▶ 病態生理学 ……………………… 201
　　　肺 ………………………………… 201
　　　心　臓 …………………………… 201
　　▶ 奇異性塞栓症 …………………… 202
　　▶ 臨床所見 ………………………… 202
　　▶ 診　断 …………………………… 202
　　▶ 静脈ガス塞栓症の治療 ………… 202

xvii

動脈ガス塞栓症と肺圧外傷 ･･････････････ 203
　▶ 疫　学 ･･･････････････････････････････ 203
　▶ 肺圧外傷 ･････････････････････････････ 203
　▶ 肺圧外傷の臨床的特徴 ･････････････････ 204
　　局所肺損傷 ･･････････････････････････ 204
　　横隔膜気腫 ･･････････････････････････ 204
　　気　胸 ･･････････････････････････････ 205
　　動脈ガス塞栓症 ･･････････････････････ 206
　▶ 動脈ガス塞栓症の病態生理 ･････････････ 206
　▶ 動脈ガス塞栓症の臨床所見 ･････････････ 207
　　動脈ガス塞栓症に起因する突然死 ･･････ 207
　　動脈ガス塞栓症の徴候と症状 ･･････････ 208
　　血液学的または生化学的異常 ･･････････ 209
　　放射線学的異常 ･･････････････････････ 210
　▶ 動脈ガス塞栓症の診断 ･････････････････ 210
　▶ 動脈ガス塞栓症の治療 ･････････････････ 210
　　病院前診療 ･･････････････････････････ 211
　▶ ダイビング以外の原因による
　　動脈ガス塞栓症の症例提示と管理 ･･････ 211
高気圧酸素治療 ･･････････････････････････ 212
　▶ 動脈ガス塞栓症に対する
　　高気圧酸素治療の機序 ････････････････ 212
　▶ 治療表の選択 ･････････････････････････ 213
　▶ 追跡治療 ･････････････････････････････ 214
　▶ 補助療法 ･････････････････････････････ 214
　▶ 実験的治療 ･･･････････････････････････ 214

## Chapter 14 減圧症 ･･････････････････････････････ 220

減圧症とは何か？ ････････････････････････ 220
病　因 ･･････････････････････････････････ 221
　▶ 気　泡 ･･･････････････････････････････ 221
　▶ 直接的気泡による作用（障害） ･････････ 221
　▶ 細胞と組織障害 ･･･････････････････････ 222
　　内皮破壊 ････････････････････････････ 222
　　熱ショック蛋白質遊出 ････････････････ 222
　　補体活性 ････････････････････････････ 223
　　血小板活性 ･･････････････････････････ 223
　　一酸化窒素産生 ･･････････････････････ 223
　　白血球活性 ･･････････････････････････ 223
　▶ 臓器障害 ･････････････････････････････ 223
　　関節および長幹骨 ････････････････････ 223
　　脊　髄 ･･････････････････････････････ 223
　　脳 ･･････････････････････････････････ 224
　　末梢神経 ････････････････････････････ 224
　　肺 ･･････････････････････････････････ 224
　　内　耳 ･･････････････････････････････ 224
　　皮膚および軟部組織 ･･････････････････ 224
臨床症状 ････････････････････････････････ 224
患者の評価 ･･････････････････････････････ 225
　▶ 現病歴 ･･･････････････････････････････ 225
　▶ 身体的診察 ･･･････････････････････････ 226
　　痛みのみのベンズ ････････････････････ 226
　　皮膚型ベンズ ････････････････････････ 226
　　中枢神経型減圧障害 ･･････････････････ 226
　　呼吸循環型減圧症 ････････････････････ 227
　▶ 放射線学 ･････････････････････････････ 227
　▶ 神経精神学 ･･･････････････････････････ 227
　▶ 神経病態学 ･･･････････････････････････ 227
　▶ 診断基準 ･････････････････････････････ 228
　　重症度と回復のスコアリング ･･････････ 228
　▶ 要　約 ･･･････････････････････････････ 228
治　療 ･･････････････････････････････････ 228
　▶ 未治療での自然経過 ･･･････････････････ 228
　▶ 応急処置 ･････････････････････････････ 229
　▶ 再圧治療 ･････････････････････････････ 229
　▶ 治療圧の選択 ･････････････････････････ 230
　▶ 酸　素 ･･･････････････････････････････ 230
　▶ 不活性ガス ･･･････････････････････････ 230
　▶ 治療プロトコール ･････････････････････ 231
　▶ 標準的アメリカ海軍酸素治療表 ････････ 231
　▶ 1人用チャンバーの酸素治療表 ････････ 232
　▶ 2.8ATA以上の圧設定下の
　　短時間酸素治療表 ････････････････････ 232
　▶ 深深度治療表 ･････････････････････････ 235
　▶ 浅域潜水後の飽和潜水 ･････････････････ 235
　▶ 水中再圧（ふかし） ･･･････････････････ 236
　▶ 治療アルゴリズムの選択 ･･･････････････ 237
　　浅海域潜水 ･･････････････････････････ 237
　　閉鎖式ベルと飽和潜水 ････････････････ 238
　▶ 二期的治療 ･･･････････････････････････ 238

# CONTENTS

  ▶ 治療のタイミング，持続と
   フォローアップ治療 ･･････････････ 238
再圧のための補助的治療 ･･････････････････ 238
  ▶ 補　液 ･････････････････････････････ 238
  ▶ 副腎皮質ホルモン ･･････････････････ 240
  ▶ 抗凝固剤と非ステロイド系抗炎症剤 ･･･ 240
  ▶ リドカイン ･････････････････････････ 240
  ▶ 血糖管理 ･･･････････････････････････ 241
  ▶ 体温管理 ･･･････････････････････････ 241
  ▶ ペルフルオロカーボン ･････････････ 241
  ▶ 血液ガス管理 ･･･････････････････････ 241
フォローアップ評価と
 ダイビング復帰 ････････････････････････ 241
  ▶ 肺損傷 ･････････････････････････････ 242
  ▶ 減圧症 ･････････････････････････････ 242

## Chapter 15　一酸化炭素の病態生理学と治療 ･･･ 252

病態生理学 ･････････････････････････････ 252
  ▶ 病態生理学の概要 ･････････････････ 252
  ▶ 一次作用 ･･･････････････････････････ 252
   ヘモグロビンとの結合 ･････････････ 252
   一酸化炭素-一酸化窒素-酸素の競合 ･･･ 254
   ミトコンドリアのチトクロームオキシダーゼ
    との結合 ･････････････････････････ 256
   一酸化炭素の別の標的蛋白質 ･･････ 257
  ▶ 神経伝達と興奮毒性 ･･･････････････ 257
   神経伝達 ･･･････････････････････････ 257
   興奮毒性 ･･･････････････････････････ 257
  ▶ 一酸化炭素の病態カスケード ･･････ 257
   血管内変化 ･････････････････････････ 258
   心機能障害 ･････････････････････････ 258
   ニューロンのイベント ･････････････ 258
   血管壁の変化 ･･･････････････････････ 258
   脂質の過酸化反応と適応免疫反応 ･･･ 259
臨床所見 ･･･････････････････････････････ 259
  ▶ 症状および徴候 ･･･････････････････ 259
  ▶ 検　査 ･････････････････････････････ 260
  ▶ 神経系画像検査 ･･･････････････････ 260
  ▶ 神経学的後遺症 ･･･････････････････ 260

治　療 ･････････････････････････････････ 261
  ▶ 高気圧酸素治療のランダム化
   臨床試験 ･･･････････････････････････ 262
母-胎児の一酸化炭素中毒 ･･････････････ 263
長期間の一酸化炭素曝露 ･･･････････････ 264

## Chapter 16　慢性創傷の管理 ･･････････････ 274

概　要 ･････････････････････････････････ 274
臨床アプローチ ･････････････････････････ 274
患者のアセスメント ･･････････････････････ 275
  ▶ 全身のアセスメント ･･･････････････ 275
  ▶ 創のアセスメント ･････････････････ 276
   創と創周囲組織の管理 ･････････････ 278
   臨床検査と画像検査 ･･･････････････ 278
   心理社会的関連事項 ･･･････････････ 280
   創環境 ･････････････････････････････ 280
治療介入 ･･･････････････････････････････ 281
  ▶ 創の被覆 ･･･････････････････････････ 283
  ▶ 創の洗浄とデブリードマン ･････････ 285
  ▶ 抗菌療法 ･･･････････････････････････ 286
  ▶ 創の微小環境の取り扱い ･･･････････ 287
  ▶ 栄養療法 ･･･････････････････････････ 288
  ▶ 薬理相互作用と多剤投与について ･･･ 288
  ▶ 心理社会的な医療介入 ･････････････ 288
評　価 ･････････････････････････････････ 288

## Chapter 17　生着不良の移植片や皮弁 ･････ 293

定義，分類，病態生理 ････････････････････ 293
  ▶ 単純移植片と複合移植片 ･･･････････ 293
  ▶ 血液の供給に基づいた皮弁の分類 ･･･ 294
  ▶ 組織の種類に基づいた皮弁の分類 ･･･ 294
  ▶ 虚血，虚血再灌流，および微小循環 ･･･ 295
生着不良の移植片に対する診断と
 治　療 ･････････････････････････････････ 296
  ▶ 問題のある創床の見極め ･･･････････ 296
  ▶ 低酸素に陥った血流不良の創床に対する
   治療 ･･･････････････････････････････ 297

- ▶ 生着不良の移植片の治療に高気圧酸素を使用する理論的根拠 ………… 298

生着不良の移植片の診断とそれに対する高気圧酸素治療の適応基準 ………… 299
- ▶ 生着不良皮弁の臨床症状 ………… 299
  - 散在性虚血 ………… 300
  - 動脈の低灌流 ………… 301
  - 動脈の完全閉塞 ………… 302
  - 静脈の部分うっ滞 ………… 303
  - 静脈の完全閉塞 ………… 304
- ▶ 虚血再灌流障害 ………… 304

生着不良の移植片や皮弁に高気圧酸素治療を使用することの理論的根拠 ………… 306

まとめ ………… 307

## Chapter 18 クロストリジウム性筋炎，壊死性筋膜炎，接合菌性感染症 ………… 312

クロストリジウム性筋炎，筋壊死 ………… 312
- ▶ 原因 ………… 312
- ▶ 危険因子 ………… 313
- ▶ 臨床症状 ………… 314
- ▶ 鑑別診断 ………… 315
- ▶ 治療 ………… 315
- ▶ 高気圧酸素治療の論理的根拠 ………… 316

壊死性筋膜炎 ………… 317
- ▶ 原因 ………… 317
- ▶ 危険因子 ………… 317
- ▶ 臨床症状 ………… 318
- ▶ 鑑別診断 ………… 319
- ▶ 高気圧酸素治療の論理的根拠 ………… 319

その他の壊死性細菌感染症 ………… 321
- ▶ 非クロストリジウム性筋壊死 ………… 321
- ▶ 捻髪音性嫌気性蜂窩織炎 ………… 321
- ▶ 進行性細菌性壊疽 ………… 321

接合菌性壊疽性蜂窩織炎 ………… 321
- ▶ 原因 ………… 321
- ▶ 危険因子 ………… 322
- ▶ 臨床症状 ………… 322
- ▶ 鑑別診断 ………… 323
- ▶ 高気圧酸素治療の論理的根拠 ………… 323

- ▶ 治療 ………… 325

## Chapter 19 慢性骨髄炎における高気圧酸素治療 ………… 329

基礎研究 ………… 329
- ▶ 骨酸素分圧 ………… 329
- ▶ 酸素と殺菌機序 ………… 330
- ▶ 酸素と骨修復 ………… 331
- ▶ 酸素と抗生物質 ………… 331

臨床研究 ………… 332

費用対効果 ………… 333

結論 ………… 333

## Chapter 20 クラッシュ損傷 高気圧酸素治療の正当性と適応 ………… 335

背景 ………… 335
- ▶ クラッシュ損傷の範囲 ………… 335
- ▶ クラッシュ損傷の問題点 ………… 335
- ▶ 高気圧酸素とクラッシュ損傷 ………… 336
- ▶ クラッシュ損傷に高気圧酸素治療を用いることについての疑問 ………… 336

クラッシュ損傷の分類体系 ………… 336
- ▶ 臨床的判定 ………… 336
- ▶ 開放性骨折のガスティログレード ………… 337
- ▶ 圧壊肢の重症度スコア ………… 337
- ▶ 宿主の状態 ………… 337

クラッシュ損傷の病態生理 ………… 338
- ▶ 組織に対する肉眼的損傷 ………… 338
- ▶ 運動エネルギーの移動 ………… 339
- ▶ 損傷の重篤度 ………… 339
- ▶ 微小循環の病態生理 ………… 339
  - 直接損傷 ………… 339
  - 間接的損傷 ………… 339
- ▶ 生化学，細胞および分子の側面 ………… 340
- ▶ 虚血再灌流障害 ………… 340
  - 血管内皮および血管の機能不全 ………… 340
  - 接着分子 ………… 341
  - 活性酸素種 ………… 341
  - 炎症誘発性サイトカインとシグナル経路 ………… 342

# CONTENTS

　　　補体系 ………………………… 342
　　　ユビキチン-プロテアソーム系 … 342
クラッシュ損傷に適用可能な
　高気圧酸素治療の機序 ………… 342
　▶高酸素化 ……………………… 342
　▶高酸素化の効果 ……………… 343
　▶高酸素化の二次効果 ………… 344
　　　血管収縮 …………………… 344
　　　宿主の創傷治癒の要素 …… 344
　　　創傷治癒のための酸素の役割 … 344
　　　虚血再灌流障害 …………… 344
　　　赤血球細胞の変形能 ……… 345
クラッシュ損傷の管理における
　高気圧酸素を用いた臨床経験 … 345
　▶イントロダクションと文献レビュー … 345
　▶再接着：中国の経験 ………… 345
　▶血管損傷 ……………………… 345
　▶クラッシュ損傷：穿通性および
　　鈍的外傷 ……………………… 346
　▶コンパートメント症候群 …… 348
　▶穿通性の血管損傷 …………… 348
　▶クラッシュ損傷と骨折 ……… 348
　▶再接着：日本の経験 ………… 348
　▶骨折-クラッシュ損傷 ………… 349
　▶結　論 ………………………… 349
　▶外傷性虚血に対する高気圧酸素の
　　関連した応用 ………………… 349

## Chapter 21 エビデンスおよび高気圧酸素治療
文献の要約および新たな適応のレビュー … 354

臨床的エビデンスの要約 ………… 354
　▶系統的レビュー ……………… 354
　▶メタアナリシス ……………… 355
　▶本章におけるレビュー ……… 355
高気圧酸素治療の潜在的な
　選択的適応 ……………………… 355
　▶文献の要約 …………………… 355
　▶急性冠動脈症候群 …………… 356
　　　治　療 ……………………… 356
　　　エビデンス ………………… 356

　　　コクランレビュー ………… 357
　　　結　論 ……………………… 359
　▶急性外傷性脳損傷 …………… 360
　　　治　療 ……………………… 360
　　　エビデンス ………………… 360
　　　コクランレビュー ………… 361
　　　結　論 ……………………… 363
　▶新生児低酸素性脳症 ………… 364
　　　治　療 ……………………… 365
　　　エビデンス ………………… 365
　　　結　論 ……………………… 366
　▶脳性麻痺 ……………………… 366
　　　治　療 ……………………… 367
　　　エビデンス ………………… 367
　　　結　論 ……………………… 369
　▶多発性硬化症 ………………… 370
　　　多発性硬化症の臨床評価 … 372
　　　治　療 ……………………… 372
　　　エビデンス ………………… 373
　　　コクランレビュー ………… 375
　　　結　論 ……………………… 378
　▶急性虚血性脳卒中 …………… 379
　　　治　療 ……………………… 379
　　　エビデンス ………………… 379
　　　コクランレビュー ………… 381
　　　結　論 ……………………… 382
　▶特発性突発性感音難聴および耳鳴 … 383
　　　治　療 ……………………… 383
　　　エビデンス ………………… 384
　　　コクランレビュー ………… 385
　　　結　論 ……………………… 386
　▶スポーツによる軟部組織損傷および
　　遅発性筋肉痛 ………………… 387
　　　治　療 ……………………… 387
　　　エビデンス ………………… 387
　　　コクランレビュー ………… 387
　　　結　論 ……………………… 392
　▶熱　傷 ………………………… 392
　　　治　療 ……………………… 392
　　　エビデンス ………………… 392
　　　コクランレビュー ………… 393

|  |  |
|---|---|
| 結論 | 394 |
| ▶ 不妊症 | 394 |
| 病態生理 | 395 |
| エビデンス | 395 |
| 結論 | 396 |

## Section V　副作用と合併症

### Chapter 22　圧の作用 …… 408

| | |
|---|---|
| 中耳気圧外傷 | 408 |
| 耳の気圧外傷の発病機序 | 408 |
| 中耳気圧外傷の臨床症状 | 410 |
| 中耳気圧外傷の予防 | 410 |
| 中耳気圧外傷の治療 | 412 |
| 鼓膜切開術と鼓膜切開チューブ留置術 | 412 |
| 鼓膜切開術の実際 | 413 |
| ▶ 鼓室開放術における切開 | 413 |
| 副鼻腔の気圧外傷 | 414 |
| 気圧障害性歯痛と歯牙破折 | 414 |
| 特殊事項 | 415 |
| ▶ 人工内耳 | 415 |
| ▶ アブミ骨摘出術 | 415 |
| ▶ 鼓室形成術および人工耳小骨 | 416 |

### Chapter 23　酸素中毒 …… 420

| | |
|---|---|
| 酸素中毒の病理効果 | 420 |
| 酸化障害と抗酸化防御のメカニズム | 421 |
| フリーラジカルと他の反応種 | 421 |
| フリーラジカルと細胞膜との相互作用 | 422 |
| ▶ 脂質の過酸化 | 422 |
| ▶ アラキドン酸代謝 | 423 |
| ▶ フリーラジカルによる蛋白障害 | 423 |
| 抗酸化防御 | 424 |
| 酸素中毒の臨床症状 | 425 |
| 酸素中毒の神経学的効果 | 426 |
| ▶ 神経学的酸素耐性に関する二酸化炭素の効果 | 427 |
| ▶ 脳血流に対する高酸素の効果 | 428 |
| ▶ 脳血流に対する高酸素-一酸化窒素の相互作用効果 | 428 |
| ▶ 神経学的酸素中毒進展の割合 | 429 |
| 酸素中毒が眼に及ぼす効果 | 431 |
| ▶ 未熟児網膜症 | 431 |
| ▶ 末梢視野への影響 | 431 |
| ▶ 網膜電気活動に及ぼす効果 | 432 |
| ▶ 眼の水晶体に対する酸素効果 | 432 |
| 酸素中毒の肺効果 | 433 |
| ▶ 肺機能への影響 | 434 |
| ▶ 肺酸素中毒の進展速度 | 434 |
| ▶ 肺酸素中毒からの回復速度 | 436 |
| ▶ 酸素毒性の神経学的効果および肺効果の相互作用の可能性 | 437 |
| ヒトにおける酸素耐性の定義 | 438 |
| ▶ 肺酸素中毒量単位（UPTD）の概念 | 438 |
| ▶ 神経学的な酸素耐性の定義 | 439 |
| ▶ 酸素耐性予測の限界 | 440 |
| 酸素耐性の修飾 | 440 |
| ▶ 酸素耐性の延長 | 440 |
| ▶ 間歇曝露による酸素耐性延長の最適化 | 441 |

### Chapter 24　高気圧酸素治療による眼の合併症を減少させるために …… 448

| | |
|---|---|
| 眼に関連した解剖と生理の復習 | 448 |
| 高気圧酸素治療における眼の合併症 | 449 |
| ▶ 中枢神経系の酸素中毒 | 449 |
| 全身症状 | 449 |
| 眼の徴候 | 449 |
| 治療 | 450 |
| ▶ 網膜の酸素中毒 | 450 |
| ▶ 水晶体の酸素中毒 | 450 |
| 過酸素症の近視 | 450 |
| 白内障形成 | 450 |
| ▶ 高気圧酸素治療前の眼検査 | 451 |
| 高気圧酸素治療の評価において眼に考慮すべきこと | 451 |

# CONTENTS

    ▶ 摘出（中空軌道の人工器官が使われる
　　場合のみ） ………………………………… 451
    ▶ 眼球内のガス泡の存在 …………………… 451
高気圧酸素治療中の眼機能の評価 ………… 452
高気圧酸素治療から眼の合併症を
軽減する方策 ………………………………… 452

## Chapter 25 高気圧酸素治療における心血管系の側面 …… 454

酸素が心血管系に与える影響 ……………… 454
迷走神経系に対する効果 …………………… 454
血行動態への影響 …………………………… 455
心筋への影響 ………………………………… 456
末梢血管への影響 …………………………… 456
心臓病における高気圧酸素治療 …………… 456
    ▶ 高血圧 ……………………………………… 456
    ▶ 虚血性心疾患 ……………………………… 457
ペースメーカーと植え込み型除細動器 …… 459
先天性心疾患 ………………………………… 459
心臓手術における高気圧酸素治療 ………… 460
神経に対する予防効果 ……………………… 460
医原性空気塞栓 ……………………………… 460
冠動脈バイパス手術後の縦隔炎 …………… 461
高気圧酸素治療の薬剤効果 ………………… 461

## Chapter 26 高気圧酸素治療における禁忌 ……… 465

高気圧酸素治療における禁忌 ……………… 465
高気圧酸素治療により
　発生しうる潜在的危険 …………………… 466
    ▶ 気圧変動による危険 ……………………… 466
    ▶ 高気圧酸素吸入による危険 ……………… 467

    ▶ 高気圧チャンバー環境による危険 ……… 467
　　集中治療室患者管理に起因する危険 …… 467
　　酸素供給システムに起因する危険 ……… 467
    ▶ 特定の患者問題に起因する危険 ………… 467
　　生理学的条件 ……………………………… 467
    ▶ 病理学的条件 ……………………………… 468
　　悪性疾患の既往をもつ患者 ……………… 468
　　糖尿病患者 ………………………………… 468
　　医療機器を挿入された患者 ……………… 468
　　特異的な薬物療法を受けた患者 ………… 469
　　不安症あるいは閉所恐怖症の患者 ……… 469
高気圧酸素治療の一般的禁忌 ……………… 469
    ▶ 絶対的禁忌 ………………………………… 469
　　生命危機的な気圧外傷リスクについての
　　　絶対的禁忌 ……………………………… 469
　　酸素中毒を厳密に発生させないための
　　　絶対的禁忌 ……………………………… 470
　　患者安全性を脅かす許容しがたい
　　　リスクによる絶対的禁忌 ……………… 470
    ▶ 相対的禁忌 ………………………………… 470
　　気圧外傷リスク増大による相対的禁忌 … 470
　　酸素中毒のリスク増加による相対的禁忌 … 470
　　高気圧酸素環境に関連して増大する
　　　リスクによる相対的禁忌 ……………… 471
　　精神的そして行動的問題による
　　　許容しがたい相対的禁忌 ……………… 471
臨床業務の重要性 …………………………… 471
    ▶ 最初の診察 ………………………………… 471
    ▶ 患者教育 …………………………………… 471
    ▶ 高気圧チャンバー係員と
　　モニタリング ……………………………… 472
結　論 ………………………………………… 472

索　引 ………………………………………… 474

# I 歴史

Chapter 1
**高気圧治療の歴史**

# Chapter 1 高気圧治療の歴史

### この章の概要

圧縮空気浴
圧縮空気による潜函工法
高気圧医学
初期の高気圧酸素治療
潜水医学

放射線感受性
心臓外科
臨床高気圧医学
抗微生物効果
創傷治癒

今日用いられている最も古い医療技術の1つである高気圧医学の歴史は，約350年前にさかのぼる。

1662年，イギリスの内科医で牧師でもあったHenshawは，初めて治療目的で環境圧力を変化させる試みを行った[1]。研究者たちは，健康に明らかによい効果をもたらすものとして気候の変化，おそらく気圧差に続発する変化を考えていたが，Henshawは気候を人工的にコントロールしようとした。彼の"domicilium"は密閉された部屋とそれに付随する一対の大きなオルガン様のふいごで構成されていた。弁とふいごの作用によって部屋の空気が加圧（圧縮）されたり，減圧されたりした。

この変化は高所（山）に登ったり，あるいは低地（海岸）へ旅行したときに感じる気候の変化に似ていた。Henshawは急性病の治療に圧縮（濃縮）した空気を用い，慢性疾患に対しては稀薄な空気を用いた。それは苦痛のない場合でも使用する機会はある。Henshawは「健康なときにこのdomiciliumを用いると消化を助け，不感呼吸を促進し，呼吸と喀痰を容易にし，その結果，肺の多くの病気を予防するのに極めて好都合で有用である」と提案した[1]（p.10）。

せいぜい一時的改善で，それ以上のことを経験するのは好ましいことではない。domicilium内の圧の変化は，手動式ふいごと部屋の安全性という制限のなかで緩やかに行われた。これはおそらく偶然のことであった。圧をあまりに低くすると臨床的に明らかに低酸素症が起こり状態は悪くなった。一方，あまりに高い圧にすると患者は減圧症の危険にさらされた。圧縮空気曝露による合併症の解明は，さらに200年後のことである。domicilium内の空気は部屋の使用中更新されることはなかった。その結果，呼吸と不感蒸発による変化のHenshawが奨励する報告は，多分に代謝老廃物の蓄積によるものであった。

有意義な効果を生み出したHenshawのdomiciliumではあったが，高気圧治療に新たな興味がもたれるまで，約200年もの間忘れさられることとなった。彼の仕事の最も注目に値する点は，それが酸素の発見に先行すること100年以上も前であったということである。

酸素は最初，1772年にスイスの化学者Carl Wilhelm Scheeleによって発見されたが，彼は1777年までそれを公表しなかった[2]。その間に，イギリスの科学者Joseph Priestlyが1775年，Scheeleとは全く別に酸素を発見した。そして，その年，彼は酸素の発見を公表した。それは，Scheeleが発表する2年前であった[3]。その結果，通常，Priestlyが酸素の発見者とされるようになった。

科学的で精密な検査が推進されたにもかかわらず，19世紀までHenshawと同じように気候を変えて疾病を治そうとする類の報告はなかった。1782年，オランダのハーレムにあったRoyal Society of Scienceが，動植物に対する高気圧の効果を研究するための装置をデザインした者に賞を出すと発表した[4]。

しかし，1791年まで3年ごとに4回募集を行ったが，応募者は現れなかった。

## 圧縮空気浴

Emile Tabarieはフランスのモンペリエで開業していた内科医である。彼が高気圧医学への興味を点火させた[5]。1832年，Tabarieはフランス科学アカデミーに空気実験室での研究に関する詳細なレポートを提出した。同年，彼は低い空気圧の効果を局所的ならびに全身的な面から研究する一連の実験を開始した[5]。

Tabarieは，気圧を上昇させて逆の環境をつくることによって健康状態がさらに改善され，いくつかの病気を克服できるかもしれないと考えた。彼は大気の「欠くことのできない性質」を改良して「大気は人間に好都合な影響を与える無尽蔵の源泉になるだろう」といい，49例の呼吸器疾患の治療に成功したと主張した[6]。

Tabarieの最終的なコメントの1つは，高気圧を快適に安全に楽しむために行った方法と関係がある。彼は気圧をゆっくりと上昇させ，前もって決めた最高圧力で一定に維持し，加圧時の5分の2の速度でゆっくりと減圧した。全過程に約2時間を要した彼の方法は，今日使用する高い圧を除いて，近代的治療計画とどこか似ていた。

もう1人のフランス人内科医のJunodは，最初に特製の高気圧チャンバーを紹介したとされる人物である[7]。1834年に稼動した彼のチャンバーは，有名な蒸気エンジニアのJames Wattによってデザインされた。そのチャンバーは球状銅製で，4ATA（絶対気圧：atmosphere absolute）まで加圧が可能であった。Junodの治療は患者をTabarieより高い圧に，彼より速い加圧・減圧速度で曝露した。このことが明らかに高気圧治療が臨床医学に向かないという方向へ導く，首尾一貫した困難性の原因となった[1]。

Junodは患者の循環はチャンバー内で亢進すると信じ，チャンバー内で患者は幸福になるだろうと確信した。多くの近代的分析は，4ATAで空気内窒素による麻酔作用が，高気圧環境の中で幸福になる好ましい原因だと結論づけられるかもしれない（これは100年後に，他のフランス人のJacques Cousteauによって「深海の餐宴」と名づけられた）。

この時期の最大のチャンバーは，1837年にPravazによってつくられたもので，フランスのリオン市に設置された[8]。それは12人を収容でき，Pravazはこの中での治療を「圧縮空気浴」（Le bain d'air Comprime）と呼んだ。この圧縮空気浴は，気管支を拡張させ，肺全体に及び，結核を含む病気に有益に作用すると考えられた[9]。

1850年までに圧縮空気治療への興味は西ヨーロッパ全域に及んだ。1855年，Bertinは彼自身の高気圧チャンバーをつくり，高気圧治療に関する最初のテキストを著した[10]。彼の施設へはアメリカからも患者がやって来た。1875年には，結核治療で人工気胸のパイオニアとして知られるForlaniniが「空気研究所」をイタリアのミラノに設立した[11]。

高気圧支持者たちは，新たな病気や疾病が発見されると直ちにチャンバーで治療すればそれが治るように思った。

好奇心の波が急速に広がったことは驚くにあたらない。チャンバーは間もなくスカンジナビア，イギリス，ドイツ，オランダ，ベルギー，オーストリアでも稼動するようになった[12]。

1879年，Fontaineは12人収容可能な移動式高気圧室を紹介した[13]。彼はこれが外科手術を病院からサナトリウム，自宅においても可能にすると提案した。

今日有名な外科医Peanは，3カ月以上の間に27例のさまざまな種類の手術をチャンバー内で行った。手術はすべて成功し，彼の高気圧下手術症例は通常の麻酔より早く覚醒し，軽い嘔吐を伴ったものの，チアノーゼは起こらなかったと報告している。

このようなことから，高気圧下手術を可能とする300人収容の大型の階段式円形建造物を建設する計画が立てられた。しかし，それは完成することはなかった。悲しいことにFontaineは球状ドーム建設中に事故死し，高気圧医学の最初とされる災難者となったのである。

外見上は無関係の一連の出来事が，「圧縮空気浴」の普及と並行して起こった。それらの出来事は間もなく集約され，最終的に細かい作用機序と明確な治療適応をもった高気圧医学を提供した。

## 圧縮空気による潜函工法

18世紀後半，ヨーロッパとアメリカにおいて経済・社会で一大変化が起こった。のちに産業革命と呼ばれる時期である。産業革命における変化は鉄と鋼鉄を用いた工業技術の進歩，生産と効率を高める新たな機械の発明および工場システムの導入の結果によるものであった。石炭が最初のエネルギー源として木材に取って代わった。これらの変化が進むほどに，今日石油やガスの埋蔵地域を探し求めるのと同様に，熱狂的に石炭の新しい源が探し求められることになった。北フランスでは石炭のかなり大きな貯蔵がロール河近くの流砂の下にあることがわかった。この埋蔵された石炭を発掘しようという試みは周辺の水によって妨げられ，土を掘ってつくったシャフトは水浸しになった。フランスの古生物学者で採鉱技師であったJean Trigerは，氾濫問題を制御する技術を知っていた[14]。Trigerの技術は，1830年に水気の多い地層にトンネルをつくり，その中に圧縮空気を用いてトンネルを広げる技術で特許を取得したSir Thomas Conchraneのアイデ

ア[15]に基づくものだった。

　Trigerのデザインは，中空のシャフトをつくるために直径5フィートの円筒の鋼を次々に重ね合わせるものであった（図1.1）。このシャフト（caisson［潜函］はフランス語でbox［箱］を意味する）は泥と流砂の中を沈下し，埋蔵した石炭層に達するまで次々に追加された。鋼のリングの積み重ねによる重みで，シャフトはルーズな地層を下方へと沈み，中の土砂が掘り出された。シャフトはエアロックで閉ざされ，シャフトとエアロックは空気圧縮機（コンプレッサー）で連結された。圧縮空気はシャフト内の圧がシャフトの底の圧と同じになるまで注入された。水と混ざった砂はいつでも排除することができた。エアロックの目的は，内圧を変えたり氾濫させたりすることなしに，人がシャフト内へ自由に出入りできるようにすることであった。人が一度シャフト内に入り外から密閉されると，圧縮空気が以前にシャフトにかけられていた圧と同じになるまで注入された。シャフト内へは，エアロックの内側にあるハッチを開いて入るようになっていた。

　掘り出された泥と石炭はハッチ操作係が運んだ。こうした方法によって，乾いた環境下で石炭の採掘が可能となった。そして，拡大する産業革命の燃料として必要な石炭が豊富に埋蔵されている場所への道が求められた。

　最終的にこれらの潜函のいくつかは，4.25ATA（水深107フィート）まで加圧された。潜函での4時間労働は減圧症の大きなリスクを労働者へ与えた[16]。しかし，Trigerのパイオニア的努力の時代には，潜函曝露者が減圧症にかかるかもしれないという事実はまだわかっていなかった。あるとき，Triger自身が高気圧に曝露され，その翌日，彼は「左膝に痛みが出現」し，「その後数日間ひどい痛みに悩まされた」と記している。彼はまた，「この痛みから完全に解放されたのち，不安ながらも再びその実験を試みた。同じ時間滞在し，圧縮空気から解放されて20時間後，前と同じ痛みを右側に感じた。その痛みは4〜5日間続いた」[17]とも記している。

　今日，われわれはこれらの合併症を減圧症の通常の臨床症状として認めているが，Trigerの時代にはまだわかっていなかった。圧縮空気下，労働者にみられる同じような訴えはわずかな同情を呼んだ。そして，これらの愁訴は潜函作業のあいだ，毎夜超過労働をする労働者にしばしば同時に起こると考えられた[18]。Trigerの傷害は幸いなことに可逆的でひどくはなかったが，しかし，間もなく悪い結果が出た。

　64人の労働者が北フランスのドゥシーの潜函作業に雇用された。彼らのうち数名がTrigerと同じ症状を呈し，1人は腕と下腿の完全麻痺をきたし，それが12時間続いたのちに死亡した。この新しく導入された価値ある工業技術は医学を愚弄し，致命的な結果をもたらした。

　これまで圧縮空気への曝露と，それに伴う愁訴には関係があると考えられていた。Trigerの求めで2人の医師PolとWatelleがこの現象を研究するためドゥシー採炭場へやって来た。PolとWatelleはこの現場で起こった医学上の問題点を記述した。彼らはなかでも，「危険は圧縮空気の中には存在しない。長時間あるいは短時間中断することが不利益でもない」ことに注目した。これらの所見は1854年に公表され[19]，ヒトにおける減圧症の極めて早期の観察となった。彼らは露出時間を長くすることの意義は見逃したが，「潜函を離れるときにのみ症状が起こる」という潜函労働者の観察をした。

　観察した剖検所見に基づいて，PolとWatelleは「過酸素化とうっ血」[19]の1つとしてその根底に横たわる問題を考えた。彼らは減圧が症状を惹起する要因で，再圧は重症な症状を和らげることに注目した。この後

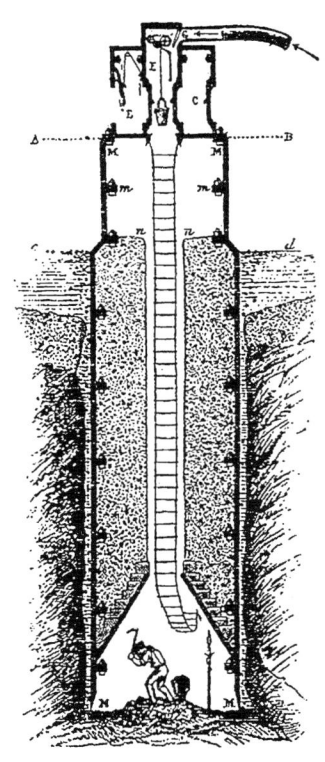

図1.1　フランスで使用された最も初期の潜函の1つ
（Undersea and Hyperbaric Medical Society より）

者の観察は，次の交代で加圧されたシャフトへ戻ると症状が軽快する効果があると言及した傷害された労働者の陳述に基づいていた。

圧縮空気労働者にみられる症状と，圧縮空気を呼吸して潜水する潜水夫にみられる症状[20]が類似していることに注目されるまでには，さらに15年を必要とした[20]。Paul Bertはその当時の権威で，初めてばらばらのものを1つにまとめあげた。Bertは多くの人から「圧生理学の父」と呼ばれるフランス人だが，彼の早期のキャリアは彼の最終的遺産を解明するための糸口にはならなかった。彼は初め技術者であった。そして，Claude Bernard（19世紀の有名な医者で科学者）の最も優れた生徒の1人になる前は，法律を学んでいた。医師と科学の博士過程を終了したのち，Bertはボルドーとソルボンヌで生理学を教える地位を得た。彼はさまざまな科学的研究に積極的に励んだが，主な業績は気圧の生体に及ぼす影響についてであった。彼の古典的な仕事である *La Pression Barometrique*[21]は，大気圧が上昇したり下降したりする条件下における空気の生物学的効果に関する膨大で包括的な研究で，DaltonとHenryの法則[16]を応用したものである。Bertは潜函にみられるように空気圧をあまりに急速に下げると，過剰な組織内窒素分圧のために二次的に病態生理学的変化が生じることを知っていた。

空気の79％は窒素である。それは不活性ガスで，環境圧が上昇するにつれて肺へ到達する窒素の量は増える（ダルトンの法則）。これらのガスは血液内へ入り，血中に溶解した状態で組織へ運ばれる（ヘンリーの法則）。ここで窒素は圧と時間に応じて蓄積され，正常圧へ戻る（減圧）と，この蓄積された窒素は同じ道を逆行し始める。もし，減圧の速度が速いと組織と血液は窒素で飽和状態となり，溶解した窒素は気泡に変わる。この現象は炭酸飲料の入った容器を開けたとき，二酸化炭素ガスが出るのと同じである。生じた気泡は組織を傷つけ，血管を閉塞するか，あるいは凝集して大きくなり，血管を閉塞する。その結果として生じる徴候と症状は，発生したガスの量とその発生部位によって異なる。傷害の範囲は不快から死に至る。

Bertは，軽症から突然死までのすべての症状は「圧力が十分長く続いたとき，血液と組織内へ溶解した窒素ガスが気泡化した結果である」と記した。また，彼は「最大の防御は減圧をゆっくり行うこと……」[21]と書き添えた。彼は減圧速度を緩やかにすることがこの傷害の発生を抑えると考えたが，それを行うにはどうしたらベストかというガイダンスは提供しなかった。特別の方法が次の10年間で紹介されるであろう。

高気圧医学の実際に対するBertの第2の顕著な功績は，約1.75ATA以上の圧力にさらされるとみられる中枢神経系の酸素中毒を解明したことであった[21]。前兆となる徴候と症状は酸素中毒と同一である。もし，酸素分圧を急速に下げないと，てんかん様の大発作が起こるかもしれない。高気圧酸素におけるこの合併症は，しばしば「Paul Bert効果」と呼ばれる。中枢神経の酸素中毒は，十分に高い酸素分圧が臨床的に用いられるようになるまで，数十年間臨床上重要な問題にはならなかった。

圧縮空気潜函という考えは，それまで不可能であったプロジェクトを行うための道具として市井の技術者たちによって瞬く間に取り込まれた。今や橋が大河を横切るものとしてデザインされ，橋のスパンを支える柱を支持するために水面下潜函作業が行われた。地下の大量輸送システムが水面下で建設されはじめた。

不幸なことに，潜函についてのニュースは圧縮空気環境から不適当な減圧の結果生ずる合併症のニュースよりもより早く広まった。減圧はゆっくり行ったほうがよいというPaul Bertの提案は減圧障害の発生を抑えるのに意味があったが，それは数年間公表されなかった。そして，しばしばそれは採用されず取り入れられなかった。罹病率と死亡率が圧縮空気による工法を悩ませたのは，驚くにあたらない。

世界で最初のスチールアーチ橋の建設は，ミズリー州セントルイスのミシシッピ川で行われた[22]。この工事は1869年に始まった。建設のために用いた潜函には壁と屋根はあったが，床はなかった。潜函が一度設置されると，それが沈下するまで屋根の上に重しが置かれた。圧縮空気が中の水を追い出すため各潜函へ注入され，労働者がエアロックを開いて中へ入り，中の泥を掘り出した。潜函は床岩に達するまで下方へ下げる力が働き，沈められた。それが完成すると潜函はコンクリートで充満され，これが各橋を支持する円柱の基礎となった（図1.2）。橋を支える潜函内の気圧は4.45ATA（水深114フィート）に達した[23]。

数時間の労働の結果生じた体内の窒素負荷は，しばしば生理的により高い圧に耐えられなくなり，352人の労働者のうち5％が死亡し，10％がさまざまな減圧症に悩んだ。建設は *La Pression Barometrique* が刊行される前に始まっていたため，なぜ罹病率や死亡率がこのように高いのか，圧縮空気曝露からの減圧と減圧症の関係についての知識はなかった。

さらに問題を複雑にしたのは，このプロジェクトで

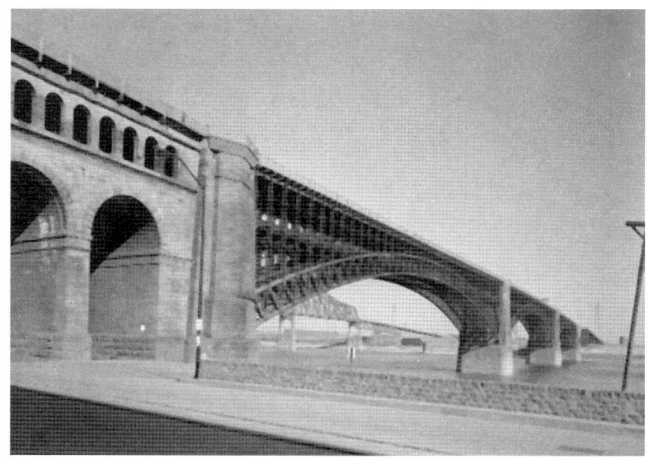

**図 1.2　初めて潜函工法で架けられたイーズ橋**
(Photo：Paul Piaget, 1968. Historic American Buildings Survey, HABS No. MO-1190. より)

はヨーロッパの同業者より，より高い圧（窒素の量がより多い）を用いたことであった。橋のデザイナーで建設責任者の James Eads（その橋に彼の名がつけられてイーズ橋と呼ばれた）は，彼の友人の医師に潜函にまつわる出来事を相談した。Dr. Alphonse Jaminet はイーズ橋潜函の中を何回も下降（潜水）してみた[23]。あるとき，彼は 4ATA より高い圧に 2 時間以上もいた。そして，減圧は今日の標準からみればあまりに速くわずか 4 分で行われた。彼は潜函のエアロックの出口で脳と脊髄の減圧症をほのめかす麻痺と失語症になったが[24]，幸運にも最終的には快復した。

注目すべき第 2 の潜函プロジェクトは，イースト川へのブルックリン橋の架橋工事であった[25]。その仕事は 1870 年に始まり，13 年間続いた。イーズ橋の建設とともにブルックリン橋の潜函はヨーロッパの潜函工事よりずっと規模が大きかったため，より高い環境圧力になった。ブルックリン橋のプロジェクトは Washington Roebling が監督した。彼は父親で橋デザイナーの 1 人である John Roebling の死によって，この責務についた。若い Roebling はイーズ橋建設に伴う重篤な医学的合併症に気づいていた。そのため，彼はそばに医師がいることが必要と考え，Dr. Andrew Smith に依頼した。Smith はわずか 5 カ月間に 110 例の減圧障害に直面し，これを減圧症と名づけた。Smith は 1870 年に初めて彼の臨床経験を書物として出版した[26]。Smith の観察は，減圧症のさまざまな病態について早期の価値ある症状を提供した。Roebling 自身も潜函への出入りの結果，永久麻痺になり，最終的に褥瘡に続発した敗血症で倒れた。

2 つのブルックリン橋潜函工事のなかで，マンハッタン側のそれは明らかにより深く最終的に 35psig（3.38ATA）に達した。床岩には最初 33psig（3.24ATA）で出合った。1psig 深くなることで，2 例の致命的事故が起こった。2 人の男が潜函を出たあと間もなくして死亡し，35psig（3.38ATA）で，3 人目となる男性が死んだ。そのため，Roebling は床岩が潜函の底を一様にふさいでいなければ，避難をやめることを決めた。橋と Roebling の名声の両方が今日傷つけられずに残ったのは，両者の合理的妥協の産物であることがわかる。

1 つの失われた時期（潜函病の原因や予防がわからなかったとき）に，Smith は潜函用の空気圧縮機で再圧チャンバーを加圧して使用することを推奨した。彼は潜函へ戻って加圧された傷害採炭夫の症状が改善するという明確な意見をもっていた。Smith の考えは，現場にある再圧チャンバーを次の日の就労のために使用しないでいるより，傷害された労働者が出たらすぐに治療に用い，潜函に戻っているあいだに限られた効果が現れてくるというものであった。

Smith はその使用を主張し，それによってブルックリン橋の工事で 1 人あるいはそれより多くの死亡者を出さずにすみ，他の重症障害者の多くを治療することができた。彼はさらに一歩進んで，彼のチャンバーアイデアを潜函工事自体に取り入れることにした。彼は上手に減圧をコントロールし，多くの減圧症例を初めて予防した。最終的に，彼は，明らかな原因の 1 つは，「高い濃度の環境下で長時間滞在したあと，正常圧へ戻す」ことであるということを認識していた[27]。

潜函の中につくられたメディカルロックを介して調節する減圧が，Smith の観察後数年を経て初めて現場から数マイル離れた場所に置かれた。

ニューヨークのハドソン川のトンネル工事が，圧縮空気工法を用いて建設した最初のトンネルであった[28]。その後期の段階に登場した潜函は，潜函シャフトの先端に減圧チャンバーを組み込んだ最初のものであった。このプロジェクトは減圧チャンバーが稼動する前は，他の工事現場と同様，罹病率や死亡率が高い現場であった。その仕事は 1879 年に始まった。ブルックリン橋とマンハッタンの反対側ができ上がる数年前のことであった。1882 年，Moir[28] は「雇用した 45 あるいは 50 人の労働者のうち，月に 1 人の割合で死亡し，年間約 25％の死亡率」を観察した（p.574）。その年この仕事は中止となったが，それは医学的，法律的，雇用問題の結果ではなく，もっと基礎的な問題であった。建設会社がその資産を使い果たしてしまったのである。

代わりの財政的サポートが数年後に得られ，1889年に仕事は再開された。このとき，減圧チャンバーは潜函の先端に設置された。30～35psig（3.0～3.38ATA）に及ぶ圧力からの減圧は，減圧の割合を慎重にコントロールして行われた。減圧チャンバーは，再圧することで減圧症の治療に用いられた。その後の15カ月間で[29]死亡はわずか2例であった。そして，労働者を再圧チャンバーに入れて治療した減圧症例の数例で治癒症例が出た（これが労働現場に再圧チャンバーを置くことの先ぶれとなった）。減圧症はボイルの法則に則って圧と容量は反比例するという理論に基づいて治療された[16]。

1906～1908年に，ニューヨークで2件のトンネル工事が行われた。2件ともイースト川の海底トンネル工事であった。圧は42psig（3.86ATA）で，しばしば1日2回の潜函作業が行われた。このとき，よりゆっくりした減圧過程が使用されたにもかかわらず，より高い圧と1日2回の労働により，潜函病患者が多数出た。Keaysは多くの罹病者と死亡例を報告し，それは3,500例以上で，50万人の潜函労働者のうち20人が亡くなったと報告した[30]。

こののちの20年間で，減圧チャンバーは潜函工法に不可欠なものとなった。そして，このチャンバーの数は増加して，潜函とは無関係につくられていった。これらのチャンバーは潜函を出た人たちを治療して，潜函へ戻る必要がない症状にするもので，それまでの方法とは異なるものであった。より緩やかな減圧が一般的となり，急性減圧は決して正規のものではなくなった。

減圧のオーダーフォームは1907年まで確立されなかった。イギリス海軍省は，軍事潜水のために高気圧環境を利用することを熱望し，J. Scott Haldaneに空気減圧法を研究することを依頼した。HaldaneはBoycottとDamantの協力を得て減圧表の標準セットを初めてつくった[31,32]。

このときから世界の海軍は，圧縮空気環境下の安全性の改善と，より深い圧と潜水時間に対する指導的役割を果たすことになった。一方，民間の技術者は，海軍の減圧法とその変法を容易に取り入れた。Haldaneの減圧表は減圧症の発生を明らかに抑える効果があった。1950年のイギリス南部のダートフォードトンネル工事では，罹病率と死亡率の改善が特徴的であった。減圧症の発生率は0.5％（12万2,000例中689例が減圧症になり，そのうち35例が重篤）であった[33]。

# 高気圧医学

ニューヨークの神経学医J. Leonard Corningによって初めての試みがいくつか行われた。1880年代の終わりに，彼はアメリカへ「圧縮空気浴」を初めて紹介した[34]。彼の直径6フィートの高気圧チャンバーは空気圧縮機を電力で動かす最初のものであった。彼は最終的に脊椎麻酔を最初に行ったことで世界的に有名になった。

高気圧医学に対するCorningの興味は，ハドソン川トンネル工事の現場を訪問したことがきっかけとなった。彼は麻痺した減圧症例の多くを観察し，これが脊髄障害によるものと考えた。Corningはこれらの症例の多くを治すために空気再加圧がよいと考えた。そして彼は，減圧症と関係のないさまざまな脳と脊髄の疾病に圧縮空気療法を用いた。これは，圧縮空気労働者は「精神的身体的活力の目立った悪化」を示すという彼の考えに基づいたものかもしれない[34]。

Corning[34]の高気圧治療は3ATA下で1～2時間続いた。Corningは減圧症の危険を明らかに理解しており，「チャンバー内の圧を下げるのに15～20分かかる」ということを知っていた（p.229）。

Corningは，チャンバーを神経的精神的疾患の治療でさまざまな医学的解決を促進するものとして，単独の圧縮空気療法よりも多く用いたようである。彼はいくつかの付加的相乗効果が存在すると信じていたが，高気圧の臨床で医学的確証を銘記することに失敗した。数年のうちに減圧症以外に高気圧空気チャンバーを使用することはほぼ完全になくなったものの，間もなくそれは復活した。

第一次世界大戦で疲弊した数カ月の間に，インフルエンザの世界的大流行が発生し，2,500～5,000万人が亡くなった。アメリカだけで50万人以上が死んだ。Orval Cunninghamはカンザス大学医学部麻酔科のチェアマンで，「すぐれた医師で麻酔学の臨床家であり，非常に鋭い臨床的観察力」をもっていた（p.40）[35]。インフルエンザの全世界的罹病率と死亡率は，海岸近くに住んでいる人より高所に住んでいる人のほうが高かった。この観察はCunninghamの好奇心を呼んだ。彼は気圧の変化にその原因があると考えたのである。これが臨床的に間違いないか確かめるために，彼は地方の橋建設会社から高気圧チャンバーを借りた。

1918年の初めに彼はチャンバーの中で死にかかっ

たインフルエンザ患者の治療を行った。その結果，外見上元気になった。「口唇はドス黒く青ざめ，死のキスのスタンプを示した患者で意識はなく，間もなく臨終を迎えると思われる患者であったが，正常の色調に戻り，意識が出てきた」[35]。これらの所見はCunningham を刺激した。

彼は最終的に大型のチャンバーを得て，これらの症例が元気になりよくなっていくことを報告し続けた。Cunningham の報告したインフルエンザに対する本質的な治療としての高気圧治療の「有効性」は，1つの不幸な悲劇的出来事で流れが止まった。

彼の患者は時折，数日から数週間高気圧チャンバーの中で過ごした。ある夜，装置の故障で空気圧縮機が停止し，チャンバー内の圧が急速に正常圧へ低下し，中にいたすべての人が死亡した。Cunningham は高気圧空気のみがこれらの患者を生かし，そして，彼らはそこから出ることができなかったために死亡したと考えた[35]。近代的分析では高い窒素分圧と急速減圧による肺外傷に続発する減圧の圧倒的結果として死が起こると推論するであろう。

インフルエンザの全世界的な退潮と肺疾患の減少で，Cunningham は高気圧空気で治療するほかの疾患を探した。彼は初めは利益を得ようとは思わなかった。彼は麻酔科医として申し出があったものは何でも受け入れたが，彼の患者に請求書を出すことは稀であった。彼は圧縮空気の吸入が有意義な治療法であるという意見をもっていた。

Cunningham は関節炎や緑内障，悪性貧血，糖尿病，梅毒および癌を治療した。彼は関節炎は気圧の変化によって影響されやすく，嫌気性菌はその他の疾患の主な原因になると考えていた[35]。

Cunningham は酸素の量は体内の各所で異なり，骨や結合組織でより低い酸素分圧がみられるというBert の観察[21]に基づいて彼の仮説を立てたのかもしれない。

Cunningham が治療した裕福な工場主の親友が，彼のために幅広く多方面に使用しうる高気圧治療装置をつくるための財政的支援を行った。そのチャンバーは村を横断した巨大チャンバーで，豪壮な計画の最初のものであった。

Timken Cunningham Ball と名づけられたそのチャンバーは，5階建てで直径64フィートの大きさであった。各階には12の寝室があり，豪華なホテル並みのアメニティを備えていた[36]。

Cunningham の行動は一般社会で大きな関心を集め，また医学界でも同様であった[35,36]。Counningham は，同僚評価のために要求される臨床データを提出して彼への批判を和らげるようなことを何もしなかった。高気圧医学に関する彼の唯一のレポートは，1927年に公表された[37]。この報告で彼は彼の治療法の基礎を議論したが，支持されるべきデータは提出しなかった。ただ，結果として「希望のない癌患者27例で勇気づけられる結果を得た」というものであった[37]。

Cunningham はさらにアメリカ医師会の調査局からより多く実際のデータを提出するよう申し入れられた。しかし，Cunningham はその求めに応じず，アメリカ医師会は最終的に，1928年[38]に査察した。Cunningham はその後，高気圧の臨床を中止し，1935年に退職した。その後，2人のオーナーがこの建物を利用しようと試みたが，1936年に放棄された。その後，1940年に永久に閉鎖されるまでこの建物は病院として利用されていた。2年後，この建物は壊された。これが減圧症の治療以外の疾患に高気圧医学，圧縮空気を用いた時代の終焉であった。

## 初期の高気圧酸素治療

高気圧酸素治療（hyperbaric oxygen therapy；HBOT）の最初の臨床は，南米人によるものであった。その貢献は，今日大部分見落とされたままになっている。彼は「HBOT の父」という称号を当然受けるべきであったが，この称賛はオランダの心臓血管外科医Ita Boerema に贈られた。高気圧医学における彼の関与が考慮されるようになったのは，20年以上あとのことであった。1934年，ブラジル科学アカデミーは同年に亡くなった Madam Curie の名誉のために特別の会を開催した。ブラジルの医師 Álvaro Osório de Almeida（Paul Bert 信奉者の1人）は Curie のもとで研究し，彼女の親しい友人になり，学会発表を行った。彼の発表は，高気圧酸素で誘発される中枢神経系の中毒について興味をもって集まった聴衆の特別の関心を引いた。癌患者への HBOT が，序幕として彼が引き受けた仕事であった[39,40]。

高気圧医学で De Almeida が使用した圧力は高いものではなく，チャンバーの能力はむしろ多量の酸素を供給することであった。De Almeida は悪性細胞は多量の酸素に感受性があると仮説した。最初，彼は悪性細胞を傷害するのに必要な酸素レベルに高等生物が安全に耐えうるか否かを決定しようと考えた[41,42]。De Almeida は，ラットに実験的に植え込んだ腫瘍を

6ATA 3時間の高気圧酸素に反復して曝露すると常に「軟らかくなる」ことを認めた。数日後には腫瘍の解体が腫瘍塊の吸収とともに目立つほどになった。勇気づけられた彼は直ちにヒトでの研究[42]に移った。6ATA酸素は曝露圧としてあまりに毒性が強かったため，多くの合併症が生じた。厳密な経口摂取（200cal／日）が行われた場合でさえ，酸素に対して非常に増強した感受性がみられた。

De Almeidaは放射線治療と3ATAの高気圧酸素のコンビネーションを考えることに没頭した[43]。Madam Curieは彼の研究のために使用しうるラヂウム（Ra）をつくることができた。Raは彼の友人，仲間，家族の一員の手提げ鞄に入れられてリオデジャネイロへと運ばれた。彼は人体実験により，高気圧酸素とRaを一緒に与えたときの効果は，「それぞれの効果の総和よりも大きい」と結論した。

De Almeidaは癩[44]とガス壊疽[45]に対する高気圧酸素の効果を研究した。この研究のすべてを彼は彼の家の地下室で続ける必要があった。この時期，科学者に向けてよく"dog doctor"という汚名がつけられたが，それを避けるためであった。

彼の仕事は3カ国語に翻訳されて刊行されたが，高気圧酸素に関するDe Almeidaのパイオニア的仕事は今日あまり知られていない。

## 潜水医学

アメリカ海軍はDe Almeidaののち間もなくして減圧症の治療に高気圧酸素を実験的に使用し始め，1937年[46]の早い時期に結果を報告した。

BehnkeとShawは，空気再圧が減圧症例，特に重症でない多くの減圧症例を解決することを十分に知っていた。彼らは患者と彼の仲間を水面へ安全に戻すために極めて長い減圧が必要であることに不満をもっていた。24時間を超えるような減圧が普通であった。

Bert[21]と一緒に始めた他の研究者たちは，治療過程を通して空気の代わりに酸素の使用を提案した。BehnkeとShawが最初にそれを実行した。彼らの仕事は障害の重症度に応じて推奨しうる治療法をつくることであり，最初は空気以外に窒素と酸素の混合ガスを用いた[46]。

この初期の仕事の重要な面は，酸素曝露に対する安全な時間と量を明確にしたことであった。すなわち，中枢神経系酸素中毒を引き起こす最小限度の酸素の最も高い圧力と曝露時間を決めることであった[47]。その結果，アメリカ海軍の関心は減圧過程を酸素の使用により効率よく（労働時間対減圧時間），より安全に（より迅速にダイバーを水から出す）推進するということであった[16]。

水中減圧時間は明らかに短縮され，さらに酸素を用いる減圧法は水面上での酸素減圧法[16]へと導いた。この方法では，標準の水中空気減圧が完了するまでに要した時間に先行してダイバーを水中から引き上げ，一度浮上するとダイバーは直ちに待機している高気圧酸素チャンバー内へ収容され，再圧された。酸素呼吸が始められ，減圧が行われた。ダイバーを快復させるために用いた舞台は，次のダイバーを仕事場へ戻すためにフリーとなった。この過程は，すなわち水面で組織内窒素ガスが正常で安全と考えられる前にダイバーを水中から引き上げるので有害と考えられたが，減圧症の発生は標準の水中空気減圧に比べて多くはなかった[47]。人をこのような方法で浮上させる計画は，気泡の発生で疾病の過程を用意することになり危険だという議論もあったが，水中減圧よりもより安全だとする反論もあった。ダイバーはもはや，比較的有害な環境にいることなく，彼らの減圧はずっと注意深くコントロールされた環境で行われた。

1960年に軍事潜水における次の際立つ発展と酸素の使用が現れたこのときまで，減圧症に悩む症例の再圧は圧縮空気呼吸が普通で，BehnkeとShawの勇気づけられた動物実験[46]にもかかわらず，酸素への曝露は限定されていた。

1960年までにアメリカ海軍の再圧治療の普及を阻んでいたものが明らかになった。治療表失敗の割合は急速浮上と，一方で発病から再圧治療までの間隔が長いためであった[48]。

発病から再圧までの時間の遅延はレクリエーションダイバーでしばしば起こり，一方，軍人とプロのダイバーは常に再圧室を備えたダイビングプラットフォームから仕事に行くため，発病から治療までの間隔は短い。レクリエーションダイバーがすぐに使用できる支援機器をもっていることは稀である。なぜなら，医学的，地理学的に縁遠いところでしばしばダイビングするためである。このような場合，治療の提供は数時間から数日遅れる。

GoodmanとWorkmanら[49]は治療圧力と治療表失敗の割合から，長時間の減圧が問題だと攻撃した。彼らは短い再圧酸素呼吸治療表をつくった。これはアメリカ海軍で採用され，今日なお使用されており，国際的にも用いられている。

# 放射線感受性

1950年代の初期に，2，3の観察が放射線感受性を高めるものとして高気圧酸素を紹介した。Grayら[50]は，放射線治療において小動物の腫瘍の治癒が再生力を保有する腫瘍細胞の放射線抵抗性によって決まることを観察した。放射線に対する腫瘍細胞の感受性は，マウスの実験で高気圧酸素を呼吸したときに増加した。

Grayのグループ[51]はさらに，生物学的放射線傷害は腫瘍細胞のすぐ近くの組織の放射線照射時の酸素濃度に依存することを明らかにした。多くの固形腫瘍細胞は広い幅でさまざまな酸素分圧のもとにあることが間もなくわかった[52]。

これらの所見は，初期の臨床的試みを正当化するのに十分なものであった。これはロンドンのセントトーマス病院のChurchill-Davidson, Sanger, Thomlinsonによって着手された[53]。彼らのプロトコールは，酸素痙攣を抑えるために患者をバルビチュレートで眠らせ，耳気圧外傷を防ぐために鼓膜換気チューブを挿入するものであった。患者は海軍のダイビングチャンバーに入れられ，そのチャンバーはへこんだ部分にパースペックスの窓をもっていた。そして，3ATAへ酸素で加圧された[54]。

この窓を通して放射線が乳癌と肺癌へ単純照射された。腫瘍の場所は直視下に置かれた。高気圧酸素でもたらされる違いを査定するためにユニークな方法が用いられた。2分割するほど大きな腫瘍をもった患者が治療された。腫瘍の半分が通常の方法で照射され，一方，残りの半分は密閉された。密閉した部分はひっくり返され，高気圧酸素下で照射された[53]。2年以内に彼らのグループは35の成功例を報告した[55]。

チャンバーの中で照射した腫瘍の損傷については，さらにより多く発表された。

この放射線供給の方法は大きな関心を喚起した[56-59]が，放射線オンコロジストは，当時の大きな鋼鉄製の高気圧チャンバー内は窓が小さく，その数も限定されているために「解剖学的視野」が不十分となることに，常に不満を抱いていた。

このようなことが腫瘍の解剖学的場所にかかわらず，腫瘍全体に用いうる高気圧酸素の放射線感受性増感作用への関心となり，その方法が探し求められた。産業界はそれにチャレンジし，特性チャンバーの中により多くの窓をもったチャンバーがつくられた。1960年代の初期には，完全なアクリル樹脂製の高気圧チャンバーが生産された。高気圧酸素による放射線感受性の増強法が出現して10年以内に，その安全性に対する疑問が浮かび上がった。新しい原発性腫瘍と転移性病巣の発生率が，高気圧酸素下照射例においてより多いことが示唆された[60,61]。

生存者は極めて少なく，それに加えて放射線感受性に代わるものの紹介，放射線量における一定性の不足は（比較するのは難しいが），高気圧酸素下放射線感受性への興味を減退させ，1970年代中頃までにこの方法は中止されてしまった。

# 心臓外科

1950年代の10年間は，高気圧治療においてこれまでとは異なることが起こった。それは第2の治療機序と同一のものとみなされた。

Boeremaのコントロールした低体温の導入は，常温下心臓手術の虚血時間を倍にした[62]。しかし，倍になったといってもその時間は約5分であった。Boeremaはさらに効果的方法を求め，高気圧酸素を使用することを考えた。彼は減圧症の治療にHBOTが用いられるように，心臓手術にそれを用いることに気がついた。

彼は小さな動物用チャンバーを用いて低温と3ATA酸素にイヌを曝露したとき，イヌはずっと長い心停止に耐えうることを初めて実証した[62]。高気圧の量的レベルに関する彼の基礎はBehnkeとShaw[46]の仕事を参考にしており，中枢神経系酸素中毒の発生を避けるため，安全性の上限を3ATA，3時間とした。彼は次にブタをこれと同じ条件に曝露し，そこで，初めは血漿を用いて交換輸血を行い，あとでリンゲル様の液をつくるために塩を加え，マクロデックスに変えた。ヘモグロビンレベルはほぼ0に近くなったが，生体の酸素依存能を満たすために十分な酸素が血漿で運搬された。この仕事は心臓血管外科の雑誌 *Journal of Cardiovascular Surgery* の第1巻に "Life without blood" というタイトルで発表された[63]。

1959年までにBoeremaら[64]は特別につくった高気圧手術室の中で，小児と成人の心臓手術を行った（図1.3, 1.4）。クランプによる虚血時間は13分と14分で，手術は成功した。高気圧手術室はほどなくして世界中の多くの病院でつくられるようになった。

1963年に，Bernhardら[65]はハーバードメディカルスクールにおいて，アメリカで初めての高気圧下手術を行った。彼らはいくつかの補助手段を考案し，その

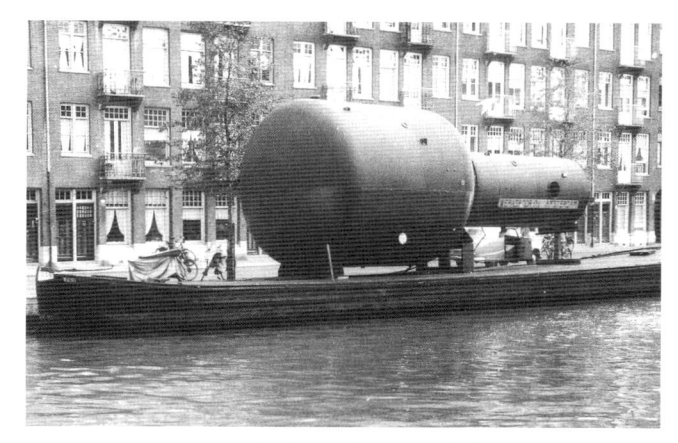

図1.3　アムステルダム運河を経由してWilhelmina Gasthuis病院に搬送されるBoeremaの高気圧手術室
(Best Publishing Company, Bakker DJ and Cramer FS: Hyperbaric Surgery, Perioperative Care, Flagstaff, Ariz, 2002. より)

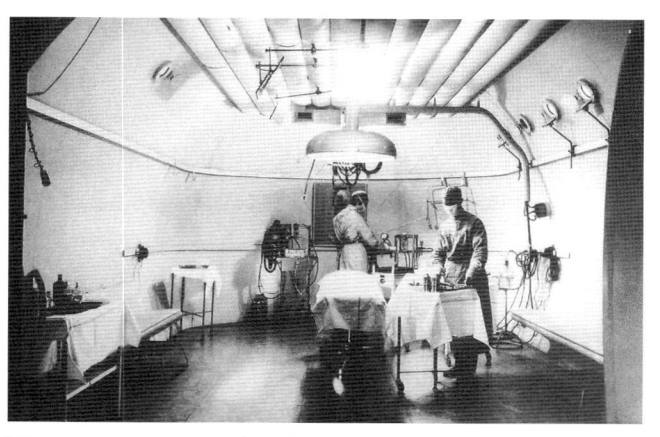

図1.4　Boeremaの巨大な高気圧手術室の内部
(Best Publishing Company, Bakker DJ and Cramer FS: Hyperbaric Surgery, Perioperative Care, Flagstaff, Ariz, 2002. より)

1つは高気圧酸素と低温を同時に使用する小型体外循環酸素化装置であった。その後間もなく，Bernhardのグループ[65]は先天性心疾患の子どもの手術をルーチンに行うようになった。3.0〜3.6ATAの圧が用いられ，それは低い動脈血酸素を克服するのに役立った。チアノーゼの程度がひどければひどいほど，圧を高くした。Boeremaのプロトコールと同じで，加圧は開胸後に始められた。減圧は欠損部の修復が終わり，閉胸前に開始され，手術には150分を要した。

高気圧下心臓手術のこの時期に，体外循環装置が急速に進歩した。1960年まで，この技術は通常のコントロール低体温法と一緒に用いられ，冠動脈バイパスグラフト術をサポートするのに十分安全であると考えられるまでになった。こののちの10数年で，高気圧下手術はすたれ始めた。高気圧下手術はコストが高く，減圧症の危険や耳気圧外傷，閉所恐怖症（BoeremaはHBOTのチームメンバーと考えた人たちの50％がその環境に十分耐えられなかったと報告している）があり，これらがHBOTの擁護を困難なものにした。今日では結果として体外循環が勝利を収めた。しかし，第2の重要な点である，高気圧酸素で誘発される治療機序は残った。Boeremaは，結論的に大量の酸素がヘモグロビン欠乏下で単に溶解して運ばれたことを実証した[63]。この効果は急性一酸化炭素（CO）中毒，クラッシュ損傷，他の急性虚血，灌流不十分な皮弁，例外的出血性貧血に対する治療の根拠となった。

高気圧治療が血液酸素運搬能を上昇させることは今日知られているが，Boeremaの所見が出される20年前にはこの見解は冷笑され続けた。シカゴ大学医学部の有名なチェアマンがJAMAの編集者へ出したレター[66]によれば，「高気圧治療は組織へ酸素を供給し，酸素分圧に効果があるといっているが，それは不合理である。酸素はより高い圧で組織に達するかもしれないという主張は，酸素が組織へ運ばれ，組織へ与えられる機序を知らない者たちによるものである」（p.1808）。1960年代でさえ，科学者のなかには酸素供給を高める唯一の方法はヘモグロビンの増加であると確信している者がいた。彼らは溶解型酸素は酸素運搬に役に立たないと考えていた[67]。

## 臨床高気圧医学

スコットランドのグラスゴーにあるウェスタン病院の外科のメンバーが，この時期，急性虚血に重点をおいて，高気圧酸素の研究を行った[68-72]。SmithとLawsonは高圧滅菌器を改良して冠動脈を閉鎖したイヌのモデルで高気圧酸素の効果を研究した[71]。

冠動脈回旋枝の結紮後，イヌは2ATA酸素を受けた群と大気圧空気を受けた群に分けられた。高気圧酸素グループの90％は心室細動から守られたが，コントロール群の60％は心室細動で死んだ。同じような所見がいたるところで報告された[73]。

1962年，急性心筋梗塞の治療に高気圧酸素を用いた最初の臨床的試みが，グラスゴーのグループによって一例報告の形で行われた[70]。彼らは2年間で36例を経験し，18例を2ATA酸素，他の18例をコントロールとして治療し，この両者で統計的有意差は観察されなかった[74]。しかし，高気圧酸素の心筋梗塞への応用に関する研究はその後も続いた。そして，動物[75]とヒト[76,77]の両方で血栓溶解剤と一緒に高気圧酸素を用いた場合，若干有効なことがわかった。そして，ステントを入れたあとの合併症が減少した[78]。急性冠動

脈症候群への高気圧酸素の役割が最近レビューされた[79]。

高気圧酸素による人体に対するCO中毒の最初の治療が1960年に行われたことは，やや驚くべきことであった。Haldane[80]は50年も前に動物でその効果を明らかにしていた。その後の動物実験で高気圧酸素は血液からCOレベルを早く下げ，ヘモグロビンによる酸素運搬の傷害を克服するために十分な溶存酸素を提供することが明らかとなった[81-83]。Paceら[84]は，健康なボランティアでこれらの効果を確認した。

グラスゴーグループが発表した最初の2例のCO中毒は，特に危険にさらされていた。彼らの迅速な快復は2ATA酸素で治療した結果であり，間もなくこれがウェスタン大学での標準治療法となった。1962年までに彼らは22例を経験した[85]。

## 抗微生物効果

Boerema[86]は高気圧下手術を紹介したあと，すぐに彼のチャンバーを「ガス壊疽で希望のない」症例，すなわち，罹患肢の切断を選択しなかった希望のない症例の治療に用いた。

Boeremaは1日2時間3ATAでHBOTを行った。進行した感染の劇的停止が観察され，全身の毒性は間もなく解決した。Boerema, Brummelkampらは40症例[87]，次いで80症例[88]を経験した。多くの症例で*Clostridial perfringens*（ウェルシュ菌）が起炎菌であった。しかし，ガス壊疽の治療に酸素を使用することは新しいことではなかった。第一次世界大戦中，兵隊の感染した組織に酸素を直接注入することが行われており，30年後それと同じ方法をHintonが実施した[89]。そして，すでにDe Almeida[45]によって酸素は高気圧下で与えられていた。

治療圧力として3ATAというやや恣意的選択は，思いがけないことにVan Unnik[90]の研究結果と一致した。Van Unnikは，*Clostridial perfringens*によるαトキシンの生成は3ATAで抑制されるが停止はせず，それ以下の圧では抑制されないことを明らかにした。

動物的臨床的エビデンスが次々にあとに続いた。高気圧酸素の作用は酸素フリーラジカル中和剤，スーパーオキサイドジスムターゼ（SOD），カタラーゼ，ペルオキシダーゼ[91-93]の欠損で生じたフリーラジカルによるといわれている。高気圧酸素は直接*Clostridial perfringens*を殺しはしないが，生体内，生体外で静菌状態にする[94-96]。イヌのモデルで罹病率が一番低いのは，高気圧酸素が抗生物質および外科手術と一緒に用いられたときである[97]。

それに続いて，高気圧酸素は慢性骨髄炎の治療に有用なことが報告されている。実験的研究と臨床経験は高気圧酸素が骨形成を促進し[98,99]，細菌の細胞膜での抗生物質の透過性を改善し[100]，白血球による好気性菌の殺菌能を高める[101]ことを実証した。

高気圧酸素の抗微生物特性の応用は，好気性，嫌気性と混合感染によって生じる壊死性軟部組織感染症の治療へと広がった[102-104]。

## 創傷治癒

1965年，日本のWadaら[105]は高気圧医学の臨床で大きな効果をもたらす観察を報告した。炭鉱爆発の生存者のCO中毒が高気圧酸素で治療された。坑夫の何人かは同時に熱傷も受けていた。Wadaらは，高気圧酸素で治療した患者は，CO中毒で高気圧酸素を必要としなかった坑夫の熱傷に比べ，熱傷の治りが早いという印象をもった。

この観察は高気圧酸素の効果に関するⅡ度熱傷モデルにおける動物実験を急がせた。高気圧酸素は熱傷性創浮腫を軽減し[106]，治癒時間を早め[107]，感染の割合を抑え[107]，毛細血管の開存を早期に快復させ，炎症反応を小さくする[108]ことがわかった。

公表された臨床経験が徐々に蓄積されていった。ある小規模なランダム化試験では輸液量を減らし，創の治りを早め，死亡率を低下させた[109]。他の報告は皮膚移植の回数が減る[110]ことを示した。死亡率は低下し，入院日数は短縮した[111]。感染率が下がり[112]，高気圧酸素が熱傷の標準的患者管理として用いられたとき，医療費は節減した[113]。

主張されたこれらの効果にもかかわらず，高気圧酸素は熱傷の学会では受け入れられていない。

患者の安定化と処置に関する論争，厳密にコントロールされた熱傷ユニットの不人気と交差感染に関する心配は，高気圧酸素が熱傷患者の治療に採用される前により科学的にサポートすべき問題である。

最初に急性虚血へ関心をもったグラスゴーグループは，HBOTの慢性閉塞性血管病への使用に興味を広げた。地味な成功例が虚血性潰瘍で報告されたが，全体の成績は失望するものであった。高気圧酸素の明らかな効果が現れない理由として，高気圧酸素による脈管攣縮が原因であることがウェスタン大学のグループによって仮定された。ボランティアによる実験で，

100%酸素を呼吸させると眼の血管は正常圧のもとで収縮することが観察された[114]。同じ効果が脳血管でも観察され, 3.5ATA酸素でそれは誇張された[115]。もし, 下肢への血流が同じ方法で減少するとすれば, 高気圧酸素が酸素含有量を増加させるという効果は消失するかもしれないと考えられた[116]。このようなことが起こるとすれば, 末梢血管疾患を有する患者の治療で, 高気圧酸素が患者の状態を改善できないことの説明がつくかもしれない。

若い健康なボランティアによる実験で, BirdとTelfer[116]は前腕の血流を閉鎖脈波計（occulusion plethy smography）を用いて1ATA酸素と2ATA酸素で測定した。平均血流量は前者で11.2%, 後者で18.91%, それぞれ減少した。彼らは虚血肢には恒常性維持機構が存在すると結論した。酸素含有量が増加するにつれて血流は相対的に減少するため, 高気圧による十分な酸素は虚血組織には決して行かない。

不幸にして, 彼らは酸素含有量を測定していなかった。測定していれば, その後の研究者たちが報告[117,118]したように, 明らかな増加を観察したであろう。組織内酸素の増加は, 適当な大きさの血管が開存したこととほぼ同じといえる。

慢性動脈閉塞疾患に対して好ましいことではない高気圧酸素による脈管攣縮は, 同時に低酸素状態を起こさず, 治療的効果を提供する。脈管攣縮は細動脈のレベルで起こる。細静脈は侵されないため, 血液の流出は保たれている。そのため, 高気圧酸素によって起こる脈管攣縮のネット効果は, 浮腫を減らすことになる。その適応にはコンパートメント症候群の差し迫った状態[119], 急性熱傷[110], 浮腫性皮弁[120]などがある。

1970年まで, 高気圧医学の臨床はしばしばいくつかの相補的効果に基づいていた。気泡容積の絶対気圧に対する反比例的効果（ボイルの法則）は, 減圧症治療の機械論的な機序として役立ち, この効果は酸素の供給で高められた。過剰な酸素は急性虚血に続発する低酸素症組織を支援するために用いられ, COガスの解離を進め, COガス濃度の減少を促進するのに役立つ。抗微生物活性は嫌気性菌と嫌気性および好気性菌の混合感染の両方の治療, ならびに感染骨, 慢性に感染した骨において白血球による貪食作用を支援するために用いられた。脈管攣縮はコンパートメントの圧を下げ, 浮腫の状態を改善した。

この時期, 上述の効果と関連した治療条件は高気圧酸素のほかへの応用に明らかな光明をもたらした。いくつかの慢性創はあたかも, それが一次的に高気圧の適応があったかのように, HBOTによって治った[67]。

この提案は, 治癒しつつある創の中央部は低酸素で, その部位に乳酸が蓄積すると考えていた科学者たちの直感に反した。高気圧酸素は創を治癒せず, そして, 正常に治癒するための環境を減少させるだろうと考えていたのである。

これに対する答えは否であった。乳酸は創傷の修復を誘導するが, その後の修復の大部分は酸素依存性であることが明らかとなった[121-126]。もし, 創が局所組織の低酸素の状態に陥ったら創治癒は遷延し, 完全に治ることはないであろう。

高気圧酸素は, 適当な局所灌流のもとで創に必要な酸素勾配を再建するであろう。患者が局所（創）と中心部へ十分な酸素を供給するのに十分な生理的能力を有しているか否かを決定するためには, 経皮的酸素分圧（$tcPO_2$）が役立つ[127]。慢性創の管理でHBOTの最もよい適応は, 創周辺の$tcPO_2$が40mmHg以下であることである。それは酸素の吸入で逆転する[128]。

$tcPO_2$は手順どおりに行われれば, 患者を選択し, 反応のない症例を見極め, 治療の最終効果を暗示することに応用されるであろう[129]。このスクリーニングの過程は臨床的予後を知るのに役立ち, コスト節減につながる。高気圧を創へ応用した文献は動脈不全[130], 糖尿病[131,132]と軟部組織の放射線性壊死[133,134], 原因性疾患へと広がった。放射線性下顎骨壊死に関しては, はっきりしたいくつかのエビデンスがある。その病態生理については明確な理解が得られている[135]。そしてまた, 高気圧酸素は血管新生を刺激するが, 正常圧下での酸素は血管新生を刺激しない[136]。

最近わかった6番目の高気圧酸素の効果は, 虚血再灌流障害に関するものである。はじめの頃, 高濃度酸素の有害な効果[137]として考えられていたものには, 潜在的に貴重な治療効果があり, あらかじめことを調整するエージェント（代理人）として現れてくる。

長い血流の急性遮断は微小循環に障害を起こし, 細胞死へ導くかもしれない。逆にそれに続く再灌流は, これらの有害な効果を促進するかもしれない[138]。補助療法, 減圧, 血流再開による再灌流は, 微小血管を閉鎖することで接着分子と好中球の間に複雑な相互作用を誘発する力をもっている。この二次的虚血状態はしばしば「血流／非再灌流現象」といわれる。

酸素由来のフリーラジカルのよく知られた有害な効果は, 治療あるいは予防的方法としての高気圧酸素が, われわれの直感に反することを示すかもしれない。われわれは高気圧酸素に随伴して, 酸素由来のフリーラ

ジカル産生が増加し，それに続いて，虚血再灌流障害の悪化を予測するかもしれない．しかし，動物実験では有害な効果を示さず，事実，それとは逆の現象が起こった．ラットとウサギを用いた肝臓，脳，心臓，骨格筋，小腸，皮膚と内皮細胞を含んだ虚血再灌流実験で，高気圧酸素を急性虚血の直前，虚血中，虚血直後に与えたとき，予後の改善が一様に得られた[139]．高気圧酸素の効果は原則的に白血球と血管内皮の接着分子機能の下方調節の結果であるように思える[140]．

これらの所見は，虚血再灌流障害に対する2,3の高いリスクのもとで，高気圧酸素を使用する臨床的土台を提示している．例をあげると，急性外傷性末梢性虚血，コンパートメント手術，低酸素出産，障害，心臓手術を含んでいる．この後者の例はすでに十分な結果とともにランダム化臨床試験[141]の問題となっている．高気圧酸素はすでに血行再建，6時間以上虚血状態におかれた肢の再接着[142]などの全患者に用いられている．

## REFERENCES

1. Simpson A：Compressed Air, as a Therapeutic Agent in the Treatment of Consumption, Asthma, Chronic Bronchitis, and Other Diseases. Edinburgh, Scotland, Sutherland and Knox, 1857.
2. Lane N：Oxygen：The Molecule That Made the World, Oxford, United Kingdom, Oxford University Press, 2002.
3. Priestly J：Experiments and Observations on Different Kinds of Air. Birmingham, England, 1775.
4. Arntzenius AKW：De Pneumatische Therapie. Boekhandel, Amsterdam, Scheltema & Holkema's, 1887.
5. Tabarie E：Recherches sur les effets des variations dans la pression atmospherique a la surface du corps. Compt Rend 6：896, 1838.
6. Tabarie E：Sur l'action therapeutique de l'air comprime. Compt Rend 11：26, 1840.
7. Junod VT：Recherches physiologiques et therapeutiques sur les effets de la compression ed de la rarefaction de l'air, tant sur le corps que sur les members isoles. Rev Med Franc Etrange 3：350, 1834.
8. Pravaz C：Memoire sur l'application du bain in d'air comprime au traitement des affections tuberculenses, des hemorrhagies capillaries et des surdites catarrhales. Bull Acad Natl Med (Paris) 2：985, 1837-1838.
9. Pravaz C：Memoire sur l'emploi du bain d'air comprime au traitement des affections tuberculenses, des hemorrhagies capillaries et des surdites catarrhales. Bull Acad Natl Med (Paris) 5：177, 1840.
10. Bertin E：Etude clinique de l'emploi et des effets du bain d'air comprime dans le traitement des maladies de poitrine. Montpellier Med 1868.
11. Forlanini C：Brevissimi cenni sull'aeroterapia e sullo stabilimento medico-pneumatico di Milano. Gazz Med Lombarda Ser 7. 2：371, 385, 397, 405, 1875.
12. Jacobson J, Morsch J, Rendell-Baker L：The historical perspective of hyperbaric therapy. Ann N Y Acad Sci 117：651-670, 1965.
13. Fontaine JA：Effets Physiologiques et Applications Therapeutiques de l'Air Comprime. Paris, France, Germer-Bailliere, 1877.
14. Triger：Memoir sur un appareil a air comprime par le placement des puit de mines at autres travaux, sous le eaux et dans les sables submerges. Comptes rendus de l'Academie des Sciences 13：884-896, 1841, as cited in Bert P：Barometric Pressure：Researchers in Experimental Physiology(originally published 1878). Hitchcock MA, Hitchcock FA(trans.). Columbus, Ohio, College Book Company, 1943.
15. Cochrane T：Apparatus for excavating, sinking, and mining. Patent Application 1830 No. 6018, London, 1831.
16. United States Navy Diving Manual. Rev. 4. Washington, DC, Superintendent of Documents U.S. Government Printing Office, 1999.
17. Triger AG：Lettre a M. Arago. Comptes Rendus de l'Academie des Sciences 20：445-449, 1845.
18. Blavier M：Rapport sur le procede suivi, a Douchy, pour traverser des nappes d'eau considerables. Ann des Mines, 4e ser 9：349-364, 1846.
19. Pol B, Watelle TJJ：Memoire sur les effets de la compression de l'air appliqué au creusement des puits a houille. Ann D'Hygiene Publique et de Medecine Legale 1(Ser 2)：241-279, 1854, as cited in Bert P：Barometric Pressure：Researches in Experimental Physiology(originally published 1878). Hitchcock MA, Hitchcock FA(trans.). Columbus, Ohio, College Book Company, 1943. Republished：Bethesda, Md, Undersea and Hyperbaric Medical Society, 1978, pp 362-367, and Snell EH：Compressed Air Illness or So-called Caisson Disease. London, HK Lewis, 1896, pp 10-16.
20. De Mericourt L：Considerations sur l'Hygiene des Pecheurs d'Eponges. Ann Hyg Publ 31：274-286, 1869.
21. Bert P：La Pression Barometrique. 1879. Bert P：Barometric Pressure. Researches in Experimental Physiology. Hitchcock MA, Hitchcock FA(trans.). Columbus, Ohio, College Book Company, 1943.
22. Bauer：Pathological effects upon the brain and spinal cord of men exposed to the action of a largely increased atmospheric pressure. St. Louis Medical and Surgical Journal, New Series 7：234-245, May 1870.
23. Jaminet A：Physical Effects of Compressed Air and of the Causes of Pathological Symptoms Produced on Man, by Increased Atmospheric Pressure Employed for the Sinking of Piers, in the Construction of the Illinois and St. Louis Bridge over the Mississippi River at St. Louis, Missouri. St. Louis, Ennis, 1871.
24. Jarcho S：Alphonse Jaminet on caisson disease(1871). Wilderness Environ Med 10：112-114, 1999.
25. McCullough D：The Great Bridge. New York, Simon and Schuster, 1972.
26. Smith AH：St. Louis Medicine and Surgery Journal(3), 1870, quoted by Hill L：Caisson Sickness and the Physiology of Work in Compressed Air. London, Arnold, 1912.
27. Smith AH：The Effects of High Atmospheric Pressure Including Caisson Disease. Brooklyn, NY, Eagle Book and Job Printing Department, 1873.
28. Moir EW：Tunnelling by compressed air. Journal of the Soci-

ety of Arts 567-585, 1896.
29. Boycott GWM：Caisson-disease at the new high-level bridge, Newcastle-on-Tyne, England, Trans Inst Civil Engineering CLXV, 1906, pp 231-237.
30. Keays FL：Compressed air illness, with a report of 3,692 cases. Dept Med Publ, Cornell University Medical College 2：1-55, 1909.
31. Haldane JS, Boycott AE, Damant GCC, et al：Report of a Committee Appointed by the Lord Commissioners of the Admiralty to Consider and Report upon the Condition of Deep Water Diving. London, His Majesty's Stationary Office, CN 1549/1907.
32. Boycott AE, Damant GCC, Haldane JS：The prevention of compressed air illness. J Hyg Camb 8：342-443, 1908.
33. Golding FC, Griffiths P, Hempleman HV, et al：Decompression sickness during construction of the Dartford Tunnel. Br J Ind Med 17：167-180, 1960.
34. Corning JL：The use of compressed air in conjunction with medicinal solutions in the treatment of nervous and mental affections. Medical Reports, New York 40：225-232, 1891.
35. Sellers LM：The fallibility of the Forrestian principle. Anesth Analg 44：L40, 1965.
36. Brown IW, Fuson RL, Mauney FM, et al：Hyperbaric oxygenation（hybaroxia）: current status, possibilities and limitations. Adv Surg 1：285-349, 1965.
37. Cunningham O：Oxygen therapy by means of compressed air. Anesth Analg 64-66, 1927.
38. Bureau of Investigation：The Cunningham 'tank treatment.' J Am Med Assoc 90：1494-1495, 1928.
39. Almeida AO：Recherches sur l'action toxique des hautes pressions d'oxygene. Societe de Biologie de Paris（Meeting Proceedings）66：1225, 1934.
40. Almeida AO：Recherches sur laction toxique de l'oxygene sous haute pression sur l'homme. Archivos da Fundacao Gaffree-Guinle, Oxygenio e Cancer（supp）：17-22, 1935.
41. Almeida AO：Do emprego do oxygenio em alta pressao no tratamento do cancer esperimental do rato e no cancer do homen. Separata dos Archivos da Fundacao Gaffree e Guinle 11-15, 1934-1935.
42. Almeida AO：Essais du traitement du cancer humain par l'oxygene sous pression. Annaes da Academia Braziliera de Sciencias 7：191-194, 1935.
43. Almeida AO：Research on the treatment of experimental and human cancer by oxygen under pressure. Archivos da Fundacao Gaffree-Guinle, Oxygenio e Cancer（suppl）：29-36, 1938.
44. Almeida AO, Costa HM：Treatment of leprosy by oxygen under high pressure associated with methylene blue. Revista Brasileira de Leprologia 6（suppl）：237-265, 1938.
45. Almeida AO, Pacheco G：Ensaios de tratamento das gangrenes gazozas experimentais pelo oxigenio em altas pressoes e pelo oxigenio em estado nascente. Revista Brasileira de Biologia 1：1-10, 1941.
46. Behnke AR, Shaw LA：The use of oxygen in the treatment of compressed-air illness. U.S. Navy Med Bull 35：61-73, 1937.
47. Clarke D：Diver medics：The first ten years. Proceedings International Diving Symposium. New Orleans, Association of Diving Contractors, 1984.
48. Rivera JC：Decompression sickness among divers：An analysis of 935 cases. Mil Med 129：314-334, 1964.
49. Goodman MW, Workman RD, Hedgepath CH, et al：Minimal-recompression, oxygen-breathing approach to treatment of decompression sickness in divers and aviators. Research Report 5-65. Washington, DC, U.S. Navy Experimental Diving Unit, 1965.
50. Gray LH：Radiobiologic basis of oxygen as a modifying factor in radiation therapy. Am J Roentgenol 84：803-815, 1961.
51. Gray LH, Couger AD, Ebert M, et al：Concentration of oxygen dissolved in tissues at time of irradiation as a factor in radiation therapy. Br J Radiol 26：638, 1953.
52. Gray LH：Oxygen in radiotherapy. Br J Radiol 30：403, 1957.
53. Churchill-Davidson I, Sanger C, Thomlinson RH, et al：High-pressure oxygen and radiotherapy. Lancet 1091-1095, 1955.
54. Churchill-Davidson I, Sanger C, Thomlinson RH, et al：Oxygenation in radiotherapy. Br J Radiol 30：406, 1957.
55. Churchill-Davidson I, Sanger C, Thomlinson RH：Oxygenation in radiotherapy. II. Clinical application. Br J Radiol 30：406-422, 1957.
56. Emery EW, Lucas BG, Williams KG：Technique of irradiation of conscious patients under increased oxygen pressure. Lancet 1：248-250, 1960.
57. Sanger C：High pressure oxygen and radiation therapy. Am J Roentgenol 81：498-503, 1959.
58. Atkins HL, Seaman WB, Jacox HW, et al：Experience with hyperbaric oxygenation in clinical radiotherapy. Am J Roentgenol 93：651-663, 1965.
59. Cater DB, Schoeniger EL, Watkinson DA：Effect on oxygen tension of tumors of breathing oxygen at high pressures. Lancet 2：381-383, 1962.
60. Evans JC：Metastasis following radiotherapy in hyperbaric oxygen. Radiology 93：1155-1157, 1969.
61. Kagan AR, Bryant TL, Johnson RE：Hyperbaric oxygen effect on experimental tumor growth. Radiology 88：775-777, 1967.
62. Boerema I, Wildshut A, Schmidt WJH, et al：Experimental researches into hypothermia as an aid to surgery of the heart. Arch Chir Neerl 3：25, 1951.
63. Boerema I, Meyne NG, Brummelkamp WK, et al：Life without blood（a study of the influence of high atmospheric pressure and hypothermia on dilution of the blood）. J Cardiovasc Surg 1：133-146, 1960.
64. Boerema I, Vermeulen-Cranch DMC, Meijne NG, et al：Observations during operation on deeply cyanotic young children breathing oxygen at three atmospheres absolute. Pediatr Surg 52：796-799, 1962.
65. Bernhard WF, Tank ES, Frittelli G：The feasibility of hypothermic perfusion under hyperbaric conditions in the surgical management of infants with cyanotic congenital heart disease. J Thorac Cardiovasc Surg 46：651-664, 1963.
66. McLean FC：J Am Med Assoc 90：1808, 1928.
67. Hunt TK, Gimbel ML：Hyperbaric oxygen and wound healing. Hyperbaric Surgery Perioperative Care. Flagstaff, Ariz, Best Publishing, 2002.
68. Illingworth CFW：Treatment of arterial occlusion under oxygen at two-atmospheres pressure. Br Med J 5315, November 1962.
69. Illingworth CFW, Smith G, Lawson DD, et al：Surgical and physiological observations in an experimental pressure chamber. Br J Surg 49：222-227, 1961.
70. Ledingham I：Some clinical and experimental applications of high pressure oxygen. Proc R Soc Med 56：31-34, 1963.
71. Smith G, Lawson DA：Experimental coronary arterial occlusion：effects of the administration of oxygen under pressure. Scot Med J 3：346-350, 1958.

72. Lawson DD, McCallister RA, Smith G : Treatment of acute experimental carbon-monoxide poisoning with oxygen under pressure. Lancet 800-802, April 1961.
73. Trapp WG, Creighton R : Experimental studies of increased atmospheric pressure on myocardial ischemia after coronary ligation. J Thorac Cardiovasc Surg 47 : 687-692, 1964.
74. Cameron AJV, Hutton I, Kenmure AC, et al : Controlled clinical trial of oxygen at 2 atmospheres in myocardial infarction. In : Boerema I(ed): Clinical Application of Hyperbaric Oxygen. Amsterdam, Elsevier Press, 1964, p 75.
75. Thomas MP, Brown LA, Sponseller DR, et al : Myocardial infarct size reduction by the synergistic effect of hyperbaric oxygen and recombinant tissue plasminogen activator. Am Heart J 120 : 791-800, 1990.
76. Shandling AH, Ellestad MH, Hart GB, et al : Hyperbaric oxygen and thrombolysis in myocardial infarction : The 'Hot MI' pilot study. Am Heart J 134 : 544-550, 1997.
77. Dekleva M, Neskovic A, Vlahovic A, et al : Adjunctive effect of hyperbaric oxygen treatment after thrombolysis on left ventricular function in patients with acute myocardial infarction. Am Heart J 148 : E14, 2004.
78. Sharifi M, Fares W, Abdel-Karim I, et al : Inhibition of restenosis by hyperbaric oxygen : A novel indication for an old modality. Cardiovasc Radiat Med 3 : 124-126, 2003.
79. Bennett M, Jepson N, Lehm JP : Hyperbaric oxygen for acute coronary syndrome. Cochrane Database Syst Rev(2): CD004818. PUB2, 2005.
80. Haldane JBS : Reflection of action of carbonic acid to oxygen tension. J Physiol 18 : 201, 1895.
81. End E, Long CW : Oxygen under pressure in carbon monoxide poisoning. J Ind Hyg Technol 24 : 302-306, 1942.
82. Bronston PK, Corre KA, Decker SJ : Carbon monoxide poisoning : A review, topics in emergency medicine 8(4): 50-59, 1987.
83. Douglas TA, Lawson DD, Ledingham I, et al : Carbon monoxide poisoning. Lancet 68, January 1962.
84. Pace N, Strajman E, Walker EL : Acceleration of carbon monoxide elimination in man by high pressure oxygen. Science 3 : 652-654, 1950.
85. Smith G : Treatment of coal-gas poisoning with oxygen at 2 atmospheres pressure. Lancet 816-818, April 1962.
86. Boerema I, Groeneveld PHA : Gas gangrene treated with hyperbaric oxygenation. Proceedings of the 4th International Congress on Hyperbaric Medicine, Sapporo, Japan. Baltimore, Williams & Wilkins, 1969, pp 255-262.
87. Brummelkamp WH, Hogendijk J, Boerema I : Treatment of anaerobic infections(clostridial myositis) by drenching the tissues with oxygen under high atmospheric pressure. Surgery 49 : 299-302, 1961.
88. Groeneveld PHA : Current therapy of gas gangrene. Advances and Perceives in the Management of Bacteriological Infections. San Francisco, University of California, San Francisco, 1967.
89. Hinton D : A method for the arrest of spreading gas gangrene by oxygen injection. Lancet 32 : 228-232, 1947.
90. Van Unnik AJM : Inhibition of toxin production in clostridium perfringens in vitro by hyperbaric oxygen. Antonie Van Leeuwenhoek 31 : 181-186, 1965.
91. Hirn M : Hyperbaric oxygen in the treatment of gas gangrene and perineal necrotizing fasciitis. Eur J Surg Suppl 570 : 1-36, 1993.
92. Hirn M, Niinikoski J, Lehtonen OP : Effect of hyperbaric oxygen and surgery on experimental multimicrobial gas gangrene. Eur Surg Res 25 : 265-269, 1993.
93. Bakker DJ, Van der Kleij AJ : Clostridial myonecrosis. Handbook on Hyperbaric Medicine. Springer, 1996, pp 362-385.
94. Kaye D : Effect of hyperbaric oxygen on clostridia in vitro and in vivo. Proc Soc Exp Biol Med 124 : 360-366, 1967.
95. Hill GB, Osterhout S : Effects of hyperbaric oxygen on clostridial species and experimental anaerobic infections. Proceedings of the 4th International Congress on Hyperbaric Medicine, Sapporo, Japan. Baltimore, Williams & Wilkins, 1969, pp 282-287.
96. Muhvich KH, Anderson LH, Mehm WJ : Evaluation of antimicrobials combined with hyperbaric oxygen in a mouse model of clostridial myonecrosis. J Trauma 36 : 7-10, 1994.
97. Demello FJ, Haglin JJ, Hitchcock CR : Comparative study of experimental clostridium perfringens infection in dogs treated with antibiotics, surgery, and HBO. Surgery 73 : 936-941, 1973.
98. Coulson DB, Ferguson AB, Diehl RC : Effect of hyperbaric oxygen on the healing femur of the rat. Surg Forum 17 : 449-450, 1966.
99. Stead DL : Enhancement of osteogenesis with hyperbaric oxygen therapy. A clinical study. J Dent Res 61A : 288, 1982.
100. Mader JT, Adams KR, Couch LA, et al : Potentiation of tobramycin by hyperbaric oxygen in experimental Pseudomonas aeruginosa osteomyelitis. Paper presented at the 27th Interscience Conference on Antimicrobial Agents and Chemotherapy, 1987.
101. Mader JT, Brown GL, Guckian JC, et al : A mechanism for the amelioration by hyperbaric oxygen of experimental staphylococcal osteomyelitis in rabbits. J Infect Dis 142 : 915-922, 1980.
102. Hirn M : Hyperbaric oxygen in the treatment of gas gangrene and perineal necrotizing fasciitis. Eur J Surg Suppl 570 : 1-36, 1993.
103. Riseman JA, Zamboni WA, Curtis A, et al : Hyperbaric oxygen therapy for necrotizing fasciitis reduces mortality and the need for debridements. Surgery 108 : 847-850, 1990.
104. Hollabaugh RS, Dmochowski RR, Hickerson WL, et al : Fournier's gangrene : Therapeutic impact of hyperbaric oxygen. Plast Reconstr Surg 101 : 94-100, 1998.
105. Wada J, Ikeda T, Kamata K, et al : Oxygen hyperbaric treatment for carbon monoxide poisoning and severe burn in coal mine gas explosion.(hokutanyubari) Igakunoaymi(Japan) 5 : 53, 1965.
106. Ikeda K, Ajiki H, Nagao H, et al : Experimental and clinical use of hyperbaric oxygen in burns. Proceedings of the 4th International Congress on Hyperbaric Medicine, Sapporo, Japan. Baltimore, Williams & Wilkins 377-380, 1969.
107. Ketchum SA, Zubrin JR, Thomas AN, et al : Effect of hyperbaric oxygen on small first, second, and third degree burns. Surg Forum 18 : 65-67, 1967.
108. Korn H, Wheeler ES, Miller TA : Effect of hyperbaric oxygen on second-degree burn wound healing. Arch Surg 112 : 732-737, 1977.
109. Hart GB, Oreilly RR, Broussard ND, et al : Treatment of burns with hyperbaric oxygen. Surg Gynecol Obstet 139 : 693-696, 1974.
110. Cianci PE, Lueders HW, Lee H, et al : Adjunctive hyperbaric oxygen reduces the need for surgery in 40-80% burns. J Hy-

perb Med 3 : 97-101, 1988.
111. Cianci PE, Lueders HW, Lee H, et al : Adjunctive hyperbaric oxygen therapy reduces length of hospitalization in thermal burns. J Burn Care Rehabil 10 : 432-435, 1989.
112. Waisbren BA, Schutz D, Collentine G, et al : Hyperbaric oxygen in severe burns. Burns 8 : 176-179, 1982.
113. Cianci PE, Williams C, Lueders H, et al : Adjunctive hyperbaric oxygen in the treatment of thermal burns : An economic analysis. J Burn Care Rehabil 11 : 140-143, 1990.
114. Dollery CT, Hill DW, Mailer CM, et al : High oxygen pressure and the retinal blood-vessels. Lancet 291-292, August 1964.
115. Lambertsen CJ, Kough RH, Cooper DY, et al : Oxygen toxicity. Effects in man of oxygen inhalation at 1 and 3.5 atmospheres upon blood gas transport, cerebral circulation and cerebral metabolism. Appl Physiol 5 : 471-486, 1953.
116. Bird AD, Telfer AMB : Effect of hyperbaric oxygen on limb circulation. Lancet 355-356, February 1965.
117. Wells CH, Goodpasture JE, Horrigan D, et al : Tissue gas measurements during hyperbaric oxygen exposure. Proceedings of the 6th International Congress on Hyperbaric Medicine. Aberdeen, Scotland, Aberdeen University Press, 1977, pp 118-124.
118. Sheffield PJ : Tissue oxygen measurements with respect to soft-tissue wound healing with normobaric and hyperbaric oxygen. HBO Rev 6 : 18-46, 1985.
119. Strauss MB, Hart GB : Compartment syndromes : Update and role of hyperbaric oxygen. HBO Rev 5 : 163-182, 1985.
120. Zamboni WA : Applications of hyperbaric oxygen therapy in plastic-surgery. Handbook on Hyperbaric Medicine. Berlin, Springer, 1996, pp 443-483.
121. Lavan FB, Hunt TK : Oxygen and wound healing. Clin Plast Surg 17 : 463-472, 1990.
122. Johnson K, Hunt T, Mathes S : Oxygen as an isolated variable influences resistance to infection. Ann Surg 208 : 783-787, 1988.
123. Skover GR : Cellular and biochemical dynamics of wound repair. Wound environment in collagen regeneration. Clin Podiatr Med Surg 8 : 723-756, 1991.
124. Knighton DR, Silver IA, Hunt TK : Regulation of wound-healing angiogenesis effect of oxygen gradients and inspired oxygen concentration. Surgery 90 : 262-270, 1981.
125. Winter GD : Oxygen and epidermal wound healing. Adv Exp Med Biol 94 : 673-678, 1977.
126. Kivisaari J, Niinikioski J : Effects of hyperbaric oxygenation and prolonged hypoxia on the healing of open wounds. Acta Chir Scand 141 : 14-19, 1975.
127. Sheffield PJ : Tissue oxygen measurements. Problem Wounds : The Role of Oxygen. New York, Elsevier Publishing Company, 1988, pp 17-39.
128. Hunt TK, Gimbel ML : Hyperbaric oxygen in wound healing. Hyperbaric Surgery. Flagstaff, Ariz, Best Publishing Company, 2002, pp 429-459.
129. Clarke D : An evidence-based approach to hyperbaric wound healing. Blood Gas News 7 : 14-20, 1998.
130. Hammarlund C, Sundberg T : Hyperbaric oxygen reduced size of chronic leg ulcers : A randomized double-blind study. Plast Reconstr Surg 93 : 829-834, 1994.
131. Faglia E, Favales F, Aldehgi A, et al : Adjunctive systemic hyperbaric oxygen therapy in treatment of severe prevalently ischemic diabetic foot ulcer. Diabetes Care 19 : 1338-1343, 1996.
132. Kalani M, Jorneskog G, Naderi N, et al : Hyperbaric oxygen (HBO) therapy in treatment of diabetic foot ulcers. Long-term follow-up. J Diabetes Complicat 16 : 153-158, 2002.
133. Bevers RFM, Bakker DJ, Kurth KH : Hyperbaric oxygen treatment for haemorrhagic radiation cystitis. Lancet 346 : 803-805, 1995.
134. Feldmeier JJ, Heimbach RD, Davolt DA, et al : Hyperbaric oxygen as an adjunctive treatment for delayed radiation injury of the chest wall : A retrospective review of twenty-three cases. Undersea Hyperb Med 22 : 383-393, 1995.
135. Marx RE : Osteoradionecrosis : A new concept of its pathophysiology. J Oral Maxillofac Surg 41 : 283-288, 1983.
136. Marx RE, Ehler WJ, Tayapongsak P, et al : Relationship of oxygen dose to angiogenesis induction in irradiated tissue. Am J Surg 160 : 519-524, 1990.
137. Benke PJ : Jessica in the well : Ischemia and reperfusion injury. JAMA 259 : 1326, 1988.
138. Russell RC, Roth AC, Kucan JO, et al : Reperfusion injury and oxygen free radicals. A review. J Reconstr Microsurg 5 : 79, 1989.
139. Buras J : Basic mechanisms of hyperbaric oxygen in the treatment of ischemia-reperfusion injury. Int Anesthesiol Clin 38 : 91-108, 2000.
140. Buras JA, Stahl GL, Svoboda KKH, et al : Hyperbaric oxygen down regulates ICAM-1 expression induced by hypoxia and hypoglycemia : The role of Nos. Am J Physiol Cell Physiol 278 : C292-C302, 2000.
141. Zamboni WA : Hyperbaric Medicine Practice. Kindwall EP (ed). Flagstaff, Ariz, Best Publishing Company, 1995.
142. Alex J, Laden G, Cale ARJ, et al : Pretreatment with hyperbaric oxygen and its effect on neuropsychometric dysfunction and systemic inflammatory response after cardiopulmonary bypass : A prospective randomized double-blind trial. J Thorac Cardiovasc Surg 130 : 1623-1630, 2005.

# II 技術的側面

**Chapter 2**
1人用高気圧チャンバー

**Chapter 3**
多人数用高気圧チャンバー

**Chapter 4**
高気圧酸素治療に関する物理学の基礎的知識

**Chapter 5**
潜水業務従事者に関する潜水への身体適性

**Chapter 6**
新生児と小児患者への高気圧酸素治療

**Chapter 7**
高気圧酸素治療を要する患者の集中治療

# Chapter 2 1人用高気圧チャンバー

**この章の概要**

治療プロトコール
　リサーチ／盲検化
患者ケア
　侵襲性の圧測定
　肺動脈圧測定
　安全性
　子ども

ペースメーカー，植え込み型除細動器，神経および脊髄
　の刺激物質
洗浄
車輪付き担架
患者の快適性
**職員配置**
**合併症の管理**

　1人用高気圧チャンバーは，1人だけを海面気圧より高く加圧するために設計されている。1人用高気圧チャンバーは50年以上，患者を治療するために使用されてきた。臨床上の高気圧酸素配送目的のために，圧は1.4ATA（絶対気圧：atmosphere absolute）以上でなければならない[1]。話題の酸素は高気圧酸素ではないため，本章で再考するつもりはない。それは，酸素で満たされたバッグあるいはチャンバーの中に名目上は海面気圧より高い圧に患者の創傷をおくが，「高気圧酸素」[2]であるとみなすべきではない。ガモウバッグは，高山病の症状や徴候を和らげることを目的に膨らませて使用する高気圧チャンバーだが，治療圧は海面レベル（1ATA）より低いか，同じぐらいであろう。それはまた，高気圧酸素治療（hyperbaric oxgen therapy；HBOT）とは考えられていない[3]。

　臨床における1人用高気圧チャンバーは円筒形で内径が25～40インチ，長さは通常8フィートである。1人用チャンバーは一般にアクリルでつくられているが，コストを削減するためにチャンバーの下部を鉄鋼製にして，4フィートだけをアクリル樹脂にしているものもある。それらは通常，4つのキャスターで支えられており，キャスターはサポート用台座の各コーナーに付いている（図2.1）。チャンバーを置く部屋は，全開にしたチャンバーと連結した車輪付き担架を収容するのに十分な広さが必要である（長さ17フィート以上）。

　1人用チャンバーのなかには加圧が自動化されているものもあり，チャンバーの操作者は特定のチャンバー圧力，加圧と減圧速度および圧における時間間隔を設定する。それによりチャンバーは自動的に設定した圧力・時間プロフィールに従い動作する。手動で操作するチャンバーでは，操作者がチャンバーを加圧，減圧する必要がある。この設計では，チャンバーの操作者は，圧力保持または臨床治療が終了して減圧を始めるべき時間を決定するために，常に時間の経過を追い続けなければならない。

　ほとんどの臨床1人用チャンバーには，カムで操作する出入口開閉蓋があり，それによって効率的に出入口扉を開閉できるようになっている。より大きな径のチャンバーでは，患者は30度の角度で座ることができ，また最も大きいチャンバーでは直立することもできる。

　1人用チャンバーは一般に，100％の酸素で満たされ，100～400L/分の流量が必要である。400L/分の流量と同様，チャンバーへのガス供給も，チャンバーを3ATAの加圧に適応させるために，十分安定的でなければならない。多くの病院では，同時に追加のガスを供給する酸素配送システムを設置しなければ，2台以上の1人用高気圧チャンバーを作動させるのに十分なガスを供給できない。Sechrist Industries社（カリフォルニア州アナハイム）というチャンバーメーカーが，最近従来のものよりガスの使用が少ない1人用チャンバーを開発した。ガスの供給に限りのある施設で，このチャンバーは有益なようだ。

　1人用チャンバーを，特に現在利用可能なより大きい径のチャンバーを高酸素流量でフラッシュすることは重要である。チャンバーのガス流量が低い（175L/分）と，チャンバー内で酸素濃度が100％に到達するまでに20分以上かかってしまうが，排気流量が高い（350L/分）チャンバーでは，酸素濃度は約7分で100％に到達する[4]。

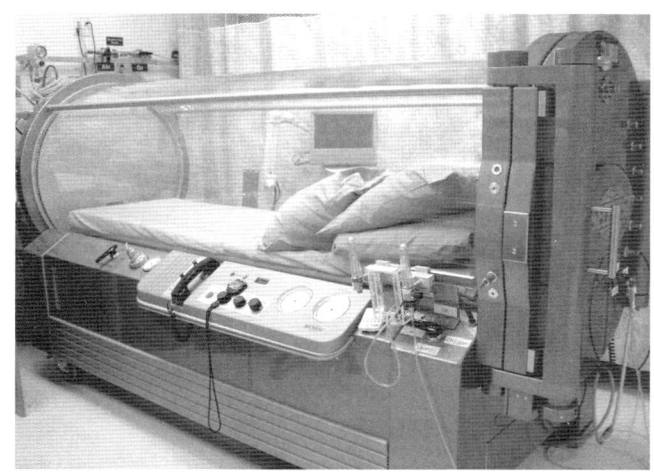

**図2.1** 1人用高気圧チャンバー（モデル3200：Sechrist Industries社，カリフォルニア州アナハイム）
内径32.5インチ，内部の長さ90インチ，重量1,992ポンド。240〜400L/分までチャンバーを通過するガス流量の調整ができる。最高運転圧力は3ATAである。

1人用チャンバーを空気で満たし，その空気を加圧し，フードあるいはマスクを通して外部から100%の酸素を患者に供給し吸入させることは可能である。1人用チャンバーを空気で満たす場合，病院グレードであっても，チャンバーメーカーや販売代理店が承認したフィルターでチャンバーに入る空気を適切に濾過することが重要である。

酸素で満たされた環境には固有の危険性があるため，1人用高気圧チャンバーの製造と操作は多くの規約や規格で規制されている。チャンバーは，ANCI/ASME PVHO-1（Safety Standard for Pressure Vessel for Human Occupancy［American Society of Mechanical Engineers，ニューヨーク州ニューヨーク］）に従って設計，製造されることになっている。高気圧関連の部署はNational Fire Protection Association（NFPA）のすべての適用規則に従わなければならない。適用規則にはNFPA99（Health Care Facilities）およびNFPA53（Recommended Practice on Materials, Equipment, and Systems Used in Oxygen Enriched Environments［National Fire Protection Association，マサチューセッツ州クインシー］）が含まれる。

1人用チャンバーについての議論を補足するものとして，Monoplace Hyperbaric Chamber Safety Guidelnes[5]（Undersea and Hyperbaric Medical Society［UHMS］の1人用高気圧チャンバー安全ガイドライン）とRespiratory Care Clinics of North Americaで発行されたOperational Use and Patient Care in the Monoplace Chamber[6]（1人用チャンバーにおける使用方法の章）がある。

## 治療プロトコール

1人用チャンバーのHBOTのプロトコールは，多人数用チャンバーと同様のプロトコールに従う。一般的なプロトコールは90〜120分間の2ATA下，または2回の5分間空気を含む90分間2.4ATA（30分間酸素，5分間空気，30分間酸素，5分間空気，そして30分間酸素）[7]となっている。この空気呼吸期間は酸素中毒を低減することが目的で[8,9]，マスク[10]かデマンドレギュレーターの付いたスクーバのマウスピースが使用される[11]。患者はデマンドレギュレーターで85psigの空気を供給されたほうが，病院の供給源から55psigで供給されるよりも呼吸が容易であると思われる[11]。チャンバーのガス供給を酸素から空気に切り換えて空気呼吸期間を提供することは効率が悪い。というのはチャンバーのガス供給を空気から酸素に戻す際，酸素濃度の回復に容認できないほど長い時間がかかるからである[12]。

急性の一酸化炭素（CO）中毒に推奨されるプロトコールの1つは，3ATAに患者を加圧し，さらに空気呼吸期間を指定することである[13]。なお，アメリカ海軍治療表5と6は空気呼吸期間を指定している[14]。

したがって，1人用チャンバーを設置する施設がこうしたプロトコールを使用するならば，そのために適切な機器（マスク，マウスピース，ノーズクリップ，承認された医療酸素用のデマンドレギュレーター，および少なくとも80psigの圧でレギュレーターに供給される空気）を保有すべきである。

### ▶ リサーチ／盲検化

1人用高気圧チャンバーで臨床試験を行うことができる。急性のCO中毒における二重盲検ランダム化試験では，患者を無作為に3ATAか1ATA（われわれの高度で2.2psig）のいずれかに加圧した[15]。盲検化は，チャンバーのすべての計器を担当している操作者と，治療中はチャンバーの近くを離れている臨床医によって行われた。臨床試験を行っているあいだは，個々のチャンバーの治療記録は守秘義務が維持された。

## 患者ケア

心電図（ECG）モニタリングは，医療用心電計（**図2.2**）に必要な6つのモニター用誘導コードを配置すること

によって実施できる。心電図用のコネクターはチャンバーの扉の中で「しっかりと配線」できるため、患者のケーブルだけを扉に取り付けられたレセプタクルに接続する必要がある。病院の生体工学部門がこの一連の作業にかかわるべきである。

1人用チャンバー用に特別に製造された自動血圧計 Oscillomate Hyperbaric NIBP Monitor, Model 1630（CAS Medical Systems社，コネチカット州ブランフォード）を使用すれば，非観血的血圧（Noninvasive blood pressure；NIBP）測定を行うことができる[16]。このシステムでは，モニターはチャンバーの外に設置される。血圧測定用カフの膨張と圧の測定は，特別なアタッチメントを使用してチャンバーの扉を貫通する4本のチューブで行われる。この装置は2ATAまではよく作動するが，3ATAではそれほど再現性がないことが判明した。専用NIBPモニターの代わりに，チャンバーの外部から膨張・収縮させる血液測定用カフをドップラー血流プローブが末端動脈上にテープで貼られた状態で使用することができる[17]。

### ▶侵襲性の圧測定

1人用チャンバーで加圧された患者において，動脈血圧，中心静脈圧，コンパートメント間の圧などが測定可能である。生理学的（血圧）トランスデューサーは，リード線をチャンバーから医療用の生理学的モニターにわたらせることで，チャンバーの中に置くことができる。心電図のように，チャンバーの中に取り付けられた侵襲性の圧変換器のためのレセプタクルがあると便利である（図2.2参照）。トランスデューサーは，チャンバーの加圧前に正しい心房レベルでゼロ点を設定する必要がある。連続フラッシュ装置の溶液は，HBOTの間，動脈のカテーテルの持続的流量を維持するために加圧する必要がある（高圧注入器，Ethox社製品，カタログNo.4085，ニューヨーク州バッファロー）。病院の生体工学部門が，これらのモニターシステムの取り付けと整備にかかわる必要がある。

### ▶肺動脈圧測定

肺動脈またはスワン・ガンツカテーテルのモニタリングは，1人用高気圧チャンバーで加圧された調査対象[18]または患者に対して行われる[19]。この技術が特別に設計された貫通装置を必要とした。この技術についてはすでに説明されているので，本章では取り上げない。

1人用チャンバー内部の吸引は，チャンバー内に配置された医療用として認められた吸引調節器を使用することによって可能である[20]（図2.3）。吸引調節器は，加圧されたチャンバーからチャンバー外部への圧の傾きによって駆動する。調節器を通してチャンバーの内部から外部へのガスの流量を調整することで，操作者はチャンバーの外部からその調節器の排気の度合いを調整できる。この吸引は創縫合，経鼻胃管，胸腔チューブまたはドレーンに利用される。引圧レギュレーターが，部位に適用された過度の吸い込みを防ぐように適切に調整されることが重要である。

### ▶安全性

多人数用チャンバーと同様，1人用チャンバーの操作においても火災に対する安全確保は最も重要である。多くの組織が，チャンバーの操作者と臨床医が正式なトレーニングを修得するか，少なくとも以下のような参考書によって厳密な知識に精通していることを推奨している。参考書は，Workman編集によるHyperbaric Facility Safety[21]のなかの高気圧チャンバーに対処するNFPAの該当部分（たとえば，NFPA99

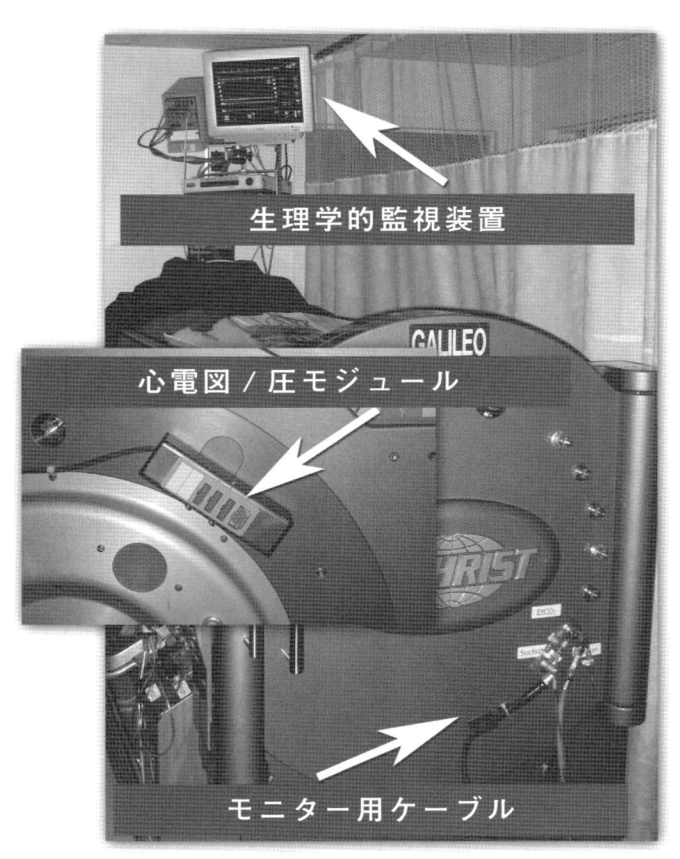

図2.2　1人用高気圧チャンバーで加圧された患者の生理学的なモニタリングは，チャンバーで患者のリード線とケーブルをモジュールに接続することによってできる（図示）。コンダクターは電気的パススルーを通して生理学的監視装置，心電図，心電計へとチャンバーの外部へ通される。

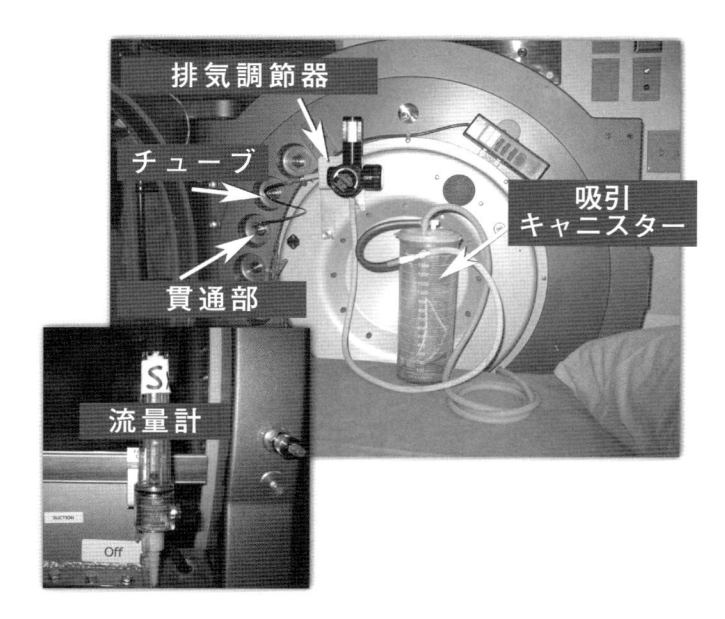

図2.3 ドレーン吸引，真空閉鎖装置，または経鼻胃管の吸引は，チャンバーの内部に排気調節器を設置することによって可能となる。調節器を制御する排気は加圧されたチャンバー内部から外部への圧の傾きにより得る。排気の度合いはチャンバーの外部の流量計を使用することにより調節でき，流量計はチャンバーの外部に貫通しているチューブに接続されている。

とNFPA53)，またMonoplace Hyperbaric Chamber Safety Guidelines[5] と Operations Committee Report[22]（ともにUHMSから得られる）がある。

死傷事故に至った火災や爆発は，1人用チャンバーの不適当な運用から発生した[21]。これらの災禍のいくつかは，操作者が電気安全規格をしっかりと守らずに，患者が加圧中のチャンバー内で未承認の衣類を着ていたか，電気製品または発熱する機器を持って入り，加圧中に活性化したことによる[21]。

1人用チャンバーで治療される患者は，帯電防止の着衣，100％木綿の衣類を着る必要があり，さらに接地されている必要がある。接地は，チャンバー内のしっかりとしたアースに接続された心電図のリード線か，接地パッドを患者に付けることで完了する。接地の妥当性は病院の生物医学工学部門が確認するべきである。高気圧酸素セッションの前に，患者に腕時計，補聴器，カイロなど身体にどのような電気製品を身につけているかを質問し，調べる必要がある。チャンバー内に入れてもよいのは，植え込み型ペースメーカーのような認められているものだけである。現在のところ，すぐに利用できる1人用チャンバーへの持ち込みが認められている物品のリストはない。1人用チャンバー供用のための確実な機器については，1人用チャンバーのメーカーが有益な情報源となりうる。また，UHMS（www.uhms.org）の安全委員会は，1人用チャンバー内で使用されている機器と安全への配慮に関連する質問に対応するために役立つであろう。

## ▶子ども

1人用チャンバーの中で子どもを治療することは可能である。年長の子どもは成人と同様に扱われるであろう。子どもの親がチャンバーの近くにいて，子どもに見えるならより安心であろう。

幼児の場合，多人数用チャンバーの中では家族か高気圧関連部署のスタッフが介添えできるのでおそらく最適に管理されるが，1人用チャンバーでも治療可能である（図2.4）。低年齢の小児はしばしば，大人がそのチャンバー内に一緒に入り治療する必要があるかもしれない。その場合，大人に空気または酸素を供給するための非再呼吸式リザーバーフェイス付きマスクを着用させることが妥当である。このように，介添えする大人には酸素過多の発作（空気を呼吸して）と減圧症（酸素を呼吸して）に対するリスクを減少させるために，空気呼吸と酸素呼吸の時間を点在させる。介添えの大人は患者ではないが，高気圧の空気と酸素下に適切におかれるように計算され設定される必要がある。高気圧酸素への曝露前に，子どもに二者択一的に経口でまたは静脈内へ鎮静剤を提供することができる。鎮静剤の子どもへの提供は技能と経験を必要とする。子どもを鎮静させるとき，小児科医，救急医，または麻酔科医の参加が有用である。挿管された乳児と子どもはまた，適切な機器があり，適切な職員がいれば，高気圧酸素で治療することができる。これらの子どもに関しては，鎮静剤は高気圧酸素のあいだ継続され，期待する効き目に滴定することができる。情報は，高気圧酸素で治療された子どもに関する文献において利用可能である[23-26]。

## ▶ペースメーカー，植え込み型除細動器，神経および脊髄の刺激物質

移植しているペースメーカー，植え込み型除細動器（ICD），神経および脊髄の刺激物質，埋め込み式の医薬品供給装置は，多人数用チャンバー内においてと同様，1人用チャンバーでも配慮が必要である。検証では，この特殊装置が予定治療圧で機能するという結果が得られなければならない。多くのペースメーカーは許容でき，またメーカーは高圧の加圧下での曝露に対し安全という保証を提供できなければならない。

ICDについては特別な審議が必要である[27]。メーカーは，彼らの装置が高気圧チャンバー内で安全である

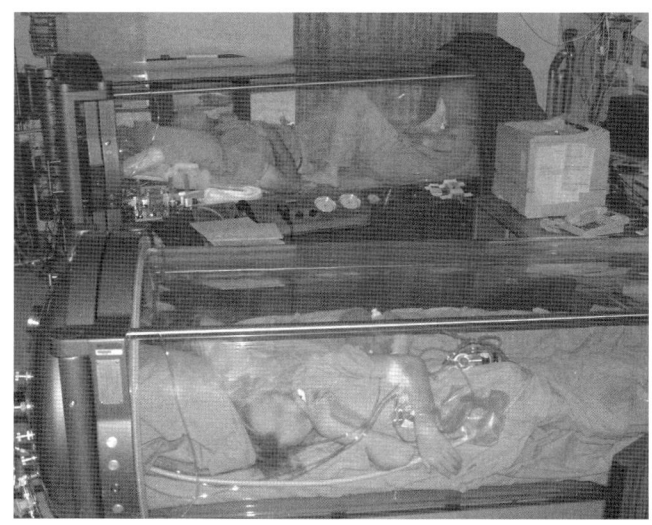

図 2.4　1 人用チャンバーで親と子の 2 人が急性一酸化炭素中毒のために高気圧酸素によって治療されている。

と明確に述べていない。ICD からのリード線が故障し[28]，ICD の放電がそのリード線の配置内で生じると，高電圧がダメージを受けたリード線を横切り「スパーク」したりするかもしれない（Medtronics 社の技術担当者，2006 年 2 月［私信］）。薄い織物の発火が起きる可能性は低そうだが，慎重な実施は，各 HBOT の直前に ICD を停止させ，減圧と放電ののちに高気圧医療部門からそれらを再起動させることである。

こうした状況においては，治療の間，患者の心電図をモニターしなければならず，施設は必要であれば患者に除細動を実施できなければならない。ICD を付けた患者を治療する前に，患者の心臓病専門医と相談することが必須である。HBOT で患者を治療することに慎重さを欠いたときに，事故は起こる。たとえば，機器の圧力限界が予定の治療圧に非常に近いか，または医薬品供給装置がチャンバー圧の影響を受け，薬の薬物送達率が変わってしまうといったことになるかもしれない。

### ▶ 洗　浄

患者を加圧したあと，高気圧用ストレッチャーとチャンバーのアクリル樹脂を清掃することは適切である。メーカーの指導に従って，LpH se（#6466-08；Steris 社，セントルイス）が使用可能である。

院内感染の可能性があるメチシリン耐性，バンコマイシン耐性，または他の非常に耐性の強い感染症の患者に関しては，隔離のための病院の基本方針に従う。

### ▶ 車輪付き担架

1 人用高気圧チャンバーには特別な車輪付き担架が必要である。車輪付き担架はチャンバーと対になっており，患者を乗せる部分がチャンバーの内側をスライドするようになっている。車輪付き担架には水圧式で高さを調整できるものもあり，ベッドからベッドへ歩くことのできない外来患者を移すときに便利である。

### ▶ 患者の快適性

100％酸素で満たされた環境で使用されるものは，すべて静電荷蓄積が最小のものでなければならない。枕は完全に封入，密閉された 100％の羽毛でつくられたものでなければならない（承認された枕はチャンバーメーカーが販売している）。枕カバーは 100％帯電防止の木綿でつくられている必要がある。すべてのリネン類と患者の衣類は木綿 100％か，高気圧チャンバー用として承認された素材でつくられていなければならない。ゲルフォームパッドは，圧からの褥瘡性潰瘍のリスクを減少させ，HBOT 中に使用されているようである（Action Products 社，メリーランド州ヘイガースタウン）。

## 職員配置

アメリカでは，1 人用チャンバーがさまざまな方法で配置されている。認定された医師が同席して HBOT を監督しなければならない。看護師または医師の助手が HBOT を監督している施設もあるが，高気圧専門医は活用されるべきである。看護師，呼吸療法士，または技術者が 1 人用チャンバーを操作することができる。National Board of Diving and Hyperbaric Medical Technology（www.nbdhmt.com）による認定高気圧技術者（CHT［certified hyperbaric technologist］と CHRN［certified hyperbaric registered nurse］）資格は必須ではないが，この検定はチャンバー操作をする者のために推奨されている[22]。

呼吸療法士，有資格の看護助手および看護師もまた患者を管理して HBOT 業務を遂行することができる。通常の外来患者については，チャンバーを使用する患者が 2 人出た場合，一般にチャンバー操作者を補助する有資格看護助手と，チャンバー操作者 1 人が対処する。重傷疾患，気管挿管されている患者については，高気圧用の人工呼吸器を管理できる救命医療呼吸療法士などの協力によりチャンバーをより適切に運用することができる。クリティカルケア看護師がその部門に存在することは，高気圧医学の有資格看護師や有資格

医師が存在することと同様に適切である。

## 合併症の管理

重症患者で不整脈，低血圧，または機器や人工呼吸器の問題があるときは，稀に緊急減圧が必要である。患者に全身発作がある場合は，緊急減圧をするべきではない。減圧の間，患者の気道に閉塞があると，脳のガス塞栓症が発症するかもしれないからである[29]。

臨床上 HBOT 中の発作は稀であり，8万679人の患者の治療において2人[30]，2万238人の患者の治療において6人（0.03％）発生している[31]。潜函病を伴う患者はより発作率が高く（0.6％）[32]，急性のCO中毒を伴う患者（高気圧酸素プロトコールによって0.3〜2.0％）と同様である[33]。患者に発作障害に関する病歴がある場合，治療の前に治療レベルの抗痙攣薬，または適切なベンゾジアゼピンが有効かもしれない。

1人用チャンバーでのHBOT中に起こる発作には，患者の吸入酸素濃度をわずかに減じ（発作を止めるのに十分な程度で），チャンバーガスの供給を空気に切り換えて空気流量の割合を増加させることで対処する。いったんチャンバーから患者を移したら，発作が起きたばかりの患者として管理する必要がある。気道および酸素補給を行いながらの心電図モニタリングも含まれるであろう。口腔咽頭の吸引は必要であり，チャンバー内では常に利用可能にしておかなければならない。

発作後の患者は混乱しており，正気が戻るまで支援する必要があるだろう。

謝　辞

Kayla Deru による編集そして写真の提供，また Susan Churchill,（NP）による批評にも感謝する。

### REFERENCES

1. Feldmeier JJ (ed): Hyperbaric oxygen therapy：2003 committee report. Rev. ed. Kensington, Md, Undersea and Hyperbaric Medical Society, 2003.
2. Feldmeier JJ, Hopf HW, Warriner RA 3rd, et al：UHMS position statement：Topical oxygen for chronic wounds. Undersea Hyperb Med 32：157-168, 2005.
3. Freeman K, Shalit M, Stroh G：Use of the Gamow Bag by EMT-basic park rangers for treatment of high-altitude pulmonary edema and high-altitude cerebral edema. Wilderness Environ Med 15：198-201, 2004.
4. Worth ER, Cochran SLK, Dale HM：Oxygen concentration rise in a monoplace chamber [abstract]. Undersea Hyperb Med 32 (4)：280, 2005.
5. Weaver LK, Strauss MB (eds)：Monoplace hyperbaric chamber safety guidelines. Bethesda, Md, Undersea and Hyperbaric Medical Society, September 1991.
6. Weaver LK：Operational use and patient care in the monoplace chamber. In Moon R, McIntyre N (eds)：Respiratory Care Clinics of North America—Hyperbaric Medicine, Part I. Philadelphia, WB Saunders Company, 1999, pp 51-92.
7. Feldmeier JJ (ed)：Hyperbaric Oxygen 2003. Indications and Results：The Hyperbaric Oxygen Therapy Committee Report. Kensington, Md, Undersea and Hyperbaric Medical Society, 2003.
8. Clark JM：Extension of oxygen tolerance by interrupted exposure. Undersea Hyperb Med 31：195-198, 2004.
9. Piantadosi CA：A mini-forum on air breaks and O2 toxicity in clinical HBO2 therapy. Undersea Hyperb Med 31：185, 2004.
10. Kindwall EP, Goldmann RW, Thombs PA：Use of the monoplace vs. multiplace chamber in the treatment of diving diseases. J Hyperb Med 3：5-10, 1988.
11. Weaver LK：Monoplace hyperbaric chamber use of US Navy Table 6—a 20-year experience. Undersea Hyperb Med 33：85-88, 2006.
12. Raleigh GW：Air breaks in the Sechrist model 2500-B monoplace hyperbaric chamber. J Hyperb Med 3：11-14, 1988.
13. Weaver LK, Hopkins RO, Chan KJ, et al：Hyperbaric oxygen for acute carbon monoxide poisoning. N Engl J Med 347：1057-1067, 2002.
14. U.S. Naval Sea Systems Command：Recompression therapy. In U.S. Navy Diving Manual, 4th rev. (Baton Rouge：Claitor's Publishing Division, 1999), Flagstaff, Ariz, Best Publishing, 5：1-49, 1999.
15. Weaver LK, Hopkins RO, Churchill S, Haberstock D：Double-blinding is possible in hyperbaric oxygen (HBO2) randomized clinical trials (RCT) using a minimal chamber pressurization as control. Undersea Hyperb Med 24 (suppl)：36, 1997.
16. Meyer GW, Hart GB, Strauss MB：Noninvasive blood pressure monitoring in the hyperbaric monoplace chamber. J Hyperb Med 4：211-216, 1990.
17. Weaver LK, Howe S：Non-invasive Doppler blood pressure monitoring in the monoplace hyperbaric chamber. J Clin Monit 7：304-308, 1991.
18. Weaver LK, Howe S：Normal human hemodynamic response to hyperbaric air and oxygen. Undersea Hyperb Med 21 (suppl)：77-78, 1994.
19. Weaver LK：Technique of Swan-Ganz catheter monitoring in patients treated in the monoplace hyperbaric chamber. J Hyperb Med 7：1-18, 1992.
20. Weaver LK. A functional suction apparatus within the monoplace hyperbaric chamber. J Hyperb Med 3：165-171, 1988.
21. Workman WT (ed)：Hyperbaric Facility Safety：A Practical Guide. Flagstaff, Ariz, Best Publishing, 1999.
22. Kimbell PN (ed)：Operations committee report. Kensington, Md, Undersea and Hyperbaric Medical Society, 2000.
23. Keenan HT, Bratton SL, Norkool DM, et al：Delivery of hyperbaric oxygen therapy to critically ill, mechanically ventilated children. J Crit Care 13：7-12, 1998.
24. Waisman D, Shupak A, Weisz G, Melamed Y：Hyperbaric oxygen therapy in the pediatric patient：The experience of the Israel Naval Medical Institute. Pediatrics 102：E53, 1998.

25. Chou KJ, Fisher JL, Silver EJ : Characteristics and outcome of children with carbon monoxide poisoning with and without smoke exposure referred for hyperbaric oxygen therapy. Pediatr Emerg Care 16 : 151-155, 2000.
26. Santamaria JP, Williams ET 3rd, Desautels DA : Hyperbaric oxygen therapy in pediatrics. Adv Pediatr 42 : 335-366, 1995.
27. Schmitz S, Churchill S, Weaver LK : Hyperbaric oxygen in patients with implanted cardiac defibrillators and pacemakers. Undersea Hyperb Med 33(5): 349-350, 2006.
28. Schultz DG : FDA Preliminary Public Health Notification : Guidant VENTAK PRIZM® 2 DR and CONTAK RENEWAL® Implantable Cardioverter Defibrillators. Rockville, Md, U.S. Food and Drug Administration, July 14, 2005.
29. Bond GF : Arterial gas embolism. In Davis JC, Hunt TK(eds): Hyperbaric Oxygen Therapy. Bethesda, Md, Undersea Medical Society, 1977, pp 141-152.
30. Yildiz S, Aktas S, Cimsit M, et al : Seizure incidence in 80,000 patient treatments with hyperbaric oxygen. Aviat Space Environ Med 75 : 992-994, 2004.
31. Hampson N, Atik D : Central nervous system oxygen toxicity during routine hyperbaric oxygen therapy. Undersea Hyperb Med 30 : 147-153, 2003.
32. Smerz RW : Incidence of oxygen toxicity during the treatment of dysbarism. Undersea Hyperb Med 31 : 199-202, 2004.
33. Hampson NB, Simonson SG, Kramer CC, Piantadosi CA : Central nervous system oxygen toxicity during hyperbaric treatment of patients with carbon monoxide poisoning. Undersea Hyperb Med 23 : 215-219, 1996.

# Chapter 3 多人数用高気圧チャンバー

**この章の概要**

アメリカと世界各国のチャンバー分布
多人数用チャンバーと1人用チャンバーの比較
代表的な治療プロトコール
安全性と通常の操作のための手引き

火災に関する安全
チャンバー内の介添人における減圧症
多人数用高気圧チャンバー施設の認定

　多人数用高気圧チャンバーは，1人以上の治療を意図した圧力容器である．それらは National Fire Protection Association（NFPA）によってクラスAチャンバーと定義されている．それらは1人の患者と介添人のために設計された「2人の空間」チャンバーから，1人またはそれ以上の内部介添人を伴い20人以上の患者を着席させて収容できる大型のものまである（図3.1）．

　アメリカ空軍が1990年代にテキサスで補強鉄線入りコンクリート製のチャンバーを試作したことがあるが，多人数用チャンバーは通常鉄鋼でつくられる．鉄鋼チャンバーにとって最も一般的な構造は水平円筒型（図3.1参照）であるが，垂直円筒型（図3.2）や長方形のリブで強化されたチャンバー（図3.3，3.4），および楕円型チャンバーも使用されている．

　多人数用チャンバーの設計，組み立て，および検査は American Society of Pressure Vessels for Human Occupancy（ASME-PVHO-1）規則によって規定されており，チャンバーの製造時や圧力限界が変更される場合には，最高使用圧力の1.5倍の水圧試験が要求される．

　ほとんどの臨床用多人数用高気圧チャンバーは，1つ以上の部屋か「ロック」を有する．ロックが1つだけの多人数用チャンバーには，治療室は1つしかない．最も一般的なものは，2つか3つのロックがある構造（図3.5）である．2つのロックをもつチャンバーには通常，治療用の部屋と入室用の部屋がある．3つのロックをもつチャンバーには通常，2つの治療用の部屋と1つの入室用の部屋がある．ロックが複数あれば，異なるプロトコールにおける患者それぞれの治療が認められるが，ロックが多いシステムの最も重要な利点は，患者またはスタッフを加圧したチャンバーの中，あるいは外へ移動させられる機能である．

　また，ほとんどの多人数用チャンバーは，壁に取り付けられたより小さな通り抜け可能なロックを有しており，それを通して食べ物や薬，機器などを加圧した

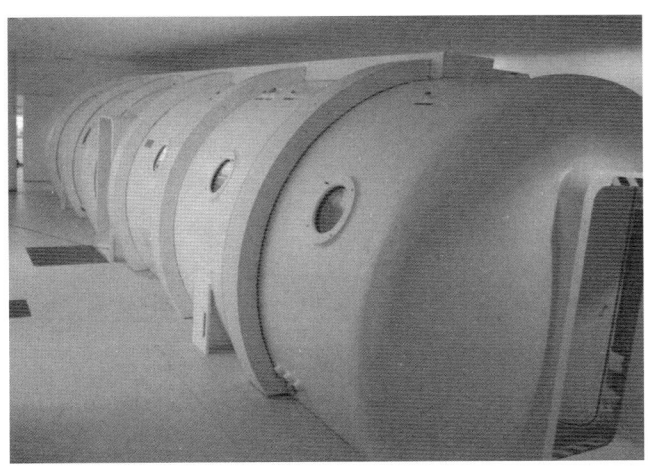

**図3.1　ロックが3つの水平円筒型構造の多人数用高気圧チャンバー**
（2005年設置，バージニアメイソン病院［シアトル］）

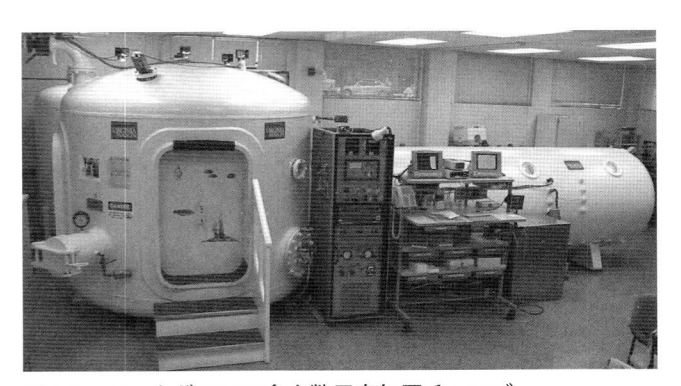

**図3.2　ロックが2つの多人数用高気圧チャンバー**
垂直型と水平型の円筒をもつハイブリッド構造（使用期間1970〜2005年，バージニアメイソン病院［シアトル］）

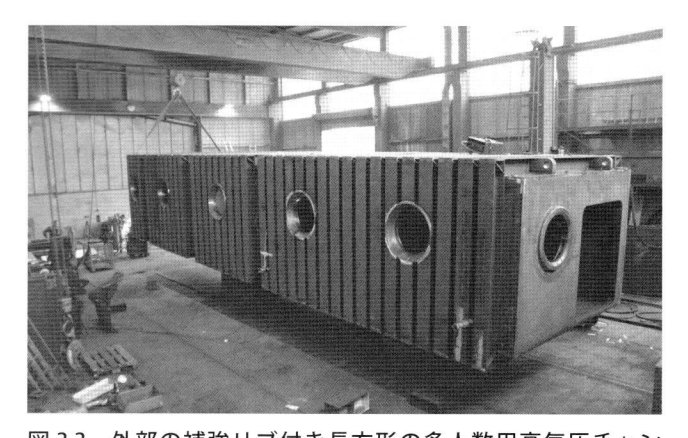

図 3.3　外部の補強リブ付き長方形の多人数用高気圧チャンバー
（2006 年設置, カロリンスカ研究所［スウェーデン, ストックホルム］）

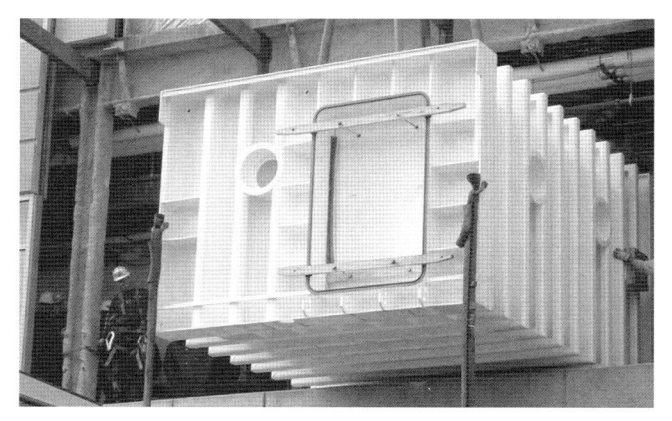

図 3.4　外部の補強リブ付き長方形の多人数用高気圧チャンバー
（2006 年設置, インターマウンテン医療センター［ユタ州マーレイ］）

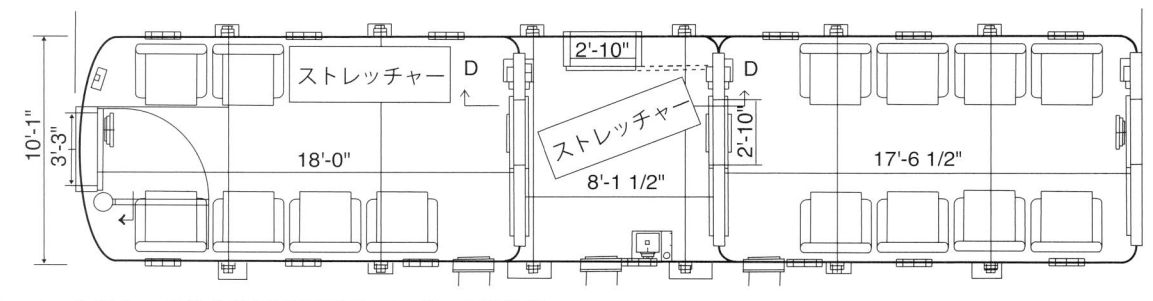

図 3.5　ロックが 3 つの多人数用高気圧チャンバーの構造図
このシステムには，多人数の患者治療用ロックが 2 つと中央の入室用ロックがある。出口はチャンバーのそれぞれのはしと中央の入室用ロックに配置されている。（バージニアメイソン病院［シアトル］）

チャンバーに入れたり，また血液サンプルなどを取り出すことができる。

　多人数用高気圧チャンバーの重要な構成要素は，空気圧縮機，圧縮空気を貯蔵するタンク，酸素供給，酸素や空気などの一般的に呼吸されるガスの緊急供給，および消火システムである（図 3.6）。通常，1 台以上の空気圧縮機で高気圧チャンバーを加圧する圧縮ガスを発生させる。ほとんどの国では，多人数用チャンバーを空気で加圧しており，酸素の高濃度な濃縮に関連する火災の危険を減少させている。空気は圧縮されると暖まるため，人が入っているチャンバーを加圧するためには直接使用することができない。代わりに，空気は空気圧縮機から冷却と貯蔵のために高圧の容量タンクへ必要量が送られる。圧縮空気のボンベは，あまり使用されることのない小型の多人数用チャンバーの加圧に用いられたり，また空気圧縮機によって加圧したチャンバーの緊急用バックアップ源としても使われる。

　多人数用高気圧チャンバー内の患者が 100％酸素を呼吸する酸素配送システムには，いくつかのタイプがある。最も一般的なものは，ラテックス製のシールで首の周りにしっかり取り付けられる柔らかい合成樹脂のヘッドフード（図 3.7）や，非再呼吸の口鼻フェイスマスク，または気管内チューブである。ヘッドフードは，呼吸に対して抵抗を最小にする一定流量供給システムである。フードはガスのリザーバーとして機能し，二酸化炭素の蓄積を防ぐ十分な量で換気しなければならない。一定のフローシステムでは，酸素供給圧はチャンバー環境の圧より高くなければならない。対照的に，口鼻フェイスマスクは，ガス消費を最小にする要求量供給システムである。酸素供給圧は，適切にデマンド弁を動かすためにチャンバー環境より大きい特定の圧でなければならない。これらのシステムは，酸素のチャンバー内への漏れや，呼吸ガスの中へ入る空気を最小にするためにしっかりフィットしていなければならない。また，酸素供給システムからの呼気ガスはたいてい酸素であるため，火災の危険を増加させるチャンバー内での蓄積を最小にするため，チャンバーの外へ送り出さなければならない。

　すべての臨床高気圧チャンバーにおいて，酸素供給が行われている。大量の酸素が消費される場合，液体酸素は最も有効な酸素源である。極少量が消費されるときや，緊急用のバックアップ酸素源には酸素ボンベが使用されている。

　また，NFPA99 は，クラス A 高気圧チャンバーには消火システムを備えることも要求している。テストでは，高気圧環境での消火手段として常水が選択され

**2つのロックを有する多人数用チャンバーの構造**

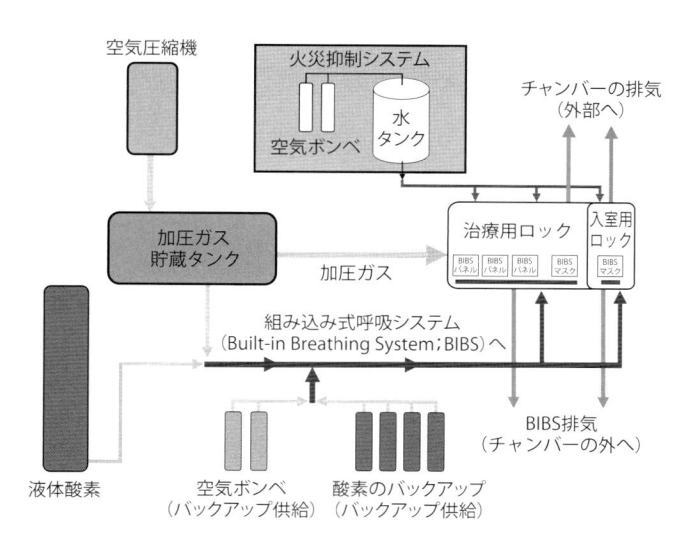

**図3.6　2つのロックを有する多人数用高気圧チャンバーの代表的構成要素の構造図**
（Sheffield RB：Hyperbaric Chamber Systems, Hyperbaric Team Training Course Syllabus, San Antonio, Tex, International ATMO, Inc., 2006.より）

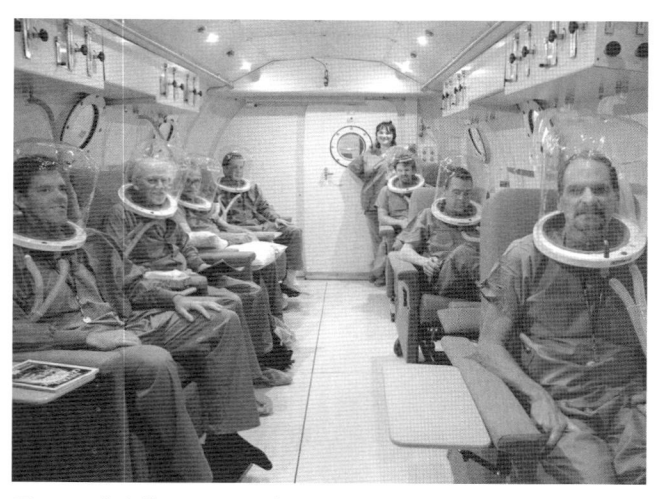

**図3.7　多人数用チャンバーの中で酸素供給フードを着用している患者**

るべきであることが証明された。消火システムは通常，チャンバー内の者が操作する手持ちのホースと，チャンバー内部の全域を水浸しにする頭上のスプリンクラー装置の両方で構成される。チャンバーの中にいる人かチャンバー操作者のいずれかが，スプリンクラーシステムを作動させることができる。

多人数用チャンバーに通常備えられている部品として，このほかに本体貫通金具，安全弁，アクリル製のぞき窓がある。貫通金具は，配管，配線，および照明を圧力境界を通過させるために使用される。圧力境界の変更とその後の水圧試験を将来必要としないよう，チャンバーがつくられるときに余分の貫通金具を取り付けておくことが望ましい。圧力リリーフまたは安全弁は，チャンバーや配管の設計限界を超えた場合に圧を開放する。

アクリル製の窓には，構造保全に限られた耐用年数がある。耐用年数はチャンバーの加圧による物理的ストレス，紫外線，および有機溶剤に接することで短くなる。ASME/PVHO-1では，亀裂を探し，ひび割れを監視するためにアクリル製窓の定期点検を要求している。

## アメリカと世界各国のチャンバー分布

世界の高気圧チャンバーの台数に関するデータには限りがある。アメリカに関しては，Undersea and Hyperbaric Medical Society（UHMS）のチャンバー登録簿が47の州とコロンビア特別区における503のチャンバー施設をリスト化している（**表3.1**）[1]。それによると，396の施設が1人用チャンバーを，85の施設が多人数用チャンバーを所有しており，そして，22の施設は両方のタイプを所有している。45の州に1人用チャンバーの施設があるが，多人数用チャンバーをもつ施設があるのは32州だけである。太平洋沿岸の地域では，多人数用チャンバーがより一般的である。たとえば，多人数用チャンバーは，アメリカの沿岸の州の21分の14（67％）に存在する。施設がUHMSに情報を提供することでリストに収載されるため，おそらく実際のチャンバー総数はリストのデータより多いであろう。

アメリカ以外では，多人数用チャンバーが1人用チャンバーよりはるかに一般的である。非公式のものではあるが，世界のチャンバーのリストは，Tom Workman（UHMS，品質保証および規則の業務ディレクター）[2]とSunny Sonnenrein（Reimers Systems社，ヴァージニア州ロートン）[3]によって編集されている。チャンバーを所有する施設の数は国によってばらつきが大きい（**表3.2**）。試算では，1人あたりのチャンバーの数において100倍の差を示している（**図3.8**）。世界のチャンバーの台数は増え続けており，読者には情報のアップデート，OXYNETウェブサイト（www.oxynet.org）の参照をお勧めする。

表 3.1 アメリカの州ごとの高気圧チャンバー分布

| 州 | 施設数 | 1人用チャンバーがある施設数 | 多人数用チャンバーがある施設数 |
|---|---|---|---|
| アラスカ | 3 | 1 | 2 |
| アラバマ | 6 | 4 | 3 |
| アーカンソー | 9 | 9 | 0 |
| アリゾナ | 11 | 10 | 1 |
| カリフォルニア | 43 | 35 | 10 |
| コロラド | 7 | 5 | 2 |
| コネチカット | 4 | 2 | 2 |
| ワシントン D.C. | 1 | 1 | 0 |
| フロリダ | 58 | 43 | 22 |
| ジョージア | 16 | 14 | 3 |
| ハワイ | 2 | 0 | 2 |
| アイダホ | 1 | 1 | 0 |
| イリノイ | 18 | 14 | 4 |
| インディアナ | 17 | 16 | 2 |
| アイオワ | 6 | 5 | 1 |
| カンサス | 4 | 4 | 0 |
| ケンタッキー | 4 | 4 | 0 |
| ルイジアナ | 26 | 22 | 6 |
| メイン | 2 | 2 | 0 |
| メリーランド | 4 | 3 | 1 |
| マサチューセッツ | 2 | 2 | 0 |
| ミシガン | 10 | 8 | 2 |
| ミネソタ | 1 | 0 | 1 |
| ミシシッピ | 11 | 11 | 0 |
| ミズーリ | 17 | 16 | 2 |
| モンタナ | 1 | 1 | 0 |
| ネブラスカ | 2 | 1 | 1 |
| ネバダ | 5 | 3 | 3 |
| ニューハンプシャー | 5 | 5 | 0 |
| ニュージャージー | 5 | 5 | 0 |
| ニューヨーク | 21 | 16 | 6 |
| ノースカロライナ | 9 | 7 | 2 |
| オハイオ | 12 | 11 | 2 |
| オクラホマ | 5 | 5 | 1 |
| オレゴン | 1 | 1 | 0 |
| ペンシルベニア | 24 | 22 | 2 |
| ロードアイランド | 2 | 2 | 0 |
| サウスカロライナ | 6 | 5 | 1 |
| サウスダコタ | 2 | 2 | 0 |
| テネシー | 14 | 13 | 1 |
| テキサス | 70 | 59 | 13 |
| ユタ | 5 | 4 | 1 |
| バージニア | 17 | 14 | 3 |
| ワシントン | 6 | 3 | 3 |
| ウエストバージニア | 2 | 1 | 1 |
| ウィスコンシン | 5 | 5 | 1 |
| ワイオミング | 1 | 1 | 0 |

Undersea and Hyperbaric Medical Society のチャンバー登録簿より。www.uhms.org/Chambers/CHAMBER DIRECTRY2.ASP. 2007年4月3日アクセス。

表3.2 2006年現在の世界の高気圧チャンバー所有施設の概数と所在

| 国 | 施設数 | 国 | 施設数 |
|---|---|---|---|
| アルゼンチン | 15 | マダガスカル | 1 |
| オーストラリア | 12 | マレーシア | 4 |
| オーストリア | 2 | マルタ | 1 |
| ベルギー | 11 | モーリシャス | 1 |
| ブラジル | 71 | メキシコ | 306 |
| イギリス領西インド諸島 | 1 | ニュージーランド | 2 |
| カナダ | 27 | ノルウェー | 2 |
| チリ | 3 | パナマ | 9 |
| コロンビア | 60 | 中華人民共和国 | 3,000 |
| キューバ | 9 | ペルー | 35 |
| キプロス | 1 | フィリピン | 5 |
| デンマーク | 3 | ポーランド | 1 |
| ドミニカ共和国 | 5 | ポルトガル | 1 |
| エルサルバドル | 2 | ロシア | 3,000 |
| イギリス | 16 | スコットランド | 2 |
| エストニア | 5 | シンガポール | 1 |
| フィンランド | 2 | 南アフリカ | 14 |
| フランス | 21 | 韓国 | 150 |
| ドイツ | 100 | スペイン | 16 |
| ギリシア | 2 | スウェーデン | 11 |
| ホンジュラス | 1 | スイス | 18 |
| 香港 | 3 | 台湾 | 10 |
| インド | 4 | タイ | 24 |
| インドネシア | 6 | オランダ | 2 |
| アイルランド | 4 | トルコ | 1 |
| イスラエル | 3 | アメリカ | 503 |
| イタリア | 22 | ベネズエラ | 5 |
| 日本 | 115 | セルビア・モンテネグロ | 2 |
| ラトビア | 10 | | |

Workman WT（Undersea and Hyperbaric Medical Society の品質保証および規則の業務ディレクター）からの私信（2006年8月），およびSunny Sonnenrein（Reimers Systems社）からの私信（2006年11月）。

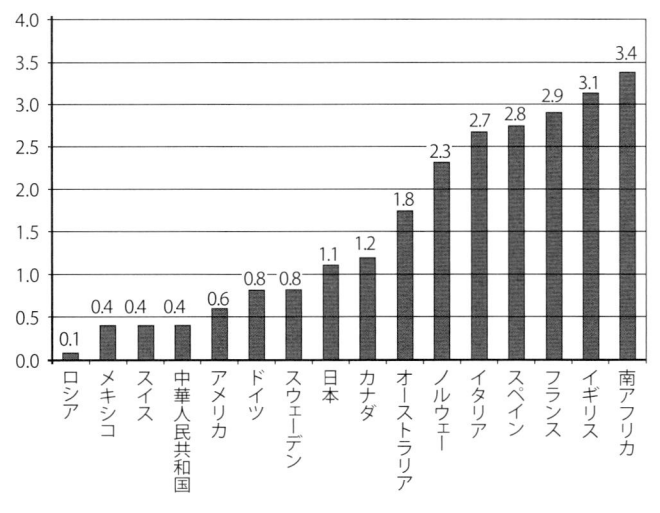

図3.8 主要国の高気圧チャンバー所有施設あたりの人口
（1施設あたり百万人として）

ロシア 0.1／メキシコ 0.4／スイス 0.4／中華人民共和国 0.4／アメリカ 0.6／ドイツ 0.8／スウェーデン 0.8／日本 1.1／カナダ 1.2／オーストラリア 1.8／ノルウェー 2.3／イタリア 2.7／スペイン 2.8／フランス 2.9／イギリス 3.1／南アフリカ 3.4

# 多人数用チャンバーと1人用チャンバーの比較

多人数用チャンバーと1人用チャンバーには，それぞれ異なる利点と欠点がある。

それらを区分する問題点は，①必要な空間，②加圧能力，③経済性，④収容能力の問題，⑤患者の快適性，⑥患者管理問題，および⑦安全性などである。

多人数用チャンバー施設は，1人用チャンバー施設よりも大きなスペースを必要とする。1人用チャンバーのスペースは床面積256平方フィート（16 × 16フィート）であるが，多人数用チャンバーの施設は通常少なくとも2,000～2,500平方フィートを占有する。医療施設に多人数用チャンバーを設置するという決定

は，かなりのスペースが必要であり，また設置には新たな建設が必要となるため，高気圧療法は長期の施設の方針とみなすべきである。それらの大きさと移動性により，そのサービスを中断することになる移設をするために，1台以上の1人用チャンバーを一時的に設置し稼動することは可能である。

　ほとんどの多人数用チャンバーは，患者を6ATA（絶対気圧：atmosphere absolute）の最大圧力まで治療できるよう設計，評価されているが，一方，1人用チャンバーの最大治療圧は通常3ATAである。このことは動脈ガス塞栓症の患者を治療する場合，アメリカ海軍治療表6Aを使用するかどうか決定する際に関連してくる。この治療表は165フィート海水（fsw）圧，6ATA相当までの可動域を含む。1人用チャンバーにはここまでの能力はない。高気圧チャンバーでガス塞栓症を治療したほとんどのケースがダイビングの事故によるもののため，多人数用チャンバーは多くのダイバーを治療する場所として歴史的に支持されている。しかしながら，アメリカ海軍治療表6Aの治療は近年減少しており，3ATA以上の加圧能力というだけで大きな優位性はないのかもしれない[4]。

　1人用チャンバーの施設と多人数用チャンバーの施設の運営について，経済面に特化して分析することは本章の範囲を超えている。多くの要因は場所や地域の需要，または経済性に特有のものを含んでいる。2つの主要な問題は，チャンバー取得にかかる原価と職員である。以下の数値は関連する考慮すべき事柄を示す際に使用される。1人用チャンバーは取得に10万ドルかかり，その耐用年数内に1万回の加圧を行うとして，加圧1回につきハードウェア代は10ドルである。多人数用チャンバーは取得に100万ドルかかり，2万5,000回の加圧に使用されるとして，各加圧には40ドルかかる。1治療あたりの患者平均を4人以上とするとき，多人数用チャンバーのほうが経済的に有利となる。職員に対しても同様の計算が可能である。1人用チャンバーの治療の管理に職員1人が必要であり，施設に1台の1人用チャンバーがあり，そして1日8時間のうち通常2時間の治療を3回行うことができるとするならば，単純に見積もって各治療にはフルタイムの常勤職員の3分の1の費用がかかるということになる。ある施設がチャンバーの外部に2人の職員，内部に1人を必要とする多人数用チャンバーを保有する場合，毎日平均9人以上の患者の治療を行うと，経済的利点は多人数用チャンバーの施設のほうにある。1人用チャンバーの施設に2台のチャンバーがあり，職員1人で同時に2台の操作が可能であるとすると，多人数用チャンバーの施設では毎日平均18人以上の患者を治療しない限り，操作する職員の費用において優位さを得られない。しかしながら，これらの計算は大変単純化されたものである。たとえば，この分析は，アメリカの医療保障制度で患者に必要とされる医師の介添えと管理の別途費用を含んでいない。

　チャンバーのタイプによって，患者の快適さと受け入れは異なるであろう。複数の患者が同時に多人数用チャンバーで治療されるとき，グループのまとまりと支援が可能である。対照的に，1人用チャンバーでは治療中，患者を他の人から隔離する。監禁不安は多人数用チャンバーでは比較的小さな問題である。2.4ATAで実施した5万2,758回の一連の治療では，閉所恐怖のためにチャンバーからの退室を必要とした患者は28人（0.05%）のみであった[5]。特に長いプロトコールで患者を治療する場合，閉所恐怖は1人用チャンバーにおいてより大きな問題であるかもしれない。25ないし32インチの1人用チャンバーで，アメリカ海軍治療表6のプロフィールを使用した90人のダイバーの減圧症治療において，3%がチャンバーから退室させなければならないほどの過酷な閉所恐怖症を経験した[6]。

　多人数用チャンバーは，いくつかの具体的な臨床上の緊急事態において，1人用チャンバーより安全性に関して優位差をもつが，それはより早い診断と治療を供給できる内部の介添人の存在による。たとえば，内部の介添人は加圧状態にいるあいだ，または減圧中に気胸を診断することができ，そしてチャンバーの減圧前に血管カテーテル，または胸膜腔に胸腔ドレーンチューブの挿入が可能であろう。心停止の場合には，内部の介添人はより早い心肺蘇生術と心室徐細動を提供できるであろう。しかしながら，除細動の前に多人数用チャンバーを急速に減圧することが最も推奨されている。それは，高気圧治療後の短時間に火災の危険を減少させるためであり，さらに体の組織がよく酸素を付加された状態になっているからである。鎮静させているか，せん妄状態の患者が，血管のカテーテルや気管内の管をうっかり取り外そうとした場合，中の介添人は防ぎうるだろう。中枢神経系酸素中毒の症例では，中の介添人は速やかに発作の前に患者の酸素フードを取り除き，または吸引に先立って患者を保護しながらよりよい場所へ移すであろう。多人数用チャンバーにおいて，これらは中の介添人によって管理されたほうがよいが，こうした出来事は稀であり，安全性の考慮だけでチャンバーの選択を左右するべきではない。

1人用チャンバーに比較してより低濃度の多人数用チャンバーの酸素の濃縮は，チャンバー使用者が火災で命を落とすリスクを減らす。より低濃度の酸素の濃縮は火災の危険を減少させるが，高気圧チャンバーの火災は多人数用チャンバーでも1人用チャンバーでも発生している。SheffieldとDesautels[7]は1980～1996年に，11台の1人用チャンバーと8台の多人数用チャンバーの火災を確認した。多人数用チャンバーの火災のうち，3件は空気よりむしろ酸素によって加圧されたチャンバーで発生していた。チャンバーの火災の唯一の生存者は，空気で加圧された多人数用チャンバーの使用者であったが，それはチャンバーの大きさよりもむしろチャンバーの中の酸素の割合の低さが生存の機会を左右することを示している。

## 代表的な治療プロトコール

一酸化炭素中毒や，壊死性筋膜炎，減圧症などの診断には異なる高気圧治療プロフィールがあるかもしれないが，ほとんどの多人数用チャンバーが標準的な「創傷治癒」プロトコールで難治性創傷と慢性の放射線組織傷害を治療している。これらのプロトコールは通常，90～120分間，2.0～2.4ATAで患者が100%酸素を吸うように求めている。

「Jefferson Davis 創傷治癒プロトコール」（図 3.9A）は，北アメリカでは一部で多人数用チャンバーのための標準的創傷治癒プロトコールであると考えられている[8]。このプロトコールは1970年代に発展してきたなかで，経験に基づき生理学的で実用的な考察によって具体化された。酸素呼吸の90分間は，3ATAで患者を治療したBoerema のガス壊疽プロトコールに基礎をおいている[9]。しかしながら，3ATAの使用は中枢神経系酸素中毒の累積危険度において，すぐに生命には危険を及ぼさず，非常に多くの治療回数を必要とする治療には高すぎる圧と考えられた。そのときの経験では，2ATAが慢性の創傷の治療に対する有効圧力であることを示した[8]。取り付けが不十分な酸素マスクは空気を流入させ，有効な酸素圧を減ずるであろうから，Davis は2ATAの実際の吸入酸素圧を保証するために，その流れの45fsw（2.36ATA）での圧を目標とした。酸素呼吸間隔は，当時紹介されたばかりのリブリーザーフードシステムにおいて，フードの中が100％酸素になるのに約10分間を必要としたため，1970年代に20分間から30分間に延長された。酸素呼吸間隔が増加したため，アメリカ海軍治療表から採用された5分間の空気呼吸間隔も，中枢神経系酸素中毒を避けるために10分間に増加した。したがって，今日使用されている Jefferson Davis の創傷治癒プロトコールは，途中2回入る10分間の空気呼吸期間（エアブレイク）のあとの2.36ATA，3回，30分間の酸素呼吸期間を含んでいる[10]。酸素呼吸か空気呼吸の間隔のマイナーチェンジなど，Davis のプロトコールに変化がもたらされた（図 3.9B および 3.9C 参照）。酸素呼吸または空気呼吸の間隔の長さにおける小さな変化が，中枢神経系酸素中毒に関連する痙攣の頻度に影響するかどうかは明確にはなっていない[11]。しかしながら，どの「創傷治癒」プロトコールが使用されているかにかかわらず，報告された発作率は低い[11-13]。

## 安全性と通常の操作のための手引き

高気圧チャンバーの安全な操作には，適切な医学と技術のチームによる指導が必要である。高気圧チャンバー施設の運営のための UHMS ガイドライン[14] によると，多人数用チャンバーに求められる指導者には医療の指導者，安全面の指導者，技術面の指導者，および高気圧の看護師・管理者が含まれている。医療の指導者は，最終的に高気圧の実施のすべてに責任がある医師である。安全面の指導者は，すべての安全関連の規則でコンプライアンスを保証することに責任がある。技術面の指導者は，高気圧チャンバーのサポートシステムの安全な操作と日々の管理に責任がある。技術面の指導者は，高気圧チャンバー施設の操作において5年以上の経験がなければならない[14]。高気圧の看護師・管理者は，患者の管理を含む日々の臨床上の作業の指示に責任がある。それぞれが安全計画を作成し，安全訓練を行い，確立した安全規則を厳守することを保証する責任を負っている。

高気圧酸素治療（hyperbaric oxygen therapy；HBOT）の正しい実施についてのヨーロッパ規則である European Code of Good Practice for Hyperbaric Oxygen Therapy[15] は，多人数用施設の治療が高気圧の医師，チャンバー内の介添人，およびチャンバー操作者の最低限度の人員からなるチームによって管理されることを推奨している。高気圧チャンバー施設の運営のための UHMS ガイドライン[14] は，チャンバーの運転中は高気圧治療において認定された看護師か技師がその場にいることを要求している。高気圧治療の訓

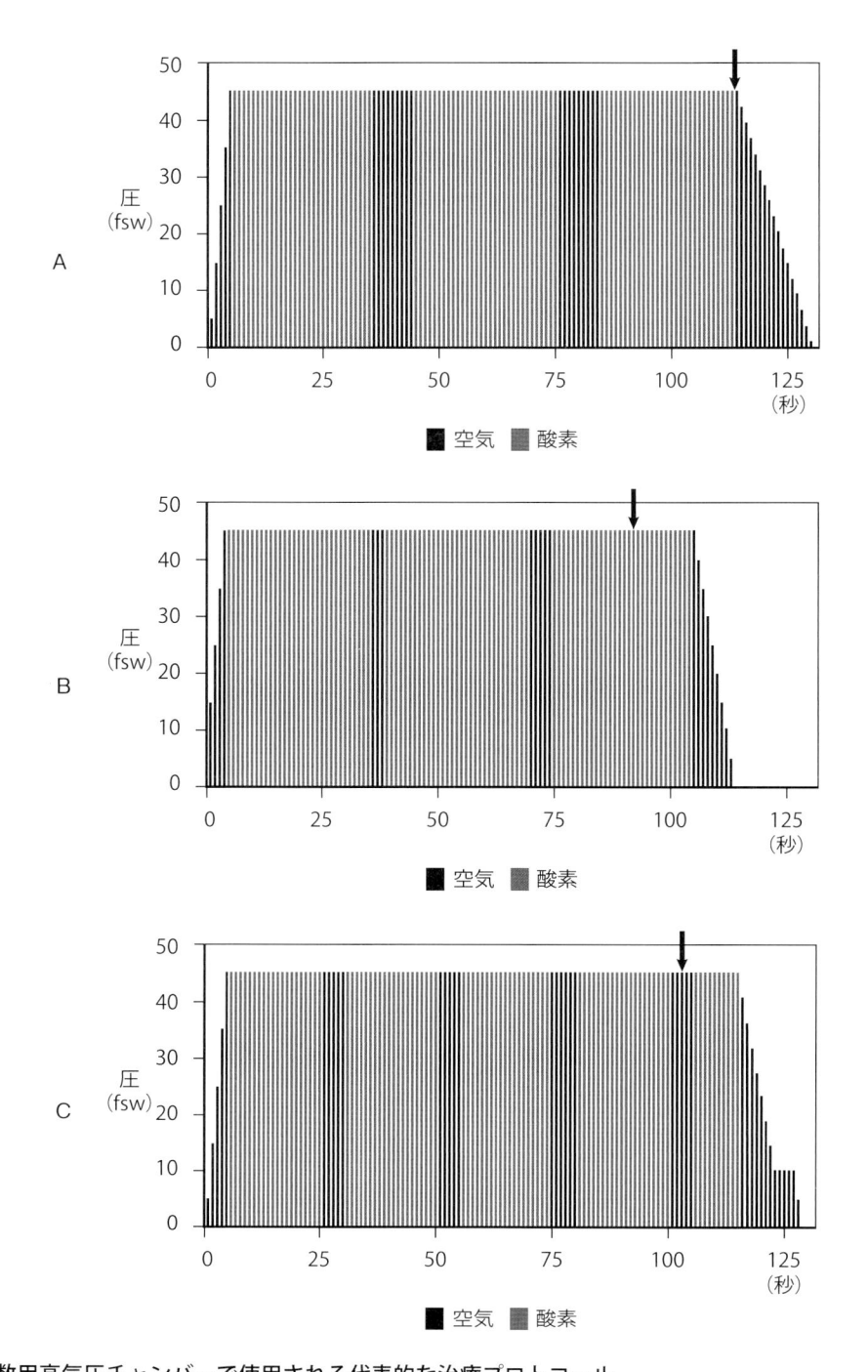

**図 3.9　多人数用高気圧チャンバーで使用される代表的な治療プロトコール**
矢印は，酸素呼吸がいつ始まるかをチャンバー内の介添人に対して示す。A：Jefferson Davis のプロトコール。10 分間の空気呼吸期間のあとで 30 分間の酸素呼吸。介添人は浮上中，酸素を吸入する。B：バージニアメイソン病院のプロトコール。5 分間の空気呼吸期間のあとで 30 分間の酸素呼吸。介添人は 45 フィート海水（fsw）における 10 分間と浮上中，酸素を吸入する。C：バージニアメイソン病院の中枢神経系酸素中毒を減少するために変更されたプロトコール。5 分間の空気呼吸期間のあとで 20 分間の酸素呼吸，次に，最終の 10 分間の酸素呼吸期間。介添人は 45fsw で 10 分間と 10fsw で 5 分間および浮上中，酸素を呼吸する。

練を受けた医師は，治療セッションの前，途中および終了後に緊急の，そして通常の医療上の問題を扱うことができなければならない。アメリカにおいて，公的医療保険制度は高気圧治療の専門的，技術的いずれの状況も勘定書で送るために，治療のあいだ，医師がその場にいることを要求している。

患者の重症度，チャンバーの大きさ，および構造が異なるために，複数の介添人が各治療において内部に必要かもしれない。一般に，患者が軽症で，高気圧環境に慣れて快適であるなら，1 人の介添人で 8 ～ 10 人までの患者を監督することができる[16]。高気圧治療を初めて受ける患者が複数いたり，特別な注意を必要とするならば（たとえば子ども），介添人に対する患者の比率はより低いことが推奨される。危篤状態で，

機械的人工呼吸器を使用している患者は通常個別に治療されており，救命治療経験をもつ2人の介添人によって応対されるのが最適である。チャンバーの外に人工呼吸器が設置されていれば，中の介添人が呼吸療法の訓練を積んでいる必要はなく，職員の配置が容易となる。この場合，呼吸療法士と重症患者に詳しい医師が高気圧チャンバー施設にいるべきである。

患者は高気圧治療の前に毎回，簡潔に評価されるべきである。この評価にはバイタルサインや耳の愁訴，主な医学的問題の安定性を含む最新の既往歴が含まれる。一般に介入を要する当面の問題は，耳の気圧外傷と管理が不十分な高血圧，または真性糖尿病などである。既往歴に耳の気圧外傷があれば，医師の評価，鼻充血抑制薬による前処置，または，より遅い圧縮率が必要となるであろう。高血圧患者は速やかに抗高血圧薬による治療を必要とするであろう。低血糖の糖尿病患者は経口グルコース源で治療される。高気圧の看護師によって通常行われる日々のスクリーニングに加え，医師は治療に対する反応と医療の安定性を決定するために定期的にきちんと患者を評価するべきである。

UHMSは，質の高い高気圧治療を行う指導チームのために安全性と品質のガイドラインを提供している。UHMSは看護師，技師，および医師のための専門委員会による認定など，高気圧治療の職員のために品質標準[17,18]の確立を促進してきた。また，UHMSは主に安全性に特化したコースを含む生涯教育の機会を提供している。高気圧治療の実施にかかわっているが，認定された委員ではない医師に対しては，最低40～60時間の高気圧治療のコースの受講が推奨されている[14,15]。UHMSの高気圧チャンバー施設認定プログラムは，高気圧センターが正しく安全な実施を意識して実行する可能性を増進させる。

高気圧チャンバーの安全な操作でもう1つ重要な事項は，誤りを最小限にするシステムの構築である。医療ミスは現在の健康医療制度においてしばしば起こり，患者にかなりの危害を与えている[19]。安全性のガイドラインがあっても，患者数が多いときや日常的にパートタイムの職員が多忙な多人数用チャンバーの業務にかかわっている場合，ガイドラインの固守はおろそかになるかもしれない。チャンバーの加圧前に火災の危険を増加させるようなものの持ち込みがないか患者をチェックする，といった日々の安全面における取り組みの省略は，ひどい結果をもたらしかねない。

ほぼ完全に近い安全の記録が，航空事業などのいくつかの産業においては容認できない結果に関連しているかもしれない。複合システムの誤りを防ぐために，これらの産業では安全性を重視する強固なシステムを発展させている[20]。システムは通常，誤りが検出されて確実に修正されるために，標準操作手順（「標準の作業」）と連続した安全点検を含んでいる。

これらの計画の原則を日常の業務に組み入れると，多忙な多人数用高気圧チャンバーの実施において安全性を高めることができる。たとえば，高気圧チャンバーの患者のための標準作業は，治療の前に木綿の外科用の「スクラブ」に着替えることを含むであろう。チャンバー内の介添人のための標準作業は，事前の作業の書かれたチェックリスト（**表 3.3**）と，各治療前の患者の持ち込み物品の口頭による検査（**表 3.4**）の完了を含むであろう。チャンバー技術者のための標準作業は，チャンバー内の介添人の事前のチェックリストをチャンバーの加圧前に受け取り，また常に決まっている点検が実施され，記録されていることを定期的に確かめることを含むであろう。そのような継続的な安全点検のシステムは，日々の高気圧治療の実施における多くの局面に組み込まれるべきであり，避けられない人為的ミスを検出して，修正するであろう。

各高気圧チャンバー施設は，操作マニュアルを開発するべきである[15]。そのマニュアルは，予期せぬ出来事をカバーするための応急処置の方法のみならず，予期される活動のための標準作業も含むべきである。職員にとって，操作マニュアルはすぐに利用可能でなければならない。操作マニュアルのために提唱された枠組みは，European Code of Good Practice for Hyperbaric Oxygen Therapy に示されている[15]。

# 火災に関する安全

HBOTにおいて火災は稀ではあるが，壊滅的な問題である。酸素高濃度環境では火災はより高い温度で燃え，より急速に広がるため，ほとんどの高気圧チャンバーの火災はチャンバーの使用者にとって致命的なものとなる。1967～1996年までに，24の臨床の高気圧チャンバーで火災があり，うち21の施設で60人の死者が出た[7]。この時期に，北アメリカで2件の臨床の高気圧チャンバーの火災が発生し（どちらも，死者は出していない），ヨーロッパで2人の死者を出す3件の火災が起こった。この期間の24件の臨床の高気圧チャンバーの火災のうち，19件はアジアで起こり，58人の死者を出した。これらの火災の分析の結果，

**表 3.3　各加圧前に介添人によって実施され，チャンバー操作者によって審査される安全チェックリスト**

| 介添人のための前処置チェックリスト | |
|---|---|
| 備品カートの中身をチェック | ＿＿＿＿＿＿ |
| 必要に応じて備品の取り替え | ＿＿＿＿＿＿ |
| 患者名と危険のリスト | ＿＿＿＿＿＿ |
| 各患者のためのフード／トラッチ／ホースアセンブリ | ＿＿＿＿＿＿ |
| 各患者のための椅子またはストレッチャー | ＿＿＿＿＿＿ |
| 必要に応じてリネン供給 | ＿＿＿＿＿＿ |
| チャンバー内のすべての人のための水 | ＿＿＿＿＿＿ |
| 完全な組み立て式の吸引キット | ＿＿＿＿＿＿ |
| 消火システムのキャビネットは間違いなく開けることができなければならない | ＿＿＿＿＿＿ |
| パススルーロックドア（メディカルロックの扉）は閉じている | ＿＿＿＿＿＿ |
| 各介添人のためのマスク／ホースアセンブリ | ＿＿＿＿＿＿ |
| コミュニケーション用ベルトパック | ＿＿＿＿＿＿ |
| 業務日誌に記入された水面休息 | ＿＿＿＿＿＿ |
| 利用可能なグルコース供給の検査 | ＿＿＿＿＿＿ |
| チェックリスト完了に署名する加圧記録 | ＿＿＿＿＿＿ |
| 名前：＿＿＿＿＿＿＿＿＿＿＿＿＿＿＿＿ | ダイブナンバー：＿＿＿＿＿＿ |

**表 3.4　各加圧前に介添人が患者に読み上げる火災の安全点検**

| チャンバー内で以下の禁止された物品を持っている人はいますか？ |
|---|
| ・ライター，マッチ，またはカイロ |
| ・引火性の軟膏，化粧品，リップクリームまたは整髪料 |
| ・温熱療法（または同様）の熱パッチ |
| ・羊毛，絹，合成の衣服（ナイロンストッキングを含む）または紡績糸 |
| ・バッテリー動力付き装置，補聴器，携帯電話またはポケットベル |
| ・新聞または他のばら紙 |
| ・摩擦，静電気またはスパークを生じるおもちゃ |

　多人数用チャンバーの中で酸素濃度比が高まったこと，チャンバー内の発火源を見逃したこと，チャンバー内に不必要な燃料が存在したこと，電気設備に欠陥があったこと，および消火システムが不適当であったことなどを含む複合的な誤りが明らかになった[7]。多人数用高気圧チャンバーの火災の潜在的原因と，これらの危険を減少させるための安全対策を表3.5にまとめた。

　高気圧チャンバーの火災に対する安全計画で最も重要な点は予防である。予防の手段は，燃料の存在の制限，発火源および酸素の可能な限りの制限に焦点を合わせることである。酸素比が十分に低ければ，窒素が酸素と燃料のあいだの相互作用を阻害し，火災が起こることはない。いったん酸素の最小比を超えると，燃焼の比率は酸素比の増加に伴い指数関数的に増加する[21]。NFPAは，100％酸素で多人数用チャンバーを加圧することを禁じ，チャンバーの中の酸素濃度が23.5％を超えないことを要求している。これは，患者の頭部につけたフードの適切な排気を確実に行いながら，チャンバー内の酸素含有量を継続的にモニターし，

表 3.5　高気圧環境における火災の潜在的原因と予防策

| 火災の危険性 | 予防策 |
| --- | --- |
| スパーク，加熱，または火災を引き起こす禁制品 | ・火災の危険に関して患者を教育する<br>・各治療の前に患者と一緒に火災安全チェックリストを見直す（表 3.4 参照）<br>・各患者がチャンバーに持ち込む所持品を制限する |
| 不良な電気機器 | ・すべての不要な機器を排除する<br>・オーバーヒートと電気のアーク放電を防ぐために適切な機器の検査と保守 |
| 静電気 | ・高静電気帯電性衣服を避ける（木綿を着用する）<br>・表面の適切な接地<br>・チャンバー内の湿度を比較的高めに維持する<br>・生地に適用された帯電防止材料 |
| 容易に発火する燃料 | ・新聞，ばら紙を禁止する<br>・チャンバー内で炭化水素ベースの物質の使用または許容を避ける<br>・チャンバー内で外履き用の靴を履かない |
| 不十分な消火システム | ・適所に手持ちのホースと外部制御される散水システム<br>・6 ～ 12 カ月ごとの消火システムの定期検査<br>・すべてのスタッフが消火システムを操作できる |
| 加熱品のチャンバーへの持ち込み | ・チャンバー内に持ち込まれた予熱された物品のオーバーヒート，または不安定な加熱を避ける |

表 3.6　1967 ～ 1998 年までに発生した高気圧チャンバーの火災の原因（多人数用と 1 人用チャンバーを含む）

| 推定原因 | 発生数(年) |
| --- | --- |
| ケミカルカイロ | 5（1997，1996，1993，1989，1967） |
| 子どものおもちゃからのスパーク | 3（1997，1987，1987） |
| 静電気 | 7（1989，1987，1986，1984，1983，1978，1976） |
| 電気のスパーク | 7（1994，1994，1993，1993，1986，1974，1969） |
| 喫煙／ライターの使用 | 6（1998，1996，1993，1993，1979，1967） |
| マイクロ波加熱の毛布 | 1（1989） |

(Sheffield PJ: Hyperbaric chamber fires: To what extent is the problem? In: Workman WT ［ed］: Hyperbaric Facility Safety: A Practical Guide. Flagstaff, Ariz, Best Publishing, 1999, pp 487–493. より)

23.5% 未満を維持するために必要に応じて空気でチャンバーを換気しながら，空気でチャンバーを加圧することによって達成される。

　燃料と発火源が高気圧チャンバーに入るのを防ぐことは，防火プログラムの主眼点である。1980 年から北アメリカおよびヨーロッパの臨床高気圧センター[7]で起きた火災の最も一般的な原因は，不注意によりチャンバー内に持ち込まれた禁制品である。カイロ，スパークを引き起こす子どものおもちゃ，およびタバコのライターはすべて近年の高気圧チャンバーの火災原因である（表 3.6）。禁制品が高気圧チャンバーに持ち込まれる危険を減少させるために，患者は危険が潜む品目についての教育を受ける。各治療の前に，患者は外科手術の「スクラブ」に着替え，禁止された品目を検査され，禁止品目のリストを読んで聞かされる（表 3.4 参照）。

　多人数用チャンバーは容易に発火するおそれのある燃料が潜在していないか，規定どおりに点検されなければならない。高気圧チャンバーに，衣類，毛布，創傷被覆材，軟膏などの易燃性物質を持ち込んではならない。患者は皮膚や髪へのペトロリューム製品の使用を避けるよう指示されており，センターのなかには難燃の衣類で治療するところもある。ワックスや炭化水素ベースの製品を使用してチャンバー表面を清掃することがないよう，病院の他部門の施設管理の方法を変更しなければならない。チャンバーに入室する前には，靴底の油や鉱油がチャンバーに入らないよう，外履き用の靴を脱がなければならない。

　1990 年代以前の高気圧チャンバーの火災の一般的な原因は，電気的発火であった（表 3.6 参照）。火災安全規定の改正や適切な工学，および入念な点検整備により，ほとんどの国のチャンバー火災の原因であっ

たアーク放電からの発火は事実上なくなった[22]。携帯電話などの最近の電子機器は，高気圧環境から排除されなければならない電気的発火の新たな潜在的要因を代表する。

高気圧チャンバーの火災を引き起こすという点において，静電気の重大さは論議を呼んでいる。1980年代にUHMS Chamber Experience and Mishap Database[23]に報告された中国における4件の臨床の高気圧チャンバーの火災は静電気に起因するとされたが，詳細は得られていない。異なる素材が擦り合わされるとき，帯電は素材間を伝達し，その放出が火災を引き起こす可能性のあるエネルギーを生じる。静電気の放出は少量のエネルギーを生じるだけなので，発火の可能性は低い。しかしながら，揮発性の気体などの燃料が不注意にも存在していた場合には容易に発火することがあり，静電気を防ぐことは賢明なことであるということを示唆している。したがって，静電気が生じる合成織物，編み糸，および羊毛を高気圧環境に入れることは認められておらず，チャンバーの使用者は木綿を着る。電気設備は適切に接地されなければならない。酸素と空気源の加湿もまた静電気を減少させる。

多人数用チャンバーのための詳細な火災安全規定と基準は，NFPA99 Standard for Health Care Facilities（第19章 Standard for Hyperbaric Facilities）で説明されされている[21]。NFPA99は1960年代の重大な高気圧チャンバー火災に対応して展開され，以来，何度か更新されている。当初作成されたときには，アメリカには酸素が濃縮された大気に関する火災安全基準は全く存在しなかった。NFPAは，火災安全規定と基準を発展させる任意のNGO団体である。NFPAの勧告は監督官庁に採用されるかもしれないが，NFPAはこれらの基準を強制してはいない。NFPA99は，あらゆる臨床の高気圧チャンバー施設で利用されるべきである。

# チャンバー内の介添人における減圧症

チャンバー内の介添人は，高気圧の治療セッションが終了するまで，あるいはほとんどの時間，空気を呼吸しており，したがって減圧症の危険がある。介添人の減圧症の頻度は高気圧の治療プロトコール，減圧プロフィール，および介添人個々のリスクにおいて異なる。チャンバーの介添人が，超音波ドップラー装置で検出されるような静脈のガス塞栓の発生を伴う減圧ストレスを体験することがあるということが示されている[24]。幸い現在使用している治療プロトコールでは臨床上減圧症を引き起こすことはめったにない[25,26]。Baker[26]は，北アメリカの33の多人数用高気圧チャンバーについて調査し，標準の「創傷治癒」プロトコールに従って減圧症の0.1〜0.6%の発症率を報告した。同様に，ワシントン州シアトルのバージニアメイソン病院で1992〜2006年に行われた1万9,000回の高気圧治療においては，チャンバー内を監督する介添人の0.1%に減圧症または減圧症が疑われる症状が発生した。

介添人に対する適切な減圧は，もともとダイビングのためにつくられた治療表に基づいている[25]。しかしながら，ダイビングのための治療表を変更せずに使用した場合，介添人が減圧症になる危険は容認できないほど高い。たとえば，Thalmann[27]は，介添人がアメリカ海軍治療表6を監督中に空気を呼吸する場合，減圧症の危険は6〜11%と推定した。したがって，標準の治療表によって示される減圧プロフィールは，通常，チャンバー内の介添人のために安全性に関して追加的な余地を提供するよう変更される。

減圧症の危険を減少させるいくつかの要因がある。2.4ATAから2.0ATAまで治療圧を減少させ，また曝露の間隔を増やすことは，介添人が減圧症となる確率を低くすることに関連している[26]。減圧しなくてもよいようにチャンバー内の介添人を交替させることも有効であるが，多忙な多人数用施設において人員不足の場合は，実際的ではないかもしれない。

介添人の減圧症の危険を減少させるために最も効果的で実際的な手段は，介添人が加圧下で酸素を吸うことである[25-27]。酸素呼吸は，追加窒素の負荷を防ぎ，組織の窒素負荷を減少させることによって，深度での時間を効果的に短縮し，減圧ストレスを減少させる。酸素呼吸の時間の増加に応じて，減圧症の危険はかなり低下する。たとえば，アメリカ海軍治療表6に従った減圧症のリスクの推定は，チャンバー内の介添人が空気を呼吸する場合6〜11%，浮上の間に酸素を30分間吸う場合3〜6%，そして2.8ATAで30分間，次に浮上の間30分間酸素を吸う場合0%である[27]。

実際には，通常の創傷治癒プロトコールを監督する介添人が，浮上時としばしば浮上の前に酸素を吸う。たとえば，介添人はJefferson Davis創傷治癒プロトコールにおいて，通常，浮上のあいだ酸素を吸う（図3.9A参照）。治療時間の増加または他の要因で減圧ストレスが増加するときは，通常，介添人のために酸素

表3.7 多人数用高気圧チャンバーで服務する介添人の禁忌

| 絶対的なもの | 相対的なもの |
|---|---|
| 発作障害 | |
| 自然気胸の病歴 | |
| 有意な聴力の損失 | 中耳圧を均等化することが困難 |
| 活動性慢性閉塞性肺疾患，または喘息 | |
| 減圧症の残余 | 原因不明の減圧症の既往 |
| 妊娠中，または妊娠間近 | |
| 精神疾患 | 低血糖を頻繁に伴う糖尿病 |
| うっ血性心不全 | |
| 肺の水泡または嚢 | |

呼吸の時間も延長される。たとえば，Davisのプロトコールの改良型（図3.9B参照）の一般的な使用において，介添人は浮上前の10分間と浮上のあいだの9分間，酸素を吸う。患者が中枢神経系の酸素中毒に対して危険な状態にあるとき，空気を呼吸する間隔はより頻繁になり，総治療時間は増加する。その結果，介添人が酸素を吸う時間は，減圧症の危険を減少させるために延長される（図3.9C参照）。

標準的な「創傷治癒」プロトコールに従って減圧症のリスクをより減少させるには，介添人はおおよそ24時間の水面休息を確実に行い，通常，治療の監督を1日あたり1回に制限することである。同様に，介添人として服務したあとは，24時間は高所の飛行または運転を避けるべきである。職員は脱水，アルコールの使用，および強度の身体活動によって減圧症のリスクが増すということについて教育を受けるべきである[15]。

減圧症の早期治療が結果を改善するので，介添人はその徴候と症状について十分知っておかなければならない。適切な教育は，潜水プロフィールが有益であるときでさえ，また疑わしいケースの迅速な治療でさえ，起こりうる減圧症の報告に対してより低い閾値をもたらすであろう。

チャンバー内の介添人として働く者は，高気圧医学の訓練を受けている医師により詳細な健康診断を受けるべきである。その評価は，肺圧外傷の罹患の可能性を高めるかもしれない構造的肺疾患を評価するための胸のX線写真や，気圧性耳障害に関連して起こりうる難聴を特定するベースラインのオージオグラムを含むべきである。肺活量の測定は喘息，慢性閉塞性肺疾患，多量の喫煙，または喘鳴音に関する病歴がある人に対して行われる。介添人として高気圧チャンバーで服務する際の禁忌は，ダイバーの評価のために勧告されたものと同様である（表3.7）。

# 多人数用高気圧チャンバー施設の認定

2002年から，UHMSは独自の臨床の高気圧チャンバー施設認定プログラムを展開している。多人数用高気圧チャンバー施設の設置，操作，および維持は1人用チャンバーより複雑であるため，このプログラムは多人数用高気圧チャンバーを操作する者には特に有益である。UHMSの考え方は，認定プロセスがお役所的に強制された検査よりもむしろ品質改善計画を示すということである。認定プログラムの重点領域は，多くの規定のガイドライン[14,17,18,21,28-46]に基づいている（表3.8）。UHMSは，認定プログラムが以下のことを確実にするために最も効率的な方法であると確信している。

①臨床の高気圧チャンバー施設にはよく訓練された適切な専門医が配置されている。
②臨床の高気圧チャンバー施設は適切に設置，保守されている高品質の装置を使用しており，また最高水準の安全性で運営されている。
③臨床の高気圧チャンバー施設は高品質な患者管理を提供している。
④臨床の高気圧チャンバー施設はインフォームドコンセントの適切な文書化，患者の治療の手順，医師のかかわりなどを維持している。

表 3.8　Undersea and Hyperbaric Medical Society の高気圧チャンバーの施設認定プログラムの重点領域

| 管　理 | チャンバーの電気系統 | 専門的な改善 |
| --- | --- | --- |
| 運営 | ガスの取り扱い | リーダーシップ |
| 操作 | 患者の権利 | 人的資源 |
| 保守 | 患者評価 | 情報管理 |
| 施設の建設 | 患者介護 | 感染コントロール |
| チャンバー製作 | 患者管理の環境 | 医療スタッフ |
| チャンバーの換気 | 患者教育 | 教育および出版 |
| チャンバーの防火 | 改善 | 臨床的な研究 |

　各調査チームは，調査対象施設と同じ種類の施設において特別な経験をもった高気圧の医師，高気圧の看護師，および認定の高気圧の技師からなる。たとえば，多人数用高気圧チャンバー施設の調査では，多人数用高気圧チャンバー操作に豊富な経験をもつ認定の高気圧の技師が担当となるであろう。表3.8に記載された重点領域では，多人数用チャンバー施設のための認定調査のあいだ，日常の作業，保守，チャンバーの換気，防火，電気系統，ガスの取り扱い，および人的資源がさらに重要視される。2日間の調査終了時に，認定の高気圧技師チームのメンバーは，技術的改善の勧告とその時期についてのリストを施設に提供する。調査された各施設で改善が行われれば，時とともに高気圧チャンバー施設全体で医療の質が向上するであろう。

　2007年3月，UHMSによって初めて73の臨床の高気圧チャンバー施設が認定された。UHMSによって認定された臨床の高気圧チャンバー施設の4分の1（21/73）以上は，多人数用高気圧チャンバーを運営している。最近の再認定調査は，24の集中領域それぞれで，目に見えて改善したことを示している。UHMSでは，高気圧チャンバー施設の計画に関して初期段階にある組織のために（高気圧チャンバーのタイプにかかわらず），UHMS Clinical Hyperbaric Facility Accreditation Program Manual（UHMSの臨床高気圧チャンバー施設認定プログラムマニュアル）を無料で提供している。このマニュアルは，安全で高品質，費用対効果に優れた臨床の高気圧治療プログラムの運営に必要な方針と手順を発展させる上で優れたガイドである。あらゆる適応症からみて，UHMS Clinical Hyperbaric Facility Accreditation Program は高気圧治療の実施にその妥当性を確立した。

### REFERENCES

1. Undersea and Hyperbaric Medical Society Chamber Directory. Available at www.uhms.org/Chambers/CHAMBER DIRECTORY2.ASP. Accessed April 3, 2007.
2. Workman WT：Director, Undersea and Hyperbaric Medical Society Quality Assurance and Regulatory Affairs. Personal communication, August 2006.
3. Sunny Sonnenrein：Reimers Systems, Inc. Personal communication, November 2006.
4. Dunford RG, Hampson NB：Use of USN Table 6A for the treatment of arterial gas embolism in divers in the United States. Undersea Hyperb Med 28(suppl)：49, 2001.
5. Davis JC：Hyperbaric oxygen therapy. J Intensive Care Med 4：55-57, 1989.
6. Weaver LK：Monoplace hyperbaric chamber use of U.S. Navy Table 6：A 20-year experience. Undersea Hyperb Med 33：85-88, 2006.
7. Sheffield PJ, Desautels DA：Hyperbaric and hypobaric chamber fires：A 73-year analysis. Undersea Hyperb Med 24：153-164, 1997.
8. Sheffield PJ：How the Davis 2.36 ATA wound healing enhancement treatment table was established. Undersea Hyperb Med 31：193-194, 2004.
9. Brummelkamp WH, Hogendijk J, Boerema I：Treatment of anaerobic infections(clostridial myositis)by drenching the tissues with oxygen under high atmospheric pressure. Surgery 49：299-302, 1961.
10. Sheffield PJ, Workman WT：Transcutaneous oxygen monitoring in patients undergoing hyperbaric oxygen therapy. In：Huch R, Huch A(eds)：Continuous Transcutaneous Blood Gas Monitoring. New York, Marcel Dekker, 1983, pp 667-672.
11. Piantadosi CA：A mini-forum on air breaks and $O_2$ toxicity in clinical $HBO_2$ therapy. Undersea Hyperb Med 31：185-191, 2004.
12. Hampson NB, Atik D：Central nervous system oxygen toxicity during routine hyperbaric oxygen therapy. Undersea Hyperb Med 30：147-153, 2003.
13. Davis JC：Hyperbaric oxygen therapy. J Intensive Care Med 4：55-57, 1989.
14. Workman WT(ed)：UHMS Guidelines for Hyperbaric Facility Operation. Dunkirk, Md, Undersea and Hyperbaric Medical Society, 2004.
15. Kot J, Desola J, Simao AG, et al：A European Code of Good

16. Kemmer A, Muth C, Mathieu D : Patient management. In : Mathieu D(ed): Handbook on Hyperbaric Medicine. Dordrecht, The Netherlands, Springer, 2006, pp 637–650.
17. Guidelines for Standards of Care for the Hyperbaric Patient Receiving Hyperbaric Oxygen Therapy. Columbia, SC, Baromedical Nurses Association.
18. Reiner A, Brown B : Manual of Patient Care Standards. Gaithersburg, Md, Aspen Publishers, 1991.
19. Kohn LT, Corrigan JM, Donaldson MS(eds): To Err Is Human : Building a Safer Health System. Institute of Medicine, Washington, DC, The National Academies Press, 2000.
20. Perrow C : Aircraft and airways. In : Perrow C(ed): Normal Accidents. Princeton, NJ, Princeton University Press, 1999, pp 123–169.
21. NFPA 99, Health Care Facilities(1999 edition). Quincy, Mass, National Fire Protection Association, 1999.
22. Sheffield PJ : Hyperbaric chamber fires : To what extent is the problem? In : Workman WT(ed): Hyperbaric Facility Safety : A Practical Guide. Flagstaff, Ariz, Best Publishing, 1999, pp 487–493.
23. Desautels DA : UHMS Chamber Experience and Mishap Database(1923-1998). Available at www.uhms.org/Safety/saf%20comm%20(articles).htm. Accessed April 3, 2007.
24. Risberg J, Englund M, Aanderud L, et al : Venous gas embolism in chamber attendants after hyperbaric exposure. Underse Hyperb Med 31 : 417–429, 2004.
25. Sheffield PJ, Pirone CJ : Decompression sickness in inside attendants. In : Workman WT(ed): Hyperbaric Facility Safety : A Practical Guide. Flagstaff, Ariz, Best Publishing, 1999, pp 643–664.
26. Baker PC : Decompression sickness incidence in inside attendants. Associates : BNA Pre-course on Chamber Safety, Undersea and Hyperbaric Medical Society Annual Scientific meeting, Cancun, Mexico, June 15-22, 1997.
27. Thalmann ED : Principles of U.S. Navy recompression treatments for decompression sickness. In : Moon RE, Sheffield PJ(eds): Treatment of Decompression Illness, 45th UHMS Workshop. Kensington, Md, Undersea and Hyperbaric Medical Society, 1996, pp 75–95.
28. ASME Boiler and Pressure Vessel Code. New York, American Society of Mechanical Engineers, 2001.
29. ASME PVHO-1-2002, Safety Standard for Pressure Vessels for Human Occupancy. New York, American Society of Mechanical Engineers, 2003.
30. ASME PVHO-2-2003, Safety Standard for Pressure Vessels for Human Occupancy In-Service Guidelines for PVHO Acrylic Windows. New York, American Society of Mechanical Engineers, 2004.
31. CGA C-9-1988, Standard Color Marking of Compressed Gas Containers Intended for Medical Use. Arlington, Va, Compressed Gas Association, Inc., 1998.
32. CGA G-4-1996, Oxygen. Arlington, Va, Compressed Gas Association, Inc., 1996.
33. CGA G-4.3-2000, Commodity Specification for Oxygen. Arlington, Va, Compressed Gas Association, Inc., 2000.
34. CGA G-7-1990, Compressed Air for Human Respiration. Arlington, Va, Compressed Gas Association, Inc., 1990.
35. CGA G-7.1-1997, Commodity Specification for Air. Arlington, Va, Compressed Gas Association, Inc., 1997.
36. CGA P-2-1996, Characteristics and Safe Handling of Medical Gases. Arlington, Va, Compressed Gas Association, Inc., 1996.
37. CGA P-2.7-2000, Guide for the Safe Storage, Handling, and Use of Portable Liquid Oxygen Systems in Health Care Facilities, 2nd ed. Arlington, Va, Compressed Gas Association, Inc., 2000.
38. Comprehensive Accreditation Manual for Hospitals : The Official Handbook(2004). Oakbrook Terrace, Ill, Joint Commission on Accreditation of Healthcare Organizations, 2004.
39. Medical Device Amendments to the Federal Food, Drug, and Cosmetic Act, May 1976. 21 CFR 807.87.
40. Medical Device Amendments to the Federal Food, Drug, and Cosmetic Act, May 1976. 21 CFR 868.5470.
41. NFPA13, Installation of Sprinkler Systems, 1999. Quincy, Mass, National Fire Protection Association, 1999.
42. NFPA 25, Standard for the Inspection, Testing, and Maintenance of Water-Based Fire Protection Systems, 1998. Quincy, Mass, National Fire Protection Association, 1998.
43. NFPA 50, Standard for Bulk Oxygen Systems at Consumer Sites, 2001. Quincy, Mass, National Fire Protection Association, 2001.
44. NFPA 70, National Electric Code. Quincy, Mass, National Fire Protection Association, 1999.
45. NFPA 99, Health Care Facilities(2005 edition). Quincy, Mass, National Fire Protection Association, 2005.
46. NFPA 101, Life Safety Code, 2000. Quincy, Mass, National Fire Protection Association, 2000.

# Chapter 4 高気圧酸素治療に関する物理学の基礎的知識

**この章の概要**

単位と記号
圧力
各種気体について
呼吸用混合ガス
気体の法則
　ボイルの法則（Boyle's Law）

ゲイ・リュサックの法則（Gay-Lussac's Law）
シャルルの法則（Charle's Law）
気体の一般法則（General Gas Law）
ダルトンの法則（Dalton's Law）
ヘンリーの法則（Henry's Law）

---

定義に従えば，高気圧酸素治療（hyperbaric oxygen therapy；HBOT）は海面（標高0）における大気圧よりも高い圧にした加圧容器や加圧治療室で，患者が100%酸素（純酸素）を呼吸するという治療法である。したがって，HBOTに関与する健康管理の専門家や従事者は，圧力や各種気体と生体の生理学的機構との間に生じる相互作用にかかわる基礎的な物理学的原理によく精通しておく必要がある。ただし，本章では基礎物理学を広範に解説することは意図しておらず，むしろ，HBOTに関係する環境の基本的理解に必要となる主な物理法則に焦点を当てるものである。もし，より詳細な解説を必要とする場合は，優れた物理学の教科書はたくさんあるので，それらを参照されたい。さらに，HBOTとダイビング環境に適用される種々の物理法則は密接な相互関係をもつが，ここではHBOTに特に適用するものへ焦点を当てることにする。潜水医学に関するより深い考察は後掲の文献[1-5]で得られるであろう。

## 単位と記号

基礎物理学を含む議論にはどのような場合でも測定単位に関する記号の使用が必要となる。良かれ悪しかれHBOTは，長年にわたり科学的および工学技術的両面から発展してきた。その結果，両分野で広く提唱され用いられてきたさまざまな記号や用語がHBOTの分野に入り込んでいる。本章で用いられる記号や略語は，通常アメリカで慣用的に用いられている計量系（多くの場合，常衡）と国際単位系とで一般的に用いられているものである。それらに加えて，前述のごとくHBOTとダイビングとは密接な関係にあるため，ここで用いられる用語や記号の一部はダイビングの分野で用いられているものに基づいている。**表4.1**には一般に用いられる測定系の単位をまとめてある。また，**表4.2**には通常よく使われる圧力の単位の比較と換算値を示した。

## 圧 力

圧力は単位面積あたりにかかる力の大きさとして定義される。HBOT領域において圧を測定するために通常用いられる単位にはいくつかあり，次のようなものが含まれる。すなわち，気圧（atmosphere；atm），絶対気圧（atmosphere absolute；ATA），ポンド毎平方インチ（pound per inch$^2$；psi），キログラム毎平方センチメートル（kilogram per cm$^2$；kg/cm$^2$），キロパスカル（kilopascal；kPa），海面下距離フィート（feet of sea water；fsw）などである。気圧は重量（常衡）系からもメートル法からも独立した単位といえるので，高圧関連分野ではしばしば国際的に共通する最も有用な単位と考えられている。

「気圧」は生物無生物を問わずあらゆる物体に及ぼす力で，地上の大気によってつくられる圧力である。この気圧は海面では1ATA，1atm，14.7psi，1.03kg/cm$^2$，101.32kPaおよび33fswに等しい。海面からの高度（標高）が上がると，地球の大気によって生じる圧力は減少するため気圧は低くなる。高気圧治療環境ではもちろん圧力は増大するため，1ATAよりは大きくなるであろう。

「ゲージ圧」は，測定される圧力に直接関連する用

表4.1　測定単位と記号

| 記　号 | 単　位 |
|---|---|
| atm | atmosphere：気圧 |
| ATA | atmosphere absolute：絶対気圧 |
| cm | centimeter：センチメートル |
| cm$^2$ | square centimeter：平方センチメートル |
| fsw | feet of sea water：海面下距離フィート |
| kg | kilogram：キログラム |
| kg/cm$^2$ | kilogram per square centimeter：キログラム毎平方センチメートル |
| kPa | kilopascal：キロパスカル |
| L | liter：リットル |
| m | meter：メートル |
| mm | millimeter：ミリメートル |
| mmHg | millimeter of mercury：水銀柱ミリメートル |
| Pa | Pascal：パスカル |
| psi（lb/in$^2$） | pound per square inch：ポンド毎平方インチ |

語である。一般的にはこの圧力には気圧を含めておらず，ほとんどの計器（圧力計）は正常気圧においてはゼロと表示されるように基準化されている。

「周囲圧」は，物体を取り囲んでいるないしは物体にかかる総圧と定義され，「絶対圧」（absolute pressure；abs）と等価であり，測定用語も単位も絶対圧のもので表される。ダイビング環境では，周囲圧は大気圧と水力学的圧力（水中の物体に対してかかるそれを取り囲む液体の重さに起因して生じる力）との和に等しいのに対して，HBOT環境においては，周囲圧と絶対圧とは同義語である。この場合の絶対圧は大気圧（Patm）とゲージ圧（計測器での測定圧：P$_{gauge}$）を加えて求められる。すなわち，絶対圧は次の式で表される。

$P_{abs} = P_{atm} + P_{gauge}$

1例として，2.4ATAで100％酸素を負荷するという一般的な高気圧治療計画を考えてみよう。さらに，この治療が海岸近くの施設で行われるとすると，その場所の気圧は1ATAであるから，高気圧チャンバーの操作者はゲージ圧で1.4ATAとなるよう加圧しなければならない。それによって気圧にこの圧力が加えられるため，期待値の2.4ATAが得られるわけである。この圧はまた，治療中のチャンバー内の周囲圧を示していることにもなる。つまり次のようになる。

P$_{abs}$（2.4ATA）
　= P$_{atm}$（1.0ATA）+ P$_{gauge}$（1.4ATA）

上述の例は，高気圧治療医学に携わる医師に対してもう1つの重要な問題を提起することにもなる。すなわち，標高の高いいわゆる高所での治療上の問題である。先に記したように，標高が上がると気圧は低下す

表4.2　通常使用される圧力単位の換算

|  | atm | psi (lb/in$^2$) | kg/cm$^2$ | kPa | fsw | mmHg（torr） |
|---|---|---|---|---|---|---|
| 1 atm | 1 | 14.69 | 1.033 | 101.3 | 33 | 760.0 |
| 1 psi (lb/in$^2$) | 0.068 | 1 | 0.070 | 6.895 | 2.246 | 51.72 |
| 1 kg/cm$^2$ | 0.968 | 14.22 | 1 | 98.07 | 32.04 | 735.6 |
| 1 kPa | 0.010 | 0.145 | 0.010 | 1 | 0.326 | 7.501 |
| 1 fsw | 0.030 | 0.445 | 0.031 | 3.070 | 1 | 23.04 |
| 1 mmHg (torr) | 0.0013 | 0.0193 | 0.0014 | 0.1333 | 0.0434 | 1 |

る。したがって，山岳地帯にある病院でHBOTを行うために設置された治療室では，海岸近くの施設の治療室内と等しい圧力にするためには，平地よりもより高いゲージ圧を用いなければならない。

さらに「分圧」についての概念も考慮すべきである。われわれの周囲の大気のように多種類のガスで構成されている，いわゆる混合ガスは圧力を生じるが，混合ガス中の各気体それぞれによって惹起される圧力の割合を各気体の分圧と称する。ある気体の分圧は，混合ガス全容積中に占めるその気体の濃度に正比例する。しかも分圧は組織に吸収される気体の量を決める直接の要素でもある。組織内へ吸収される気体についての概念は重要であり，これについては，空気塞栓，減圧症および酸素中毒に関する各章で詳細に説明する（Chapter 13，14 および 23 参照）。

## 各種気体について

本章の冒頭に記したように，HBOTは加圧室内で酸素投与を行うものである。それらの治療室は一般的には圧縮空気を使って加圧されているが，純酸素を利用することもできるし，また，特殊な状況ではさまざまな気体が混合されうる。したがって，HBOTについて論ずる際は，「種々の構成」気体について概説しておく必要がある。

「大気（空気）」は窒素（79.1％），酸素（20.9％），二酸化炭素（炭酸ガス）（0.03％），水蒸気および微量に含まれるさまざまな種類の気体（稀有ガス）から構成されている。空気にはまた微細な浮遊固体もあるが，それでも空気は極めて密度が小さく，したがって，特に液体や固体と比べて非常に圧縮性がある。その動きや性質は理想気体に適用される単純物理法則に従って理解しうる。前述のごとく窒素は空気の最大構成要因であり，自然の遊離状態では無色無臭無味である。窒素は不活性（真の遊離状態）であると考えられているが，周囲圧が高くなると体組織を含めさまざまな液体に溶解しうる。また，窒素は中枢神経に対しては生理学的な影響があり，中毒や麻酔効果を惹起する。窒素のそうした性質は高気圧治療中の患者へはほとんど影響を及ぼすことはないが，減圧症状のある患者についての病態生理を理解するためには必須の性質である。さらに，医療従事者がその内部に出入りするような多人数用チャンバーを設置する施設では，治療計画を立てる際に医療従事者が減圧症や窒素中毒症になる危険性を考慮しておかなければならない。

「酸素」はどんな小学生でも説明できるように，空気中の基本的要素である。それは人の命を維持することができる唯一の気体であり，遊離状態では無色無臭無味である。人体は通常，酸素分圧に対する許容度は極めて狭い。その分圧が0.16ATA以下では低酸素状態となり，精神状態が変化し，意識喪失が起こる。ただし，吸気としての空気が0.1ATA以下のような高山でも短期間人が生存できたといういくつかの例が報告されていることは注目すべきことである。こうした低酸素状態の問題は，HBOT環境では酸素供給路に何か破壊的で悲惨な誤作動（通常，不注意によるものであるが）でも起きない限りは，ありえないことである。むしろ酸素分圧が高くなり過ぎることに対してのほうが，HBOTの提供側にとってはもっとずっと身近な心配事項である。たとえば，0.5ATAないしはそれ以上の酸素分圧に長く曝露すると，肺酸素中毒が生じうる。また，1.8ATA以上の酸素分圧では，短時間曝露するだけで中枢神経系に影響がもたらされる。そうした神経症状で最も心配すべきことは，それは幸いにも極めて稀なことではあるが，高酸素により惹起される痙攣である（Chapter 23 参照）。

酸素はまた容易に体液や組織に溶解する。しかし，それは不活性ということではなく，むしろ代謝上強い活性を有する。その結果として，高気圧酸素で治療を受けている患者は，不活性気体に曝露されたときのような臨床的減圧症を随伴するという危険はない。事実，この原理は多人数用チャンバーの従事者が吸入した不活性気体の洗い出しを補助するために，一通りの治療手順の最終段階で酸素を吸入する時間を含めることで，彼らの危険を減少させることに応用されている。これらの問題や一過性の血管収縮のような酸素による影響については，Chapter 23 で詳しく説明する。しかし，酸素についての記述を終える前に，他の物質の可燃性に対する酸素の影響を強調しておかなければならない。酸素自体も引火性であるが，高気圧チャンバーの中の酸素分圧上昇は火災として知られる酸化過程の速度を著しく速める。したがって，火災に関する安全確保はHBOT環境では格別に重要な事柄である。

「二酸化炭素（炭酸ガス）」もまた通常濃度では無色無味であり，人体における代謝の老廃物である。その著しい分圧上昇は人体にとって極めて危険である。その好ましくない影響は呼吸性アシドーシスで始まり，精神状態の変化を惹起し，意識喪失ひいては死をもたらす可能性がある。高気圧環境下での二酸化炭素除去は，たとえば炭酸リチウムのような化学吸収剤を用

いるいわゆる二酸化炭素洗浄器を使うことによって可能である。あるいはより典型的な方法はチャンバーの間歇的排気である。

「一酸化炭素」はもう1つの無色無臭無味の気体であり，炭素を含むエネルギー源の不完全燃焼の産物である。これは人体に対しては極めて毒性が強く，その作用と治療についてはChapter 15で論ずる。注意すべきは高気圧チャンバーの大多数は燃料燃焼型の圧縮装置を使って治療用の圧縮気体をつくり出しているということである。そうした状況下では，圧縮機のエンジンからの廃棄物が取り込み空気と混合しないように，廃棄物が安全に分離されるようにしておかなければならない。

「ヘリウム」もやはり無色無臭無味で，不活性な気体である。これは毒性もなく，爆発性もない。窒素のような中枢神経系への中毒様影響も全くない。したがって，一部の専門家は3ATA以上の圧で患者を再圧治療する医療従事者にとっての優れた代替物として使用を推奨している。しかしながら，そのような状態は極めて稀であり，呼吸用混合ガスとしてのヘリウムの優先度は，その価格，供給運送手段および使用者の会話がわかりにくくなることへの影響（ミッキーマウス効果）との関係で考慮されねばならない。

正常な空気中にある，たとえば「水素」や「アルゴン」などのその他の稀有ガスは，商業用または他の飽和潜水に使用される混合吸入ガスのなかで何らかの役割を果たすかもしれないが，HBOTの領域では実質的な影響や利用はない。飽和潜水に関するその気体の使用とそれらの影響についてのより深い理解は，特殊な商業ないしは科学に関係する医師たちの領域である。

## 呼吸用混合ガス

呼吸用混合ガスの定義は，酸素と1種類以上の不活性気体を含む気体ということである。それらの混合ガスの組成はダイビングの分野ではかなり複雑になる傾向にある。考慮すべきことはダイバーの代謝と酸素の必要度，麻酔様効果の可能性，費用，運搬手段および火災や爆発などの危険も考慮した安全性などである。それらの問題はHBOTの環境にもあてはまるが，混合ガスの選定はもっと単純である。それは治療で取り扱う圧力は，通常，1.4〜3.0ATAの範囲に限られているからである。

「大気」（組成はすでに本章のはじめのほうで示しておいた）は，容易に利用できること，経費が安いこと，安全に関する要領もわかっていることなどの利点から，高気圧チャンバーの圧縮で最も普通に用いられる混合ガスである。それはまた，多人数用チャンバーの従事者のための呼吸ガスとしてもほぼ一般的に用いられている。これは，そうした従事者たちが繰り返し曝露する（どんな患者が受けるより著しい）ことによって何らかの不都合な影響を受けるのを防ぐことを目的としている。しかし，軽度な曝露でも，あるいは「ダイビング」であっても，繰り返し行うような治療計画を立てている場合には，高気圧下における分圧上昇と組織への溶解度とを考えてその窒素量を計算する必要がある。

HBOTにおいては，時には窒素と酸素の割合を変化させることが行われる。そうした混合ガスは，しばしばnitrogen-oxygenとかNitroxなどの紛わしい名称で呼ばれる。実際，大気は本質的にはNitrox 79：21，すなわち，窒素と酸素の比は79：21ということである。つまり，Nitroxという用語は一般的には酸素に富んだ混合ガスのことをいうものである。ダイビングではそうしたさまざまな混合ガスが用いられるが，HBOTでは種類は多くはない。しかしながら，よく知られている1つの例として，アメリカ海軍で用いる治療指針でアメリカ海軍治療表6A（U.S. Navy Treatment Table 6A）というものがある。この指針は空気塞栓や重篤な減圧症の例に適用される。これは6ATAまでの圧縮を必要とし，そのためひどい酸素中毒状態をもたらすことから，100％酸素の使用は禁忌である。そのため，患者に対しては窒素と酸素の割合が50：50の呼吸用混合ガスが使われる。かつ，酸素中毒の危険性を減らすためにそれに続いて総酸素分圧を3ATAまで下げる。その他，Heliox（helium-oxygen：ヘリウムと酸素の混合ガス）やTrimix（トリミックス），argon-oxygen（アルゴンと酸素の混合ガス）などのような呼吸用混合ガスも飽和潜水ではかなりの程度用いられる。しかし，HBOTではそれらの混合ガスの使用は適用外である。

## 気体の法則

先に論じた各気体はそれらの物性を理解する目的で，理想気体として考えることができる。どの理想気体の性質も，あらゆる理想気体ないしはそれらの混合ガスにおいては，同じである。極少量の浮遊固形不純物は非常に小さいので，その影響は最小限にとどまり，空気もその物性からみて理想気体とみなしうる。

窒素や酸素のような理想気体の動きは，圧力，容量および温度の互いに密接に関連する因子によって決められる。たとえば，圧力が上昇するといったような，これら3要因のうちの1つの因子の変化は直ちに他の因子の変化，それも計測可能で数学的に確証しうるような変化をもたらす。これらの圧力，容量および温度の関係は，すでに触れたようにどの理想気体または混合ガスの性質をも支配する法則を数学的に記述する式で表せる。気体の法則を論ずる際，圧力と温度はそれらに対応する測定単位を用いた独立した用語で表される。公式で用いられるその他のすべての測定単位は，単一測定系でなければならない。高気圧治療に携わる臨床家に関係してくる理想気体についての法則は，ボイルの法則，ゲイ・リュサックの法則，シャルルの法則，ダルトンの法則およびヘンリーの法則である。

## ▶ ボイルの法則（Boyle's Law）

ボイルの法則は次のとおりである。すなわち，一定質量の気体の温度が一定に保たれるならば，その気体の容量（容積）は，その気体の示す絶対圧に反比例する。数学的にいうと，圧と容量（容積）の積は一定であるということである。このことは次の式で表される。

$PV = k$

ここで$P$は絶対圧，$V$は容量，そしてkは一定常数を示す。したがって，圧が2倍になると容量は最初の2分の1に減少する。また，ボイルの法則を考慮すると，ある気体について同一温度下でならば2つの異なる状態での関係を示すことができる。2つの状態を下付き小文字1と2で表すと，ボイルの法則はまた，

$P_1 V_1 = P_2 V_2$

と記すこともできる。

ボイルの法則に関する一例をあげると，静脈内へ液体を入れるため，加圧袋（点滴静脈注射用のビニール袋）のような軟らかい密閉された入れ物を想像してみると，その入れ物が海面上（標高ゼロ）で1Lの容量を有していた場合，これに新たに2ATAの圧力が加えられるとすると，その新たな状況下（海中に入ったとして深さといってもよいが）でのこの入れ物（袋）の容量は上記の式を使って次のように算出される。

$P_1 V_1 = P_2 V_2$

1ATA × 1 L = 2ATA × $V_2$

0.5 L = $V_2$

この式の$P_1$は絶対単位で表される大気圧であり，$V_1$は$P_1$での容量1Lで，$P_2$は新たに加圧したときの圧力である。また，$V_2$はこの加圧されたときの新たな容量である。ここで注目すべきことは，この例で選んだ圧縮圧は実はそれほど著しく高いというわけではなく，事実，高気圧治療圧としてはごく一般的に用いられる圧力であるが，それにもかかわらず容量は50％も減少しているということである。この等式を逆にたどれば，減圧時に周囲圧を下げると必然的に2倍の容量変化を伴うということになる。

ボイルの法則に従う気体の性質について，HBOTに関係することは多種多様で複雑である。治療の圧縮初期相では，圧の上昇につれて体内のあらゆる空間の気体容量は減少するであろう。この容量変化は次いで組織間に比較的低圧の部分と高圧の部分の差を生み出すことになる。もし，さらに加圧圧縮された気体がこの圧差をなくし，等しい圧にするようにその空間に入らなければ，うっ血や浮腫，出血などを伴う組織の歪みが惹起される。当然の結果として，HBOTの減圧相では体内の含気層の気体容量は増加あるいは膨張する。もしこの空気が，たとえば耳管うっ血のために中耳内に，あるいは閉塞性気道疾患のために肺胞内に補捉され滞留したりすると，さらに増加した容量が周囲組織の伸展や圧の上昇を引き起こすであろう。これらの例は治療に関連したいわゆる気圧外傷のさまざまな面を示すもので，詳しくはChapter 22で論じる。

ボイルの法則を考慮に入れるならば，高気圧チャンバーにおける空気で満たされている場所についても考察しなければならない。気管内チューブのカフやヘモバックリザーバー，ジャクソン・プラットバルブを含めた吸引装置，さらには加圧バルブのような付属品類の内部の空気は定期的に繰り返し点検し，適宜排気する必要がある。

## ▶ ゲイ・リュサックの法則（Gay-Lussac's Law）

ゲイ・リュサックの法則は，一定容量のもとでは，ある質量の気体の絶対圧は絶対温度に正比例するというものである。この関係は次の式で表される。

$P_1 / T_1 = P_2 / T_2$

$P$と$T$は2つの異なる1と2の時点または状態での圧力と温度の測定値を示す。高気圧環境に対してこの法則をあてはめると，硬い壁でできているチャンバーでは，つまり容積が固定されている場合には，なぜ加圧時に周囲温度が上昇し，減圧時に周囲温度が下がるのかを説明することができる。この現象はほとんどの患者がすぐに気がつくため，患者にはあらかじめこのことを説明しておくべきである。

## ▶シャルルの法則（Charle's Law）

シャルルの法則は，圧力が一定であればある質量の気体の容量は絶対温度に正比例するというものである。この関係は次の式で表される。

$V_1/T_1 = V_2/T_2$

ここで $V$ と $T$ は 1 と 2 の異なる時点ないしは状態での容量と温度の絶対測定値である。ゲイ・リュサックの法則とシャルルの法則は時に数学的に結びつけて，次のような代数学的表現が用いられる。

$PV = RT$

$P$ は絶対圧で，$V$ は容量，$T$ は絶対温度，そして $R$ はすべての気体にあてはまる普遍的恒数である。

## ▶気体の一般法則（General Gas Law）

これまで述べてきたボイル，ゲイ・リュサックおよびシャルルの各法則とそれを示す式は，HBOTの領域における気体の性質を考える際に，温度，容量および圧力の3因子は密接に互いに関連しているため，どの因子の変化も他の1因子ないしは2因子に，それに対応した変化を引き起こすに違いないということを示唆するものである。気体の一般法則はそれらの関係の簡便な表現であり，変数のいずれかで，あるいはすべてで変化があると考えられる場合に，ある質量の気体がどう変動するかを予測するのに利用しうる。気体の一般法則は，典型的には次の式で表される。

$PV/T = k$

$P$ は絶対圧，$V$ は容量，$T$ は絶対温度，また $k$ は常数である。その気体の異なる時点ないしは状態での関係を示すためには，数学的にはより有用な表現が考えられる。すなわち，下付き小文字を用いて次のような式となる。

$P_1V_1/T_1 = P_2V_2/T_2$

この式の原理を応用する1つの例として，次のような場合がある。圧縮空気あるいは時には高気圧治療で使われる別のガスを貯蔵する低圧ないしは高圧のタンクの設置場所を選ぶ場合である。もしそうしたタンクが極端な温度のもとにさらされると，容量一定の気体の圧力に重大な変化が起こる恐れがある。適切な治療と患者および治療従事者双方の安全のために，気体の貯蔵に関することははっきりさせておかねばならない。これらのことは，高気圧治療計画の責任者や安全管理者が日々直面していることでもある。

## ▶ダルトンの法則（Dalton's Law）

ダルトンの法則は，n種類の混合ガスによって生じる圧力は，もしそれぞれの気体がそのときの容量でこの混合ガスの容積のすべてを単独で占めたと仮定した場合，その気体単独で生じる各気体の圧力の総和であるというものである。これが分圧の概念である。代数学上この関係は

$P_t = P_a + P_b + P_c + \cdots + P_n$

と表される。$P_t$ は混合ガスの絶対圧で，右辺のPは下付き小文字で示されているa，b，c等の気体n種類の各分圧を示している。

この混合気体の気体aの分圧（$P_a$）は次の式で計算される。

$P_a = P_t \cdot F_a$

ここで $P_t$ は混合ガスの絶対圧であり，$F_a$ はその混合ガス中の気体aの容量の割合（百分率を小数で表す）を示す。一例として，2.8ATAに加圧されたチャンバー内の酸素分圧（不完全ないしは不適切な供給系からの酸素の漏出がないと仮定すると，酸素の容量比は21％である）は次のように算出される。

$P_{O_2} = 2.8\text{ATA} \times 0.21 = 0.588\text{ATA } O_2$

この計算は，高圧（圧縮）空気は，たとえ比較的高い治療圧であっても，密着型非再呼吸式マスクから入る以上の酸素を生体へは供給しないことを示すのに用いうる。さまざまな治療圧における空気中の窒素と酸素の分圧を**表4.3**に示す。

## ▶ヘンリーの法則（Henry's Law）

ヘンリーの法則は，一定の温度においては液体に溶解するであろう気体の質量ないし分子数はその気体の分圧に正比例するというものである。ヘンリーの法則はダルトンの法則と関連しており，1つの気体の吸収に対する分圧の関係を扱っている。溶液中にあるときの気体の実質的な容量は，無視しうるくらいのものである。したがって，溶解している液体の量に目立った増加はない。気体の溶解度はまた液体の温度に依存している。液温が低いほど溶解度が高い。また，気体の吸収は液体の性状にも依存する。たとえば，窒素の溶解度は脂肪など油の中では，同じ圧力下でも血漿などほとんど水のような液体への溶解度に比べて5倍程度高い。

ヘンリーの法則とダルトンの法則は，加圧下の人体内での気体の拡散について考える際，大変有用である。液体中に溶解しているある気体の分圧（時に張力とも

表 4.3 さまざまな治療圧にににおける窒素と酸素の分圧

| 治療圧 | | | | 分圧 | | | | | |
|---|---|---|---|---|---|---|---|---|---|
| | | | | 窒素 | | | 酸素 | | |
| fsw (gauge) | ATA | kPa | psi | ATA | psi | kPa | ATA | psi | kPa |
| 0 | 1.0 | 101 | 14.7 | 0.79 | 11.6 | 80 | 0.21 | 3.1 | 21 |
| 33 | 2.0 | 203 | 29.4 | 1.58 | 23.2 | 160 | 0.42 | 6.2 | 43 |
| 45 | 2.4 | 243 | 35.3 | 1.90 | 27.9 | 192 | 0.50 | 7.4 | 51 |
| 60 | 2.8 | 284 | 41.2 | 2.21 | 32.5 | 224 | 0.59 | 8.7 | 60 |
| 66 | 3.0 | 304 | 44.1 | 2.37 | 34.8 | 240 | 0.63 | 9.3 | 64 |
| 165 | 6.0 | 608 | 88.2 | 4.74 | 69.6 | 480 | 1.26 | 18.6 | 128 |

いわれる）と周囲の混合ガス中のその気体の分圧との差が溶液から外へ向かうか，あるいは外から溶液内へ向かうかの拡散の方向と速度を決める。この圧差はしばしば勾配と称される。もし気体を含まない液体がある気体に曝露されると，液体内へ向かう勾配が高く，気体分子が液体へ移動する速度も速い。溶液中の気体の張力が増加するにつれて拡散速度は低下する。そして，溶解気体と周囲の気体の張力が等しくなったとき，平衡状態に達する。溶液はその時点でその気体によって飽和されたと考える。これらの気体の溶解度と拡散に関する概念は，窒素酔いや減圧症の研究において重要である（Chapter 10 および 14 の考察参照）。

## REFERENCES

1. Bove AA(ed): Bove and Davis' Diving Medicine, 4 ed. Philadelphia, Saunders, 2003.
2. Brubakk AO, Neuman TS(eds): Bennett and Elliott's Physiology and Medicine of Diving, 5 ed. Edinburgh, Saunders, 2003.
3. Edmonds C, Lowry C, Pennefather J, Walker R(eds): Diving and Subaquatic Medicine, 4 ed. London, Arnold, 2002.
4. Joiner JT(ed): NOAA Diving Manual, 4 ed. Flagstaff, Ariz, Best, 2001.
5. U.S. Navy Diving Manual [NAVSEA 0927-LP-001-9011]. Flagstaff, Ariz, Best, 1996.

# Chapter 5 潜水業務従事者に関する潜水への身体適性

### この章の概要

- ダイビング志願と活動
- 医学的に潜水適性を決定するための概念
- 医学的潜水適性に関する管理モデル
  - レクリエーションダイバー
  - 職業ダイバー
- 誰が潜水適性を決定すべきか？
- 潜水適性相談
  - 歴史とシステムの見直し
  - 診察
  - 検査
- ダイビングに関係する医学的問題の評価
  - 包括的診断
  - 年齢の問題：小児とダイビング
  - 年齢の問題：高齢者ダイバー
  - 心血管系疾患
    - 虚血性心疾患
    - 弁膜症
- 高血圧
- 卵円孔開存症
- 他の心内シャント
- 不整脈
- 呼吸器系疾患
  - 気管支喘息
  - 慢性気道障害
  - 肺嚢胞性疾患，自然気胸と他の疾患
  - ブレオマイシン
- 糖尿病
- 耳鼻咽喉科疾患
- 神経学的疾患
- 肥満
- 妊娠
- 精神疾患
- 病気後のダイビングへの復帰
- 高気圧チャンバーでの業務に関する適性

　高気圧酸素治療（hyperbaric oxygen therapy；HBOT）に従事する医師は，ダイビング開始予定のダイバーの適性や職業ダイバーのための法的な適性の決定，健康管理を求められることがある。医療相談としてはダイバーの既往歴からダイビング適性の決定に関することが多い。それゆえにHBOT従事者はダイビングにかかわるより複雑な医学的適性の評価を行わなければならない。これに加えて，多人数用高気圧チャンバーを管理している医師は，HBOTに従事するスタッフの高気圧タンク内での業務に関する適性の評価と健康管理に責任がある。本章では，これからのダイビング希望者や高気圧業務従事者の医学的評価を見直す。できれば読者はダイビングに関する環境，医学や技術に精通していることが望ましい。これらの問題点に関する複雑な内容はどこにでもみられる[1]。本章は，安全なダイビング参加のためのダイビング活動と機能的な能力に関する議論から述べていく。そのためには潜水適性を決定するための潜水生理学の最近の知見の概要や，管理すべき典型的なモデルおよび誰が適正評価を下すべきかの討論が必要である。ここでは潜水適性相談へのアプローチと潜水適性に関係する医学的に適切な要因と問題を論じた。われわれが認知すべきは，潜水医学は広い研究分野で実際の指針の証明が困難であるということである。信じられている多くの事実は観察しうる最善の事実から導き出されている。Russi[2]が簡潔に述べているように，この分野の専門家たちのあいだでも相反する多くの課題が残されており，満足できる状況ではない。このことからもわかるように，今後の議論においても，最新の優れた論文によっても解決できない多くの疑問が残る。

## ダイビング志願と活動

　ダイビングはレクリエーションダイビングと職業潜水とに分けられる。レクリエーションダイビングは幅広い年齢層のさまざまな人々が参加しており，なかには明らかに医学的問題をかかえるダイバーがいる。これに対して職業潜水を行う人々はより均質的であり，通常は安全なダイビングにかかわる疾患はほとんどみられない。彼らはだいたい25〜45歳の若年で健康な人たちである。レクリエーションダイビングには報酬がない。楽しむための活動である。しかし，レクリエーションという呼び方は一方で，混合ガスを用いるリブリーザーのような器材を使用したり，より高度なダイビング技術を要する写真家やケーブダイバー，沈没船ダイバーなどの専門家も含むものである。彼らはしば

しば自らをテクニカルダイバーと呼んでいる。職業潜水とは報酬を得るもので，水面下での建造，掘削，浚渫や船舶引き上げなどの作業を行う。その目的は軍事，警察，科学調査や公的事業など多様である。レクリエーションダイビングのインストラクターは，長期にわたり彼ら自身について職業ダイバーではないと主張しているが，そのような主張に論理的な根拠はほとんどない。彼らは報酬を受けており，業務を通じて他人の安全について責任を負わなくてはならない。HBOTに従事する医師は，これらのすべてのダイバーに対して医学的審査を行わなくてはならない。職業潜水あるいはレクリエーションダイビングのいずれであっても，ダイビングは原則的に異種環境での肉体的活動であり，安全に行うには知識と技術を必要とする。このことからダイビング活動に必要な精神学的，肉体的かつ病態的な認識が，被験者の効果的な評価につながるのである。

HBOTに従事する多くの医師にとって，これらの認識は彼ら自身がダイビングに参加することで得ることができる。ただし，ダイビング経験のない医師がHBOTに従事することもあるわけで，彼らにはダイビングに関する機能的分析を反映する包括的な可能性を考慮することを勧める。

ダイバーは次に示す行動がとれなければならない。
・基本的なダイビング理論を習熟する。
・チームとして働くことができる。また，前もって決めたダイビング法や計画を遵守できる。
・足のつかない深さで浸水のストレスによく耐えることができる。
・陸上で個々のダイビング器材を持ち運ぶことができる。
・標準的なダイビング器材を装着して，フィンなしで坐位から立てる，かつ30mは歩行できる。
・標準装備をつけて1.5mのはしごを登れる。
・標準装備をつけて水面下で中性浮力を保ちながら0.5ノット(0.9km/時)で30分間泳ぐことができる。
・1.2ノットで5分間泳ぐことができる，または1ノットの流れに抗して泳ぎ，ゆっくり進むことができる。
・耳管を利用して耳抜きができる。
・完全に浸水した場合でもスクーバのマウスピースで気道確保ができる。
・ゲージを使用して近場，あるいは離れた目的物へのアプローチが可能であり，エントリーとエグジットのポイントを認識できる。矯正視力は少なくとも0.6以上あることが望ましい。

これらのパラメータはいわゆる独断的な意見であり，ダイビングに関する機能的分析に基づいた合意が得られた報告はない。0.5ノット（0.9km/時）で泳ぐことに関しては，Boveの報告[3]が，平均的なレクリエーションダイバーでは，スクーバ器材を装着して0.5ノット（0.9km/時）で泳ぐ[4]場合に約3metのエネルギー消費があると述べていることに基づいている。同様にBove[3]は，この流れに抗して泳ぐ場合は，短時間に12metの酸素消費が実際に必要とされると報告している。これは水面下での泳ぎでは正確には1.2ノットに相当する。ダイビング希望者は1回またはそれ以上でもこの目標を達成できないかもしれない。しかし，すべてのダイビングで適性である必要はない。たとえばこれらの多くの達成要求をクリアできない身体障害者であっても，ダイビングを学んできた歴史がある。しかし，彼らの危険因子は違ったものであり，通常の感覚で制限されないダイビングに関しては，除外はされない。彼らのダイビング環境は障害の程度に応じて決定されなければならない[5]。

## 医学的に潜水適性を決定するための概念

ダイビングのための医学的評価とは，除外診断と危険因子の評価といえるかもしれない。

前者について，医師は既往歴聴取，身体所見，可能な臨床検査から基本的な問題のある診断を明確にし，ダイビング禁忌のリストを作成する。そしてそのようなリストにある問題をかかえる希望者にはダイビング禁止の決定を下す。希望者がダイビング訓練を行うことを許可できるかどうか（通常は潜水適性があるかないかという表現をする）を最終的に決定づける。このアプローチの魅力の1つは，医療従事者が警察官の役回りでリスクを正確に伝達する必要性を除くことだが，これは予期せぬ問題を引き起こすことがある。たとえば，不満をもった希望者は違う意見を求め，彼らが直面することになるリスクを理解することもなく，健康についての情報を差し控えるかもしれない[6]。この現象の逆の結果が，他のスポーツでみられることがある[7]。

2003年のSouth Pacific Underwater Medicine Societyのワークショップで，除外診断に関するいくつかの問題が提議された[8]。問題は，よく訓練された医師を十分に配置することが困難であること，評価の費用を求められる際，時間がかかり，高額で一方的なコン

サルタントがあること，事実と異なる決定を与える歪んだ考えも潜在すること，などである[9]。加えて，曖昧な潜水適性が意味することには，オフィス勤務のメディカルコンサルタントの能力を超えるかもしれない機能的評価が含まれる。

こうしたかなり不満足な状況に代わるものは，リスク評価に基づく自由なアプローチを伴うシステムである。実際にそのような考えの延長線上には，以前に医学的潜水相談を受けている人々についての判断がある（本章で後述する医学的潜水適性に関するモデルを参照。図5.1）。医療相談が必要な場合は，通常，疑問点のスクリーニングで根本的な問題が明らかになり，医師は各個人にリスク評価の詳細を提供することが求められる。喘息のような疾患をもつ人でも，従来のように禁止とするのではなく，基本的なリスクの評価対象とする。ダイバーは次々と紹介されるリスクの拝聴者としての役割を引き受ける。ダイビング許可の決定ははっきりと二分した形の結論，たとえば潜水適性がある，あるいはないといったものではなく，任意に進められる。たとえばSouth Pacific Underwater Medicine Societyでは，1999年までは潜水医学検査のプロトコールで医師にそのような見解を求めていたが，現在の見解はより保守的で，「私はスクーバダイビングを行ううえで矛盾する状況は見つけることができない」となり，加えて必要ならば告知に対する意見を添付する。

「リスク評価」のアプローチに問題や限界がないわけではない。これらにはリスクを予測し，集約すること，受け入れ可能なリスクのレベルを決定すること，ダイビング希望者以外，たとえば配偶者，インストラクターや将来のダイビング仲間など，彼らリスクを受け入れる人たちの興味を守ることが含まれる。主に後者の理由ではあるが，単に希望者がリスクの受け入れ準備ができているからといって，すべての医学的要因を取り除くわけではない。少数ではあるが絶対的にダイビングは禁忌という場合がある。そしてリスク評価を行う医師が寛大すぎて，希望者にダイビングを許可してしまうことも多々ある。リスクを評価する力には個人差があり，かつ多様な形がある[10]。それゆえに説明は客観的で明らかなものでなければならない。関連の内容が記載されたガイドラインが提供されるべきで，かつ個人はこれらのガイドラインに従う責任を負わなければならない。

# 医学的潜水適性に関する管理モデル

将来のダイバー，特にレクリエーションダイバーのスクリーニングの管理上のアプローチには，明らかに地域的な相違がある。本章ではこれらの相違を詳細に論じることはしないが，概要を図5.1に示した。

## ▶ レクリエーションダイバー

レクリエーションダイバーを対象に最も一般的に行われているモデルは，ダイビングにおける基本的で明らかな医学的，精神学的な調査のために考案された質問に答えてもらうものである。もし陽性の反応がなければ，希望者は正式な医学的評価はなくても訓練に進むことができる。もし何らかの陽性反応があれば，希望者は正式な医学的評価を受けなくてはならない。最も普及しているスクリーニング用問診票（図5.2）は，Undersea and Hyperbaric Medical Society[11]のダイビング委員会の協力のもとにレクリエーションダイバーの養成機関の協力団体であるRecreational Scuba Training Councilで作成されたものである。これに対して，イギリスではすべてのレクリエーションダイバーに慣例的に医学的検査を要求してきた。

数年間，上記のシステムのどれが最も適切であるか議論されてきたが，比較的最近まで関連するデータの文献については議論されないできた。1990年代にはScottish Sub-Aqua Clubが伝統的なイギリスのシステムを用いてきた。Glenら[12]は，医師により記載された2,962例のメディカルフォームを評価した。そしてそれらを希望者の質問への回答と比較した。彼らの報告によると予期できない異常は見つからなかった。ダイビングでの課題を防ぐ状況が質問によってみえてきた。これに呼応してScottish Sub-Aqua Clubは陽性の回答をした希望者だけを潜水医学の研修を受けた医師により検査する「アメリカ方式」を採用した。続く3年以上にわたる転帰の調査結果[13]で判明したのは，見つけられていない既往症に起因すると考えられる事故は起きなかったということである。その結果，質問方式は効果的であると思われた。伝統的な方式を重視する医師たちが危惧したのは，問診票への回答が正直に行われずに，なかには適性のない希望者が合格してしまうことがあるという点だった。確かにそうした問題はあるだろうが，強制的な医学的コンサルタントが希望者のとらえにくい医学的問題の明確化に有効だと

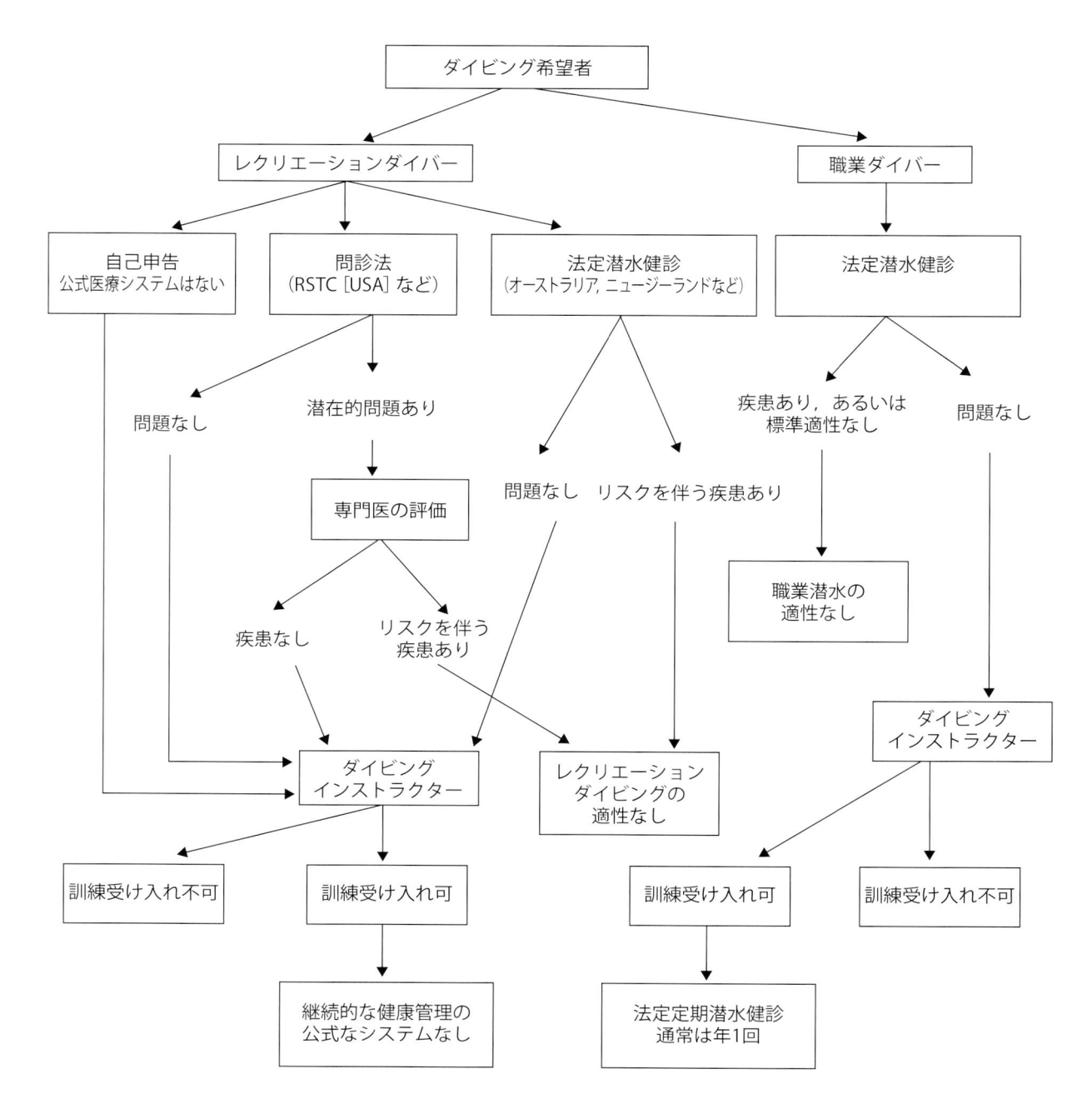

**図 5.1　レクリエーションダイバーと職業ダイバーの潜水適性の評価と健康管理のシステム**
RSTC：Recreational Scuba Training Council

いうことには直接結びつかない。特徴的なことはレクリエーションダイバーの健康管理を行うためのシステムがなかったことである。多くのダイビング団体が要求しているのは，継続した教育コースの前にダイバーの健康管理がなされているということである。これは通常は問診票の形で行われる。さらにより伝統的なダイビング団体のいくつかは定期的な見直しを行っている。定期的な評価に関する正式な要請は稀である。

### ▶職業ダイバー

職業ダイバーの適性評価と健康管理のシステムは，法的な労働基準に基づく健康と安全性の点からの管理責任の義務によって構築されている[6]。典型的には職業ダイバーの志望者は，志望者の潜水適性について決定しうる資格をもつ潜水医学の教育を受けた医師に相談しなければならない。診察医による一方的な判断は無効になる場合がある。それは，他の医師らが「第三者の権限のある団体」（これは通常ダイバーの雇用者である）の委員として相互理解が得られていないか，「医師と患者の関係」が築かれていない場合である。

特にダイバーはしばしばかなりの額の支払いをしているために，結果として不適切な支持が生じる可能性

# R·S·T·C
Recreational Scuba Training Council

## 健康状態と疾患に関する申告書
### 参加者記録（個人機密情報）

UNDERSEA & HYPERBARIC MEDICAL SOCIETY

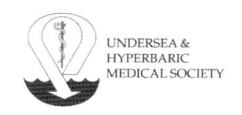

## 署名前によくお読みください

これはスクーバダイビングとそのトレーニングプログラム中に関連する潜在的なリスクの申告書です。スクーバダイビングのトレーニングプログラムに参加するためには，この書類へご署名ください。

**インストラクター名** _____

**訓練施設名** _____

**住所** _____

　署名前にこの申告書をお読みください。健康と疾患に関する申告書のすべてにご記入ください。申告書にはスクーバダイビングのトレーニングプログラムに登録するための疾患に関する問診が含まれています。もし未成年の場合はご両親が保証人に署名をいただいてください。
　ダイビングは刺激的で，行動力を必要としますが，正しい技術で行われれば比較的安全です。しかし，安全な処置が伴わなければ，リスクが増加します。
　スクーバダイビングを安全に行うためには，極端な体重増加や体調不良は絶対によくありません。
　ダイビングはある条件下では努力を必要とします。呼吸器系や循環器系は正常でなければなりません。すべての体腔が正常で，健康でなければなりません。冠動脈疾患，感冒，うっ血性心不全，てんかんなど重症疾患の既往がある方やアルコールや薬剤の影響が出ている方はダイビングを控えてください。もし喘息，心疾患，他の慢性疾患があったり，日常，何かお薬を服用している場合は，プログラムの参加前にかかりつけの医師やインストラクターにご相談ください。また，インストラクターからダイビング中の呼吸と耳抜きに関して安全な方法を学びます。ダイビング器材の不適切な使用は重大な事故につながります。器材の使用の学習中は，資格をもったインストラクターから指導を受けなければなりません。
　もしご署名前にこの健康と疾患に関する申告書に関して何か不明な点があれば，インストラクターと一緒に見直し，お尋ねください。

## ダイバーへの疾患に関する問診
### 参加者へ

　この健康と疾患に関する質問は，あなたがレクリエーションダイバー訓練に参加する前に，専門医に診察を受けるべきかどうか判断するために行うものです。質問に対して該当する項目があったとしても，必ずしもダイビングができないということではありません。
　該当する項目があるということは，ダイビング中に安全に影響を及ぼすものがあるということを意味しています。ダイビングを行う前に，医師にアドバイスを求めてください。

　過去あるいは現在，既往歴についての以下の質問に「はい」か「いいえ」でお答えください。もしわからないときは「はい」とお答えください。もしこのなかに該当するものがあれば，ダイビングを始める前に医師にご相談ください。その場合はインストラクターがRSCTの医療に関する申告書とレクリエーションダイバーのための診察に関するガイドラインをお渡ししますので，かかりつけの医師にお渡しください。

____ あなたは妊娠している可能性がありますか。あるいは妊娠を試みていますか。
____ あなたは現在処方薬を内服していますか。ただし避妊薬と抗マラリア剤は除きます。
____ あなたは45歳以上ですか。45歳以上であれば以下の質問にお答えください。
  ・現在，葉巻やタバコの喫煙習慣がありますか。
  ・血中コレステロール値が高いですか。
  ・心臓発作や意識消失発作の家族歴がありますか。
  ・現在，通院していますか。
  ・高血圧ですか。
  ・糖尿病だが，食事療法のみで治療している。

### あなたは下記の疾患の治療経験がありますか。現在，治療中ですか

____ 喘息ですか。呼吸時に喘鳴がありますか。運動時に喘鳴がありますか。
____ たびたびあるいは重症の花粉症やアレルギーの発作がありますか。
____ たびたびの感冒，副鼻腔炎や気管支炎がありますか。
____ 何らかの肺疾患がありますか。
____ 自然気胸（肺虚脱）がありますか。
____ 他の肺疾患や胸部手術の経験がありますか。
____ 行動や精神状態に問題はないですか。パニック症候群，閉所恐怖症，広域恐怖症などの問題はないですか。
____ てんかん，意識消失や痙攣はありますか。また，それらを抑制するお薬を服用していますか。
____ 偏頭痛がたびたびありますか。また，それを防ぐお薬を服用していますか。

____ 意識消失や完全または部分的に気が遠くなることがありますか。
____ たびたびあるいは重症の船酔いや車酔いなどの気分不良がありますか。
____ 医学的治療が必要な下痢や脱水ですか。
____ ダイビングでの事故や減圧症の既往がありますか。
____ 適度な運動能力がありますか（たとえば12分で1.6kmを歩けるか）。
____ 過去5年間で意識消失を伴う頭部外傷の経験がありますか。
____ 再発する背骨の異常がありますか。
____ 背骨や脊髄の手術経験はありますか。
____ 糖尿病ですか。
____ 外科手術，外傷や骨折に続く背骨，上下肢の疾患がありますか。
____ 高血圧がありますか。また降圧剤を服用していますか。
____ 心臓病はありますか。
____ 心臓発作はありますか。
____ 狭心症，心臓病や血管系の手術経験がありますか。
____ 副鼻腔の手術経験がありますか。
____ 耳鼻科疾患や手術の経験，聴力喪失や平衡障害がありますか。
____ たびたびの耳鼻科的疾患はありますか。
____ 出血や他の血液疾患がありますか。
____ ヘルニアはありますか。
____ 潰瘍や手術経験がありますか。
____ 結腸や回腸の切除術の経験がありますか。
____ 過去5年間にアルコール症で断酒剤の投与や治療を受けたことがありますか。

私が提供した既往歴に関する情報は，できる限り正確に記載しました。現在，あるいは過去の健康状態の記載の誤りに関しては自己責任として受け入れることに同意します。

署名 _____ 月 __ 日 __ 両親または保証人の署名 _____ 月 __ 日 __

図5.2　Recreational Scuba Training Council（RSTC）のスクリーニング用問診票
（RSTCより。版権はすべてRSTCが所有）

もある。問題は、ニュージーランドのように、中心となる審査や調停のシステムによりある程度までは解決しうる。そうしたシステムはアメリカにおいてプロスポーツの領域で支持されてきた[14]。

職業ダイバーはまた、毎年、検診を受けている。方法は問診と診察の繰り返しである。

Gorman[6]が指摘するように、回数や年間を通じて変わらない呼吸機能検査のような関連の調査の繰り返しにはなんら論理性がない。現在、ある変革がニュージーランドで取り組まれている。その変革とは、企業へ入社する際には総合的な検査を受け、その後5年ごとに問診票で健康状態の調査を受けるというものである。問診票への回答は、潜水適性を決定する資格を有し、より包括的な見直しも指導できる調査委員会に集められて検討される。

## 誰が潜水適性を決定すべきか？

何十年ものあいだ、適切な教育を受けた医師によるダイビング希望者の医学的評価が求められてきた[15,16]。レクリエーション訓練団体では、潜水医学の教育を受けていない医師により引き起こされかねないある明らかな困難を、彼ら自身の問診票[11]で情報や指針を提供することで回避しようと試みた。しかし、そのような指針はさまざまな解決が必要なものであった[17]。この難問への簡単な解決策はない。ただ言えることは、医学的には潜水適性の評価は、潜水医学の教育を受けた医師が行うべきであるということである。また、ダイビングインストラクターは、潜水適性に関して、特に医師が診察室では簡単に評価できないような機能的な問題に関して重要な役割を担う。医師からいかなる意見があろうとも、インストラクターには見るからに潜水適性のない者の訓練を拒否する権利がある[18]。

## 潜水適性相談

### ▶ 歴史とシステムの見直し

歴史的に、ダイビングにより増悪するかもしれない状態を理解することが重要であるとする医学的問題が引き出される。すなわち、より潜水医学的問題であり、水中での肉体的行動能力と安全性についてなどである。この分析は単純にダイビングの禁忌や相対的禁忌のリストに関連している。しかし、これにより疾患の重症度や他の潜在的な疾患を緩和することはできない。問診票により情報を引き出すための手段である。

最も一般的に使用されているレクリエーションダイバーのための問診票は、Recreational Scuba Traininig Council Medical Statementのものである（図5.2参照）。医師は重要なことを見過ごさないように、この情報を自分たちの質問票で補足している。たとえばRecreational Scuba Traininig Councilの問診票で再発性の耳疾患について尋ねられたとすると、それは特異的にダイビング時に耳管を通じての中耳の耳抜きが困難であるというだけでなく、飛行中にも起こりうることである。また、職業歴、以前のダイビング歴とこれらに関連する問題や他の趣味などについて、しばしばこれらの問診票から削除されている。そのような項目も潜水適性の決定や効果対リスクの議論を考える際に影響するかもしれない。

### ▶ 診 察

ダイビング希望者の診察は通常の医学的診察であるが、いくつかの重要な点は強調されなければならない。希望者が耳管を介して耳抜きができることを確認することは、重要なことである。この確認方法としては、バルサルバ法を行っているときに耳鏡で鼓膜の動きを観察したり、耳管検査器で客観的に証明したりすることで可能である[19]。実際、HBOTを受けている患者に、気圧外傷を防ぐためにもバルサルバ法を行っているあいだに耳鏡で鼓膜の動きを観察したり、耳管検査器で客観的に証明したりすることは有用である[19]。Uzunら[20]によると、「9段階の注入・脱気試験」[21]は、LehmとBennett[19]が述べている耳管検査器で客観的に証明する方法の繰り返しより合併症が少なく、気圧外傷の優れた予防法である。これに対してSimとYoungs[22]は、これは明らかにUzunら[20]により記載されている限られたデータでの過大解釈であり、バルサルバ法は潜水適性の評価には推奨できないと述べている。明らかなことではあるが、診察室で耳抜きができたからといって、ダイビング時に同様にできるとは限らない[23]。

神経学的診察は、通常の診察である。特に重要なことは、ダイビング希望者に中枢神経障害型の減圧症の治療が必要となるような異常があれば、いかなるものも記載されるべきであるということである。中枢神経障害型の減圧症の平衡障害の指標として、鋭敏なロンベルグテストが行われてきた[24,25]。そしてこの試験を4回繰り返し行い、最良の結果を基本的スコアとして記録しなければならない。Lee[25]によりこの試験の詳

細が示されている。

## ▶検　査

　潜水適性相談での通常検査の有用性は議論されているところである。Edmonds[15]は，レクリエーションダイバーの医療にかかわる団体の半数以上の医師が，通常検査として純音聴力検査や胸部X線検査および呼吸機能検査を行っていないのは異常なことであると考えている。しかし，多くの国においてレクリエーションダイバーのダイビング希望者を受け入れている地域の専門家は，日常的には全く医療相談は行わず，いかなる検査も施行していない。厳密なデータの欠如が議論を制限している。

　聴力検査はおそらく最も必要な検査といえる。その理由としては，ダイビング時には気圧外傷や内耳型減圧症のリスクがあるため，ダイビング前の状態把握が必要だからである。さらに聴力閾値の漸減は，長期のダイビングとかかわりがある[26]。実際の原因としては，騒音への曝露がダイビングよりも多い[27,28]。聴力検査での基本値は，これらの問題の評価や聴力損失のあるダイビング希望者のダイビングに関連したリスクと効果についての議論に有用である。

　呼吸機能検査は，肺圧外傷のリスクの可能性を示唆する異常値に気づくことを基本とする。しかし，閉塞性呼吸機能異常，たとえば1秒量（$FEV_1$）と努力性肺活量（FVC）の比率でみられる低いFVCなどが空気混入や肺圧外傷を示唆することを証明することは難しい。Bentonら[29]の11万5,090回に及ぶ潜水艦脱出訓練での浮上経験者の呼吸機能検査のレビューでは，年齢と身長からの予測値以下のFVCだけがリスクの増大と関係していたが，$FEV_1$とFVCの比率に関係はなかった。この関係は，潜水艦脱出に関しては除外診断としては特異性が不十分であると判断された。特異性については同様の見解が，Tetzlaffらにより示された[30]。彼らによると気圧外傷の既往があるダイバーは，気圧外傷のない減圧症の既往歴のあるダイバーと比較すると同様の$FEV_1$とFVCの比率を示したが，FVCの50％や25％での明らかな流量（50％と25％での最大呼気流量）の低下がみられたとのことである。彼らは中期と後期の呼気流量比率をダイビング希望者のスクリーニングに含めるべきであるとし，そして50％，25％の最大呼気流量が少なくとも予測値の80％に達するべきだと報告している。しかし，NeumanとClausen[31]はこの意見には批判的である。というのは，各主題や主題内の変動が結果の分散について大きな標準偏差に課せられていることや，予測値の80％以下の測定値を示すものが希望者の25％にみられるということからである。

　この議論は，気圧外傷や動脈ガス塞栓症の発生率の少なさを考慮しなければならない。これらの発生の確率は軍関係のダイバーでみると，2万〜3万5,000人のダイバーに1人発症するというものである[32]。それゆえに呼吸機能検査は，発生が稀な疾患のリスクの評価には特異的ではない。そしてその日常的な使用は正当化されない。これに代わるものとしては，非特異的な検査に基づく保守的な診断が，動脈ガス塞栓症が原則として致命的であるということで正当化されるかもしれない。Yildizら[33]は，トルコ海軍の潜水艦脱出訓練者の選出に関する保守的な方法を支持する見解を示している。彼らはすべての希望者に呼吸機能検査を行っている。そして，FVC，$FEV_1$やその比率が予測値の80％以下であった場合，除外している。彼らが貢献したのはこの方法で気圧外傷のない訓練浮上者を4万1,183人記録したことである。各世代での気圧外傷発生者は低い結果ではあったが，評価に対する批評は困難であった。Denisonの報告[34]では，呼吸機能検査での異常は，希望者のより精密な検査のきっかけとなる。特に運動機能に関して，合格，不可の閾値で示されるものではない。

　潜水適性での通常の胸部X線検査の目的は，気圧外傷を予測させるような肺異常を見つけ出すことである[35]。この可能性を疑う余地はないであろう。たとえば，ダイバーにみられる気圧外傷や動脈ガス塞栓症などは胸部単純X線写真で診断可能な気腫性肺囊胞の存在と関係している[36]。報告はされていないが，筆者自身も同様の症例を経験している。しかしそれにもかかわらず，胸部X線検査に関しては，多くの否定的な意見がある。放射線被曝量の問題や，胸部X線が正常であっても，有害な疾患は起こりうるという理由から，胸部X線検査の異常検索の感受性の低さと予測が困難という問題がある[37]。しかしその一方で，呼吸機能検査同様に，胸部X線検査を気圧外傷の結果が重症となりうることから正当化している者もいる[38]。CT検査はより感受性が高い。実際，CT検査は気圧外傷の既往があるダイバーで胸部X線では描出できない小さな肺囊胞を検出するために使用されてきた[30,39]。このことからCT検査は職業ダイバーへの適性検査としては有効かもしれない[39]。しかし，これらの病変と気圧外傷との関連は不明瞭であり，現在のCT機器では正常者でもそのような病変を描出でき，

特異性としては低いという点を考慮しなければならない[37]。

時折，QT延長症候群[40,41]のような障害とかかわるダイビング時の死亡例の報告がみられるにもかかわらず，レクリエーションダイビングの評価として心電図が用いられることは稀である。心電図は心筋虚血，形態異常，電気生理学的あるいは不整脈を証明するが，起こりうる虚血や間歇的な不整脈は検出できない。心電図でこれらの病態のほとんどに関して，正確に既往が検出できるかというと批判的な意見もある。Elliott[42]は潜水適性の評価で心電図が価値あるものだという報告例はないとしている。また，Wilmshurst[43]は適切な歴史が欠如しているために懐疑的である。これらの考えがあるにもかかわらず，多くの職業潜水の適性検査で心電図はいまだに要求されている。

ヘモグロビン，その他血液学的指標，コレステロールや鎌状赤血球の検査は通常，職業ダイバーの潜水適性では施行されるが，レクリエーションダイバーで行われることは稀である。この点に関する文献としては，Risberg[44]が初回の適性検査としてヘモグロビンと赤血球の沈渣，鎌状赤血球数，コレステロールと血液型の検査を行い，その後の毎年の検査ではヘモグロビンと赤血球の沈渣を行うことを推奨している。これらの検査の必要性と有用性を議論した結果，血液型と鎌状赤血球数は不必要という結論に達した[45]。後者については，完全な鎌状赤血球症の患者は彼ら自身が診断を熟知しており，潜水適性に関して必要がないということに基づいている。また，鎌状赤血球症の患者がダイビングを行ってはならないという理由はない。ヘモグロビン，赤血球沈渣とコレステロールについては議論の余地が残されている。

X線検査に関しては，職業ダイバーや潜函工事従事者においては，雇用前に肩関節，大腿骨骨頭を含めた骨盤や膝関節の撮影が骨壊死の検索のために行われている[46]。職業潜水では，新たな関節近接の検索が，後遺症としての関節虚脱のリスクを減らすために取り組まれている[47]。職業ダイバーは基本的に保険管理上の理由で選出されるが[48]，さらに減圧性骨壊死のリスクは典型的な作業環境である水深30m以上の圧曝露での減圧潜水とかかわっているように思われる。放射線学的検査は，レクリエーションダイバーには必要とされていない。減圧性骨壊死はこのグループでは稀であると証明されている[49]。しかし，レクリエーションダイビングであっても深深度でのテクニカルダイビングでは増加するかもしれない。

# ダイビングに関係する医学的問題の評価

多くの疾患でダイビングの制限を受けたり，リスクが変化している。われわれは通常発生する問題に議論を制限している。疾患とダイビングに関する広範囲の議論は，専門の書籍，たとえばParker[50]によるものがあるが，そのなかに報告されている。

## ▶ 包括的診断

ダイビングにおける多くの医学的状態は，「最初の原則的な」診断で導き出される。根拠あるさらなる研究や潜水医学の専門家への照会を行うべきかどうかは，次にあげる3つの質問に答える単純なテンプレートを使用して確認される[51]。

①病状から減圧症は疑えるか。
②病状はダイビングにより起こったのか。
③病状によりダイバーの安全や水中の活動が脅かされたか。

もしこれらの質問への回答が「はい」あるいは「わからない」という場合は，さらに再調査を必要とする。もし明らかに「はい」の場合は，ダイビングに関するリスクと安全の見直しを行うべきである。

## ▶ 年齢の問題：小児とダイビング

小児もよくレクリエーションダイビングに参加する。PADI（Professional Association of Diving Instructors）では，8歳児からいくつかのプログラムを提供している。ダイビング活動への参加に関する低年齢化を規制するものは，安全についての考え方である[52]。これに関してはいくつかの事故の報告[53]や話[54]があるが，正確なデータはない[55]。数少ない適切な研究の1つであるVandenhovenら[56]の報告に，8年以上の間に2,216回の海洋実習でダイビングを行った205人の小児のデータがある。興味深いのは，プール実習で4人（2％）の小児が鼓膜穿孔を起こしたが，海洋実習では何の事故も起きなかった点である。成人のレクリエーションダイバーの事故発生率が低いといっても，これらのデータから結論を出すことは困難である。Mitchell[54]が要約しているように，データの欠損から，小児によるダイビングの安全性の議論は通常，成人と小児の肉体的，生理学的，病理生態学的そして精神学的な違いから生じる理論の構築を行うことができない。すべての問題を考慮しても，ダイビング

訓練団体が適切なダイビング活動への小児の参加を禁止する理由は見あたらない。しかし，親は小さなリスクがあることを認識しなければならない。

## ▶ 年齢の問題：高齢者ダイバー

加齢に伴う生理学的かつ病理学的変化は，ダイビングのリスクに影響するかもしれない。877例のダイビングの死亡事故の見直しで，14％にあたる130例は心血管疾患であったが，50歳以上のダイバーでは明らかな増加がみられている[57]。

臨床的エビデンスが示しているが，加齢に伴い減圧症のリスクも増大する。高齢者では低圧の減圧[58]，実験的海洋潜水[59]，無作為な海洋潜水後において静脈内微小気泡数が増加している[60]。さらに過去のデータの見直しでは，航空機での高度による圧曝露で，42歳以上の搭乗者では臨床的減圧症のリスクが増大することが判明した[61]。Bradley[62]が行った歴史的データの論文の見直しでは，高齢者の作業ダイバーと潜函工事従事者に減圧症のリスクが大きかった。これにもかかわらず，現代のレクリエーションダイバーにおける臨床的減圧症発症の危険因子として年齢を決定することは困難である。最近の後ろ向きコホート研究では，減圧症のリスクと年齢との関連を見出すことはできなかった[63]。軍隊のような職業集団のなかには，潜水士の就業に年齢制限を設けている場合がある。しかし，レクリエーションダイビングでは，高齢は虚血性心疾患を疑う高指標で注意深い評価を行うきっかけになり，定期的な評価で希望者により詳細なリスク説明が可能となる。高齢であるというそれ自体は，レクリエーションダイビングの禁止理由とはならない。

## ▶ 心血管系疾患

### 虚血性心疾患

虚血性心疾患は，ダイビングでの死亡原因として最もよくみられる疾患になってきている[64]。最も問題なのは，潜在する無症候性の心筋虚血の危険因子[65]を認識している無症状のダイビング希望者への診断のアプローチである。危険因子を伴う45歳以上のダイビング希望者は，心臓負荷試験を受けるべきであるといわれてきた[57]。そしてBove[66]は，50〜55歳のダイビング希望者は個人の危険因子の既往歴にかかわらず負荷試験を受けることを推奨している。ダイビング希望者や資格をもつダイバーでほかに問題となるのは，冠動脈疾患によるカテーテル手術後の潜水適性についてである。そのようなダイビング希望者はカテーテル手術後，少なくとも6カ月はダイビングを禁止し，再びダイビングを行う前には必ず負荷試験が陰性であることが要求される[66]。内服薬の内容もまた見直されている。クロピドグレルやチクロピジンのような効力の強い抗血小板剤や抗凝固剤の使用は，ダイビングでは推奨できない。βブロッカーは浸水性肺水腫と関連しており[67]，運動耐用能を減ずるといわれている。しかし，これらの薬物が心筋保護の目的で必要だと考えられるのなら，ダイビングのリスクを減らすために中止すべきではない。

### 弁膜症

明らかな弁膜症は心筋虚血，肺水腫，不整脈，意識消失発作や運動耐用能の低下を引き起こすかもしれない。稀に症状を有する弁膜症患者が潜水適性検査を受けることがあるが，彼らは突然死あるいは水中での耐用能の低下から溺水の危険があるため，ダイビングは行うべきではないと強く忠告される。

十分な運動能力を有する10代の若い希望者で，放散しない収縮期雑音は無症候性である[68]。心臓エコー検査は心臓の構造や機能を検査する手段として比較的安価で，非侵襲的検査であり，以前は診断されなかった心雑音の精査に適している。最も大切なことは，肥大型心筋症の心雑音は無症候性の心雑音と誤解されやすいが，これはいずれの雑音も流出路の収縮期雑音だからである。最も一般的な2つの無症候性雑音は全人口の10〜20％にみられる僧帽弁逸脱と，1％でみられる大動脈二尖弁である[66,68]。潜水医学に詳しい心臓専門医の共通の見解としては，上記の病変が軽度で無症候性であるなら，ダイビングは禁忌とはならない[43,66]。これに対して大動脈弁や僧帽弁の異常な狭窄や逆流がある場合は，ダイビングの許可は保留される。人工弁置換術後は，ダイビングの絶対的禁忌ではない。置換術では機能的な問題はなく，あらゆる点で患者は健康とみなされる。しかし，機械弁を使用した患者は効力のある抗凝固剤を服用する。これらは理論的には気圧外傷で出血を起こしたり，脊髄型減圧症で白質の出血を伴う可能性がある[69]。

### 高血圧

高血圧は冠動脈疾患の危険因子である[65]。そして高血圧[70]とβブロッカーによる治療[71]は，どちらも浸水誘発の肺水腫のリスクを増大させる可能性がある。それゆえにわれわれは診断を受けていなかったり，未治療の高血圧患者がダイビング希望者にいる場

合は，見直しのために彼らをかかりつけ医に戻して血圧降下剤による治療を開始するように依頼している。血圧がコントロールされた段階でダイビングを許可している。Bove[66]はダイバーの高血圧を収縮期圧で150mmHg以上，拡張期圧で95mmHg以上と定義している。

## 卵円孔開存症

卵円孔開存症（patent foramen ovale；PFO）は，年齢にもよるが正常なヒトの剖検例では20〜34％でみられる[71]。生体ではこの部位は通常，経食道エコーや経胸部エコーを使い，末梢静脈内に気泡性造影剤を投与して観察する。右房から左房への気泡のシャントはバルサルバ法を用いて起こしうる。しばしば言われることであるが，経食道エコーは2つの心エコー描出法ではより感度がよいとされている[72]。驚くことではないが，減圧症の既往がない健康なダイバーにこれらの検査を行うと，31％のダイバーにPFOがみられた[73]。

PFOと右-左シャントによる塞栓症のようなダイビングに無関係な障害については，いつしか知られるようになってきた。理論的には通常はダイビング後に形成され[60]，肺毛細血管床で除かれる静脈気泡[74]が，PFOを通して動脈循環に入り込むこととなる。Moonら[75]は経胸部心エコーと気泡造影を使って，減圧症の既往歴がある30人のダイバーのうち37％にPFOを確認した。全人口における割合より明らかに多いとはいえなかった。しかし，重症度でダイバーを分類してみると，61％の18人の中枢神経障害型減圧症患者でPFOがみられた。同様にWilmshurstら[76]の報告では，急速な発症をみた中枢神経障害型減圧症の29人のダイバーの66％と比較すると，減圧症の既往がある61人のダイバーの41％にPFOがみられた。これらのデータから示唆されるのは，PFOを合併する患者は重症減圧症や急速発症の中枢神経型減圧症の罹患者のなかに多いということである。中枢型，あるいは他の病型の減圧症に合併するPFOについての研究はその後も行われている。Germonpreら[77]は経食道エコーと気泡造影を使用し，PFOを介しての自然な状態での右心から左心へのシャントを証明した。さらに中枢神経型減圧症の既往がある37人のダイバーの51％や，他のグループで脳血管症状を有する患者の70％でシャントの可能性があることを見出した。これに対して，減圧症の既往がないダイバーのコントロール集団ではそれぞれ25％と15％であった。経食道心エコーと気泡造影を使った研究で，WilmshurstとBryson[78]は中枢神経型減圧症を罹患している100人のダイバーの52％と，減圧症のないコントロールのダイバーの12％にシャントを通じた多量の気泡の確認から中等度以上の大きさのPFOを証明した。脊髄型減圧症の患者では，中等度以上のシャントを有するダイバーで，有しないダイバーよりも明らかに高い比率で発症している。同様の方法の研究で，Wilmshurstらの報告[79]では減圧症の既往がないダイバーの5％にしか自然な右-左シャントがみられなかったが，皮膚型減圧症の既往がある61人のダイバーではその49％に観察された。減圧症の既往がある101人のダイバーと既往がない101人のコントロール群のダイバーを比較した研究で，Cantaisらの報告[80]ではコントロール群の12％に大きな右-左シャントがみられたが，前庭末梢神経障害型では71％，脳型では62％，脊髄型では32％，筋関節型では15％で確認できたとしている。シャントは末梢静脈へ気泡造影後の経頭蓋内動脈ドップラー画像でとらえられており，ゆえに純粋にPFO経由ではない。主なシャントは，いかなる誘発手技も行わないで測定した閾値以上の動脈内気泡数で検出された。前庭末梢神経障害型を罹患したダイバーにおける右-左シャントの評価は，9人の患者すべてに右-左シャントを有した症例により支持されたものである[81]。最後に，Tortiら[82]による230人の経験豊かなダイバーに対して行った健康調査と食道エコーによる検査の報告がある。彼らの報告によると，脊髄型と脳型の症状を示したのは，中等度以上のPFOを有するダイバーでは1万回のダイビングで5例あった。これに対して，小さなPFOを有するダイバーやPFOを伴わないダイバーでは1万回のダイビングで1例の発症であった。PFOの「サイズ」は，シャントする気泡数により規定される。

PFOとダイビングの関係をみた別の研究として，MRI検査によるダイバーの脳白質の高信号所見がある[83]。また，Knauthら[84]は87人の経験豊かなダイバーに脳MRI検査と，右-左シャントを証明するために経頭蓋的ドップラーによる気泡造影を行った。87例のうち11例に白質の高信号がみられ，明らかにシャントがあった1例に多発性病変がみられた。Schwerzmannら[85]による52人の経験豊かなダイバーと同数のダイバーではないコントロール群を対象とした同様の比較研究がある。すべての対象者にMRI検査とPFO精査のために経食道エコーを行った。彼らによると個々のダイバーについて1.23と0.64の白質病変がみられ，PFO合併に関係なくダイバーでない

コントロール群では 0.22 と 0.12 であった。この研究から判明するのは，ダイビングと PFO はこれらの病変に関して相乗的なリスクがあるということで，さらにこれらの病変がどのようなもので，いかなる機能的役割を果たすのかはいまだ解決されていないということである。

　要約すると PFO は脳型，脊髄型，前庭末梢神経型と皮膚型の減圧症に関係し，MRI 検査ではダイバーと非ダイバーの両方で高信号の脳白質病変としてみられる。PFO によるシャントのサイズは徐々に明らかにされてきたが，大きくて自然に形成されたシャントが重要で，小さなシャントは重要ではない。後者の要点は，PFO のサイズの増大が，他の要因よりも奇異性梗塞症例の発症においてはより大きなリスクであるということである[86]。表面的にこれらの研究でいえることは，PFO は明らかに重症減圧症のリスクであり，理論的にはこれらの研究は中枢神経型や皮膚型の発症後や，あるいはスポーツや職業でのダイビング前であっても，PFO を予測するスクリーニングのための手段であるということである。多くのダイバーがこの概念を強く支持している。インターネット上のダイビングディスカッションフォーラムにおいて参加者が減圧症のエピソードを報告するとき，PFO をチェックするための助言として次の事柄をあげている。少なくともある有名なテクニカルダイビングの集団は，すべての参加者がダイビングの前に調査されるべきであると主張している。ダイビング前のスクリーニングにはまた医学的問題も含んでいる[87]。驚くことではないが，ダイビングを可能にするために経皮的カテーテルによる PFO の修復を行うことは，より一般的になってきている[88]。特に減圧症の既往があり，その後 PFO が見つかったことのある熱心なダイバーではなおさらである。

　このスクリーニングと侵襲的な PFO 修復術が普及する傾向について，ダイビングにおける PFO に関連した有害なことと警告する者もいる。Moon と Bove[89] が正確に指摘しているように，PFO は一般的ではあるが，PFO に関連する重症減圧症の発症は稀である。おそらくレクリエーションダイバーでは，いかなる程度の重症度であっても減圧症の発生事例を評価すると最近の最良のデータにおいては 1 万回のダイビングに 1 例の発症である[90]。これらの症例の半数以下が客観的な神経学的症状を示すことがある[91]。それゆえに PFO に関係した多様な病型の減圧症がある。レクリエーションダイバーでは，PFO によると考えられる減圧症は 2 万回のダイビングに 1 例あるかないかである。Moon と Bove[89] が指摘しているように，よく知られた危険因子と稀な疾患とのかい離が広がるのは，静脈気泡と右-左シャントが PFO に起因するリスクの唯一もっともらしいメカニズム[92] と考えられたり，レクリエーションダイビングでは一般的である[60] と，とらえられたときである。明らかなことは，PFO は中枢神経型減圧症の危険因子ではあるが，他の要因もあるということである。それらはどのような問題を引き起こすかが不明なものもある。PFO 合併による中枢神経障害型の発症の相対的リスクは $2.5^{93}$ 〜 $5.0\%^{82}$ である。以前に報告された中枢神経型減圧症の事例について，レクリエーションダイビングでの絶対的リスクは 4,000 〜 8,000 回のダイビングで 1 例であった。

　このリスクは対象人口では小さなものであり，相対的，絶対的リスクに関する知識は自身の減圧症のリスクを心配している個々のダイバーにはしばしば十分に理解されていない。それゆえに潜水医学に従事する医師は，経食道エコーやその他のスクリーニングテストを依頼されることがある。そのような依頼は，相対的に発症の確率の低いダイビング後の中枢神経型，前庭末梢神経型あるいは皮膚型の発症後には正当化されるが，ダイビングにより誘発されたかどうかにかかわりなく，これらの減圧症の再発例においては妥当なことではないとわれわれは考えている。さらに，筋関節型の発症後やダイビング訓練前の通常のスクリーニング目的でも適正であるとは考えていない。後者に対して例外があるとすれば，それは深深度での減圧潜水を必要とするテクニカルダイバーの場合である。潜水医学に従事する医師らでよく語られている見解としては，これらのダイバーは中枢神経型発症のリスクが増すということである。ダイビングの自然経過のなかで，大きい静脈気泡の負荷が伸展すれば，理論的には PFO の存在でより明らかになり，リスクはより増大する。

　PFO の精査ではいかなる関連事項も患者へのカウンセリングを通して行われるべきである。われわれの見解としては，この件に関するわれわれの参加者の推論における一般的な誤解や誤った概念を修正するために，次のような点を示すことが大切と考える。

①経食道エコーの合併症は稀であるが，処置は不快感を伴う。プローベの挿入は患者の協力が得られず，1 〜 2％はできないことがある[94]。また，検査費も高額である。

②検査では 25 〜 30％は陽性であるが，病変が修復されなければダイバーが減圧症を起こしうるとは

いえない。実際，少数の気泡がシャントする病変で，それのみが原因で減圧症を引き起こすということはほとんどない。

③前述の指摘があるにもかかわらず，もしダイバーがスクリーニングを受け続ければ，適当なサイズでシャントしているようなPFOが見つかる機会は明らかにある。そして，そのときに彼らはそれに対して何をすべきかを決定しなければならない。選択はダイビングを止めるか，ダイビングの形を変えるか，PFOを修復するかである。しかし，もしこれらのいずれの選択も行わないならば，検査を行う意味はないであろう。

④検査で陰性であっても，多くの人が考えるように減圧症になりにくいとはいえない。

⑤中枢神経型減圧症の発症後にPFOが見つかったからといって，原因がPFOだと証明することはできない。

⑥当然の結果として，中枢神経型減圧症の発症後に明らかなPFOの修復術を受けた場合，将来のリスクは減少するが，同様の減圧症が再度，発症しないという保証はない。

⑦PFOの修復は侵襲的処置であり，明らかなリスクをもたらすのである。

ダイビング希望者やダイバーにPFOが見つかった場合，基本的にいくつかの難しい決定を下さなくてはならない。すでにPFOの合併が判明している未訓練のダイビング希望者の場合には，われわれの対応はPFOの形態による。もしPFOが大きく，シャントを起こしうると考えた場合は，ダイビング希望者が重症減圧症の危険因子について認識はあるが理解に乏しく，今までのところ情緒も安定せず，経済的にもダイビングを行いえないことに基づいてダイビングを諦めさせる。このような状況ではダイビングのために病変を修復することはしない。もしPFOが小さくシャントのリスクが最小の場合は，われわれは希望者と減圧症のリスクとして無視しうる病変について個々のカウンセリングで話し合ったあとにダイビングを許可している。熟練したダイバーにPFOが見つかった場合は，より難しい状況となる。

繰り返しになるが，われわれのアプローチは病変の形態によると同時に，病変が見つかった環境にもよる。最小のシャントを伴う小さな病変が見つかった中枢神経型減圧症の既往がないダイバーは，減圧症のリスクとして無視しうる病変についてカウンセリングしたあとにダイビングへ復帰することを許可している。

これとは逆に中枢神経型減圧症の発症後に適当な大きさの，あるいは自然なシャントが見つかったダイバーでは，前述のリストの③で述べられているような内容について詳細にカウンセリングがなされるであろう。これらの内容にはダイビングを中止するか，ダイビングの仕方を変えるか，病変を修復するかを含んでいる。ダイビングの仕方を変えるということは保守的なダイビング方法を選び，ダイビング後は興奮や疲労など右-左シャントを増加させるようないかなる行動も避けることで静脈気泡を減少させることを目的にしている[95]。明らかなことは，減圧症が重症で，経験の浅いダイバーに起こった場合や，本来は起こりえないダイビングで生じた場合には，過去の発症でリスクが高くなるために，われわれはダイビング方法を変えてダイビングを続けさせることも禁止するかもしれない。PFOの修復を考慮する際に理解されなければならないことは，修復術はしばしばいわれるように，安全だとしても，それらは明らかなリスクを内在しているということである[96]。これらのリスクを是正するPFOの修復の有用性は個々の環境に依存している。そして客観的に決定するのは困難かもしれない。ある状況では，われわれが納得する内容はダイビングの継続を支持することかもしれない。

## 他の心内シャント

PFO以外に心内や心外のシャントが関連したダイビングのリスクを明確にしたデータはない。

読者にはこの問題についての優れた専門家と話し合うことを推奨する[66]。端的にいえば心房中隔欠損症の患者にはすべて事実上，ダイビングは推奨できない。しかし，小さな欠損で血行動態的に明らかでない心室中隔欠損症や動脈管開存症ではリスクは最小である。

## 不整脈

失神発作や意識消失の原因となる心臓の調律異常の既往があれば，少なくとも原因が解決されるまではダイビングを許可すべきではない[66]。これらの状況のなかには，最近の植え込み型ペースメーカーでダイビングを含む適度な活動への積極的な参加を可能にしている人たちもいる[7,66]。もしダイビングを考えるなら，ペースメーカーのチェックが直近に行われているべきで，かつ圧耐性をメーカーで確認しなければならない。これに対して，QT延長症候群による障害を防ぐための植え込み型除細動器は，ダイビングを可能にする目的として認められる解決法ではない。なぜならこの除

細動器の作動に問題がないとしても，この機械は一時的に機能しなくなることがあるからである。

## ▶呼吸器系疾患

### 気管支喘息

気管支喘息は気管支狭窄音，咳，息切れや胸部苦悶感を特徴とする臨床症状を示す。炎症性変化により気管支平滑筋は運動や乾燥空気などを含む刺激に過敏に反応するようになる。喘息発作の間に気道の筋肉攣縮と炎症による気道内皮細胞の腫脹が起こっている。濃厚で乾燥した粘液産生により狭小化した気道のために換気量が制限される。

歴史的には最近あるいは現在も，喘息発作がある場合は圧縮ガスによるダイビングは絶対的に禁忌である[97]。1990年代半ばから，この問題に関してはUndersea and Hyperbaric Medical Society と South Pacific Underwater Medicine Society で取り上げられており，最近のワークショップでも議論されている。内容は，喘息患者はダイビングが可能か？ という問題である[98,99]。両学会も喘息をもつダイバーではなぜリスクがより大きくなるかといういくつかの理由を定義している。

①気管支の過度の反応は浮上中の空気の捕捉を導き，肺区画内の圧上昇を招き肺圧外傷や脳動脈ガス塞栓症発症のリスクを増大する。

②喘息が良好にコントロールされていたとしても，運動，海水吸引や乾燥した冷たい空気による呼吸で症状の増悪が誘発されることがある。そのような増悪の場合，水中での治療は困難であり，安全にダイビングを遂行する能力を制限したり，ダイビングを諦める状況になるかもしれない。

③ダイビングに使用するレギュレーターは海水をきれいな霧（生物資源を含んだ高張の生理食塩水）にしてしまい，これは気管支攣縮を起こす可能性がある。しかし，この説は実際に明らかにされなければならない。

④レギュレーターでの呼吸抵抗の増大や深度でのガス密度の増加で呼吸仕事量は増大し，急性の気管支攣縮により体力を疲弊する。

⑤気管支拡張剤の使用で肺血管床を通じて静脈気泡の通過を誘発するかもしれない。だからこそ喘息をもつ人は減圧症に罹りやすい傾向がある。これはアミノフィリン[74]を投与されたイヌを使った実験で証明されているが，人体では調べられていない。

これらの懸念が示されているにもかかわらず，いくつかのエビデンスが報告されている。喘息をもつ人たちは，全人口に対する比率と同等にダイビング人口のなかにいる[100]。それらのダイバーが喘息のないダイバーより明らかに大きなリスクをかかえていることを証明するのは困難である。表5.1に喘息のダイバーとそうでないダイバーのダイビングに関連した事故の発生率をまとめている。FarrellとGlanvill[101]は，ダイビング事故の統計のなかで初めて喘息をもったダイバーが有意の結果を示すかどうかを報告した。彼らも，他の研究者の報告でも減圧症や肺圧外傷のリスクが明らかに増加したというエビデンスはなかった[102-106]。これらの一般的な結論に対する例外は，Edmonds[107]やCorsonら[108]により報告されている。Edmonds[107]は100例のダイビングでの死亡例の見直しを行い，9%は喘息に関連したものであったという結論を得た。彼によるとダイバーのうちで喘息に罹患していた者は1%以下で，これらの死亡例では喘息に罹っている者は過大評価されている。Corsonら[108]は無作為に選んだイギリスのダイバーに関して減圧症と動脈ガス塞栓症の発症を比較し，喘息をもつダイバーの減圧症発症の倍率は，明らかにコントロール群のダイバーよりも高かった（倍率4.16）。この結果にもかかわらず，ほとんどの権威ある人々は，喘息患者はダイビングでの死亡率やダイビングでの傷害の統計で特に大きな比率を占めているわけではないとみているようだ[98]。

気管支喘息の治療は継続的に変革を遂げている[109]。現在の治療指針はNational Heart, Lung and Blood Institute から出版され，毎年更新されている。そしてNational Guideline Clearinghouse（www.guideline.gov）でも検索可能である[110]。薬物治療は表5.2のように，症状のコントロールが得られるまでは段階的に使用される。患者は評価され，ここに示されている手順で治療される。そして個人ごとに適した治療が決定される。多くの潜水専門医はステップ2から3以上の患者はダイビング禁止と考えている。

喘息をもつダイビング希望者への対応の手順を図5.3にまとめた。ほとんどの潜水医学専門医の見解としては，喘息の既往があり，単純な呼吸機能検査でFVCまたは$FEV_1 \geq$予測値20%以下，$FEV_1/FVC$比率<75%のような異常値を示すダイバー希望者は圧縮ガスによるダイビングは禁止とする。そのような希望者は薬物内服で結果を改善する可能性があり，再検査が行われるであろう（図5.3参照）。最も論争を呼ぶ問題は5年以内に発症した喘鳴や薬物使用の患者で，呼吸機能が正常な無症状の活動性喘息患者にどの

表 5.1 喘息とダイビング事故の関連を調査した研究の要約

| 刊行日 | 対象と方法 | 転帰 | 結論 |
|---|---|---|---|
| Farrell, Glanvill, 1990 [101] | 104 人の喘息をもつダイバー | 1 万 2,864 回のダイビングで DCS が 2 件，21% が喘鳴後 12 時間 | DCS 発生は低率<br>BSAC の方針は喘鳴後 48 時間 |
| Edmonds, 1991 [107] | 100 件のダイビング死亡事故の調査 | 9% が喘息と関係<br>一般的には 1% 以下 | 過去 5 年間に喘息や高過敏反応でダイビング禁止 |
| Corson ら, 1991 [102] | 1987～1990 年までの DAN の事故データより調査（1,213 人と 696 人のダイバーの比較） | 事故例 4.5%<br>コントロールダイバー 5.3%<br>AGE 発生率 1.58<br>（95% 信頼区間 0.80～2.99）<br>DCS 発生率 0.74<br>（95% 信頼区間 0.43～1.24） | リスクの有意差なし<br>喘息患者の AGE の発生率は 2 倍で，AGE のリスクは多少上がる |
| Corson ら, 1991 [108] | 279 人の喘息をもつダイバー | 5 万 6,334 回のダイビングで 8 人に DCS が 11 件<br>この比率は無作為に抽出されたダイバーと比較された | DCS の発生率は 4.16<br>$P = 0.00001$ |
| Neuman ら, 1994 [103] |  | アメリカのダイバーの 5% に喘息がみられる<br>2,132 例の死亡例のうち 1 例が喘息による | 発作のない喘息患者のリスクは喘息のない患者に類似する |
| Dovenbarger, 1996 [104] | 1988～1994 年の DAN の事故データ | AGE のダイバーの喘息患者率は 6.2%<br>DCS のダイバーでは 4.5% | 喘息患者の比率に関するよいエビデンスはない<br>母集団も不明 |
| Koehle ら, 2003 [105] | Farrell と Glanvill 1990 [101], Corson ら 1991 [102], Corson ら 1992 [108] の系統的レビュー | いかなるリスクの増加も評価するために 2003 年までに公表されたデータの分析 | 喘息患者の DCS のリスクのエビデンスは少ない<br>ダイビング決定は評価同意と共有による |
| Glanvill ら, 2005 [106] | 喘息のダイバー 100 人の集団で 5 年間の研究（1 万 2,697 回のダイビング） | DCS は 1 例で喘息は関係なし，大きな PFO 合併<br>12 人に水中で喘鳴あり | 良好に管理された喘息患者はリスクが低い |

AGE：動脈ガス塞栓症，BSAC：British Sub-Aqua Club, DAN：Divers Alert Network, DCS：減圧症，PFO：卵円孔開存症（Walker R: Are asthmatics fit to dive？Diving Hyperb Med 36:213-219,2006. より）

表 5.2 喘息コントロールのための治療ステップ

|  | 最も推奨される治療 | 患者のタイプ | 治療のエビデンスレベル |
|---|---|---|---|
| ステップ 1 | 発作時に応じての拡張薬<br>即効性 $\beta_2$ 刺激剤 | ①未治療患者で昼夜に時折発作があるが正常肺機能<br>②運動時だけに発作がある | (B) 臨床的エビデンス<br>すべてに明らかではない<br>(A) 良好な臨床的エビデンス |
| ステップ 2 | 発作時の拡張薬と発作抑制薬<br>即効性 $\beta_2$ 刺激剤と低量の吸入ステロイド | ステップ 1 よりも発作頻度が多い<br>ステップ 1 の治療効果なし | (A) 良好な臨床的エビデンス |
| ステップ 3 | 発作時の拡張薬と 2 種類の発作抑制薬<br>即効性 $\beta_2$ 刺激剤と吸入ステロイド | ステップ 2 で治療効果なし<br>長時間作用性 $\beta_2$ 刺激剤<br>吸入ステロイドの増量 | (A) 良好な臨床的エビデンス |
| ステップ 4 | 発作時の拡張薬と 2，3 種類の発作抑制薬<br>即効性 $\beta_2$ 刺激剤と吸入ステロイドおよび第 3 の薬物 | ステップ 3 で治療効果なし，専門家への紹介が必要<br>中等，多量の吸入ステロイドとロイコトリエン阻害剤や長時間作用性テオフィリンの投与 | (B) 臨床的エビデンス<br>すべてに明らかではない |
| ステップ 5 | 発作時の拡張薬と追加の抑制薬 | 経口ステロイド，抗 IgE 薬 | (D) 専門家，学会の意見<br>(A) 良好な臨床的エビデンス |

（Global Initiative for Asthma［GINA］：Global strategy for asthma management and prevention. Bethesda, Md, National Heart, Lung and Blood Institute［NHLBI］，2006. より）

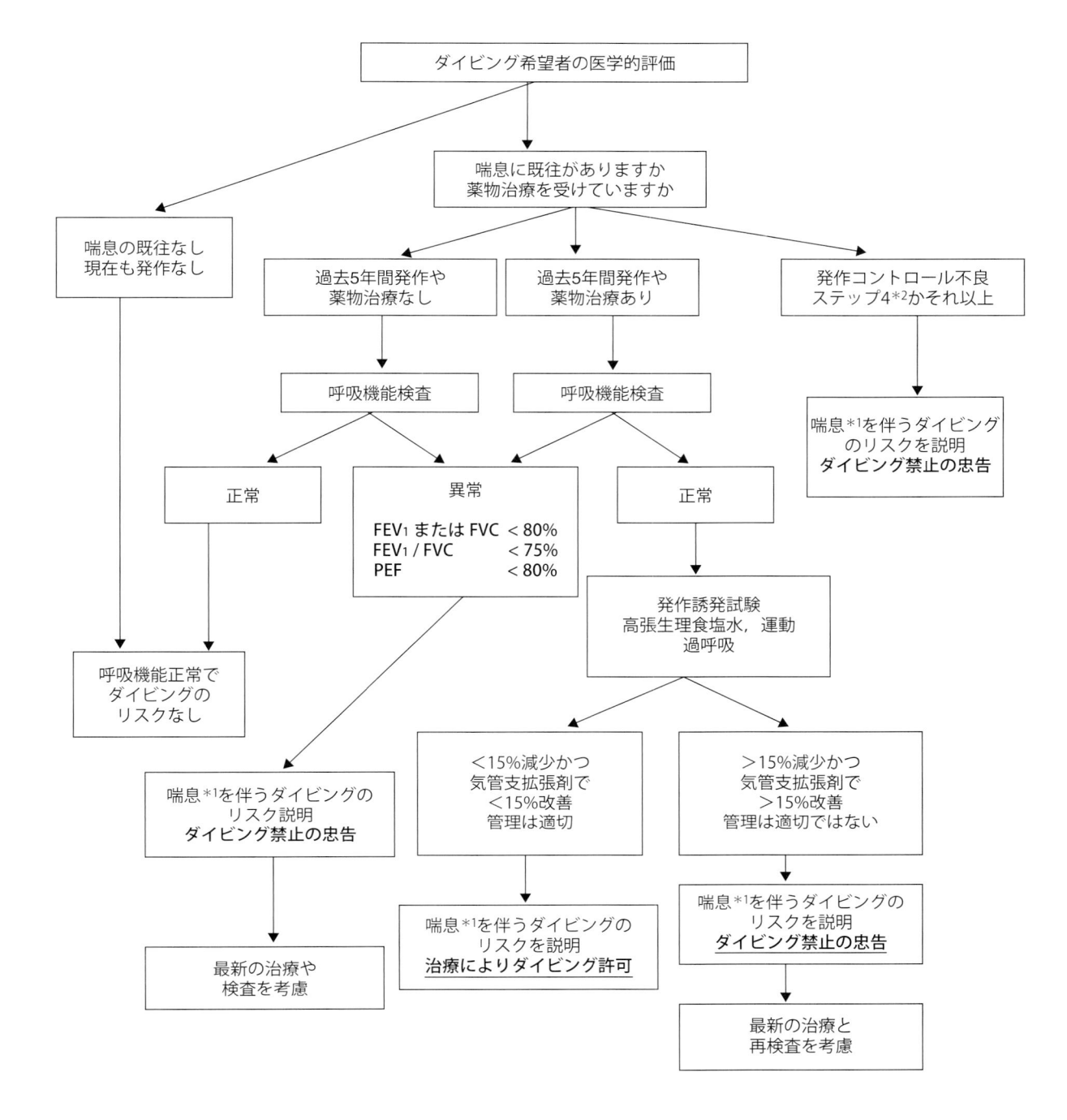

```
                    ダイビング希望者の医学的評価
                              │
                              ▼
                    喘息に既往がありますか
                    薬物治療を受けていますか
         ┌────────────┬───────┴────────┬──────────────┐
         ▼            ▼                ▼              ▼
    喘息の既往なし  過去5年間発作や    過去5年間発作や   発作コントロール不良
    現在も発作なし  薬物治療なし       薬物治療あり     ステップ4*²かそれ以上
                       │                │              │
                       ▼                ▼              ▼
                   呼吸機能検査      呼吸機能検査    喘息*¹を伴うダイビング
                   ┌────┴────┐     ┌────┴────┐    のリスクを説明
                   ▼         ▼     ▼         ▼    ダイビング禁止の忠告
                  正常       異常   正常
                         FEV₁またはFVC <80%
                         FEV₁/FVC    <75%
                         PEF         <80%
                                         │
                                         ▼
                                  発作誘発試験
                                  高張生理食塩水，運動
                                  過呼吸
         │         │              ┌──────┴──────┐
         ▼         ▼              ▼             ▼
    呼吸機能正常で              <15%減少かつ     >15%減少かつ
    ダイビングの                気管支拡張剤で    気管支拡張剤で
    リスクなし                  <15%改善         >15%改善
                                管理は適切        管理は適切ではない
              │                     │                │
              ▼                     ▼                ▼
         喘息*¹を伴うダイビングの   喘息*¹を伴うダイビングの  喘息*¹を伴うダイビングの
         リスク説明                 リスクを説明              リスクを説明
         ダイビング禁止の忠告       治療によりダイビング許可   ダイビング禁止の忠告
              │                                              │
              ▼                                              ▼
         最新の治療や                                     最新の治療と
         検査を考慮                                       再検査を考慮
```

**図 5.3　喘息患者の潜水適性評価に関する対応についての診断チャート**
*¹適切なアドバイスについての議論は本文参照。*² 表 5.3 に記載されているステップ4の追加治療プロトコール。$FEV_1$：1秒量，FVC：努力性肺活量，PEF：呼気ピークフロー

ように指導するかである．正常の呼吸機能とは正常の肺機能を示しているが，気道は過敏反応を起こしうる．そして $FEV_1$ が正常であっても末梢気道抵抗は増大している[111]．この状況に対する理論的な診断としては，ダイビングと関連する何らかの気管支誘発試験により，希望者の現在の気管支の過敏反応を評価することである．

潜水医学検査としての気管支誘発試験の役割は，Thoracic Society of Australia and New Zealandにより見直されてきた[112]．いくつかの有用な試験について

の要約を表5.3に示した．

これらの試験は「直接法」と「間接法」に分類される．直接法とは気管支平滑筋のレセプターを直接刺激するメタコリンやヒスタミンなどの典型的な薬物をネブライザーで投与した前後に呼吸機能検査を行う方法である．これらの試験は実際には過敏反応を評価するもので，喘息に特異的なものではない[113]．高濃度の十分な量を投与された場合，ほとんどの人では気管支攣縮を伴った反応を示す．また，単独の試験に基づいて潜水適性を判断できる症例は明らかにされていない．わ

**表 5.3　気管支攣縮誘発試験の間接的な方法**

| 誘発試験 | 概　要 |
|---|---|
| 高張生理食塩水（4.5%） | 被験者は 4.5% の生理食塩水の噴霧を吸入する<br>段階的に吸入時間を延ばし，それぞれ時間測定 |
| 運動 | 10 分を超えない時間で，予測できる最大の 80% の運動量で走る<br>運動終了後 5 分で呼吸機能検査 |
| 乾燥空気での過呼吸 | 5% $CO_2$ を含む乾燥空気を室温で $FEV_1$（1 秒量）を基準に毎分 30 回の呼吸を 6 分間続ける |
| マンニトール | 高張生理食塩水と同様の浸透圧のマンニトールの乾燥パウダーを吸入する |

このような試験は適切な訓練と許可のもと行うべきである。

れわれが推奨するのは間接的な試験法である。すなわち，乾燥空気の過呼吸，運動そして高張液のネブライザーの前後での呼吸機能検査を含む方法である。多くの権威ある人々が受け入れているが，間接的な変化に対する陽性の反応としては，15% 以上の $FEV_1$ の減少である。同様の結果は，気管支拡張剤の投与での 15% 以上の改善からも導かれる。試験の選択はある程度現地の資源によるものである。しかし，運動や 4.5% 生理食塩水のいずれも，被験者を実際のダイビング中のような刺激に露出することに役立つ。実際，いずれダイビングを行う人がこれらの間接的試験に明らかに反応したあとに，ダイビング訓練から撤退することはあまりない。関係はすべて明らかである。他の利便性としては，副腎皮質ステロイドの吸入による治療は気管支の過敏反応を抑制し，効果は数週間以上続き，治療への反応に有用な指標となることである[114]。われわれの見解として強調するのは，間接法による気管支誘発試験で陽性となった人には，決してダイビングを許可できないということである。これらの状況下では，理論的に危険に関するカウンセリングを早期に行い，試験への反応を関係づけることである。われわれはまた，呼吸器専門医による治療アドバイスを求めたが満足していない人々や，表 5.2 に示されているような段階的な診断と治療手順により良好なコントロールを得られてきたが再試験に失望している人々を勇気づける。われわれが認めていることだが，気管支の過敏反応試験が陽性である喘息患者であっても，安全にダイビングを行っている場合があるとのデータがある[115]。しかしながら，ダイビング訓練前にそのような個人を診断し治療することは，実際に役立つものとわれわれは考えている。

現在，呼吸機能が正常で，気管支誘発試験も陰性の喘息患者はダイビングを許可されているかもしれないが，これは個人の健康状態の情報を与えるものではない。関連する 2 つの問題がある。それは①コントロールと症状の観察を継続すること，②発作を緩和する薬剤投与後どの程度でダイビング可能かという問題である。活動性の喘息がある者はみな，定期的にピークフローを測定することを強く勧められる。異なる意見としては，British Sub-Aqua Club のガイドラインで，ダイビングの期間に 1 日 2 回，呼気時のピークフロー率を測定し，最良の測定値の 10% 以上の低下をみたら，ダイビングを禁止するとしている[116]。また，喘息患者では，喘息発作を起こしたのち，どの程度の期間ダイビングを禁止するかについて異論が多い。Glanvill ら[106] によると，喘息をもつダイバー 100 人の活動について調査した結果，現在の British Sub-Aqua Club のガイドラインでは発作後 48 時間はダイビングを禁止している。最終的にわれわれが強く勧告するのは，発作解除薬剤の服用と直後のダイビングを禁止することであり，かつダイバーたちにこれを発作の活動期でもダイビングを許可するものととらえないようにカウンセリングすることである。

## 慢性気道障害

慢性気道障害とは，肺気腫と慢性閉塞性肺疾患を含む。運動耐性の障害のため，開始段階のダイビングにおける医学検査では明らかな慢性気道障害を伴う人はほとんどいない。無症状の被験者のなかには呼吸機能検査で慢性気道障害を指摘される者がいる。そのような被験者はダイビングのための身体的条件を満たさず，ダイビングには肺圧外傷の危険があると忠告されるべきである。これらの考えを的確に裏づける信頼できるエビデンスはないと思われるが，理論的には適切だといえる。

## 肺嚢胞性疾患，自然気胸と他の疾患

肺嚢胞性疾患や胸膜下のブレッブを有する者はダイ

**表5.4 拡張時の剪断力を伴うあるいは伴わないエアトラップに関連する呼吸疾患**

| ブラやブレッブあるいは特殊な<br>肺コンプライアンスを伴う疾患 | 注 |
|---|---|
| 自然気胸 | 肺尖部ブレッブに関連，2年以内の再発傾向<br>特に気圧ストレスがなくても発症 |
| 肺損傷や外傷性気胸を伴う穿通性胸部外傷 | 肺組織の瘢痕が剪断力による肺圧外傷を引き起こす可能性がある |
| 胸部外科で臓側胸膜を破る手術 | 肺組織の瘢痕が剪断力による肺圧外傷を引き起こす可能性がある |
| 間質性肺疾患（例：サルコイドーシス嚢胞性肺線維症） | エアトラップと関連，明らかな運動制限 |
| 結合織障害<br>（例：マルファン症候群，エーラス・ダンロス症候群） | 肺尖部ブレッブに関連<br>変化しやすい肺胞コンプライアンス |
| 感染症（例：結核） | 瘢痕の形成，特異なコンプライアンス，運動制限 |

これらの疾患をもつダイビング希望者は，一般的にダイビングは禁止が助言される。

ビング禁止と考えられている（表5.4）。もしこれらの病変が気道と交通していなければ，特に浮上時に肺胞や肺と胸壁間腔の気体膨張により肺圧外傷や動脈ガス塞栓症のリスクがある。このリスクの原因は大部分が理論的裏づけのある正確なデータに基づくものではないと思われる。

自然気胸は一般的にダイビングの絶対的禁忌と認識されている。再発を防ぐために2回目の発症後は外科的に縫縮術が行われる。そして，外科的な縫縮術は航空機の搭乗員において減圧性の肺損傷を減らすために長年行われてきた[117]。しかし，この処置がダイビングにおいて基本的に増大する気体容積の変化を防いだり，肺圧外傷が動脈ガス塞栓症を合併することを防ぐという信頼できるエビデンスはない。肺縫縮術で肺が虚脱する確率を減らすことはできるが，肺圧外傷を起こしうるブレッブを除去することはできない。自然気胸発症後のダイビングは，たとえ縫縮術を行ったとしても禁忌である。穿通性肺損傷，外傷性気胸，間質性肺疾患，壊死性肺炎や胸膜，特に肺手術を含む胸部手術などもまた，ダイビングを推奨できない病態と考えられている。理論的にはすべての肺内のいかなる瘢痕も均一でないコンプライアンスの部分をつくり出し，気体のトラップを進め，肺圧外傷を引き起こす可能性がある。この見解を裏づける臨床的エビデンスはほとんどない。しかし，正直なところ，リスク評価は理論的リスクと臨床的エビデンスの欠如を認識して行うべきである。外傷や手術で自然気胸を起こした熟練したダイバーへの助言を依頼された場合の1つの方法は，早めに上記のすべてのリスクについて話し合い，肺のいかなる大きさの瘢痕も診断するために高解析CTを行うことである。ダイビングに関するリスクと有益性についてダイバーに助言する際に，正常の高解析CT所見が得られたなら，肺圧外傷や動脈ガス塞栓症のリスクは軽減すると考えられてきた。しかし，これも完全に理論的評価である。

## ブレオマイシン

ブレオマイシンは抗腫瘍性抗生剤で，フリーラジカルの産生や血管新生の抑制により細胞毒性の効果を発揮する[118]。この薬剤の最も劇的な副作用は患者の20%に起こりうる肺炎で，初期の死亡率は25%という高率であった[119]。酸素とブレオマイシンの混合投与の実験で，酸素の補助的な使用は，原則的にこの合併症を進行させることが判明した[120]。ブレオマイシン投与後，補助的な酸素使用が長年にわたり肺線維症を起こしうることは広く知られているが，これはヒトによる臨床データに裏づけされたものではない[121,122]。高気圧酸素吸入とブレオマイシンに関連した肺障害の関係を立証することは困難であるが，ダイビング希望者たちにはこの薬剤の致死的な合併症についてアドバイスすること，そしてそのダイバーの主治医とダイビングについて話し合うことが大切である。

## ▶糖尿病

薬剤治療を必要とする糖尿病はダイビングの禁忌と考えられている。その理由としては，低血糖を起こすことがあり，虚血性心疾患のような致死性の合併症の頻度が高く，減圧症と誤診される糖尿病合併症を伴うためである[123-127]。しかし，1990年代後半から糖尿病罹患者のダイビングの禁止が徐々に緩和されてきた。いくつかの研究は，糖尿病のダイバーが個人で安全な血糖管理ができることを報告しており[124,127]，糖尿病患者が潜水医学会の支持がなくともレクリエーションダイビングに参加していることが明らかになった[128]。さ

らに適切な調査によれば，潜在的な偏見があるにもかかわらず，糖尿病患者のダイバーたちに起こりうる事故の確率は，糖尿病でないダイバーの確率と同様である[128,129]。2005年に開かれた専門家による治療方針についてのワークショップで，糖尿病患者がレクリエーションダイビングに参加することについて討議された。そして糖尿病のダイバーの選考と管理に関するガイドラインが公表された。内容は糖尿病患者にも妥当だと考えられるダイビングの範疇や，ダイビング当日の血糖値の管理などである[130]。選考と管理に関するガイドラインでは，ダイビング希望者は糖尿病に罹患していても，あらゆる点でダイビングに適正がなければならないと前置きされている。そして評価と毎年の検診で8段階の処置が推奨されている。これらのガイドラインに関する詳細な議論は本章の範疇を超えるものであるが，概括的な目的は糖尿病のダイビング希望者がさまざまストレスと低血糖反応の関係を理解することで，疾患を熟知することにある。具体的には，低血糖反応の進行が許容される範囲の低下であったり，ダイビングにとってリスクのある冠動脈疾患などの糖尿病の合併症がないことの理解である。糖尿病患者の潜水適正を評価する必要があるHBOTに従事する医師には，最近刊行されたガイドラインの購入を強く勧める[130]。

## ▶ 耳鼻咽喉科疾患

耳管を通じて中耳の耳抜きができない被験者に対しては，ダイビングを許可してはならない。また，鼻周辺の副鼻腔でも加圧時に骨蜂巣を通じて環境圧の均等化が行われなければならない。しかし，副鼻腔の圧均等化の能力を評価することは診察室では難しい。典型的には被験者が初めて海洋実習を行ったときに，副鼻腔の問題が出現する。中耳と副鼻腔の圧均等化が一時的にできない最も多い原因は，上気道感染である。慢性疾患の場合は外科的処置が必要となるため，耳鼻科医への紹介が最良である。ダイビングにおける聴力損失の潜在的な原因はいたって早期から指摘されていた。これらの原因には騒音への曝露，内耳の気圧外傷や減圧症のような障害がある。しばしば問題となるのは，以前から聴力損失がある被験者やダイバーにどのように説明するかということである。この状況で重症という定義に共通の理解はない。Farmer[131]によると，200～2,000Hzの会話レベルの周波数では20dB以上の聴力損失，あるいは会話識別スコアが90％以下に低下した場合には不適格となる。

実際にはこの推奨は職業ダイバーには必ずしもあてはまらない。というのも不適格というのは意味深であり，騒音性難聴はよくあることだからである。新たなダイビング希望者に明らかに以前からの聴力損失が見つかった場合は，ダイビングによってさらに聴力損失が進行する可能性があることを説明しなければならない。パイロットやミュージシャンのような職業にとっては聴力は大切なものであるから，たとえ彼らの聴力が正常であっても，潜在的にダイビングにより増悪する可能性があることを説明しなければならない。

聴力損失がある熟練のダイバーにはさらなるダイビング環境にさらされた場合の潜在的な問題を説明し，騒音環境での耳の保護についてアドバイスしなければならない。最終的には，一方の耳の聴力が完全にないダイビング希望者には一様にダイビングを許可しない。その理由は残っている正常な耳に何か起これば，完全に聴力を失うという最悪の事態を招くからである。いかなる耳の手術も，耳管機能の低下を招く可能性があることを被験者に伝えなければならない。ほとんどの潜水医学の専門医が認めていることであるが，鼓膜修復が成功し，耳管機能が正常であればダイビングは可能である。永続的な鼓膜穿孔や，鼓膜チューブが留置されたダイビング希望者にはダイビングを許可してはならない。その理由は中耳に海水が浸入したときに感染のリスクがあることや，カロリック刺激試験で問題が起きるからである。単純な乳様突起切除術は耳管機能を適度に温存するため，ダイビングは可能である。広範囲乳様突起切除術やその変法手術では中耳腔が開放性のため，ダイビングは許可できない。鐙骨切除術は内耳の気圧外傷のリスクが増大するため，長い間，ダイビングは禁忌と考えられてきた[3]。鐙骨切除術後にダイビングを行った22人のダイバーに関するレビュー[132]で，「鐙骨切除術はスクーバダイビングでは内耳の気圧外傷のリスクを増大させないように思われる」との結果が出た。われわれの意見は，この報告には相対的リスクが示されていないと考える。われわれはいまだ鐙骨切除術を受けた患者のダイビングは許可していない。蝸牛移植を受けた患者のダイビングは今まで経験がない。6ATA（絶対気圧：atmosphere absolute）の高気圧環境での試験では，移植器官には問題がなかった[133]。実際のダイビングでもそれらの使用を支持する話はある[134]。メニエール病やウイルス性迷路炎のように，めまいや失調を起こす前庭蝸牛器官の疾患ではダイビングは許可されない。しかし，迷路炎の発症が1度だけで完全に回復し

た者であれば，ダイビングは可能であるかもしれない。

中耳の気圧外傷後のダイビングへの復帰は，鼓膜が正常かどうか，耳鏡検査で異常所見はないか，あるいは耳管を使い中耳腔を加圧できるかどうか次第である。内耳の気圧外傷後のダイビング復帰もまた，完全回復かどうか次第である。しかし，再発の可能性が残るという懸念から議論が交わされている[135]。たとえば，耳管機能障害をもつダイバーが無理やりバルサルバ法で中耳腔の加圧を行った場合，おそらく内耳の圧障害が再発するリスクがある。そのようなダイバーには，耳管機能障害を改善する処置や治療を受けなければダイビングはできないということを説明したほうが賢明である。これに対して上気道感染による一過性の耳管機能障害のように，将来的に避けうる疾患を有するダイバーで，完全に回復した者ならばダイビング復帰は可能である。患者には再発のリスクと，最悪の場合，聴力喪失の可能性があることを説明しなければならない。独断的ではあるが，われわれはそのようなダイバーに対しては数カ月間はダイビング復帰を控えるように指導している。そしてリンパ瘻の術後はさらに長期の期間，ダイビング禁止としている。

### ▶ 神経学的疾患

てんかんは水中で発作が起きた場合は悲惨な結果を招くため，ダイビングは禁忌である。残念ながら日常行っている発作コントロールは，さまざまな発作の誘発刺激が存在する水中環境では役に立たない。これらの見解は多種多様なスポーツへのてんかん患者の参加を推奨している現代の研究者によっても広く受け入れられている[136]。熱性痙攣は小児期の発熱時にみられるもので器質的疾患ではなく，熱性痙攣の既往があってもダイビングは可能と判断される[137]。明らかな説明がつかない意識消失の既往がある場合は，精査が必要である。そして正常脳波検査を含めてんかんがないこと，また，心臓の不整脈のような他の明らかなリスクがないことを確認してから，適当な観察期間をおいたのちにダイビングを許可することが賢明である。

関連した問題に，重症頭部外傷の既往があり現在ダイビングを希望している患者の診断がある。軽症，中等症と重症の頭部外傷に関して，外傷後のてんかん発作の標準的な発生率は，これは一般人口のなかで初発でかつ誘発されない発生率を示しているが，それぞれ1.5％，2.9％，17％である[138]。重症頭部外傷後の標準的な発生率は受傷後1年で95％，1～4年で17％，5～9年で12％，10年以上で4％であった。この結果が示していることは，新たにてんかん発作の起こる最も危険な時期は受傷後1年であるが，そのリスクは明らかに5～10年のあいだは増加している。重症の外傷グループにおける新しい発作の累積的な可能性は，確実に1年で7％，5年で10％，そして10年で13％であった。これらのデータをもとに，われわれは重症の頭部外傷の既往がある患者はいかなるレクリエーションダイビングも許可しないようにしている。そして職業ダイバーでもそのような患者のダイビングは許可していない。骨折，打撲，出血，30分以上の意識消失や記憶喪失がない軽症の頭部外傷では，新たなてんかん発作の標準的な発生率は最初の1年で3.1％，次の4年間で2.1％，それ以降は一般人口に関しては新たな発作のリスクは増加しない。われわれの見解では，これらの数字からわかることであるが，絶対的なリスクは十分に小さく，リスクについて的確に説明されたダイビング希望者がダイビングに復帰することが多少遅れても十分に納得する数字である。保守的な患者，すなわちリスクを回避したい患者は5年間が妥当と考えるかもしれない。

前兆のない偏頭痛をもつ患者のダイビング許可の決定は，発症の頻度と重症度に基づいて行われるべきである。神経学的な「前兆」を伴う偏頭痛では，前兆の時期は減圧症と誤解されるかもしれない。そして結果的に不適切な救助や治療を招く。それ以上にダイビング中に起きた場合は安全を脅かすことがある。加えて，前兆を伴った偏頭痛と，通常はPFOを介した明らかな右-左心内シャントの存在は明らかに関連していると考えられてきた[139]。明らかなPFOと重症中枢神経型減圧症の関連は早い時期から論じられてきた。潜水医学に従事する医師は，この複雑な病態の相互関係をダイビング希望者に説明しなければならない。われわれの見解としては，これらの事実はダイビングを禁止するに十分な理由と考えられることである。しかし，適切なカウンセリング後に将来的にPFOのスクリーニングを受けるダイビング希望者は正当化される。なぜならPFO閉鎖の効果は，ダイビングの趣味の普及を推し進めるからである[140,141]。

### ▶ 肥　満

肥満は通常，BMI（body mass index）が30％以上と定義されている。肥満はダイビングでは不利である。なぜなら高血圧や虚血性心疾患などの予備軍であり，水中での運動能力を低下させるからである。そして何より長いあいだ，減圧症の危険因子として考え

られてきた[142]。ヒトのダイビングでの実験データから，ダイビング後の大きな気泡形成は，体脂肪率の増加に関与していることが判明した[59]。加えて，PolとWattelle[143]はすでに肥満が臨床的な減圧症の危険因子であると報告している。LamとYau[144]は932人の潜函工事従事者の多変量解析を行い減圧症の危険因子を決定したが，そのなかで肥満は減圧症発生率が2.2倍の単独の危険因子であることが判明した。しかし，反論するデータも文献では散見される。たとえば，Conkinら[63]によればBMIで低圧減圧症後の静脈気泡形成を予測することができなかった[58]。さらに1,742人の潜水訓練のプロたちを対象とした観察研究でも，減圧症のリスクと過剰な体重増加の関連は証明されなかった。ダイビングにおいて肥満は望ましいことではないと結論づけることは理に適ったことではあるが，リスクを除外するうえでBMIの閾値をどこに設定するかは明らかではない[145]。たとえ単純にBMIに基づいた除外が全く適正であったとしてもである。われわれが推奨するアプローチは，本章の初めにも記したようにダイビング中に必要な機能を分析し，その要求に応えることができるダイビング希望者の能力に基づいて行うものである。もしダイビング希望者がかなり肥満体であり，これらの要求に応えることができなければ，ダイビングは許可すべきではない。

また，肥満のダイバーに肥満が減圧症のリスクを増大させることを理論的に説明したり，安全なダイビング時間，深度，浮上速度などの潜水プロフィールについて助言することは大切である。

## ▶妊娠

妊娠中のダイビングは推奨できない。これは女性ダイバーの妊娠における不都合な合併症に関係している。具体的には悪心や嘔吐，妊娠後期にみられる運動能力の障害や付属器の位置変化に伴う腹壁緊張などがある[50]。しかし，最も危惧されていることは，高濃度酸素環境や減圧症などが胎児に障害を及ぼす最大のリスクであるということである。Undersea and Hyperbaric Medical Societyではこの問題に関してワークショップで議論し，正確なヒトでのエビデンスの集約を進めているが，これに対しては異論もある[146]。提供できるヒトのデータはほとんどない。妊娠中にダイビングを行った妊婦109人とダイビングを行わなかった妊婦69人の比較調査で，ダイビングを行った妊婦に高率に出産異常がみられたが，一般人口に占める割合の範囲内であった[147]。妊娠中のダイビングのリスクを定義できる信頼性のあるデータはない。そして妊娠中のダイビングを禁止している保守的な推奨はあやふやではあるが，適切な見解と考えられる。

## ▶精神疾患

うつ病，双極性障害や精神病の患者は大部分が個人的なエビデンスが理由でダイビングを禁止されている。これらのグループで特にリスクが高いというデータはないが，そのような患者は集中力や適切な潜水機能に欠け，さらに思いもかけない，予測できない行動にでることがある。おそらく現在，最も問題となる精神疾患は選択的セロトニン再取り込み阻害薬（selective serotonin reuptake inhibitors；SSRI）の投与を受けている軽症のうつ病と情緒障害である。治療中の精神障害にかかわるSSRI内服中のダイビングと，原則的な薬剤とダイビングの関係について考えてみよう。これらの薬剤は三環系抗うつ薬よりは作用が弱いが，意識朦朧の状態となることがあり，かつ特に過量投与では意識消失を起こすことがある[148]。しかしながら，これらの薬剤を多くのダイバーが内服しているにもかかわらず，ダイビングと薬剤についての問題を報告した刊行物はない。少なくとも1カ月間，SSRIを内服し，精神的なコントロールが良好で治療効果がみられており，その間に明らかな副作用の発現もなく，患者が理論的なリスクを理解し，受け入れている場合には，われわれは患者のダイビングを許可している。

## ▶病気後のダイビングへの復帰

一般的に病気の回復後のダイビングへの復帰は，安全なダイビングを行える機能的な能力が完全に回復したかどうかによる。ダイバーたちのなかで信じられているのは，外傷，手術の瘢痕や金属物の植え込みが局所灌流を乱し，減圧症を引き起こす可能性があるということである。この見解は完全に無視することはできないが，文献にはこの考えを支持するものはない。われわれが通常，ダイビングの復帰を許可するのは，治療に携わった医師とダイバーがダイビングの要求を十分に満たすことができるまでに傷害が完全に回復したとの同意に至ったときである。いかなる傷も完全に治癒しなければならない。減圧症後のダイビング復帰は，ダイバーが完全に回復するまでは許可されるべきではない[149]。そのため注意深い臨床的診察が大切であり，経過観察が必要である。たとえば，前庭末梢神経型減圧症後で無症状の経過のダイバーに，明らかに残存した異常が電気眼振計で検出されることがある[135]。さ

らにダイビング復帰は，ダイブテーブルやダイブコンピュータの安全制限内のダイビング後にみられた重症の中枢神経型減圧症のように，最初の発症がいかなる既存の疾病の素因も示唆しない場合に可能となる。これは潜水医学の専門家による経過観察が必要であり，右-左シャントを起こしうる PFO の精査のための経食道エコーによる気泡造影を含む経過観察を必要とする。完全な回復がみられ，再発のリスクがなければダイビング復帰は可能である。推奨されているのは最初の発症で，少なくとも治療後 1 カ月はダイビング禁止で，症状が軽症ならば最短で 24 時間のインターバルが必要と考えられる[149]。患者に類似した減圧症やさらに悪化した減圧症が再発しないという保証はない点について説明することは賢明である。もし患者がリスクを避けるなら，ダイビングを断念するかもしれない。経験豊富な潜水医学の専門家であれば，将来の発症に関するリスクを減らすためにダイビング方法についても助言するかもしれない。

　動脈ガス塞栓症では肺圧外傷の合併が疑われるが，診断の決定は肺圧外傷を引き起こす可能性がある既往症と，肺実質の瘢痕につながる肺圧外傷の存在がみられることである。これらの問題の精査は，高解析 CT スキャンのような技術を使って進められ，感受性と特異性に関する考えが議論されてきた。肺圧外傷を含む動脈ガス塞栓症後のダイビング復帰について万国共通の方針はない。われわれ独自のアプローチは，肺圧外傷が疑われたあとには，さらなるダイビングは禁止している。しかし，先天性あるいは続発性の解剖学的異常が存在する客観的エビデンスがなく，理論的リスクの説明を受けたあともダイバーが高い意識をもっている場合，われわれはダイビングを許可している。もう一度繰り返すが，少なくとも 1 カ月の休止期間が必要である。

## ▶高気圧チャンバーでの業務に関する適性

　高気圧チャンバーでの作業には加圧と減圧がある。驚くことではないが，潜水適性の多くの局面は高気圧チャンバーの入室者にも関連している。しかし，標準的な潜水適性の応用は度を越している。高気圧チャンバーで働く者は耳の気圧外傷や副鼻腔気圧外傷，肺圧外傷に罹患するリスクがある。しかし，チャンバーの圧変化は非常にゆっくりしたものであり，予期せぬ急速な圧変化を防ぐ優れた管理が可能なため，リスクはより低いものである。業務に従事する者は，チャンバーの圧環境で空気呼吸をしている。彼らは減圧症の危険にさらされているが，ダイビングと比較するとそのリスクを軽減する因子がある。チャンバー内で働く者はほとんど肉体労働は行わない。このことは彼らの不活性ガスの摂取を低下させる。減圧は緩徐で，高度に管理されている。そして彼らは不活性ガスを排出するために，減圧の後半で安全に 100％酸素を呼吸することができる。それにもかかわらず高気圧チャンバーの減圧時には，従事者にも静脈気泡が形成することがある[150]。そして減圧症例が発生する[151]。とはいえ，多くが通常は重症度からいうと軽症の部類である。

　心疾患に関しては，高気圧チャンバーの仕事は心筋への負担を考えると，実際の水中での業務よりも病棟業務によるものに近いので，スタッフにとって心筋への負担はさほど厳しいものではない。もし虚血性心疾患や他の心臓病の既往歴をもつ看護師が通常の病棟業務に問題がなければ，彼または彼女は高気圧チャンバー内での業務でも医学的適性はある。PFO に関してはダイバーに対すると同様の方法でアプローチすべきであるとわれわれは考えている。高気圧業務従事者の将来のリスクをスクリーニングする方法はないが，経食道エコーは中枢神経型や内耳型，皮膚型減圧症の既往があれば有用な手段となりうる。

　呼吸器系疾患に関しては，ダイビングにおいてよりも反応性の気道病変についての考察は少ない。チャンバー内では β 刺激剤の吸入薬の使用が可能である。そしてすでに述べたようにゆっくりとした減圧が可能なため，肺圧外傷の発生頻度は低い。ただし，喘息をもつ者は活動性の発作の期間はチャンバー業務は避けたほうがよい。そして，コントロール不良の喘息をもつ従事者や重症発作が明らかな者は完全に除外するべきである。さらに除外する必要があるのは自然気胸，サルコイドーシスのような肺実質の複雑な病気，明らかな肺囊胞性疾患の既往があったり，一側肺の場合などである。

　神経疾患に関しては，高気圧チャンバーの環境でのてんかんについて，いくつかの理論的考慮が必要である。高気圧治療の従事者は，治療の減圧時に 100％酸素を呼吸することを要求される。そしてこれらの酸素吸入の時間は減圧症のダイバーの再圧治療では延長されることがある。酸素中毒による意識消失の可能性を減らすために，酸素投与量は最小限にされる。しかし，発作の閾値に関して，いかなる既存の軽減処置を行ってもリスクは増大するかもしれない。この問題に関しては信頼できるデータは報告されていない。

　耳鼻咽喉科疾患に関しては，ダイビングでは当たり

前のことであるが，中耳腔や副鼻腔への圧の均等化の能力が絶対的に必要とされる。われわれが推奨するのはダイビングでも同様であるが，鐙骨切除術である。これにより高気圧業務が可能となる。これに対して広範囲の乳様突起切除術は，おそらく高気圧環境への曝露は禁忌ではない。なぜなら水中環境ではなく，浸水のリスクがないからである。

## REFERENCES

1. Brubakk AO, Neuman TS (eds): Bennett and Elliott's Physiology and Medicine of Diving, 5th ed. London, Saunders Publishers, 2003.
2. Russi EW : Diving and the risk of barotrauma. Thorax 53 : S20-S24, 1998.
3. Bove AA : Fitness to dive. In : Brubakk AO, Neuman TS (eds): Bennett and Elliott's Physiology and Medicine of Diving, 5th ed. London, Saunders Publishers, 2003, pp 700-717.
4. Navy Department : US Navy Diving Manual Volume 1 Revision 3 : Air Diving. Washington, DC, US Government Printing Office, 1996.
5. Elliott D, Edge C : Restricted diving for the unfit. SPUMS J 31 : 41-44, 2001.
6. Gorman DF : From police to health advisor : The evolution of modern occupational health surveillance. SPUMS J 33 : 134-139, 2003.
7. Maron BJ, Mitten MJ, Quandt EK, et al : Competitive athletes with cardiovascular disease — the case of Nicholas Knapp. N Engl J Med 339 : 1632-1635, 1998.
8. Bennett MH : Designing a recreational diving medical for the 21st century. SPUMS J 34 : 150-152, 2004.
9. Gorman D : Where to for occupational medicine? Int Med J 34 : 449-450, 2004.
10. Moller L : Risk perception — the behavioral reaction to health risks. In : Moller L (ed): Environmental Medicine. Stockholm, Karolinska Institute, 2001, pp 386-404.
11. Richardson D : The RSTC medical statement and candidate screening model. SPUMS J 30 : 210-213, 2000.
12. Glen S, White S, Douglas J : Medical supervision of sport diving in Scotland : Reassessing the need for routine medical examinations. Br J Sports Med 34 : 375-378, 2000.
13. Glen S : Three year follow up of a self certification system for the assessment of fitness to dive in Scotland. Br J Sports Med 38 : 754-757, 2004.
14. Maron BJ : Sudden death in young athletes — lessons from the Hank Gathers affair. N Engl J Med 329 : 55-57, 1993.
15. Edmonds C : The Mickey Mouse Medical. SPUMS J 16 : 3-4, 1986.
16. Ornhagen H : Heath assessment for recreational diving requires special medical competence. Lakartidningen 101 : 780-786, 2004.
17. Simpson G, Roomes S : Scuba diving medicine examinations in practice : A postal survey. Med J Aust 171 : 584-586, 1999.
18. Coren S : The law and the diving professional. Santa Ana, Calif, Professional Association of Diving Instructors, 1985.
19. Lehm J, Bennett MH : Predictors of middle ear barotrauma associated with hyperbaric oxygen therapy. SPUMS J 33 : 127-133, 2003.
20. Uzun C, Adali MK, Tas A, et al : Use of the nine-step inflation/deflation test as a predictor of middle ear barotraumas in sports scuba divers. Br J Audiol 34 : 153-163, 2000.
21. Bluestone CD : Assessment of Eustachian tube function. In : Jerger J (ed): Handbook of Clinical Impedance Audiometry. New York, American Electromedics Corporation, 1975, pp 127-148.
22. Sim RJ, Youngs RP : Otolaryngological requirements for recreational self-contained underwater breathing apparatus (SCUBA) diving. J Laryngol Otol 121 : 306-311, 2007.
23. Shupak A, Sharoni Z, Ostfeld E, et al : Pressure chamber tympanometry in diving candidates. Ann Otol Rhinol Laryngol 100 : 658-660, 1991.
24. Fitzgerald B : A review of the sharpened Romberg test in diving medicine. SPUMS J 26 : 142-146, 1996.
25. Lee C-T : Sharpening the sharpened Romberg. SPUMS J 28 : 125-132, 1998.
26. Molvaer OI, Albrektsen G : Hearing deterioration in professional divers : An epidemiological study. Undersea Biomed Res 17 : 231-246, 1990.
27. Klingmann C, Knauth M, Reis S, et al : Hearing threshold in sport divers : Is diving really a hazard for inner ear function? Arch Otolaryngol Head Neck Surg 130 : 221-225, 2004.
28. Taylor DM, Lippmann J, Smith D : The absence of hearing loss in otologically asymptomatic recreational scuba divers. Undersea Hyperb Med 33 : 135-141, 2006.
29. Benton PJ, Francis TJ, Pethybridge RJ : Spirometric indices and the risk of pulmonary barotrauma in submarine escape training. Undersea Hyperb Med 26 : 213-217, 1999.
30. Tetzlaff K, Reuter M, Leplow B, et al : Risk factors for pulmonary barotrauma in divers. Chest 112 : 654-659, 1997.
31. Neuman TS, Clausen JL : Recommend caution in defining risk factors for barotrauma in divers. Chest 114 : 1791-1792, 1998.
32. Leitch DR, Green RD : Recurrent pulmonary barotraumas. Aviat Space Environ Med 57 : 1039-1043, 1986.
33. Yildiz S, Ay H, Gunay A, et al : Submarine escape from depths of 30 and 60 feet : 41,183 training ascents without serious injury. Aviat Space Environ Med 75 : 269-271, 2004.
34. Denison DM : Lung function testing of divers. In : Elliott DH (ed): Medical Assessment of Fitness to Dive. Surrey, UK, Biomedical Seminars, 1995, pp 123-133.
35. Linaweaver PG : Commentary in discussion following presentation by O'Hara. In : Vorosmarti J (ed): Fitness to Dive : Proceedings of the Thirty Fourth Undersea and Hyperbaric Medical Society Workshop. Bethesda, Md, Undersea and Hyperbaric Medical Society, 1987, pp 66-67.
36. Mellem H, Emhjellen S, Horgen O : Pulmonary barotrauma and arterial gas embolism caused by an emphysematous bulla in a SCUBA diver. Aviat Space Environ Med 61 : 559-562, 1990.
37. Miller IL : Should computed tomography of the chest be recommended in the medical certification of professional divers? Br J Sports Med 38 : 2-3, 2004.
38. Farmer J : Commentary in discussion following presentation by O'Hara. In : Vorosmarti J (ed): Fitness to Dive : Proceedings of the Thirty Fourth Undersea and Hyperbaric Medical Society Workshop. Bethesda Md, Undersea and Hyperbaric Medical Society, 1987, pp 67.
39. Toklu AS, Kiyan E, Aktas S, et al : Should computed chest to-

mography be recommended in the certification of professional divers? A report of three cases with pulmonary air cysts. Occup Environ Med 60：606-608, 2003.
40. Acott CJ：Prolonged QT syndrome：A probable cause of a drowning death in a recreational scuba diver. SPUMS J 34：209-213, 2004.
41. Short B：Electrocardiographic abnormalities in young athletes and scuba divers［letter］. SPUMS J 35：109, 2005.
42. Elliott DH：Medical evaluation of working divers. In：Bove AA（ed）：Bove and Davis' Diving Medicine, 4th ed. Philadelphia, Saunders Publishers, 2004, p 538.
43. Wilmshurst P：Cardiological investigation and assessment （Discussion following paper）. In：Elliott DH（ed）：Medical Assessment of Fitness to Dive. Surrey, UK, Biomedical Seminars, 1995, p 91.
44. Risberg J：Haematology. In：Elliott DH（ed）：Medical Assessment of Fitness to Dive. Surrey, UK, Biomedical Seminars, 1995, pp 190-192.
45. Discussion following presentation by Risberg. In：Elliott DH（ed）：Medical Assessment of Fitness to Dive. Surrey, UK, Biomedical Seminars, 1995, pp 193-196.
46. Medical Research Council — Decompression Sickness Panel：Decompression sickness and aseptic necrosis of bone. Investigations carried out during and after the construction of the Tyne Road Tunnel（1962-1966）. Br J Indust Med 28：1-21, 1971.
47. Elliott DH：Commentary following presentation by McCallum. In：Elliott DH, ed. Medical Assessment of Fitness to Dive. Surrey, UK, Biomedical Seminars, 1995, p 189.
48. Johnson W：Osteonecrosis as it concerns the insurance underwriter. In：Beckman EL, Elliott DH（eds）：Dysbarism-Related Osteonecrosis. Proceedings of a Symposium on Dysbaric Osteonecrosis. Washington, DC, National Institute for Occupational Safety and Health, 1972, pp 233-234.
49. Jones JP, Neuman TS：Dysbaric osteonecrosis. In：Brubakk AO, Neuman TS（eds）：Bennett and Elliott's Physiology and Medicine of Diving, 5th ed. London, Saunders Publishers, 2003, pp 659-679.
50. Parker JL：The Sports Diving Medical. Melbourne, JL Publications, 2002.
51. Gorman D：Health surveillance in the 21st century. SPUMS J 31：39-41, 2001.
52. Walker R：How old is old enough? SPUMS J 33：78-80, 2003.
53. Tsung JW, Chou KJ, Martinez C, et al：An adolescent scuba diver with 2 episodes of diving-related injuries requiring hyperbaric oxygen recompression therapy：A case report with medical considerations for child and adolescent scuba divers. Pediatr Emerg Care 21：681-686, 2005.
54. Mitchell S：Children in diving：How young is too young? SPUMS J 33：81-83, 2003.
55. Richardson D：Children and diving：The recreational-diving training perspective. SPUMS J 33：83-89, 2003.
56. Vandenhoven G, Collard F, Schamp S：Children and diving：Medical aspects. Eight years sports medical follow-up of the first scuba diving club for children in Belgium. SPUMS J 33：70-73, 2003.
57. Caruso JL, Bove AA, Uguccioni DM, et al：Recreational diving deaths associated with cardiovascular disease：Epidemiology and recommendations for pre-participation screening. Undersea Hyperb Med 28（supp）：75-76, 2001.
58. Conkin J, Powell MR, Gernhardt ML：Age affects severity of venous gas emboli on decompression from 14.7 to 4.3 psia. Aviat Space Environ Med 74：1142-1150, 2003.
59. Carturan D, Boussuges A, Vanuxem P, et al：Ascent rate, age, maximal oxygen uptake, adiposity, and circulating venous bubbles after diving. J Appl Physiol 93：1349-1356, 2002.
60. Dunford RG, Vann RD, Gerth WA, et al：The incidence of venous gas emboli in recreational diving. Undersea Hyperb Med 29：247-259, 2002.
61. Sulaiman ZM, Pilmanis AA, O'Connor RB：Relationship between age and susceptibility to altitude decompression sickness. Aviat Space Environ Med 68：695-698, 1997.
62. Bradley ME：Metabolic considerations. In：Vorosmarti J（ed）：Fitness to Dive. Proceedings of the Thirty Fourth Undersea and Hyperbaric Medical Society Workshop. Bethesda, Md, Undersea and Hyperbaric Medical Society, 1987, pp 98-104.
63. Hagberg M, Ornhagen H：Incidence and risk factors for symptoms of decompression sickness among male and female dive masters and instructors — a retrospective cohort study. Undersea Hyperb Med 30：93-102, 2003.
64. DAN—Diver's Alert Network. Report on Decompression Illness, Diving Fatalities and Project Dive Exploration（based on 2002 data）. Durham, NC, Diver's Alert Network, 2004, p 87.
65. L'Italien G, Ford I, Norrie J, et al：The cardiovascular event reduction tool（CERT）：A simplified cardiac risk prediction model developed from the West of Scotland Coronary Prevention Study（WOSCOPS）. Am J Cardiol 85：720-724, 2000.
66. Bove AA：Cardiovascular problems and diving. SPUMS J 26：178-186, 1996.
67. Grindlay J, Mitchell S：Isolated pulmonary oedema associated with scuba diving. Emerg Med 11：272-276, 1999.
68. Cross MR：Cardiovascular problems commonly found in divers. In：Elliott DH（ed）：Medical Assessment of Fitness to Dive. Surrey, UK, Biomedical Seminars, 1995, pp 77-83.
69. Broome JR, Dick EJ, Axley MJ, et al：Spinal cord hemorrhage in short latency decompression illness coincides with early recompression. Undersea Hyperb Med 22(supp)：35, 1995.
70. Wilmshurst PT, Crowther A, Nuri M, et al：Cold-induced pulmonary oedema in scuba divers and swimmers and subsequent development of hypertension. Lancet i：62-65, 1989.
71. Hagen PT, Scholz DG, Edwards WD：Incidence and size of patent foramen ovale during the first 10 decades of life：An autopsy study of 965 normal hearts. Mayo Clin Proc 59：17-20, 1984.
72. Pinto FJ：When and how to diagnose a patent foramen ovale. Heart 91：438-440, 2005.
73. Cross SJ, Evans SA, Thomson LF, et al：Safety of subaqua diving with a patent foramen ovale. Br Med J 304：481-482, 1992.
74. Butler BD, Hills BA：The lung as a filter for microbubbles. J Appl Physiol 47：537-543, 1979.
75. Moon RE, Camporesi EM, Kisslo JA：Patent foramen ovale and decompression sickness in divers. Lancet i：513-514, 1989.
76. Wilmshurst PT, Byrne JC, Webb-Peploe MM：Relation between interatrial shunts and decompression sickness in divers. Lancet 334：1302-1306, 1989.
77. Germonpre P, Dendale P, Unger P, et al：Patent foramen ovale and decompression sickness in sports divers. J Appl Physiol 84：1622-1626, 1998.
78. Wilmshurst P, Bryson P：Relationship between the clinical

features of neurological decompression illness and its causes. Clin Sci 99 : 65-75, 2000.
79. Wilmshurst PT, Pearson MJ, Walsh KP, et al : Relationship between right to left shunts and cutaneous decompression illness. Clin Sci 100 : 539-542, 2001.
80. Cantais E, Louge P, Suppini A, et al : Right-to-left shunt and risk of decompression illness with cochleovestibular and cerebral symptoms in divers : Case control study in 101 consecutive dive accidents. Crit Care Med 31 : 84-88, 2003.
81. Klingmann C, Benton PJ, Ringleb PA, et al : Embolic ear decompression illness : Correlation with a right-to-left shunt. Laryngoscope 113 : 1356-1361, 2003.
82. Torti SR, Billinger M, Schwerzmann M, et al : Risk of decompression illness among 230 divers in relation to the presence and size of patent foramen ovale. Eur Heart J 25 : 1014-1020, 2004.
83. Reul J, Weis J, Jung A, et al : Central nervous system lesions and cervical disc herniations in amateur divers. Lancet 345 : 1403-1405, 1995.
84. Knauth M, Ries S, Pohimann S, et al : Cohort study of multiple brain lesions in sport divers : A role of a patent foramen ovale. BMJ 314 : 701-705, 1997.
85. Schwerzmann M, Seiler C, Lipp E, et al : Relation between directly detected patient foramen ovale and ischemic brain lesions in sport divers. Ann Intern Med 134 : 21-24, 2001.
86. Schuchlenz HW, Weihs W, Horner S, et al : The association between the diameter of a patent foramen ovale and the risk of embolic cerebrovascular events. Am J Med 109 : 456-462, 2000.
87. Ries S, Knauth M, Daffertshofer M, et al : Echocontrast TCD-testing for patent foramen ovale in sports divers : A useful test to estimate the risk of accumulating brain lesions. Neurology 50(suppl 4) : A445, 1998.
88. Walsh KP, Wilmshurst PT, Morrison WL : Transcatheter close of patent foramen ovale using the Amplatzer septal occluder to prevent recurrence of neurological decompression illness in divers. Heart 81 : 257-261, 1999.
89. Moon RE, Bove AA : Transcatheter occlusion of patent foramen ovale : A prevention for decompression illness? Undersea Hyperb Med 31 : 271-274, 2004.
90. Ladd G, Stepan V, Stevens L : The Abacus Project : Establishing the risk of recreational scuba death and decompression illness. SPUMS J 32 : 124-128, 2002.
91. Gardner M, Forbes C, Mitchell SJ : One hundred cases of decompression illness treated in New Zealand during 1995. SPUMS J 26 : 222-226, 1996.
92. Ries S, Knauth M, Kern R, et al : Arterial gas embolism after decompression : Correlation with right-to-left shunting. Neurology 52 : 401-404, 1999.
93. Bove AA : Risk of decompression sickness with patent foramen ovale. Undersea Hyperb Med 25 : 175-178, 1998.
94. Daniel WG, Erbel R, Kasper W, et al : Safety of transesophageal echocardiography. A multicenter study of 10,419 examinations. Circulation 83 : 817-821, 1991.
95. Balestra C, Germonpre P, Marroni A : Intrathoracic pressure changes after Valsalva strain and other maneuvers : Implications for divers with patent foramen ovale. Undersea Hyperb Med 25 : 171-174, 1998.
96. Berdat PA, Chatterjee T, Pfammatter JP, et al : Surgical management of complications after transcatheter closure of an atrial septal defect or patent foramen ovale. J Thorac Cardiovasc Surg 120 : 1034-1039, 2000.
97. Van Hoesen K, Neuman T : Asthma and SCUBA diving. Immunol Allergy Clin North Am 16 : 917-928, 1996.
98. Elliott DH (ed) : Are asthmatics fit to dive? Bethesda, Md, Undersea and Hyperbaric Medical Society, 1996.
99. Gorman D, Veale A : SPUMS policy on asthma and fitness for diving, 1996. SPUMS online. Available at : http://www.spums.org.au/spums_policy/spums_policy_on_asthma_and_fitness_for_diving. Accessed December 20, 2007.
100. Bove A, Neuman T, Kelsen S : Observations on asthma in the recreational diving population. Undersea Biomed Res 19(suppl) : 18, 1992.
101. Farrell PJ, Glanvill P : Diving practices of scuba divers with asthma. BMJ 300 : 166, 1990.
102. Corson KS, Dovenbarger JA, Moon RE, et al : Risk assessment of asthma for decompression illness. Undersea Biomed Res 18 : 16-17, 1991.
103. Neuman TS, Bove AA, O'Connor RD, et al : Asthma and diving. Ann Allergy 73 : 344-350, 1994.
104. Dovenbarger JA : DAN Annual Report on Diving Accidents and Fatalities. Durham, NC, Divers Alert Network, 1996.
105. Koehle M, Lloyd-Smith R, McKenzie D, et al : Asthma and recreational SCUBA diving : A systematic review. Sports Med 33 : 109-116, 2003.
106. Glanvill P, St Leger Dowse M, Bryson P : A longitudinal cohort study of divers with asthma : Diving habits and asthma health issues. SPUMS J 35 : 18-22, 2005.
107. Edmonds CJ : Asthma and diving. SPUMS J 21 : 70-74, 1991.
108. Corson KS, Moon RE, Nealen ML, et al : A survey of diving asthmatics. Undersea Biomed Res 19 : 18-19, 1992.
109. Miller-Larsson A, Selroos O : Advances in asthma and COPD treatment : Combination therapy with inhaled corticosteroids and long-acting beta 2-agonists. Curr Pharm Des 12 : 3261-3279, 2006.
110. Global Initiative for Asthma (GINA) : Global strategy for asthma management and prevention. Bethesda, Md, National Heart, Lung and Blood Institute (NHLBI), 2006.
111. Bousquet J, Jeffery PK, Busse WW, et al : Asthma. From bronchoconstriction to airways inflammation and remodeling. Am J Respir Crit Care Med 161 : 1720-1745, 2000.
112. Anderson SD, Wong R, Bennett M, et al : Summary of knowledge and thinking about asthma and diving since 1993. Discussion paper for the Thoracic Society of Australia and New Zealand, November 2004. Diving Hyperb Med 36 : 12-18, 2006.
113. Zhong NS, Chen RC, Yang MO, et al : Is asymptomatic bronchial hyperresponsiveness an indication of potential asthma? A two-year follow-up of young students with bronchial hyperresponsiveness. Chest 102 : 1104-1109, 1992.
114. Koskela HO, Hyvarinen L, Brannan JD, et al : Responsiveness to three bronchial provocation tests in patients with asthma. Chest 124 : 2171-2177, 2003.
115. Anderson SD, Brannan J, Trevillion L, et al : Lung function and bronchial provocation tests for intending divers with a history of asthma. SPUMS J 25 : 233-248, 1995.
116. British Thoracic Society Fitness to Dive Group : British Thoracic Society guidelines on respiratory aspects of fitness for diving. Thorax 58 : 3-13, 2003.
117. North JH Jr : Thoracoscopic management of spontaneous pneumothorax allows prompt return to aviation duties. Aviat

Space Environ Med 65：1128-1129, 1994.
118. Chow LM, Nathan PC, Hodgson DC, et al：Survival and late effects in children with Hodgkin's lymphoma treated with MOPP/ABV and low-dose, extended-field irradiation. J Clin Oncol 24：5735-5741, 2006.
119. Martin WG, Ristow KM, Habermann TM, et al：Bleomycin pulmonary toxicity has a negative impact on the outcome of patients with Hodgkin's lymphoma. J Clin Oncol 23：7614-7620, 2005.
120. Tryka AF, Skornik WA, Godleski JJ, et al：Potentiation of bleomycin-induced lung injury by exposure to 70% oxygen. Morphologic assessment. Am Rev Respir Dis 126：1074-1079, 1982.
121. Donat SM, Levy DA：Bleomycin associated pulmonary toxicity：Is perioperative oxygen restriction necessary？ J Urol 160：1347-1352, 1998.
122. Douglas MJ, Coppin CM：Bleomycin and subsequent anaesthesia：A retrospective study at Vancouver General Hospital. Can Anaesth Soc J 27：449-452, 1980.
123. Taylor L, Mitchell S：Diabetes as a contraindication to diving：Should old dogma give way to new evidence？ SPUMS J 31：44-50, 2001.
124. Dear Gde L, Pollock NW, Uguccioni DM, et al：Plasma glucose responses in recreational divers with insulin requiring diabetes. Undersea Hyper Med 31：291-301, 2004.
125. Thomas R, McKenzie B：The Diver's Medical Comp-anion. Sydney, Diving Medical Centre, 1981, p 137.
126. Betts JC：Diabetes and diving. Pressure June：2-3, 1983.
127. Lerch M, Lutrop C, Thurm U：Diabetes and diving：Can the risk of hypoglycemia be banned？ SPUMS J 26：62-66, 1996.
128. Dear Gde L, Dovenbarger JA, Corson KS, et al：Diabetes among recreational divers. Undersea Hyperb Med 21(supp)：94, 1994.
129. Edge CJ, St Leger Dowse M, Bryson P：Scuba diving with diabetes mellitus — the UK experience 1991-2001. Undersea Hyperb Med 32：27-38, 2005.
130. Pollock NW, Uguccioni DM, Dear G deL (eds)：Diabetes and Recreational Diving：Guidelines for the Future. Proceedings of the Undersea and Hyperbaric Medical Society/Divers Alert Network 2005 Workshop. Durham, NC, Divers Alert Network, 2005, pp 1-4.
131. Farmer JC：ENT considerations：Otolaryngologic standards for diving. In：Vorosmarti J (ed)：Fitness to Dive：Proceedings of the Thirty Fourth Workshop of the Undersea and Hyperbaric Medical Society. Bethesda, Md, Undersea and Hyperbaric Medicalz Society, 1987, pp 70-79.
132. House JW, Toh EH, Perez A：Diving after stapedectomy：Clinical experience and recommendations. Otolaryngol Head Neck Surg 125：256-260, 2001.
133. Backous DD, Dunford RG, Segel P, et al：Effects of hyperbaric exposure on the integrity of the internal components of commercially available cochlear implant systems. Otol Neurotol 23：463-467, 2002.
134. Kompis M, Vibert D, Senn P, et al：Scuba diving with cochlear implants. Ann Otol Rhinol Laryngol 112：425-427, 2003.
135. Shupak A, Gil A, Nachum Z, et al：Inner ear decompression sickness and inner ear barotrauma in recreational divers：A long-term follow up. Laryngoscope 113：2141-2147, 2003.
136. Howard GM, Radloff M, Sevier TL：Epilepsy and sports participation. Curr Sports Med Rep 3：15-19, 2004.
137. Berg AT, Testa FM, Levy SR, et al：The epidemiology of epilepsy. Past, present and future. Neurol Clin 14：383-398, 1996.
138. Annegers JF, Hauser WA, Coan SP, et al：A population-based study of seizures after traumatic brain injuries. N Engl J Med 338：20-24, 1998.
139. Wilmshurst P, Nightingale S：Relationship between migraine and cardiac and pulmonary right-to-left shunts. Clin Sci (Lond) 100：215-220, 2001.
140. Giardini A, Donti A, Formigari R, et al：Transcatheter patent foramen ovale closure mitigates aura migraine headaches abolishing spontaneous right-to-left shunting. Am Heart J 151：922.e1-e5, 2006.
141. Evans RW, Wilmshurst P, Nightingale S：Is cardiac evaluation for a possible right-to-left shunt indicated in a scuba diver with migraine with aura？ Headache 43：294-295, 2003.
142. Mouret GM：Obesity and diving. Diving Hyperb Med 36：145-147, 2006.
143. Pol B, Wattelle T：Memoire sur les effets de la compression de l'air appliqué au creusements des puits a houille. Ann Hyg Lang Fr Med Twtr I：241-279, 1854.
144. Lam TH, Yau KP：Analysis of some individual risk factors for decompression sickness in Hong Kong. Undersea Biomed Res 16：283-292, 1989.
145. McCallum RI, Petrie A：Optimum weights for commercial divers. Br J Ind Med 41：275-278, 1984.
146. Kent MB (ed)：Effects of Diving on Pregnancy. Proceedings of the 19th Workshop of the Undersea and Hyperbaric Medical Society. Bethesda, Md, Undersea and Hyperbaric Medical Society, 1978.
147. Bolton M：Scuba diving and fetal well-being：A survey of 208 women. Undersea Biomed Res 7：183-189, 1980.
148. Cuenca PJ, Holt KR, Hoefle JD：Seizure secondary to citalopram overdose. J Emerg Med 26：177-181, 2004.
149. Francis TJR：Criteria for return after decompression illness. In：Elliott DH (ed)：Medical Assessment of Fitness to Dive. Surrey, UK, Biomedical Seminars, 1995, p 262.
150. Risberg J, Englund M, Aanderud L, et al：Venous gas embolism in chamber attendants after hyperbaric exposure. Undersea Hyperb Med 31：417-429, 2004.
151. Sheffield PJ, Pirone CJ：Decompression sickness in inside attendants. In：Workman WT (ed)：Hyperbaric Facility Safety：A Practical Guide. Flagstaff, Ariz, Best Publishing, 2003, pp 643-663.

# Chapter 6 新生児と小児患者への高気圧酸素治療

### この章の概要

**小児疾患の治療で使用される装置**
　乳児，小児への酸素供給と人工呼吸
　気道管理
　モニター装置
　薬剤と輸液管理
　体温調節
　新生児および小児用の高気圧チャンバー
**高気圧酸素治療に承認されている適応**
　急性一酸化炭素中毒
　　急性一酸化炭素中毒の臨床徴候と症状
　　遅発性神経学的後遺症の症状
　　一酸化炭素中毒の妊婦と胎児の影響に対する治療
　クロストリジウム性筋壊死（ガス壊疽）と壊死性軟部組織感染症
　　壊死性筋膜炎
　　劇症型紫斑
　ガス塞栓症：大脳動脈ガス塞栓症
　難治性骨髄炎
　減圧症
　異常失血（貧血）
　頭蓋内膿瘍
　放射線と癌関連合併症
**高気圧酸素治療の適応として承認されていない疾患**
　低酸素性虚血性脳症
　小児肝移植後の肝動脈血栓症
　脳性麻痺
　自閉症の高気圧酸素治療
**小児患者での高気圧酸素治療に関連して報告された副作用と合併症**
　低体温と高体温
　搬送にかかわる合併症
**高気圧酸素治療前の患者の準備**
**海外における小児患者への高気圧酸素治療の報告**
　ロシアの臨床使用経験の報告
　トルコ
　イスラエル
　アメリカ
　カナダ
　スイス，オーストリア，ドイツ
**まとめ**

　新生児や小児患者では一般に急性・慢性疾患で高気圧酸素が使用される。本章では，高気圧酸素治療（hyperbaric oxygen therapy；HBOT）の適応として，科学的な根拠が確立されたものと経験的な適応で行われているものを振り返る。さらに，諸外国や個々のHBOTセンターから得られた経験をHBOTの異質な使用例として検証する。成人患者では多くの研究がなされているが，小児へのHBOTの適応は，乳児や小児での研究をもとに確立されているわけではない。

　過去20年間，HBOTの適応は，短期，長期での有用性に対する科学的な根拠を確立するために，厳密な手法で治療適応の基準となるリストが検討され始めている。

　本章の目的は，①新生児や小児の医療チームに高気圧酸素関係の技師チームと同様，HBOTの適応に関する基礎的な知識を提供し，それによって彼らが小児患者の適応を検討できるようにすること，そして②新生児や小児患者にHBOTを行うときに，高気圧チャンバー内で特に必要になることを明確にすることである。

　新生児，乳児，小児，あるいは思春期小児にHBOTが適応となる場合は，これらの患者を治療するうえで，高気圧チャンバー内で特別に必要な準備も含め十分なケアをするために，小児医療チームと高気圧酸素チームとの協働作業が不可欠である。

　小児へのHBOTについては，小児医療文献，HBOT文献，あるいは一般的医学文献として多数の報告がある。しかしながら，高気圧チャンバーにおける小児患者への特異なアプローチを幅広く考察した文献はほとんどない[1-4]。

　小児医療のあらゆる領域，一般小児科医，小児ICU，NICU，小児外科医，整形外科医などの領域にもHBOTで効果を得られる病態が存在する。

　本章では，小児科医と高気圧チャンバーのスタッフとの協働作業の重要性を強調したい。この協働作業は，小児科医がHBOTが有効である病態を認識できるような診療科，救急診療科，小児ICU，NICUで始まる。この作業は治療中，個々の事情に応じて小児患者，特に重症患者を適切に管理するうえでも重要である。

　近代の臨床経験と過去のレビューに基づいた，小児

患者にも妥当とされるHBOTの適応が、多くの出版物[2-5]にリストアップされている。しかし、Undersea and Hyperbaric Medical Society（UHMS；http://www.uhms.org/Indications/indications.htm）によって承認された「HBOT適応リスト」は、すべて新生児や小児にも適応とされている。しかし、新生児や小児の治療にかかわる特別の科学的委員会あるいは専門家委員会からHBOTに関して勧告が出されたことはない、ということを明言しておく必要がある。既存の研究報告をレビューしたもので優れているのは、Database of Randomized Controlled Trials in Hyperbaric Medicineである。本章ではこのテキストの出版にあたり、HBOTの正当性をどのレベルのエビデンスが証明するのかを明確化し、小児のHBOT経験をもつさまざまな施設からの情報を概説することで、現在のHBOTの成果をまとめることを試みた。

　残念ながら、小児患者においてエビデンスに基づいたHBOTが行われているケースは多くはない。ほとんどの場合、何らかの急性疾患で生命を脅かす状況によりHBOTが適応になるケース（広範な空気塞栓、ガス壊疽）の実数は少ない。そのため、ランダム化比較試験を行うのは多くの施設で困難である。この状況に対して、HBOTについて施設間の共同研究作業を行うことも必要であろう。一方、相対的に頻度の高い一酸化炭素中毒、あるいは慢性、亜急性の状態では状況は異なり、確かなデザインの臨床研究を行うことが可能である。小児患者にとっては、エビデンスに基づいたHBOTの利用と管理ができるような、臨床的・科学的根拠を早急に確立することが必要である。

# 小児疾患の治療で使用される装置

## ▶ 乳児、小児への酸素供給と人工呼吸

　チャンバー内での酸素投与はさまざまな方法で行われている。高気圧環境下で酸素を投与する際の主たる懸念の1つは、酸素濃度の上昇に伴い多人数用チャンバー内で汚染が生じる危険である。多くの装置は、治療に非協力的な乳児や小児への治療を行う場合でも、汚染を予防できるように工夫されている。

酸素フード：これは一般に、大人や小児の治療に非協力的な患者、顔の変形をきたしている患者などに使用される。しかし、それを使用するには、高濃度酸素による害を減らすためにフード内のガスを繰り返し洗浄することが必要である（図6.1）。密着度の高いネックリング、あるいはAguiluzとHill[6]が乳児用に考案したミニ酸素テントを使用すれば、洗浄の回数を減らすことができる。

マスク：酸素供給システムは患者の能力や協力度に応じて調整される。BIBS（Built-in Breathing System）デマンドマスクと流量を自由に調整できるマスクは、補助の必要のない、協力的な小児に使用可能である。

人工呼吸器：人工呼吸器による呼吸管理下の患者には、さまざまな種類の人工呼吸器が多人数用高気圧施設において使用されている。Kot[7]は、治療中に必要な人工呼吸器がチャンバーの中の気圧が変化しても十分な流量を供給できるかどうか詳細に記述し、チャンバー内で使用される従圧式装置をリストアップした。彼のリストによれば、高気圧条件下のテストを行っ

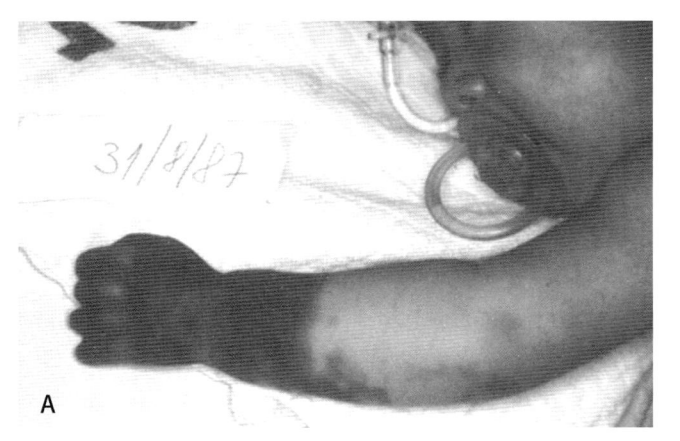

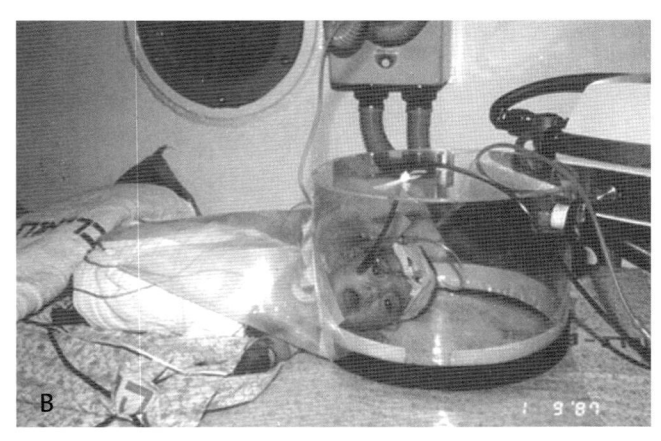

**図6.1** A：動脈内液体注入によって医原性組織障害を起こした6カ月乳児のケース。1日2回の高気圧酸素治療により徐々に改善し、末節骨の切断でとどまった。B：パースペックス製の酸素フードで治療が行われた。この方法を用いる場合、チャンバー内の酸素濃度が高くならないよう頻繁に空気を入れる必要がある。（カラー口絵1参照）
（イスラエル海軍医療施設およびDr. Yehuda Melamedより）

た24タイプの人工呼吸器のうち，いくつかは人工呼吸管理を受けている体重5kg未満の乳児に少量の酸素を供給することができる（Servo 900 C [Siemenns-Elema AB社，スウェーデン，ソルナ]，Evita 4[Drägar Medical AG & Co社，ドイツ，リューベック]）。イスラエル海軍医療施設とAsaf-Harofeh医療センターでは，成人用に設計されているPenlon-Oxford空気駆動式人工呼吸器（Penlon社，イギリス，オックスフォードシャー・アビンドン）にアダプターを付けて小児に使用している。人工呼吸器の設定の変更はHBOT中，圧変化に伴う測定量の変動，酸素飽和度，患者の血液ガスモニタリングに応じて実施される。血液ガスモニタリングは通常，血液サンプルをチャンバーのメディカルロックを通して運び，近くにある検査室で実施される。

## ▶ 気道管理

乳児を治療するチャンバーでは，気道管理用の備品を準備しておくべきである。備品にはすべてのサイズの喉頭鏡ブレード0号以上，気管チューブ2.5Fr以上，吸引システムとバックアップとしての手動装置，適切なサイズの吸引カテーテル，エアウエイ，またもし可能であれば喉頭マスクなどの準備が必要である。この備品は定期的にチェックリストで管理されるべきである。

## ▶ モニター装置

多人数用チャンバーは，重症患者の治療に必要な医療装具をすべて備えているべきである。患者監視装置はバッテリー駆動性（火災防止機能あり）で，高気圧下での作動に問題がないと認定されているものであれば，チャンバーの中に設置される。これらの装置はチャンバーの中にいる患者にもつなげられ，チャンバーの壁に特別に設置されているコネクターを通してチャンバーの外のモニターにつなぐこともできる。Kot[8]は多数の装置や備品のメーカーのリストを作成した。これらの装置には心拍モニター，侵襲性・非侵襲性の血圧モニター，パルスオキシメーター，ある場合は経皮的酸素分圧／二酸化炭素分圧モニター，そして呼気終末二酸化炭素モニターを含む。バッテリー駆動の溶液，薬剤注入ポンプもある。

## ▶ 薬剤と輸液管理

溶液や薬剤（心肺作動薬，鎮痛薬，麻酔薬）投与の必要な幼児や子どもに適切なケアを提供するため，治療においては，患者の年齢に特異的な必要量に詳しい集中治療の専門家も含まれる。患者を治療しているNICUや小児ICUでの治療薬剤や溶液のリストは，リアルタイムに治療を支援するために，事前にチャンバーの中にいる医療チームに提供されなければならない。この内容は，薬剤や溶液の定期チェックリストとして，多人数用チャンバー内に準備しておくべきである。また，急速に使用する薬剤（ドーパミン，ドブタミン，モルヒネ，ミダゾラムなど）についての迅速な薬剤量，溶液投与計算式なども同様である。

## ▶ 体温調節

チャンバー内での温度調節は，小さな患者や重症患者の低体温，高体温を予防するために厳密に行われる。どちらの状態も障害を起こしうる。最近の多人数用チャンバーには特別仕様の空調システムが設置されている。静電気を起こしやすい布類，電熱式保温装置などは火災予防のためチャンバー内への持ち込みは禁忌である。

## ▶ 新生児および小児用の高気圧チャンバー

新生児や小さな乳児のさまざまな症状を治療するために，小さな1人用チャンバーが使用されている。あるセンターでは，1人用チャンバーに大人も一緒に入り，人工呼吸管理の必要な小児に自己膨張型の換気バッグを使って換気をサポートしている（図6.2）。Sechrist社製の1人用チャンバーのようなタイプでは，介護者はチャンバーの外にいて機械で換気することが可能である。

高気圧酸素の専門家は，1人用の高気圧チャンバーの使用は気道管理の必要性が高い場合には危険であることを考慮しておくべきである。人工換気下の若年患者の場合，医療介護者は気道吸引を行う必要もあるであろうし，あるいは気管チューブが抜けたときの入れ替えなども必要になる（新生児や小児重症管理では普通にあることである）。人工換気は受けていないが虚弱な患者は，治療中に無呼吸を起こしたり，嘔吐や逆流後の分泌物の誤嚥を起こすリスクがある。チャンバー内で患者が孤立した状態にあると，HBOT中にこれらの状態がうまくコントロールされず，また何らかの原因でチャンバー内の気圧が突然低下すると，患者の状態を危険に至らしめる。新生児や若年患児の治療では，無呼吸，嘔吐はしばしばみられるものであり，気道を確保するための予防策を事前にとっておくべきである。

1966年，Hutchinsonら[9]の研究論文がLancetに掲

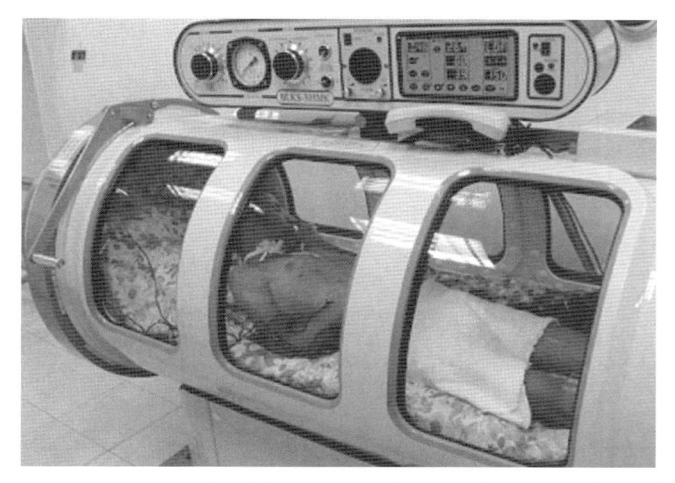

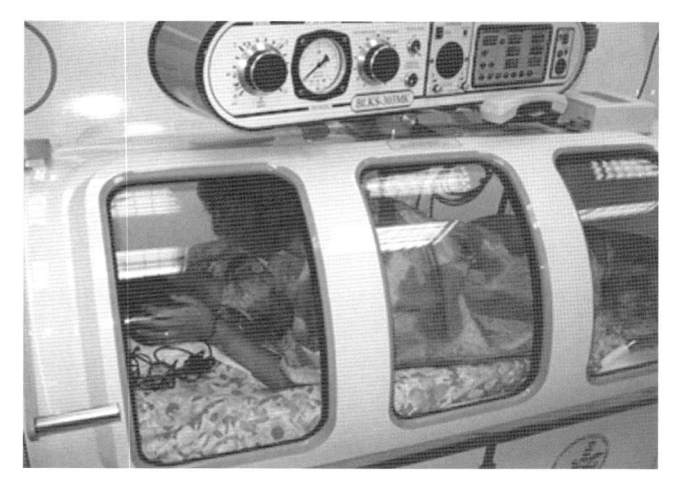

**図 6.2　親同室による1人用チャンバーでの気管切開後，自発呼吸のある小児の治療**
治療中に起こりうる気道トラブルを避けるために，チャンバー内でも看護が必要である。
(Dr. Nachum Gall［Assaf Harofeh 医療センター高気圧治療研究所・創傷ケアセンター，イスラエル，Zerifin］より)

載された。彼らは，出生後3分経って有効な呼吸が確立できなかった新生児について，蘇生目的で小さな高気圧チャンバーを使用した群と，気管挿管とマニュアル装置による人工換気を行った群に分けて比較検討した。111例の気管挿管群をコントロールとして，107例の高気圧酸素4ATA（絶対気圧：atmosphere absolute）で30分治療を受けた群と比較した。この研究には，成熟児，未熟児も含まれていた。結果は2つの群で特に有意差は認められなかった。のちにこの論文に関して，低酸素状態の乳児が高気圧酸素によって経皮的に酸素をどの程度取り込むのかについての効果が議論されている。何年も経ってから Lancet に掲載された「編集者への手紙」で，Phillip James[10] は，高気圧酸素システムがグラスゴーの「死の部屋」として知られるようになったと非難している。なぜなら，この研究で数人の乳児がチャンバーに閉じ込められた状態で死亡したことを研究スタッフが証言したからである。「手紙」の中で James は，呼吸を維持できなかった小児に窒息を予防するために人工換気を行う必要があった，と述べている。

体温コントロールは，空調システムが付いた多人数用チャンバーのみで可能である。低体温あるいは高体温があれば，小さな患者や若い患者は HBOT によって疾病，副作用の発現割合が増加する。

多人数用チャンバーは現在，乳児や小児に適切な HBOT を行ううえで理想的な方法である。新生児患者のほぼすべての HBOT 適応状態で，気道の管理と循環の管理が必要である。年長の小児の場合，急性疾患の適応で1人用チャンバーに1人で入れると，単純な説明でも理解不足の可能性があり，大きな懸念材料

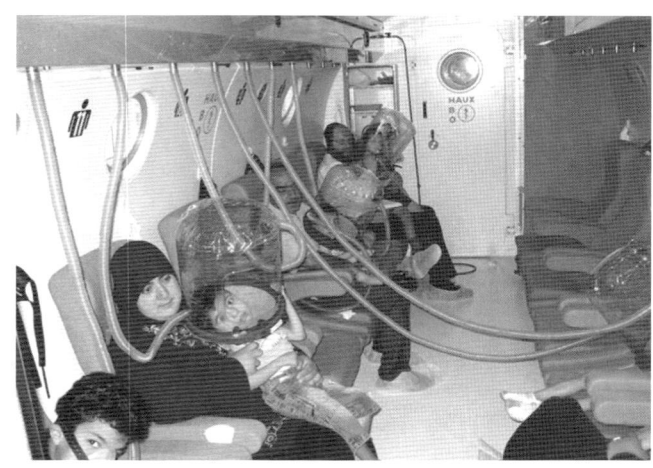

**図 6.3　多人数用チャンバーにおける小児患者の治療**
親が一緒に入り年長の小児にはマスクを，年少の小児には酸素フードを使用している。(Dr. Nachum Gall［Assaf Harofeh 医療センター高気圧治療研究所・創傷ケアセンター，イスラエル，Zerifin］より)

である。多人数用チャンバーでは，新生児と小児はどのような疾患でも治療を受けることができるが，2人の介護者が付き添うべきである。もし状況からみて必要であれば，1人は親族の者でもよい（図6.3）。

## 高気圧酸素治療に承認されている適応

小児患者に妥当な高気圧酸素の適応は，近代の臨床診療に基づいて多くの出版物[2-5]でリストアップされている。しかし，最も受け入れやすい HBOT の適応は UHMS によるリストであり，それらは新生児や小児にも適用できる（表6.1）

表6.1　新生児，小児に関連した高気圧酸素治療の適応疾患（Undersea and Hyperbaric Medical Society / European Underwater and Baromedical Society）

| | |
|---|---|
| 急性一酸化炭素中毒 | 慢性，難治性骨髄炎 |
| シアン化合物中毒 | 放射線性骨壊死；放射線誘発性軟部組織障害 |
| 動脈（脳）ガス塞栓 | 頭蓋内膿瘍 |
| コンパートメント症候群；急性外傷性末梢虚血 | 慢性，非治癒性創傷 |
| クロストリジウム性筋壊死（ガス壊疽）と壊死性軟部組織感染症 | 減圧症 |
| 寛容性皮弁と移植 | 異常失血（貧血） |

## ▶ 急性一酸化炭素中毒

　一酸化炭素（CO）は何らかの炭素含有物質が不完全燃焼したときに発生する。CO中毒は小児では稀な事象ではなく，CO中毒時にはシアン化合物への同時曝露の可能性も考慮しなければならない[11-18]。CO中毒の病理生理学はChapter 15で議論する。

### 急性一酸化炭素中毒の臨床徴候と症状

　急性CO中毒の臨床徴候と症状は，頭痛，悪心，嘔吐，呼吸困難，視野異常，筋力減弱，失神，痙攣，昏睡，そして死である。小児は悪心，嘔吐，下痢のような非特異的な症状であり，胃腸疾患と間違われることがある[13]。小さな乳児では哺乳減退，不穏，嘔吐などの症状がみられる。煙吸入と外傷受傷の火災犠牲者は，病院到着時は昏睡状態で人工呼吸管理が必要なことが多い。COへの曝露の既往とCOヘモグロビン（CO-Hb）測定値のレベルが診断確定に役立つ。症候が不明でCO曝露の既往も不明であれば，診断は難しい。しかし，もし家族全員に同じ症候がみられれば診断は容易になる。

　GrockerとWalker[19]は，28人の小児のCO中毒患者を調べ，予期していたよりも低いCO-Hbレベルでも昏睡や失神の割合が高いことを見出した。この研究から，CO-Hbレベル15％が子どもに神経学的な変化を引き起こす閾値だろうと示唆された。この仮説は，まだ最終的に受け入れられていない。なぜならCOへの曝露の時間とCO発生源のタイプ，曝露からCO-Hbレベル[20]を測定するまでの時間などとの関係がはっきりしていないからである。

　胎児，新生児などで胎児ヘモグロビン濃度が高い場合，年長児でヘモグロビン疾患をもっている場合などは，COへの高い親和性や長い半減期が関係してくるため，CO中毒への感受性が高まるであろう。

### 遅発性神経学的後遺症の症状

　急性CO中毒から回復後3日から3週間で，小児に遅発性神経学的後遺症（delayed neurologic sequelae；DNS）が現れることはよく知られている[14,21]。小児患者においてDNS発症率を決定するのは難しい。KimとCoe[22]は，韓国における107人の小児CO中毒患者でDNSの発症率は10.9％であったと報告している。彼らの研究では，DNSは昏睡症状のなかった子どもよりも，昏睡の症状があった小児に出現する傾向が強かった。他の研究者は，DNS発症率についてはるかに低い数値を報告している[23]。種々の報告における発症率の差は，おそらく調査対象数が少ないこと，中毒の重症度，曝露時の年齢，基本の知的レベル，CO中毒の原因の違い（たとえば，火災の犠牲者は同時に外傷を受ける。外傷は低血圧や低酸素を起こし，心肺停止により蘇生が必要な場合もある）など，状況の差を反映しているのであろう。この差異がおそらくMeertら[23]の後ろ向き文献研究の結果にも影響している。彼らは研究のなかで，「遅発性神経後遺症症候群は通常の気圧下で治療された子どもに普通に起こる症状ではない」と述べている。しかし彼らの研究では，死亡例や病初期から永久的後遺症を残して生存している症例を除いたあとのDNS発症率が3％なのである。治療の適応とDNSに関する議論はChapter 15を参照されたい。

### 一酸化炭素中毒の妊婦と胎児の影響に対する治療

　妊娠中の患者のCO中毒治療は，母体と胎児双方の神経学的障害，あるいは死亡を防ぐためにHBOTの適応となる。動物実験や臨床データ[24-26]から，催奇形性，神経障害，胎児死亡の危険性の増加などがCO中毒の結果として報告されている。先に述べたように，胎児ヘモグロビンはCO分子により高い親和性を示すため，細胞レベルでの低酸素を悪化させ，胎児のCO中毒への感受性をより高める結果になる。

現在HBOTは，母親が神経学的サインを示しているとき，母親のCO-Hbレベルが15%以上のとき，モニター上胎児仮死の徴候がある場合[27,28]に行うことが推奨されている。長時間曝露した動物実験の結果では，高気圧酸素による催奇形性の可能性が示唆されている。しかし，HBOTを受けたヒトで同様の結果が起こるという証拠はない[29]。催奇形性，未熟児網膜症（retinopathy of prematurity；ROP），胎盤血流量の変動，動脈管の早期閉鎖について，これらの症状がCO中毒[30]でHBOTを受けた妊婦に発生したという報告はない。現在，妊婦がHBOTを受けたあと，胎児に負の反応があったという臨床的証拠は存在しない。

## ▶ クロストリジウム性筋壊死（ガス壊疽）と壊死性軟部組織感染症

ガス壊疽は重症で急速に進行する疾患で，*Clostridium*属細菌によって引き起こされる。なかでも*Clostridium perfringens*（ウェルシュ菌）が最も一般的である。全身の症状は外毒素，特にα毒素（レシチナーゼ）によって引き起こされる。この毒素は，膜を破壊し，血管の透過性を変える。ガス壊疽は戦傷疾患[31]として最も多くみられる。それは，土壌による汚染と異物[32]の体内侵入の結果である。血管の分布が少なく酸素供給の少ない組織と軟部組織の大幅な破壊が，この菌の増殖に都合のよい嫌気性の環境をつくり出す。一般市民，小児においては，クロストリジウム性筋壊死患者の大多数は，外傷，外科処置，静脈穿刺，昆虫刺傷，婦人科や泌尿器科での診断手技，経血管性薬剤依存症に関連して発症し，免疫不全患者では新規発現として発症する[33-35]。非外傷性の*Clostridium septicum*（悪性水種菌）感染が，形態の異なるさまざまな好中球減少症[36-38]に罹患している小児で報告されている（Chapter 18参照）。

### 壊死性筋膜炎

壊死性筋膜炎は，急速に進行する軟部組織の感染症で，その下に存在する筋肉には波及しない特徴がある。おそらく嫌気性と好気性株の混合で発生する。死亡率は高く，疾患の進行は一般には速度がやや遅いものの，クロストリジウム性筋壊死と同様である。このタイプの感染症は免疫不全や糖尿病の成人でより一般的であるが，新生児でも臍帯炎，壊死性腸炎，水痘，ブドウ球菌皮膚感染，割礼後の包皮炎などに伴って発生したという報告がある。新生児へのHBOTについては，腹壁の壊死性筋膜炎の進行例に実施したという報告がある[39]。しかし，壊死性筋膜炎へのHBOT使用はその是非についてまだ論争が続いており，報告の多くは成人患者の後ろ向き分析である[40,41]。

### 劇症型紫斑

劇症型紫斑は，生命を脅かし，身体切断に至るもので，Hjort[42]によって最初に報告された。皮膚の進行性紫斑の形で主に下肢に現れ，壊死性の所見に変化していく。劇症型紫斑は，先行する水痘あるいは連鎖球菌感染，*Escherichia. Coli*（大腸菌）や*Haemophilus*，髄膜炎菌感染による敗血症や敗血症性ショック，プロテインCやプロテインS欠損症との関連で報告されている。患者の死に先行して，微小血管血栓による播種性血管内凝固症候群（disseminated intravascular coagulation；DIC）への進展，内皮細胞のダメージと引き続いて起こる多くの毛細血管からの組織や皮膚への漏出と出血などがみられ，もし患者が生存できたとしても末梢の虚血から四肢を失う状態に至る。死亡率は90%[43-47]とも報告されている。この激烈な疾患の治療はステロイド，抗凝固剤，濃縮プロテインC製剤，血液成分製剤，抗生剤である。一般の集中治療にHBOTを加えることで死亡率や四肢切断のレベルを軽減できたとする報告が散見されている[48-52]。HBOTは，壊死の広がりを軽減するため極力速やかに実施されるべきである。HBOTの使用の論拠は，主幹血管が回復するまで組織保存をめざした急性末梢性虚血（Chapter 9参照）の治療の場合と同様である（図6.4）。

## ▶ ガス塞栓症：大脳動脈ガス塞栓症

空気が動脈系に入ると脳の空気血栓を起こす。この症状は，重度の神経学的障害や死をもたらすことを強調したい。徴候と症状は，どの臓器への血液供給が途絶えたかによる。医原性の脳動脈ガス塞栓症（cerbral arterial gas embolism；CAGE）の臨床症状には，昏睡，痙攣，脳症様症状，呼吸停止，感覚系や運動系の障害がある。しかし，多くの場合，特に外科処置中の全身麻酔でガス塞栓症が発生する。この場合臨床症状が乏しく，診断は患者につながる血管チューブ（静脈ライン，心ポンプのカテーテル，体外式膜型人工肺[extracorporeal membrane oxygenation；ECMO]，他）などから空気が入るのを誰かが目撃した場合のみ可能である。これらのエピソードは晩期の神経学的後遺症につながる。時折，全身麻酔終了後に神経学的異常症状が確認されてから，後ろ向き方法で診断される。

文献報告のあるCAGEの多くは医原性であり，塞

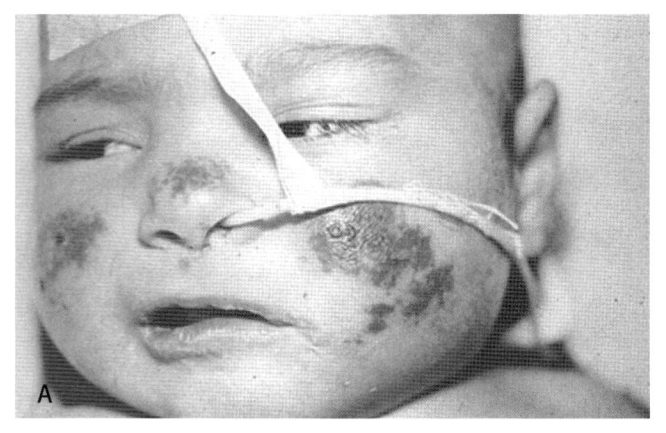

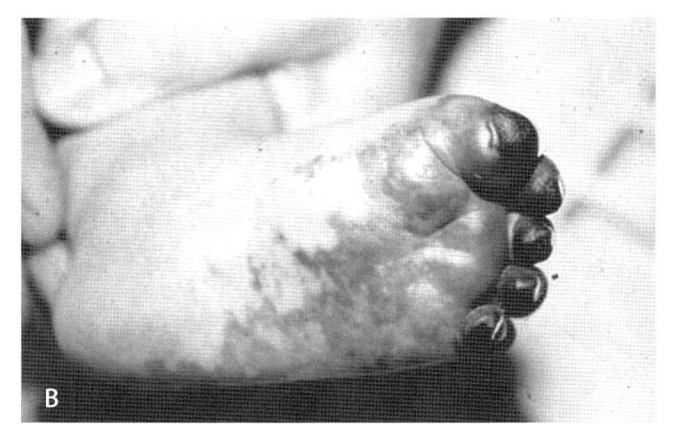

図 6.4　A／B：劇症型紫斑による顔と下肢の壊死性病変の進行が高気圧酸素治療で大幅に改善した。（カラー口絵 2 参照）
（イスラエル海軍医療施設および Dr. Yehuda Melamed より）

栓症は侵襲性医療行為，あるいは外科手術中に起こっている。侵襲性医療行為としては，新生児の臍静脈カテーテル，中心静脈の挿入，脳外科手技，開心術，人工呼吸治療合併症[53-55]としての肺圧外傷などがある。CAGE はダイビング後の肺圧外傷や急性減圧に対する続発症状としても起こる。急激な減圧症状は，おそらく小児患者には起こりえない出来事であろうが，肺の気圧外傷は浅瀬でスクーバダイビングを楽しむ小児（8〜12歳）人口が増加すれば潜在的には起こりうる可能性がある。

肺圧外傷は，しばしば血管の破裂を伴っている。高圧下の空気は全身の動脈系に入りうるし，結果として CAGE が起こる。静脈系でも同様である。多数の静脈気泡が（卵円孔のような）既存の右-左シャントを通じて，あるいは肺からの圧倒的な浸潤メカニズムをとおして全身循環系に入り込む[56-60]。乳児，小児，あるいはチアノーゼ性心疾患をもつ成人でのこの逆説的な動脈塞栓症は，空気が末梢静脈ラインを通って体循環に入り込むことで起こりうる[61,62]。これは，チアノーゼ性の先天性心疾患をもつ小さな乳児には特に CAGE の危険性があるということを意味する。動脈ガス塞栓症に関する病態生理学，診断，治療のさらなる議論は Chapter 13 で述べる。

先天性チアノーゼ性心疾患で症状が不安定な乳児は，一般に HBOT がいつでも使用可能な三次医療施設で治療を受ける。もし空路搬送が必要なら，機内圧は 1ATA に保たれるべきである。もしヘリコプターが使用されるなら，気泡の膨張や，臨床症状の悪化を避けるために 300 m 以下で飛行すべきである。高気圧酸素専門医も搬送に同乗すべきである。搬送に関係して起こりうる合併症を恐れて治療が妨げられるべきではない。動脈ガス塞栓に続いて二次的に発生する恒久的な神経後遺症はありうるが，実際に搬送に伴って合併症が起こる危険性は比較的低く，潜在的な脅威というだけである[63]。

このような複雑な例は多人数用チャンバーで治療される。高い圧での治療も可能であり，高気圧酸素チームが中に入って治療を継続するうえでも十分なスペースがとれる。1人用チャンバー（高気圧の程度に限界がある）は動脈ガス塞栓症に使われてきたが，乳児や人工呼吸患者で，密な気道観察が必要な場合は，使用は危険である。成人患者の1人用チャンバーの使用は安全で結果もよい[64]と断定する研究が発表された。しかしこの使用方法は，新生児や若年小児では避けるべきである。

CAGE が未熟新生児の治療中にも起こりうる1つの合併症であることを考えると，HBOT を治療の選択肢として考える際，未熟児治療に関するいくつかの側面を考慮に入れておくべきである。チャンバー内での温度管理や積極的な暖めはできず，低出生体重児によくみられる ROP などの合併症に HBOT がどう作用するのか，病態は十分にはわかっていない。このように，HBOT による合併症や好ましくない副作用の可能性，また，治療を行うことによって予想される ROP や神経学的後遺症などの未熟性にかかわる合併症に対して，高気圧酸素チームには責任がかかる可能性もあり，広範な空気塞栓を起こした低出生体重児に HBOT 治療の開始を決めるのは難しい決断である。

## ▶ 難治性骨髄炎

適切な治療手技のあとにも持続する，あるいは反復する慢性骨髄炎，集中治療や外科治療を必要期間治療してもうまくいかない急性骨髄炎などは HBOT が有効である。HBOT の治療作用は，感染した虚血性低

酸素性組織の酸素化を改善し，それによって白血球の殺傷指標と破骨細胞の活性を強化し，潜在的にアミノグリコシド系抗生剤の作用を強化する。文献報告のレビューでは，慢性難治性骨髄炎の治療にHBOTと適切な外科処置および抗生剤を組み合わせて行うとよい結果が得られたと報告している[65,66]。

医学文献に報告されている多くの症例によると，消耗性疾患をもつ子どもには慢性遷延性の骨髄炎が発症し，多発性外傷や急性血行性の骨髄炎は多くない。いくつかのケースでは家族性自律神経失調症の患者が含まれる。通常，これらの患者は抗生剤と外科治療の組み合わせで多数回の治療（100セッションまで）が必要である。治療は傷がきれいになり，場合によっては組織が皮膚移植できる状態になるまで続ける必要がある。

## ▶ 減圧症

減圧症に対する子どもの脆弱性や気泡形成に関しては何もデータがない。多くの減圧表は，動物実験や成人ダイバーからの経験的なデータに基づいたもので，どれも子どもに関係したデータではない。われわれは気泡形成が浅い海のダイビングでも起こり，運動中は減少していることを知っている。ダイビングが身近なものになり，将来空や宇宙への飛行が発展すれば，小児科医がこの種の問題に直面する機会が増えることはまず間違いない。わずかにダイビングや高地への旅行のあとで，減圧症らしき症状にかかりHBOTを受けた患者について報告されている。

## ▶ 異常失血（貧血）

異常失血，貧血とは，呼吸の需要に見合うだけの十分な血液が失われた状態をいう。重症貧血の最も重要な所見は，組織への酸素供給の不足によって起こる細胞の低酸素である。通常は，血液か血液代用製剤が喪失を補正するために投与される。しかし，時折，輸血ができないときがある。たとえば宗教的な理由（エホバの証人），あるいは稀なケースで，適合する血液が手に入らない場合などである。

これらの状態に対して，HBOTはより決定的な治療法が出てくるまでは有効な代替治療法である。HBOT使用の理論的根拠は，1960年代早期のBoeremaの先人的な業績に基づく。Boeremaは3ATAの圧でHBOTを行い，血の気のない，血液細胞成分を入れていない生理食塩水で置き換えた子ブタが助かることを示した。大量の酸素が血管内の溶液に溶け，6vol％の血液があれば生命を支えるのに十分であることを示した[67]。他の動物を使って重症貧血や出血性ショックをHBOTで治療した研究においても，有用な結果が得られている[68,69]。

重症貧血でHBOTを実施した多くの臨床報告は，代替血液での治療を求めるエホバの証人の事例に関係している。Hart[70]はいくつかの症例報告を発表し，そのなかで貧血患者におけるHBOTの適応と，患者選択の基準を提示した（収縮期血圧＜90mmHg，精神状態の変動，虚血性腸管症状，冠動脈症候群）。重症貧血のHBOTは，酸素不足に対応するため早期に実施されるべきである。エアブレイクの使用は酸素中毒を避けるために強制的に行う[70,71]。しかしながら，この適応でHBOTを行った小児患者はいない。

## ▶ 頭蓋内膿瘍

子どもでは脳や頭蓋内の膿瘍（硬膜外と硬膜下膿瘍）をみることは稀であるが，もしそれが起これば破滅的な状況になる。新しい抗生剤と脳外科手術の技術の組み合わせの進歩により，治療結果は大幅に改善した。実際に報告されている死亡率は10％以下[72,73]で，外科治療と感染源の除去，抗生剤の長期投与を組み合わせた治療成績として報告されている。脳膿瘍は感染の原発巣から血行性に広がる（主にチアノーゼ性心疾患，あるいは免疫抑制患者での菌血症），または感染巣（副鼻腔炎など）[74]から隣接する組織に広がる。脳膿瘍から分離される最も頻度の高い菌は溶連菌であるが，25％の検体では菌が検出できない。

多発性の膿瘍である場合は，HBOTを含めた治療を考慮すべきである。深部の膿瘍で外から到達できない場所にあるもの，免疫抑制状態の宿主，外科手術が禁忌の場合，あるいは外科手術や針穿刺吸引，広域スペクトラムの抗生剤[75]による初期治療で臨床成果がみられない場合などは，HBOTを含めた治療を考慮すべきである。

Kurschelら[74]は，脳膿瘍を発症した5人の子どもの治療について報告した。4人は副鼻腔炎からの感染，1人は白血病で免疫抑制状態であった。すべての患者に多種治療を混合で行い，結果は良好であった。HBOTは1日2回，2.2ATA，60分で実施した。患者は臨床的にも放射線所見でも改善がみられるまで平均30回のHBOTを受けた。患者は平均21カ月（7～72カ月）観察を受けた。その期間，再発を起こした症例はなかった。彼らは，膿瘍が硬膜外，硬膜下のものであっても，HBOTは子どもの頭蓋内膿瘍の治療に安全で有効であると結論づけている。HBOTは，

頭蓋内感染症で一般的に行う多様な治療を混合したなかで，有用な補助治療法である。これらの重篤な患者を適切に治療するには，多様な治療方法が推奨される。

### ▶ 放射線と癌関連合併症

放射線治療により骨・軟部組織に合併症を起こした患者について，HBOTの実施とその有効性が成人患者で報告された[76-78]。小児患者にHBOTを補助治療として行った際の治療結果の分析を試みた研究はほとんどない。Ashamallaら[79]は後ろ向き研究で，子どものとき頭，首，骨盤癌のため放射線治療を受け，引き続き大人になってから晩期後遺症に対してHBOTを受けた10人の患者の結果を報告した。HBOTは，顎顔面や歯科処置の前に予防治療として実施し，処置の前に放射線治療を行うと，骨や軟部組織の癌（ユーイング肉腫，横紋筋肉腫）への放射線治療後に起こる難治性の傷や骨壊死の場合と同様，効果があることが示された。多くの治療は良好な結果であり，HBOTは安全で，わずかな副作用がみられただけであった。

小児の急性リンパ性白血病と非ホジキンリンパ腫の小児患者で，骨髄浮腫や無菌性骨壊死を減らそうという試みがなされた[80]。痛みスコアと無菌性骨壊死病変は改善がみられたが，統計学的に有意差が得られるまでには至らなかった。

## 高気圧酸素治療の適応として承認されていない疾患

### ▶ 低酸素性虚血性脳症

中枢神経への急性虚血性障害後の神経保護として，HBOTの有用性が示唆されてきた。たとえば，周産期の低酸素性虚血性脳症などに対してである。子どものラットを使用した虚血に関する研究で，HBOTが有効であることが示された。ラットの片側の内頸動脈を結紮し，8％酸素混合ガス[81]の吸入を併用して虚血状態をつくった。

経験的に，多くの中国人研究者が低酸素にさらされた新生児に，低酸素イベント発生後数時間以内にHBOTを行っており，そこで得られた臨床知見を報告している。Liuら[82]はこれらの報告のいくつかについて系統的レビューを行った。その結果，HBOTを虚血性低酸素性脳症の満期出生新生児に使用すれば，死亡率や神経後遺症が減ると結論づけた。しかしながら，検証した論文の多くは西洋のスタンダードからすると科学的な信頼性が低く，結論に対してバイアス要素をつくり出していると指摘している。

Calvertら[83]は虚血性低酸素性脳症の動物モデルを用いて，HBOTが傷害された脳組織のアポトーシスを減らすことで神経保護作用を示すことを見出した。研究は子どものラットの片方の内頸動脈を結紮し，2時間低酸素状態（8％の酸素を投与）にして行われた。傷害を受けた大脳皮質や海馬組織でアポトーシスを起こして死亡した細胞を用い，TUNEL（tereminal deoxynucleotide transferase-mediated deoxyuridine triphosphate nick-end labeling）染色技法により検査した。カスパーゼ-3（システインプロテアーゼ酵素前駆サブユニット）レベルをアポトーシス活性因子の例証として測定した。カスパーゼ-3の表出や活性は，低酸素性虚血性障害から18，24時間後に増加することが見出された。その後，HBOT 1セッション（100％酸素，3ATA，1時間）を実施した。その結果，強調されたカスパーゼ-3の表出と活性が減り，TUNEL陽性細胞の数が皮質と海馬で減少するのが確認された。これら一連の結果では，HBOTの神経保護効果は少なくとも部分的にアポトーシスでの減少に介在していると示唆される。しかしながら，新生児への酸素治療はまだ活発に議論されているところであり，通常の蘇生の場合（1気圧，100％酸素を用いた蘇生手技）でも，空気を用いた蘇生に比べると細胞傷害が悪化するという研究結果が増えてきている。ある研究では，100％酸素で蘇生した動物の脳組織では，空気で蘇生した場合に比べ抗酸化能が減少し，それに関連してグリセロールが漏れることを示し，脳障害が明らかに増悪することを示した[84-86]。

### ▶ 小児肝移植後の肝動脈血栓症

通常の肝移植（orthotopic liver transplant；OLT）を受けたあと，肝動脈血栓症[87]を発症した乳児について，症例報告が掲載された。アルテプラーゼ（TPA）では動脈を開通することができず，患児はヘパリン療法とHBOTを受けた。6セッションのHBOTのあと冠動脈は再開通し，肝機能テストは正常値あるいはほぼ正常の範囲まで戻った。HBOTの合併症はなく，肝移植から1年後，患児の肝臓は正常に機能している。

さらに大規模な研究で，延べ416回OLT[88]を受けた375人の小児患者についてレビューされている。31人の患者（7.5％）はOLT治療後平均8.2日（1〜52日）で肝動脈血栓症を起こした。17人の患者には肝動脈血栓症発症から24時間以内，または血管再開

通処置後直ちにHBOTを1日2回，90分，2.4ATAで実施した。14人の患者はHBOTを行わなかった。HBOTを受けた患者は誰も肝壊疽を起こさなかった。8人のHBOT施行症例（47％）は，最初のOLTから平均157日で再移植（3〜952日）を受けるまでのつなぎとなり，全員生存している。コントロール群での肝再移植までの期間は12.7日（1〜64日）であった。HBOTには有意な合併症はみられなかった。生存率や再移植率では両群に有意な差はないが，HBOT群では肝の再移植が必要になるまでの期間が有意に長かった。

### ▶ 脳性麻痺

脳性麻痺は，早期の脳発達時期に脳障害が起こった結果発生した運動障害の一群を示す言葉である。脳性麻痺はさまざまな発達因子，遺伝因子，代謝因子，虚血因子，感染因子，その他後天的な因子などによって引き起こされる。これらの因子は神経症状の表現型に関与する。脳性麻痺はこれまで固定した脳障害と考えられていたが，神経学的所見はしばしば時期によって変化することが認められており，この言葉は今や不正確なものとなっている。さらに，脳性麻痺はてんかんや言語障害，視野障害，知的障害などと関連することがよくあるが，それは病態を規定する脳運動領野の選択的脆弱性による[89-91]。

脳性麻痺は日常的な問題である。世界でも出生児1,000人のうち2〜2.5人の割合で発生するといわれている。脳性麻痺の核心的症状である運動機能障害は，時間とともに変化する。変化は神経の成熟や，継続的な身体と行動治療および矯正外科治療などの結果である[90-92]。

脳性麻痺に利用できるあらゆる治療は，集中治療を行ったとしても脳性麻痺の自然経過においては軽度の改善成果しかもたらさない。そのため，他の治療で期待されるよりも理論的に有効な治療法であるHBOTは，多くのHBOT施設の関心を引きつけてきた。この不可逆的な状態を打破すべく治療の選択肢を探している家族においても同様である。多くの重症脳性麻痺患者はすでに世界中のさまざまな施設で何度もHBOTを受けており，家庭でも個人で購入した小さなチャンバーで治療を受けている。

HBOTは脳性麻痺の治療において，どのような位置を占めるのか？ Montgomeryら[93]はHBOTを脳性麻痺の乳児に実施してパイロットスタディを行い，勇気づけられる結果を得た。質問票では，粗大運動，微細運動，痙性，親の認識などにいくらかの改善がみられたと報告している。HBOTで主張されている成果とハンディキャップ児への症状改善効果の可能性に関する情報は，ある親たちのグループを勇気づけ，ある神経学的状態にHBOTの使用を推進する会の設立を促した[94]。

1999年，Colletら[95,96]は脳性麻痺患者において，HBOTと圧をかけた空気の違いを比較する最初の多施設共同研究を行った。HBOT群は100％酸素，1.75ATA，60分，20回の治療セッションを行った。高圧空気（1.3ATA）で治療を受けた群も同じ回数のセッションを受けた。研究が終了するまでに，両群とも運動や認知能力に改善がみられ，脳性麻痺患者へのHBOTのメリットはないと結論づけられた。これを受けて，HBOT支持派と否定派のあいだで熱い論争が開始された。支持派は，「1.3ATAの空気圧に曝露すれば，血漿中の分圧は95〜148mmHgに上がる。したがって，コントロール群はある程度のHBOTを受けたことになり，それが研究結果に影響している。したがって，この研究ではコントロール群は本当のコントロール群とはいえない」とした。現在，脳性麻痺患者へのHBOTを支持する結論に結びつく研究はない。ある研究では，HBOTは脳性麻痺患者に有害だと主張しているものもある[84,97]。やがてこのテーマについて何がしかの情報をわれわれにもたらしてくれるであろう研究が，現在進められている。

脳性麻痺患者へのHBOTを考えるとき，脳性麻痺患者のかなりの割合が未熟性や窒息によってこの状態になったことを思い出すべきである。このグループの患者は，気管支肺異形成の結果や胃食道逆流から気道が過剰な運動状態を有している傾向がある。このような状態では，減圧時の空気の取り込みによる肺圧外傷の危険性や嘔吐後の誤嚥の危険性が増大する。「潜水」（高気圧）への適合性と医療介護者がチャンバーに一緒に入ることが，このような複雑な状況をもつ患者にHBOTを実施する際の前提条件であろう。

### ▶ 自閉症の高気圧酸素治療

自閉症は，神経発達に問題のある疾患で，社会との相互関係形成の障害，コミュニケーション障害，制限的反復的行動といった特徴をもつ[98]。それらの症状は，いかなる社会経済，民族的背景にある子どもにも発症する[99,100]。強い遺伝性要素が疑われているが，まだ原因はわかっていない。遺伝形式は複雑で，複数の遺伝子の関与が考えられている[101]。この病気では，いく

つかの危険因子が疾患との関与を示唆されている。母親の妊娠中の合併症[102]，妊娠中または出産後のウイルス感染[103]，免疫異常[104]などである。しかし，特別な原因因子は見つかっていない。MMRワクチンが自閉症の発症にかかわっているのではないかと考えられてきたが，証明されてはいない[105]。

自閉症の患者は，脳の一部に局所的な血流異常をもっているといわれている。普通のMRIがあっても，シングルフォトンエミッションCT（SPECT）は血流の減少している領域を描出する。最もよく知られているのは，側頭葉領域である[106]。この領域はしばしば疾患の臨床症状と関連する。低下したIQと側頭葉，前頭葉の低灌流領域との関係は，患者と自閉症との関係として報告されている[107]。これらの所見に基づき，HBOTがこの疾患領域の治療に提案されてきた。HBOTを経験した6人の自閉症患者の後ろ向き調査では，ある行動を指標に判断した場合，改善率は12〜22%であった[108]。逸話レベルでの症例報告がインターネット上にみられるが，臨床研究が行われていないため，自閉症に対するHBOTの有用性を推奨することはまだできない。

## 小児患者での高気圧酸素治療に関連して報告された副作用と合併症

HBOTの副作用は，圧・量変化と酸素中毒にかかわるものである。HBOT中に最も一般的にみられる副作用は，閉鎖されガスで満たされたチャンバー内での圧上昇と，結果として生じる量の変化である（ボイルの法則）。中耳，副鼻腔，肺は一般的に圧変化の影響を受ける。中耳と副鼻腔の気圧外傷は，特にうっ血があるとき最も頻繁に起こる障害である。これらの副作用は，協力的な患者には中耳圧を平衡にし，耳管の機能を開通する方法（嚥下，あくび，噛む，フレンツェル法やバルサルバ法）を指導することで予防できる。局所や全身性のうっ血除去法も使用される。もし，若年患者や昏睡の患者で非協力的なときは，HBOTの前に鼓膜穿刺を行うことがある。脳性麻痺患者におけるHBOTの有効性についての2つ目の報告で，Muller-Bollaら[109]は，1.75ATAのHBOTを受けた患者のなかでは中耳の気圧外傷が最も多い合併症であり，脳性麻痺患者群のなかでは50%の患者に発生し，1.3ATAの空気圧治療を受けたコントロール群では27.8%であったと述べている。この研究では，最近急性中耳炎を起こしたという症例を除いているが，このような数字になっている。すべての小児患者にバルサルバ法が指導されており，また，多くの場合，チャンバーには大人が一緒に入った。耳痛は2番目に多い副作用であった（3.6%）。

空気呼吸中の低酸素血症は厳密にコントロールされるべきであり，酸素化のモニタリングにより予防処置がとられるべきである[110]。

減圧時の肺圧外傷と，肺と中心静脈の酸素中毒は小児患者のHBOTにおいては稀で，予防可能な合併症である。これらの状態はChapter 13とChapter 23で議論する。

在胎週数35週未満の小児は未熟児網膜症（ROP）障害を受けやすいため，網膜発達に対するHBOTの作用がもっと明確になるまでは，HBOTの適応には慎重になるべきである。32〜33週の未熟児でも，HBOTを最終決断する前の眼底検査ですでに網膜血管が発達していれば，ROP発症のリスクは低くなる。

酸素は1940年代以降，新生児や小児に投与される最もありふれた治療である。しかしながら，小児にどの程度の酸素が必要なのか，どの程度の投与が妥当なのかはほとんどわかっていない。通常大気圧下での酸素投与にかかわる新生児医療では，酸素投与レベルと，酸素飽和度が高かったりコントロール不良のROPがその後失明にまで進展する割合との関係，低い酸素飽和度の状態で管理した場合の未熟児低出生体重児の脳性麻痺発症率の増加や死亡率の増加との関係など，不明なことが非常に多い[111,112]。

動物研究で，ROP発症に関するHBOTの作用について相反する結果を出している報告が多数ある。Torbatiら[113]は，新生児ラットでの低酸素性虚血性障害に引き続く，継続的なHBOTによって誘発された網膜血管収縮は，結果的に血管が増殖し，それにより大気圧に戻されたときにROPを発症し始めることを発見した。これに対して子どものラット[114]で行われた実験では，大気圧か高気圧下で1時間過剰酸素を投与したところ，網膜の発現には異常はなく，低酸素で誘発される蛋白質である1α因子と血管内膜成長因子にも変化はなかった。このように，高気圧酸素はROPに関係する異常血管の構造変化をもたらさなかった。高酸素は低酸素にさらされた乳児にとって安全な治療法であることが示唆される。しかしながら，子どものラットの網膜発達と未熟児における網膜の発達障害の程度を比較するならば，この対象設定の有効性を考えなければならない。

### ▶ 低体温と高体温

新生児や乳児にとって非常に重要である体温調節と体温保護は，高気圧下環境で維持することは非常に難しい。電気毛布や湯たんぽなどで外から暖める方法がとられるが，ヒーターはチャンバー内では危険である。

### ▶ 搬送にかかわる合併症

Keenanら[63]は，人工換気を行っている複雑な重症患者をHBOTのために高気圧チャンバーへ運ぶ際に誘発される合併症の割合について評価した。結果としては，重症患者へのこの処置によって合併症が増加することはなかった。

Nuthallら[115]はHBOTに関して合併症を経験した2人の脳性麻痺患者について報告した。1人はチャンバー内での嘔吐により誤嚥を起こし，もう1人は一過性にHBOTの関与が疑われる脳梗塞によって呼吸窮迫と痙攣を起こした。どちらの症例でも，HBOTは一過性であるが病態に関係していた。

## 高気圧酸素治療前の患者の準備

HBOTに関係した多くの合併症と問題は，成人と小児で類似している（Chapter 22〜26参照）が，小児に潜在的に特異的なものもある。

5歳の幼児であれば，鼻と口を閉じ，閉じた声門の圧を上げることで圧代償手技（耳圧抜き）を実施できる。それより若い，もしくは事情のわからない小児や乳児は内耳や中耳の気圧外傷を防ぐために鼓膜切開が必要である。乳児に吸い付くためのビンを与えることは，圧平衡を行ううえで信頼できる方法ではなく，治療を遅らせたり危険にさらしたりする。

大多数の小児では，カフ無しチューブを使って挿管する。しかし，もし子どもが低圧カフ付きチューブで挿管されているなら，カフ内の空気は液体で置き換えなければならない。尿カテーテルも同様である。

小児はときどきチャンバー内に入ることを怖がり，入りたがろうとしない。この場合，家族が患児と同様に耳の処置と胸写確認を受けて，一緒にチャンバーに入るのを許可することが勧められる。

ほかに高気圧チャンバーでの小児患者に特別必要なこととして，事前準備，あるいは医療器具などが小児の年齢にふさわしいものかどうかの確認がある。協調性のある小児への酸素フードやフリーフロー，デマンドマスクなどと同様に，患者に適切な酸素投与システムを準備しておく必要がある。乳児をHBOTで治療する際には，肺圧外傷を防ぐために人工呼吸器の使用や，その設定条件が変更可能なようにしておく。

## 海外における小児患者への高気圧酸素治療の報告

### ▶ ロシアの臨床使用経験の報告

ロシアでは成人や小児に対して非常に多くのHBOTの臨床使用経験があり，報告されてきた。巨大な高気圧酸素設備がロシアには多数つくられている。残念なことに，これらの治療経験も出版されているものはわずかで，主にロシア語であり，医療用語や考えは必ずしも西洋医学では受け入れられるものではなく，もっと正確に言えばわれわれのいうEBM（evidence-based medicine）に基づいた医療アプローチとはなっていない。

Baydin[1]はモスクワにあるロシア国立医科大学での経験に基づいて，新生児や15歳までの小児患者4,500人の治療について報告した。HBOT使用の主な適応は，外科疾患に関係していた。彼は約5,000例のHBOTセッションがこの施設で実施されたと報告している。彼の施設では1969年以来，1人用チャンバーを小児外科・蘇生部門の方針のもとで使用してきた。

Baydin[1]のレビューによれば，主な治療の適応は腹膜炎，壊死性腸炎，腸炎，クラッシュ損傷，頭皮外傷，腹部外科術後である。HBOTは心肺停止から蘇生したあとの部分的な治療にも使用されている。

多発外傷，クラッシュ損傷，腹部外科に対してHBOTを行った小児患者の結果がレビューされ，重症多発性外傷と初期外科処置を受けたあとの64人が検証（32人がHBOTの治療を受けている）された。HBOTを受けたグループは傷の治癒がよく，一般状態の回復が早く，病院滞在時間も短かった。これらの患者の傷の回復について，滲出液の細胞構成を回復の指標にした大規模な研究が行われた。HBOTによって好中球数の減少（19.5％），壊死細胞の減少（55.2％）と，貪食細胞と線維芽細胞数の増加がみられ，結果として創傷治癒までの期間が短くなった。Baydinはクラッシュ損傷患者31人の治療も報告しているが，結果の詳細については触れていない。127人の化膿性腹膜炎を起こした子どもの群の結果を118人のコントロール群と比較している。コントロール群に所属する集団の具体的な内訳は報告されていないが，HBOT

群においてコントロール群よりも 2.8 倍術後の合併症が少なく，治癒期間が 1.4 倍早くなり，かつ集中治療期間，病院での滞在期間が短縮されたと報告している（それぞれ 1.6 倍と 1.2 倍）。

同じように良好な結果が，28 例の新生児術後麻痺性腸閉塞（イレウス）の患者でも報告された。腸の電気生理活性と機能的な回復（一般状態，便）は，コントロール群よりも HBOT 群で早かった。食道閉鎖での食道形成における腸の電気生理活性は，治療群のほうが早かった。75 人の壊死性腸炎の乳児で，疾患の程度に応じて 10 回かそれ以上 HBOT セッション（ステージ 2 と 3 についてはさらに 50％ 多く実施）を行ったところ，より早く腸機能が回復し，死亡率は 18％ 低かった。小腸穿孔と腹膜炎を伴うステージ 4 では，HBOT の効果はみられなかった。各群の患者，在胎週数，出生体重などに関する統計学的な情報は触れられていないが，壊死性腸炎は ROP が発生するような状況においてより疾患頻度が増えることから，乳児の ROP に関する副作用出現の可能性について，これらの報告に疑問が生じる。

巨大結腸症（原因不明）のために外科手術が必要となった 60 例が，外科手術準備のため 8 〜 10 セッションの HBOT を受けた。術後には HBOT は受けていない。HBOT を受けた群は麻痺性イレウスから早期に回復し（コントロール群 80％，HBOT 群 10％），便の早期通過，ICU 滞在期間の短縮，合併症の減少（HBOT 群 5％，コントロール群 35％）を示した。また HBOT 群では死亡例はなかったが，コントロール群では 2 例死亡した。

妊娠期と出産時の HBOT に関して，西洋医学的には現実に存在しないような適応，たとえば流産危機，胎児胎盤機能不全，心疾患，腎障害，高血圧，貧血，胎児胎盤機能不全を有する女性の妊娠の胎児低酸素と子宮内発育遅延などが適応疾患としてレビューされている。これらの妊婦は，HBOT を 10 〜 12 セッション受け，コントロール群に比べて良好な結果が報告されている。妊娠高血圧症候群，高齢妊娠，糖尿病，先天性および後天性心疾患などを合併した妊婦の経腟，帝王切開での分娩が，心肺疾患による低酸素を予防するために高気圧チャンバー内で実施された。Baydin の章[1]を参照すると，ほとんどすべての症例が 1980 年代に医学会議で発表された。しかし，われわれの知るところでは，これらのどの症例もインデックスで指定された医学雑誌には発表されていない。

直接治療またはチャンバー内での実施が関係する合併症（新生児や母体に緊急蘇生行為の必要性があったかどうか，感染症発生率，多くの人材からの支援が必要になる状況があったか）の有無についてのデータが何も示されていないことは特記しておくべきである。それにしても，上述の多くの疾患が，他の多くの国で現在実践されている診療とは完全に異なる方法で治療されている。

### ▶ トルコ

Gulhane 軍医学校と Haydarpasa 訓練病院において，2002 〜 2006 年に 47 人の小児患者に HBOT の治療が実施された。患者の平均年齢は 8.7 ± 5 歳（10 カ月 〜 17 歳）であった。30 人（63％）が急性 CO 中毒の治療で HBOT を受けており，ほかは突発性難聴 3 人（6％），クラッシュ損傷 3 人（6％），非治癒性傷害 2 人（4％），低酸素性虚血性脳症 2 人（4％），自閉症 2 人（4％），劇症型紫斑 1 人（2％），顔面神経麻痺 1 人（2％），高温熱傷 1 人（2％），溺水 1 人（2％），ペルテス病 1 人（2％）であった[116]。

### ▶ イスラエル

ここで 2 つの高気圧酸素施設からの報告を参照する。Assaf Harofeh 病院とイスラエル海軍医療施設である。Assaf Harofe 病院では，1999 〜 2005 年のあいだ，65 人の乳児と小児が高気圧酸素で治療を受けた。CO 中毒 32 人（48％），低酸素性脳障害（後期治療）7 人（11％），脳性麻痺 7 人（11％），放射線被曝後の壊死 5 人（8％），無血管性壊死 3 人（5％），非治癒性傷害 2 人（3％），空気塞栓 2 人（3％），コンパートメント症候群 1 人（2％），脳膿瘍 1 人（2％），自閉症 1 人（2％），反射性交感神経性異栄養症 1 人（2％），重症低緊張症（脳萎縮）1 人（2％），急性虚血（指）1 人（2％），減圧症 1 人（2％）であった。

イスラエル海軍医療施設では，以前公表された[51]ように，HBOT の対象として最も多い疾患は冬季の CO 中毒に関係したものであった（70％ 以上の小児患者はこの施設で治療されている）。次いでクラッシュ損傷，急性末梢性虚血，再移植（9％）であった。UHMS の治療適応になった疾患は特発性のものが多い。患者の中央年齢値は 7.7 歳（2 カ月 〜 18 歳）であった。現在も承認された治療適応にだけ治療を行うという方針である。

### ▶ アメリカ

600 以上の施設，一部は病院，一部は軍隊，一部は

個人所有が，アメリカ中に広がっている。アメリカでの治療の方法はさまざまだが，公式の治療方針はよく知られており，定期的報告や声明を出しているUHMS（http://www.uhms.org.）のような調整機関によって確立されている。この組織は国際機関であるが，この機関が出す声明がアメリカの多くの医療施設や健康保険政策の根本を形成している。

多くの施設による異なるメディアでの宣伝は創傷治療が主であるが，脳性麻痺や最近では自閉症の小児の治療も提供している。

### ▶ カナダ

カナダでは26の高気圧酸素施設がリストアップされている。公立（病院，消防施設，海軍施設）と私立の施設がある。私立の施設の多くでは，小児の脳性麻痺などを含めさまざまな疾患で治療が行われている。人口150万人のバンクーバー地域には，6台の高気圧チャンバーがある。2004～2006年までに，16歳以下の患者12人がバンクーバー総合病院でHBOTを受けている。1人は軟部組織の放射線性壊死，2人は難治性慢性骨髄炎，残りはCO中毒であった[117]。

### ▶ スイス，オーストリア，ドイツ

スイス，オーストリア，ドイツでは45の高気圧酸素施設がリストアップされている。多くの施設でUHMSの提示する適応にHBOTが行われている。UHMSの適応と異なり，小児へのHBOTの報告はない。

## まとめ

小児科医は，HBOTの適応とされる疾患における潜在的な有益性を必ずしも知らない。一方，HBOTのスタッフは小児患者における小児独特の治療管理，特に重症患児の管理に通じていない。人工呼吸治療を受けている小児，重症の乳児や小児患者を管理するチャンバー内の医師は，この種の治療についても理解しておくべきである。つまり，人工呼吸に必要な知識，挿管，あるいは再挿管，薬剤投与などについてである。小児科医，あるいは小児医療施設が，小児患者のHBOTに関する決定プロセスに積極的にかかわることが，根本的に求められている。この治療法について既知の有益性を理解したうえでの賢明な判断が，HBOTが適応として認められている疾患の致死率や重症後遺症を減らす可能性がある。医療の多くの領域と同じように，われわれはHBOTの有効性について臨床的によく洞察した根拠に基づき治療を組み立てることができる。常に可能というわけではないが，非緊急性のHBOT適応疾患に対して，臨床試験で新たな治療法の根拠をつくる取り組みをもっと強化すべきである。

### REFERENCES

1. Baydin SA：Hyperbaric oxygen therapy in pediatric surgery and hyperbaric oxygenation in obstetrics and neonatology. In：Jain KK(ed): Textbook of Hyperbaric Medicine, 3rd ed. Toronto, Hogrefe & Huber Publishers, 1999, chapters 27 and 31.
2. Thombs PA, Martorano FJ：Hyperbaric medicine in pediatric practice. In：Kindwall EP(ed): Hyperbaric Medicine Practice. Flagstaff, Ariz, Best Publishing Company, 1995, pp 261-275.
3. Santamaria JP, Williams ET III, Desautels DA：Hyperbaric oxygen therapy in pediatrics. Adv Pediatr 42：335-366, 1995.
4. Sukoff MH, Gottlieb SF：Hyperbaric oxygen therapy. In：Nussbaum E(ed): Pediatric Intensive Care, 2nd ed. Mount Kisko, NY, Futura Publishing Company, 1989, pp 483-507.
5. Tibbles PM, Edelsberg JS：Hyperbaric-oxygen therapy. N Engl J Med 334：1642-1648, 1996.
6. Aguiluz L, Hill RK：Alternate method of oxygen delivery for neonatal use. J Hyperb Med 5：259-261, 1990.
7. Kot J：Medical equipment for multiplace hyperbaric chambers. Part II：Ventilators. Eur J Underwater Hyperb Med 7：9-12, 2006.
8. Kot J：Medical equipment for multiplace hyperbaric chambers. Part I：Devices for monitoring and cardiac support. Eur J Underwater Hyperb Med 6：115-120, 2005.
9. Hutchinson JH, Kerr MM, Inall JA, Shanks RA：Controlled trials of hyperbaric oxygen and tracheal intubation in asphyxia neonatorum. Lancet 7444：935-939, 1966.
10. James PB：Hyperbaric oxygen in neonatal care. Lancet 1：764-765, 1988.
11. Zimmerman SS, Truxal B：Carbon monoxide poisoning. Pediatrics 68：215-224, 1981.
12. Gozal D, Ziser A, Shupak A, Melamed Y：Accidental carbon monoxide poisoning. Emphasis on hyperbaric oxygen treatment. Clin Pediatr(Phila) 24：132-135, 1985.
13. Gemelli F, Cattani R：Carbon monoxide poisoning in childhood. Br Med J 291：1197, 1985.
14. Binder JW, Roberts RJ：Carbon monoxide intoxication in children. Clin Toxicol 16：287-295, 1980.
15. Parish RA：Smoke inhalation and carbon monoxide poisoning in children. Pediatr Emerg Care 2：36-39, 1986.
16. Ascone DS, Marcy NE：Non-fire carbon monoxide deaths associated with the use of consumer products：2002 annual estimates. US Consumer Product Safety Commission(Bethesda, Md). Available at http://www.cpsc.gov/library/data.html. Accessed December 19, 2007.
17. Baud FJ, Barriot P, Toffis V, et al：Elevated blood cyanide concentrations in victims of smoke inhalation. N Engl J Med 325：1761-1766, 1991.
18. Yeoh MJ, Braitberg G：Carbon monoxide and cyanide poisoning in fire related deaths in Victoria, Australia. J Toxicol Clin

Toxicol 42 : 855-863, 2004.
19. Crocker PJ, Walker JS : Pediatric carbon monoxide toxicity. J Emerg Med 3 : 443-448, 1985.
20. Liebelt EL : Hyperbaric oxygen therapy in childhood carbon monoxide poisoning. Curr Opin Pediatr 11 : 259-264, 1999.
21. Lacey DJ : Neurologic sequelae of acute carbon monoxide intoxication. Am J Dis Child 135 : 145-147, 1981.
22. Kim JK, Coe CJ : Clinical study on carbon monoxide intoxication in children. Yonsei Med J 28 : 266-273, 1987.
23. Meert KL, Heidemann SM, Sarnaik AP : Outcome of children with carbon monoxide poisoning treated with normobaric oxygen. J Trauma 44 : 149-154, 1998.
24. Ginsberg MD, Myers RE : Fetal brain injury after maternal carbon monoxide intoxication : Clinical and neuropathologic aspects. Neurology 26 : 15-23, 1976.
25. Muller GL, Graham S : Intrauterine death of the fetus due to accidental carbon monoxide poisoning. N Engl J Med 252 : 1075-1078, 1955.
26. Koren G, Sharav T, Pastuszak A, et al : A multicenter, prospective study of fetal outcome following accidental carbon monoxide poisoning in pregnancy. Reprod Toxicol 5 : 397-403, 1991.
27. Ginsberg MD, Myers RE : Fetal brain injury after maternal carbon monoxide intoxication. Clinical and neuropathologic aspects. Neurology 26 : 15-23, 1976.
28. Van Hoesen KB, Camporesi EM, Moon RE, et al : Should hyperbaric oxygen be used to treat the pregnant patient for acute carbon monoxide poisoning? A case report and literature review. JAMA 261 : 1039-1043, 1989.
29. Elkharrat D, Raphael JC, Korach JM, et al : Acute carbon monoxide intoxication and hyperbaric oxygen in pregnancy. Intensive Care Med 17 : 289-292, 1991.
30. Van Hoesen KB, Camporesi EM, Moon RE, et al : Should hyperbaric oxygen be used to treat the pregnant patient for acute carbon monoxide poisoning? A case report and literature review. JAMA 261 : 1039-1043, 1989.
31. Workman WT, Calcote RD : Hyperbaric oxygen therapy and combat casualty care : A viable potential. Milit Med 154 : 111-115, 1989.
32. Melamed Y, Bursztein S : Hyperbaric medicine. In : Reis ND, Dolev E (eds) : Manual of Disaster Medicine. Civilian and Military. Berlin, Springer-Verlag, 1989, pp 149-160.
33. Kuncir EJ : Necrotizing soft-tissue infections. Emerg Med Clin North Am 21 : 1075-1087, 2003.
34. Frank G : Musculoskeletal infections in children. Pediatr Clin North Am 52 : 1083-1106, 2005.
35. Hart GB, Lamb RC, Strauss MB : Gas gangrene : I. A collective review. II. A 15-year experience with hyperbaric oxygen. J Trauma 23 : 991-1000, 1983.
36. Seidel M, Weiss M, Nicolai T, et al : Gas gangrene and congenital agranulocytosis. Pediatr Infect Dis J 9 : 437-440, 1990.
37. Bar-Joseph G, Halberthal M, Sweed Y, et al : Clostridium septicum infection in children with cyclic neutropenia. J Pediatr 131 : 317-319, 1997.
38. Smith-Slates CL, Bourque M, Salazar JC : Clostridium septicum infections in children : A case report and review of the literature. Pediatrics 117 : e796-e805, 2006.
39. Sawin RS, Schaller RT, Tapper D, et al : Early recognition of neonatal abdominal wall necrotizing fasciitis. Am J Surg 167 : 481-484, 1994.
40. Riseman JA, Zamboni WA, Curtis A, et al : Hyperbaric oxygen therapy for necrotizing fasciitis reduces mortality and the need for debridements. Surgery 108 : 847-850, 1990.
41. Shupak A, Shoshani O, Goldenberg I, et al : Necrotizing fasciitis : An indication for hyperbaric oxygenation therapy? Surgery 118 : 873-878, 1995.
42. Hjort PF, Rapaport SI, Jorgensen L : Purpura fulminans. Report of a case successfully treated with heparin and hydrocortisone. Review of 50 cases from the literature. Scand J Haematol 1 : 169-192, 1964.
43. Dudgeon DL, Kellogg DR, Gilchrist GS, Woolley MM : Purpura fulminans. Arch Surg 103 : 351-358, 1971.
44. Canale ST, Ikard ST : The orthopaedic implications of purpura fulminans. J Bone Joint Surg 66 : 764-769, 1984.
45. Watson CHC, Ashworth MA : Growth disturbance and meningococcal septicemia. Report of two cases. J Bone Joint Surg 65 : 1181-1183, 1983.
46. Nogi J : Physeal arrest in purpura fulminans. A report of three cases. J Bone Joint Surg 71 : 929-931, 1989.
47. Mahasandana C, Suvatte V, Chuansumrit A : Homozygous protein S deficiency in an infant with purpura fulminans. J Pediatr 117 : 750-753, 1990.
48. Kuzemko JA, Loder RE : Purpura fulminans treated with hyperbaric oxygen. Br Med J 4 : 157, 1970.
49. Rosenthal E, Benderly A, Monies-Chass I, et al : Hyperbaric oxygenation in peripheral ischaemic lesions in infants. Arch Dis Child 60 : 372-374, 1985.
50. Dollberg S, Nachum Z, Klar A, et al : Haemophilus influenzae type B purpura fulminans treated with hyperbaric oxygen. J Infect 25 : 197-200, 1992.
51. Waisman D, Shupak A, Weisz G, Melamed Y : Hyperbaric oxygen therapy in the pediatric patient : The experience of the Israel Naval Medical Institute. Pediatrics 102 : E53, 1998.
52. Krzelj V, Petri NM, Mestrovic J, et al : Purpura fulminans successfully treated with hyperbaric oxygen—a report of 2 cases. Pediatr Emerg Care 21 : 31-34, 2005.
53. Daneman A, Abou-Reslan W, Jarrin J, et al : Sonographic appearance of cerebral vascular air embolism in neonates : Report of two cases. Can Assoc Radiol J 54 : 114-117, 2003.
54. VanRynen JL, Taha AM, Ehrlich R, Parlette DM : Treatment of cerebral air embolism in the pediatric patient. J Hyperb Med 2 : 199-204, 1987.
55. Kol S, Ammar R, Weisz G, Melamed Y : Hyperbaric oxygenation for arterial air embolism during cardiopulmonary bypass. Ann Thorac Surg 55 : 401-403, 1993.
56. Fok TF, Shing MK, So LY, Leung RKW : Vascular air embolism—possible survival. Acta Paediatr Scand 79 : 856-859, 1990.
57. Stoney WS, Alford WC Jr, Burrus GR, et al : Air embolism and other accidents using pump oxygenators. Ann Thorac Surg 29 : 336-340, 1980.
58. Marini JJ, Culver BH : Systemic gas embolism complicating mechanical ventilation in the adult respiratory distress syndrome. Ann Intern Med 110 : 699-703, 1989.
59. Lau KY, Lam PKL : Systemic air embolism : A complication of ventilator therapy in hyaline membrane disease. Clin Radiol 43 : 16-18, 1991.
60. Banagale RC : Massive intracranial air embolism : A complication of mechanical ventilation. Am J Dis Child 134 : 799-800, 1980.
61. LeDez KM, Zbitnew G : Hyperbaric treatment of cerebral air

embolism in an infant with cyanotic congenital heart disease. Can J Anesth 52：403-408, 2005.
62. Heckmann JG, Lang CJ, Kindler K, et al：Neurologic manifestations of cerebral air embolism as a complication of central venous catheterization. Crit Care Med 28：1621-1625, 2000.
63. Keenan HT, Bratton SL, Norkool DM, et al：Delivery of hyperbaric oxygen therapy to critically ill, mechanically ventilated children. J Crit Care 13：7-12, 1998.
64. Weaver LK：Monoplace hyperbaric chamber use of U.S. Navy Table 6：A 20-year experience. Undersea Hyperb Med 33：85-88, 2006.
65. Kaplan SL：Osteomyelitis in children. Infect Dis Clin North Am 19：787-797, 2005.
66. Mader JT, Adams KR, Wallace WR, Calhoun JH：Hyperbaric oxygen as adjunctive therapy for osteomyelitis. Infect Dis Clin North Am 4：433-440, 1990.
67. Boerema I, Meijne NG, Brummelkamp WH, et al：Life without blood. J Cardiovasc Surg 182：133-146, 1960.
68. Martzella L, Yin A, Darlington D, et al：Hemodynamic responses to hyperbaric oxygen administration in a rat model of hemorrhagic shock. Circ Shock 37：12, 1992.
69. Adir Y, Bitterman N, Katz E, et al：Salutary consequences of oxygen therapy or long-term outcome of hemorrhagic shock in awake, unrestrained rats. Undersea Hyperb Med 22：23-30, 1995.
70. Hart GB：Hyperbaric oxygen and exceptional blood loss anemia. In：Kindwall EP, Whalen HT(eds)：Hyperbaric Medicine Practice, 2nd ed. rev. Flagstaff, Ariz, Best Publishing, 2002, pp 744-751.
71. Van Meter KW：A systematic review of the application of hyperbaric oxygen in the treatment of severe anemia：An evidence-based approach. Undersea Hyperb Med 32：61-83, 2005.
72. Mathisen GE, Johnsos JP：Brain abscess. Clin Infect Dis 25：763-779, 1997.
73. Rosenblum ML, Hoff JT, Norman D, Weinstein PR：Decreased mortality from brain abscesses since advent of computerized tomography. J Neurosurg 49：658-668, 1978.
74. Kurschel S, Mohia A, Weigl V, Eder HG：Hyperbaric oxygen therapy for the treatment of brain abscess in children. Childs Nerv Syst 22：38-42, 2005.
75. Jacoby I：Intracranial abscess. In：Feldmeier JJ(ed)：Hyperbaric oxygen 2003. Indications and results. The Hyperbaric Oxygen Therapy Committee report. Kensington, Md, Undersea and Hyperbaric Medical Society, 2003, pp 63-67.
76. Davis JC, Dunn JM, Gates GA, Heimbach RD：Hyperbaric oxygen. A new adjunct in the management of radiation necrosis. Arch Otolaryngol 105：58-61, 1979.
77. David LA, Sandor GK, Evans AW, Brown DH：Hyperbaric oxygen therapy and mandibular osteoradionecrosis：A retrospective study and analysis of treatment outcomes. J Can Dent Assoc 67：384, 2001.
78. Gal TJ, Yueh B, Futran ND：Influence of prior hyperbaric oxygen therapy in complications following microvascular reconstruction for advanced osteoradionecrosis. Arch Otolaryngol Head Neck Surg 129：72-76, 2003.
79. Ashamalla HL, Thom SR, Goldwein JW：Hyperbaric oxygen therapy for the treatment of radiation-induced sequelae in children. The University of Pennsylvania experience. Cancer 77：2407-2412, 1996.
80. Bernbeck B, Christaras A, Krauth K, et al：Bone marrow oedema and aseptic osteonecrosis in children and adolescents with acute lymphoblastic leukaemia or non-Hodgkin-lymphoma treated with hyperbaric-oxygen-therapy(HBO)：An approach to cure? BME/AON and hyperbaric oxygen therapy as a treatment modality. Klin Padiatr 216：370-378, 2004.
81. Calvert JW, Yin W, Patel M, et al：Hyperbaric oxygenation prevented brain injury induced by hypoxia-ischemia in a neonatal rat model. Brain Res 951：1-8, 2002.
82. Liu Z, Xiong T, Meads C：Clinical effectiveness of treatment with hyperbaric oxygen for neonatal hypoxic-ischaemic encephalopathy：Systematic review of Chinese literature. BMJ 333：374, 2006.
83. Calvert JW, Zhou C, Nanda A, Zhang JH：Effect of hyperbaric oxygen on apoptosis in neonatal hypoxia-ischemia rat model. J Appl Physiol 95：2072-2080, 2003.
84. Essex C：Hyperbaric oxygen and cerebral palsy：No proven benefit and potentially harmful. Dev Med Child Neurol 45：213-215, 2003.
85. Temesvari P, Karg E, Bodi I：Impaired early neurologic outcome in newborn piglets reoxygenated with 100% oxygen compared with room air after pneumothorax-induced asphyxia. Pediatr Res 49：812-819, 2001.
86. Munkeby BH, Borke WB, Bjornland K, et al：Resuscitation with 100% O2 increases cerebral injury in hypoxemic piglets. Pediatr Res 56：783-790, 2004.
87. Grover I, Conley L, Alzate G, et al：Hyperbaric oxygen therapy for hepatic artery thrombosis following liver transplantation：Current concepts. Pediatr Transplant 10：234-239, 2006.
88. Mazariegos GV, O'Toole K, Mieles LA, et al：Hyperbaric oxygen therapy for hepatic artery thrombosis after liver transplantation in children. Liver Transpl Surg 5：429-436, 1999.
89. Haslam RHA：The nervous system：Cerebral palsy. In：Behrman RE, Kliegman RM, Jenson HB(eds)：Nelson Textbook of Pediatrics Online, 17th ed. New York, Elsevier, 2006. Available at http：//www.nelsonpediatrics.com.
90. Keogh JM, Badawi N：The origins of cerebral palsy. Curr Opin Neurol 19：129-134, 2006.
91. Mutch L, Alberman E, Hagberg B, et al：Cerebral palsy epidemiology：Where are we now and where are we going? Dev Med Child Neurol 34：547-551, 1992.
92. Lawson RD, Badawi N：Etiology of cerebral palsy. Hand Clin 19：547-556, 2003.
93. Montgomery D, Goldberg J, Amar M, et al：Effects of hyperbaric oxygen therapy on children with spastic diplegic cerebral palsy：A pilot project. Undersea Hyperb Med 26：235-242, 1999.
94. MUMS National Parent-to-Parent Network：Available at www.netnet.net/mums/. Accessed December 19, 2007.
95. Collet JP, Vanasse M, Marois P, et al：Hyperbaric oxygen for children with cerebral palsy：A randomized multicentre trial. Lancet 357：582-586, 2001.
96. Hardy P, Collet JP, Goldberg J, et al：Neuropsychological effects of hyperbaric oxygen therapy in cerebral palsy. Dev Med Child Neurol 44：436-446, 2002.
97. Rosenbaum P：Controversial treatment of spasticity：Exploring alternative therapies for motor function in children with cerebral palsy. J Child Neurol 18：S89-S94, 2003.
98. Tuchman R：Autism. Neurol Clin 21：915-932, 2003.
99. Rapin I：Autism. N Engl J Med 337：97, 1997.
100. Centers for Disease Control and Prevention：How common is autism spectrum disorder? Available at www.cdc.gov/od/oc/

media/pressrel/2007/r070208.htm. February 8, 2007. Accessed December 19, 2007.
101. Risch N, Spiker D, Lotspeich L, et al : A genomic screen of autism : Evidence for a multilocus etiology. Am J Hum Genet 65 : 493-507, 1999.
102. Glasson EJ, Bower C, Petterson B, et al : Perinatal factors and the development of autism : A population study. Arch Gen Psychiatry 61 : 618-627, 2004.
103. Wilkerson DS, Volpe AG, Dean RS, Titus JB : Perinatal complications as predictors of infantile autism. Int J Neurosci 112 : 1085-1098, 2002.
104. Korvatska E, Van de Water J, Anders TF, Gershwin ME : Genetic and immunologic considerations in autism. Neurobiol Dis 9 : 107-125, 2002.
105. Madsen KM, Hviid A, Vestergaard M, et al : A population-based study of measles, mumps, and rubella vaccination and autism. N Engl J Med 347 : 1477-1482, 2002.
106. Ohnishi T, Matsuda H, Hashimoto T, et al : Abnormal regional cerebral blood flow in childhood autism. Brain 123 : 1838-1844, 2000.
107. Hashimoto T, Sasaki M, Fukumizu M, et al : Single-photon emission computed tomography of the brain in autism : Effect of the developmental level. Pediatr Neurol 23 : 416-420, 2000.
108. Rossignol DA, Rossignol LW : Hyperbaric oxygen therapy may improve symptoms in autistic children. Med Hypotheses 67 : 216-228, 2006.
109. Muller-Bolla M, Collet JP, Ducruet T, Robinson A : Side effects of hyperbaric oxygen therapy in children with cerebral palsy. Undersea Hyperb Med 33 : 237-244, 2006.
110. Weaver LK, Churchil SK : Hypoxemia with air breathing periods in U.S. Navy treatment Table 6. Undersea Hyperb Med 33 : 11-15, 2006.
111. Tin W : Oxygen therapy : 50 years of uncertainty. Pediatrics 110 : 615-616, 2002.
112. Silverman WA : A cautionary tale about supplemental oxygen : The albatross of neonatal medicine. Pediatrics 113 : 394-396, 2004.
113. Torbati D, Peyman GA, Wafapoor H, et al : Experimental retinopathy by hyperbaric oxygenation. Undersea Hyperb Med 22 : 31-39, 1995.
114. Calvert JW, Zhou C, Zhang JH : Transient exposure of rat pups to hyperoxia at normobaric and hyperbaric pressures does not cause retinopathy of prematurity. Exp Neurol 189 : 150-161, 2004.
115. Nuthall G, Seear M, Lepawsky M, et al : Hyperbaric oxygen therapy for cerebral palsy : Two complications of treatment. Pediatrics 106 : e80, 2000.
116. Dr. Senol Yildiz : Department of Underwater and Hyperbaric Medicine, GMMA Haydarpasa Training Hospital, Istanbul, Turkey. Personal communication, September 2006.
117. Dr. David Harrison : VGH Hyperbaric Unit, Vancouver, British Columbia, Canada. Personal communication, September 2006.

# Chapter 7 高気圧酸素治療を要する患者の集中治療

## この章の概要

- 集中治療の定義
- 重症疾患の原因となりうる高気圧酸素で治療される疾患
- ガス交換と治療プロトコール
- 組織酸素の測定
- 経皮的酸素および二酸化炭素の測定
- 高気圧酸素治療後の低酸素血症
    - 高気圧空気吸入中の低酸素血症
- 重症疾患患者の高気圧酸素治療に必要な機器
- 重症疾患患者の高気圧酸素治療のための人工呼吸器
- 呼気終末二酸化炭素濃度の測定
- 気管チューブ
- 静脈内輸液ポンプ
- 生理学的モニタリング
- 吸引
- チューブによる胸腔切開
- ペースメーカー，植え込み型除細動器，神経および脊髄刺激装置
- 除細動とカルディオバージョン
- 鎮静
    - 抑制
    - 高気圧酸素治療中の血糖管理
    - 小児
    - 鼓膜切開
- 集中治療と高気圧酸素の系統的レビュー
- 結論

院内設置の高気圧治療部門すべてが重症患者の管理を提供しているわけではない。重症患者に対する治療のレベルを低下させないためには，そのような患者を治療する，もしくはその治療を申し出るような高気圧治療部門に適切な機器や認定を受けた人員が配置され，院内の重要部門に近接していることが重要である。集中治療室（ICU）に関連した通常の機器は，高気圧環境での重症患者管理を前提として設計されてはいないため，高気圧酸素治療（hyperbaric oxygen therapy；HBOT）は重症患者管理には不利な面がある。

## 集中治療の定義

集中治療という言葉はさまざまなイメージをもたらす。それには有病率や死亡率の増加を伴う，状態の悪化するリスクのある患者が含まれる。ICUに滞在するすべての患者を含む場合もある。本章では，集中治療とは気管挿管され人工呼吸を受けている患者を意味するものとする。

## 重症疾患の原因となりうる高気圧酸素で治療される疾患

HBOTの適応となり重症疾患の原因となりうる病態には，重症感染症（筋壊死を伴うガス壊疽や壊死性筋膜炎），急性一酸化炭素中毒，クラッシュ損傷，重症減圧症，ガス塞栓症が含まれる。高気圧酸素は急性の移植片もしくは皮弁の障害，骨髄炎，糖尿病性下肢潰瘍，急性動脈不全でも適応とされる。Undersea and Hyperbaric Medical Society（www.uhms.org）による Hyperbaric Oxygen Therapy Committee Report が重症状態における高気圧酸素の適応と理論的根拠をレビューしている[1]。

重症患者がHBOTを要するか，もしくはHBOTが有用であるかの決定には，HBOTのリスクと同様に，十分に管理された集中治療環境から患者を移動，搬送するリスクとバランスをとらなければならない[1]。重症患者搬送に伴うリスクは広く報告されている[2,3]。院内搬送のリスクとそれを低下させる方法に関する情報もある[4]。しかし，患者がICUから移動する際には，予測不可能なリスクが生じうる。HBOTによる有用性は，理想的には臨床試験や臨床経験をはるかに超えることが明らかであるべきである。

## ガス交換と治療プロトコール

多様なHBOTプロトコールが重症患者で用いられている。Hyperbaric Oxygen Therapy Committee Report[1] が，典型的な治療圧と施行時間に関するガイドラインを提供している。疾患によっては複数のプロトコールが存在する。しかし現在のところ，どれがより優れているかは不明である。

重症患者においてしばしば存在する肺機能障害は，治療効果に影響する重要な因子である。吸入気酸素分画（$F_{IO_2}$）が0.3を要する挿管患者は，$F_{IO_2}$が0.7を要する患者と比較すると，いずれの高気圧酸素の設定においても異なる動脈血酸素分圧（$Pa_{O_2}$）を示すと考えられる[5]。重度の肺機能障害や気管挿管により高度の右-左シャントのある患者では，高気圧酸素中の$Pa_{O_2}$は期待値よりもはるかに低くなるであろう[5,6]。

挿管患者において，動脈留置カテーテルからの$Pa_{O_2}$の測定をルーチンに行う施設もある。持続的なモニタリングにより高気圧酸素の設定，呼気終末陽圧（PEEP）値，鎮静や筋弛緩の程度等のきめ細かい調整が可能となる。調整の際の最終目標は高気圧酸素中の$Pa_{O_2}$を1,000～1,400torrに維持することであり，この値は心肺機能が正常な患者にHBOTを施行した際に通常得られるものである。$Pa_{O_2}$が少なくとも800torrにまで到達しない場合には，肺機能が改善するまでHBOTの施行を控えるほうが賢明である。

HBOT施行中の$Pa_{O_2}$の測定は，厳密なプロトコールに従うことにより，大気圧に置かれた装置を用いて正確に行うことができる。たとえば，ABL330（Radiometer社，デンマーク，コペンハーゲン）[5,7,8]を用いた測定法の有効性が報告されている。残念ながらこの装置はもはや生産されておらず，生産元もメンテナンスを保証していない。より新しい装置であるABL525（Radiometer社）はABL330ほどの性能ではなかったが，1,500torr未満のガス分圧に関しては臨床的な判断決定には適切であると思われる[9]。新しい世代のABL800はより高性能であるが，この装置は高気圧下でのトノメトリー試験による有効性は実証されていない。もちろん他の装置も検討可能で，また適切に作動すると思われるが，今のところ有効性試験に関する報告は存在しない。

## 組織酸素の測定

組織酸素の測定は，将来的にはHBOTへの反応や予後の予想に有用となるかもしれない。植え込み型の酸素センサーがあるが，臨床的な試験は行われていない[10]。

## 経皮的酸素および二酸化炭素の測定

HBOT中の経皮的な酸素測定は日常的に行われており，アメリカ食品医薬品局（FDA）に認可された装置が1人用および多人数用チャンバーで使用されている（Tina, Radiometer社）。虚血性の創傷をもつ患者では，酸素分圧の測定により予後が推定されるかもしれない[11,12]。これらの測定が動脈血ガス測定の代替として使用可能であるか，健康成人での小規模試験で検討された。胸部での経皮的酸素測定は10人の健康対象者で$Pa_{O_2}$と相関することが示された（$R^2 = 0.99$）。1.12～3.0ATA（絶対気圧：atmosphere absdute）でHBOTを施行した際には，経皮的酸素の値は$Pa_{O_2}$と比べて約10%低値であった。経皮的二酸化炭素分圧は動脈血二酸化炭素分圧（$Pa_{CO_2}$）と比較して2～6torr（0.3～0.8kPa）高値であったが，相関は中等度であった（$R^2 = 0.21$）[13]。

胸部の経皮的酸素および二酸化炭素の測定について，HBOTを施行している17人の重症患者で報告されている[14]。これらの患者のうち13人は挿管されており，8人は動脈血圧および心拍出量を維持するために血管作動薬の持続投与を受けていた。HBOT前の患者の平均動脈血酸素/$F_{IO_2}$（P/F）比は237 ± 141，分時換気量（$V_E$）は9.1 ± 2L/分，PEEPは6.5 ± 2.4 cmH$_2$Oであり，胸部の経皮的酸素分圧は$Pa_{O_2}$と相関が認められた（$R^2 = 0.89$）。これらの患者でも健康な対象者と同様に，HBOT施行中には経皮的酸素の値は$Pa_{O_2}$と比べて約10%低値を示した。$tcP_{CO_2}$は$Pa_{CO_2}$と比べて約10%低値であったが，相関は中等度であった（$R^2 = 0.66$）[14]。これらの限られたデータにより，一部の重症患者において，胸部の経皮的酸素および二酸化炭素の測定は，臨床的な判断決定に使用されうると思われる。

## 高気圧酸素治療後の低酸素血症

HBOT施行直後に挿管された患者では，しばしばHBOT前と比べてより高い$F_{IO_2}$を必要とすることがあるため[15]，これらの患者では低酸素を生じていないことを確認するための特別な注意が必要である。この一時的な肺機能の悪化は，100%酸素により生じる無気肺（肺からの窒素の洗い出し）や，他の右-左シャント分画を増悪させる諸因子に起因すると思われる。

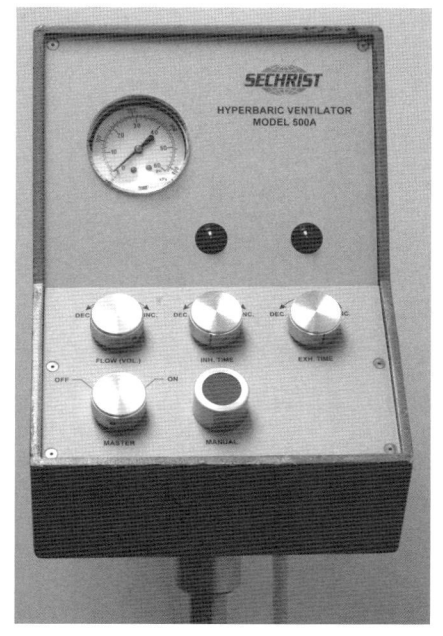

図 7.1　Sechrist 500A 1 人用高気圧用人工呼吸器

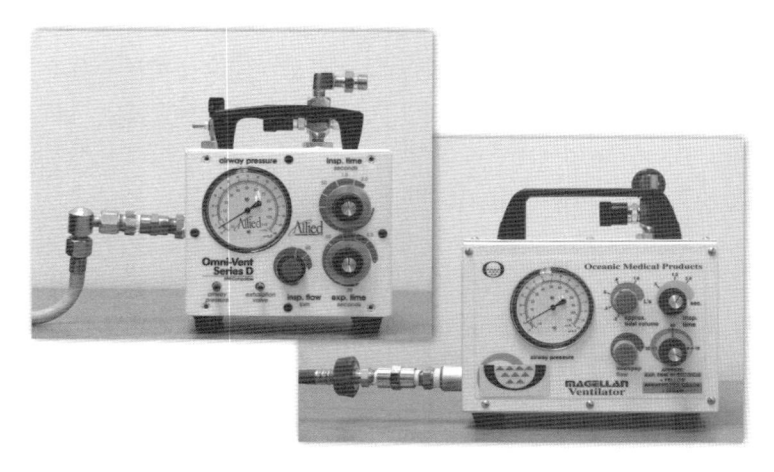

図 7.2　Omni-Vent と Magellan 高気圧用人工呼吸器

通常は減圧の数時間後には肺機能は HBOT 前のレベルに回復する[5,15]。

### 高気圧空気吸入中の低酸素血症

HBOT 実施法のなかには，酸素の毒性のリスクを低下させるために，間歇的に空気吸入の時間を組み入れたものもある[16,17]。適切な $PaO_2$ を維持するために酸素投与を必要とする重症患者では，高気圧空気吸入中に低酸素血症を呈する可能性がある[18]。高気圧空気吸入の時間には，低酸素血症の予防のために患者の $PaO_2$ をモニターすることが勧められる。高気圧空気吸入中の低酸素血症のモニターとして，パルスオキシメーターは有用であると考えられるが，高気圧下での使用に際して FDA の認可を受けた装置はない。そのため，空気吸入期の低酸素血症のモニターには経皮的酸素モニターが有用かもしれない。もちろん，空気吸入期を省略することも 1 つの選択肢ではあるが，この方法は酸素の毒性のリスクとのバランスを考慮して決定しなければならない。

## 重症疾患患者の高気圧酸素治療に必要な機器

重症患者を治療する高気圧治療部門には，ICU と類似もしくは同一の機器が必要である。理想的には心電図，侵襲的血圧，パルスオキシメーター，呼気終末二酸化炭素のモニターが含まれる。パルスオキシメーターはチャンバー内では使用できないが，HBOT 前後で重症患者の動脈血酸素飽和度をモニターすることは重要である。その他の装備には除細動器，救急カート，気管挿管用具一式，数種類のサイズの気管チューブ，チューブによる胸腔ドレナージ用具一式，吸引器具，中心静脈および動脈カテーテル，ガウン，手袋等が含まれる。

## 重症疾患患者の高気圧酸素治療のための人工呼吸器

高気圧下での使用が認可された人工呼吸器は性能が不十分であるため，高気圧酸素で治療される患者の人工呼吸には制限が生じる。1 人用チャンバー用の一般的な人工呼吸器として 500A（Sechrist Industries 社，カリフォルニア州アナハイム）（図 7.1）や Omni-Vent（Allied Healthcare Products 社，ミズーリ州セントルイス，$MaxO_2$ および Magellan としても販売されている）（図 7.2）がある。500A は分時換気量が 12L/分未満および PEEP 値が $10cmH_2O$ 未満の場合には適切に作動する[19]。より高い分時換気量を要する患者では，Omni-Vent がより優れた性能を発揮する[20]。両呼吸器とも吸気流速，吸気時間，呼気時間調節のための手動調整装置が付属しているが，両者ともアラーム機能がない。両呼吸器とも，通常の院内の壁配管圧（55psig）で供給される酸素で使用する場合には，その性能が著しく制限される[19,20]。500A は 80psig での使用で作動

性能が改善するが，Omni-Vent は 120psig で作動性能が改善する[20]。そのため，両呼吸器とも独自の高気圧酸素供給源が必要である（空気吸入期を設ける場合には，空気供給源も必要である）。

500A の操作ユニットは 1 人用チャンバーの外に置かれ，チャンバー内の患者回路は呼吸器用部位に接続する（図 7.1）。われわれの施設ではネブライザーは使用せず，粘稠な分泌物を経験したことはない。最高内圧のポップオフ弁は HBOT 前に調整する必要がある。一回換気量はチャンバー内でスパイロメーターを使用して測定する。気道内圧はチャンバー内で患者呼吸回路の吸気側で測定する。PEEP は持続気道陽圧弁（Accu-PEEP［Vital Signs 社，ニュージャージー州トトワ］）を使用して適応可能である。人工呼吸器には通過孔が 1 つ必要である。空気吸入期を設定する場合には特別な調整が必要で，通過孔も 2 つ必要となる[21]。

Omni-Vent は 1 人用チャンバーの外に設置する。高耐圧ガスホース（数百 psig 用）を呼吸器の吸気側とチャンバーハッチ通過孔のあいだに設置する（**図 7.3**）。高気圧下での治療中にこの高耐圧ホース内で減圧が生じると，肺のスクイーズが発生するリスクがあり，それを防止するために吸気回路内に一方向弁を設置することが重要である。500A と同様，一回換気量はスパイロメーターで測定し，チャンバー内に設置したマノメーターで中枢側気道内圧を測定する。最高内圧のポップオフはチャンバー内に位置し，HBOT 前に調整する。この呼吸器は 2 つの通過孔を必要とし，1 つは吸気回路用で，もう 1 つは呼気弁の操作用である（図 7.3）。Omni-Vent を適切な供給圧の空気で作動させることで，空気吸入期が施行可能になる。

500A の欠点は，特に高い PEEP 値や高圧のチャンバー内において，呼吸回数上限が制限されることである[19]。Omni-Vent の欠点は，敏感な吸気時間および呼気時間の調節つまみにある。いずれのつまみも，わずかな回転によって吸気および呼気時間に劇的な変化が生じる（それぞれ一回換気量や呼吸回数など）。Magellan 呼吸器はこの点に関して，より感度の低い調節つまみを用いて改良している。

多人数用チャンバー内での人工呼吸には，いくつかの呼吸器の使用経験が報告されている[22,23]。これらには Penlon[24,25]，Monaghan 225[26]，Bird[27]，Omni-Vent，改良型 Servo 900C や他のものが含まれる[28-31]（Folke Lind, MD, PhD,［カロリンスカ病院，スウェーデン，ストックホルム］との 2006 年 2 月の私信）。一回換気量や呼吸回数の情報を表示しない呼吸器では，多人数用チャンバー内で治療される患者の分時換気量をモニターするために，量モニターが改良され呼

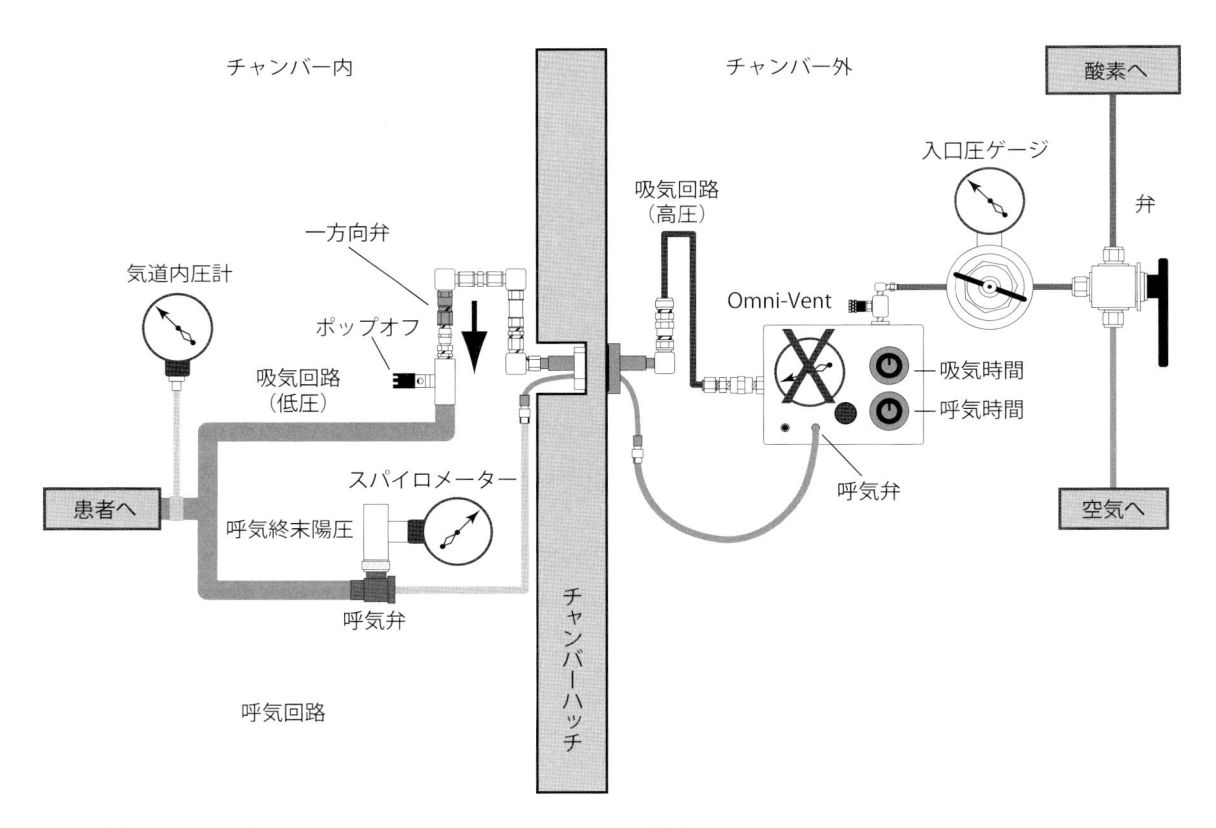

図 7.3　1 人用高気圧チャンバーと Omni-Vent もしくは Magellan の模式図

吸器に接続されている[32]。Uni-vent, Eagle, Model 754（Impact Instrumentation 社, ニュージャージー州コールドウェル）はアメリカ海軍実験潜水部門（U.S. Navy Experimental Diving Unit）の多人数用チャンバー内での使用試験に合格している[30,31]。しかし, いずれが HBOT 治療センターでの使用に供されているかは不明である。

肺胞換気と二酸化炭素産生のあいだに不一致がある場合, 高炭酸ガス血症が生じうる。近代的なマイクロプロセッサーで制御されている ICU 内の人工呼吸器でも, 高炭酸ガス血症は生じうる。急性肺障害もしくは急性呼吸窮迫症候群の患者では, 低一回換気療法による治療的許容的高炭酸ガス血症が死亡率を低下させる[33]。しかし, HBOT 中に高炭酸ガス血症が持続もしくは増悪した場合には, 中枢神経系の酸素毒性が増加するため, この治療法は HBOT に際して特別なリスクをもたらす[34]。多くのセンターでは, HBOT 中の挿管患者に対して, 抗痙攣薬でもある薬物（プロポフォールやロラゼパム等）を使用して通例的に鎮静を行っている。筋弛緩薬が使用される場合には, 通常は鎮静も行うべきである。しかし, 筋弛緩を使用する場合には, 観察不可能な痙攣発作を考慮する必要がある。

## 呼気終末二酸化炭素濃度の測定

1 人用および多人数用チャンバーのいずれにおいても, 高気圧に加圧された状態での呼気終末二酸化炭素レベルのモニターは可能である[35-38]。1 人用チャンバーではチャンバーのハッチを通して呼気を呼気終末二酸化炭素分析装置に送ることができる。患者は加圧され分析装置は大気圧下でキャリブレーションされているために, 呼気終末二酸化炭素の測定値の解釈には「修正」が必要である。たとえば, 2ATA まで加圧された患者は, 実際の呼気終末二酸化炭素レベルが 36torr であるかもしれないが, 理想的には, この値は海水面の気圧のもとに置かれたモニターでは 18（36/2）と測定されるはずである[36]。

## 気管チューブ

気管チューブのカフは, 加圧前に滅菌食塩水で満たす必要がある。1 人用チャンバー内で重症患者を治療する場合, 治療中に気管チューブカフのパイロットバルーンを触ることができないため, これは特に重要である。カフは気管チューブに漏れが生じないように十分な食塩水で満たすべきである。HBOT 後には患者の口腔咽頭を吸引し, すべての食塩水を取り除きカフを空気で満たす。この際にカフから気管チューブ内圧が安全であることを確認する[39]。多人数用チャンバー内では加圧中にカフの空気を追加することが可能であり, 上記の操作はさほど重要ではない。この気管チューブの管理法を行う際には, 減圧中にカフを脱気することに注意が必要である。

## 静脈内輸液ポンプ

本書の発行時点では, FDA に認可された HBOT 用の静脈内（IV）輸液ポンプはない。1 人用チャンバーでは 3 種類の IV ポンプが使用される。IVAC 530, Abbot LifeCare, Baxter Flo-Guard である（これらのポンプは製造元からは入手不可能であるが, 高気圧医療用品販売会社から入手できるかもしれない。www.uhms.org のウェブサイトを参照）。Abbot LifeCare IV ポンプは 1 人用チャンバーでの使用認可を得たが, もはや入手不可能である。Baxter Flo-Guard IV ポンプは 1 人用チャンバーでの使用において良好に作動する[40,41]。しかし, Baxter Flo-Guard ポンプで 1 人用チャンバー内の圧力に対抗して輸液を行うには, 患者側の閉塞調節プラグが 30 〜 50psi で作動するように調整しなければならない[40]。

1 人用チャンバーで加圧されている患者に静脈内輸液療法を指示する医師は, チャンバー内加圧の際に IV 輸液ポンプとチャンバーハッチのあいだの輸液チューブが伸ばされ膨大するということを知っておくことは重要である。このため, 低流量（10mL/ 時以下）では少なくとも 20 分間, 患者に静脈内薬物投与は行われない[40,41]。この問題の解決策の 1 つは, ポンプに接続されている輸液チューブセットをすべて取り除き, ポンプとチャンバーのドアのあいだに存在する輸液チューブセットを最小限にすることである。そして, この輸液チューブセットを輸液用通過孔に硬質な耐圧ロック付きチューブで接続する。代わりに, 低流量輸液を高流量輸液の側管から注入してもよい。

数種類のポンプが多人数用チャンバー内で使用および試験されている[42-44]。多人数用の治療施設から, ALARIS Medley IV 輸液ポンプ（ALARIS Medical Systems 社, カリフォルニア州サンディエゴ）の適切な作動が報告されている（Neil Hampson, MD との 2006 年 8 月 4 日の私信）。高気圧治療施設のスタッフはいずれの IV 輸液も注意深く評価し, 作動の正確

度，安定度，安全度に関して熟慮するべきである[42]。2.8ATAでのシリンジポンプを用いた強心療法において，循環補助効果の減少が報告されており，加圧中の重症患者の低血圧を説明しうる[44]。

## 生理学的モニタリング

1人用高気圧チャンバー用のモニタリング装置と手技の概略はChapter 2ですでに述べた。多人数用チャンバーに関しては数本の論文が生理学的モニタリングをレビューしている[45,46]。モニタリングのシステムは院内の他の部門で用いられているものと同一である。もし異なる場合には，ICUと高気圧チャンバー相互の情報伝達を効率的に行うために，院内モニタリングシステムとの統合に注意を注ぐ必要がある。院内の医学部門が，チャンバーとチャンバー外に設置されたモニターとの接続の確立に携わるべきである。チャンバー内に第2のモニター（スレブモニター）を設置して，内部の介助者が生理学的データを観察可能にすることが好ましい。

## 吸　引

1人用高気圧チャンバー内での吸引用の装置と手技の概略はChapter 2ですでに述べた。吸引は1人用および多人数用チャンバーのいずれにおいても施行可能である[47]。吸引の一般的な用途は経鼻胃管，ドレーン，陰圧閉鎖療法（vacuum-assisted closure；VAC）装置である[48]。VAC装置は壊死性筋膜炎や開放された腹腔などをもつ重症患者で通常用いられる。そのため高気圧酸素中に吸引を供給することは，吸引による密閉の消失予防のために重要である。VAC療法は創床を洗浄および刺激し，局所の浮腫や炎症，疼痛を軽減し，創傷局所への酸素や栄養素の供給を増加させる。VAC療法は肉芽組織の発生率を増加させ，被覆交換の回数を減少させる[49]。

## チューブによる胸腔切開

チューブによる胸腔切開，もしくはチェストチューブは胸腔内の血液，液体もしくは空気を除去するために留置される。チェストチューブが液体を除去するために留置され，気胸が存在しない場合には，チェストチューブは重力によりドレナージ可能であり，また，HBOT中には吸引に接続することも可能である。このシステムが不注意に大気圧に開放された際の気胸のリスクを防ぐために，ハイムリッヒ一方向弁（Bard-Parker Heimlich Chest Drain Valve〔Becton, Dickinson and Company社，ニュージャージー州フランクリンレイクス〕）をチェストチューブ回路内に設置するべきである。気胸に対してドレナージを施行中の患者では，ハイムリッヒ弁を胸腔ドレナージ回路内に設置しなければならない。そして人工呼吸中の気道内圧は最小限にとどめるべきである。閉鎖式胸腔内貯留システムのなかには高気圧下で破損したり作動不良を生じるものもあるため，高気圧に加圧する前にテストするべきである[50]。

## ペースメーカー，植え込み型除細動器，神経および脊髄刺激装置

1人用チャンバー内でのペースメーカー，植え込み型除細動器（ICD），神経および脊髄刺激装置の使用に関連する諸問題についてはChapter 2で述べている。植え込み型ペースメーカー，ICD，神経および脊髄刺激装置を使用中の患者に関しては，多人数用および1人用チャンバーのいずれで治療する場合にも，同様の問題があてはまる。メーカーは自社の植え込み型心臓ペースメーカーについて，それが高気圧での加圧に適しているか，また適応可能な最高内圧はどこまでか，使用している患者に明示する必要がある。Chapter 2で述べたように，欠陥のあるICDリードに通電された場合，発火の危険がある。ICD製造メーカーが高気圧酸素下での使用の安全性を明示するまでは，HBOTを施行する前に必ずICDを休止状態とし，患者をモニターし，HBOT後に再起動するのが賢明である。ICDが休止状態のあいだは，不整脈の治療が可能な人員と装備を準備しなければならない。埋め込み式薬物投与装置や脊髄刺激装置は，製造メーカーがHBOT中の加圧の安全性を確認していなければならない。そうでない場合，装置を休止状態にしない限り，その患者はHBOTに適した候補者ではない。

## 除細動とカルディオバージョン

多人数用チャンバー内では，過剰な酸素の蓄積がない限り，除細動とカルディオバージョンの施行が可能である[51]。1人用チャンバーの場合，除細動とカルディオバージョンが必要な際には，それらの手技はチャンバーの外で行わなければならない。患者の減圧時にガ

スの供給を酸素から空気へと変更することは，高気圧チャンバーのドア周囲からの酸素の消散を早めるために望ましいことである。チャンバーハッチを開き，患者をチャンバー外のストレッチャー上に移動させたのちに，カルディオバージョンや除細動を施行する。チャンバーへのガス供給を空気に切り替えることが不可能な場合には，除細動前に酸素が消散するまでのあいだ，40秒もしくはそれ以上待つ必要がある[52]。衣類も酸素を多く含み，発火のリスクが増すため，除細動前には患者の衣類もすべて取り除かなければならない。

# 鎮　静

　重症患者はICU内でしばしば鎮静されている。このためICU内では，これらの重症患者は疼痛に対する麻薬や鎮静のための薬を持続的に静注されている。HBOT中には，フェンタニル，プロポフォール，また必要に応じた量のベンゾジアゼピンの静注が必要になる。これらの静注は，それぞれ独立したポンプと輸液セットを用いて，チャンバーハッチを通して行わなければならない。前述のとおり，患者へのこれら薬物の一定流量での投与を確実にするには，低流量輸液時には硬質でロック付きの耐圧チューブで静注ポンプとチャンバーハッチを接続することが必要である[40,41]。

　プロポフォールの臨床での使用以前は，1人用チャンバー内での人工呼吸を容易にするために，重症患者には筋弛緩薬がしばしば使用されてきた。しかし，遷延性の神経筋の衰弱の原因となりうることから，可能であれば筋弛緩薬の使用は避けるべきである[53,54]。しかし，重度の人工呼吸器との非同調がある場合や，自己抜管や有害事象のリスクが高い場合，またエアトラッピングが明らかで，特にガス交換に悪影響を及ぼす場合には，筋弛緩は（適切な深い鎮静のあとに）現在でも必要なことがある。

## ▶抑　制

　HBOTを施行される鎮静された重症患者の抑制には，注意深い配慮が必要である。多人数用チャンバー内では医療従事者が常に立ち合うため，治療上の方針決定は容易である。1人用チャンバーでは，気管内チューブや動脈および静脈用医療用チューブの接続はずれや，他の機器に重大な有害事象が生じうるため，通常は，抑制を行うことが望まれる。

## ▶高気圧酸素治療中の血糖管理

　重症な病態時に血糖を正常化することが予後を改善するというエビデンスがある[55,56]。HBOT中に経管および非経管栄養を中断し，ICUで再び栄養とインスリン投与が行われる際，厳格な血糖管理が非常に困難になる患者もいる。そのため，可能であれば，HBOT中も重症患者の経管および非経管栄養は継続するべきである。これらの患者のHBOT中の正常な血糖値の維持のために，インスリンの精密静注が用いられる。前述のようにインスリンのような低流量での静注では，硬質でロック付きのチューブで静注ポンプとチャンバーハッチを接続することが必要である[40,41]。もしくは，インスリンの静注を高流量の輸液の側管から行わなくてはならない。血糖値の確認は，動脈もしくは中心静脈内カテーテルから採血することができる[8]（図7.4）。

## ▶小　児

　重症な小児患者は1人用もしくは多人数用チャンバーでのHBOTが可能である[57]。ある研究では，低血圧，気管支痙攣，鼓膜血腫や進行性の低酸素血症が合併症として報告されている。しかし，ほとんどの合併症は知識の豊富なスタッフによって管理可能に思われる[57]。成人同様，重症な小児はHBOT中に鎮静および鎮痛薬の微量調整が必要となるかもしれない。理想的には，小児集中治療スタッフのアドバイスや治療への参加があれば非常に有益である（Chapter 2, 6参照）。

## ▶鼓膜切開

　気管挿管および鎮静された患者に対し，高気圧に加圧する前に予防的鼓膜切開が必要か否かについては，さまざまな意見が提示されている[58-60]。気管挿管および鎮静された患者で，予防的鼓膜切開が内耳の気圧外傷による長期的合併症を予防するかは，現在のところ不明である。気管挿管および鎮静された患者に対する予防的鼓膜切開が耳に関連する予後を改善するかを決定するには，前向きの臨床試験が必要である。高気圧酸素で治療している患者への鼓膜チューブの留置は過剰なことのため，鼓膜切開が必要な場合には，温熱[61]もしくはレーザー[62]による鼓膜切開が中耳の通気には勧められる[63]。高気圧酸素で治療されている脳浮腫を伴う重症患者では，予防的な鼓膜切開は加圧中の頭蓋内圧の上昇を最小限にするために重要である[64]。

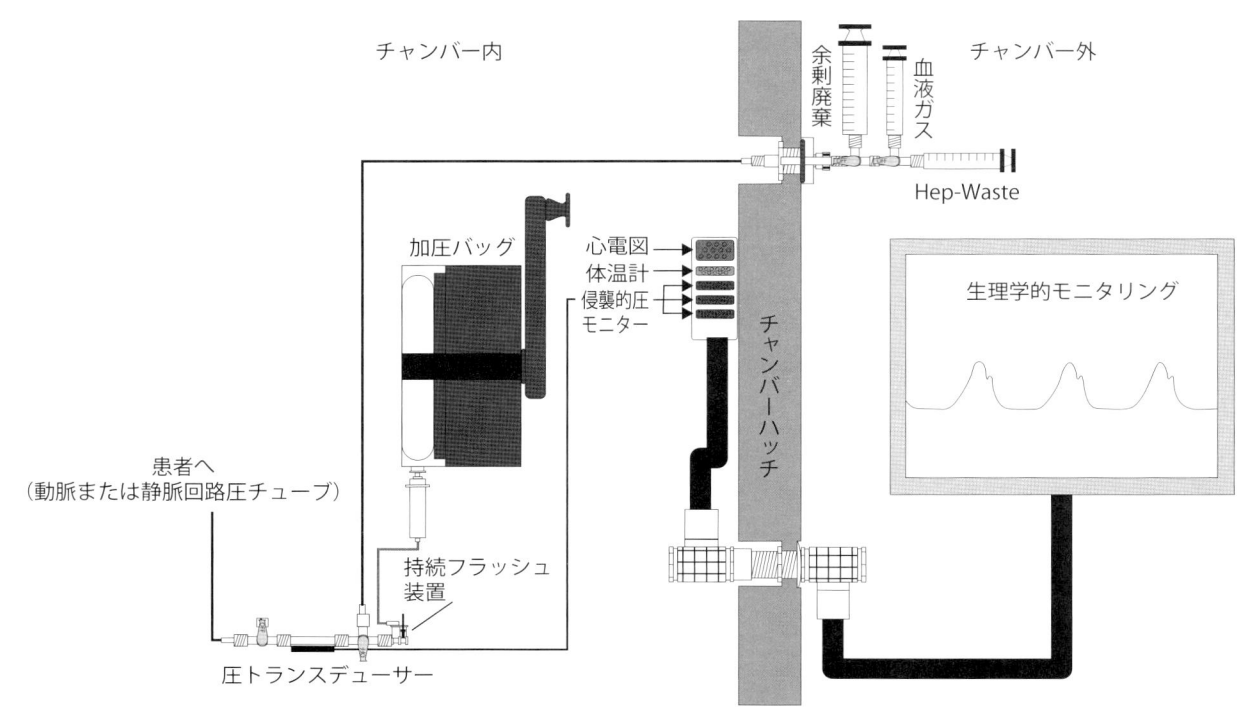

**図 7.4　動脈カテーテルと圧トランスデューサーからの採血用のセットアップ**
三方活栓を圧トランスデューサーと持続的フラッシュ装置のあいだに設置する．三方活栓はすべての孔が開通するように設定する．硬質で耐圧のロック付きチューブで活栓と輸液用通過孔を接続し，チャンバー外へとハッチの通過孔を通す．活栓を輸液用通過孔の外側にも設置して，動脈血を採血できるようにする（高気圧チャンバー用静注延長キット［部品番号：041600503A］，3psi のチェックバルブ，通過用装置，活栓，モニター用ラインを含む．Argon Medical Devices 社，テキサス州アセンズ）．（加圧中の患者の採血では，3psi のチェックバルブは取り外さなければならない．）採血後は，チャンバー外から滅菌食塩水でラインをフラッシュする．

# 集中治療と高気圧酸素の系統的レビュー

　高気圧酸素に関連した重症患者のタイプと合併症の発生率が，各種要約の発表からレビューされている[65,66]．前述した小児における管理可能な高気圧に関連した合併症の発生率は，小児と成人の両方を含む他の 2 つの研究[65,66]におけるよりも高い[57]と思われる．1981 ～ 2003 年にかけて，カリフォルニア州ロマリンダで 199 人の気管挿管された重症患者が壊死性感染，一酸化炭素（CO）中毒，外科的皮弁・移植片の機能不全，急性動脈性虚血により 1 人用チャンバーで HBOT を受けている．この群での死亡発生の増加は生じていない[65]．

　われわれの施設において 1986 ～ 2006 年にかけて，182 人の気管挿管された重症患者が 1 人用チャンバーで HBOT を受けている（HBOT の回数は 1,281 回，女性 61 人，男性 121 人で年齢は 44 ± 19 歳［2 ～ 83 歳］）．疾患内訳は壊死性筋膜炎，CO 中毒，クラッシュ損傷，ガス壊疽，動脈ガス塞栓，ムコール真菌症，動脈閉塞，皮弁の障害，骨髄炎，もしくは放射線性壊死であった．鼓膜切開は（1995 年までに）66 人に施行され，1995 年以降の 116 人には施行されていない．最近の 108 人では，APACHE II（acute physiology and chronic health evaluation II）[67]スコアは 17.6 ± 7.5（6 ～ 44）であった．患者あたりの個々の静注の平均数は 3.8 ± 1.8 回（1 ～ 11 回）であった．予後に関してデータのある 154 人では，27 人が原疾患もしくは治療の撤退のために死亡した．チャンバーからの減圧を要する合併症は，1,281 例中 35 例（2.7％）で発生した．これらの合併症は心室頻拍・細動 1 例，空気換気中の低酸素血症 2 例[24]，動脈ラインの異常 5 例，呼吸器回路の異常 8 例，人工呼吸器の作動異常 2 例，痙攣 3 例，低血圧を伴うエアトラッピングや過膨張 4 例，不適切な鎮静 5 例，不整脈 4 例であった．その他 1 例で，空気塞栓から急性肺障害が生じ，高度の低酸素血症のためにチャンバーからの搬出時に心停止に陥った[18]．

　32 年間にわたる分析（集中治療部に入室した患者の HBOT 1 万例）で，HBOT の施行を保留した理由には，0.50 以上の $F_{IO_2}$ を要する低酸素血症，血管収縮薬を要する低血圧，血管拡張薬の静注を要する高血圧，高体温，痙攣重積状態，緊張性気胸，ウォーターベッドによる保護の必要性，病的肥満，末期悪性疾患，

脂肪製剤の静注中が含まれる[68]。

# 結　論

重症患者は1人用および多人数用いずれの高気圧チャンバーでも治療可能である。重症患者に安全な治療を施行するには，チャンバーの環境が集中治療を支援し，スタッフが集中治療管理に精通している必要がある。最も大切なことは，高気圧酸素と集中治療ICUから外への搬送等の危険と有益性について考慮することである。

謝　辞

Kayla Deruの編集，図および写真に対する援助と，Susan Churchill（NP）による批評に感謝する。

**REFERENCES**

1. Feldmeier JJ (ed): Hyperbaric oxygen therapy: 2003 committee report. Rev. ed. Kensington, Md, Undersea and Hyperbaric Medical Society, 2003.
2. Waydhas C, Schneck G, Duswald KH: Deterioration of respiratory function after intra-hospital transport of critically ill surgical patients. Intensive Care Med 21: 784-789, 1995.
3. Beckmann U, Gillies DM, Berenholtz SM, et al: Incidents relating to the intra-hospital transfer of critically ill patients. An analysis of the reports submitted to the Australian incident monitoring study in intensive care. Intensive Care Med 30: 1579-1585, 2004.
4. Shirley PJ, Bion JF: Intra-hospital transport of critically ill patients: Minimising risk. Intensive Care Med 30: 1508-1510, 2004.
5. Weaver LK, Howe S: Arterial oxygen tension of patients with abnormal lungs treated with hyperbaric oxygen is greater than predicted. Chest 106: 1134-1139, 1994.
6. Weaver LK, Larson-Lohr V: Hypoxemia during hyperbaric oxygen: A case report. Chest 105: 1270-1271, 1994.
7. Weaver LK, Howe S, Berlin SL: Normobaric measurement of $O_2$ tension of blood and saline tonometered under hyperbaric $O_2$ conditions. J Hyperb Med 5: 29-38, 1990.
8. Weaver LK, Howe S: Normobaric measurement of arterial oxygen tension in subjects exposed to hyperbaric oxygen. Chest 102: 1175-1181, 1992.
9. Weaver LK, Ershler L, Howe S: Accuracy of the radiometer abl 500 measuring hyperbaric blood gases at atmospheric pressure. Undersea Biomedical Res 19 (suppl): 105, 1992.
10. Niklas A. Brock D, Schober R, et al: Continuous measurements of cerebral tissue oxygen pressure during hyperbaric oxygenation—HBO effects on brain edema and necrosis after severe brain trauma in rabbits. J Neurol Sci 219: 77-82, 2004.
11. Grolman RE, Wilkerson DK, Taylor J, et al: Transcutaneous oxygen measurements predict a beneficial response to hyperbaric oxygen therapy in patients with nonhealing wounds and critical limb ischemia. Am Surg 67: 1072-1079, 2001.
12. Fife CE, Buyukcakir C, Otto GH, et al: The predictive value of transcutaneous oxygen tension measurement in diabetic lower extremity ulcers treated with hyperbaric oxygen therapy: A retrospective analysis of 1,144 patients. Wound Repair Regen 10: 198-207, 2002.
13. Haberstock D, Weaver LK, Hein S, Howe S: Are transcutaneous oxygen ($TCO_2$) and carbon dioxide $TCCO_2$) measurements surrogates for arterial oxygen ($PaO_2$) and carbon dioxide ($PaCO_2$) tensions? Undersea Hyper Med 26 (suppl): 37, 1999.
14. Weaver LK, Churchill S, Deru K: Transcutaneous oxygen and carbon dioxide tensions compared to arterial oxygen and carbon dioxide tensions in patients. Undersea Hyperb Med 33 (5), 2006.
15. Ratzenhofer-Komenda B, Offner A, Quehenberger F, et al: Hemodynamic and oxygenation profiles in the early period after hyperbaric oxygen therapy: An observational study of intensive-care patients. Acta Anaesthesiol Scand 47: 554-558, 2003.
16. Clark JM: Extension of oxygen tolerance by interrupted exposure. Undersea Hyperb Med 31: 195-198, 2004.
17. Piantadosi CA: A mini-forum on air breaks and O2 toxicity in clinical HBO2 therapy. Undersea Hyperb Med 31: 185, 2004.
18. Weaver LK, Churchill S: Hypoxemia with air breathing periods in U.S. NAVY Treatment Table 6. Undersea Hyperb Med 33: 11-15, 2006.
19. Weaver LK, Greenway L, Elliott CG: Performance of the Sechrist 500A hyperbaric ventilator in a monoplace hyperbaric chamber. J Hyperb Med 3: 215-225, 1988.
20. Churchill S, Weaver LK, Haberstock D: Performance of the Omni-vent mechanical ventilator for use with the monoplace hyperbaric chamber. Undersea Hyperb Med 26 (suppl): 70-71, 1999.
21. Weaver LK: Air breaks with Sechrist 500A Monoplace Hyperbaric Ventilator. J Hyperb Med 3: 179-186, 1988.
22. Gallagher TJ, Smith RA, Bell GC: Evaluation of mechanical ventilators in a hyperbaric environment. Aviat Space Environ Med 49: 375-376, 1978.
23. Moon RE, Hart BB: Operational use and patient monitoring in a multiplace hyperbaric chamber. Respir Care Clin N Am 5: 21-49, 1999.
24. Saywood AM, Howard R, Goad RF, Scott C: Function of the Oxford Ventilator at high pressure. Anaesthesia 37: 740-744, 1982.
25. Lewis RP, Szafranski J, Bradford RH, et al: The use of the Penlon Nuffield 200 in a monoplace hyperbaric oxygen chamber. An evaluation of its use and a clinical report in two patients requiring ventilation for carbon monoxide poisoning. Anaesthesia 46: 767-770, 1991.
26. Moon RE, Berguist LV, Conklin B: Monaghan 225 ventilator use under hyperbaric conditions. Chest 89: 846-851, 1986.
27. Stahl W, Radermacher P, Calzia E: Functioning of ICU ventilators under hyperbaric conditions—comparison of volume- and pressure-controlled modes. Intensive Care Med 26: 442-448, 2000.
28. Risdall JE, Hasan SK: Assessment of the Servo 900C ventilator for use with mixed gas (Heliox) on Royal Navy treatment table 67 [abstract]. Undersea Hyperb Med 31: 356-357, 2004.
29. Oberly D, Conley J, Montminy J, Perdrizet G: The use of pres-

sure-control ventilation to mechanically ventilate critically ill adult and pediatric patients [abstract]. Undersea Hyperb Med 32 : 281, 2005.
30. Stanga DF, Chimiak JM, Beck G : Evaluating the safety, function and use of medical ventilators to provide respiratory support of critically ill patients in the hyperbaric chamber. Undersea Hyperb Med 30 : 254, 2003.
31. Stanga DF, Beck G, Chimiak JM : Department of Defense, Navy Experimental Diving Unit : Evaluation of respiratory support devices for use in the hyperbaric chamber. Panama City, Fla, Navy Experimental Diving Unit [NEDU] TR 03-18, 2003.
32. Youn BA, Myers RA : Volume monitor for mechanical ventilation in the hyperbaric chamber. Crit Care Med 17 : 453-454, 1989.
33. The Acute Respiratory Distress Syndrome Network : Ventilation with lower tidal volumes as compared with traditional tidal volumes for acute lung injury and the acute respiratory distress syndrome. N Engl J Med 342 : 1301-1308, 2000.
34. Clark JM, Thom SR : Oxygen under pressure. In : Bennett PB, Elliott DH(eds): Physiology and Medicine of Diving, 5th ed. London, WB Saunders Company, 2003, pp 358-418.
35. Eskelson MI, Weaver LK, Greenway L : End-tidal $CO_2$ monitoring within the monoplace hyperbaric chamber. Undersea Biomedial Res 16(suppl): 18-19, 1989.
36. Haberstock D, Weaver LK, Churchill S : End-tidal $CO_2$ compared to arterial carbon dioxide tension during hyperbaric oxygen therapy [abstract]. Undersea Hyperb Med 32 : 451-456, 2005.
37. Mummery HJ, Stolp BW, Del Dear G, et al : Effects of age and exercise on physiological dead space during simulated dives at 2.8 ATA. J Appl Physiol 94 : 507-517, 2003.
38. Arieli R, Daskalovic Y, Eynan M, et al : Use of a mass spectrometer for direct respiratory gas sampling from the hyperbaric chamber. Aviat Space Environ Med 72 : 799-804, 2001.
39. Galinski M, Treoux V, Garrigue B, et al : Intracuff pressures of endotracheal tubes in the management of airway emergencies : The need for pressure monitoring. Ann Emerg Med 47 : 545-547, 2006.
40. Ray D, Weaver LK, Churchill S, Haberstock D : Baxter Flo-Gard 6201 Volumetric Infusion Pump for monoplace chamber applications. Undersea Hyperb Med 27 : 107-111, 2000.
41. Weaver LK, Ray D, Haberstock D : Comparison of three monoplace hyperbaric chamber intravenous infusion pumps. Undersea Hyperb Med 32 : 451-456, 2005.
42. Lavon H, Shapak A, Tal D, et al : Performance of infusion pumps during hyperbaric conditions. Anesthesiology 96 : 849-854, 2002.
43. Dohgomori H, Atikawa K, Kubo H : The accuracy and reliability of an infusion pump(STC-3121; Terumo Inst., Japan)during hyperbaric oxygenation. Anaesth Intensive Care 28 : 68-71, 2000.
44. Story DA, Houston JJ, Millar IL : Performance of the Atom 235 syringe infusion pump under hyperbaric conditions. Anaesth Intensive Care 26 : 193-195, 1998.
45. Rogatsky GG, Shifren EG, Mayevsky A : Physiologic and biochemical monitoring during hyperbaric oxygenation : A review. Undersea Hyperb Med 26 : 111-122, 1999.
46. Poulton TJ : Monitoring critically ill patients in the hyperbaric environment. Med Instrum 15 : 81-84, 1981.
47. Weaver LK : A functional suction apparatus within the monoplace hyperbaric chamber. J Hyperb Med 3 : 165-171, 1988.
48. Mendez-Eastman S : Use of hyperbaric oxygen and negative pressure therapy in the multidisciplinary care of a patient with nonhealing wounds. J Wound Ostomy Continence Nurs 26 : 67-76, 1999.
49. Hopf HW, Humphrey LM, Puzziferri N, et al : Adjuncts to preparing wounds for closure : Hyperbaric oxygen, growth factors, skin substitutes, negative pressure wound therapy(vacuum-assisted closure). Foot Ankle Clin 6 : 661-682, 2001.
50. Walker KJ, Millar IL, Fock A : The performance and safety of a pleural drainage unit under hyperbaric conditions. Anaesth Intensive Care 34 : 61-67, 2006.
51. Pitkn A : Defibrillation in hyperbaric chambers : A review. J R Nav Med Serv 85 : 150-157, 1999.
52. Kindwall E : Management of complications in hyperbaric treatment. In : Kindwall EP, Whelan HT(eds): Hyperbaric Medicine Practice, 2nd ed. Flagstaff, Ariz, Best Publishing, 1999, pp 365-375.
53. Burry L, HoSang M, Hynes-Gay P : A review of neuromuscular blockade in the critically ill patient. Dynamics 12 : 28-33, 2001.
54. Gorson KC : Approach to neuromuscular disorders in the intensive care unit. Neurocrit Care 3 : 195-212, 2005.
55. Van den Berghe G, Wouters P, Weekers F, et al : Intensive insulin therapy in the critically ill patients. N Engl J Med 345 : 1359-1367, 2001.
56. Van den Berghe G, Wilmer A, Hermans G, et al : Intensive insulin therapy in the medical ICU. N Engl J Med 354 : 449-461, 2006.
57. Keenan HT, Bratton SL, Norkool DM, et al : Delivery of hyperbaric oxygen therapy to critically ill, mechanically ventilated children. J Crit Care 13 : 7-12, 1998.
58. Capes JP, Tomaszewski C : Prophylaxis against middle ear barotrauma in US hyperbaric oxygen therapy centers. Am J Emerg Med 14 : 645-648, 1996.
59. Churchill S, Weaver LK : Prophylactic myringotomies in intubated patients during hyperbaric oxygen therapy [abstract]. Undersea Hyperb Med 32 : 240-241, 2005.
60. Presswood G, Zamboni WA, Stephenson LL, Santos PM : Effect of artificial airway on ear complications from hyperbaric oxygen. Laryngoscope 104(11 pt 1): 1383-1384, 1994.
61. Potocki SE, Hoffman DS : Thermal myringotomy for eustachian tube dysfunction in hyperbaric oxygen therapy. Otolaryngol Head Neck Surg 121 : 185-189, 1999.
62. Vrabec JT, Clements KS, Mader JT : Short-term tympanostomy in conjunction with hyperbaric oxygen therapy. Laryngoscope 108(8 pt 1): 1124-1128, 1998.
63. Clements KS, Vrabec JT, Mader JT : Complications of tympanostomy tubes inserted for facilitation of hyperbaric oxygen therapy. Arch Otolaryngol Head Neck Surg 124 : 278-280, 1998.
64. Rockswold GL, Ford SE, Anderson DC, et al : Results of a prospective randomized trial for treatment of severely brain-injured patients with hyperbaric oxygen. J Neurosurg 76 : 929-934, 1992.
65. Lo T, Sample AS, Christenson D, et al : Mortality associated with hyperbaric oxygen treatment in critically-ill patients [abstract]. Proc Am Thorac Soc 2 : A426, 2005.
66. Weaver LK, Churchill S, Deru K : Critical care of patients treated in monoplace hyperbaric chambers, past 20 years. Undersea Hyperb Med 33(5): 350-351, 2006.
67. Knaus WA, Draper EA, Wagner DP, Zimmerman JE : APACHE

II : A severity of disease classification system. Crit Care Med 13 : 818-829, 1985.
68. Hart GB, Asciuto TJ, Aksenov IV, et al : Medical contraindications for hyperbaric oxygen treatments in critical care patients. Undersea Hyperb Med 33(5): 351-352, 2006.

# III 生理機能

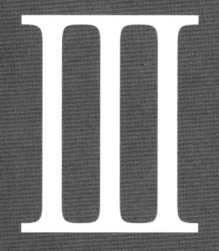

**Chapter 8**
肺におけるガス交換,
生体内の酸素運搬と組織の酸素化

**Chapter 9**
虚血再灌流障害と高気圧酸素治療
基本的機序と臨床研究

**Chapter 10**
圧力によるヒトの生理機能への影響

**Chapter 11**
酸素と創傷治癒の基本的メカニズム

# Chapter 8 肺におけるガス交換，生体内の酸素運搬と組織の酸素化

### この章の概要

肺換気とガス交換
肺胞気から血液への酸素の移動
肺から全身の微小循環への酸素運搬
全身の微小循環と組織でのガス交換

高気圧酸素による各器官の循環への特異的影響
細胞での酸素利用
二酸化炭素の排出
高気圧酸素が組織の酸素化に及ぼす影響のまとめ

ヒトの呼吸システムは，大きく変化する細胞の代謝需要を満たすのに十分なだけの酸素の供給を行えるように設計されている。この呼吸システムは循環とリンクした1つの機構をなしており，吸入気の酸素を細胞に絶え間なく運搬するよう設計されている。酸素は細胞における呼吸において，主としてミトコンドリアで消費されている[1]。呼吸は酸化的リン酸化により，細胞がその機能を発揮するためのエネルギーを生み出す。酸化的リン酸化では，グルコースや他のエネルギー基質が段階的に酸化される一方，酸素は不可逆的に水に還元され，アデノシン三リン酸（ATP）が合成されている[2]。

大気と肺の血液のあいだにある巨大でしかも薄い気-液相界面は，主に肺胞領域の上皮組織と毛細血管で構成されており，ガス交換の主要な場として機能している[3]。この肺胞での微小循環では，赤血球の高速な通過が可能である。ここで大気から酸素が取り込まれ，左心と動脈系の働きにより微小循環まで運搬され，細胞に拡散するのである。静脈系循環にある脱酸素化した血液は，右心から肺に再び移動する。肺では細胞の代謝により生成された二酸化炭素（$CO_2$）が排出され，再び酸素が取り込まれる。肺，血液，循環系は，細胞の代謝活動に対して酸素を絶え間なく運搬するという1つの機構を構成している。単純かつ一続きにコンパートメント化された呼吸システムのモデルを図8.1に示す。図8.1では，上述した酸素と$CO_2$の運搬の様子が描かれている。

酸素を主に運搬する赤血球の機能は，すべてヘモグロビン分子の働きによるものである。赤血球は循環血液量の40～45%を占め，血中のヘモグロビン濃度は14～15g/dLである[4]。血液は非常に多くの酸素を含んでおり，通常の心循環機能によって血流が増大するキャパシティと相俟って，高強度の運動に対しても十分な酸素運搬が可能となっている[5]。この酸素運搬システムの構造と機能については，本章の4つの節で記述する。まず，正常なガス交換の働きと，基本的な呼吸システムの能力について簡単に触れる。この呼吸システムの能力の説明には，赤血球の酸素の積み下ろしにおいて重要となっている柔軟性，酸素輸送における灌流の能力，そして全身の微小循環における機能の拡張性が含まれている。その後，この呼吸システムに対して高気圧酸素吸入が及ぼす影響について，そして細胞での代謝，最後に$CO_2$の排泄の概要と示していく。

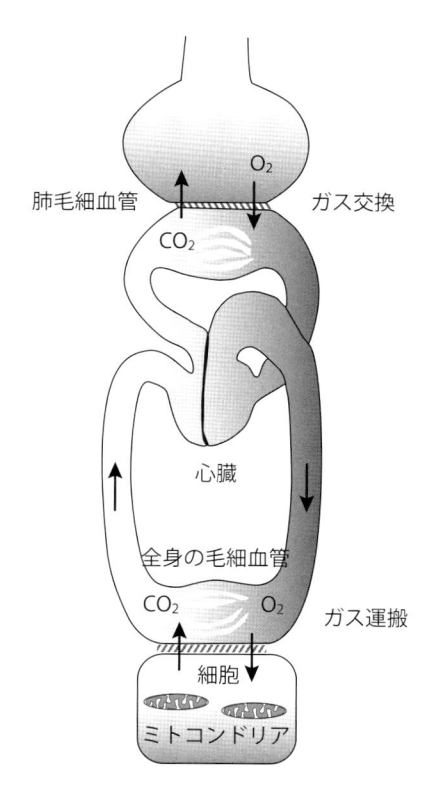

**図8.1 酸素運搬システム**
肺から全身の毛細血管までの酸素の流れと，細胞の代謝で生成された二酸化炭素の肺への流れを示している。この過程では，拡散→結合→灌流→解離→拡散という一連の物理的な流れが必要となっている。

肺に何らかの疾病を有していたり，心臓，循環，血液の疾患を有していたり，あるいは特殊な環境下におかれていたりするとき，生体の酸素運搬システムは低酸素状態やエネルギー不全から細胞の機能が低下してしまうことを防ぐために適応しなくてはならない。心肺系の病変，極限の環境のような状況では，酸素運搬量（$D_{O_2}$）には限界があり，細胞のエネルギー恒常性は阻害を受ける。このように生体にストレスを与える事象を本章では重点的に取り扱うべきだが，生理学的な視点に重点を絞り，灌流による酸素運搬システムという文脈で若干議論する程度にとどめる。しかしながら，酸素吸入や高分圧酸素が，生理学的な酸素の運搬や組織の酸素化に与えるインパクトは，関連する臨床状態や疾病を通じて本文で述べる。

## 肺換気とガス交換

ヒトの肺胞は，その表面がテニスコートの広さにも匹敵し，厚さは $0.5\mu m$ 以下であることから，非常にガス交換の効率が高くなっている[3]。肺が換気されると，吸入気は気道を通り気腔へと流入する一方で，血液は肺胞の毛細血管へと流れ込む。肺の形状や物理次元において肺胞が効果的なガス交換を達成するため，換気と灌流は「流れ」による移動が両者には必要であり，境界面でのガス拡散もこれに関連する[6]。

肺胞気の組成はダルトンの法則により決定され，窒素分圧（$P_{N_2}$），酸素分圧（$P_{O_2}$），二酸化炭素分圧（$P_{CO_2}$），水蒸気圧（$P_{H_2O}$）の総和である。すなわち，

$$P_B = P_{N_2} + P_{O_2} + P_{CO_2} + P_{H_2O}$$

ただし，$P_B$ は環境圧あるいは大気圧である。

$P_B$ と $P_{N_2}$ は通常一定であり，水蒸気圧の変化は小さいため，肺胞のガス組成は $P_{O_2}$ と $P_{CO_2}$ の関係でほとんど決定される[6]。

肺の大きさに対して，気道という大きなシステムが必要なことは，肺全体の換気量と肺胞でのガス交換の量とは決して同じにならないことを示している。ある健康な成人の一回換気量が 450mL であったなら，その3分の1は気腔にはたどり着けず，ガス交換に有効とならない。この3分の1にあたる 150mL は気道の容量であり，解剖学的死腔（$V_D$）と呼ばれる。この死腔は，毎分換気量（$\dot{V}_E$）から計算された肺胞換気量（$\dot{V}_A$）を減じることによって算出される。すなわち，

$$\dot{V}_A = \dot{V}_E - \dot{V}_D$$

したがって，肺胞換気量は毎分換気量より少なくなる。これは，死腔の換気量も毎分換気量に含まれるからである。しかしながら，呼気中の $CO_2$ はすべて肺胞換気から排出される。このことは，呼気に含まれる $CO_2$ の量が，次の式によって定義できることを示している。すなわち，

$$\dot{V}_{CO_2} = \dot{V}_A \times F_{CO_2}$$

ただし，$F_{CO_2}$ は呼気中の $CO_2$ 濃度である。

肺胞の $P_{CO_2}$ はほとんど動脈血二酸化炭素分圧（$P_{aCO_2}$）に等しいので，有効肺胞換気量は，

$$\dot{V}_A = \dot{V}_{CO_2}/P_{aCO_2} \times K$$

で求められる。ただし，K は定数（0.863）である。

この単純な式は，なぜ $P_{aCO_2}$ が肺胞換気量を求めるのに使用されるのかを説明し，両者が逆数の関係（低換気は $P_{aCO_2}$ を上昇させ，過換気は $P_{aCO_2}$ を低下させる）にあることをわかりやすく示している。

$P_{aCO_2}$ は $CO_2$ の生成率（$\dot{V}_{CO_2}$）や，死腔の大きさに依存することに注目するのも重要である。死腔には2つの種類がある。1つは先に述べたとおり解剖学的死腔であり，もう1つは生理学的な死腔である。生理学的死腔は，肺の容量すべてが $CO_2$ の排泄に貢献するわけではないということからわかる。生理学的死腔は通常ボーアの式で表され，すでに示した式からも導くことができる。通常，臨床では以下のとおりになる。すなわち，

$$V_D/V_T = P_{aCO_2} - P_{ECO_2}/P_{aCO_2}$$

ただし，$V_T$ は一回換気量であり，$P_{ECO_2}$ は呼気終末の $P_{aCO_2}$ である。

通常，解剖学的死腔と生理学的死腔はおおよそ等しいが，重篤な肺の疾患のある患者では生理学的死腔のほうが圧倒的に大きい。それは，換気血流比が正常でないからである。換気血流比の不均等は，主に肺内において換気に対して極めて低灌流の部位があることを反映している。

安静時，健常成人では肺胞換気量は毎分約 5L であり，肺血流（すなわち心拍出量）も毎分約 5L と，ほぼ完全に釣り合いがとれている。したがって，ヒトの平均あるいは総換気量に対する肺血流の比（換気血流比）は 1.0 に近い[3,6]。しかしながら換気血流比には，非常に重要な換気と血流の不均一性が表現されていない。肺のどの領域も同じ量の換気があるわけではなく，たとえば立位姿勢では肺の下部は上部よりもよく換気されており，血流より換気が多くなっている。肺で換気と血流のバランスをより正確に合わせることができれば，ガス交換効率は向上する。実際，換気と血流の不均衡は，肺に疾患のある患者がガス交換不全となっている一番の要因である。

酸素と$CO_2$は，肺における呼吸の最終段階で肺胞の毛細血管壁を通り，単純に拡散で交換される[1]。気体は分圧の高いところから低いところへと拡散する。肺の換気が十分である限りは，酸素は肺胞から毛細血管へと拡散し，$CO_2$は肺胞の毛細血管内の血液から肺胞へと拡散する。ガス交換は肺の各部位で行われているが，それは平均化されて全体の換気血流比が計算される。平均を求めた際の分散値は，各部位のガス交換の不均一性を表している。数字上，血流があるにもかかわらず換気のない部位（換気血流比＝0）は右-左シャントと定義され，換気があるにもかかわらず血流のない部位（換気血流比＝∞）は死腔と定義される[6]。これら部位がどの程度あるのか，また換気血流比の高い部位あるいは低い部位の分布から，動脈血中の$P_{O_2}$と$P_{CO_2}$は決定される。この原則については，図8.2に実際の換気量あるいは血流と換気血流比の関係を示す。

　一般的に換気血流比が低い場合やシャントでは，肺からの酸素運搬が影響を受けて低酸素血症が起こる。一方，換気血流比が高い場合や死腔では，$CO_2$の排泄が影響を受け，高炭酸ガス血症が起きやすくなる。肺内での換気血流比の分布と，ガス交換の有効性はいくつかの方法で調べることができる。しかしながら，どのような方法を使っても肺でのガス交換のすべてをうまく示すことはできない。最も単純な方法としては，動脈血と肺胞気をサンプルして，これらの分析を行う方法がある。トレーサーガスや，多種類不活性ガス排泄試験などのように，ガス交換モデルを使う方法は研究手技として用いられてはいるものの，本章の守備範囲外といえるだろう[7]。

　臨床においてはルーチンとして，肺でのガス交換の評価を動脈血中ガスの測定によって行っている。換気血流比の不均等の情報は，特にそれが低下している場合，動脈血中の$P_{O_2}$から得ることができる。吸気中の酸素濃度が通常であれば，動脈血中の酸素分圧（$PaO_2$）が低いことは換気血流比の不均等が生じているか，シャントの部位があることを示している。しかしながら，シャントや低換気血流比の部位が少量しかなければ，$PaO_2$には反映されないだろう。さらに，$PaO_2$が低くなるのは，換気量や心拍出量の低下など他の理由でも生じる。臨床的には，動脈血中ガスを正確に表し，肺のガス交換を評価するために，肺胞-動脈血中酸素分圧較差（A-a$DO_2$）を計算するべきである。

　A-a$DO_2$は$PaO_2$よりも有用な情報である。それは，A-a$DO_2$が換気のレベルを量的に示しているからである。A-a$DO_2$は，測定された$P_{O_2}$と肺胞のガス方程式から導かれた理想の肺胞酸素分圧（$PAO_2$）から計算される。このガス方程式は，肺を単一の数学的コンパートメントとして単純化し，理想の$PAO_2$を推定する。すなわち，

$$P_{AO_2} = F_{IO_2}(P_B - P_{H_2O}) - P_{ACO_2}(F_{IO_2} + 1 - F_{IO_2}/R)$$

ただし，$F_{IO_2}$は吸入気の酸素の濃度（空気では0.209），$P_B$は気圧（mmHg），$P_{H_2O}$は生体内の水蒸気圧（37℃のとき47mmHg），$P_{ACO_2}$は肺胞での二酸化炭素分圧（mmHg），Rは呼吸交換比（通常食で安静時では0.8）である。

　さらに，動脈血中の$PaCO_2$は$P_{ACO_2}$と置き換えることが可能であり，上式の最後の項を1/Rとすると，さらに単純化でき次のようになる。すなわち，

$$P_{AO_2} = F_{IO_2}(P_B - P_{H_2O}) - PaCO_2/R$$

　A-a$DO_2$は健康な若年成人でもゼロにならない。これは，肺の毛細血管に拡散勾配があるからではなく，わずかながら換気血流比が不均等な部位が存在することと，右-左シャントとpostpulmonaryシャントが2～3%の心拍出量に相当するからである。postpulmonaryシャントは通常，気管支の循環や心臓のテベシウス静脈にみることができる[8]。

　A-a$DO_2$に対する換気血流比の不均等の影響は，1コンパートメントよりも洗練された肺の2コンパートメントモデルを用いることによって調べることができる。仮に2つのコンパートメントが同一の換気血流比（たとえば0.85）を示したとすると，拡散勾配がない場合，A-a$DO_2$はゼロとなる。しかしながら，若干の換気血流比の不均衡があれば，たとえば片方のコンパートメントの換気血流比が0.7で，もう片方のコン

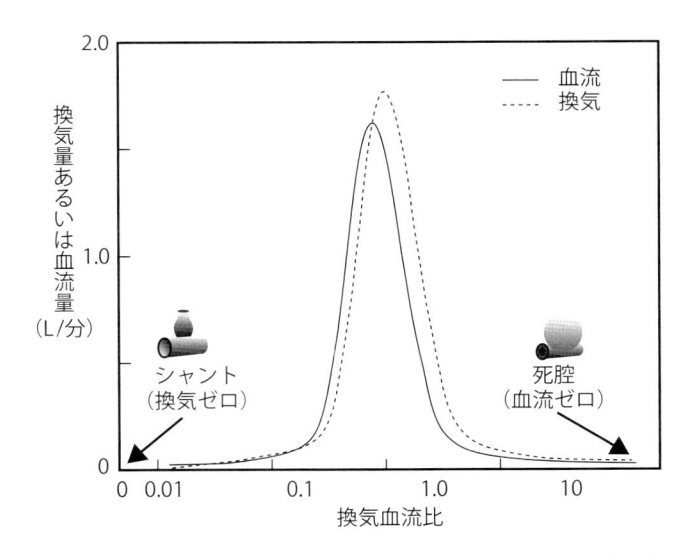

**図8.2　肺における肺胞換気量と血流量の比（換気血流比：$\dot{V}_A/\dot{Q}$）**
換気血流比の分布はグラフの中央に大部分が集まる。

パートメントの換気血流比が1であるような場合，全体の換気血流比は0.85となる。一方，単一のコンパートメントモデルを用いて算出された肺胞の$P_{O_2}$には，変化がない。ただし，換気血流比が低い部位では換気が少ないことから，A-aD$_{O_2}$の差は大きくなるだろう。換気が少ないということは，その部位の肺胞と毛細血管の$P_{O_2}$も低く，Pa$_{O_2}$は全体として低下することを意味する。加齢とともに低換気血流比の部位が増えることから，A-aD$_{O_2}$はやはり加齢とともに上昇し，それに応じて$P_{O_2}$は低下する。A-aD$_{O_2}$の正常値は年齢の約半分から最大25〜30mmHgまで上昇する。

吸入気の$P_{O_2}$が上昇すれば，A-aD$_{O_2}$も上昇する。それは，肺胞の$P_{O_2}$の上昇よりもPa$_{O_2}$の上昇のほうが緩やかだからである。Pa$_{O_2}$の上昇が緩やかなのは，ヘモグロビンが完全に酸素飽和してしまうことや（酸素解離曲線でいえば平らな部分にあたる），換気血流比の不均等がPa$_{O_2}$を低下させていた状態が解消されることによる。酸素吸入により徐々に肺胞の$P_{O_2}$は上昇し，A-aD$_{O_2}$はそれに応じて上昇する。シャントに対して酸素呼吸を行っても効果はない。定義的にいえば，シャントの部位は換気が行われておらず，酸素が動脈血に拡散しないからである。この説明に関しては図8.3に示した。

肺胞の$P_{O_2}$の上昇とともに増大したA-aD$_{O_2}$は，患者が空気を呼吸していない限り臨床的に使いにくい値となる。A-aD$_{O_2}$は容易に肺-動脈比に変換でき，肺-動脈比は動脈血の$P_{O_2}$が100mmHg以上で，吸入気の酸素濃度が変化しても一定であり，高気圧酸素下でも用いることができる。肺-動脈比は，動脈血酸素濃度を肺のガス式から得られる肺胞の$P_{O_2}$で割った値である。たとえば，Pa$_{O_2}$が90mmHgで肺胞の$P_{O_2}$が100mmHgの場合，肺-動脈比は0.9となる（正常値は0.8〜0.95である）。100％濃度の酸素を吸入すると，Pa$_{O_2}$は600mmHgにも増加するが，肺-動脈比はほとんど変わらない。しかしながら，A-aD$_{O_2}$は10mmHgから60mmHg以上にも増加する。

肺-動脈比は肺に疾患のある場合，吸入気の酸素濃度の変化からPa$_{O_2}$を予測するのに特に便利である。この方法は，人工呼吸器を装着した患者が，肺酸素中毒に陥るのを防ぐために酸素濃度を調整することに実際に用いられている。高気圧医学では，特にかつて肺に疾患のあった患者に対して，治療圧が上昇しているときのPa$_{O_2}$を推定するために肺-動脈比を利用している[9]。

高気圧下のPa$_{O_2}$は，空気を呼吸しているときの血液ガスと肺-動脈比を以下の式に代入して推定することが可能である。すなわち，

予想Pa$_{O_2}$ = F$_{IO_2}$(760 × P$_{ATA}$ − P$_{H_2O}$) − (Pa$_{CO_2}$/R) ×空気中で測定したa/A

ただし，P$_{ATA}$は予想したい環境の環境圧（絶対気圧）である。

空気環境・大気圧で測定したPa$_{O_2}$が70mmHg，P$_{CO_2}$が40mmHgの患者が2.5ATAの高気圧治療を受けた場合のPa$_{O_2}$を，この簡単な式を利用して以下のように推定できる。すなわち，

予想Pa$_{O_2}$ = 1.0 × (760 × 2.5 − 47) − (40/0.8) × 0.7
= 1,262mmHg

この例では，大気圧でガス交換不全を起こしている患者でも，高気圧環境において吸入気の酸素濃度が高いにもかかわらず，状態を表すことができることを示している。肺-動脈比によるPa$_{O_2}$の予測が有効であることは，チャンバー内の患者で確かめられており，

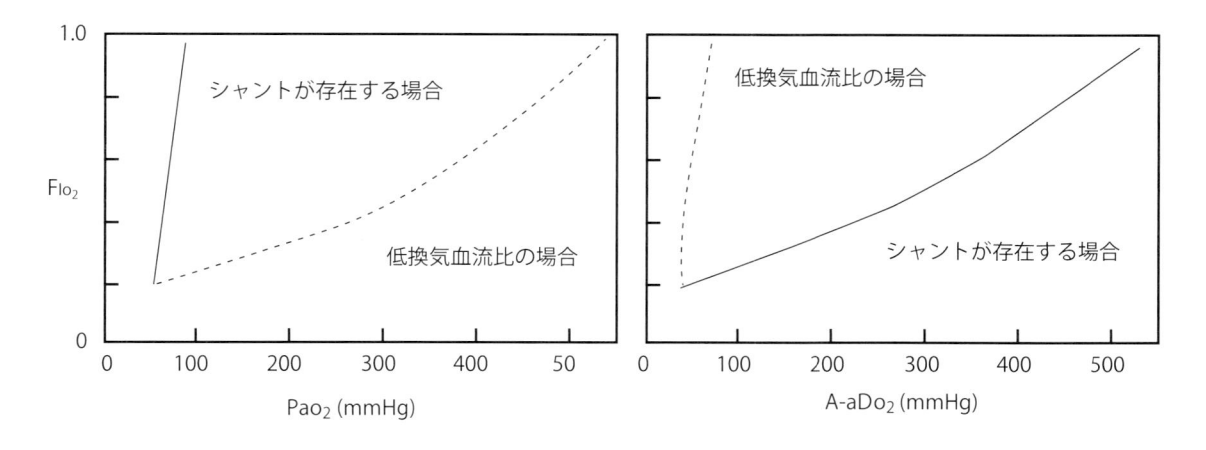

**図8.3 左-右シャントと換気血流比（$\dot{V}_A/\dot{Q}$）の不均一（低$\dot{V}_A/\dot{Q}$）に対する酸素吸入における反応の違い**
左：シャントが存在すると吸入気の酸素濃度の割合を上昇させても，動脈血の酸素分圧の上昇はほとんどみられない。右：換気血流比が低い場合よりもシャントが存在したほうが，肺胞-動脈血酸素分圧較差（A-aD$_{O_2}$）は幅広い増大がみられる。

この方法は3ATA（絶対気圧：atmosphere absolute）まで正確である。

# 肺胞気から血液への酸素の移動

肺胞気から肺胞の毛細血管壁を通過し，血液へ酸素が移動していくのは，気相と血漿の濃度勾配による物理的拡散による。そして酸素は赤血球へと移動し，ヘモグロビンと結合する。酸素の移動はフィックの拡散の法則にならい，酸素分子が障壁を通過して拡散していくことを示している[1]。障壁があっても，酸素の拡散〜結合という全体のプロセスは速く，通常の環境条件で健康な肺であれば，肺のガス交換において拡散は限界に達してはいない[6]。これらの原則については，図8.4に示す。

肺の酸素拡散勾配（あるいは駆動圧）は，肺の毛細血管に流れ込む混合静脈血と肺胞の $P_{O_2}$ によって決定される。混合静脈血が40mmHgで，肺胞の $P_{O_2}$ が100mmHgであれば，拡散勾配は60mmHgとなる。ヘモグロビンは酸素結合能が高いことから，肺胞の毛細血管における血液の $P_{O_2}$ はすばやく上昇し，毛細血管の最初の3分の1程度を血液が通過すると，血液の $P_{O_2}$ は肺胞の $P_{O_2}$ と平衡状態になる。したがって，通常の肺胞の毛細血管では血液の通過時間に2倍の余裕があり，これにより拡散が限界に達していないわけである。しかしながら，サルコイドーシスのような毛細血管壁が肥厚するような疾患や，高所での運動のように $P_{AO_2}$ が低く毛細血管での平均通過時間が短い場合，拡散は制限される（図8.5）。

肺の構造は非常に複雑であり，ガス交換面の広さや，生体内で拡散の障壁となっている肺胞の毛細血管の厚さを正確に知ることは難しい。そこで臨床的にはこの面積と厚さを見た目の拡散定数とひとかたまりに考え，単一のパラメータ $D_L$，あるいは肺拡散能としている。$D_L$ は通常，一酸化炭素（CO）のようなトレーサーガスを使用して測定される。COを使用して測定された $D_L$，すなわち $D_{LCO}$ は現代の臨床施設において標準的な肺機能測定項目である[6]。$D_L$ は RoughtonとForsterの研究成果を基礎として，慣例により2つの構成要素に分けられている。この構成要素の1つは肺胞の毛細血管および赤血球膜の拡散抵抗（$1/D_M$）であり，もう1つはヘモグロビンと酸素分子の化学結合に要する時間（$1/\theta V_C$）である[10]。ただし，$\theta$ はヘモグロビンの反応に対する定数であり，$V_C$ は肺の毛細血管内のヘモグロビン量を表す。したがって，この2つのコンポーネントの和は肺全体の拡散抵抗を表しており，逆数をとると拡散能を表す。すなわち，

$1/D_L = 1/D_M + 1/\theta V_C$

RoughtonとForsterが見出した関係は，$D_L$ を構成する肺胞の毛細血管と赤血球膜，肺胞の毛細血管内の赤血球量が，数学的に同じ重みをもつことを示している。しかし，肺の毛細血管内のヘモグロビン量は，肺の酸素拡散に対する重要な生理学的要因となっている（図8.6）。

たとえば仰臥位姿勢や，運動によって毛細血管が拡張・動員されたりすることで，肺の毛細血管内のヘモグロビン量は大きく何倍にも変化するため，$V_C$ は非常に重要である。仰臥位姿勢や運動により $D_L$ は大幅に増大する。肺の拡散能の測定は，通常安静時に上体を起こした状態で行われ，ヘモグロビン濃度によって補正を行わなくてはならない（15g/dLを基準として

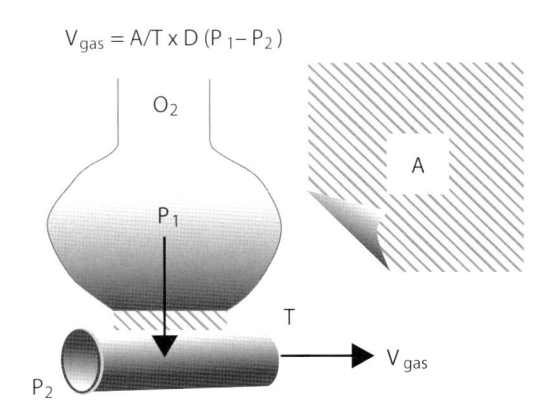

**図8.4　肺におけるフィックの拡散の法則**
肺を通過する気体の量（$V_{gas}$）は，ガス交換領域（A）をその厚さ（T）で割り，定数（D）を掛け，さらに肺胞と毛細血管のガス分圧格差（$P_1$：肺胞，$P_2$：毛細血管）を掛けたものと等しい。

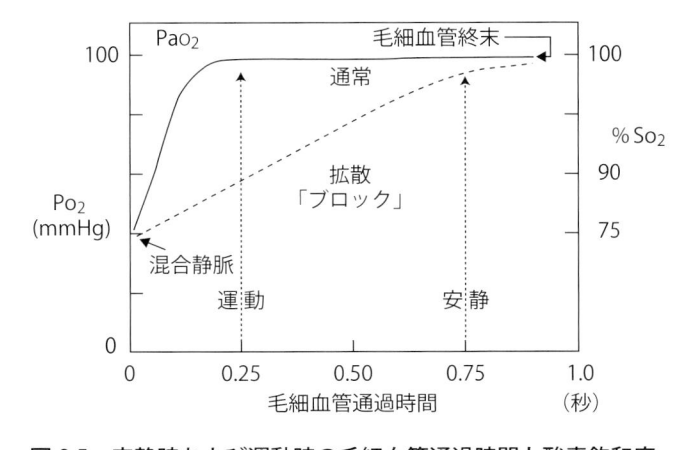

**図8.5　安静時および運動時の毛細血管通過時間と酸素飽和度**
通常，赤血球が毛細血管を通過する時間は約0.75秒であり，ヘモグロビンと肺胞の酸素分圧が平衡となるのに十分な時間がある。しかしながら，肺胞の毛細血管壁が肥厚するような肺の疾患や，高所での運動時では，酸素の拡散限界や「ブロック」が生じることがある。

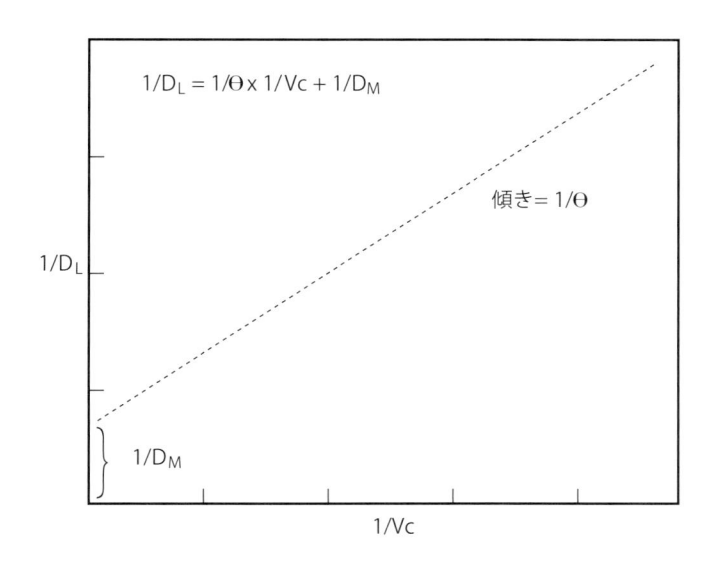

**図8.6　肺拡散能（$D_L$）の2つのコンポーネント**
直線で $D_L$ を表すため，X軸およびY軸に逆数を用いている。毛細血管のヘモグロビン濃度は，肺胞の毛細血管内のヘモグロビン濃度（$V_C$）であり，ヘモグロビンと酸素の結合反応の定数が $\theta$ である。このグラフは $D_L$ が $V_C$ に依存していることを示している。

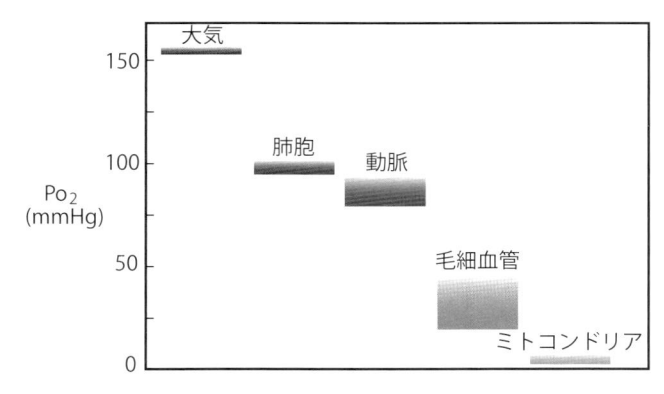

**図8.7　酸素カスケード**
酸素は大気からミトコンドリアへと濃度勾配（分圧勾配）によって運搬される。各横線はそれぞれの箇所での酸素分圧の分布を示している。ミトコンドリアでの酸素分圧は1mmHg以下であり，非常に限られた酸素しかない。

ヘモグロビン1gあたり3.5%）。

# 肺から全身の微小循環への酸素運搬

前節では，肺胞から肺への微小循環，そして赤血球への酸素拡散について述べた。これは，酸素が大気から細胞のミトコンドリアへと移動していく，いわゆる酸素カスケード（図8.7）の最初の部分である。

肺の毛細血管から全身の毛細血管への生理学的な酸素の運搬には，物理的な灌流が必要である[5]。肺から全身の毛細血管への酸素の灌流による運搬は「分配循環」，すなわち心臓，大動脈，動脈，細動脈の機能によって行われる。肺と同じように，全身のガス交換の場は栄養血管あるいは微小循環の部位にある。ここで，毛細血管からミトコンドリアへと酸素を運搬する物理的手段として，再び拡散が登場する[11]。

血液では酸素は2つの方法で運搬されている。1つはヘモグロビンとの化学的結合であり，もう1つは血漿への融解である。酸素が血漿へ融解していることの特殊な点をここで詳しく述べたい。それは，このことが高気圧酸素治療（hyperbaric oxygen therapy；HBOT）において，重要な概念となっているからである[12]。ただし，最も体の小さな哺乳類においてさえも酸素需要量は大きく，溶解している酸素とその単純な拡散は，細胞への主たる酸素運搬の経路となっていないことを覚えておかねばならない[1]。すなわち，すべての哺乳類，大部分の脊椎動物は，生体の有酸素的な代謝を支えるために必要な酸素の供給を，ヘモグロビンのような酸素を運搬する蛋白質に依存しているのである。

健康な成人の安静時における有酸素的代謝，すなわち酸素摂取量は体重1kgあたりおよそ毎分3mLである。平均的な体格の成人男性は1分あたりおよそ250mLの酸素を消費している[8]。単純に，酸素摂取量は全身の組織・器官の酸素利用量の合算である。取り込まれた酸素の90%はミトコンドリアの電子伝達系の終末，すなわちチトクロームcで不可逆的に還元され水となる[2]。残りの10%の酸素は，酸素を利用する酵素に8%消費され，不完全に還元されて1〜2%が活性酸素種になる。

100mLの酸素が有酸素的代謝で使われるたびに，酸化される基質に依存して70〜100mLの $CO_2$ が生成される。酸素消費に対する $CO_2$ の生成量の比は呼吸商と呼ばれ，0.7（蛋白質）〜1.0（糖質）を示し，平均値は0.8である。このことから，安静時の $\dot{V}_{O_2}$ が毎分250mLということは，$CO_2$ の生成量は毎分200mLということになる。

Fickによって初めて時間平均された $\dot{V}_{O_2}$ を用いて，平均心拍出量（$\dot{Q}_T$）が以下のように計算された。すなわち，

$\dot{Q}_T = \dot{V}_{O_2} / (C_{aO_2} - C_{\bar{v}O_2})$

ただし，$C_{aO_2}$ は動脈血中の酸素含有量，$C_{\bar{v}O_2}$ は混合静脈血中の酸素含有量である。

上式に含まれる2つの酸素含有量（$C_{aO_2}$ と $C_{\bar{v}O_2}$）とは，ヘモグロビンに結合している酸素と，血漿中に融解している酸素を合わせた量である。Fickの本来の式は通常以下のようになる。すなわち，

$$\dot{V}_{O_2} = \dot{Q}_T (C_{aO_2} - C\dot{v}_{O_2})$$

$\dot{Q}_T \times C_{aO_2}$ は酸素運搬量（$D_{O_2}$）と呼ばれ，$C_{aO_2} - C\dot{v}_{O_2}$ は動静脈酸素較差（$AV_{DO_2}$）と呼ばれる。$AV_{DO_2}$ は通常 5mL/dL か，酸素運搬量の約4分の1である[8]。したがって，安静時の正常な酸素抜き取り率（OER）は約 0.25 である。

ヘモグロビンの標準値は約 15g/dL であり，その酸素運搬能は 1g あたり酸素約 1.34mL である[*]。

ヘモグロビンが運ぶ酸素の総量は，ヘモグロビン濃度と酸素運搬能，そして酸素飽和度（$S_{O_2}$）を掛け合わせて計算される。すなわち，血漿中に溶解した酸素を除外すると，100%酸素飽和した動脈血は，1dL あたり 20.1mL の酸素含有量である。

ヘモグロビンは4量体であり，2つの $\alpha$ 鎖と2つの $\beta$ 鎖をもっている。この $\alpha$ 鎖と $\beta$ 鎖は可逆的に，協調して酸素を4分子結合させる[4]。この協調は，酸素解離曲線（血液の $P_{O_2}$ と酸素飽和度の関係）のシグモイド曲線の原因となっている。酸素解離曲線を**図 8.8**に示す。

酸素解離曲線がシグモノイド曲線であることで，$P_{O_2}$ が高いとき（解離曲線の平坦な部分）のヘモグロビンへの酸素の結合と，$P_{O_2}$ が低いとき（解離曲線の急峻な部分）のヘモグロビンからの酸素の解離は促進される。加えて，酸素解離曲線は，pH の変化などのような生理学的要因によって，図 8.8 に示すように左方化・右方化する。たとえば，過換気状態のような場合，酸素解離曲線が左方化し，酸素に対するヘモグロビンへの親和性が高まり，肺でのヘモグロビンへの酸素の結合は増加する。一方，代謝性アシドーシスのような場合，酸素解離曲線は右方化し，ヘモグロビンへの酸素の親和性が低下する（ボーア効果）。これにより，全身の毛細血管では酸素の解離が促進される。ただし，酸素解離曲線が左方化・右方化していても，ヘモグロビンが酸素を運搬する能力自体は変化しない。この能力は，酸素がヘモグロビンに結合する性質が阻害されたときにのみ，変化しうるのである。酸素解離曲線の位置は，ある $P_{O_2}$ における血液中の酸素量を決定しているに過ぎない。

血液の酸素含有量に最も重大な影響を与えるのは，ヘモグロビン濃度の変化である。血液中のヘモグロビン濃度の上昇は赤血球増加症（低酸素血症に対する応答として生じる），逆に，ヘモグロビンの濃度低下は貧血の特徴である。赤血球増加症や貧血はたいていゆっくりとその症状が進行していく。ただし，本章では血液量が正常な状態についてしか議論しないことにする。急な出血（血液減少状態）は，心拍出量の低下を引き起こし，酸素運搬量を減少させる。これは，ヘモグロビン濃度の減少によるものではない。酸素運搬量は体液貯留や緊急輸液療法により，初期の段階からそのあとまで安定する。

通常，ある程度の赤血球増加症では，低酸素により動脈血酸素含有量が減少しても緩衝することができる。急激な変化に対しては，主に心拍出量を増加させて緩衝する。長期間の場合，赤血球増加症は安静時の心拍出量を正常に戻し，酸素摂取量を維持したまま，正常な酸素運搬量を維持するのに役立つ。慢性的な貧血も心拍出量を増加させるが，酸素運搬量は徐々に，そして確実に減少傾向を示す。そのとき通常の酸素摂取量を維持するために OER は増大し，0.25 より高くなる。通常の血液量で，ヘモグロビン濃度が通常の3分の1（5g/dL）のヒトでは，心拍出量は2倍になり，OER は 0.25 から 0.33 に増加する[13]。動脈血の酸素含有量が少なく，OER が高い場合，混合静脈血の酸素飽和度は低下して 70% 以下になる。

メトヘモグロビンや CO 結合ヘモグロビンのように，ヘモグロビンへの酸素結合が阻害された場合，貧血に似た状態に陥る。このような場合や，ヘムの化学的変化あるいは構造変化は，ヘモグロビンの酸素保持能を低下させ，循環しているヘモグロビンの濃度に関

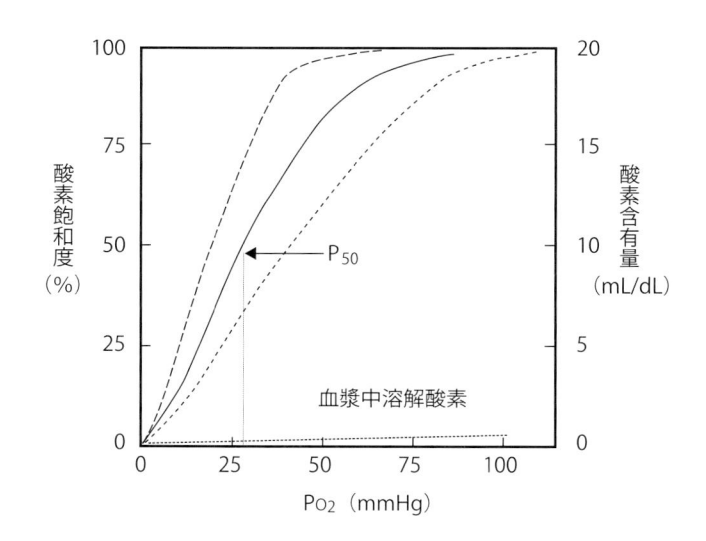

**図 8.8 ヘモグロビンの酸素解離曲線**
通常の曲線では，酸素飽和度が 50%（$P_{50}$）のとき，酸素分圧がおよそ 27mmHg となる（実線）。この曲線はアルカローシス，低体温，一酸化炭素，低赤血球，低 2,3-ジホスホグリセリド（2,3-DPG）で左方シフトする。逆に，アシドーシス，発熱，高赤血球，高 2,3-DPG で右方シフトする（ボーア効果）。

---

[*] ヘモグロビンの酸素輸送能の数値は，どのように測定がなされたのかに依存して，その値が 1.34～1.39mL/g と幅がある。本章では伝統的に用いられている Huffner の定数である 1.34 を採用した。

係なく動脈血中の酸素量を減少させる。COが結合すると、可逆的ではあるが、ヘモグロビンの酸素保持能はCO結合ヘモグロビン濃度依存に低下する。これは、COがヘモグロビンに対して酸素の200倍の親和性で強固に結合するからである。

酸素運搬においてヘモグロビンがもっている主たる機能とは、血液がもっている他の酸素運搬法、すなわち血液溶解酸素について考えることで特徴づけることができるだろう。血漿に溶解している酸素の量はヘンリーの法則に従い、気相における$P_{O_2}$と血漿におけるブンゼン溶解度係数に比例する。通常体温での溶解度係数は0.0031mL/mmHg/100mLである。平地で、$Pa_{O_2}$が100mmHgであれば、血漿中の酸素量はわずか0.31mL/dL*しかない。血漿への酸素の溶解量は非常に少なく、動脈血中の酸素のわずか2%しか血漿に溶解した状態で運搬されていない。安静時の酸素摂取量である250mL/分（体重1kgあたり3mL/分）を血漿中に溶解している酸素から賄おうとすると、心拍出量は80L/分（体重1kgあたり1L/分）必要となる。80L/分の心拍出量というのは、通常のヘモグロビン濃度があり、平地で運動しているときに得られる最大値の2倍を超えている。

溶解での酸素運搬には限界があるものの、酸素吸入ではヘモグロビンが酸素飽和してしまうと、血漿中に含まれる酸素の量が増え、血中酸素量が増加する。$Pa_{O_2}$が100mmHg以上の場合、ヘモグロビンの酸素結合部位にはすべて酸素が結合するが、高気圧下では$P_{O_2}$の上昇とともに動脈血中の酸素含有量は増大していく（図8.9）。

高気圧酸素により、健康な肺では$P_{O_2}$が600〜700mmHgまで、動脈血の酸素含有量は2mL/dLまで増加する。生体では1分間に5mL/dLの酸素抜き取りがあるので、3ATAの血漿から酸素を抜き取れば代謝需要を満たすことができる。この考えは、1959年にBoeremaによって最初に証明された。彼は、ヘモグロビンを除去した実験動物が3ATAの高気圧チャンバー内において、血漿中に溶解している酸素だけで生存することを観察したのである[14]。このような実験は、HBOTの初期の研究を推進させる礎となっている。

酸素の微小循環内での動きをみていく前に、組織の酸素化において重要な3つの原則を確認しなくてはならない。第一の原則は、各組織での有酸素的代謝率

($\dot{V}_{O_2}$）が通常の状態であること。これは、ヒトの生体内のそれぞれの器官において、血流量も、毛細血管密度も、OERも異なっていることを説明する。当然、酸素の供給は通常では制限されていない。これは言い換えれば、酸素を付加しても酸素摂取量は増大しないということである。最大運動中であっても、酸素付加が確実にパフォーマンスを向上させるか否かについては議論があり、酸素供給に限界があることも示唆されている[15,16]。

第二の原則は、動脈血の酸素飽和度は通常かなり高い（〜98%）ことから、生体内の器官において酸素需要が増加した場合、2種類の方法（1つは酸素運搬量の増大、もう1つは酸素抜き取りの増加）でそれを満たすことができるということである。酸素運搬量の増大は心拍出量の増大（あるいは局所血流の増大）によって行われ、酸素抜き取りの増加はOERの増大によって行われる。最大酸素消費時に、組織ではこのメカニズムの両方を利用している[11]。このメカニズムは高いキャパシティをもっており、たとえば、最大運動中の心拍出量は6倍に増加し、OERは3倍に増加する。

第三の原則は、血流の分布に厳密な階層構造があることである。この階層構造は、それぞれの組織や器官における利用可能な酸素量と代謝の優先権によって決定される[5]。基本的に、血流は交感神経の血管収縮作用と局所の要因で調節されている。ただし、微小循環では原則として、代謝性血管拡張物質によって調節されている。これらの血流調節システムは、全身の酸素需要に対して酸素供給量を満たすように調節している。

酸素供給量と酸素摂取量の関係は、かつては臨床的にも多大な関心が払われていた。これは、重篤な敗血症の場合のように、いくつかの疾患では酸素摂取量が

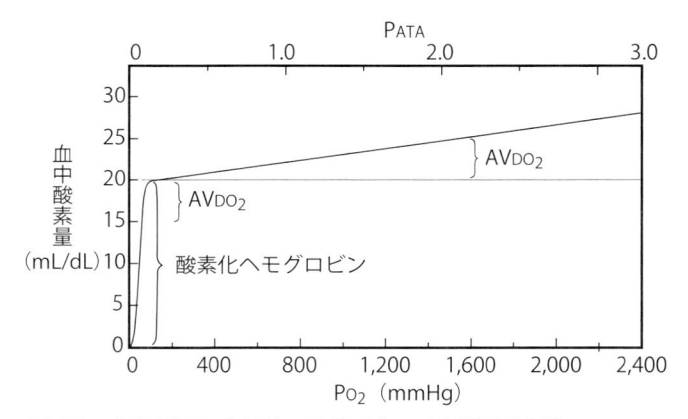

図8.9 高分圧下におけるヘモグロビンの酸素解離曲線
このグラフは動静脈酸素較差（$AV_{DO_2}$）に対する血漿溶解酸素の影響を示している。

*mL/dLは臨床文献ではvol%と表されることもある。

酸素供給量に異常に依存しているという知見があったからである[17-20]。通常，酸素摂取量は血流と酸素抜き取り予備が最大限動員されるまで，酸素供給量とは関係がない。たとえば，出血中は，心拍出量つまり酸素運搬量は徐々に減少するが，酸素摂取量は酸素運搬量が6mL/kg（あるいは400〜500mL/dL）以下になるまでは維持される。この閾値に達すると，酸素摂取量は酸素運搬量に依存して変化する。このとき心拍出量やOERが増加できないと，適切な酸素摂取量は維持されないのである。これについて，図8.10に示す。

重篤な微小循環不全や多臓器不全のような病態では，酸素摂取量が酸素運搬量に依存するようになる閾値が，生理学的な血流調節と酸素抜き取りの範囲に入ってくる。これを「病的酸素供給依存性」という。これは，この状態が通常の酸素抜き取りレベルから逸脱していることによる。酸素供給依存性が計算上異常となることもあれば，観察では正しくなることもある。このことは，平均毛細血管間距離が広がっているか，ミトコンドリアの酸素抜き取り能力が低下していること，あるいはその両方を示唆している。いずれにしても，輸血や強心剤で酸素運搬量を増やして臓器不全を防いだり，重篤な敗血症で生存率の向上を試みることは奏功していない。

## 全身の微小循環と組織でのガス交換

全身の微小循環は広範に栄養素を送り，組織の代謝産物を除去することを目的としている。この機能にはまず第一に，酸素と$CO_2$の交換が含まれている。微小循環は各組織・器官のもつ特異的な特徴に基づき，解剖学的に組織化されている。しかし，基本的に微小循環は，細動脈（内径が20μmかそれ以下），終末細動脈（後細動脈），毛細血管から構成される[5]。通常，組織の毛細血管密度はその組織の種類により異なっており，毛細血管から30〜60μm以上離れた細胞というものは存在しない[21]。また，毛細血管は持続的に灌流があることは稀であり，定期的に開いたり閉じたりしている。これは前毛細血管括約筋によって調節されており，その部位での酸素の濃度と強く関連している[22]。酸素消費速度が速く，$P_{O_2}$が低下すると毛細血管は長く開いた状態を維持し，逆に酸素消費速度が低下すると長く閉じるようになる。さらに，毛細血管の長軸方向に沿って酸素が抜き取られることは，細動脈の$P_{O_2}$のほうが小静脈端よりも高いことを意味している。微小循環においては，異なる大きさの血管のあいだでの分岐角が徐々に鋭角となり，より細い血管で血漿の濾し取りが多くなる。これにより，微小循環のヘマトクリットは徐々に低下していき，中央血管から比べると3分の1になる。

毛細血管に注目して組織の垂直断面をつくってみると，酸素はミトコンドリアに利用され，毛細血管の中心から距離が離れれば離れるほど，$P_{O_2}$は低下していく。血漿中の酸素は最初に消費され，これにより赤血球の膜からも酸素が拡散するようになる。酸素は血漿から血管内皮細胞を通り，組織細胞膜を通過してミトコンドリアに至る。酸素の主たる拡散抵抗（R）となるのは，赤血球の膜から終末細動脈の血管壁と毛細血管のあいだである。原形質膜やミトコンドリアの膜では若干の拡散抵抗がある。これらの抵抗は1/R，あるいは毛細血管からミトコンドリアへの酸素のコンダクタンス（G）で表すことができる[11]。これを図8.11に示す。

これまで述べてきた複合的な要因により，組織の$P_{O_2}$はその組織によってかなり異なる。また，たとえば，微小白金電極を利用するなどして行う$P_{O_2}$の測定は正確に行うことが難しく，解釈が難しくなってしまうだろう。単一で均一な細胞であっても，空間的な$P_{O_2}$の分布は不均一であり，測定された値の分布頻度はプロットして表される[23]。$P_{O_2}$ヒストグラムの中央値とばらつきから，細胞内の酸素の分散状態を推定できる。例として，空気呼吸時と酸素吸入時におけるモルモットの拍動中の心臓の$P_{O_2}$ヒストグラムを図8.12に示す。

このヒストグラムは健康な心臓において，酸素吸入が$P_{O_2}$分布の中央値を上昇させ，分散を増加させることを示している。高気圧酸素下に曝露した場合はヒス

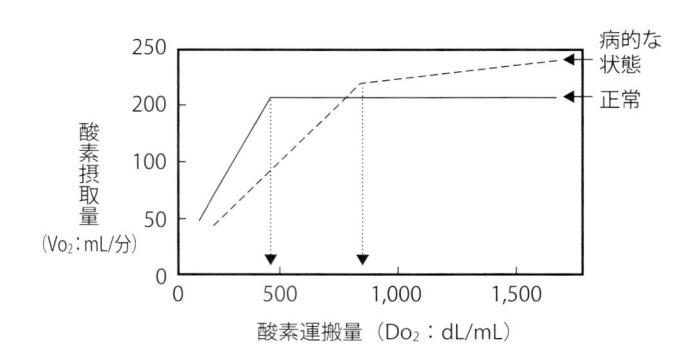

**図8.10　通常時と病的時の酸素運搬量（$\dot{D}_{O_2}$）と酸素摂取量（$\dot{V}_{O_2}$）の関係**
通常の酸素摂取量は酸素運搬量が低値にならない限り，酸素運搬量には制限されないことに注目。重篤な敗血症のように，病的な状態で図の曲線が右方化して，曲線の酸素運搬非依存の部分と酸素運搬依存の部分の区別は，よりあいまいになる。

トグラムがさらに右方化するが，このパターンは同様である。

モデルの計算から組織の$P_{O_2}$を予想すると解釈が難しく，時として実験で得られた測定値と矛盾する場合がある。しかしながら，KroghとErlangによるオリジナルの骨格筋の円柱モデルを改良することにより，$P_{O_2}$の分布モデルは組織の酸素化を理解することに有益となっている[24]。KroghとErlangによるモデルは，極めて有機的で均一な（理想的な）組織の円柱を1つあるいはそれ以上，平行に並べて使用している。中央に既知の長さLの毛細血管があり，それを組織が包んでいる。これにより拡散に基づく$P_{O_2}$分布の半径rを計算できる（図8.13）。

この円柱モデルは，毛細血管網の基本的な形態学的構造よりも極めて単純であるが，示唆に富んでいる。このモデルでは，特に毛細血管の静脈側端で，毛細血管から細胞への酸素の移動を拡散はどれだけ制限しているのかが強調されている。酸素が十分に存在しない場合，低酸素状態が毛細血管の静脈側端で最初に生じてくる（いわゆる，「致死の側」）。興味深いことに生存している組織では，まるでこの問題を理解しているようで，毛細血管密度は終末細動脈から離れると高くなる傾向にある[1]。つまり，微小循環は解剖学的にも平行な円柱状をなしていない。

円柱モデルでは，高い代謝を行っている場合に微小循環の構造が拡散を制限することや，毛細血管の入口で$P_{O_2}$が高い場合に酸素拡散の見た目上の距離が長くなることを正確に予測する（図8.13）。円柱モデルでは毛細血管での酸素抜き取りが過剰に見積もられるものの，前毛細血管での動静脈シャントがあることで補正される。この動静脈シャントが存在することで，円柱モデルでは正しい静脈血酸素飽和度を予測することができるのである。実験的にも，このシャントの存在は多くの組織で観察されている。

特に出血や虚血のような病的状態において，酸素摂取が局所の酸素運搬によって制限され，拡散によっては制限されない状態があることはすでに述べた。この

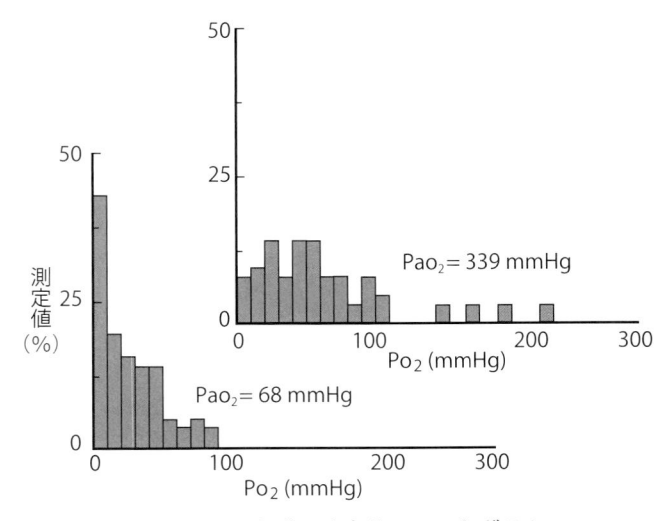

**図8.12　モルモットの心臓の酸素分圧ヒストグラム**
下：空気呼吸時のヒストグラム，上：平地で酸素呼吸時のヒストグラム（Shuchardt S：Comparative physiology of the oxygen supply. In：Kessler M, Bruley DF, Clark LC Jr, et al.［eds］：Oxygen supply：Theoretical and Practical aspects of oxygen supply and microcirculation of Tissue. University Park Press, Baltimore, 1973 pp. 223-229. より一部改変）

**図8.11　酸素の板状拡散モデル**
Mはこの板状モデルのYの部分を通過する酸素の量，GはYの酸素コンダクタンス（1/D），Dは拡散定数（骨格筋では$1.3 \times 10^{-12}$ mol/cm・分・mmHg）を示す。

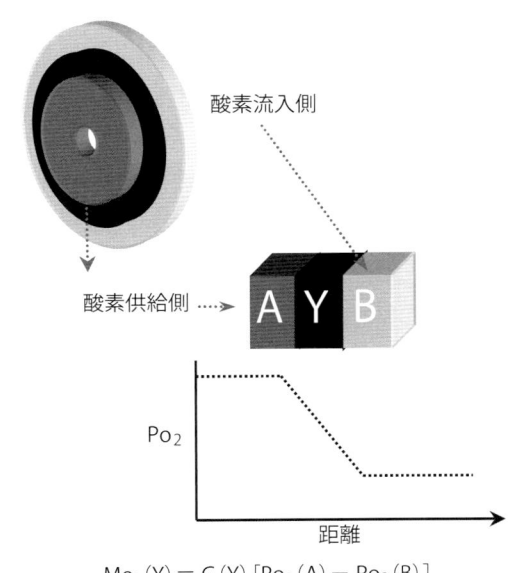

$M_{O_2}(Y) = G(Y)[P_{O_2}(A) - P_{O_2}(B)]$

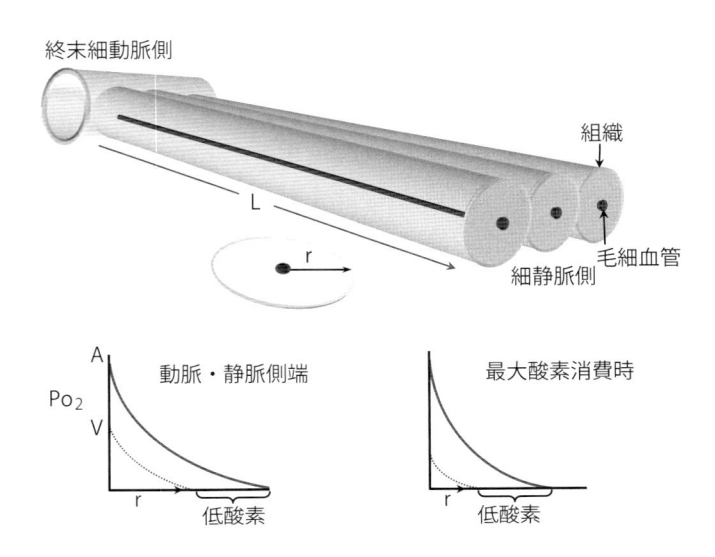

**図8.13　組織酸素化におけるKroghの円柱モデル（シェーマ）**
左：毛細血管の動脈側端および静脈側端における拡散半径，右：酸素分圧や血流の増大がなく，酸素消費量（$V_{O_2}$）が増えた場合の毛細血管の動脈側端，および静脈側端における拡散半径に及ぼす影響

ような灌流が制限要因になるような場合に，拡散モデルをうまくあてはめられないことは驚くべきことではない。これは，毛細血管の数や分布が異なるモデルを使用しても同様である。生体において毛細血管を流れる血流量が変化し，間歇的に血液が流れる様子をモデルに表すのは困難であり，われわれが知っている病態における微小循環の機能とは依然として大きな隔たりがある。

拡散モデルは生体組織に対するHBOTの影響を理解するうえでも有用である。これは特に，高気圧チャンバー内で$P_{O_2}$を直接測定することが，技術的にも実験的にも困難だからである。1960年代にLambertsenは，健康なヒトの脳循環における動静脈酸素較差を吸入気の$P_{O_2}$を3.5ATAまで上昇させて測定し，頸静脈の$P_{O_2}$が60mmHgをおおよそ超えないことを見出した（図8.14）[25]。

これは，組織と血管床の$P_{O_2}$較差が高いことが，血漿への酸素の溶解率の低さと酸素による血管収縮によって引き起こされていることを示している。3.5ATAにおける平均毛細血管$P_{O_2}$は900mmHgに達すると予想されたが，これはのちに実験動物の脳組織の測定によって実験的に確かめられた。実験結果を円柱モデルにあてはめると，高気圧酸素が静脈血を動脈血化することは，毛細血管の静脈端側での組織への酸素拡散半径が通常空気の細動脈端側とおおよそ同じレベルになることを意味している[12]。これを図8.15に示す。

図8.15はさらに，通常は混合静脈血酸素分圧（$P_{VO_2}$）からうまく毛細血管の$P_{O_2}$を推定できるが，高気圧酸素環境では$P_{O_2}$が例外的に極端に上昇していることを示している[21]。

高気圧酸素は毛細血管における有効酸素拡散半径を増大させる。このことは，局所の酸素運搬が阻害された場合や平均毛細血管間距離が増加した場合（たとえば，微小循環の平滑筋細胞が機能不全を起こした場合，あるいは毛細血管が損傷を受けた場合）に，組織の低酸素化を緩和するという高気圧酸素がもつ治療上の役割を理解するうえで有用である。糖尿病や被曝した組織における微小循環の機能不全は，毛細血管が損傷を受けることが一因となっている。拡散半径が増大するという考え方は，HBOTが間質浮腫（平均毛細血管間距離が増大している）において有効に働くことを説明するのにも役立つ[26]。これについて図8.16に示す。

組織での最大酸素拡散距離は数百μmオーダーでももともと短く，また以前から論議されている組織の$P_{O_2}$ではHBOTが血管収縮を起こし，血流量を減少させることを説明できないということを覚えておくべきであろう。少なくともHBOTは，灌流による酸素運搬が十分に保たれていれば，正常な組織においても病的な組織においても酸素化状態を向上させる。

これまで示されている器官依存のHBOTの特異的効果に基づき，組織の$P_{O_2}$に影響を及ぼす生理的要因

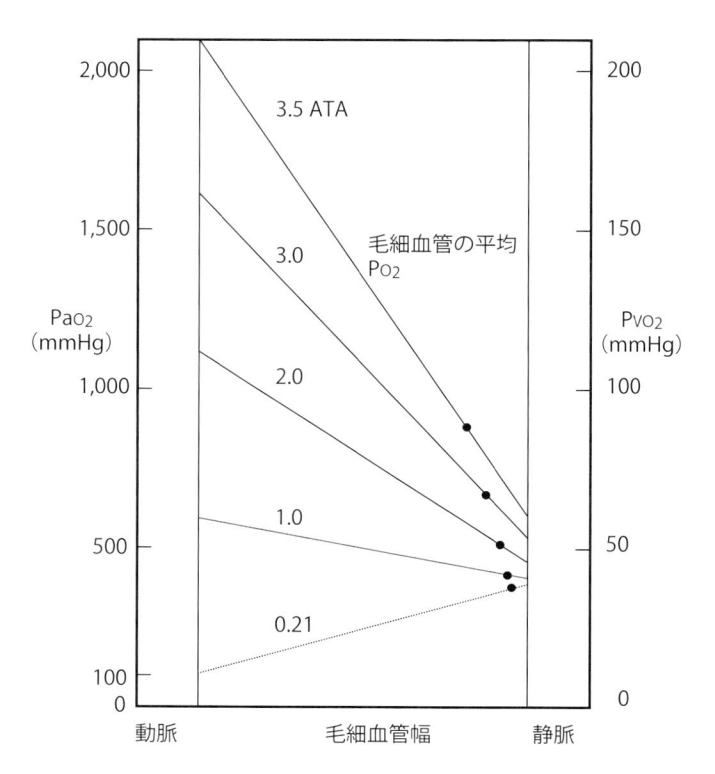

**図8.14　酸素吸入および高気圧酸素が脳の動脈，静脈，毛細血管の酸素分圧（$P_{O_2}$）に及ぼす影響**
脳静脈の酸素分圧のスケールを10倍に拡大している。黒丸は計算で求めた平均毛細血管酸素分圧。$P_{aO_2}$：動脈血酸素分圧，$P_{VO_2}$：混合静脈血酸素分圧

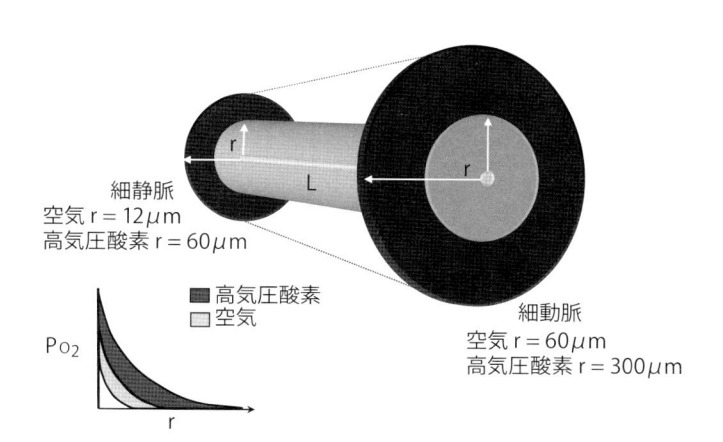

**図8.15　単純円柱モデルを用いた高気圧酸素が毛細血管での酸素拡散半径に及ぼす影響**
グラフは酸素分圧（$P_{O_2}$）が細動脈の初期酸素分圧の関数として表されることを示している。r：高気圧酸素治療前あるいは高気圧酸素治療中の円柱組織半径

とその効果についてまとめておくことは役に立つであろう。この生理的要因について表8.1に示す。

理解しやすくするために、表8.1にはそれぞれの要因が単独で作用する状態しか示していない。これは、各要因の相互作用を予想することが難しいためである（特に各要因による変化が相反するような場合）。ここでは酸素が血管を収縮させるにもかかわらず、ほとんどの状況でHBOTが組織$P_{O_2}$を上昇させることに注目するべきであろう。

## 高気圧酸素による各器官の循環への特異的影響

高気圧酸素が各器官の循環に対して特異的に及ぼす影響は、各器官の代謝率と同様に各器官への血液供給や、微小循環構造（毛細血管長と毛細血管密度）の違いに関係している。さらに低酸素状態から毛細血管床を保護するために循環調節を行う自律神経の支配階層（たとえば、血流が低下しても危険の少ない皮膚や内臓血管床から血流を脳や心循環に分配する）の貢献がある[5]。中枢神経による循環調節の要因については十分に明らかになっているわけではないが、酸素によって引き起こされる血管収縮の程度は局所的に異なる。この酸素による血管収縮の局所的な違いについて表8.2にまとめた[27-33]。

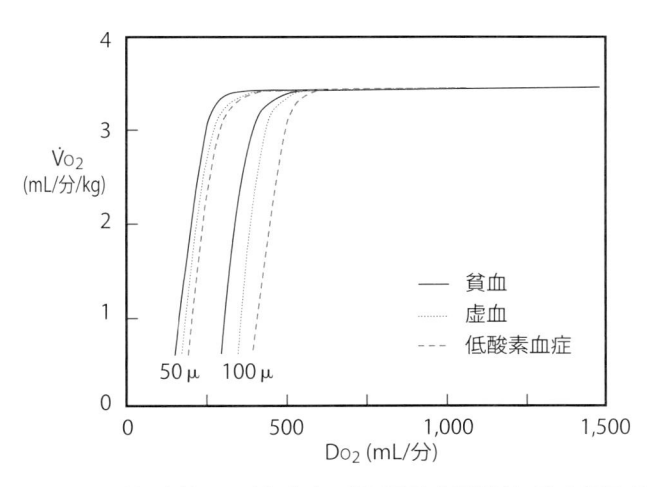

**図8.16 毛細血管間距離（IC）が限界酸素運搬量-酸素摂取量（$D_{O_2}$-$\dot{V}_{O_2}$）関係に及ぼす影響**
限界酸素運搬量は通常、貧血（実線）、虚血（点線）、低酸素血症（破線）の場合は一致する（毛細血管間距離が50μmのとき）。ただし、たとえば間質浮腫や毛細血管の動員不全で、毛細血管間距離が2倍になると曲線は右方化する。このとき、貧血（実線）、虚血（点線）、低酸素血症（破線）の状態で違いがあるかについては議論が分かれている。

**表8.1 組織酸素分圧（$P_{O_2}$）に影響を及ぼす要因**

| 要因 | 変化の方向 | 組織$P_{O_2}$に及ぼす影響 | $P_{O_2}$に対する高気圧酸素の影響 |
|---|---|---|---|
| 肺シャント | 減る[*1] | なし | 上昇する |
| | 増える（低酸素血症） | 低下する[*2] | 上昇する[*3] |
| ヘマトクリット | 増加する | 上昇する[*4] | 上昇する |
| | 低下する（貧血） | 低下する | 上昇する |
| 酸素解離曲線の位置 | 左方化 | 低下する[*5] | 上昇する |
| | 右方化（ボーア効果） | 上昇する | 上昇する |
| 代謝率 | 高い | 低下する | 上昇する |
| | 低い | 上昇する | 上昇する |
| 血流量 | 高い | 上昇する | 上昇する |
| | 低い（血液減少症や虚血） | 低下する | 効果なしあるいは上昇する |
| 毛細血管通過時間 | 短い | 低下する[*6] | 上昇する |
| | 長い | 低下する[*7] | 効果なしあるいは上昇する |
| 血流の不均一 | 高い | 低下する | 上昇する |
| | 低い | 上昇する | 上昇する |
| 酸素シャント | 高い | 低下する | やや上昇する |
| | 低い | なし | 上昇する |

[*1] 通常軽度の肺および末梢の酸素シャントは生じている。
[*2] 低換気血流比、あるいは低換気による低酸素血症でも組織$P_{O_2}$は低下する。
[*3] 高気圧酸素は肺のシャントが存在していても、低換気血流比、低換気、通常肺で効果を発揮して、$P_{O_2}$を上昇させる。
[*4] 血液の粘性が上がると灌流を阻害することがある（ヘマトクリット55％以上）。
[*5] これは通常大気圧下のみ。重篤な低酸素血症では、酸素解離曲線が左方化することで、肺での酸素結合に貢献して組織$P_{O_2}$は維持される。
[*6] 毛細血管通過時間が速すぎる場合は、ヘモグロビンからの酸素解離に十分な時間がなくなってしまう。これは末梢酸素シャントと等しい。逆に毛細血管通過時間が長すぎる場合は、虚血と等しい。
[*7] うっ血低酸素状態とも呼ぶ。

酸素は脳，網膜，骨格筋の血管を大きく収縮させる。腎臓の血管は高酸素でやはり収縮するが，肝臓の血管の応答は高くない。$Po_2$ が低下している部位からの血流は，HBOT 中，組織の $Po_2$ を上昇させることはない。HBOT を行っているときに，皮膚血管はやはり収縮する。しかし，皮膚血流は皮膚の温度や循環血液量の変化に対して非常に敏感であり，HBOT に対する皮膚血流応答を定量化することは困難である。心臓の応答については，本章で後述する。呼吸筋の血流は，呼吸ガス密度の増大により仕事が増し，増大する。通常，酸素は血管床，直径と長さの変化する筋性血管，そして循環の動脈側および静脈側でほぼすべての平滑筋の収縮を引き起こす。

酸素による血管収縮は酸素供給を減少させ，血管床は低酸素状態になることもあるという考えは，理論的にも実験結果としても支持されない[34]。確かに，たとえば浮腫を減少させるために酸素による血管収縮が望ましい場合もある。この効果は，CO や動脈ガス塞栓症による脳障害，脊髄型減圧症，事故による外傷の治療において重要となるだろう。浮腫により平均毛細血管間距離が増大し，毛細血管周囲組織の低酸素状態が悪化することは前述したとおりである[26]。

酸素による血管収縮は組織の $Po_2$ が上昇した結果であり，代謝の増大など $Po_2$ が低下するような場合は，血管拡張と毛細血管の動員により局所の血流が増大して酸素供給が増大する。最悪の状態を想定した分析では，高酸素による血管収縮が起こっても組織 $Po_2$ は変化せず，低酸素状態，虚血状態の組織でも同様である。これは，内因性の血管拡張メカニズムが酸素による血管収縮作用に拮抗するからであり，実験的にも観察されている。HBOT によって酸素供給量は通常増大（あるいは変化しない）し，酸素によって組織が低酸素化する例もない[34]。実際には，微小循環が悪化している組織では，酸素による血管収縮を観察することは難しい。体肢では，酸素を呼吸しているあいだ経皮酸素分圧（$tcPo_2$）がどれだけ上昇するかが，外傷治療の有用な指標となっている[35]。

例外として可能性があるのは，HBOT は組織の $Po_2$ を上昇させる一方で，うっ血性の心不全における心臓の後負荷も上昇させる傾向があることである。このとき，HBOT は全身の血管抵抗を増大させ，心臓に余分な負荷を課し，時には危険な状態になることもある。心不全の場合，このような負荷の増大は心拍出量を低下させたり，肺浮腫を引き起こしたり，肺のガス交換を悪化させたりするのに十分なほど左動脈圧を上昇させる可能性がある。この心拍出量の低下や左動脈圧の上昇（あるいはその両方）は，酸素供給量を低下させる。対照的に，高気圧酸素環境下における虚血心では駆出率が一時的に改善し，酸素供給も増大する。臨床では有効な効果とそうではない効果の両方が報告されている。

HBOT の最も顕著な生理的影響は心臓に現れ，徐脈と若干の心拍出量の低下（これは心拍数の低下と近い割合で低下する）をもたらす[27,31]。この心拍出量の低下は冠血流の減少と，心筋の酸素消費の減少を反映している。HBOT が一回拍出量に影響を及ぼすか否かについては明らかでない。高気圧酸素の影響は運動中にも現れる。徐脈の原因は十分に明らかになっているとはいえないが，高気圧酸素が直接心臓の電気伝導系に影響することと，副交感神経作用の両方が関係しているであろう[36]。いずれにしても，高気圧酸素徐脈は生理的な応答であって，酸素中毒の徴候ではない。

表 8.2　酸素による血管収縮の各血管床における違い

| 組織 | 応答 | 注 |
| --- | --- | --- |
| 脳 | ++++ | 高酸素分圧時には，脳循環は「離脱」し，血流は中枢神経性酸素中毒が始まるまで増加する |
| 網膜 | ++++ | |
| 骨格筋 | ++ | |
| 腎臓 | ++ | |
| 皮膚 | + | 血流量は酸素よりも温度や血液量に対して敏感である |
| 腸 | + | |
| 肝臓 | − | 門静脈の低酸素分圧が高酸素による血管収縮に緩衝する |
| 心臓 | ++ | 心拍出量と心筋の酸素消費の低下に合わせて血流は減少する |
| 呼吸筋 | 血流増加 | 呼吸ガス密度の増大により呼吸による仕事が増大する |

高気圧環境下において，組織の$P_{O_2}$レベルを決めるうえで局所血流が果たす重要性を強調しておく必要があるだろう．実験的には，溶解した酸素の運搬率は少なくとも2〜6ATAで血流と比例関係にある（図8.17）．

　すでに局所血流が低下していた場合，特定の治療圧において組織の$P_{O_2}$が上昇するのを妨げる働きをすることがある．実際，アセチルコリンや他の血管拡張物質を用いて酸素による血管収縮を抑えると，正常な脳では大幅に組織$P_{O_2}$が上昇する[37]．また脳で興味深いのは，高$P_{O_2}$時に酸素による血管収縮作用が，一酸化窒素（・NO）の増大によって抑えられる点である．・NOの生成により血管拡張が生じるが，これは中枢神経性酸素中毒の前兆となっている．

　酸素による血管収縮のメカニズムは，まだ完全には明らかになっていない．多くの研究者は「酸素が主体となり血管平滑筋に対して直接ではなく間接的に作用しており，血管収縮作用のある二次的な媒介要因が関連している」ということに同意している[22,38]．媒介要因について，その候補が広く調べられているが，内因性の血管拡張物質である・NOに関連している[39]．酸素分子とL-アルギニンは・NO新生の基質となる．高気圧酸素は少なくとも最初に，血管トーヌスを調節するうえで・NOに対して拮抗的に作用する．この作用は部分的には，・NOがグアニル酸シクラーゼを介し，平滑筋を弛緩させるのを抑制するためである．

　血管内皮によって産生された・NOはスーパーオキサイド（$O_2^-$）により不活性化され，ペルオキシ亜硝酸イオン（$ONOO^-$）となる[40]．$ONOO^-$は・NOと比較すると弱い血管拡張物質であり，強力な酸化物質でもある．pHが酸性領域では，$ONOO^-$はペルオキシ亜硝酸とヒドロキシル様物質に変化する．これらは，生体内の微小分子とすばやく反応する．血管の細胞外スーパーオキサイドの産生率は，$P_{O_2}$の増加に伴って増加するが，これは・NOによる血管拡張の傍分泌を減少させる[33]．さらに，赤血球自身が・NOやアデノシン三リン酸（ATP）を含む血管拡張物質を放出することについて触れておくことも重要であろう．ヘモグロビンからの酸素放出と同時に，わずかに赤血球から・NOが放出される．これにより平滑筋は弛緩し，血流が増大する[41]．HBOT時にはヘモグロビンのアロステリック効果が働かないことから，この作用は消失する[42]．

# 細胞での酸素利用

　細胞に取り込まれた酸素は，ミトコンドリアにおける呼吸で消費される．呼吸は酸素を利用して栄養素を酸化することにより，高エネルギーリン酸（主にATP）というかたちでエネルギーを保持することを可能にしている[2]．エネルギー基質（糖質，脂質，蛋白質）のエネルギーは，代謝過程（たとえば糖質では細胞質での解糖から始まる）で利用される．有酸素的代謝は解糖よりもはるかに効率よくATPを再合成する．しかし，酸化は解糖における生成物であるピルビン酸に依存する．このピルビン酸はミトコンドリアの基質にあるクエン酸回路（クレブス回路）に炭素を供給している．クレブス回路では$CO_2$が生成され，ジヌクレオチド，ニコチンアミドアデニンジヌクレオチド（NADH），フラビンアデニンジヌクレオチド（$FADH_2$）が還元されている．これら還元されたヌクレオチドは，ミトコンドリアの電子伝達系（呼吸鎖）で再び酸化される．生じた自由エネルギーは酸化的リン酸化の過程で利用される．

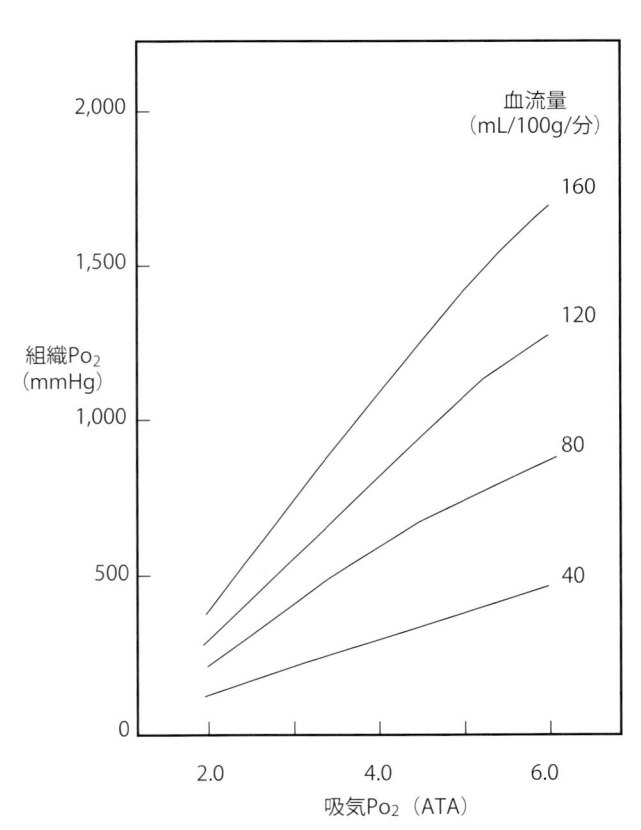

図8.17　高気圧環境における脳血流量が脳組織の酸素分圧（$P_{O_2}$）に及ぼす影響（ラット）
（Demchenko IT, Luchakov YI, Moskvin AN, et al: Cerebral blood flow and brain oxygenation while breathing oxygen under pressure. J. Cereb Blood Flow Metab 25: 1288-1300, 2005. よりデータを作図）

酸化的リン酸化では，電子がクレブス回路からNADHやFADH₂というかたちで呼吸鎖に送られ，ATPが再合成される。ATPは細胞が必要とするエネルギーのほとんどすべてのエネルギー源となる。ATPの加水分解によりアデノシン二リン酸（ADP）と無機リン酸（Pi）が生じ，これらはミトコンドリアでATPに再合成される。このATPの合成，加水分解，再合成の過程をATPサイクルという（図8.18）。

ATPサイクルが働くために，細胞では常にグルコースと酸素の両方が必要となる。呼吸のための酸素供給は，他の細胞における酸素を消費する反応（酸素が必要な酵素や非特定の生物学的酸化などを含む）に使用されるわけではない。これは抗酸化的防御による利用と同様に，酸素運搬と酸素消費反応の優先性があるからである。抗酸化酵素のなかには，スーパーオキサイドジスムターゼのように過酸化水素（$H_2O_2$）をつくり出す一方で，カタラーゼやグルタチオンペルオキシダーゼのように$H_2O_2$を水と酸素に変換するものがある。ここで発生した少量の酸素は，細胞の代謝で利用される[43]。

代謝に必要な酸素の供給を守る細胞の中心的な仕組みは，「酸素シンク」である。「酸素シンク」の反応は呼吸鎖のチトクロームオキシダーゼが最終段階となる。ここでは，酸素を還元して水にする反応を不可逆的に触媒している[44]。この酸素シンクの様態を酸素運搬蛋白質であるヘモグロビンおよびミオグロビンを用いて図8.19に示す。

ミオグロビンは細胞内での酸素伝達に参加するが，それは拍動している心臓においてさえ必ず行われているものではなく，細胞内にはほかに酸素運搬を担う「ニューログロビン」や「サイトグロビン」がある。これら関連する蛋白質は，拡散を促進させるミトコンドリアへの酸素チャネル（これは長い間存在するものと考えられている）となる経路に含まれているであろう[45,46]。さらにチトクロームcオキシダーゼは，脊椎動物がもつ酵素のなかで最も高い酸素親和性をもっており，細胞の中で酸素を利用する過程でも恩恵を受けやすい場所となっている。これについては図8.20に示す。

以前指摘したとおり，酸素分子は細胞の呼吸率を調節している要素の1つであるが，通常は制限要因にはなっていない。単一で最も重要な呼吸調節要因はADP濃度である。ADP濃度は細胞のエネルギー利用率を直接反映している[44]。ほかに重要な呼吸調節要因の2つは，電子源（たとえばNADH）とPiがどの程度利用可能なのかということである。以上4つの要素が，図8.21に示すように酸化的代謝の全体の速度を

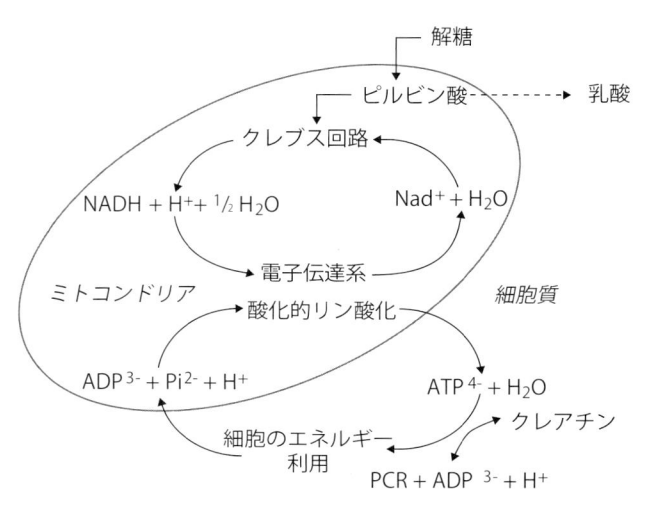

**図8.18 アデノシン三リン酸（ATP）サイクル**
ミトコンドリアにおける酸化的リン酸化によるATPの生成は，解糖よりもはるかに効率が高い。しかし，解糖による生成物であるピルビン酸が酸化的リン酸化の炭素供給源となっている。たとえば低酸素状態などでピルビン酸がクレブス回路に供給されない場合は乳酸が蓄積する。ADP：アデノシン二リン酸，PCR：クレアチンリン酸，Pi：無機リン酸

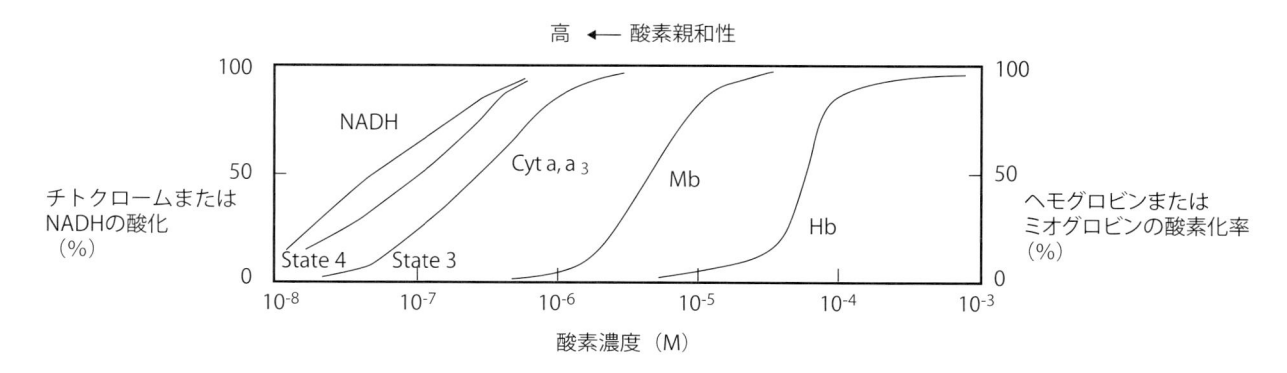

**図8.19 組織のミトコンドリアにおける酸素利用のための細胞シンクの生成**
Cyt：チトクローム，Hb：ヘモグロビン，Mb：ミオグロビン
（Tamura M, Hazuki O, Nioka S, et al: In vivo study of tissue oxygen metabolism using optical and nuclear magnetic resonance spectroscopies. Annu Rev Physiol 51: 813-834, 1989. より）

調節している。

しかしながら，ADPとATPの濃度自身が調節パラメータとなっていることから，呼吸の調節はそう単純であるとはいえない。

## 二酸化炭素の排出

代謝により発生した$CO_2$は，主にミトコンドリアのクレブス回路の反応から生成されている。この反応では3つの炭素をもつピルビン酸が，3分子の$CO_2$と5分子のNADHに分解される。NADHは呼吸鎖において酸素が還元されるあいだにNAD$^+$に再酸化される。$CO_2$は細胞から排出され，静脈血から肺胞の毛細血管へ移動し，肺換気により排出される[47]。$CO_2$は高い水溶性をもち，ミトコンドリアから細胞膜，血液へと濃度勾配によりすばやく移動する。$CO_2$が含まれた血液は，肺へと移動していく。通常，肺の毛細血管の$P_{CO_2}$は動脈血の$P_{CO_2}$より高い。肺胞の換気により動的平衡が成り立ち，静脈血の$CO_2$の8〜10%が肺を通過することで除去される[48]。

血液による$CO_2$の運搬は3種類の方法により行われる。これを表8.3に示す[6]。

血液中の$CO_2$の大部分は，赤血球に高濃度に含まれる炭酸脱水素酵素と水和反応し，重炭酸イオン（$HCO_3^-$）というかたちで存在している。炭酸脱水素酵素は可逆的に以下の2つの反応式のうちの最初の反応を触媒する。

$$CO_2 + H_2O \rightarrow H_2CO_2 \rightarrow H^+ + HCO_3^-$$

この$CO_2$の水和反応は赤血球内ですばやく（毛細血管から肺に移動するあいだに）行われる。この反応の逆反応，すなわち$H_2CO_2$から$CO_2$と水への反応も炭酸脱水素酵素により触媒される。この反応は赤血球で行われ，肺胞で赤血球から$CO_2$が排出されることになる[47]。この過程を図8.22に示す。

$CO_2$は血液に溶解したかたちやヘモグロビンのカルバミノ化合物としても運搬される。血液に対する$CO_2$の溶解度は，酸素に比べおよそ20倍高い。$CO_2$の溶解度が高いことは，他の2つの輸送メカニズムを可能にしている。これにより，$CO_2$の容量曲線は酸素と比較すると大きく，急峻になっている（図8.23）。

血液中のわずか5%しか$CO_2$が溶解したかたちで運搬されていないものの，この溶解した$CO_2$は重要な役割を果たす。それは，重炭酸とカルバミノ酸塩のプールと互いに関係しているからである。さらに，血液が$CO_2$を多く含むことができるため，比較的小さい$P_{CO_2}$の変化で，肺において$CO_2$が大量に拡散する。

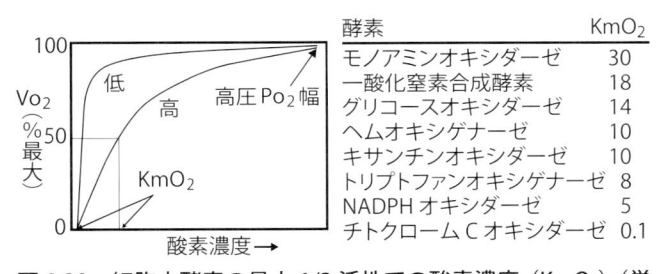

**図8.20** 細胞内酵素の最大1/2活性での酸素濃度（$K_mO_2$）（単位：mmHg）
Kmは酸素親和性の逆数であり，Kmが低いことは酸素親和性が高いことを示す。チトクロームcオキシダーゼは，生体内で最も高い酸素親和性をもつ酵素であり，細胞の呼吸に対してミトコンドリアの酸素分圧（$P_{O_2}$）が1mmHg以下にならない限り酸素は制限要因にはならない。$V_{O_2}$：酸素摂取量

| 酵素 | $K_mO_2$ |
|---|---|
| モノアミンオキシダーゼ | 30 |
| 一酸化窒素合成酵素 | 18 |
| グリコースオキシダーゼ | 14 |
| ヘムオキシゲナーゼ | 10 |
| キサンチンオキシダーゼ | 10 |
| トリプトファンオキシゲナーゼ | 8 |
| NADPHオキシダーゼ | 5 |
| チトクロームCオキシダーゼ | 0.1 |

全体反応：

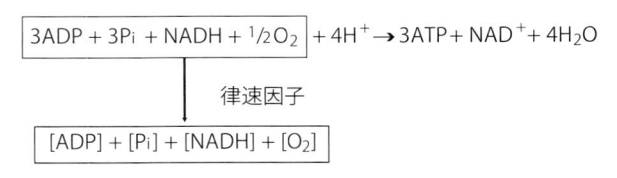

$$3ADP + 3Pi + NADH + 1/2 O_2 + 4H^+ \rightarrow 3ATP + NAD^+ + 4H_2O$$

律速因子

$$[ADP] + [Pi] + [NADH] + [O_2]$$

反応速度定数
$$V/V_{max} = 1/k_1/ADP + k_2/Pi + k_3/NADH + k_4/O_2$$

**図8.21** 細胞の呼吸調節
酸化的リン酸化の総括反応は，基本的に4つの基質の濃度とそれぞれの速度定数により調節されている。

**表8.3** 静脈血による二酸化炭素（$CO_2$）の運搬

| | |
|---|---|
| 重炭酸イオン（87%） | 重炭酸は赤血球の炭酸脱水素酵素により触媒され，$CO_2$の水和とともに可逆的に生成される<br>動静脈$CO_2$較差の58%に貢献する |
| カルバミノ化合物（8%） | $CO_2$が血液中の蛋白質，特にヘモグロビンの非イオンアミノ基末端（-NH$_2$）に可逆的に結合する<br>pH7.4ではイオン化しない<br>動静脈$CO_2$較差の33%に貢献する |
| 溶解$CO_2$（5%） | 血液に対する$CO_2$溶解度は，37℃で0.067mL/dL/mmHg（ヘンリーの法則に従う）<br>動静脈$CO_2$較差の9%に貢献する |

血液に含まれる$CO_2$はヘモグロビンの濃度と酸素飽和度，2,3-ジホスホグリセリン酸濃度，pHの影響を受ける。したがって，血液中の$CO_2$の推定はおおよそというかたちになる。この推定は重炭酸と赤血球に溶解している$CO_2$を含んだ全血に対して行われる。

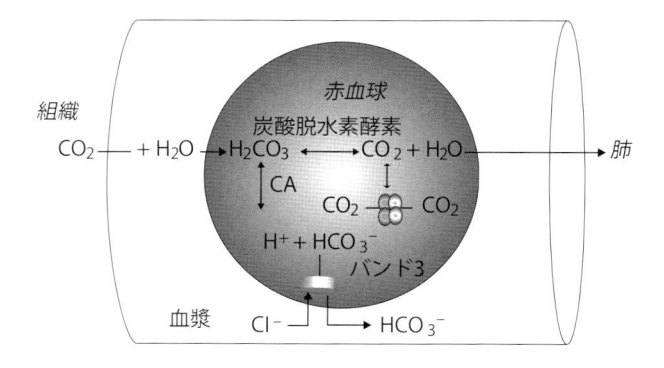

**図 8.22　赤血球による二酸化炭素（$CO_2$）の運搬**
代謝で生じ，肺から排出される $CO_2$ の運搬の 95% を赤血球が担う。$CO_2$ は可逆的に，赤血球の炭酸脱水素酵素により重炭酸に変換されるか，ヘモグロビンの非電化のアミノ基と反応してカルバミノ酸塩となる。重炭酸が赤血球に存在していると，バンド 3 蛋白質を通じてクロールが電気的中性を維持するために交換される。これら 2 つの反応は，溶解した $CO_2$ を通じてリンクしている。

これにより，血液 pH に対する $CO_2$ 排出の影響を最小にしている[48]。

　$CO_2$ と水素イオン（$H^+$）は可逆的にヘモグロビンや他の蛋白質の非電荷のアミノ基（$R\text{-}NH_2$）に結合する。水素イオンの結合によりアンモニウム（$R\text{-}NH_3^+$）が生成される一方で，$CO_2$ の結合によりカルバミノ酸塩（$R\text{-}NHCOO^-$）が生成される。カルバミノ酸塩は陽イオン化していない $NH_2$ 上にしか形成されない。したがって，カルバミノ反応は pH 依存であり，アルカローシスで増大する。カルバミノ酸塩の生成はアンモニア類や $a$ アミノ蛋白の pK に影響を受ける。これらは生理学的範囲での pH や結合できる $CO_2$ の量によって変化することはない。血液中のカルバミノ酸塩はほとんどすべてヘモグロビンに含まれている[48]。

　脱酸素化ヘモグロビンは酸素化ヘモグロビンと比較して陽イオン化していない $a$ アミノ蛋白を多く含んでおり，カルバミノ酸塩としてより多くの $CO_2$ を含んでいる。酸素化ヘモグロビンと脱酸素化ヘモグロビンの違いから酸素変動性カルバミノ酸塩と呼ばれ，ホールデン効果を説明する。ホールデン効果は，「一定の $P_{CO_2}$ では酸素化している血液よりも，脱酸素化している血液のほうが多くの $CO_2$ を含む」と定義されている。酸素化ヘモグロビンが酸素を組織に放出すると，脱酸素化ヘモグロビンには $CO_2$ が結合できるようになる。一方，肺では脱酸素化ヘモグロビンは酸素化し，結合している $CO_2$ の放出が促進される。したがって，ヘモグロビンは $CO_2$ の交換に重要な役割を果たしているといえる。ホールデン効果は動静脈 $CO_2$ 較差の約 4 分の 1 を担っている[48]。

　酸素が $CO_2$ の交換に及ぼす影響は，カルバミノ酸

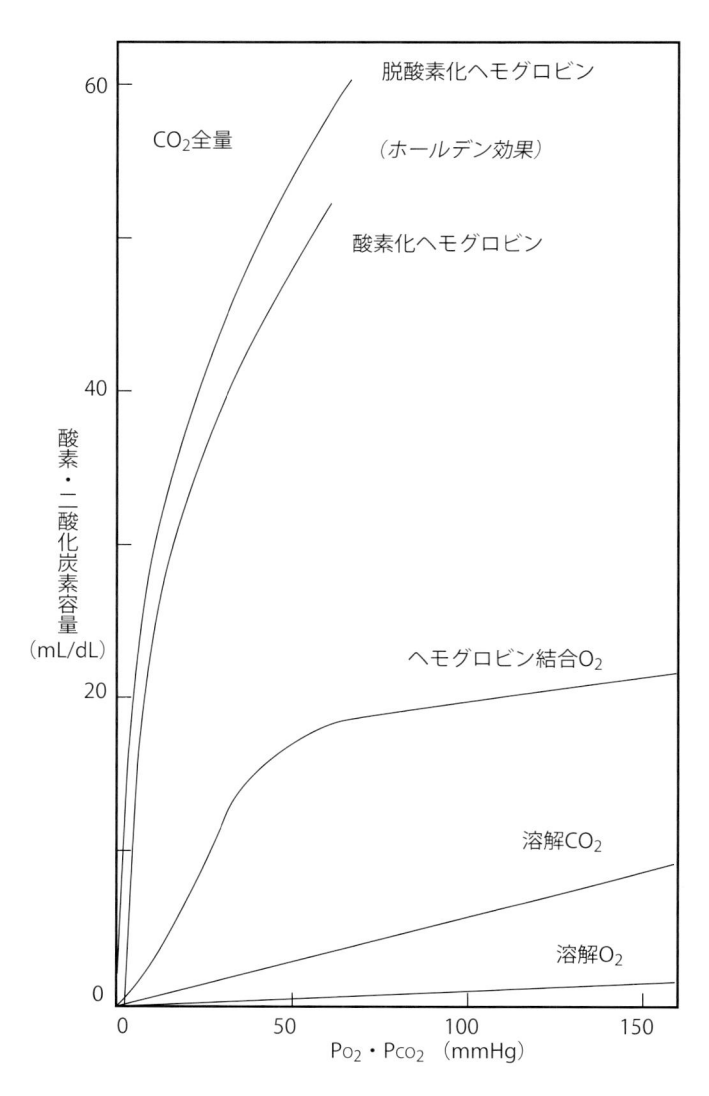

**図 8.23　血中酸素容量曲線と同じスケールでグラフ化した血中二酸化炭素（$CO_2$）容量曲線**
酸素化-脱酸素化により，カルバミノ酸塩の $CO_2$ 容量曲線は異なる（ホールデン効果）。分圧の上昇に伴い，溶解した酸素と $CO_2$ の容量が直線的に増大する様子も比較のため示してある。溶解した $CO_2$ の直線とヘモグロビンの曲線（カルバミノ酸塩）とが異なっているのは，重炭酸が関係しているからである。$P_{O_2}$：酸素分圧，$P_{CO_2}$：二酸化炭素分圧

塩と重炭酸交換にもみられ，この影響は pH，$P_{CO_2}$，2,3-ジホスホグリセリン酸濃度，Pi により変化する。解糖は 50% ヘモグロビン飽和 $P_{O_2}$ を上昇させる。カルバミノ酸塩の生成に pH が最も大きな影響を及ぼすのは，pH が生理学的範囲内の状態である。アルカローシスでは水素イオンが減少するため，カルバミノ化合物が増加する。赤血球の $CO_2$ 結合に対する pH の感受性は，ボーア効果と混同してはならない。ボーア効果は pH がヘモグロビンの酸素親和性に影響することを説明するものである[6]。ホールデン効果がない場合，組織の $P_{CO_2}$ も動静脈 $CO_2$ 較差も上昇するであろうが，$CO_2$ の交換には影響しないであろう。

HBOTを行っているあいだ，ホールデン効果が$CO_2$の運搬に及ぼす影響については，現在明らかになっている。チャンバーの中では，静脈血中のヘモグロビンは酸素飽和している。したがって，$CO_2$の多くはカルバミノ酸塩として運搬されず，静脈血中二酸化炭素分圧（$Pv_{CO_2}$）は上昇する。この作用とHBOT中には心拍出量が低下することから，若干の呼吸性アシドーシスとなる。呼吸性アシドーシスは安静時の換気を増加させ，動脈血二酸化炭素分圧（$Pa_{CO_2}$）は正常に近くなる。健康な被験者，あるいは大部分の患者は2～3ATAの通常範囲でのHBOTを許容することができる。しかしながら環境圧の増大により，ガス密度が増加し，呼吸も促進されることで，呼吸の仕事量は増大する。拘束性の肺疾患がある場合や高強度運動時には，呼吸の仕事が増すことを許容できなくなり，肺胞換気や$CO_2$排出が妨げられ，重篤な呼吸性アシドーシスに陥ることがある。

　組織および血中の$P_{CO_2}$の上昇は，2つの理由でHBOTにおいて重要である。第一に，$Pa_{CO_2}$が低いときは全身の血管が収縮する傾向となり，酸素供給が増大してほしい箇所の血流は減少してしまう。しかしながら，このことの治療上の重要性はまだ十分に確認されておらず，一部では憶測が混じっている。なぜなら，$CO_2$への応答はすべての血管床で同一ではないからである。第二に，$Pa_{CO_2}$が上昇すると脳の血流が増加するが，これは中枢神経性酸素中毒や発作のリスクを増大させる。ヒトにおいてこの可能性を支持する十分な実験結果がある。

## 高気圧酸素が組織の酸素化に及ぼす影響のまとめ

　治療目的で利用される範囲内のHBOTの主な効果は，血漿中に融解する酸素を増加させて組織の$P_{O_2}$を上昇させることである。健康なヒトの場合，HBOTを行うと若干の徐脈となり，心拍出量がその分減少するほか，酸素による血管収縮から全身の血管抵抗が増大する。酸素による血管収縮は微小循環と同様に細～中動静脈の血管平滑筋のトーヌスを増大させる。これは一部には，内因性の血管拡張物質である・NOの傍分泌を酸素が阻害することによって生じる。

　酸素の血管収縮反応はほとんどすべての血管床において観察されるが，組織の酸素化は正確に調節されている。しかしながら，臓器ごとの血管収縮の度合いはそれぞれ異なっている。血管収縮反応が大きいのは脳および冠循環であり，この2カ所では安静時の有酸素的エネルギー需要が非常に高い。一方，例外は横隔膜と呼吸筋への血流であるが，これらは高気圧環境下において呼吸ガス密度の増大により仕事量が増している。

　HBOTは正常な組織の微小循環の血流量を減少させるが，HBOTにより増大した血漿に溶解する酸素は組織の$P_{O_2}$を増大させる。有酸素的代謝を酸素供給が制限する閾値以下でない限り，酸素が増大していても酸素摂取量は増大しない。微小循環が阻害された低酸素状態の細胞では，HBOTは血管収縮を引き起こさず，$P_{O_2}$を通常の状態に引き上げる。しかしながらこの反応は，細動脈レベルの血流による酸素運搬が維持されていることが前提となる。

## REFERENCES

1. Weibel ER : The Pathway for Oxygen : Structure and Function in the Mammalian Respiratory System. Cambridge, Mass, Harvard University Press, 1984.
2. Aw TY, Jones DP : Intracellular respiration. In : Crystal RG, West JB, et al.(eds): The Lung : Scientific Foundation, vol 2. New York, Raven Press, 1991, pp 1445-1454.
3. West JB, Wagner PD : Ventilation-perfusion relationships. In : Crystal RG, West JB, et al.(eds): The Lung : Scientific Foundation, vol 2. New York, Raven Press, 1991, pp 1289-1306.
4. Hsia CC : Respiratory function of hemoglobin. N Engl J Med 338 : 239-247, 1998.
5. Guyton AC, JE Hall : Textbook of Medical Physiology. Unit IV : The Circulation, 10th ed. Philadelphia, WB Saunders, 2000, pp 143-262.
6. West JB : Respiratory Physiology—The Essentials, 7th ed. Philadelphia, Lippincott Wilkins & Wilkins, 2005.
7. Wagner PD, Saltzman HA, West JB : Measurement of continuous distributions of ventilation-perfusion ratios : Theory. J Appl Physiol 36 : 588-599, 1974.
8. Shapiro BA, Harison RA, Care RD, Templin R : Clinical Applications of Blood Gases, 4th ed. Chicago, Year Book Medical Publishers, 1989.
9. Moon RE, Camporesi EM, Shelton DL : Prediction of arterial P02 during hyperbaric treatment. In : Bove AA, Bachrach AJ, Greenbaum LJ(eds): Underwater and Hyperbaric Physiology IX : Proceedings of the Ninth International Symposium on Underwater and Hyperbaric Physiology. Bethesda, Md, Undersea and Hyperbaric Medical Society, 1987, pp 1127-1131.
10. Forster RE : Diffusion of gases across the alveolar membrane. In : Fahri LE, Tenney SM(eds): Handbook of Physiology, The Respiratory System, vol 4. Bethesda, Md, American Physiological Society, 1987, pp 71-88.
11. Popel AS : Theory of oxygen transport to tissue. Crit Rev Biomed Eng 17 : 257-321, 1989.
12. Saltzman HA : Rational normobaric and hyperbaric oxygen therapy. Ann Intern Med 67 : 843-852, 1967.
13. Weiskopf RB, Viele MK, Feiner J, et al : Human cardiovascular

and metabolic response to acute, severe isovolemic anemia. JAMA 279：217-221, 1998.
14. Boerema I, Meyne NG, Brummelkamp WK, et al：Life without blood. A study of the influence of high atmospheric pressure and hypothermia on dilution of the blood. J Cardiovasc Surg 1：133-146, 1960.
15. Pedersen PK, Kiens B, Saltin B：Hyperoxia does not increase peak muscle oxygen uptake in small muscle group exercise. Acta Physiol Scand 166：309-318, 1999.
16. Webster AL, Syrotuik DG, Bell GJ, et al：Exercise after acute hyperbaric oxygenation：Is there an ergogenic effect? Undersea Hyperb Med 25：153-159, 1998.
17. Cain SM：Oxygen delivery and uptake in dogs during anemic and hypoxic hypoxia. J Appl Physiol 42：228-234, 1977.
18. Morita Y, Chin-Yee I, Yu P, et al：Critical oxygen delivery in conscious septic rats under stagnant or anemic hypoxia. Am J Respir Crit Care Med 167：868-872, 2003.
19. Russell JA, Phang PT：The oxygen delivery-consumption controversy. Am J Respir Crit Care Med 149：433-437, 1994.
20. Schlichtig R：Oxygen delivery and consumption in critical illness. In：Civetta JM, Taylor RW, Kirby RR(eds)：Critical Care. Philadelphia, Lippincott-Raven, 1997, pp 337-342.
21. Tenney SM：A theoretical analysis of the relationship between venous blood and mean tissue oxygen pressures. Respir Physiol 20：283-296, 1974.
22. Duling BR：Microvascular responses to alterations in oxygen tension. Circ Res 31：481-489, 1972.
23. Schuchardt S：Comparative physiology of the oxygen supply. In：Kessler M, Bruley DF, Clark LC Jr, et al.(eds)：Oxygen Supply：Theoretical and Practical Aspects of Oxygen Supply and Microcirculation of Tissue. Baltimore, Md, University Park Press, 1973, pp 223-229, 1973.
24. Krogh A：The number and distribution of capillaries in muscles with calculations of the oxygen pressure head necessary for supplying the tissue. J Physiol 52：409-415, 1919.
25. Lambertsen CJ：Physiological effects of oxygen inhalation at high partial pressures. Hyperbaric Oxygenation [Publication 1298]. Washington, DC, National Academy of Sciences National Research Council, 1966, pp 13-20.
26. Miller JD, Ledingham IM, Jennett WB：Effects of hyperbaric oxygen on intracranial pressure and cerebral blood flow in experimental cerebral oedema. J Neurol Neurosurg Psychiatry 33：745-755, 1970.
27. Whalen Re, Saltzman HA, Holloway D, et al：Cardiovascular response to hyperbaric oxygenation. Am J Cardiol 15：638-646, 1965.
28. Kioschos JM, Saltzman HA, Thompson HK, et al：The effect of hyperbaric oxygenation upon renal hemodynamics. Am J Med Sci 260：270-278, 1970.
29. Hordnes C, Tyssebotn I：Effect of high ambient pressure and oxygen tension on organ blood flow in conscious trained rats. Undersea Biomed Res 12：115-128, 1985.
30. Bergo GW, Risberg J, Tyssebotn I：Effect of 5 bar oxygen on cardiac output and organ blood flow in conscious rats. Undersea Biomed Res 15：457-470, 1988.
31. Savitt MA, Rankin JS, Elberry JR, et al：Influence of hyperbaric oxygen on left ventricular contractility, total coronary blood flow, and myocardial oxygen consumption in the conscious dog. Undersea Hyper Med 21：169-183, 1994.
32. Abel FL, McNamee JE, Cone DL, et al：Effects of hyperbaric oxygen on ventricular performance, pulmonary blood volume, and systemic and pulmonary vascular resistance. Undersea Hyperb Med 27：67-73, 2000.
33. Demchenko IT, Oury TD, Crapo JD, Piantadosi CA：Regulation of the brain's vascular responses to oxygen. Circ Res 91：1031-1037, 2002.
34. Fortner I, Scafetta N, Piantadosi CA, Moon RE：Hyperoxia-induced tissue hypoxia：A Danger? Anesthesiology 106(5)：1051-1055, 2007.
35. Fife CE, Buyukcakir C, Otto GH, et al：The predictive value of transcutaneous oxygen tension measurement in diabetic lower extremity ulcers treated with hyperbaric oxygen therapy：A retrospective analysis of 1144 patients. Wound Repair Regen 10：198-207, 2002.
36. Fagreus L, Linnarsson D：Heart rate in the hyperbaric environment after autonomic blockade. Acta Physiol Scand 9：260-264, 1973.
37. Demchenko IT, Luchakov YI, Moskvin AN, et al：Cerebral blood flow and brain oxygenation while breathing oxygen under pressure. J Cereb Blood Flow Metab 25：1288-1300, 2005.
38. Jackson WF：Arteriolar oxygen reactivity：Where is the sensor? Am J Physiol 253(5 pt 2)：H1120-H1126, 1987.
39. Demchenko IT, Boso AE, O'Neill TJ, et al：Nitric oxide and cerebral blood flow responses to hyperbaric oxygen. J Appl Physiol 88：1381-1389, 2000.
40. Rubanyi, GM, Vanhoute PM：Superoxide anions and hyperoxia inactivate endothelium-derived relaxing factor. Am J Physiol 238：H822-H827, 1986.
41. Stamler JS, Jia L, Eu JP, et al：Blood flow regulation by s-nitrosohemoglobin in the physiological oxygen gradient. Science 276：1937-2092, 1997.
42. Allen BW, Piantadosi CA：How do red cells cause hypoxic vasodilation? The SNO-hemoglobin paradigm. Am J Physiol Heart Circ Physiol 291：1507-1512, 2006.
43. Hallwell B, Gutteridge JMC：Oxygen is a toxic gas—an introduction to oxygen toxicity and reactive oxygen species. Free Radicals in Biology and Medicine, 3rd ed. Oxford, UK, Oxford University Press, 1999, pp 1-35.
44. Tamura M, Hazuki O, Nioka S, et al：In vivo study of tissue oxygen metabolism using optical and nuclear magnetic resonance spectroscopies. Annu Rev Physiol 51：813-834, 1989.
45. Longmuir IS：Search for alternative cellular oxygen carriers. In：Jobsis FF(ed)：Oxygen and Physiological Function. Dallas, Tex, Professional Information Library, 1977, pp 247-253.
46. Pesce A, Bolognesi M, Bocedi A, et al：Neuroglobin and cytoglobin. Fresh blood for the vertebrate globin family. EMBO Rep 3：1146-1151, 2002.
47. Klocke RA：Carbon dioxide transport. In：Farhi LE, Tenney SM(eds)：Handbook of Physiology Gas Exchange. The Respiratory System, vol 4. Bethesda, Md, American Physiological Society, 1987, pp 173-197.
48. Lumb AB：Carbon dioxide. Nunn's Applied Respiratory Physiology, 6th ed. Philadelphia, Elsevier Butterworth Heinemann, 2005, pp 148-165.

# Chapter 9 虚血再灌流障害と高気圧酸素治療
## 基本的機序と臨床研究

**この章の概要**

虚血再灌流障害：高気圧酸素と基礎研究
　虚血再灌流障害と高気圧酸素：疾患の矛盾性
　虚血再灌流障害：病態生理概論
　再灌流障害の原因・拡散物質としての活性酸素種
　虚血再灌流障害：活性酸素種生成と組織障害における高気圧酸素の効果
　虚血再灌流障害：高気圧酸素と細胞エネルギー論
　好中球・血管内皮の細胞接着
　　虚血再灌流障害における高気圧酸素の抗接着機序
　　高気圧酸素治療と好中球の接着

　高気圧酸素と血管内皮細胞
　虚血再灌流障害：高気圧酸素と一酸化窒素
　プレコンディショニング
虚血再灌流障害：高気圧酸素と臨床研究
脳
　脳卒中
心筋
　心臓手術と急性心筋梗塞
移植

## 虚血再灌流障害：高気圧酸素と基礎研究

### ▶虚血再灌流障害と高気圧酸素：疾患の矛盾性

　虚血再灌流障害は，虚血状態から灌流が再開する際に起こる急激な血流の遮断による組織障害である。この組織障害の悪化は予知することができない。一般的に，虚血組織に再灌流を実施すれば組織の生存が改善することは予測できても，さらにダメージを与えることになるということなど考えられないからである。酸素は再灌流障害において，中心的役割を演じている。それは，「酸素パラドックス」という現象が関与している。酸素化された血液で再灌流された組織は，非酸素化された血液によるものと比較すると，はるかに組織障害が生じるという現象である（Khalilら[1]，Piperら[2]，HallenbeckおよびDutka[3]）。これは，虚血組織には酸素供給の回復とエネルギー産生のための酸化的リン酸化が有益という理論の直観に反する現象である。さらなる研究で，第二の「酸素パラドックス」が存在することが示唆されている。それは，虚血組織の再灌流中に高気圧酸素で十分に酸素化すると障害を予防することができるというものである（Buras[4]）。活性酸素種（reactive oxygen species；ROS）が両者の「酸素パラドックス」において中心的役割を果たしているようである。つまり，活性酸素種による濃度依存的効果の存在を示唆している。さらに，薬理学的物質としての酸素という固まりつつある概念も提唱されている。本章では，再灌流障害の病態生理と再灌流障害発生と改善における酸素の役割について論ずる。

### ▶虚血再灌流障害：病態生理概論

　再灌流障害とは，虚血組織の再灌流後に生じる拡大したダメージと定義されている。再灌流障害は，実験動物モデルで広く観察することができ，ヒトにおいても心筋梗塞での発症がよく報告されている。心筋梗塞の治療中，冠動脈塞栓による閉塞を物理的に解除して再灌流すると，太い血管には十分量の血液が流れる。しかし，微小血管は不十分なままであり，閉塞の除去が成功したとしても心機能障害は残存したままとなってしまう[5,6]。心筋障害の継続と再灌流障害は，心機能と生存という観点において臨床的予後を有意に悪化させる[6,7]。微小血管系を含む再灌流障害の特徴は，小動脈の血管収縮，毛細血管からの漏出および組織の浮腫，白血球の接着および血管外遊出，過酸化物質の生成，エネルギー生成の低下である（図9.1）。

　再灌流障害は，虚血イベントが誘因になり，塞栓，低灌流，局所的な圧迫クラッシュ症候群によって虚血が生じる。組織の低灌流は，アデノシン三リン酸（ATP）産生に必要な代謝基質，酸素，グルコースの運搬の減少を引き起こす。ATPの減少は，細胞膜維持や電気化学的細胞膜電位の維持に関連するエネルギー機構の破綻をきたし，細胞死へと至る。細胞内でエネルギーレベルが減少するにつれ，ATPの要求度

に応じていくらか秩序ある進行具合で細胞内の経路は働かなくなる。この進行具合は，当の細胞と組織のエネルギー要求度に応じてある程度可逆的である。細胞内の酸素分圧の変化は，酸素知覚過程において直接的ストレスとなりうる[8,9]。また，ATPからアデノシンへの代謝は，虚血に対するストレス保護反応ともなる[10]。エネルギー供給の回復は，虚血部位の完全梗塞を阻止するかもしれないが，再灌流障害の素地をつくり出すことにもなる。

純粋に虚血で死滅した組織は，組織学的外観で識別される。ヘマトキシリン・エオジン染色において，虚血部位のみ，び漫性に蒼白となって組織構造が保存される[11]。再灌流障害による組織死では組織学的に相違があり，細胞および組織構造が破壊され，著明な浮腫と好中球を主体とする白血球細胞の浸潤が認められる。これらの組織学的相違は，虚血のみで傷害された組織と再灌流障害によるものとでは異なる機序である。

## ▶再灌流障害の原因・拡散物質としての活性酸素種

再灌流障害は，血管内皮細胞の表面で生じている現象に起因している。再灌流障害の中心的役割を担っているのは，酸素フリーラジカルまたは活性酸素種である。活性酸素種は，恒常性において複雑な役割を演じ，通常はミトコンドリア内の酸化的リン酸化の過程で生じる。代謝の過程で生成される通常の活性酸素種は，スーパーオキサイドラジカルと過酸化水素である。活性酸素種は，脂質の過酸化やホスホリパーゼ活性により細胞膜にダメージを与えることで，細胞に直接的毒性を発揮する。活性酸素種は，直接DNAや蛋白質にもダメージを与え，さらには細胞機能不全に対する適切な自己修正反応能力を低下させる。細胞は，細胞内の活性酸素種濃度を減少させるための多くの抗酸化酵素を保有している。抗酸化システムには，ペルオキシドジスムターゼ，グルタチオン，数種のペルオキシダーゼ酵素，カタラーゼがある[1]。活性酸素種は，細胞障害以上の役割がある。最近の研究で明らかになったことは，活性酸素種が多くの細胞内伝達機構に関与しているということである[12,13]。活性酸素種は，ストレス反応経路を活性化させる伝達分子として機能している可能性がある[12]。細胞の恒常性における活性酸素種の役割は，細胞障害における中心的物質という本来の役割をはるかに超越するものである。しかし，再灌流障害において生成されたおびただしい量の活性酸素種が組織に対して有毒であり，細胞膜構造を破壊してアポトーシスを引き起こし，組織に白血球細胞を誘導することは十分に証明されている（図9.2）。

再灌流障害では，活性酸素種に対する正常なハウスキーピング防御機構の破綻が生じている（図9.3）。活性酸素種の過生成は，活性酸素種を除去する酵素に直接ダメージを与え，結果的に細胞全体の活性酸素種の量が増加する。これらの活性酸素種は，一酸化窒素（·NO）や脂質ヒドロキシ基などのほかの分子と容易に反応し，より反応性の高い分子を形成する。これらは，脂質膜の過酸化やニトロシル化を経て蛋白質変性の連鎖反応を誘導する（Zweier, Talukder[14]）（図9.3）。

正常なプリン体代謝に関与している内皮細胞の酵素であるキサンチンデヒドロゲナーゼに対する過酸化的障害は，キサンチンオキシダーゼへの変換を起こし，プリン体代謝産物のヒポキサンチンの過酸化の過程でスーパーオキサイドと過酸化水素が生成される（図

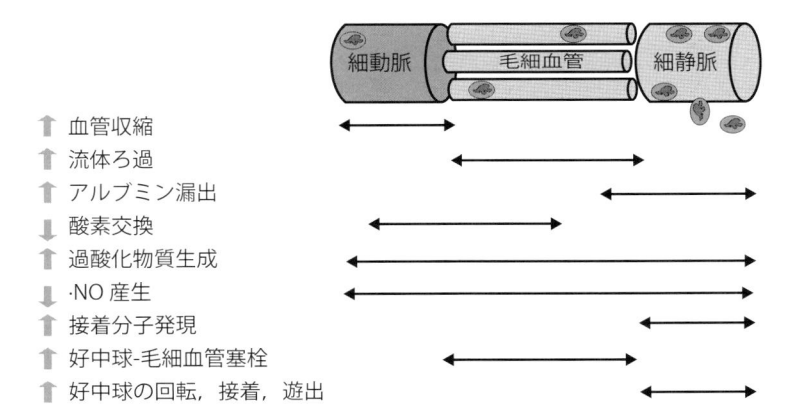

**図9.1 虚血再灌流障害における微小血管機能障害の構成要素**
微小血管内におけるいくつかの生理学的パラメータは，矢印で示すように虚血再灌流障害の影響を受ける。平行に示す矢印は，細動脈，毛細血管，細静脈で影響を受ける範囲を示す。·NO：一酸化窒素

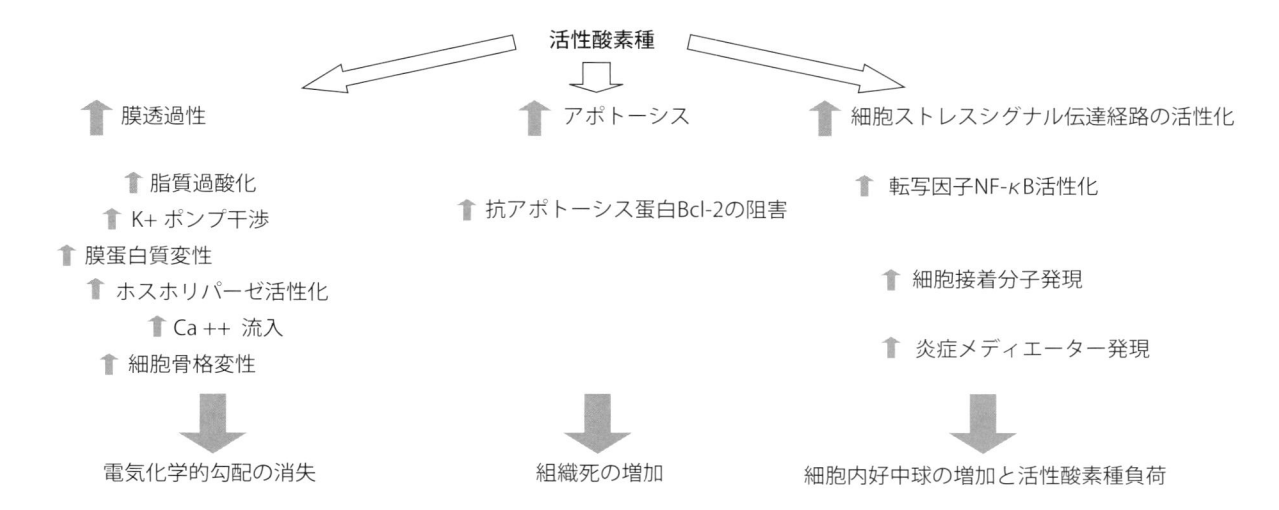

```
                                    活性酸素種
              ⇙                        ⇓                        ⇘
     ↑ 膜透過性              ↑ アポトーシス          ↑ 細胞ストレスシグナル伝達経路の活性化

     ↑ 脂質過酸化                                     ↑ 転写因子NF-κB活性化
     ↑ K+ ポンプ干渉       ↑ 抗アポトーシス蛋白Bcl-2の阻害
     ↑ 膜蛋白質変性
     ↑ ホスホリパーゼ活性化                           ↑ 細胞接着分子発現
     ↑ Ca++ 流入
     ↑ 細胞骨格変性                                   ↑ 炎症メディエーター発現

              ↓                        ↓                        ↓
      電気化学的勾配の消失          組織死の増加         細胞内好中球の増加と活性酸素種負荷
```

**図 9.2　虚血再灌流障害の病理生理学における活性酸素種の役割**
活性酸素種は，細胞生理学的に多大な影響を与え，細胞障害と組織死へ誘導する。

9.4）。このキサンチンオキシダーゼの反応は，活性酸素種の組織に対する負荷をより増強し，組織のダメージを増強する。活性酸素種の生成は，内皮細胞表面への好中球の集簇に関与し，好中球は内皮に接着して組織内へ浸透していく。

　再灌流時の好中球の集簇は，明らかに活性酸素種の原因となっている。なぜなら，好中球は酸素分子存在下でニコチンアミドアデニンジヌクレオチドリン酸（NADPH）をスーパーオキサイドラジカルに変換するNADPHオキシダーゼを膜の形態で含んでいるからである。スーパーオキサイドラジカルは同時に過酸化水素を生成し，ハロゲン化物（塩素など）と結合して，好中球の酵素であるミエロペルオキシダーゼを介

して毒性分子である次亜塩素酸を生成する。活性酸素種によって引き起こされる組織障害の程度は，活性酸素種の生成と直接相関している。再灌流障害時に生成する活性酸素種には2つの波がある。1つ目は初期に生じる局所的な血管内皮からの少量の生成，2つ目はあとに続く好中球由来の多量な持続的生成である（図9.5）。

## ▶ 虚血再灌流障害：活性酸素種生成と組織障害における高気圧酸素の効果

　再灌流障害は，先行する虚血組織に対する酸素供給量に依存している。特に，再灌流中に1ATA（絶対気圧：atmosphere absolute），100% 酸素に曝露されると，

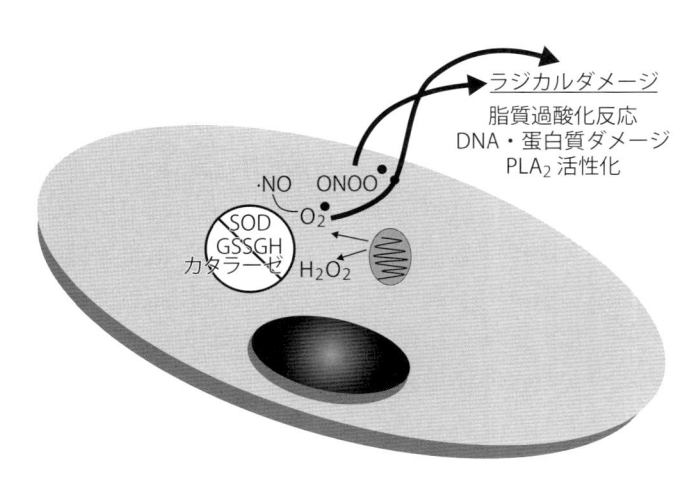

**図 9.3　虚血再灌流障害における細胞内活性酸素種産生への変化**
虚血再灌流障害の最中に，新しく形成された活性酸素種を除去する正常な細胞ハウスキーピング機構が破綻する。スーパーオキサイド分子が一酸化窒素（・NO）と反応してペルオキシ亜硝酸（ONOO・）を産生した結果，細胞構造にさらなる障害を生じる。PLA$_2$：ホスホリパーゼA$_2$，GSSGH：還元型グルタチオン，SOD：スーパーオキサイドジスムターゼ

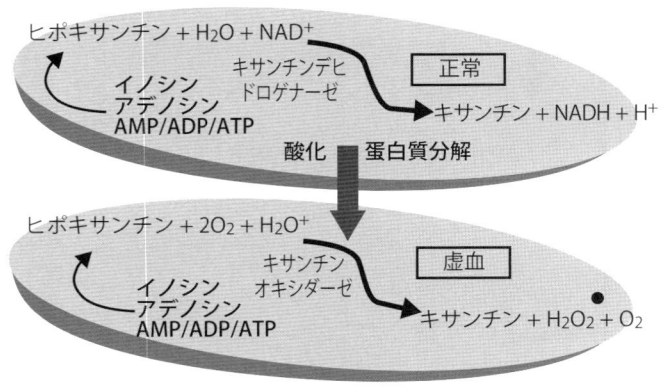

**図 9.4　キサンチンオキシダーゼによって虚血再灌流障害における増強された活性酸素種生成**
虚血再灌流障害は，酸化とキサンチンデヒドロゲナーゼの蛋白質分解を増強し，キサンチンオキシダーゼへの変換を起こし，さらに，血管内皮細胞の活性酸素種生成能を増強させる。AMP：アデノシン一リン酸，ADP：アデノシン二リン酸，ATP：アデノシン三リン酸

活性酸素種を介した脂質過酸化と一過性の脳全体にわたる虚血後の死亡率が増加する[15]。この現象に基づくと，高気圧酸素治療（hyperbaric oxygen therapy；HBOT）中の過酸化された血液を伴う虚血組織への再灌流は，より多くの組織障害を形成してしまうことが予想される。驚くべきことに，反対の事象が真実であることが先の研究で証明されている。虚血後の骨格筋壊死がHBOTによって改善されることが証明されたのである[16,17]。特に再灌流後の活性酸素種を介する脂質過酸化を検証した多くの研究でも，繰り返し脂質過酸化の低下が示されている[18-23]。HBOTは活性酸素種を増加するというエビデンスが存在するにもかかわらず，これらの研究において有益な予後が報告されている[19,24]。しかしながら，酸素由来の活性酸素種の効果は，明らかに濃度依存性である。なぜなら，他の研究では，非治療的に4ATAを曝露したところ脂質過酸化の増加を認めたと報告されているからである[25,26]。

これらの矛盾した現象を解明することは困難である。しかしながら，適切な高気圧環境下の酸素圧に近似させた無細胞のin vitroでの研究において，酸素は，酸素の最終反応物である活性酸素種の抑制を介して，明らかに脂質過酸化を阻止していることが示唆されている[27]。高気圧酸素を介する活性酸素種の作用の他の面は，好中球接着の阻止が必要であることを示唆している[28]。まとめると，HBOTにより産生される活性酸素種は，再灌流障害に対する細胞反応において多様な効果を及ぼす。そして，適切な濃度で行うHBOTは障害ではなく有益となる。

## ▶ 虚血再灌流障害：高気圧酸素と細胞エネルギー論

虚血再灌流障害は，エネルギー産生を妨害することで最終的に正常な細胞代謝と恒常性を崩壊させると考えられている。特に，虚血は再灌流時に酸素が代謝基質として機能しないといったミトコンドリアの機能不全を誘導する[29]。再灌流時の酸素の存在は，フリーラジカルの産生増加を招く[14,30]。ATP産生能の回復不全により，最終的に細胞膜のイオン勾配の消失と細胞死へ至る[14,31]。

いくつかの研究は，ATPレベルまたはエネルギーを貯蓄することで細胞恒常性を維持するという点でHBOTの効果の利点を示している[20,32,33]。ラットで後脚に3時間の虚血をつくり，直ちに2.5ATA，45分間のHBOTを実施したところ，再灌流5時間でATPレベルが虚血再灌流群よりも50％高かった[32]。乳酸産生が虚血コントロール群に対してHBOT群では有意に低下しており，酸化的リン酸化反応能がかなり温存されていることを示している[32]。上腸間膜動脈を2時間虚血，2時間再灌流させてつくった腸の虚血再灌流モデルにおいて，ATPとエネルギー量について検討した[33]。この研究では，虚血の最終部分の1.5時間か再灌流開始時に2ATA，1.5時間のHBOTを単回実施した。再灌流前にHBOTを実施した個体は15日の生存率で良好であったが，再灌流時にHBOTを実施した群の生存率は虚血再灌流コントロール群と有意差が認められなかった[33]。ATP量は，HBOT群，虚血再灌流単独群ともに再灌流30分，120分において有意差はなかった。ただし，HBOT群間については同時間に評価はしていない。再灌流30分におけるエネルギー量は，虚血時にHBOTを実施した群が虚血再灌流単独コントロール群よりも有意に高値であった[33]。再灌流時にHBOTを実施した群のエネルギー量は，虚血再灌流単独コントロール群と有意差はなかった。しかし，この評価は再灌流120分においてのみ実施したものであり，全群における30分時点を評価したものではない。ラット肝臓における虚血再灌流障害モデルでは，虚血前のHBOTは有益であった[20]。この研究においては，肝動脈を結紮する1時間前に2.5ATA，1.5時間のHBOTを実施し，門脈から2時間の再灌流を行った。再灌流2時間で測定した

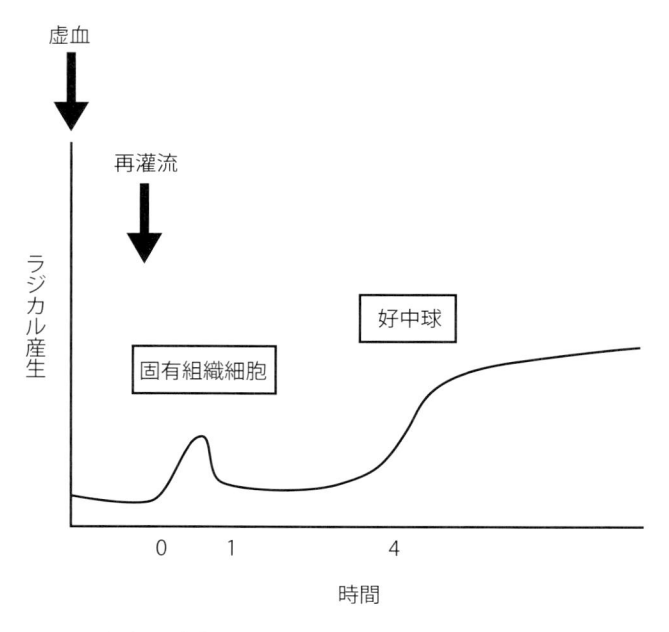

**図9.5　虚血再灌流障害後の活性酸素種生成の仮説図**
虚血再灌流障害の再灌流期に，活性酸素種は血管内皮や支持実質細胞のような固有組織細胞によって生成される。傷害組織の活性酸素種の合計負荷量は，NADPHオキシダーゼとミエロペルオキシダーゼを含有するため，好中球の集簇によって増強，維持される。

ATPレベルは，虚血再灌流単独コントロール群に対しHBOT群が有意に高値であった。また，ATP濃度と接着白血球もATP濃度と脂質過酸化物と同様に逆相関していた[20]。

これらの実験において細胞内エネルギーが改善した理由は，HBOT実施のタイミングと使用した動物モデルの種によって異なると考えられる。腸の虚血再灌流モデルにおいては，静脈血の酸素化の増大が知られており，一種の側副血行路を経由して虚血を制限する方向に機能したと考えられる[33]。一方で，側副路が欠損したモデルまたは障害前にHBOTを実施したモデルでは，好中球の浸潤や微小血管流といった細胞障害の二次的メディエーターの阻止といった効果を引き起こす[20,32,34]。in vivoにおいて，HBOTによる細胞内エネルギーの温存が一次的か二次的効果によるものかということを機序的に説明することは困難である。この疑問に答えるためには，さらなる研究が必要である。

## ▶好中球・血管内皮の細胞接着

好中球の血管内皮への接着は，時間的および空間的な特徴としてよく統制されている（Xuら[35]，MalikとLo[36]，Aird[37]，SalmiとJalkanen[38]，WeberとKoenen[39]）。好中球は，通常，血流の力によって微小血管を透過する。好中球の血管内皮への接着は，虚血における血流の低下によって起こり，好中球と血管内皮細胞の表面に発現した蛋白質受容体とそれに対応するリガンドが結合する。この受容体・リガンドの集合体は，細胞接着分子と呼ばれている。好中球がいったん血管内皮に強固に接着すると，血管内皮細胞の関門を血管外遊走の過程を経て外側の組織マトリックスに透過する。血管外遊走は，細胞接着分子の相互反応，好中球の血管内皮間隙への誘導およびケモカイン（蛋白質および脂質分子），好中球の最終的な外側組織の距離を規定する化学走性勾配の形成の両者に依存している。

好中球の微小血管から外側組織へ移動する過程として，回転，接着，漏出の3段階の過程を経るといわれている（図9.6）[35]。回転は，好中球が血管内皮と非持続性の接触を何度も繰り返すことで生じる。この状態では，好中球は血流の強い力に逆らって，血管内皮細胞表面にわずかに接着している。回転の増強は，炎症因子や虚血に反応して発現するP-セレクチン，E-セレクチン，細胞接着分子-1（ICAM-1）を含む多くの細胞接着分子によって誘導される炎症初期に生じる[40]。P-セレクチンは，好中球・血管内皮細胞間の相互作用早期に役割を演じる。なぜなら，P-セレクチンは血管内皮細胞のバイベル・パラーデ小体や血小板の分泌α顆粒内に貯蔵されている糖蛋白質だからである。細胞の活性化が，これらの顆粒を中大脳動脈閉塞15分以内に細胞膜表面に動員し，P-セレクチンを好中球上に存在している主要なリガンドであるP-セレクチン糖蛋白質リガンド-1に提示する[41-43]。

再灌流障害と活性酸素種形成によって引き起こされた血管内皮の活性化は，転写因子であるNF-κBの

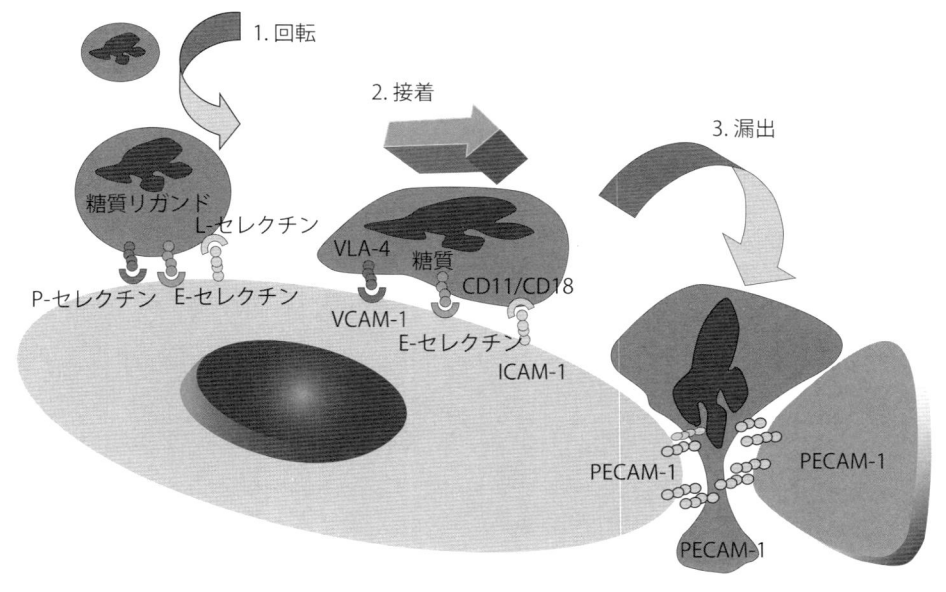

**図9.6 虚血再灌流障害後の白血球漏出の過程**
好中球は，好中球と血管内皮細胞表面の両者に存在する細胞接着分子の発現によって制御される段階的増強において，毛細血管後の細静脈から組織内に侵入する。最初の接着分子と血管内皮細胞，好中球に存在するリガンドは，おのおのの段階でみられる。
ICAM-1：細胞間接着分子-1，PECAM-1：血小板内皮細胞接着分子-1，VCAM-1：血管内皮細胞接着分子-1，VLA-4：最晩期抗原-4

活性化に応じた転写・翻訳を介してE-セレクチン，ICAM-1といったほかの細胞接着分子の増強の引き金となる[44]。新しい遺伝子発現を要するために，E-セレクチン，ICAM-1の出現がP-セレクチンに比べて遅れる。中大脳動脈閉塞のげっ歯類モデルにおいて，E-セレクチン産生は虚血後2時間であり，ピークは6時間と12時間であった[42]。ICAM-1は，中大脳動脈の虚血再灌流障害後4時間で上昇した[45]。E-セレクチンとICAM-1は，それぞれ好中球にあるSLeX/P-セレクチン糖蛋白質リガンド-1/CD44とCD11b/18に結合して，好中球と血管内皮細胞間の結合を強固にし，好中球の血管内皮細胞への接着を固定する[46-48]。接着が固定されると，好中球と血管内皮細胞間隙（ECジャンクション）に存在する血小板内皮細胞接着分子（PECAM）の相互作用によって，好中球はECジャンクションから漏出する（Cook-MillsとDeem[49]）。PECAM-1依存性漏出が報告されているが，この代用となる機序は知られていない[50]。

接着および漏出における好中球と血管内皮細胞間のクロストークは複雑な過程の代表であり，それは過小評価されているであろう。好中球・血管内皮細胞間の接着分子による相互作用は，それぞれの細胞種で二方向性のシグナルを誘導し，細胞が活性化することでさらなる接着を促進する。L-セレクチン，P-セレクチンとそれぞれのリガンドとの相互作用は，CD11/18とICAM-1の親和力を増加させる[51-53]。E-セレクチン受容体の作動もまた，p38 MAPKのリン酸化を誘導し，好中球上にCD11/18複合体を増加させる[54,55]。

脳虚血のin vivoモデルで，好中球・血管内皮細胞間の相互作用を阻害するとその有益性が証明される。正常マウスに抗体でP-セレクチンを阻害する，またはノックアウトマウスでP-セレクチン遺伝子を欠損させて回転過程を阻害すると，脳梗塞から保護される[56]。CD18を阻害する抗体は，サルにおいて脳梗塞の領域を減少させた[57]。さらに，CD18欠損マウスでは，脳梗塞および再灌流障害から保護されたが，永続的に保護されたわけではなかった[58]。同様に，抗ICAM-1抗体は，げっ歯類において虚血後脳障害を減少させた[59]。ICAM-1欠損マウスでは，野生型（wild type）に比べ梗塞領域が小さいことが証明されているが，両群間において脳に集簇する好中球の数に相違はなかった[60,61]。これらのin vivoでの結果は，脳虚血再灌流障害の進展における好中球・血管内皮細胞間の相互作用の重要性に脚光を浴びせ，HBOTが急性脳虚血再灌流障害に有益である機序の1つを提示する。

## 虚血再灌流障害における高気圧酸素の抗接着機序

虚血再灌流障害におけるHBOTの保護機序を評価した初期の研究は，Zamboniらによってげっ歯類の骨格筋組織片を使用して行われた[34]。これらの研究において，傷害された血管内皮細胞への好中球の接着をHBOTが著明に減少させる状況をin vivoでビデオ付顕微鏡で記録した。さらに，中大脳動脈の虚血再灌流障害ラットモデルにおける研究では，脳梗塞領域と好中球の補足に対するHBOTの限界を示した[62]。これらの所見に基づくと，HBOTは好中球・血管内皮細胞間の接着機構を阻害することで有益な効果を発揮することが可能である。

## 高気圧酸素治療と好中球の接着

HBOTが好中球・血管内皮の相互作用を直接的に阻害するという結論は，HBOTは好中球の活性化と好中球特異的接着分子のどちらに作用するのかという疑問を生じさせる。最初の好中球特異的接着分子の研究は，CD11/18蛋白質であった。CD11/18はヘテロ二量体性蛋白質であり，通常は好中球表面に発現しており，接着分子であるインテグリンファミリーの一員である（Xuら[35]）。3種類の独立したCD11/18複合体が知られている。すべて同じCD18かb2インテグリンサブユニットを含んでおり，CD11a，CD11b，CD11cのいずれかとペアを形成している。CD11a/18複合体は，好中球，単球，T細胞，B細胞に存在している。CD11b/18とCD11c/18複合体は，好中球と単球表面の両者に存在している。CD11a/18の主要なリガンドはICAM-1であり，血管内皮細胞や上皮細胞を含む多くの種類の細胞に存在している（Xu[35]ら，KakkarとLefer[63]）。CD11b/18もまたICAM-1に結合するが，低親和性である[64]。CD11b/18とCD11c/18の両者は，iC3bとフィブリノーゲンに結合する。好中球の活性化は，リン酸化と細胞骨格の変異によりCD11/18受容体の親和力を増加させる[65]。

HBOTと好中球の接着の機序を評価した最初の研究は，一酸化炭素（CO）中毒モデルを使用して実施された[18,66]。CO中毒は，CO除去に引き続いて起こる再灌流に伴う一時的細胞虚血と，局所的な中枢神経系の低酸素症の結果としての虚血再灌流障害形成の代表例と考えられていた[66]。この状況での一時的CO曝露は，終末動脈閉塞に伴う虚血再灌流障害モデルと同様に，脂質過酸化，キサンチンデヒドロゲナーゼからキサンチンオキシダーゼへの変換，脳内での好中球の補足を含めるいくらかの生化学的変化を生じさせ

る[66]。ラットにおいて，HBOT は CO 中毒後の脳内への好中球の集簇を 3ATA で濃度依存的に最大限に減少させることが可能であった[18]。CD18 を介して好中球をナイロンカラムへ接着させる in vitro の実験では，高気圧酸素は好中球の接着を阻害することができた[18]。これは，HBOT の抗接着効果の機序において，特異的な接着分子である CD18 との関係を示した初めての研究であった。高気圧酸素で処置した好中球が，PMA（phorbol 12-myristate 13-acetate）による刺激によってナイロンへの接着が回復したことが実証されたことで，接着に対する高気圧酸素の効果は不可逆的ではない[18]。さらに，in vivo 研究において，HBOT はグリコーゲン由来腹膜炎後の CD18 依存性好中球の集簇を阻害しなかったことが実証された[18]。

その後の生化学研究では，CD18 機能における高気圧酸素の効果は，好中球産生の環状グアノシン一リン酸（cGMP）によって介在されることが実証された[28]。高気圧酸素処置ラット由来の好中球はナイロンへの接着が減少し，PMA，8-bromo-cGMP（cGMP アナログ），ジチオチレイトールで処理すると可逆性になったことが実証された[28]。ヒト好中球を使用したさらなる研究では，高気圧酸素は膜結合体になっているグアニル酸シクラーゼによって cGMP の産生を阻害し，遊離サイトゾルグアニル酸シクラーゼで抑制しないことが実証された[67]。cGMP が CD11/18 の機能をどのように変えるのか，という正確な機序については不明である。しかしながら，最近示唆されているように，細胞骨格と $\beta_2$ インテグリンの相互作用の制御を行う G 蛋白質の連続的活性化や，cGMP 依存性蛋白質キナーゼ活性が関係していると考えられる[68,69]。

新しい CD18 分子産生における HBOT の効果についても，ほとんど矛盾のない結果として研究されている。ラットとヒトの好中球に高気圧酸素のみを処置した過去の研究では，細胞表面の CD18 の発現に変化は生じなかったと報告されている[18,67]。同様に予備研究において，げっ歯類の骨格筋虚血再灌流障害モデルに対する HBOT で，好中球の CD18 分子数に変化はなかったことが示されている[70]。しかしながら，ほかの in vivo 研究では，HBOT はヒトの術後の好中球において新しい CD18 の産生を減少させることが示唆されている[71]。虚血再灌流障害に特異的な CD18 発現における HBOT の効果について解明するには，さらなる研究が必要である。

CD11/18 機能の抑制は，好中球接着の減少に関する HBOT の有益的効果を説明するうえで，魅力的な仮説の代表である。しかしながら，この仮説を単独で採用するには限界がある。HBOT は CD11/18 機能を減少させられるかもしれないが，この効果を他の経路による好中球活性化により無効にさせたことが実験的に示されている[66,67]。虚血再灌流障害において，好中球が，高気圧酸素の保護効果をバイパスする，PMA と同様の経路による CD11/18 を活性しうる他の炎症メディエーターに曝露されるか否かは不明である。以前の研究で示唆されているように，細胞接着における他の CD11/18 非依存性経路が虚血再灌流障害の機序に関与しているという可能性もある[18]。最終的には，HBOT と虚血再灌流障害の機序に関するほとんどの研究は，早期予後に焦点を当てている（表 9.1）。しかしながら，虚血再灌流障害の完成は，これらの研究の期間をほとんど超えている。たとえば，脳虚血再灌流障害の発生において，白血球の障害組織への浸潤は 24〜48 時間以上かかる[72]。HBOT による CD18 機能の抑制が，再灌流障害の進展と成熟を通して継続するか否かについては不明である。これらの反論により，主たる機序が高気圧酸素を介する CD11/18 機能の抑制であるということが強く支持されているわけではない。しかし，虚血再灌流障害に特異的なさらなる研究が上記の所見を確認するために必要である。

## 高気圧酸素と血管内皮細胞

HBOT の抗接着機序を明らかにした多くの初期の研究では，好中球に焦点を当てている。しかしながら，細胞接着分子の発現の強固な制御による好中球の接着において，血管内皮の重要性が指摘されているが，HBOT もまた血管内皮細胞に影響を与えていると考えられている。血管内皮細胞接着分子の酸素を介する制御についての初期の研究では，ICAM-1 に焦点が当てられていた[73]。これらの研究では，血管内皮細胞に対し酸素 1ATA の曝露を延長すると，ICAM-1 の発現と好中球接着を増強させると結論づけている[73]。ICAM-1 発現における HBOT の効果について言及した最初の記述では，3ATA，4 時間以上の曝露後で肺血管系内の ICAM-1 の増加を証明した[74]。この結果は，高気圧酸素が好中球の ICAM-1 依存性接着を増強させることを予測した。しかしながら，高気圧酸素で治療した虚血再灌流障害の場合にはあてはまらなかった[34]。通常の治療や虚血再灌流障害に対する実験的治療での非酸素的毒性曝露というよりはむしろ[34]，以前の研究における酸素曝露の毒性が関係する相違のようである[73,74]。

表 9.1 虚血再灌流障害モデルにおける高気圧酸素の使用

| 研究 | 種 | 器官 | 虚血再灌流時間 | HBOTの時間 | HBOTと虚血の関連 | ATA | 評価項目 | 影響 |
|---|---|---|---|---|---|---|---|---|
| Atochin ら[62] | ラット | 脳 | 2 時間／1.46 時間 | 45 分 | 虚血前 | 2.8 | 梗塞の容積<br>神経学的異常<br>好中球集積 | ＋<br>＋<br>＋ |
| Buras ら[75] | ヒト／ウシ | 内皮 | 4 時間／20 時間 | 90 分 | 虚血後 | 2.5 | ICAM-1 発現<br>好中球接着 | ＋<br>＋ |
| Cabigas ら[118] | ラット | 心臓<br>(ex vivo で虚血再灌流) | 25 分／180 分 | 60 分 | 虚血前 | 2 | 梗塞の大きさ<br>NOS-3 発現<br>硝酸塩産生 | ＋<br>＋<br>＋ |
| Chen ら[20] | ラット | 肝臓 | 1 時間／2 時間 | 90 分 | 虚血前 | 2.5 | 白血球接着<br>脂質過酸化<br>ATP<br>血流 | ＋<br>＋<br>＋<br>＋ |
| Gurer ら[140] | ラット | 腎臓 | 45 分／24 時間 | 75 分 | 虚血前 | 2.8 | グルタチオン値<br>脂質過酸化<br>組織像 | 有意差なし<br>＋<br>＋ |
| Hong ら[76] | ラット | 筋皮弁 | 4 時間／24 時間 | 90 分 | 虚血中，虚血後 | 2.5 | 皮弁生存<br>CD18 発現<br>ICAM-1 発現<br>好中球接着 | ＋<br>有意差なし<br>＋<br>＋ |
| Kihara ら[141] | ラット | 肝臓 | 45 分／4，7，48 時間 | 1 時間 | 虚血後 | 2.5 | 生存<br>脂質過酸化<br>好中球接着 | ＋<br>＋<br>＋ |
| Mink と Dutka[19] | ウサギ | 脳 | 10 分／75 分 | 75 分 | 虚血後 | 2.8 | 脂質過酸化 | ＋ |
| Nylander ら[32] | ラット | 骨格筋 | 1.5 時間と 3 時間／5 時間 | 45 分 | 虚血後 | 2.5 | ATP<br>乳酸<br>クレアチンリン酸 | ＋<br>＋<br>＋ |
| Sterling ら[142] | ウサギ | 心臓 | 30 分／3 時間 | 90 分 | 虚血中，虚血後，虚血中・後 | 2.5 | 梗塞の大きさ | ＋ |
| Sirsjo ら[103] | ラット | 骨格筋<br>皮膚 | 4 時間／1.5 時間と 5 時間<br>4 時間／1.5 時間と 5 時間 | 90 分<br>90 分 | 虚血後<br>虚血後 | 2.5<br>2.5 | 血流<br>毛細血管密度 | 有意差なし 1 時間，＋ 5 時間<br>有意差なし 1 時間，＋ 5 時間 |
| Thom[18] | ラット | 脳 | 2 時間／90 分* | 90 分 | 虚血後 | 2.5 | 白血球接着<br>キサンチンオキシダーゼ<br>脂質過酸化 | ＋<br>＋<br>＋ |
| Yagci ら[143] | ラット | 結腸 | 5 日虚血 | 90 分 | 虚血前，虚血後 | 2.8 | ヒドロキシプロリン<br>破裂圧<br>組織像 | ＋<br>＋<br>有意差なし |
| Yamada ら[33] | ラット | 小腸 | 2 時間／30 分と 120 分 | 90 分 | 虚血中，虚血後 | 2 | 15 日生存<br>ATP<br>組織像 | ＋虚血中；有意差なし 虚血後<br>有意差なし<br>＋虚血中；有意差なし 虚血後 |
| Yang ら[144] | ラット | 小腸 | 60 分／30 分 | 60 分 | 虚血中 | 2.8 | 血清 TNF 値<br>好中球接着 | ＋<br>＋ |
| Zamboni ら[34] | ラット | 骨格筋 | 4 時間／3 時間 | 60 分 | 虚血中，虚血後 | 2.5 | 白血球接着<br>血管収縮 | ＋<br>＋ |

* 一酸化炭素中毒により虚血を誘発。
ATP：アデノシン三リン酸，HBOT：高気圧酸素治療，ICAM-1：細胞接着分子 -1，NOS -3：一酸化窒素合成酵素 -3，TNF：腫瘍壊死因子，＋：有益な結果，－：有害転帰

血管内皮細胞の虚血再灌流障害に対する特異的なin vitro研究において、偽性虚血（低酸素と低血糖の同時発生）は、ウシおよびヒトの血管内皮細胞でICAM-1の発現を誘導する能力があることが証明されている[75]。このモデル系において、虚血再灌流障害となった血管内皮細胞に対する90分のHBOT、2.5ATA曝露により、好中球の血管内皮細胞表面に対する結合の減少に付随してICAM-1の発現を減少させた（図9.7，図9.8）[75]。この所見は、in vivoでの虚血再灌流障害状況下におけるHBOTに対する、血管内皮細胞接着分子の機序を支持するものである。さらに、非酸素的毒性高気圧酸素曝露の使用は、ICAM-1発現と好中球接着の有益な抑制を発生させるのに必要である[75]。同じモデル系を使用して、高気圧酸素による虚血再灌流誘導ICAM-1の抑制が、L-ニトロアルギニンメチルエステルの阻害剤である一般的な一酸化窒素合成酵素（NOS）として、一酸化窒素（·NO）を要することが判明した[75]。この状況で、単回の高気圧酸素がNOS III蛋白質の合成を増加させることが記録された（図9.9）[75]。

引き続いて行われた、げっ歯類の筋肉片におけるin vivoの虚血再灌流実験では、in vitroでの高気圧酸素によるICAM-1の制御の所見を支持した[76]。臨床的に関連のある治療スケジュール（2.5ATA，再灌流開始時から90分）で高気圧酸素を実施すると、好中球補足による減少と筋肉片生存の改善に関連して、筋肉片内のICAM-1発現を減少させることができた[76]。好中球のCD18の細胞表面発現は、HBOTによって減少しなかった。しかしながら、CD11/18複合体に存在する親和性に対する効果については解明できなかった。

### ▶ 虚血再灌流障害：高気圧酸素と一酸化窒素

·NOは、フリーラジカルガスであり（LowensteinとSnyder[77]，Liら[78]，Dudzinskiら[79]）、血管緊張と好中球接着を含む虚血再灌流障害の多くの重要な場面を制御している（Liら[78]，Leferら[80]）。·NO反応の1つの機序は、ヘムのグアニルシクラーゼ活性基内に含まれる鉄に結合し、引き続く生物学的反応として酵素を活性化してcGMPを産生させるというものである。反応の他の機序は、·NOとスーパーオキサイドが結合してペルオキシ亜硝酸が形成されることであり、これは1または2個の電子をもつ酸化剤であり、かつニトロ化剤である（Szabo[81]，Donzelliら[82]）。ペルオキシ亜硝酸を介する生物学的分子の酸化は、ヒドロキシラジカルを介する酸化と同様である。しかしながら、ペルオキシ亜硝酸の酸化率定数は、ヒドロキシラジカルの1万倍遅い。ペルオキシ亜硝酸は、細胞伝達キナーゼ、転写因子、イオンチャネルにおけるチロシン残基の酸化能力とニトロ化能力細菌や真核細胞に対して毒性をもち、蛋白質の機能不全を引き起こす。しかしながら、ペルオキシ亜硝酸はまた、·NOと同様に生理学的濃度で虚血再灌流障害に対する保護作用があるというデータが示唆されている[83,84]。スーパーオキサイドの陰イオンとの組み合わせで、·NOは連鎖反応の

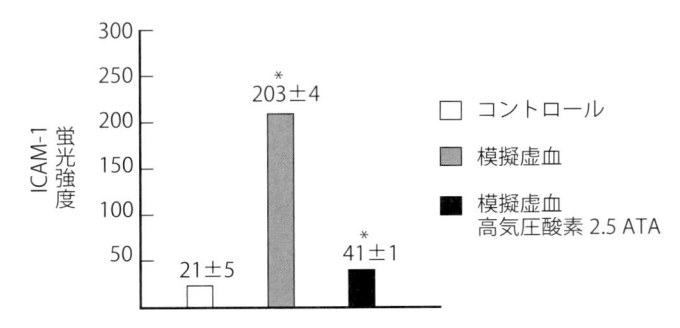

図9.7 高気圧酸素は、細胞間接着分子-1（ICAM-1）の血管内皮細胞内の発現を抑制する。幼若ヒト臍静脈内皮細胞（HUVEC）を模擬虚血（低酸素／低血糖）に4時間（灰色の棒グラフ）曝露、正常酸素／正常血糖に20時間もしくは2.5ATAの高気圧酸素に1.5時間（黒の棒グラフ）曝露、18.5時間の正常酸素／正常血糖に曝露した。細胞は固定され、発現したICAM-1の表面を免疫染色し、コンフォーカルレーザー顕微鏡で解析した。*$P$値0.05の有意差。白の棒グラフは、コントロール細胞を示す。（Buras JA, Stahl GL, Svoboda KK, Reenstra WR: Hyperbaric oxygen downregulates ICAM-1 expression induced by hypoxia and hypoglycemia: The role of NOS. Am J Physiol Cell Physiol 278:C292–C302, 2000. より）

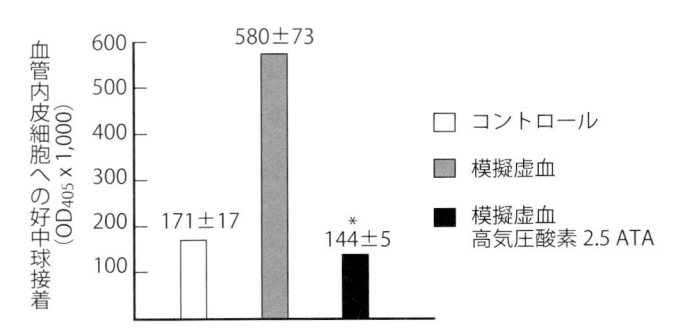

図9.8 高気圧酸素は、in vitroにおいて模擬虚血再灌流障害後の血管内皮細胞への好中球の接着を抑制する。ヒト臍静脈内皮細胞（HUVEC）を模擬虚血（低酸素／低血糖）に4時間（灰色の棒グラフ）曝露、正常酸素／正常血糖に20時間か2.5ATAの高気圧酸素に1.5時間（黒の棒グラフ）曝露、18.5時間の正常酸素／正常血糖に曝露した。新鮮な分離した幼若好中球を血管内皮細胞培養に加え、非接着細胞を洗い流したあとで、合計ミエロペルオキシダーゼ含有量を測定することで定量化した。*$P$値0.05の有意差。白の棒グラフは、コントロール細胞を示す。（Buras JA, Stahl GL, Svoboda KK, Reenstra WR: Hyperbaric oxygen downregulates ICAM-1 expression induced by hypoxia and hypoglycemia: The role of NOS. Am J Physiol Cell Physiol 278:C292–C302, 2000. より）

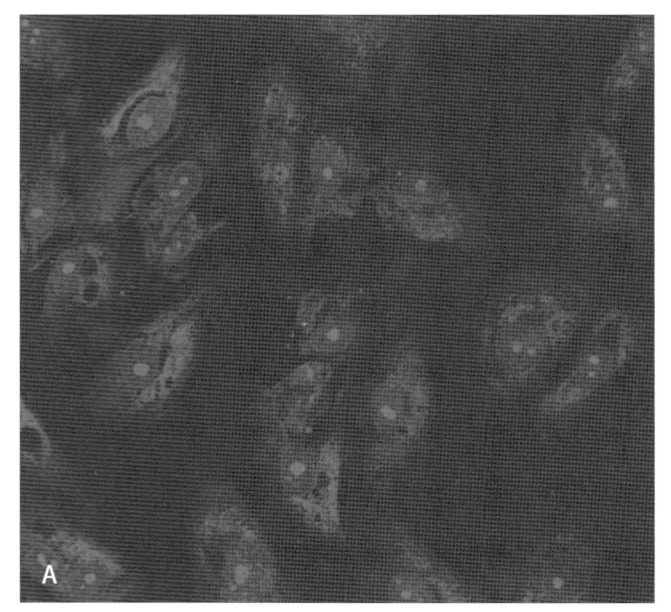

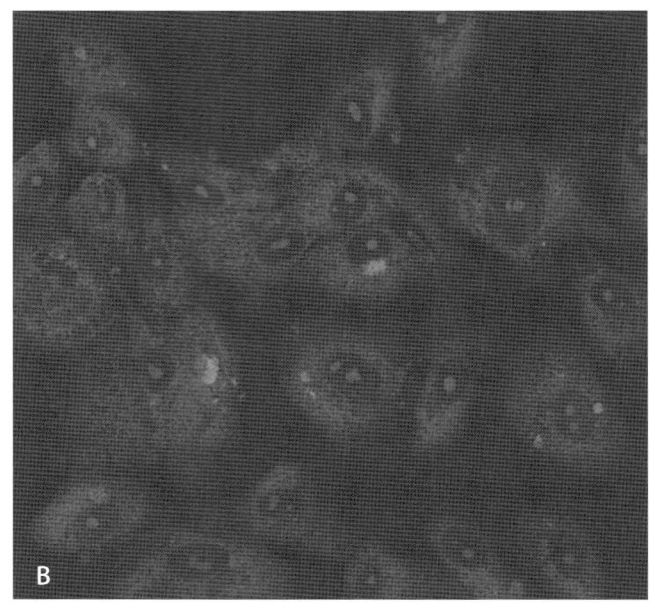

**図 9.9** 高気圧酸素は，in vitro において模擬虚血再灌流障害後の NOS（一酸化窒素合成酵素）Ⅲ産生を誘導する。ヒト臍静脈内皮細胞（HUVEC）を模擬虚血（低酸素／低血糖）に 4 時間曝露，正常酸素／正常血糖に 20 時間もしくは 2.5ATA の高気圧酸素に 1.5 時間曝露，18.5 時間の正常酸素／正常血糖に曝露した。細胞は固定され，NOS Ⅲの発現を免疫染色し，コンフォーカルレーザー顕微鏡で解析した。高気圧酸素曝露後に増強された NOS Ⅲ (B) がコントロール群 (A) と比較して確認できる。カラー口絵 3 を見ると，propidium iodide で赤く染色された核酸と，NOS Ⅲ特異的抗体で緑に染色された NOS Ⅲの二重染色が確認できる。(Buras JA, Stahl GL, Svoboda KK, Reenstra WR: Hyperbaric oxygen downregulates ICAM-1 expression induced by hypoxia and hypoglycemia: The role of NOS. Am J Physiol Cell Physiol 278:C292–C302, 2000.より)

伝播によって将来フリーラジカルとなるスーパーオキサイドの減少に寄与する可能性がある[85]。･NO の反応が最終的に組織保護的に働くか破壊的に働くかは，濃度とペルオキシ亜硝酸形成を促進する酸化的ストレスの存在の有無による[86]。

　NOS には，3 つのサブタイプがある。NOS は･NO 産生に関与し，NOS Ⅰ，NOS Ⅱ，NOS Ⅲ がある。NOS の同位体は，約 50％のアミノ酸，特にその触媒部位に相同性があり，同位体の N 末端の変異が異なる酵素の制御に関与している。すべての NOS 酵素は，L-アルギニンを L-ヒドロキシアルギニン，それから L-シトルリンに変換する。その際，NADPH と酸素を消費し，･NO を産生する。NOS Ⅲ（血管内皮 NOS としても知られている）は，主に血管内皮細胞や線維芽細胞で構造的に産生された酵素である。NOS Ⅲは，たとえば剪断力のかかる流れや高酸素など，ある特殊環境下で誘導される[85,87]。NOS Ⅲの活性化は，細胞内カルシウムやカルシウムカルモジュリンの変化を介している[79]。NOS Ⅲは当初，血管内皮由来拡張因子とされた･NO 産生に関与し，また血管拡張にも関与している。NOS Ⅲの阻害は，好中球の微小血管系への接着を促進するという研究が示されている[80,88]。NOS Ⅱ（誘導型 NOS としても知られている）は，好中球，マクロファージ，線維芽細胞によって産生される酵素である。しかしながら，NOS Ⅱの構造的産生も起きている。NOS Ⅱ蛋白質の生成は，リポポリサッカライド，インターロイキン（IL）-1 β，腫瘍壊死因子（TNF）-α によって誘導される。NOS Ⅱ活性化はカルシウム依存性ではなく，NOS Ⅲよりも有意に多量の･NO を産生する。NOS Ⅱによって産生された･NO は，ある場合に毒性レベルに達するという証拠が示唆されている。すなわち，動物モデルにおいて選択的 NOS Ⅱ阻害は予後を改善し，血管漏出を減少させる（Szabo[81]，Laszlo と Whittle[89]，Wei ら[90]，MacMicking ら[91]）。しかしながら，これらのモデルで観察された毒性は，･NO の直接的毒性効果というよりはむしろ，スーパーオキサイドによるペルオキシナイトライト濃度の減少によるものである[92]。NOS Ⅰは，中枢神経系で多くみられる。しかしながら，NOS Ⅰはまた，NOS Ⅰのスプライス変異と同様に，大血管の血管周囲環境にも認められ，虚血再灌流障害に対する特異的関与については不明である。

　酸素と高気圧酸素は，NOS Ⅲと NOS Ⅱの発現と同様に･NO の産生に影響を及ぼしていることが知られている。1ATA で酸素気圧を増加させると，NOS Ⅲ mRNA の誘導と蛋白質産生が生じるという報告がある[93,94]。･NO 産生の増加は，高気圧酸素曝露後のウシ小脳での直接測定において記録されている。しかしながら，NOS 蛋白質量やサブタイプの直接解析は行われていない[95]。ザイモサン誘発ラットショックモデ

ルにおける HBOT は，・NO 産生の減少を反映して，有意に血清硝酸塩濃度を低下させた[96]。この研究では，・NO 起源の測定は行われていない。しかしながら，ショック状態における・NO 産生は，誘導型 NOS が起源となっていると仮定される[80]。HBOT が NOS Ⅱ 特異的・NO 産生を阻害するという仮説は，NOS Ⅱ と NOS Ⅲ 発現における HBOT の異なる効果を示したほかの in vitro 研究によって支持されている。HBOT は，マウスのマクロファージにおける NOS Ⅱ 転写のリポサッカライド誘導を減少させることが証明されている[97]。別の研究では，HBOT は虚血再灌流障害の in vitro モデルにおいて，血管内皮細胞での NOS Ⅱ ではなく，NOS Ⅲ 蛋白質の産生を減少させる能力があるとしている（図 9.9）[75]。同研究では，以前の所見と同様にマウスのマクロファージ細胞株において誘導型 NOS 産生の増加を認めなかった[75]。骨格筋虚血再灌流のラットモデルを使用した in vivo の予備研究では，HBOT 後の血清中・NO 産生が増加する傾向が検出されている。しかしながら，この増加は虚血再灌流のみのコントロール動物と比較して有意差はなかった[98]。

・NO は，高気圧酸素を介する好中球接着の抑制に直接的にかかわってきた[99]。この研究では，ラットは一般的な NOS 阻害剤である L-ニトロアルギニンメチルエステルの存在下もしくは非存在下で高気圧酸素を曝露されている。HBOT 後のナイロンへの好中球接着は減少した。しかしながら，L-ニトロアルギニンメチルエステルによる・NO 合成阻害は，高気圧酸素の抗接着効果を無効にする[68]。高気圧酸素を介する・NO の効果は，グアニル酸シクラーゼの膜結合型形成に関与している可能性がある。外因性・NO は，刺激された好中球膜結合型グアニル酸シクラーゼから cGMP 産生を減少させる能力がある[99]。さらに，好中球接着は，・NO 濃度依存性に減少する[99]。これらの結果は，HBOT が・NO 産生の変化とグアニル酸シクラーゼの膜結合型形成による cGMP 産生の減少によって，好中球 CD11/18 の接着機能を変化させる可能性があることを示唆している。この HBOT の仮説的機序に関与する・NO の起源は，現在のところ不明である。以前の研究では，高気圧酸素は NOS Ⅰ から・NO の産生を増加させることが，ラットの腹部大動脈付近の直接測定によって示唆されている[100]。高気圧酸素曝露中の大脳皮質における・NO 産生の測定もまた，NOS ノックアウトマウスを使用して調べたところ，NOS Ⅲ ではなく NOS Ⅰ 起源であるようである[101]。高気圧酸素誘導性の・NO 産生増加は，酸化的ストレスの存在に依存する。なぜなら，抗酸化剤はこの反応を止めることができるからである[100]。また，この高気圧酸素の効果は，細胞内カルシウム流入の増大と熱ショック蛋白質 Hsp90 の活性化とも関係している[100]。

虚血再灌流障害における高気圧酸素による NOS 制御の正確な役割を解明することは困難である。最初に述べたように，以前の in vitro 研究では，高気圧酸素が機能的 NOS Ⅲ 蛋白質の産生を増加させることを示している[75]。ごく最近では，筋肉片の虚血再灌流障害モデルによる予備研究で，高気圧酸素依存性の NOS Ⅲ から・NO への増加と NOS Ⅲ mRNA 発現の増加が証明されている[102]。・NO は，虚血再灌流障害に対する好中球の反応を調節するうえで明らかに重要な役割を演じており，この状況における・NO を制御する機序を十分に解明するには，さらなる研究が必要である。

HBOT は，虚血再灌流障害後の微小血管障害に関するいくつかのマーカーを改善している（図 9.10）。既存のデータから推定することで，虚血再灌流障害における HBOT の有益性について，どのように・NO を介しているのかを説明する，統合した仮説を創造することは可能である（図 9.11）。もし，HBOT が血管床で NOS Ⅲ 蛋白質の産生の増加を含む能力を有してお

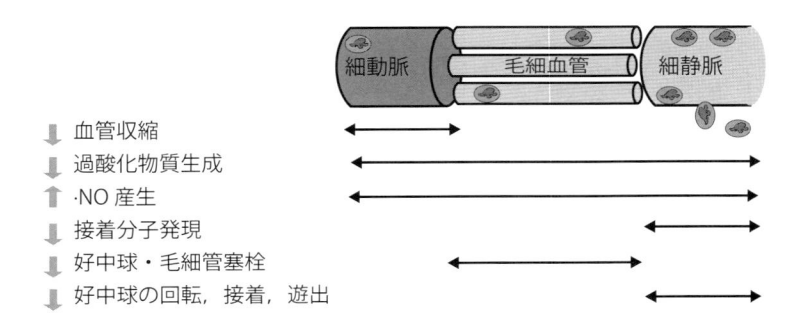

**図 9.10　高気圧酸素によって改善した虚血再灌流障害における微小血管機能障害の構成要素**
微小血管内におけるいくつかの生理学的パラメータは，矢印で示すように虚血再灌流障害後，高気圧酸素によって改善する。平行に示す矢印は，細動脈，毛細血管，細静脈で影響を受ける範囲を示す。

り，虚血再灌流の条件に最もあてはまるなら，カルシウム流入がNOS Ⅲ産生・NOの量を増加させる[75]。増加した・NO量は，CD18機能の阻害とNF-κB依存性遺伝子の転写抑制による血管内皮細胞接着分子の抑制を通じた，好中球接着の減少に関与している可能性がある[75,99]。微小血管床における・NO産生の増加はまた，血管拡張と毛細血管流の維持の要因となる[20,34,103]。HBOTのすべての有益な効果が，・NOの生理活性で説明できるかもしれないということは，興味深いことである。in vivoでの・NO阻害剤と特異的NOSノックアウトマウスを使用したさらなる高気圧酸素-虚血再灌流研究により，虚血再灌流における保護の初期機序としての高気圧酸素と・NO産生の関係を確認することができると考えられる。

### ▶ プレコンディショニング

プレコンディショニングは，引き続く虚血に対して組織に耐性をつけるために行う前処置と定義される興味深い事象である。プレコンディショニングとしての最初の処置は，長い虚血再灌流の前に短時間の反復する虚血を実施することであり，これを一般的に虚血プレコンディショニングと呼んでいる[104]。短時間の心筋虚血を多数実施したイヌのモデルの研究では，引き続く虚血後の組織的な梗塞のサイズが限定された。虚血プレコンディショニングのヒトでの最初の臨床研究では，左前下行枝の選択的な血管形成術を施行した19人の患者において，2連続90秒間の冠閉塞の効果について報告している[105]。虚血の2番目の事象は，症状がほとんどなく，心筋乳酸の産生が減少することである。虚血プレコンディショニングは，心筋，肝，肺，脳，骨格筋，腎，小腸などのいくつかの組織において説明されている[106]。

心筋における虚血プレコンディショニングの保護的効果について述べたいくつかの論文では，ATPの貯蔵，乳酸蓄積の減少，アシドーシスの減弱，活性酸素種産生の減少，気絶状態に対する保護についても言及している[107]。虚血に加えて，プレコンディショニングは，薬理学的効果を誘導するに違いない[108]。機序的に，HBOTは潜在的なプレコンディショニング剤と考えられている。なぜなら，プレコンディショニングで観察されるように，細胞内酸化的シグナルを誘導するからである。しかしながら，この仮説はまだ証明されていない。

HBOTに対するいくつかの保護的・順応的機序は，論文化されている。Dennogら[109]は，単回の2.5ATA，1時間の高気圧酸素処置が，ヒト白血球のDNA損傷を引き起こすことを見出している。しかしながら，引き続く高気圧酸素処置は，さらなる損傷を引き起こさず，このことは細胞が高気圧酸素後に抗酸化的機序を増加させることを示唆している。著者らはまた，段階的に増加させた短い高気圧酸素処置は，DNAの損傷を引き起こさないことも観察している。ほかの研究で

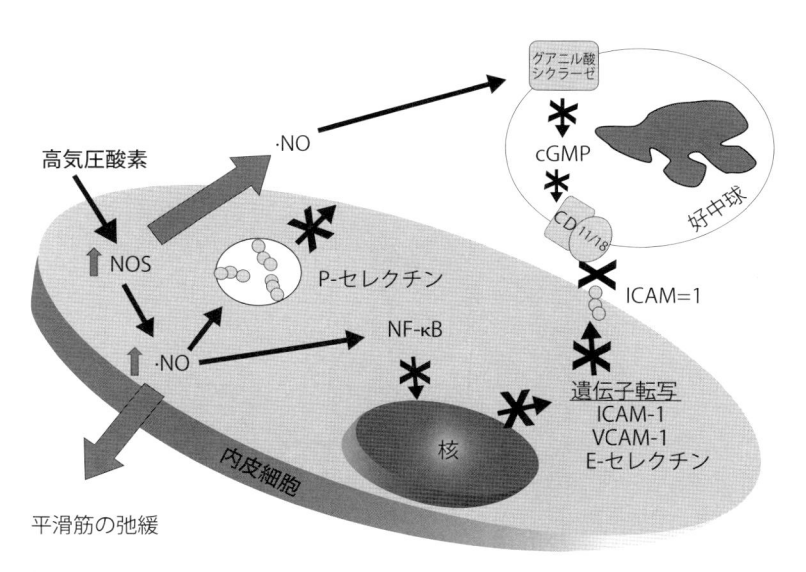

**図9.11　虚血再灌流障害における高気圧酸素治療の統合した機序**
高気圧酸素治療（HBOT）は，好中球と血管内皮細胞の両者の構成物質に影響を与える。これらの構成物質は，好中球が血管内皮細胞に回転，接着するのに必要である。HBOTの効果は，以下の過程に影響を与える・NOの生成に集約することができる。①好中球における環状グアノシン-リン酸（cGMP）産生とCD11/18機能，②細胞表面のP-セレクチンの発現，微小血管血流の局所的変化，NF-κB活性化の潜在的抑制による細胞接着分子の発現。ICAM-1：細胞接着分子-1，NOS：一酸化窒素合成酵素，VCAM-1：血管内皮細胞接着分子（Buras J, Reenstra W: Endothelial-neutrophil interactions during ischemia and reperfusion injury: Basic mechanisms of hyperbaric oxygen. Neurol Res 29:127-131, 2007. より）

は，いくつかのグループが，2.5ATA，1時間の高気圧酸素曝露をした健康な男性ボランティアの血液において，高気圧酸素起因性DNA損傷の早急な修復を見出している[110]。ヘムオキシゲナーゼ-1（HO-1）の産生増加が，高気圧酸素に対する順応的機序として示唆されている[111,112]。HO-1は，抗酸化特性に関連する有益な防御機構であると考えられている[113]。誘導的Hsp70産生増加が，ヒトにおける単回の高気圧酸素処置後に生じることが報告されている[114]。高気圧酸素に誘導されたほかの抗酸化的機序（カタラーゼ，スーパーオキサイドジスムターゼ）の調節は，ラットの心筋や骨格筋での検討で述べられている[115-117]。最近，ラットに対するHBOTで，虚血再灌流になりやすい孤立した心臓に対し保護効果を維持した結果が出ている[118]。この研究では，NOS IIIとHsp90の両方がHBOT後に増加していた。さらに，NOSの阻害が梗塞サイズに対するHBOTの保護的効果を阻止していた。これらの研究は，個別に虚血再灌流障害発生中に灌流した心臓を使用して実施された。この条件での補体や凝固因子，循環白血球，血小板などの血清構成物質の効果は評価されていない。高気圧酸素下での虚血再灌流に対するこれらの前炎症構成物質の関与については，さらなる研究が必要である。全体的にこの研究は，プレコンディショニングとポストコンディショニングの両者における虚血再灌流でのHBOTの保護効果において，·NOが鍵となる役割を演じているという仮説をおおいに支持している。HBOTの臨床的なプレコンディショニングの研究には限界がある。しかしながら，有益な治療法に発展する可能性がある。

## 虚血再灌流障害：高気圧酸素と臨床研究

多くの基礎および動物研究が，虚血再灌流障害における高気圧酸素の有効性を示していた。しかしながら，臨床研究には限界があり，多少の議論の余地が残されている。本項では，脳，心筋，移植の3つの専門的分野について最も関連のある文献を紹介する。外傷関連の虚血再灌流障害における高気圧酸素の役割についてはChapter 20で議論しており，特にクラッシュ損傷における高気圧酸素の役割について詳細に述べている。それぞれの分野における高水準な関連研究を表9.2にあげた。

### ▶脳

#### 脳卒中

脳動脈障害は減少しているが，脳への酸素供給を減少させるような病態は減少していない[119]。脳血管閉塞による組織病理学的な障害は，血流不全や低酸素状態の程度や期間に依存している[120]。連続する重篤な虚血障害では，中心部に存在する壊死が，周辺部へと拡大していく。正常に灌流している脳と梗塞が及んでいる部位のあいだに存在する軽度から中等度の虚血状態になっている組織は，病理生理学的変化が最も劇的な場所である。この組織を虚血性ペナンブラ（ischemic penumbra）と呼んでおり，その生存予後は残存灌流，副側血行路の存在，灌流圧などに依存する[121]。すなわち，虚血性ペナンブラは，潜在的に回復可能な組織の代表例である。Furlanら[122]は，初めてヒトでこの組織の存在を証明し，この組織の境界を同定することは回復の可能性を予測して，治療治験の最適な候補を選択する基礎を形成することができると示唆した。

理論的に，HBOTは脳卒中患者のペナンブラ領域を回復させ，臨床予後を改善すると考えられている。しかしながら，臨床研究は混在した結果を示している。脳卒中におけるHBOTの使用に関して多くの臨床研究の論文が発表されているにもかかわらず，前向きランダム化比較試験として最も高水準なエビデンスの基準を満たしているものは，わずか3件のみである。脳卒中や脳外傷におけるHBOTに関する論文を広範囲にわたり総括すると，多くの研究で大きな手法学的欠陥がある[123]。3件の前向き研究は，表9.2に詳細を記載してある。

Andersonら[124]は，最初の前向きランダム化比較試験を1991年に報告している。この研究では，急性脳虚血でICUや一般病棟に入院した39人の患者を含んでいる。患者はランダムに，HBOT群（n = 20）とシャム治療群（n = 19）に割り付けられた。第一次予後は，有効な神経学的検査法によって評価した。第二次予後は，頭部CTで計測した梗塞部容積の定量化により評価した。この研究は，中間解析でシャム治療群が良好な予後傾向を示した場合に中断とした。書面で，HBOT群のうち梗塞容積が大きな患者に対して，ランダムの妥当性の質問をお願いした。ある研究者は，HBOT群の患者がより重篤な結果となると予測した。著者らは，患者の不安定性や治療に関する他の要求のため，プロトコールからの頻繁な逸脱があったことを認めた。

**表 9.2　高気圧酸素と虚血再灌流誘発障害に関する臨床研究**

| 著者(年) | 研究デザイン | 患者の特徴 | HBOTプロトコール | 結　果 | 有益性 |
|---|---|---|---|---|---|
| 脳卒中 | | | | | |
| Andersonら (1991)[24] | ランダム化プラセボ対照二重盲検試験 | 39人（HBOT群19人，プラセボ群20人），20～90歳の急性虚血性脳卒中患者 | 8時間ごとに1.5ATA1時間 発病から初回治療までの平均時間51.8時間 平均治療回数9.4回 | 脳卒中後，開始時，5日，6週間，4カ月，1年後の神経学的検査はプラセボ群でより良好 頭部CT検査による梗塞領域はHBOT群でより大きい プラセボ群を支持する傾向により早期に研究を終了 | なし |
| Nighoghossianら (1995)[125] | ランダム化プラセボ対照二重盲検試験 | 34人（HBOT群17人，プラセボ群17人），中大脳動脈閉塞と重大な欠損 | 毎日1.5ATA40分 発病から初回治療までの平均時間24時間 プラセボ群の13人とHBOT群の14人だけが10回の計画された治療を完了 | 神経学的検査（OrgogozoとTrouillas）でHBOT群に大きな改善 ランキンスケールでは差はなし | あり |
| Rusyniak (2003)[126] | ランダム化プラセボ対照二重盲検試験 | 33人（HBOT群17人，プラセボ群16人），20歳以上の虚血性脳卒中患者 | 2.5ATAで1時間のHBOTを単回 患者全員がプロトコールを完了 | 24時間と90日の時点でNIHSS，90日の時点でバーゼルインデックス，ランキンスケール，グラスゴースケール 24時間では両群間で差はなし 90日でプラセボ群がより良好 | なし |
| 心筋虚血 | | | | | |
| Thurstonら (1973)[129] | ランダム化プラセボ対照試験 | 208人（HBOT群103人，コントロール群105人），70歳未満の入院24時間以内の臨床的に急性心筋虚血の可能性のある患者，HBOT群の患者はより重症 | 2ATA120分とそれに続く通常圧60分の連続サイクルを48時間 ほとんどが計画されたHBOTプロトコールを完了していない | 3週で死亡：HBOT群16.5%，コントロール群22.9%（有意差なし） | なし |
| Swiftら (1992)[130] | ランダム化二重盲検比較試験 | 34人（HBOT群24人，プラセボ群10人），平均年齢58歳の1週間以内に急性心筋虚血発症とTEEで壁運動異常を認めた患者，男性が91%，71%にストレプトキナーゼ投与 | 30分間2ATAで単回治療 | TTE，TEEによりHBOT群で左心室機能の顕著な改善 | あり |
| Stavitskyら (1998)[136] | ランダム化プラセボ対照試験・多施設研究 | 122人（HBOT群59人，コントロール群63人），痛みが始まって6時間以内に急性心筋虚血の徴候を示した患者，全患者に血栓溶解剤投与 | 2ATAで60分間の単回治療 | 死亡，連続的なCPK-MBと心電図，左室駆出率（有意差なし） 疼痛緩和までの時間（$P<0.001$） | HBOT群で疼痛緩和までの時間がより速い |
| Sharifiら (2004)[132] | ランダム化プラセボ対照試験 | 61人（HBOT群24人，コントロール群37人），平均年齢64歳の急性心筋虚血または不安定狭心症患者，すべての患者が研究に参加するにおいて安定的でなければならなかった | 18時間以内にPCIと2回目の治療の1時間前と直後に2ATA90分間 | 8カ月でHBOT群において主要有害心イベントが顕著な減少（$P<0.001$） 8カ月でHBOT群の再狭窄はより少なかった（$P<0.05$） | あり |
| Deklevaら (2004)[133] | ランダム化プラセボ対照試験 | 74人（HBOT群37人，コントロール群37人），平均年齢55歳の初回急性心筋虚血患者，痛みが始まってから24時間以内に心エコー，全患者にストレプトキナーゼ投与 | 痛みが始まってから24時間以内に2ATA60分間の単回治療 | 連続的な心エコーによりHBOT群で左心室機能が顕著に改善 | あり |
| 移植 | | | | | |
| Mazariegosら (1999)[139] | コントロール群を設けた症例研究 | 肝移植後の血栓症のある31人の小児患者（HBOT群17人，コントロール群14人） | 診断と血行再建術の24時間以内に1日2回2.4ATA90分の治療を開始，期間は2週間以内 | 生存と再移植率は両群でほぼ同じ 再移植までの時間はHBOT群のほうが長かった | あり |

CPK-MB：クレアチンホスホキナーゼMB，HBOT：高気圧酸素治療，NIHSS：NIH（アメリカ国立衛生研究所）脳卒中スケール，PCI：経皮的冠動脈インターベンション，TEE：経食道エコー，TTE：経胸壁心エコー

2番目の研究は，Nighoghossian[125]により報告された。登録された対象は神経学的障害を有し，中大脳動脈の閉塞が疑われた34人の患者（21人は男性）で，年齢は20～75歳である。すべての患者が脳イベントを24時間以内に発症しており，Orgogozo機能指標で80点以下であった（0点＝完全無反応状態，100点＝障害なし）。いったん登録されると，全患者は低容量ヘパリン，看護介護，リハビリテーション，会話療法，職業訓練を含む介護支援を受けた。患者は，ランダムにHBOT群（n＝17）とシャム治療群（n＝17）に割り付けられた。予後は，死亡率と6カ月後，1年後の神経学的予後評価に使用した3つの健康管理指標の変化（急性期評価：Orgogozo[100-0]，Trouillas[0-10]，機能評価：ランキンスケール）を含めて検討した。1年後の段階でHBOT群で，Orgogozo（$P<0.02$）とTrouillas（$P<0.03$）において有意差が認められた。ランキンスケールでは，統計学的な有意差はなかった。

Rusyniakら[126]は，2003年に急性脳虚血におけるHBOTの効果に関する前向き研究を報告した[126]。この研究では33人の患者（22人は男性）が登録された。登録された患者は，脳卒中発症から24時間以内に救急病棟に搬送され，急性期不全指標での障害——NIH脳卒中スケールで23点以下（30点が最高点の障害）——があり，CTで出血を認めなかった。HBOT群の患者は，単回のセッションを受けた（1人用高気圧チャンバーで2.5ATA，100%酸素を60分呼吸）。それに対し，コントロール群の患者は，シャム治療を受けた（1.14ATA，空気呼吸）。第一次予後の評価は，24時間と90日後で改善した参加者の割合とした。第二次予後の評価は，90日後の治療の合併症と死亡率とした。死亡率，治療の副作用および24時間後と90日後のNIH脳卒中スケールの変化も予後評価に含めた。この研究で使用した他の機能および予後指標は，改変ランキンスケール（90日後）と2つの予後指標，日常生活の活動性を評価するバーセルインデックス（90日後），グラスゴーアウトカムスケール（90日後）とした。24時間後では，統計学的有意差は見出せなかった。90日後では，シャム治療群のほうが4つの指標のうち3つで統計学的に好成績であった。HBOT群の不良な予後は，この研究での強すぎる圧力（2.5ATA）と関連している可能性がある。

治療圧に関して，Holbachら[127]は，1.5ATAのHBOTが脳において最も正常な呼吸商と関連していることを解明した。この研究では，ヒトの頭部外傷や脳卒中において，脳の健康状態を測る指標として炭水化物代謝を測定し，低圧や高圧下での嫌気性代謝産物を見出した[127]。脳の虚血再灌流障害の臨床領域では，基礎科学研究で示されたものとは異なった機序，HBOTが強力に効果を発揮する。なぜなら，2～3ATAの強力な治療圧が，組織障害を限定させるのに最も効果的だったからである。ほかに可能性のある解釈として，ヒトと動物間に差異があるように，組織においてHBOTに対する反応性に有意な差があるということである。最後に，再灌流中におけるHBOT導入のタイミングは，潜在的に重要な因子である。臨床研究は，虚血再灌流障害後の基礎科学研究と同じように，HBOTのタイミングをあてはめることはできない。ヒトの治療において，HBOTの多様性と遅延は，その効果を変えることになる。なぜなら，再灌流幅は狭いからである。再灌流幅に関する効果的な治療は，虚血再灌流障害研究において，不幸にしてしばしば見落とされ，あまり表に出ない現象であり，臨床研究の結果を解釈する際には注意深く考慮しなければならない。

## ▶ 心　筋

### 心臓手術と急性心筋梗塞

心筋再灌流障害は，血管形成術，冠動脈バイパス，血栓溶解療法などの多種多様な手技のあとに観察される現象である。心臓病に対するHBOTの臨床適応は，1960年代までさかのぼる。当時は，冠動脈閉塞，先天性心疾患によるチアノーゼ児を含むいくつかの臨床的場面でHBOTを使用した治験が提案された時代である。1960年代は，心血管病におけるHBOTに関するいくつかの臨床論文が著明な医学雑誌に掲載されていた。Moonら[128]は，初めてヒトの急性心筋梗塞（acute myocardial infarction：AMI）に対するHBOTでの治療について報告した。この患者は，薬物治療耐性の心原性ショックに進展し，HBOTで劇的に改善した。

5件の前向きランダム化比較試験がこの分野から出ており，表9.2に記載した。1番目はThurstonら[129]によるもので，AMIの可能性がある208人の患者を集計した。合計103人の患者がHBOTを受け，105人がCCUで通常の治療を受けた。両群とも構成層は同じであった。しかしながら，重症な患者をHBOT群に割り付け，そのなかには7人の心原性ショックになった患者も含まれているが，全員生存した。計画されたHBOTプロトコールのコンプライアンスは，一貫性がなかった。さらに，HBOT群のうち22%が，高気圧酸素に制限があったり，曝露をしなかった。こ

の研究では，HBOT の合併症はほとんどないか，あってもわずかであった。著者らは，心筋梗塞で HBOT をルーチンに使用することは，正当性があると確信している。

2番目のランダム化比較試験は Swift ら[130] によるもので，冬眠心筋（虚血状態にあり，もし再灌流されれば再び収縮を始めることができる生存している筋肉）の機能を改善する HBOT の能力を評価するためにデザインされた。この研究は，1週間以内に AMI に罹患した34人の患者を対象とした。全患者に 2ATA の圧をかけ，10人は空気と同等の混合ガスを投与し，残りの24人は 100％ 酸素を投与した。各患者は，経胸および経食道心エコーを治療の前後で受け，心筋の生存評価（タリウムシンチ）を梗塞後3日および7日後に実施した。左室機能が HBOT 群で有意に改善しており，タリウムシンチによる生存評価においても一致する結果であった。心エコー検査の読影は，盲検法で実施した。著者らは，HBOT と心エコーは冬眠心筋を識別し，梗塞後の早期のインターベンション治療による左心機能改善を予測する能力があると結論づけている。

HOT MI（Hyperbaric Oxygen Therapy for Myocardial Infarction）研究は，アメリカとヨーロッパの多施設共同試験であるが，AMI 患者において血栓溶解療法と HBOT の組み合わせの有益性について，さらなる評価を検討するようにデザインされた[131]。多施設研究実施前に行われた1施設予備研究では，血栓溶解療法に HBOT を追加した患者で，急速な痛みの改善と ST 変化を示した[131]。多施設研究では，痛みの発生から6時間以内に入院した AMI 患者 122 人を対象にしている。患者は，血栓溶解療法のみの群（n = 63）と血栓溶解療法および単回の HBOT120 分（2ATA，60 分 + 30 分高気圧下 + 30 分の減圧）を受ける群に割り付けた。予後は，死亡，一連のクレアチンホスホキナーゼ MB（CK-MB），一連の心エコー，痛みの改善時間，左室駆出率で評価した。痛みの改善時間だけが，P 値で有意差に達した（$P < 0.001$）。特記すべきこととして，少量の検体であったため，この研究では包括解析の原則を実行できなかった。著者らは，十分な水準の統計学的エビデンスを獲得するためには，大量の検体を採取することを推奨している。

Sharifi ら[132] は，AMI の経皮的冠動脈形成術（percutaneous cornary intervention；PCI）後の再狭窄を予防するための HBOT の価値についての評価を報告している。冠動脈壁における PCI による損傷効果と創傷治癒における HBOT の有益性に基づいて，著者らは補助的な HBOT は，PCI による微小創傷の治癒を促進させ，再狭窄を減少させると仮定している。このランダム化比較試験は，AMI または不安定狭心症の患者を対象にしており，33人を HBOT 群，36人をコントロール群に割り付けた。この研究の対象者には，胸痛の改善した患者，ST 変化が改善した患者も含まれている。HBOT 群は，2回の治療を受けた。エンドポイントは，8カ月の経過，死亡，心筋梗塞，冠動脈バイパス術実施，対象部位の再形成，後期の狭心症（8カ月後）とした。対象部位の再形成，心筋梗塞，後期の狭心症は，HBOT 群で統計学的に少なかった。再狭窄もまた，HBOT 群で少なかった（$P < 0.05$）。

Dekleva ら[133] は，AMI にストレプトキナーゼかストレプトキナーゼと HBOT で治療をした患者の左室機能を評価したランダム化比較試験を実施した。HBOT 群にランダムに割り付けられた患者は，痛みの発生から24時間以内に単回の治療を受け，一連の心エコー検査を盲検法による読影者が実施した。全患者が，入院中に同等の治療を受けた。HBOT 群の患者は，有意に収縮末期容量指標が低下し，左室駆出率が改善した。同じ患者群で，HBOT 群での左室筋肉強度は変化がなかったと報告している。

心筋虚血再灌流障害の臨床研究における HBOT の結果の解釈は，多少難しいものがある。なぜなら，HBOT は再灌流中のさまざまな時期に適応されてきたからである。HBOT 適応のタイミングの一貫性のなさは，基礎科学研究で観察されたような機序や予後を関連づけることを困難にさせる。この不均質さは，急性冠症候群における HBOT のルーチン的適応に正当性はないと結論づけられてしまうことに影響してしまう[134]。全体的に基礎研究では，再灌流早期の高濃度酸素投与は有益であることを示唆している。最近の科学技術は，HBOT を実施したと同程度の高濃度に酸素化した血液をカテーテルシステムによって局所的に投与することが可能になるまで発展した[135]。この手法は，再灌流後の HBOT による侵襲（高気圧チャンバーへの移動）に伴いいくつかの運搬上の問題を減少させることができ，酸素毒性による系統的影響をなくして高濃度酸素の局所的有効性を維持できる[135]。心筋虚血再灌流障害における HBOT の機構的役割を解明するためには，さらなる研究が必要である。

## ▶ 移 植

HBOT は，頻発する合併症の代表である虚血再灌

流障害という制限があるものの，臓器移植を促進できるであろう。移植におけるHBOTの有効性に関する動物研究が，1960年代にいくつか発表されている。これらの研究では，低体温療法とHBOTを組み合わせ，固形臓器を保護している[136-138]。これらの研究結果が成功であったにもかかわらず，移植でのHBOTの臨床応用には限界がある。補助的HBOTの有効な症例は，小児の肝臓移植で肝動脈血栓症を発症する症例である。Mazariegosら[139]は，31人の小児患者で，肝移植後10日以内に肝動脈血栓症を発症した症例について報告している。肝動脈血栓症の診断は，ドップラーエコーで実施した。全患者で，抗生物質の静脈注射と肝膿瘍や胆管狭窄からの吸引を実施し，再移植のリストに掲載した。17人の患者が，診断24時間以内か再狭窄直後に補助的HBOTを開始した。HBOTは1日2回実施し，肝虚血の徴候が改善するまで（発熱の消失，肝機能障害の正常化，エコー下で冠動脈側副路の開通を確認），または2週間継続した。14人の患者は，コントロール群とした。両群とも構成層は同じであった。生存率および再移植率は，両群とも同じであった。しかし，HBOTは有意に再移植までの時間を遅延させ，HBOT群の肝の同種移植片の組織病理学的所見は，非HBOT群に比べて壊死の割合が少なかった。

## 謝　辞

この執筆は，以下に示す過去の研究結果から許可をいただいて再構成したものである。Buras J, Reenstra W：Endothelial-neurophil interactions during ischemia and reperfusion injury：Basic mechanisms of hyperbaric oxygen. Neurol Res 29：127-131, 2007. およびBuras J：Basic mechanisms of hyperbaric oxygen in the treatment of ischemia-reperfusion injury. Int Anesthesiol Clin 38：91-109, 2000.

## REFERENCES

1. Khalil AA, Aziz FA, Hall JC：Reperfusion injury. Plast Reconstr Surg 117：1024-1033, 2006.
2. Piper HM, Meuter K, Schafer C：Cellular mechanisms of ischemia-reperfusion injury. Ann Thorac Surg 75：S644-S648, 2003.
3. Hallenbeck JM, Dutka AJ：Background review and current concepts of reperfusion injury. Arch Neurol 47：1245-1254, 1990.
4. Buras J：Basic mechanisms of hyperbaric oxygen in the treatment of ischemia-reperfusion injury. Int Anesthesiol Clin 38：91-109, 2000.
5. Schofer J, Montz R, Mathey DG：Scintigraphic evidence of the "no reflow" phenomenon in human beings after coronary thrombolysis. J Am Coll Cardiol 5：593-598, 1985.
6. Ito H, Maruyama A, Iwakura K, et al：Clinical implications of the 'no reflow' phenomenon. A predictor of complications and left ventricular remodeling in reperfused anterior wall myocardial infarction. Circulation 93：223-228, 1996.
7. Wu KC, Kim RJ, Bluemke DA, et al：Quantification and time course of microvascular obstruction by contrast-enhanced echocardiography and magnetic resonance imaging following acute myocardial infarction and reperfusion. J Am Coll Cardiol 32：1756-1764, 1998.
8. Weir EK, Lopez-Barneo J, Buckler KJ, Archer SL：Acute oxygen-sensing mechanisms. N Engl J Med 353：2042-2055, 2005.
9. Kaelin WG Jr：The von Hippel-Lindau protein, HIF hydroxylation, and oxygen sensing. Biochem Biophys Res Commun 338：627-638, 2005.
10. Sitkovsky MV：Physiological control of immune response and inflammatory tissue damage by hypoxia inducible factors and adenosine A2A receptors. Annu Rev Immunol 22：2101-2126, 2004.
11. Kumar V, Fausto N, Abbas A：Robbins and Cotran Pathologic Basis of Disease, 7 ed. New York, WB Saunders, 2004.
12. Becker LB：New concepts in reactive oxygen species and cardiovascular reperfusion physiology. Cardiovasc Res 61：461-470, 2004.
13. Kevin LG, Novalija E, Stowe DF：Reactive oxygen species as mediators of cardiac injury and protection：The relevance to anesthesia practice. Anesth Analg 101：1275-1287, 2005.
14. Zweier JL, Talukder MA：The role of oxidants and free radicals in reperfusion injury. Cardiovasc Res 70：181-190, 2006.
15. Mickel HS, Vaishnav YN, Kempski O, et al：Breathing 100% oxygen after global brain ischemia in Mongolian Gerbils results in increased lipid peroxidation and increased mortality. Stroke 18：426-430, 1987.
16. Strauss MB, Hargens AR, Gershuni DH, et al：Reduction of skeletal muscle necrosis using intermittent hyperbaric oxygen in a model compartment syndrome. J Bone Joint Surg Am 65：656-662, 1983.
17. Nylander G, Lewis D, Nordstrom H, Larsson J. Reduction of postischemic edema with hyperbaric oxygen. Plast Reconstr Surg 76：596-603, 1985.
18. Thom SR：Functional inhibition of leukocyte B2 integrins by hyperbaric oxygen in carbon monoxide-mediated brain injury in rats. Toxicol Appl Pharmacol 123：248-256, 1993.
19. Mink RB, Dutka AJ：Hyperbaric oxygen after global cerebral ischemia in rabbits reduces brain vascular permeability and blood flow. Stroke 26：2307-2312, 1995.
20. Chen MF, Chen HM, Ueng SW, Shyr MH：Hyperbaric oxygen pretreatment attenuates hepatic reperfusion injury. Liver 18：110-116, 1998.
21. Kawamura S, Yasui N, Shirasawa M, Fukasawa H：Therapeutic effects of hyperbaric oxygenation on acute focal cerebral ischemia in rats. Surg Neurol 34：101-106, 1990.
22. Reitan JA, Kien ND, Thorup S, Corkill G：Hyperbaric oxygen increases survival following carotid ligation in gerbils. Stroke 21：119-123, 1990.
23. Takahashi M, Iwatsuki N, Ono K, et al：Hyperbaric oxygen therapy accelerates neurologic recovery after 15-minute com-

plete global cerebral ischemia in dogs. Crit Care Med 20 : 1588-1594, 1992.
24. Noda Y, McGeer PL, McGeer EG : Lipid peroxide distribution in brain and the effect of hyperbaric oxygen. J Neurochem 40 : 1329-1332, 1983.
25. Jerrett SA, Jefferson D, Mengel CE : Seizures, H2O2 formation and lipid peroxides in brain during exposure to oxygen under high pressure. Aerosp Med 44 : 40-44, 1973.
26. Nishiki K, Jamieson D, Oshino N, Chance B : Oxygen toxicity in the perfused rat liver and lung under hyperbaric conditions. Biochem J 160 : 343-355, 1976.
27. Doherty P, Pan S, Milloy J, et al : Adenosine deaminase and thymocyte maturation. Scand J Immunol 33 : 405-410, 1991.
28. Chen Q, Banick PD, Thom SR : Functional inhibition of rat polymorphonuclear leukocyte B2 integrins by hyperbaric oxygen is associated with impaired cGMP synthesis. J Pharmacol Exp Ther 276 : 929-933, 1996.
29. Hartung KJ, Jung K, Minda R, Kunz W : Mitochondrial respiratory function as indicator of the ischemic injury of the rat kidney. Biomed Biochim Acta 44 : 1435-1443, 1985.
30. Kilgore KS, Lucchesi BR : Reperfusion injury after myocardial infarction : The role of free radicals and the inflammatory response. Clin Biochem 26 : 359-370, 1993.
31. Haljamae H, Hagber H, Jennische E : Cellular effects of complete tourniquet ischemia. In : Lewis DH(ed): Induced Skeletal Muscle Ischemia in Man. Basel, Skarger, 1982.
32. Nylander G, Nordstrom H, Lewis D, Larsson J : Metabolic effects of hyperbaric oxygen in postischemic muscle. Plast Reconstr Surg 79 : 91-97, 1987.
33. Yamada T, Taguchi T, Hirata Y, et al : The protective effect of hyperbaric oxygenation on the small intestine in ischemia-reperfusion injury. J Pediatr Surg 30 : 786-790, 1995.
34. Zamboni WA, Roth AC, Russell RC, et al : Morphologic analysis of the microcirculation during reperfusion of ischemic skeletal muscle and the effect of hyperbaric oxygen. Plast Reconstr Surg 91 : 1110-1123, 1993.
35. Xu H, Gonzalo JA, St Pierre Y, et al : Leukocytosis and resistance to septic shock in intercellular adhesion molecule 1-deficient mice. J Exp Med 180 : 95-109, 1994.
36. Malik AB, Lo SK : Vascular endothelial adhesion molecules and tissue inflammation. Pharmacol Rev 48 : 213-229, 1996.
37. Aird WC : Spatial and temporal dynamics of the endothelium. J Thromb Haemost 3 : 1392-1406, 2005.
38. Salmi M, Jalkanen S : Cell-surface enzymes in control of leukocyte trafficking. Nat Rev Immunol 5 : 760-771, 2005.
39. Weber C, Koenen RR : Fine-tuning leukocyte responses : Towards a chemokine 'interactome.' Trends Immunol 27 : 268-273, 2006.
40. Patel KD, Zimmerman GA, Prescott SM, et al : Oxygen radicals induce human endothelial cells to express GMP-140 and bind neutrophils. J Cell Biol 112 : 749-759, 1991.
41. Moore KL, Varki A, McEver RP : GMP-140 binds to a glycoprotein receptor on human neutrophils : Evidence for a lectin-like interaction. J Cell Biol 112 : 491-499, 1991.
42. Zhang R, Chopp M, Zhang Z, et al : The expression of P- and E-selectins in three models of middle cerebral artery occlusion. Brain Res 785 : 207-214, 1998.
43. Vandendries ER, Furie BC, Furie B : Role of P-selectin and PSGL-1 in coagulation and thrombosis. Thromb Haemost 92 : 459-466, 2004.
44. Kokura S, Yoshida N, Yoshikawa T : Anoxia/reoxygenation-induced leukocyte-endothelial cell interactions. Free Radic Biol Med 33 : 427-432, 2002.
45. Okada Y, Copeland BR, Mori E, et al : P-selectin and intercellular adhesion molecule-1 expression after focal brain ischemia and reperfusion. Stroke 25 : 202-211, 1994.
46. Walz G, Aruffo A, Kolanus W, et al : Recognition by ELAM-1 of the sialyl-Lex determinant on myeloid and tumor cells. Science 250 : 1132-1135, 1990.
47. Zou X, Shinde Patil VR, Dagia NM, et al : PSGL-1 derived from human neutrophils is a high-efficiency ligand for endothelium-expressed E-selectin under flow. Am J Physiol Cell Physiol 289 : C415-C424, 2005.
48. Katayama Y, Hidalgo A, Chang J, et al : CD44 is a physiological E-selectin ligand on neutrophils. J Exp Med 201 : 1183-1189, 2005.
49. Cook-Mills JM, Deem TL : Active participation of endothelial cells in inflammation. J Leukoc Biol 77 : 487-495, 2005.
50. Schenkel AR, Chew TW, Muller WA : Platelet endothelial cell adhesion molecule deficiency or blockade significantly reduces leukocyte emigration in a majority of mouse strains. J Immunol 173 : 6403-6408, 2004.
51. Simon SI, Burns AR, Taylor AD, et al : L-selectin(CD62L) cross-linking signals neutrophil adhesive functions via the Mac-1(CD11b/CD18)beta 2-integrin. J Immunol 155 : 1502-1514, 1995.
52. Blanks JE, Moll T, Eytner R, Vestweber D : Stimulation of P-selectin glycoprotein ligand-1 on mouse neutrophils activates beta 2-integrin mediated cell attachment to ICAM-1. Eur J Immunol 28 : 433-443, 1998.
53. Green CE, Pearson DN, Camphausen RT, et al : Shear-dependent capping of L-selectin and P-selectin glycoprotein ligand 1 by E-selectin signals activation of high-avidity beta2-integrin on neutrophils. J Immunol 172 : 7780-7790, 2004.
54. Simon SI, Hu Y, Vestweber D, Smith CW : Neutrophil tethering on E-selectin activates beta 2 integrin binding to ICAM-1 through a mitogen-activated protein kinase signal transduction pathway. J Immunol 164 : 4348-4358, 2000.
55. Hentzen E, McDonough D, McIntire L, et al : Hydro-dynamic shear and tethering through E-selectin signals phosphorylation of p38 MAP kinase and adhesion of human neutrophils. Ann Biomed Eng 30 : 987-1001, 2002.
56. Connolly ES Jr, Winfree CJ, Prestigiacomo CJ, et al : Exacerbation of cerebral injury in mice that express the P-selectin gene : Identification of P-selectin blockade as a new target for the treatment of stroke. Circ Res 81 : 304-310, 1997.
57. Mori E, del Zoppo GJ, Chambers JD, et al : Inhibition of polymorphonuclear leukocyte adherence suppresses no-reflow after focal cerebral ischemia in baboons. Stroke 23 : 712-718, 1992.
58. Prestigiacomo CJ, Kim SC, Connolly ES Jr, et al : CD18-mediated neutrophil recruitment contributes to the pathogenesis of reperfused but not nonreperfused stroke. Stroke 30 : 1110-1117, 1999.
59. Matsuoka A, Shitara T, Okamoto M, Sano H : Transient deafness with iopamidol following angiography. Acta Otolaryngol Suppl 514 : 78-80, 1994.
60. Soriano SG, Lipton SA, Wang YF, et al : Intercellular adhesion molecule-1-deficient mice are less susceptible to cerebral ischemia-reperfusion injury. Ann Neurol 39 : 618-624, 1996.
61. Kitagawa K, Matsumoto M, Mabuchi T, et al : Deficiency of intercellular adhesion molecule 1 attenuates microcirculatory

disturbance and infarction size in focal cerebral ischemia. J Cereb Blood Flow Metab 18：1336-1345, 1998.
62. Atochin DN, Fisher D, Demchenko IT, et al：Neutrophil sequestration and the effect of hyperbaric oxygen in a rat model of temporary middle cerebral artery occlusion. Undersea Hyperb Med 27：185-190, 2001.
63. Kakkar AK, Lefer DJ：Leukocyte and endothelial adhesion molecule studies in knockout mice. Curr Opin Pharmacol 4：154-158, 2004.
64. Diamond MS, Staunton DE, de Fougerolles AR, et al：ICAM-1 (CD54)：A counter-receptor for Mac-1(CD11b/CD18). J Cell Biol 111：3129-3139, 1990.
65. Valmu L, Fagerholm S, Suila H, Gahmberg CG：The cytoskeletal association of CD11/CD18 leukocyte integrins in phorbol ester-activated cells correlates with CD18 phosphorylation. Eur J Immunol 29：2107-2118, 1999.
66. Thom SR：Leukocytes in carbon monoxide-mediated brain oxidative injury. Toxicol Appl Pharmacol 123：234-247, 1993.
67. Thom SR, Mendiguren I, Hardy K, et al：Inhibition of human neutrophil beta2-integrin-dependent adherence by hyperbaric O2. Am J Physiol 272：C770-C777, 1997.
68. Thom SR：Effects of hyperoxia on neutrophil adhesion. Undersea Hyperb Med 31：123-131, 2004.
69. Wyatt TA, Lincoln TM, Pryzwansky KB：Regulation of human neutrophil degranulation by LY-83583 and L-arginine：Role of cGMP-dependent protein kinase. Am J Physiol 265：C201-C211, 1993.
70. Larson JL, Stephenson LL, Zamboni WA：Effect of hyperbaric oxygen on neutrophil CD18 expression. Plast Reconstr Surg 105：1375-1381, 2000.
71. Ueno S, Tanabe G, Kihara K, et al：Early post-operative hyperbaric oxygen therapy modifies neutrophile activation. Hepatogastroenterology 46：1798-1799, 1999.
72. Akiyama H, Enzan K, Matsumoto J, et al：[Postoperative disturbance of consciousness due to tumor emboli of the orifice of pulmonary artery]. Masui 42：1692-1695, 1993.
73. Bowman CM, Butler EN, Vatter AE, Repine JE：Hyperoxia injuries endothelial cells in culture and causes increased neutrophil adherence. Chest 83：33S-35S, 1983.
74. Shinomiya N, Suzuki S, Hashimoto A, et al：Effect of hyperbaric oxygen on intercellular adhesion molecule-1(ICAM-1) expression in murine lung. Aviat Space Environ Med 69：1-7, 1998.
75. Buras JA, Stahl GL, Svoboda KK, Reenstra WR：Hyperbaric oxygen downregulates ICAM-1 expression induced by hypoxia and hypoglycemia：The role of NOS. Am J Physiol Cell Physiol 278：C292-C302, 2000.
76. Hong JP, Kwon H, Chung YK, Jung SH：The effect of hyperbaric oxygen on ischemia-reperfusion injury：An experimental study in a rat musculocutaneous flap. Ann Plast Surg 51：478-487, 2003.
77. Lowenstein CJ, Snyder SH：Nitric oxide, a novel biologic messenger. Cell 70：705-707, 1992.
78. Li XA, Everson W, Smart EJ：Nitric oxide, caveolae, and vascular pathology. Cardiovasc Toxicol 6：1-13, 2006.
79. Dudzinski DM, Igarashi J, Greif D, Michel T：The regulation and pharmacology of endothelial nitric oxide synthase. Annu Rev Pharmacol Toxicol 46：235-276, 2006.
80. Lefer AM, Lefer DJ：The role of nitric oxide and cell adhesion molecules on the microcirculation in ischaemia-reperfusion. Cardiovasc Res 32：743-751, 1996.
81. Szabo C：The pathophysiological role of peroxynitrite in shock, inflammation, and ischemia-reperfusion injury. Shock 6：79-88, 1996.
82. Donzelli S, Switzer CH, Thomas DD, et al：The activation of metabolites of nitric oxide synthase by metals is both redox and oxygen dependent：A new feature of nitrogen oxide signaling. Antioxid Redox Signal 8：1363-1371, 2006.
83. Lefer DJ, Scalia R, Campbell B, et al：Peroxynitrite inhibits leukocyte-endothelial cell interactions and protects against ischemia-reperfusion injury in rats. J Clin Invest 99：684-691, 1997.
84. Nossuli TO, Hayward R, Jensen D, et al：Mechanisms of cardioprotection by peroxynitrite in myocardial ischemia and reperfusion injury. Am J Physiol 275：H509-H519, 1998.
85. Nishida K, Harrison DG, Navas JP, et al：Molecular cloning and characterization of the constitutive bovine aortic endothelial cell nitric oxide synthase. J Clin Invest 90：2092-2096, 1992.
86. Walford GA, Moussignac RL, Scribner AW, et al：Hypoxia potentiates nitric oxide-mediated apoptosis in endothelial cells via peroxynitrite-induced activation of mitochondria-dependent and -independent pathways. J Biol Chem 279：4425-4432, 2004.
87. Ahrendt GM, Tantry US, Barbul A：Intra-abdominal sepsis impairs colonic reparative collagen synthesis. Am J Surg 171：102-107, 1996.
88. Kubes P, Suzuki M, Granger DN：Nitric oxide：An endogenous modulator of leukocyte adhesion. Proc Natl Acad Sci USA 88：4651-4655, 1991.
89. Laszlo F, Whittle BJ：Actions of isoform-selective and non-selective nitric oxide synthase inhibitors on endotoxin-induced vascular leakage in rat colon. Eur J Pharmacol 334：99-102, 1997.
90. Wei XQ, Charles IG, Smith A, et al：Altered immune responses in mice lacking inducible nitric oxide synthase. Nature 375：408-411, 1995.
91. MacMicking JD, Nathan C, Hom G, et al：Altered responses to bacterial infection and endotoxic shock in mice lacking inducible nitric oxide synthase. Cell 81：641-650, 1995.
92. Rubanyi GM, Ho EH, Cantor EH, et al：Cytoprotective function of nitric oxide：Inactivation of superoxide radicals produced by human leukocytes. Biochem Biophys Res Commun 181：1392-1397, 1991.
93. Black SM, Johengen MJ, Ma ZD, et al：Ventilation and oxygenation induce endothelial nitric oxide synthase gene expression in the lungs of fetal lambs. J Clin Invest 100：1448-1458, 1997.
94. North AJ, Lau KS, Brannon TS, et al：Oxygen upregulates nitric oxide synthase gene expression in ovine fetal pulmonary artery endothelial cells. Am J Physiol 270：L643-L649, 1996.
95. Rengasamy A, Johns RA：Characterization of endothelium-derived relaxing factor/nitric oxide synthase from bovine cerebellum and mechanism of modulation by high and low oxygen tensions. J Pharmacol Exp Ther 259：310-316, 1991.
96. Luongo C, Imperatore F, Cuzzocrea S, et al：Effects of hyperbaric oxygen exposure on a zymosan-induced shock model. Crit Care Med 26：1972-1976, 1998.
97. Kurata S, Yamashita U, Nakajima H：Hyperbaric oxygenation reduces the cytostatic activity and transcription of nitric oxide synthetase gene of mouse peritoneal macrophages. Biochim Biophys Acta 1263：35-38, 1995.

98. Curry JD, Stephenson L, Zamboni WA : Nitric oxide in skeletal muscle following hyperbaric oxygen therapy in ischemia-reperfusion injury. Undersea Hyperb Med 26 : S9, 1999.
99. Banick PD, Chen Q, Xu YA, Thom SR : Nitric oxide inhibits neutrophil beta 2 integrin function by inhibiting membrane-associated cyclic GMP synthesis. J Cell Physiol 172 : 12-24, 1997.
100. Thom SR, Fisher D, Zhang J, et al : Stimulation of perivascular nitric oxide synthesis by oxygen. Am J Physiol Heart Circ Physiol 284 : H1230-H1239, 2003.
101. Thom SR, Buerk DG : Nitric oxide synthesis in brain is stimulated by oxygen. Adv Exp Med Biol 510 : 133-137, 2003.
102. Baynosa RC, Naig AL, Murphy PS, et al : The effect of hyperbaric oxygen on NOS activity and transcription in ischemia reperfusion injury. Undersea Hyperb Med Supplement, Abstract 89, 2005.
103. Sirsjo A, Lehr HA, Nolte D, et al : Hyperbaric oxygen treatment enhances the recovery of blood flow and functional capillary density in postischemic striated muscle. Circ Shock 40 : 9-13, 1993.
104. Murry CE, Jennings RB, Reimer KA : Preconditioning with ischemia : A delay of lethal cell injury in ischemic myocardium. Circulation 74 : 1124-1136, 1986.
105. Deutsch E, Berger M, Kussmaul WG, et al : Adaptation to ischemia during percutaneous transluminal coronary angioplasty. Clinical, hemodynamic, and metabolic features. Circulation 82 : 2044-2051, 1990.
106. Pasupathy S, Homer-Vanniasinkam S : Surgical implications of ischemic preconditioning. Arch Surg 140 : 405-409, 2005.
107. Doents T, Taegtmeyer H : Ischemic preconditioning-from bench to bedside. In : Bayersdorf F(ed): Ischemia-reperfusion injury in cardiac surgery. Georgetown, Tex, Eureka.com/Landes Bioscience, 2001, pp 104-126.
108. Riess ML, Stowe DF, Warltier DC : Cardiac pharmacological preconditioning with volatile anesthetics : From bench to bedside? Am J Physiol Heart Circ Physiol 286 : H1603-H1607, 2004.
109. Dennog C, Hartmann A, Frey G, Speit G : Detection of DNA damage after hyperbaric oxygen(HBO)therapy. Mutagenesis 11 : 605-609, 1996.
110. Speit G, Dennog C, Lampl L : Biological significance of DNA damage induced by hyperbaric oxygen. Mutagenesis 13 : 85-87, 1998.
111. Rothfuss A, Radermacher P, Speit G : Involvement of heme oxygenase-1(HO-1)in the adaptive protection of human lymphocytes after hyperbaric oxygen(HBO)treatment. Carcinogenesis 22 : 1979-1985, 2001.
112. Speit G, Bonzheim I : Genotoxic and protective effects of hyperbaric oxygen in A549 lung cells. Mutagenesis 18 : 545-548, 2003.
113. Clark JE, Foresti R, Green CJ, Motterlini R : Dynamics of haem oxygenase-1 expression and bilirubin production in cellular protection against oxidative stress. Biochem J 348 : 615-619, 2000.
114. Dennog C, Radermacher P, Barnett YA, Speit G : Antioxidant status in humans after exposure to hyperbaric oxygen. Mutat Res 428 : 83-89, 1999.
115. Kim CH, Choi H, Chun YS, et al : Hyperbaric oxygenation pretreatment induces catalase and reduces infarct size in ischemic rat myocardium. Pflugers Arch 442 : 519-525, 2001.
116. Gregorevic P, Lynch GS, Williams DA : Hyperbaric oxygen modulates antioxidant enzyme activity in rat skeletal muscles. Eur J Appl Physiol 86 : 24-27, 2001.
117. Nie H, Xiong L, Lao N, et al : Hyperbaric oxygen preconditioning induces tolerance against spinal cord ischemia by upregulation of antioxidant enzymes in rabbits. J Cereb Blood Flow Metab 26 : 666-674, 2006.
118. Cabigas BP, Su J, Hutchins W, et al : Hyperoxic and hyperbaric-induced cardioprotection : Role of nitric oxide synthase 3. Cardiovasc Res 72 : 143-151, 2006.
119. Pulsinelli W : Pathophysiology of acute ischaemic stroke. Lancet 339 : 533-536, 1992.
120. Symon L, Branston NM, Strong AJ, Hope TD : The concepts of thresholds of ischaemia in relation to brain structure and function. J Clin Pathol Suppl 11 : 149-154, 1977.
121. Astrup J, Siesjo BK, Symon L : Thresholds in cerebral ischemia—the ischemic penumbra. Stroke 12 : 723-725, 1981.
122. Furlan M, Marchal G, Viader F, et al : Spontaneous neurological recovery after stroke and the fate of the ischemic penumbra. Ann Neurol 40 : 216-226, 1996.
123. The alternative therapy evaluation committee for the insurance corporation of British Columbia. Brain Injury 17 : 225-236, 2003.
124. Anderson DC, Bottini AG, Jagiella WM, et al : A pilot study of hyperbaric oxygen in the treatment of human stroke. Stroke 22 : 1137-1142, 1991.
125. Nighoghossian N, Trouillas P, Adeleine P, Salord F : Hyperbaric oxygen in the treatment of acute ischemic stroke. A double-blind pilot study. Stroke 26 : 1369-1372, 1995.
126. Rusyniak DE, Kirk MA, May JD, et al : Hyperbaric oxygen therapy in acute ischemic stroke : Results of the Hyperbaric Oxygen in Acute Ischemic Stroke Trial Pilot Study. Stroke 34 : 571-574, 2003.
127. Holbach KH, Caroli A, Wassmann H : Cerebral energy metabolism in patients with brain lesions of normo- and hyperbaric oxygen pressures. J Neurol 217 : 17-30, 1977.
128. Moon AJ, Williams KG, Hopkinson WI : A patient with coronary thrombosis treated with hyperbaric oxygen. Lancet 18 : 18-20, 1964.
129. Thurston JG, Greenwood TW, Bending MR, et al : A controlled investigation into the effects of hyperbaric oxygen on mortality following acute myocardial infarction. Q J Med 42 : 751-770, 1973.
130. Swift PC, Turner JH, Oxer HF, et al : Myocardial hibernation identified by hyperbaric oxygen treatment and echocardiography in postinfarction patients : Comparison with exercise thallium scintigraphy. Am Heart J 124 : 1151-1158, 1992.
131. Stavitsky Y, Shandling AH, Ellestad MH, et al : Hyperbaric oxygen and thrombolysis in myocardial infarction : The 'HOT MI' randomized multicenter study. Cardiology 90 : 131-136, 1998.
132. Sharifi M, Fares W, Abdel-Karim I, et al : Usefulness of hyperbaric oxygen therapy to inhibit restenosis after percutaneous coronary intervention for acute myocardial infarction or unstable angina pectoris. Am J Cardiol 93 : 1533-1535, 2004.
133. Dekleva M, Neskovic A, Vlahovic A, et al : Adjunctive effect of hyperbaric oxygen treatment after thrombolysis on left ventricular function in patients with acute myocardial infarction. Am Heart J 148 : E14, 2004.
134. Bennett M, Jepson N, Lehm J : Hyperbaric oxygen therapy for acute coronary syndrome. Cochrane Database Syst Rev 18 : CD004818, 2005.

135. Glazier JJ：Attenuation of reperfusion microvascular ischemia by aqueous oxygen：Experimental and clinical observations. Am Heart J 149：580-584, 2005.
136. Bloch JH, Manax WG, Eyal Z, Lillehei RC：Heart preservation in vitro with hyperbaric oxygenation and hypothermia. J Thorac Cardiovasc Surg 48：969-983, 1964.
137. Blumenstock DA, Lempert N, Morgado F：Preservation of the canine lung in vitro for 24 hours with the use of hypothermia and hyperbaric oxygen. J Thorac Cardiovasc Surg 50：769-774, 1965.
138. Ladaga LG, Nabseth DC, Besznyak I, et al：Preservation of canine kidneys by hypothermia and hyperbaric oxygen：Long-term survival of autografts following 24-hour storage. Ann Surg 163：553-558, 1966.
139. Mazariegos GV, O'Toole K, Mieles LA, et al：Hyperbaric oxygen therapy for hepatic artery thrombosis after liver transplantation in children. Liver Transpl Surg 5：429-436, 1999.
140. Gurer A, Ozdogan M, Gomceli I, et al：Hyperbaric oxygenation attenuates renal ischemia-reperfusion injury in rats. Transplant Proc 38：3337-3340, 2006.
141. Kihara K, Ueno S, Sakoda M, Aikou T：Effects of hyperbaric oxygen exposure on experimental hepatic ischemia. Liver Transpl 11：1574-1580, 2005.
142. Sterling DL, Thornton JF, Swafford A, et al：Hyperbaric oxygen limits infarct size in ischemic rabbit myocardium in vivo. Circulation 88：1931-1936, 1993.
143. Yagci G, Ozturk E, Ozgurtas T, et al：Preoperative and postoperative administration of hyperbaric oxygen improves biochemical and mechanical parameters on ischemic and normal colonic anastomoses. J Invest Surg 19：237-244, 2006.
144. Yang ZJ, Bosco G, Montante A, et al：Hyperbaric $O_2$ reduces intestinal ischemia-reperfusion-induced TNF-alpha production and lung neutrophil sequestration. Eur J Appl Physiol 85：96-103, 2001

# Chapter 10 圧力によるヒトの生理機能への影響

**この章の概要**

人体が生理学的に耐えうる圧力の範囲
 大気圧
  低気圧
  高気圧
  ガス分圧
 加圧の媒体
  空気と酸素：高気圧酸素治療
  ヘリウム加圧と静水圧
 圧力感受性細胞の例

刺激としての圧力自体
 圧力感受性細胞の例
生理機能の圧力感受性
 呼吸
 心臓血管系
 腎臓系
 生殖系
展望

## 人体が生理学的に耐えうる圧力の範囲

一般に，無害な気体も有害な気体も（酸素，二酸化炭素等），それらが外気に占める分圧に応じて，生物に作用を及ぼす。分圧は，それぞれのガスが占める割合（百分率）を気圧に掛け合わせることで求められ，ある気体の分圧の増加は他のガスの分圧の減少によって相殺される（Paul Bert［1878］，*La Pression Baromètrique*, Hitchcock & Hitchcock による英訳本［1943］[1], p.1037）。

### ▶ 大気圧

気圧（$P_B$）が重要な生理的刺激であることは，Paul Bert による歴史的な大著，*Barometric Pressure. Researches in Experimental Physiology*（1878）のなかで初めて論述された[1]。彼の見出した，生理学にもかかわる気圧と気体の割合（パーセンテージ）の基本的な関係は，上記の引用文のなかで説明されており，高気圧酸素治療（hyperbaric oxygen therapy；HBOT）の適用にも関連している[2]。

高気圧医学や潜水医学で直面する医学的問題の大部分は，潜降時（気圧増加，図10.1）におけるガス分圧の増加か，浮上時（気圧低下）におけるガス分圧の低下に帰することができる。ただし，気圧の変化だけによっても，ヒトの器官，組織や細胞レベルにおいて，付加的な作用が引き起こされる可能性が常に存在する。たとえば，ボイルの法則によると，身体の表面にかけられた圧力が減少したり増加したりすると，肺，胃，そしてこれら以外のガスが充満した体腔の中のガス体積は，それぞれ増加あるいは減少することになる。気圧の変化は呼吸ガスの密度にも，したがって換気時の気道抵抗にも影響を及ぼす。細胞のレベルでは，体表面への加圧によって固体の微細構造（細胞膜，細胞骨格成分，膜結合蛋白等）が受ける圧縮の程度は異なる可能性があるため，細胞のさまざまな機能も変化してしまう[3,4]。ある研究分野においては，高圧自体が生理的影響をもたらすことは周知の事実であり，その例として 10〜15ATA（絶対気圧：atmosphere absolute）以上の深深度潜水時に発生する高圧神経症候群（high-pressure nervous syndrome；HPNS）が知られている[5]。別の分野では，高圧自体による生理的影響はあまり知られていないか，あるいはいまだに研究が行われておらず，記述もなされていない[6]。

高圧生理学の分野では，高圧自体の影響についての研究には留意して取り扱うべき2つの方法論的問題がある。第一は，多くの研究者が，高気圧つまり高い静水圧[※]自体によって発生しうる影響と，装置の加圧に用いるガスによる麻酔作用とを区別するために必要な統制を行おうとしていないことである[6]（[※]訳者注：静止した流体中［水中］では，圧力は物体のすべての方向に等しく作用して平衡状態にあり［静力学的平衡］，静水圧と呼ばれている。同様の状態は，地中や大気環境でも生じることがあるため，静水圧という用語は，地学，気象学等の分野でも幅広く用いられている）。つまり，高気圧窒素（不活性ガス麻酔），高気圧酸素（酸化ストレス）ならびに二酸化炭素蓄積（呼吸

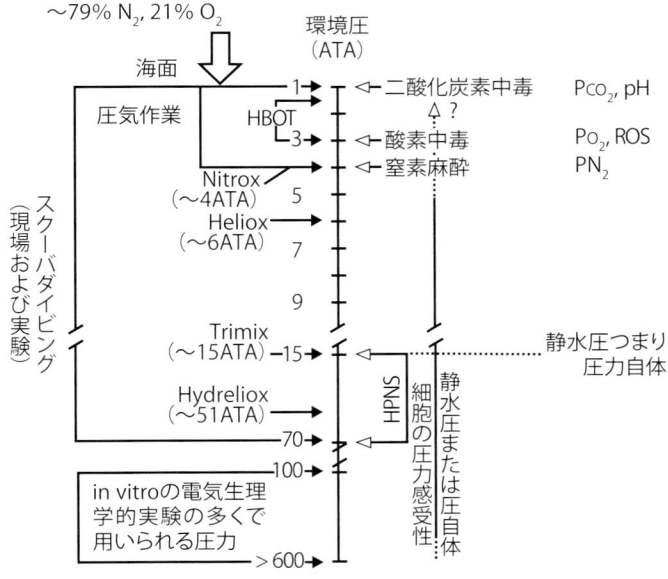

**図 10.1** 空気や各種混合ガスの呼吸時に，ヒトが生理的に耐えることのできる気圧の大きさ（図左），出現しうる神経学的問題（図中），および神経機能への影響が論じられている刺激（図右）
高気圧環境は高気圧酸素治療（HBOT），圧気作業（地下トンネル掘削等），潜水医学，そして潜水艦沈没事故で体験される。窒素麻酔や酸素中毒を避けるために各種混合ガス（Nitrox：窒素・酸素混合ガス，Heliox：ヘリウム・酸素混合ガス，Hydreliox：ヘリウム・水素・酸素混合ガス）を呼吸することで，ヒトは1ATAから約70ATAに及ぶ高気圧環境下で居住することができる。超高圧下（> 100ATA）では，蛋白質の構造，生体膜の流動性や細胞骨格の形態が変化するので，圧力は in vitro の生体システムを乱すための手段として用いることができる。ただし，ヒトや多くの哺乳類は，この極めて高い環境圧の領域に居住したことはない。図中の？は，中程度の高気圧，とりわけ HBOT で起用される範囲の高気圧自体が細胞の圧力感受性に及ぼす影響に関して研究がほとんどなされていないことを強調している。HPNS：高圧神経症候群，$P_{CO_2}$：二酸化炭素分圧，$P_{N_2}$：窒素分圧，$P_{O_2}$：酸素分圧，ROS：活性酸素種（Dean JB, Mulkey DK, Garcia III AJ, et al: Neuronal sensitivity to hyperoxia, hypercapnia and inert gases at hyperbaric pressures. J Appl Physiol 95:883–909, 2003. より［アメリカ生理学会の許可を得て掲載］）

性アシドーシス，最終的には神経毒症状）によって発生しうる影響と，静水圧つまりガス加圧自体がもたらしうる影響とは区別されなくてはならないのである。第二に，高気圧自体による影響を，特定のガス種による麻酔作用およびそれらの各種反応生成物（活性酸素種，活性窒素種，水素イオン）の影響から分離している研究のほとんどが，生理学的に扱いうるレベルを超えた100ないし200ATA以上の高気圧を用いていることである（これらの研究の多くについては，レビューや議論がある[4,6-12]）。この点は，高気圧下の細胞機能についての in vitro による研究，特に HPNS[7,9-11,13-19] の根底にある細胞レベル，分子レベルの機序を解明するために行われた研究の多くにあてはまる。それらの研究は，高気圧の影響について熱力学的要因から理解するには適しているといえるが[3,4]，HBOT で用いられる気圧（概ね3ATAまで）による生理的影響や，あるいは海底環境がもたらす気圧（概ね70ATAまで）による生理的影響を予測するには，そこで得られたデータを利用することは困難である[6,8]（図10.1参照）。この論拠は，気圧の範囲（小～中程度の圧力か，生理学的範囲外の圧力か）に応じて細胞の圧力感受性の発現には異なるシグナル伝達のメカニズムが関与しているらしいことから，とりわけ正しいといえよう[3,4,6]。このような事情で，高気圧医学が扱う中程度レベルの高気圧による生理学的影響については，今でも解明が進行中というのが現状である[20,21]。

ヒトは，広範囲の気圧（気体による圧力環境と水圧の作用する環境の両方）のもとで生活，労働，探検やレクリエーションを行っているので，本章ではこれらの活動が行われている環境圧について概説する。では，ヒトが生理学的に耐えられるのは，いかなる範囲の圧力なのであろうか。

## 低気圧

世界の人口の大部分は海面レベル，もしくはそれよりもやや高い場所で生活している。それゆえ，ヒトの

多くは概ね1ATA，つまり正常気圧の環境に適応している。海面レベルでの大気圧よりも低い気圧となっている環境は，すべて低圧環境と呼ばれている。最も高度にあるヒトの定住地は，チリ北部の海抜1万7,500フィートにあるキルカ村である[22]。ここでは，気圧は海面レベルの約半分，つまり0.51ATAまで低下している。キルカの労働者たちは毎日，さらに1,500フィートの登山を行って，1万9,000フィート（$P_B$ = 0.48ATA）にある硫黄鉱山まで通っている。彼らは，快適に生活するには硫黄鉱山は高い所にあり過ぎるという理由で，そこには定住してはいない。しかし，他の研究者が論じているように[23-25]，彼らは1万7,500フィートという，低圧，低酸素の環境によく適応している。それゆえ，この高度（標高1万7,500フィート，$P_B$ = 0.51ATA）が，ヒトが永続的に居住可能な最も低いレベルの気圧であるといえる。低圧自体が，高度での永続的居住を妨げる因子であるとは考えにくい。むしろ，制限因子は慢性的な低酸素状態と，そのためにヘマトクリット，心拍出効率や心肺の正常機能に引き起こされる生理的影響である可能性がある[23,25]。

大多数の人々にとって，より低い気圧への比較的短期間の曝露を可能にする唯一の手段は，高高度での酸素不足を克服しうる装備を用いることである。たとえば，エベレスト山頂は2万9,029フィートで，そこでの気圧は0.31ATAである。何人かの冒険家や生理学者が酸素の補給なしにエベレスト山頂に到達してはいるものの[26]，この世界最高峰を征服した多くの登山家は，登山に伴う代謝要求に見合うだけの酸素補給を必要とした[27]。同様に，第二次世界大戦時には，まだ与圧された航空機が普通に使用される以前であったが[28]，飛行士たちは戦闘を遂行するために2～3万5,000フィートを超す高空まで，かつてないほど頻回に飛行しなくてはならなかった。2万6,000フィートにおいて酸素補給なしで意識が保てるのは4～6分間に過ぎず，3万フィートでは1～2分間にまで減少し，3万8,000フィートでは飛行士が低圧性の低酸素症に陥るのにわずか30秒未満しかかからなかった[29,30]。このような高高度においてヒトが生存できる唯一の方法は，デマンド型酸素呼吸器を用いることであった[29,30]。この方法により，飛行士たちは2万フィートの0.46ATAに，そして3万5,000フィートの0.24ATAに長時間にわたって曝露されるようになり，その結果，航空減圧症が頻繁に発生することとなった[29,31]。さらなる高高度の，より低気圧かつ低酸素分圧下で生存するために，飛行士たちは陽圧（＋15～＋20mmHg）で供給される純酸素を呼吸している。これが5万フィートに達する飛行においては，呼気中の酸素分圧を上げて意識を保つために必要な方法なのである[32]。今日では，6～7万2,000フィートというさらなる高空で機内の気圧が失われたときの脱出のために，加圧酸素呼吸マスクにより＋60～＋70mmHgの陽圧で純酸素が供給されている[32]。このような緊急事態においては，極度の高高度で身体に作用する低い気圧による悪影響を最小限に抑えるため，飛行士は与圧服を装着している[33]。酸素マスクや与圧服の助けを借りることなく相当の高地に永住しているチリのキルカ村の住人の場合とは異なり，このような高高度飛行における有害な低気圧環境には，低圧がもたらす悪影響（減圧症），酸素量の低下（低酸素症），そして超低温から保護してくれるサバイバル装備を身につけたパイロットだけが到達でき，短時間ではあるが耐えぬくことが可能なのである。

## 高気圧

逆に，1ATA以上の高気圧は自然発生的な環境ではない。つまり，ヒトは高気圧環境下では生活していないのである。とはいえ，多くの医療従事者，軍関係者，民間人や患者が，毎日の仕事やレクリエーション活動のために定期的に高気圧環境に身を置いている[6]。たとえば，高気圧空気や酸素富化空気※を呼吸することによる窒素麻酔や酸素中毒等の生理学的問題（図10.1参照）を避けるように注意を払うならば，今日の最新の潜水器や呼吸ガスを用いることで，ヒトは深深度まで潜水することが可能となっている（※訳者注：エンリッチド・エアと呼ばれることもあり，空気中の酸素の割合を多くした混合ガスである）。ダイバーが海面下に潜降すると，大気圧に加えてダイバーにのしかかる水（柱）の重量によって，環境圧は1ATAより大きくなる。つまり，33fsw（あるいは10msw）の重量によって1気圧が加わることになる。かくして，33fswでは気圧は2ATA，1気圧の空気による圧力に1気圧の水圧を加算した値となる。66fswでは気圧は3ATA，1気圧の空気による圧力に2気圧の水圧を加算した値，99fswでは気圧は4ATA，1気圧の空気による圧力に3気圧の水圧を加算した値，などとなる。静水圧加圧そのものが身体に及ぼす影響は，治療用もしくは研究用高気圧チャンバーを酸素，空気もしくはヘリウムを用いて加圧することにより模擬することができる。空気やヘリウムを用いる場合，被験者や患者への酸素の供給は，チャンバーの加圧媒体あるいはそれと並行して与えられる呼吸用混合ガスを通じて行わ

れる。

特殊な潜水装備を用いることで，ヒトは70ATAという静水圧がかかる2,300フィートの深深度の海中まで到達している[34]。もっとも，ほんの一握りの高度な訓練を積んだ者だけが，このような桁外れのレベルの加圧を経験しているに過ぎない。HBOTを受ける多くの人々が標準的に受けているのは，これよりもはるかに低い気圧であり，最大で約3ATAである[2,35]。Deanら[6]は，5ATAまでの中程度の高気圧環境下において人々が経験するさまざまな状態（正常状態〜破局的状態）について要約している。

すでに提起した疑問——つまり，ヒトが生理学的に耐えられるのは，いかなる範囲の圧力なのか——に答えるならば，それは約高度5万フィート（$P_B = 0.11ATA$，与圧服や与圧室を利用しない場合）から海面下2,300フィート（$P_B = 70ATA$）の範囲内ではないだろうか。なんと，人体に対する気圧の増加は約700倍にもなる。注意すべき点は，これらの高高度から深海に至る範囲の両端には，特別な酸素呼吸装置等を用いることによってのみ到達し，耐えることができるということである。与圧服や与圧室を利用し，このような許容限度を凌駕する圧力に対していっそうの防護手段を講ずれば，ヒトはさらなる高高度環境や深海を開発することが可能であることは明らかである。

## ▶ ガス分圧

本章では，5ATA前後の中程度の高気圧を中心に，圧力自体の生理的影響に焦点を当てているが，人体に対するガス分圧の影響について簡潔にまとめておくことは有益である。高気圧自体が，個体としての動物やin vitroの生体系に及ぼす影響を確定しうるのは，低酸素症，不活性ガス麻酔や呼吸性アシドーシス等による付加的影響が統制されている場合だけである。高気圧ガスを呼吸することによって即時に現れる徴候は，通常，脳機能，たとえば認知機能や神経筋制御の異常，そして心肺機能の異常であり，ここでは高気圧ガスの神経学的影響に主眼をおく。

図10.1は，ヒトの身体が機能しうる幅広い高気圧の範囲を示している。この図には，作業環境と，ある特定のガスもしくは混合ガスを呼吸した場合に，特有の神経学的問題が出現し始める気圧もしくは環境圧の閾値も示されている。図中の閾値は，手に入る文献を精査して推定したものであるが，重要なことは，この閾値にはさまざまな条件，とりわけ水浸や二酸化炭素（$CO_2$）蓄積に応じて個人内および個人間にばらつきがみられる点を認識しておかなければならないことである[6]。図10.1では，ガス分圧と高気圧自体の両方が神経機能に影響を及ぼしうることも強調されている。おそらく，これは身体のどの器官系にもあてはまるのではないだろうか。

海面レベル（$P_B=1ATA$）から，空気を呼吸しながら潜降していくと，ヒトは$CO_2$中毒[36]と窒素麻酔[4]にかかる可能性がある。もし$CO_2$によって汚染された混合ガスを呼吸することで，吸気終末の$CO_2$の分画濃度が増大するような場合には，$CO_2$中毒は海面レベルの気圧（正常圧）においても起こりうることに注意しなくてはならない。吸気の$CO_2$は，通常の場合，分画濃度はゼロであり，呼気終末二酸化炭素分圧（$EtcO_2$）は35〜40torrである。吸気の$CO_2$が増加すると，当初は，中枢性および末梢性化学受容器からの刺激によって心肺活動も同様に増大する[37,38]。10〜15％の$CO_2$の吸入の継続により，$EtcO_2$は50〜70torrとなるとともに，錯乱，傾眠，めまい，非合理的行動や短期記憶障害が起こる[36,39]。30％の$CO_2$の吸入は痙攣発作を引き起こす可能性があり[40]，70〜75％の$CO_2$の吸入は運動失調と麻酔状態を招く[36,41]。70％以上の$CO_2$の呼吸を継続すると，循環・呼吸中枢が麻酔作用により抑制されるため，死に至る[41,42]。

対照的に，空気中の窒素（0.79ATA）は，環境圧が約4ATAまで増大するまでは，生理学の領域では本質的に不活性な物質である。窒素麻酔の閾値が比較的高いのは，窒素のほうが$CO_2$よりも脂質への溶解度が低く，したがって，生体膜への透過性とニューロンの細胞膜の膨張も少ないためであると考えられている[6,43]。高気圧窒素の影響はガス自体の分子物性によるのに対し，高気圧$CO_2$の中枢神経系への影響はガスの分子物性と$CO_2$による二次的反応生成物である水素イオン（pH）の両方によってもたらされる[6]。$CO_2$の場合には，重炭酸イオンと水素イオンの変化も随伴するため，pHが引き起こす影響を$CO_2$分子による影響から区別することは明らかに困難である。しかしながら，最近，Hartzlerら[44]は，細胞内のpHおよび重炭酸の濃度の変化とは独立して生起する神経活動に対して，$CO_2$分子が及ぼす影響を研究する方法を考案している。彼らの方法はこの問題を解決するのに役立つであろう。

図10.1には，3ATAあるいはそれ以下の純酸素の呼吸が，本書の別の章で議論されているように，HBOTの標準プロトコールであることも示されている。臨床医学における高気圧酸素の使用には，酸素中

毒を回避する必要があるために制限が設けられている。酸素中毒により特に損傷を受けやすい組織は、中枢神経系、呼吸器系および網膜である[45]。これらの3組織のなかでも中枢神経系における酸素中毒は、2ATAあるいはそれ以上の純酸素呼吸により、わずかな前駆症状か、あるいは前駆症状なしに直ちに発生する可能性があり、重篤な痙攣発作を引き起こすこともあるため、最も重大な問題となっている[6,45]。高気圧酸素による痙攣発作には、過呼吸、呼吸困難、徐脈や循環・呼吸系反射の乱れ等の一連の自律神経系、運動系および心肺系の症状が先行することもある[46-48]。しかしながら、これらの症状は常に発生するとは限らないため、差し迫る酸素中毒の発症を予測することは困難である。酸素分子による細胞膜の物理的特性への影響もありうるが、持続的な高気圧酸素呼吸によるニューロンやシナプスへの悪影響は、大筋では、各種蛋白質や細胞小器官を酸化して正常な細胞機能を乱すことになる活性酸素種や活性窒素種およびそれらからの反応性に富む派生物質の生成によって引き起こされている、と考えられている[6,49]。

最後に、図10.1には、高気圧自体が哺乳類の中枢神経系に及ぼす影響が明示されている。高気圧の中枢神経系への興奮性作用は、酸素中毒、窒素麻酔およびHPNSを予防するために特別な混合ガス（Nitrox, Heliox, Hydreliox）を呼吸しても発現する現象であることに注目されたい。これらの混合ガスは、4ATA以深への潜水のために、窒素、ヘリウムそして水素をさまざまな分量で混合したものであり、他の論文で広範にわたって議論されている[6,34]。高圧のNitrox, HelioxあるいはHydrelioxを呼吸することで、ダイバーは最大70ATAまでの深海に到達することができる[34]。このような深海においてダイバーの作業能力を制限するのは、静水圧による中枢神経系への直接的な作用であり、それが振戦の発生につながる神経活動の増加を引き起こすのである。10～15ATA以上の気圧で発生する一連の症状がHPNSである。これについては広範囲な研究が行われており、他の論文にレビューがある[5,6,34]。図10.1には、in vitroによる多くの研究が100ATA以上の環境圧を中心に扱っていることも示されている。対照的に、ヒトが日常的に出合うことのある中程度の圧力については、研究はあまり行われていない。本章ではこのあと次の問題を取り上げる。HBOTで使用する気圧の範囲が含まれる中程度（5ATA以下）の圧力が、細胞や器官系に及ぼす生理的影響にはどのようなものがあるのだろうか。

# 加圧の媒体

## ▶ 空気と酸素：高気圧酸素治療

ボイルの法則によると、各種高気圧環境、特に潜水からの浮上時には、気体が存在する組織（肺、管腔臓器、副鼻腔等）に多くの生理的変化が起こることが予測される。高気圧に曝露されると、軟組織は液体のように反応すると考えられており、体表面に加えられたいかなる圧力も、隣接する液体で満たされたさまざまな組織に速やかに伝達される。このために、身体の各部や各組織間の圧力勾配は急速になくなると考えられているが、おそらく、脳脊髄液を含むさまざまな体液で満たされた組織、血管系および細胞外液や細胞内液で満たされた組織には、身体外部の加圧と並行して静水圧圧縮が引き起こされる[6]。これらの条件下では明らかに、高気圧自体の影響を、同時に起こる肺胞の酸素分圧増加、したがって組織における酸素分圧増加による影響と区別することは困難である。にもかかわらず、この組織の酸素分圧増加がHBOTの理論的根拠なのである。HBOTに関連した圧力下で行われた研究は少ないものの、一部の器官系や細胞には測定しうる変化が確かに起こっていることが示されている。

## ▶ ヘリウム加圧と静水圧

水中で自給気式潜水器（スクーバ）により呼吸を行うと、身体の外側には静水圧そのものがかかることになる。高気圧自体が、実験動物（ヒトを含む）あるいはその代わりとなる特定組織や細胞試料に及ぼす影響を同定するためには、生体の周囲の環境やin vitroの組織試料をヘリウムで加圧することが一般的な方法となっている[6]。実験動物の場合、細胞代謝や生命を維持するために必要な酸素は、生体の肺にヘリウム加圧と同時に送られる呼吸ガスにより供給される。特定組織や細胞試料を用いて研究を行う場合、酸素が正常圧状態で溶け込んだ緩衝溶液をポンプによって高気圧チャンバーに注入し、試験槽内の組織や細胞を灌流する[6,50]。この場合、ヘリウム加圧を行う前に高気圧チャンバーを閉鎖して、純粋ヘリウムガス（酸素と窒素は0％）による圧力容器内のすべての空気（21％の酸素と79％の窒素）の流し出しと置換が行われる。このように、その後のヘリウム加圧中にはチャンバー内の環境ガスは無酸素となり、灌流液や組織に対する酸素の添加は行われない。組織や細胞に必要なすべて

の酸素は，灌流液に正常圧状態で溶解させてから高圧液体クロマトグラフィーで用いるポンプによりチャンバー内に注入される。実際には，無酸素の加圧媒体が拡散勾配をもたらし，灌流液が組織や細胞の上を流れるときに，酸素は環境ガス中に溶出してしまう。このわずかな酸素の減少は，酸素が溶け込んだ緩衝溶液を組織や細胞試料に絶えず供給することによって補われる[6,50,51]。

圧力感受性を研究する方法としてのヘリウム加圧は，どの程度，真の静水圧加圧に近いものなのであろうか。ヘリウムの脂質膜への溶解度は，臨床医学で用いられる他のどのガスよりも低くなっている（脂質への溶解度の順序：二酸化炭素＞＞酸素＞窒素＞＞＞ヘリウム）[43]。したがって，生理学的な許容範囲においては，この2つの加圧方法には測定できるような差異はないと考えられている[12,52]。このように，正常酸素状態でのヘリウム加圧は，とりわけHBOTで用いられている1～3ATAの範囲においては，高気圧自体が身体，組織および細胞に及ぼす影響を解明するための重要な実験方法となっている。

100ATAを超すような，さらに上のレベルの高気圧においては，ヘリウムは脂質への溶解度が低いにもかかわらず，若干の麻酔作用を示す。この範囲の圧力はヒトが遭遇するレベルを超えているため，本章ではこれ以上の考察は行わない[6,8]。基礎研究におけるヘリウム加圧と静水圧加圧の比較についての詳細な概説として，Deanらによる論文[6]の付録A～Dを参照することを勧める。

# 圧力感受性細胞の例

## ▶ 刺激としての圧力自体

高気圧自体が細胞レベルや分子レベルに及ぼす影響についてこれまでに行われた研究の多くが，ヒトが生理学的に耐えられる範囲を上回るようなレベルの環境圧に焦点を当てている[6,8]。このような極端な事例では，高気圧は熱力学的変数として作用し，さまざまな熱力学的な反応に，したがって細胞内プロセスに影響を及ぼすと予測されている[4,7,9-11]。圧力と自由エネルギー反応におけるモル体積の変化との関係，また，圧力と律速段階での活性化体積との関係については別にレビューがある[3,4,6,7]。モル体積と活性化体積の変化の少ない反応に対しては，大きな圧力（100ATA以上）は化学平衡と反応速度を確実に乱すことになる。より小さな圧力のレベルにおいては，熱力学的ならびに動力学的影響は極めて少ないため，生理学にかかわるような化学平衡や反応速度には変化が起こることはないとの論議がなされている[3,4]。

もう1つの考え方として，細胞内の隣接する微細構造間に局所的に発生する剪断や歪みの力を含む機械的な過程が，細胞内の各種固体構造のそれぞれに異なる圧縮を引き起こすという仮説もある。たとえば，イオンチャネルを構成したり，イオン電流や水を含む各種分子の通路となるさまざまな蛋白質は，細胞膜を構成する脂質二重層を貫くように埋め込まれている[53-56]。このような蛋白質からなる種々の構造の近くには，細胞を形づくる基本的な構造である細胞骨格が存在している[57]。静水圧加圧中に生じるこれらの微細構造のどの1つの形態的変化も，間違いなく，それに機械的に結合している隣接構造を乱すことになる。このように，中程度の高気圧は細胞の機能を変えうるのである[3,4]。この考え方からすると，機械刺激受容（力覚）イオンチャネルが，静水圧加圧中に細胞膜やイオンチャネル，細胞骨格の間に働く応力や歪みの変化を感受する機構の有力な候補のようだが[58,59]，この仮説はまだ検証されていない。

## ▶ 圧力感受性細胞の例

細胞の単体または集合体に対する生理学研究は，細胞機能の測定のために物理的条件の安定性を保ち，かつ，研究者が特定組織や細胞試料を浸しておく灌流液の組成を操作できるように，in vitroで行う方法が標準となっている。高気圧自体が細胞生理に及ぼす影響についてごくわずかな知見しか得られていない理由の1つは，このような研究では圧力を閉じ込めるために高気圧チャンバーを使用せざるをえないことである。したがって，特殊な装置を圧力容器に適合させなければならないため，研究は技術的に困難なものとなっている。加えて，いったん高気圧チャンバーが密閉されると，装置や試料は遠隔操作により扱わなければならない。同様に，麻酔をかけ器具類を装着した動物を高気圧チャンバー内で管理することは，技術的に不可能ではないものの容易な作業ではない[46,60,61]。

いくつかの研究室では，細胞研究の先端的方法を高気圧環境下に適用することに成功しており，高気圧自体が細胞機能に及ぼす影響について新しい洞察が得られつつある[18,19,50,62-67]。同様の手法が中枢性酸素中毒[37,51,67-69]，窒素麻酔[70,71]，HPNS[7,16,18,19,72-78]の研究に用いられている。高気圧ガスの吸入による初期の影

響の多くが神経学的な機能不全として現れることから（図10.1参照），筆者らはラットの脳切片を用いてニューロンの活動電位における圧力感受性についての研究を重点的に実施している[21]。ごく一般的な方法となっているin vitroの中枢神経系試料を用いた研究により，酸素，pH，温度が一定の条件下での中程度のレベルの高気圧（ヘリウム加圧，4ATA以下）が，脳幹背側部ニューロンの活動電位の発生を促進することを見出した（**図10.2A**）。このような活動電位の発生——いわゆるニューロンの発火率——にみられた変化は，発火頻度の増加であり，膜コンダクタンスの純増と関連していた。つまり，脱分極を引き起こす内向き電流を通過させるイオンチャネルが開いていたのである[6,21]。さらに**図10.2B**には，酸素，pH，温度が一定の条件下で20ATAまでヘリウム加圧したときの，これと類似した反応も示されている。発火率の最大の増加が，早くも最初の1〜5ATAの間に起こっていることに注意されたい。この高気圧による促進（刺激）効果は，化学性のシナプス伝達を阻害したときにも続いていたことから（図示はされていない），圧力感受性はシナプス伝達なしに維持されている膜固有の特性であることが示唆される。脳幹ニューロンにおける圧力感受性の意義は未確定であるが，これらの延髄背側部ニューロンは心臓抑制中枢の一部に属しているため，ヒトにおいて報告されている圧自体による徐脈[20]に関与しているのかもしれない[20]。温度と同様に圧力が，環境の変化に対して生体がいかに適応するのかを決めるための環境刺激として作用している可能性もある[21,79]。

## 生理機能の圧力感受性

中程度の高気圧（つまり，5ないし6ATA以下）が身体に及ぼす影響については多くの研究が行われているものの，それらの多くでは高気圧自体の影響と，高気圧酸素，窒素麻酔あるいは二酸化炭素蓄積による生理学的影響とが明確には区別されていない。加えて，高気圧自体の影響に焦点を当てている研究の多くが，5〜6ATAをはるかに上回るレベルの高気圧について研究を行っている。そこで，以下の論考では，中程度の気圧による生理学的影響が検証されえたと考えられる最近の研究を中心に取り上げる。今までに得られたエビデンスから，4〜6ATAの高気圧によって，高圧曝露時に考慮すべきガス分圧によるものとは独立して生起する影響が，ある特定の生理機能には確実に

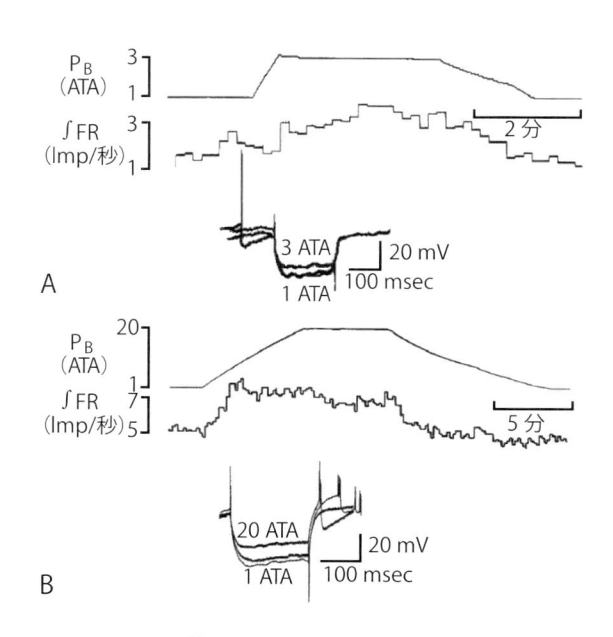

**図10.2** Mulkeyら[21]が報告している，ヘリウム加圧（酸素，pHおよび温度は一定）によって刺激された延髄後背側部の弧束複合体にある2個の圧力感受性ニューロンの実例（ラット脳切片標本，厚さ300μm，36〜37℃）．2個の異なるニューロンからの細胞内記録であり，ヘリウムによる3ATA（A）と20ATA（B）への加圧が，可逆的に入力抵抗を減少させるとともに発火率を増加させることを示している．ニューロンは，ヘリウム加圧の初期（1〜5ATA）に，最も刺激されている（B）．この2つの実験では，入力抵抗は持続の短い定振幅過分極電流パルスを用いて測定された（AとBの電位記録に重ね書きされている）．オームの法則（電圧＝電流×抵抗）によると，微小電極から生体膜を横切って供給される過分極電流によって起こる膜電位の変化は入力抵抗（膜抵抗）に比例しており，膜コンダクタンスに反比例している．したがって，高気圧自体（ヘリウム加圧）への曝露中に測定された入力抵抗の減少は，膜コンダクタンスそのものの増加を示している．つまり，ヘリウム加圧中に，これらのニューロンの脱分極と興奮をもたらす膜チャネルの開口が確かに起こっているのである．AとBのトレースでは，活動電位は切り取られている．（Dean JB, Mulkey DK, Garcia III AJ, et al: Neuronal sensitivity to hyperoxia, hypercapnia and inert gases at hyperbaric pressures. J Appl Physiol 95:883–909, 2003. より［アメリカ生理学会の許可を得て掲載］）

認められること，そして最も重要なことであるが，その影響については今後の検証が必要であることが示唆されている．

### ▶ 呼 吸

高気圧環境では，主として呼気および吸気の密度の増加，したがって気道抵抗の増大により，呼吸系が負荷を強いられることになる．この現象は，労作能を低下せしめる呼吸労力の増加につながる[80-82]．呼気中においては，気道抵抗の増大は，気道に動的な圧縮と予備呼気量の増加を引き起こす[82]．作業による身体的負荷がかけられた状態では，このために呼吸筋に疲労が生じ，しばしば呼吸困難となる[81]．加えて，ガス密度の増加に起因するガス拡散の不良のような要因が，さらなる呼吸筋への負荷をもたらす．このように，高気

圧環境下では換気を維持するために努力性の呼吸が必要となり，これが吸息筋の疲労と最終的には換気不全と二酸化炭素の蓄積を引き起こす[82]。筋機能についての多くの研究が，高いレベルの高気圧下（50ATA以上）で行われているため，呼吸筋が中程度の高気圧（6ATA以下）によって直接的な影響を受けるのか否かは不明である。わずかなデータしかないが，それらによると4～6ATAでは随意運動時に骨格筋の筋力損失および収縮速度の低下が起こる[81]。このように，圧力は随意的な筋収縮時の運動単位の動員数と，発火頻度の減弱を引き起こすのかもしれない。しかしながら，今までの研究では，6ATAという高気圧が高頻度反復刺激（不随意，2～40Hz）による筋フィラメントの動きを阻害するというエビデンスは得られていない[83]。in vitroの試料実験において，10MPa（100ATA）という高圧が，筋組織の構造や機能（カルシウムイオンの平衡状態やナトリウムおよびカリウムのイオンコンダクタンスにより測定）にほとんど影響を及ぼさなかったという観察結果は，この見解の証拠となる。ただし，生理学的範囲を上回るレベルの静水圧（20MPa，つまり200ATA以上）はイオンの平衡状態を乱し，筋収縮を阻害するという報告がある[84]。

## ▶ 心臓血管系

ヒトでは，わずか5ATAの静水圧の増加により著しい徐脈が引き起こされる[20]。Mulkeyら[21]は，迷走神経背側核と孤束核が4ATA以下のヘリウム加圧によって刺激されることを見出している（図10.2参照）。これらのニューロンは，部分的に脳幹の心臓抑制中枢に属していることから，Linnarssonら[20]が報告している反射性高圧徐脈の機序をなしている可能性もある。しかしながら，5ATAの環境圧（$P_{N_2}$ = 4.8ATA，$P_{O_2}$ = 0.2ATA）に曝露されたラットでは，心筋の血流量は増加したものの，心拍出量，平均動脈圧，そして心拍数には変化は認められていない[85]。これらの研究では，ガスの組成とは関係なく起こる圧力に依存した心筋灌流の増加があること，そして上述のさまざまな変化は窒素あるいはヘリウムによるものではない，という結論が下されている。このような心臓血管系の変化は，部分的には高気圧により誘発されたカテコールアミン分泌の増加により媒介されている可能性もある[86,87]。in vitroにおいてノルアドレナリンにより誘発されるラット大動脈の収縮が高気圧環境下では大幅に増強されるという報告は，この仮説を支持している[88]。さらに，比較的低い圧力に保たれた状態（48時間，4～11ATA）では，ほぼダイバーの全員が減圧後に頻脈（90～108BPM）を示し，それはしばしば24時間にわたって持続する[89]。加えて，比較的高い気圧下（3.1MPa，4.1MPa）で行われたヒトでの研究では，血漿中のエピネフリンとノルエピネフリンのレベルから判定すると，特に減圧後の初期において交感神経系活動に亢進がみられることが示されている[86]。

## ▶ 腎臓系

圧力により引き起こされた腎の生理機能の変化が，心臓血管系の機能に影響を及ぼしている可能性がある。高圧利尿についてはこれまでに多くの報告があるが[90-93]，この反応の機序の解明を試みている研究はほとんどない。身体の水浸に伴い，身体中心部における体液の分布の変化による心房伸展が引き金となって，心房性ナトリウム利尿ペプチドの分泌が増加すること[94,95]はよく知られている。水浸がもたらす圧力誘発性の胸腔内血液の増加は，心房筋細胞からの心房性ナトリウム利尿ペプチドの分泌を刺激し，最終的には血圧を低下（正常化）させるために，水分とナトリウムイオンのレベルを減少させる。利尿（500mL/日以上）がドライの飽和潜水時※（15～50ATA）に起こるが，これは水分の再吸収の低下による尿浸透圧の減少と関連がある（※訳者注：飽和潜水では，潜水作業を行う海中の水圧に相当する高気圧環境に保たれたチャンバー内で居住し，作業時に海中に出ていくことになる。この高気圧環境下での居住をドライの飽和潜水と呼ぶ）。この反応の特徴として，抗利尿ホルモンの減少，アルドステロンの増加[92]，そして心房性ナトリウム利尿ペプチドの急激な増加が認められる[90,91,93]。この逆説的なアルドステロンの増加は，高圧利尿初期に起こる血漿量の減少がきっかけとなって引き起こされる。圧力による血圧の低下が心房の伸展受容器によって感受された結果として，副腎が刺激されてアルドステロンが分泌される。アルドステロンは通常，尿細管，汗腺および腸管でのナトリウムの再吸収を増加させるが，高気圧環境への曝露はこの反応を弱める[92]。したがって，高気圧への曝露中には，アルドステロンの分泌は，血圧を正常に保つために必要な細胞外液の浸透圧の調節をし損ことになる。これらの報告からは，高気圧が尿細管におけるナトリウムイオンの輸送に直接的な作用を及ぼすことが示唆されるが，その正確な機序は不明である。通常の状態では，アルドステロンは遠位尿細管の鉱質コルチコイド受容

体に作用して，尿細管細胞の腔側膜のカリウムイオンとナトリウムイオンの透過性を増大させる。この鉱質コルチコイド受容体の賦活により基底膜側のナトリウムポンプが活性化され，アデノシン三リン酸（ATP）がナトリウムポンプをリン酸化すると，血液中へのナトリウムイオンと水分の再吸収，尿中へのカリウムイオンの排泄が行われる。このように，高気圧はさまざまな機序を通じて尿細管におけるナトリウムイオンの輸送に作用を及ぼすことも考えられるが，その仕組みはほとんどわかっていない。

### ▶生殖系

高気圧が生殖機能に及ぼす影響についてはごく部分的にしか解明されていないが，圧力が雄の妊性に影響することは確かである。中程度のレベルの高気圧（2〜5ATAの酸素）は月経にほとんど影響を与えず[96]，雄のラットについての研究でも，精巣機能に影響はないか，あったとしてもごくわずかであることが示されている[97]。しかしながら，長時間（24時間）にわたり6ATAに曝露されたラットでは，精巣，副睾丸，前立腺腹葉および腎臓への血流に減少がみられることが明らかにされている[98]。加えて，この研究では，長時間の高気圧曝露のあとには，血漿中のテストステロン濃度が有意に減少していることも示されている[98]。ヒトでは，深海飽和潜水（40ATA以上）に参加すると，精巣の血流が減少し，全体として男性の生殖機能が低下する[99]。より高い圧力（50ATA）にさらされたマウスの精液には，運動率の低下や精子形成の不全がみられる[100]。おそらく，圧力が雄の妊性に及ぼす影響は可逆的であって，精巣での血流の減少も動脈圧の低下によるものと思われる。高圧下の動脈圧低下については優れた報告がある[101]。

## 展　望

われわれの身体は大気圧がもたらす約1ATAのもとで，もしくはその近傍で生活するように適応している。しかしながら，ヒトは，気圧の変化した環境にも日常的に身をさらしているが，そのような環境においては，呼気ガスと血液ガスの量の変化が，つまり組織や細胞に溶解したガスの量が変化することに，生理機能が影響を受けることになる。本章では次の疑問について取り組んだ。「圧力自体の作用によるいかなる付加的な影響が，もしそれがあるとするならばであるが，気圧の変化によって身体にもたらされるのであろうか」。呼気の密度と管腔臓器内のガス体積に影響があること以外に，HBOTに用いられている中程度のレベルの加圧において考慮すべき高気圧自体が細胞や組織に付加的な影響を及ぼすことがあるのであろうか。そこで本章では，HBOT，圧気作業，日常の潜水においてヒトが日常的に出合うことのある中程度のレベルの高気圧自体の影響に焦点を当てて議論した。

このような疑問の解明は，1つには，起こりうる高圧自体の影響について，データを混同させる麻酔作用，酸化ストレスや呼吸性アシドーシスのような影響から明確に区分することができないような研究計画のためにあまり進んでいない。別のケースでは，高気圧自体による生理学的影響を探り出すようにデザインされた研究は，高度な技術を用いた混合ガスによる飽和潜水で出合うような高いレベルの高気圧か，あるいはヒトが出合うことのないようなさらに高いレベルの高気圧のもとで行われている。後者の研究では，高気圧自体の分子レベルや細胞レベルでの影響を調べるために，さまざまなin vitroの組織試料を用いて行われている。将来の研究においては，より低い中程度の範囲にある圧力も，研究の対象に含めなければならないことは確かである。なぜならば，高気圧医学において日常的に扱うのはそのような圧力であるからである[6]。

蓄積されつつあるエビデンスにより，中程度のレベルの高気圧が細胞生理に確かに影響を及ぼしていることが示されている。想定されている機序には，細胞のさまざまな微細構造，たとえば細胞膜やそれに付着している蛋白質（イオンチャネル，ポンプ，膜輸送体を形成），細胞膜を支えている細胞骨格において，圧縮の程度が異なっていることが関与していると考えられる。高気圧環境下でこれらの研究を行うための手段は，最近ようやく開発されたばかりである。高気圧チャンバーでも適用可能な原子間力顕微鏡，電気生理学的手法，蛍光顕微鏡のような技術を用いることにより，細胞の圧力感受性に関する本質的に重要な疑問に実験的に取り組むことが可能となるに違いない。また，蓄積されつつあるエビデンスは，中程度のレベルの高気圧による中枢性の影響がありうること，そしてその結果，標的器官に対する自律神経系による調整機能が影響されることを示唆している。加えて，標的器官の細胞そのものにも影響が及びうる。今までに得られた例では，中程度のレベルの高気圧自体が，肺内ガスの拡散と気道抵抗，局所血流（心臓血管系），神経伝達物質の放出（心臓血管系），恒常性維持機構（腎での水再吸収），そしてイオンコンダクタンスと活動電位（ニューロン）

に影響することが示されている。これらの発見は，この分野の研究の進展に期待を抱かせるとともに，高気圧医学で使用されている圧力曝露による生理学的影響を十分に理解するためには，中程度レベルの高気圧が身体，組織そして細胞に及ぼす影響について，さらなる研究が必要であることを示しているのである。

謝　辞

　ここに要約した論考のもととなった筆者の研究の一部は，Office of Naval Research, Undersea Medicine Program による援助を受けた。

## REFERENCES

1. Bert P : Barometric Pressure. Researches in Experimental Physiology. Columbus, Ohio, FC Long's College Book Company, 1943.
2. Camporesi E : Hyperbaric oxygen therapy : A committee report. Kensington, Md, Undersea and Hyperbaric Medical Society, 1996.
3. Macdonald AG, Fraser PJ : The transduction of very small hydrostatic pressures. Comp Biochem Physiol 122A : 13-36, 1999.
4. Macdonald AG : Hydrostatic pressure as an environmental factor in life processes. Comp Biochem Physiol 116A : 291-297, 1997.
5. Jain KK : High pressure neurological syndrome (HPNS). Acta Neurol Scand 90 : 45-50, 1994.
6. Dean JB, Mulkey DK, Garcia III AJ, et al : Neuronal sensitivity to hyperoxia, hypercapnia and inert gases at hyperbaric pressures. J Appl Physiol 95 : 883-909, 2003.
7. Conti F, Heinemann SH, Stuhmer W : Activation and reaction volumes of ion channels in excitable membranes. In : Jannasch HW, Marquis RE, Zimmerman AM (eds) : Current Perspectives in High Pressure Biology. London, Academic Press, 1987, pp 171-179.
8. Halsey MJ : Effects of high pressure on the central nervous system. Physiol Rev 62 : 1341-1377, 1982.
9. MacDonald AG : The effects of pressure on the molecular structure and physiological functions of cell membranes. Philos Trans R Soc Lond B Biol Sci 304 : 47-68, 1984.
10. MacDonald AG : The role of membrane fluidity in complex processes under high pressure. In : Jannasch HW, Marquis RE, Zimmerman AM (eds) : Current Perspectives in High Pressure Biology. Orlando, Fla, Academic Press, 1987, pp 207-223.
11. Macdonald AG : Ion channels under high pressure. Comp Biochem Physiol 131A : 587-593, 2002.
12. Brauer RW, Hogan PM, Hugon M, et al : Patterns of interaction of effects of light metabolically inert gases with those of hydrostatic pressure as such-a review. Undersea Biomed Res 9 : 353-396, 1982.
13. Wann KT, Macdonald AG : The effects of pressure on excitable cells. Comp Biochem Physiol 66A : 1-12, 1980.
14. Wann KT, Southan AP : The action of anaesthetics and high pressure on neuronal discharge patterns. Gen Pharm 23 : 993-1004, 1992.
15. Southan AP, Wann KT : Effects of high helium pressure on intracellular and field potential responses in the CA1 region of the in vitro rat hippocampus. Eur J Neurosci 8 : 2571-2581, 1996.
16. Henderson JV, Gilbert DL : Slowing of ionic currents in the voltage-clamped squid axon by helium pressure. Nature 258 : 351-352, 1975.
17. Heinemann SH, Conti F, Stuhmer W, et al : Effects of hydrostatic pressure on membrane processes : Sodium channels, calcium channels, and exocytosis. J Gen Physiol 90 : 765-778, 1987.
18. Tarasiuk A, Grossman Y : High pressure reduces pH sensitivity of respiratory center in isolated rat brainstem. Respir Physiol 86 : 369-379, 1991.
19. Tarasiuk A, Grossman Y : High pressure modifies respiratory activity in isolated rat brain stem-spinal cord. J Appl Physiol 71 : 537-545, 1991.
20. Linnarsson D, Ostlund A, Lind F, et al : Hyperbaric bradycardia and hypoventilation in exercising men : Effects of ambient pressure and breathing gas. J Appl Physiol 87 : 1428-1432, 1999.
21. Mulkey DK, Henderson III RA, Putnam RW, et al : Pressure (<4 ATA) increases membrane conductance and firing rate in the rat solitary complex. J Appl Physiol 95 : 922-930, 2003.
22. West JB : Highest inhabitants of the world. Nature (Lond) 324 : 517, 1986.
23. Keys A : The physiology of life at high altitude : The International High Altitude Expedition to Chile 1935. Scientific Monthly 43 : 289-312, 1936.
24. Keys A, Matthews BHC, Forbes WH, et al : Individual variations in ability to acclimatize to high altitude. Proc R Soc Lond B Biol Sci 126 : 1-24, 1938.
25. West JB : Permanent residents of high altitude. High Life. A History of High Altitude Physiology and Medicine. New York, Oxford University Press, 1998, pp 194-227.
26. West JB : Climbing Mt. Everest without oxygen : An analysis of maximal exercise during extreme hypoxia. Respir Physiol 52 : 265-279, 1983.
27. West JB. First ascents of Mt. Everest. High Life. A History of High Altitude Physiology and Medicine. New York, Oxford University Press, 1998, pp 254-290.
28. Lovelace II WR, Gagge AP : Aero medical aspects of cabin pressurization for military and commercial aircraft. J Aeronaut Sci 13 : 143-150, 1946.
29. Prepared by the Wright Field Aero Medical Laboratory, Engineering Division. Your Body in Flight (T.O. No. 30-105-1). Dayton, Ohio Maintenance Data Section, Maintenance Division, Air Technical Service Command, Wright Field, 1944, pp 1-74.
30. Air Forces Manual No. 34 : Notes on the use of oxygen equipment for fighter pilots and P.R.U. (with special reference to the P-38, P-47 and P-51). Washington, DC, Headquarters, US Army Air Forces, 1944, pp 1-60.
31. Fryer DI : Subatmospheric decompression sickness in man (AGARDograph no. 125). Slough : Technivision Services, The Advisory Group for Aerospace Research and Development (AGARD), NATO, 1969, 1-343.
32. Lauritzsen MD, Pfitzner J : Pressure breathing in fighter aircraft for G accelerations and loss of cabin pressurization at altitude—a brief review. Can J Anesth 50 : 415-419, 2003.
33. Kozloski LD : U.S. Space Gear. Outfitting the Astronaut. Wash-

ington, DC, Smithsonian Institution Press, 1994, pp 1-238.
34. Bennett PB : Inert gas narcosis and high pressure nervous syndrome. In : Bove AA(ed): Bove and Davis' Diving Medicine. Philadelphia, WB Saunders Company, 1997, pp 117-130.
35. Tibbles PM, Edelsberg JS : Hyperbaric-oxygen therapy. N Engl J Med 334 : 1642-1648, 1996.
36. Warkander DE, Norfleet WT, Nagasawa GK, et al : $CO_2$ retention with minimal symptoms but severe dysfunction during wet simulated dives to 6.8 atm abs. Undersea Biomed Res 17 : 515-523, 1990.
37. Dean JB, Mulkey DK, Henderson III RA, et al : Hyperoxia, reactive $O_2$ species, and hyperventilation : $O_2$-sensitivity of brain stem neurons. J Appl Physiol 96 : 784-791, 2004.
38. Prabhakar NR : Oxygen sensing by the carotid body chemoreceptors. J Appl Physiol 88 : 2287-2295, 2000.
39. Morrison JB, Florio JT, Butt WS : Observations after loss of consciousness under water. Undersea Biomed Res 5 : 179-187, 1978.
40. Woodbury DM, Karler R : The role of carbon dioxide in the nervous system. Anesthesiology 21 : 686-703, 1960.
41. Coenen AML, Drinkenburg WHIM, Hoenderken R, et al : Carbon dioxide euthanasia in rats : Oxygen supplementation minimizes signs of agitation and asphyxia. Lab Anim 29 : 262-268, 1995.
42. Danneman PJ, Stein S, Walshaw SO : Humane and practical implications of using carbon dioxide mixed with oxygen for anesthesia or euthanasia of rats. Lab Anim Sci 47 : 376-385, 1997.
43. Bennett PB, Papahadjopoulos D, Bangham AD : The effect of raised pressure of inert gases on phospholipid membranes. Life Sci 6 : 2527-2533, 1967.
44. Hartzler LK, Dean JB, Putnam RW : The chemosensitive response of neurons from the locus coeruleus(LC) to hypercapnic acidosis with clamped intracellular pH. Adv Exp Med Biol 605 : 333-337, 2008.
45. Clark JM, Thom SR : Toxicity of oxygen, carbon dioxide, and carbon monoxide. In : Bove AA(ed): Bove and Davis' Diving Medicine. Philadelphia, Saunders, 1997, pp 131-145.
46. Cragg PA, Drysdale DB, Hamilton JH : Ventilation in intact and glossopharyngeal nerve sectioned anaesthetized rats exposed to oxygen at high pressure. J Physiol(Lond) 370 : 489-499, 1986.
47. Simon AJ, Torbati D : Effects of hyperbaric oxygen on heart, brain and lung functions in rat. Undersea Biomed Res 9 : 263-275, 1982.
48. Torbati D, Mokashi A, Lahiri S : Effects of acute hyperbaric oxygenation on respiratory control in cats. J Appl Physiol 67 : 2351-2356, 1989.
49. D'Agostino, DP, Putnam RW, Dean JB : Superoxide($O_2^-$) production in CA1 neurons of rat hippocampal slices exposed to graded levels of oxygen. J Neurophysiol 98 : 1030-1041, 2007.
50. Dean JB, Mulkey DK : Continuous intracellular recording from mammalian neurons exposed to hyperbaric helium, oxygen, or air. J Appl Physiol 89 : 807-822, 2000.
51. Mulkey DK, Henderson III RA, Olson JE, et al : Oxygen measurement in brainstem slices exposed to normobaric hyperoxia and hyperbaric oxygen. J Appl Physiol 90 : 1887-1899, 2001.
52. Wann KT, MacDonald AG, Harper AA, et al : Electrophysiological measurements at high hydrostatic pressure : Methods for intracellular recording from isolated ganglia and for extracellular recording in vivo. Comp Biochem Physiol 64A : 141-147, 1979.
53. Lee AG : How lipids affect the activities of integral membrane proteins. Biochim Biophys Acta 1666 : 62-87, 2004.
54. Cascio M : Connexins and their environment : Effects of lipids composition on ion channels. Biochim Biophys Acta 1711 : 142-153, 2005.
55. Sperotto MM, May S, Baumgaertner A : Modelling of proteins in membranes. Chem Phys Lipids 141 : 2-29, 2006.
56. Lindblom G, Grobner G : NMR of lipid membranes and their proteins. Curr Opin Colloid Interf Sci 11 : 24-29, 2006.
57. Sheetz MP, Sable JE, Dobereiner HG : Continuous membrane-cytoskeleton adhesion requires continuous accommodation to lipid and cytoskeleton dynamics. Annu Rev Biophys Biomol Struct 35 : 417-434, 2006.
58. Sukharev S, Anishkin A : Mechanosensitive channels : What can we learn from 'simple' model systems? Trends Neurosci 27 : 345-351, 2004.
59. Martinac B, Kloda A : Evolutionary origins of mechanosensitive ion channels. Prog Biophys Mol Biol 82 : 11-24, 2003.
60. Demchenko IT, Boso A, Bennett PB, et al : Hyperbaric oxygen reduces cerebral blood flow by inactivating nitric oxide. Nitric Oxide Biol Chem 4 : 597-608, 2000.
61. Litt L, Xu Y, Cohen Y, et al : Nonmagnetic hyperbaric chamber for in-vivo NMR spectroscopy studies of small animals. Magn Reson Med 29 : 812-816, 1993.
62. Dean JB, Mulkey DK, Arehart JT : Details on building a hyperbaric chamber for intracellular recording in brain tissue slices. J Appl Physiol 89 : 807-822, 2000.
63. Fagni L, Hugon M, Folco A, et al : A versatile chamber for microphysiologic studies with gas mixtures under high pressure. Undersea Biomed Res 14 : 161-168, 1987.
64. Southan AP, Wann KT : Methods for intracellular recording from hippocampal brain slices under high helium pressure. J Appl Physiol 71 : 365-371, 1991.
65. Henderson JV, Morin RA, Lanphier EH : Apparatus for intracellular electrophysiological measurements at 200 ATA. J Appl Physiol 38 : 353-355, 1975.
66. Colton JS, Freeman AR : Intracellular measurements in a closed hyperbaric chamber. J Appl Physiol 35 : 578-580, 1973.
67. King GL, Parmemtier JL : Oxygen toxicity of hippocampal tissue in vitro. Brain Res 260 : 139-142, 1983.
68. Mulkey DK, Henderson III RA, Putnam RW, et al : Hyperbaric oxygen and chemical oxidants stimulate $CO_2/H^+$-sensitive neurons in rat brain stem slices. J Appl Physiol 95 : 910-921, 2003.
69. Colton JS, Colton CA : Effect of oxygen at high pressure on spontaneous transmitter release. Am J Physiol 238 : C233-C237, 1978.
70. Bryant HJ, Blankenship JE : Action potentials in single axons : Effects of hyperbaric air and hydrostatic pressure. J Appl Physiol 47 : 561-567, 1979.
71. Bryant HJ, Blankenship JE : Modification of synaptic facilitation and bursting patterns in Aplysia californica by hyperbaric air. J Appl Physiol 47 : 568-576, 1979.
72. Fagni L, Soumireu-Mourat B, Carlier E, et al : A study of spontaneous and evoked activity in the rat hippocampus under helium-oxygen high pressure. Electroenceph Clin Neurophysiol 60 : 267-275, 1985.
73. Fagni L, Zinebi F, Hugon M : Evoked potential changes in rat

hippocampal slices under helium pressure. Exp Brain Res 65 : 513-519, 1987.
74. Fagni L, Zinebi F, Hugon M : Helium pressure potentiates the N-methyl-D-aspartate- and D, L-homocysteate-induced decreases of field potentials in the rat hippocampal slice preparation. Neurosci Lett 81 : 285-290, 1987.
75. Henderson JV, Lowenhaupt MT, Gilbert DL : Helium pressure alteration of function in squid giant synapse. Undersea Biomed Res 4 : 19-26, 1977.
76. Conti F, Fioravanti R, Segal JR, et al : Pressure dependence of the potassium currents of squid giant axon. J Membr Biol 69 : 35-40, 1982.
77. Conti F, Fioravanti R, Segal JR, et al : Pressure dependence of the sodium currents of squid giant axon. J Membr Biol 69 : 23-34, 1982.
78. Tarasiuk A, Grossman Y, Kendig JJ : Barbiturate alteration of respiratory rhythm and drive in isolated brainstem-spinal cord of newborn rat : Studies at normal and hyperbaric pressure. Br J Anaesth 66 : 88-96, 1991.
79. Kendig JJ, Grossman Y, Heinemann SH : Ion channels and nerve cell function. In : Macdonald AG (ed) : Advances in Comparative and Environmental Physiology, Effect of High Pressure on Biological Systems, vol 17. Berlin, Springer-Verlag, 1993, pp 87-124.
80. Calvet JH, Louis B, Giry P, et al : Effect of gas density variations on respiratory input impedance in humans. Respir Physiol 104 : 241-250, 1996.
81. Duranti R, Bonetti L, Vivoli P, et al : Dyspnea during exercise in hyperbaric conditions. Med Sci Sports Exerc 38 : 1932-1938, 2006.
82. Van Liew HD : Mechanical and physical factors in lung function during work in dense environments. Undersea Biomed Res 10 : 255-264, 1983.
83. Behm D, Power K, White M, et al : Effects of hyperbaric (6 ATA) pressure on voluntary and evoked skeletal muscle contractile properties. Undersea Hyperb Med 30 : 103-115, 2003.
84. Friedrich O, Kress KR, Ludwig H, et al : Membrane ion conductances of mammalian skeletal muscle in the post-decompression state after high-pressure treatment. J Membr Biol 188 : 11-22, 2002.
85. Risberg J, Tyssebotn I : Hyperbaric exposure to a 5 ATA He-$N_2$-$O_2$ atmosphere affects the cardiac function and organ blood flow distribution in awake trained rats. Undersea Biomed Res 13 : 77-90, 1986.
86. Hirayanagi K, Nakabayashi K, Okonogi K, et al : Autonomic nervous activity and stress hormones induced by hyperbaric saturation diving. Undersea Hyperb Med 30 : 47-55, 2003.
87. Paul ML, Philp RB : Hyperbaric He but not $N_2$ augments $Ca_2^+$-dependent dopamine release from rat striatum. Undersea Biomed Res 16 : 293-304, 1989.
88. Guerrero F, Lucciano M, Joanny P, et al : Hyperbaric-induced enhancement of noradrenaline-evoked contraction in rat thoracic aorta. Exp Physiol 82 : 687-695, 1997.
89. Mateev G, Djarova T, Ilkov A, et al : Hormonal and cardiorespiratory changes following simulated saturation dives to 4 and 11 ATA. Undersea Biomed Res 17 : 1-11, 1990.
90. Goldinger JM, Hong SK, Claybaugh JR, et al : Renal responses during a dry saturation dive to 450 msw. Undersea Biomed Res 19 : 287-293, 1992.
91. Miyamoto N, Matsui N, Inoue I, et al : Hyperbaric diuresis is associated with decreased antidiuretic hormone and increased atrial natriuretic polypeptide in humans. Jpn J Physiol 41 : 85-99, 1991.
92. Park YS, Claybaugh JR, Shiraki K, et al : Renal function in hyperbaric environment. Appl Human Sci 17 : 1-8, 1998.
93. Tao HY, Chen HJ, Zhang H, et al : Urinary ANP, ADH, and electrolyte excretion during saturation-excursion diving to pressures equivalent to 250 and 300 m. Undersea Biomed Res 19 : 159-169, 1992.
94. Johnston CI, Hodsman PG, Kohzuki M, et al : Interaction between atrial natriuretic peptide and the renin angiotensin aldosterone system. Endogenous antagonists. Am J Med 87 : 24S-28S, 1989.
95. Weidmann P, Saxenhofer H, Shaw SG, et al : Atrial natriuretic peptide in man. J Steroid Biochem 32 : 229-241, 1989.
96. Willson JR, Blessed WB, Blackburn PJ : Effect of repeated hyperbaric exposures on the menstrual cycle : Preliminary study. Undersea Biomed Res 11 : 91-97, 1984.
97. Nakada T, Saito H, Ota K, et al : Serum testosterone, testicular connective tissue protein and testicular histology in rats treated with hyperbaric oxygen. Int Urol Nephrol 18 : 439-447, 1986.
98. Rockert HO, Damber JE, Janson PO : Testicular blood flow and plasma testosterone concentrations in anesthetized rats previously exposed to air at 6 ATA. Undersea Biomed Res 5 : 355-361, 1978.
99. Aitken RJ, Buckingham D, Richardson D, et al : Impact of a deep saturation dive on semen quality. Int J Androl 23 : 116-120, 2000.
100. Fryer P, Gross J, Halsey MJ, et al : Sperm maturation associated with subfertility following hyperbaric exposure of mice. Undersea Biomed Res 13 : 413-423, 1986.
101. Rogatsky GG, Shifrin EG, and Mayevsky A : Physiologic and biochemical monitoring during hyperbaric oxygenation : A review. Undersea Hyperb Med 26 : 111-122, 1999.

# Chapter 11 酸素と創傷治癒の基本的メカニズム

> **この章の概要**
>
> 要約
> 創傷修復のメカニズム
> 　傷に対する主要な反応
> 　感染に対する抵抗
> 　増殖
> 　血管新生
> 　コラーゲンと細胞外基質沈着
> 　乳酸の役割
> 　活性酸素種・過酸化水素の役割
> 　一酸化窒素の役割
> 　上皮化
> 　成熟化と再形成
> 　栄養
> 創傷部の灌流と酸素供給
> 創傷治癒における高気圧酸素治療の役割
> 　高気圧酸素治療による創傷治癒改善の仕組み
> 　創傷治癒における高気圧酸素治療の臨床効果
> 　治癒しない創傷の補助療法に高気圧酸素治療を用いる際の患者選択：経皮的酸素測定法
> 要約

## 要約

創傷治癒は，炎症，基質産生，血管新生，上皮化，再形成といった協調的な修復の反応を要求する複雑な過程である（図11.1）。多くの要因により創傷治癒は妨げられる。たとえば併存疾患，栄養状態[1,2]，交感神経の活性化[3]，年齢[4-6]などの全身性要因は修復過程に多大なる影響を及ぼす。創傷部位そして周囲の細菌感染[7]，炎症の程度，含水率[8]，酸素分圧（$P_{O_2}$）[9]，血流[10]といった局所環境要因もまた治癒の際に深刻な影響がある。これらの要因のすべてが重要であるが，最も重要な要素のうちの1つは創傷部への酸素供給である。創部の低酸素状態は，創傷治癒のすべての構成要素を本質的に阻害する[11]。

酸素の役割は通常，有酸素呼吸と酸化リン酸化反応を経たエネルギー産生に関するものと考えられているが，メカニズムを伝える信号としても必要である。白血球によってもたらされた殺菌とコラーゲンの構成の際に，酸素は律速段階となる。なぜなら，特定の酵素は高い $P_{O_2}$ を必要とするからである（最低40mmHg）[12,13]。他のプロセスが酸素に依存して動く仕組みであることがあまり明瞭ではなくとも，これらのプロセスは細胞が呼吸のために必要とするよりも（高容量ではないが），さらに高濃度の酸素を必要とする[14-17]。

創部の低酸素状態は創傷治癒を阻害する主要因で，下肢の皮膚潰瘍の際，顕著である。高気圧酸素治療（hyperbaric oxygn therapy；HBOT）は，創部の低酸素を是正する1つの方法である[18]。実際，生理学上の範囲を大幅に超えて（＞200mmHg），HBOTは創部の酸素を増大させる[19-21]。これらのレベルにおいて酸素は薬として働く[22]。

本章は，創傷治癒の基本的な仕組み，特に酸素が律速段階であるか，もしくは別の方法で酸素に依存しているものに重点をおいて概説する。次に，高気圧酸素が強化できる創傷治癒のメカニズム，特に低酸素状態

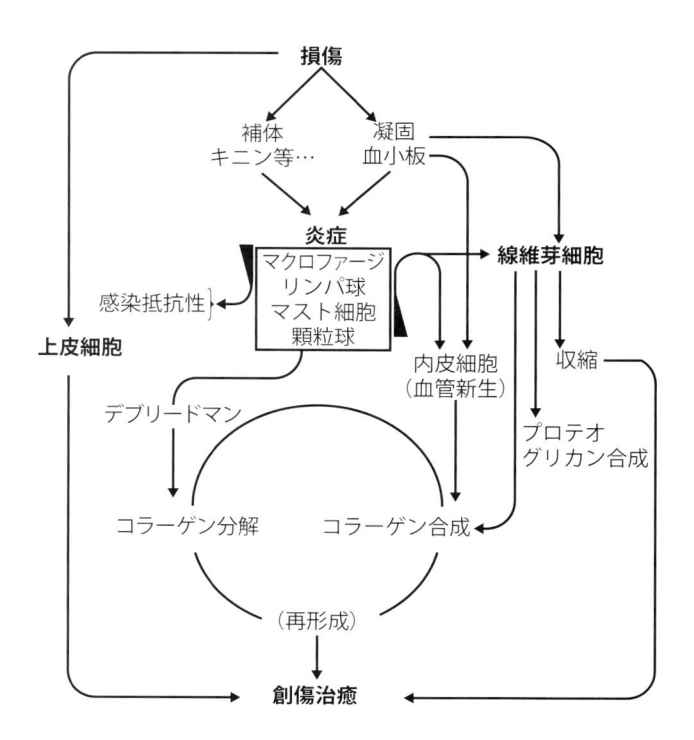

**図11.1　創傷治癒のプロセス**
(Zabel DD, Hunt TK: Skin, peritoneum and colonic healing processes. Perspect Colon Rectal Surg 6:191, 1993. より)

の創部について説明する。臨床効果および患者選択に関するエビデンスについても述べる。

# 創傷修復のメカニズム

## ▶ 傷に対する主要な反応

　傷口は皮膚の防御壁の崩壊により生み出される。傷は局所組織環境を破壊するいかなるものからも起こりうる。たとえば、熱、機械的刺激、抗原、炎症の仕組みなど、微小循環障害と細胞障害によりもたらされたすべてのものが傷をつくる。これは細胞間、化学的相互作用と信号伝達といった複雑な連鎖反応を引き起こし、最終的に組織修復に至る。

　創傷治癒は伝統的にうっ血、炎症、増殖、再形成の4つの相に分けられてきた[23]。かなりの重複がこれらの相の間には存在し、分割線の識別が困難なことが多い。それぞれの相が宿主細胞、汚染物質、サイトカイン、その他化学伝達物質の間で複雑な相互作用をもっており、機能が正常なときには創傷修復へと向かう。これらの過程は生物種間で高度に保護されており[24]、細胞・組織修復の過程を管理する炎症反応が決定的な重要性をもつことを示している。治癒過程の何らかの要素が阻害されたり、秩序正しい修復の連鎖が遮断されたりすると、難治・不治性の創傷となってしまう[25]。

　傷は局所の循環を損ない、化学誘引物質や増殖因子を含むさまざまな物質を集合させたり放出したりする原因となる[23]。初期成果は凝血である。凝血は出血を防ぎ、もはや灌流しなくなったエリアを拡大したりもする。血小板脱顆粒は血小板由来増殖因子（PDGF）、形質転換増殖因子-$\beta$（TGF-$\beta$）、上皮細胞増殖因子（EGF）、インスリン様増殖因子-1（IGF-1）を放出し、炎症のプロセスを開始する[23]。ブラジキニンや補体、肥満細胞から放出されたヒスタミンはまた、微小循環を混乱させる。炎症細胞は創部に移動し（多形核白血球は即座に、マクロファージは24～48時間のうちに）反応性に活性化する。炎症細胞は内皮のインテグリン（細胞膜貫通受容体蛋白）、セレクチン、細胞接着分子、カドヘリン（細胞間結合に関係する蛋白質）、フィブリン、乳酸、低酸素、異物、病原菌、増殖因子に反応して活性化する[23]。マクロファージとリンパ球が乳酸と増殖因子とを次々に産生する[26]（表11.1）。増殖因子とは、IGF-1、白血球増殖因子、インターロイキン-1（IL-1）、IL-2、TGF-$\beta$、そして血管内皮増殖因子（VEGF）などである[27]。この炎症相は創縁の発赤と浮腫とによって特徴づけられる。

　活性化された好中球とマクロファージは、プロテアーゼ（蛋白質分解酵素）を放出する。好中球エラスターゼ、好中球コラゲナーゼ、マトリックスメタロプロテイナーゼ、そしてマクロファージメタロエラスターゼなどである[23]。これらプロテアーゼは損傷を受けた細胞外基質の成分を分解し置換していく。プロテアーゼは毛細血管の基底膜も分解し、炎症細胞が創傷部位へ移動できるようにする。

　創傷部位においては、局所の血液供給に障害が起きており、同時に代謝要求は増大している。結果として、創部の環境は低酸素で乳酸の多い酸性状態になっている[28,29]。これは、血管損傷と凝血による酸素供給の減少、細胞性反応（嫌気的解糖）を高めることによる代謝要求の増大、炎症細胞による好気的解糖といった3つの結果の総計である[30,31]。白血球はほとんどミトコンドリアを含んでおらず、十分な酸素供給の存在下でグルコースから乳酸の産生によりエネルギーを生み出す[31]。活性化した好中球で呼吸性バーストが起きる際、酸素とグルコースとが変化してスーパーオキサイド、水素イオン、乳酸となるが、酸素は最大98％がこれに消費され基線の最大50倍まで増加する[32,33]。

　局所の低酸素状態は組織損傷の正常で必然的な結果である[34,35]。低酸素は創傷修復への刺激として作動するが[36]、治癒を阻害したり[9]感染の感受性を増大させたりもする[37,38]。多くの実験モデル[38-41]およびヒトの臨床試験[42-44]では、創部の低酸素状態は創傷治癒を遅延させるという結論が導き出されている。皮膚損傷部位の$P_{O_2}$は均一ではない。0～10mmHgしかない創の中心部（デッドスペース）から血流豊富な細動脈と毛細血管と隣接している部分まで、$P_{O_2}$はさまざまである[34]（図11.2）。局所の$P_{O_2}$は、灌流する毛細血管からの酸素の拡散に依存する。したがって、創部の$P_{O_2}$は毛細血管の密度、動脈血中の$P_{O_2}$、および酸化ヘモグロビン分離曲線のシフトからの影響による細胞の代謝活動に依存する（たとえば、損傷部位のpHが低いと曲線は右にシフトし組織に酸素を与えるが、損傷部位の温度が下がると曲線は左にシフトし組織への酸素供給は減少する）。

## ▶ 感染に対する抵抗

　正常な皮膚の防御壁が破られると、創傷治癒を達成するには、異物を排除し感染に抵抗する能力が必要である。好中球は非特異的免疫を提供し、感染を防止する。白血球は、走化性により化学物質の濃度勾配に従っ

表 11.1　創傷治癒に関与する増殖因子

| 増殖因子 | 由来細胞 | 作　用 |
|---|---|---|
| 形質転換増殖因子（TGF-β）：TGF-β1，TGF-β2 | 血小板<br>線維芽細胞<br>マクロファージ | 線維芽細胞の遊走と賦活<br>細胞外基質の沈着<br>　コラーゲン合成<br>　マトリックスメタプロテイナーゼ阻害因子合成<br>　マトリックスメタプロテイナーゼ合成 |
| TGF-β3 | | 瘢痕の減少<br>　コラーゲン<br>　フィブロネクチン |
| 血小板由来増殖因子（PDGF）：PDGF-AA，PDGF-BB，VEGF | 血小板<br>マクロファージ<br>角化細胞<br>線維芽細胞 | 免疫細胞と線維芽細胞の賦活<br>細胞外基質の沈着<br>　コラーゲン合成<br>　マトリックスメタプロテイナーゼ阻害因子合成<br>　マトリックスメタプロテイナーゼ合成<br>血管新生 |
| 線維芽細胞増殖因子（FGF）：酸性 FGF（acidic FGF），塩基性 FGF（basic FGF），KGF | マクロファージ<br>内皮細胞<br>線維芽細胞 | 血管新生<br>内皮細胞の賦活<br>角化細胞の増殖と転移<br>細胞外基質の沈着 |
| インスリン様増殖因子（IGF）：IGF-1，IGF-2，インスリン | 肝臓<br>骨格筋<br>線維芽細胞<br>マクロファージ<br>好中球 | 角化細胞の増殖<br>線維芽細胞の増殖<br>内皮細胞の賦活<br>血管新生<br>　コラーゲン合成<br>細胞外基質の沈着<br>細胞の代謝 |
| 上皮細胞増殖因子（EGF）：EGF，ヘパリン結合性 EGF，TGF-α，アンフィレギュリン，ベータセルリン | 角化細胞<br>マクロファージ | 角化細胞の増殖と転移<br>細胞外基質の沈着 |
| 結合組織増殖因子 | 線維芽細胞<br>内皮細胞<br>上皮細胞 | コラーゲン合成における TGF-β の媒介作用 |

KGF：角化細胞増殖因子，VEGF：血管内皮増殖因子（Schulz G: Molecular Regulation of Wound Healing. In: Bryant R, Nix D ［eds］：Acute and Chronic Wounds: Current Management Concepts, 3rd ed. St. Louis, Mosby Elsevier, 2006, pp 82–99. より）

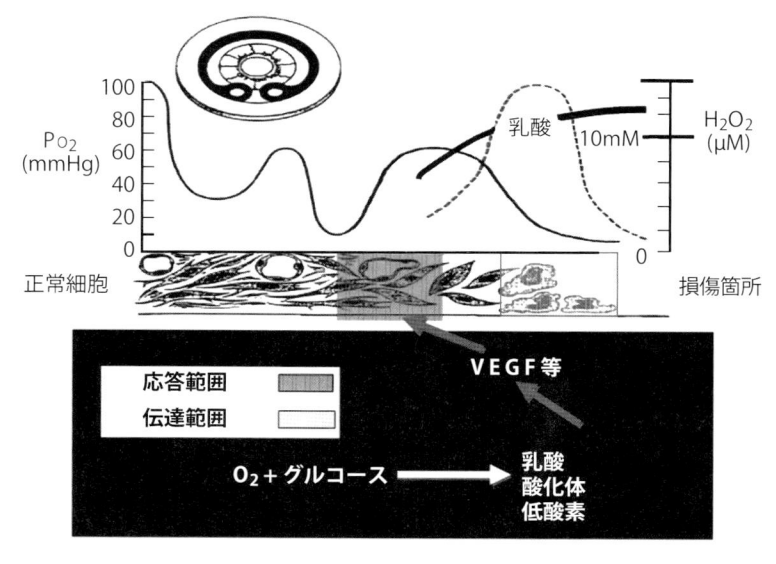

図 11.2　損傷の構成要素

ラビットイヤーチャンバーによる損傷の断面図（左上はチャンバー図）。注目すべきは，酸素分圧（P$_{O_2}$）（断面図の上に図示）が血管付近で最も高く，損傷の端部でゼロに近づいていることである。また，乳酸値はデッドスペースで高く，血管系に向けて低くなっている（ただし，血漿よりは高い）ことにも注目すべきである。過酸化水素（$H_2O_2$）はかなりの濃度で存在し，また損傷回復への主な刺激である。VEGF：血管内皮増殖因子（Silver IA: The physiology of wound healing. In: Hunt TK, Dunphy JE ［eds］：Fundamentals of Wound Management. New York, Appleton-Century-Crofts, 1980, p 30. より一部改変）

て運動し，損傷を受けた組織に移動する。化学物質の濃度勾配は外因的・内因的に生み出されうる[23]。外因的な勾配は，汚染された組織の生成物に起因している。内因的な濃度勾配を仲介するものは，補体系の構成物（C5a），リポキシゲナーゼ系の産物（ロイコトリエン$B_4$），およびサイトカイン（IL-1，IL-8）や乳酸などである[45]。これらの化学物質は協調して，白血球の血管透過や細菌により壊死した組織の除去，および脈管形成と基質産生の開始を組織し調節する手助けをする。感染がなくなると，好中球は約48時間で退場する。非特異的食菌作用および細胞内の殺菌は，損傷において活性化された主要な免疫系である[46]。

好中球は非特異的免疫に反応する主要な細胞で，その機能を発揮するには高分圧の酸素を必要とする[12,47]。これは創部を病原体から殺菌的に防御する際，活性酸素種（reactive oxygen species；ROS）が主に働くためである[46]。病原体の貪食は食胞の酸化酵素（主要な酸化酵素もしくはニコチンアミドアデニンジヌクレオチドリン酸［NADPH］に酸素添加酵素が結合したものとして知られている）を活性化させる。酸化酵素は食細胞の膜に存在し，スーパーオキサイド形成の触媒となる素材として酸素を使用する。スーパーオキサイドは殺菌に働くが，さらに重要なことは，一連の化学反応を開始して食胞内に酸化体を産生し殺菌能力を増大させることである（図11.3）。たとえば，スーパーオキサイド不均化酵素の存在下ではスーパーオキサイドは過酸化水素（$H_2O_2$）に還元される。$H_2O_2$は塩素と結合し，ミエロペルオキシダーゼの存在下では殺菌作用のある次亜塩素酸（漂白剤の有効成分）を形成する[47,48]。食胞内の酸化体の産生は酸素からスーパーオキサイドに変換することによるため，その過程は組織の$P_{O_2}$（含有量ではなく飽和度）に極めて敏感である。食胞の酸化酵素が酸素を基質として使用する際のミカエリス定数（Km：最大速度の半分の速度を与える基質濃度）は40〜80mmHgである[12]。これは次のことを意味している。それは，感染に対する抵抗性は創部の低酸素状態により決定的に損なわれ，$P_{O_2}$が高まっていくにつれて（500〜1,000mmHg）より効果的になっていくということである[12]。このような高濃度の$P_{O_2}$は自然な状態では組織において起こりえないが，高気圧酸素の処方によって達成しうる[19-21,49]。これが壊死性感染や慢性難治性の骨髄炎に対する補助療法としてHBOTが有効となる仕組みである[50,51]。

炎症細胞によって産生された酸化体は，創傷修復において2つの役割をもっている。感染に対する抵抗性の中心であるだけでなく，創傷治癒過程の開始と管理における主要な役割を担っている。酸化体，特に呼吸バーストによって産生された$H_2O_2$は，血管新生とコラーゲン沈着を体外および生体内でも増加させる[52]。

活性化した炎症細胞は，微小循環が傷害されることと相俟って酸素を高率で消費する。これが低酸素状態を引き起こす。これは特に傷の中心部でその傾向が強い。傷の中心部は炎症細胞が最大級に集中している部分である[34]。乳酸が好気的にも嫌気的にも産生され，酸素豊富な傷においてでさえ中心部酸素飽和度は5〜10mmHgとなってしまう[53]。乳酸はコラーゲン分泌と血管新生のための強い刺激剤となる[54,55]。抗炎症ステロイドはこの段階における炎症を抑えることによって治癒を阻害する[56]。

## 増殖

増殖相は一般的に炎症相が治まってきた受傷後約4日目頃に始まる。それは肉芽組織形成と上皮形成とからなる。肉芽組織は血管新生と，コラーゲンと結合組

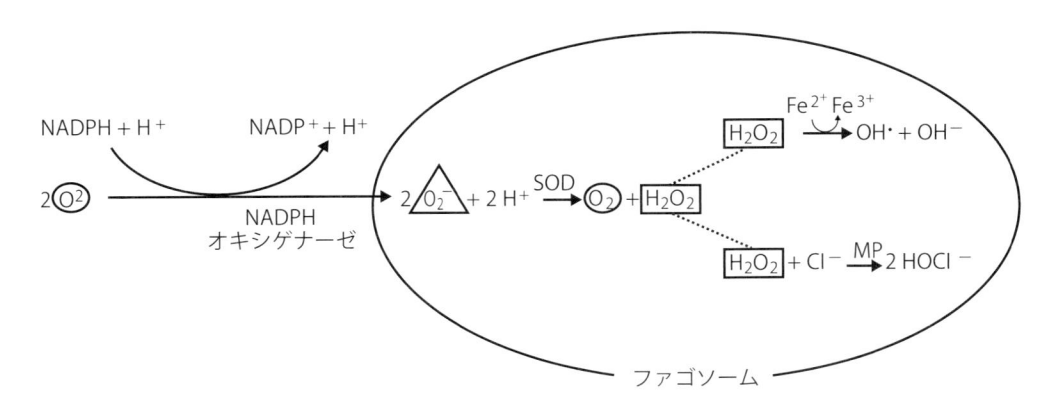

**図11.3　食胞におけるスーパーオキサイドと他の酸化体産生**
SOD：スーパーオキサイドジスムターゼ（Hunt TK, Hopf HW: Wound healing and wound infection. What surgeons and anesthesiologists can do. Surg Clin North Am 77:587-606, 1997. より）

織蛋白の合成とを含んでいる。

## 血管新生

血管新生は，損傷を受けた微小循環を改善する。血管新生は血管形成と脈管形成から始まる。血管形成は既存の血管から新しい血管が新生し，成長する現象である。創部においては，新しい血管は正常な成熟した血管が損傷を受けていない隣接した組織の後毛細血管細静脈から速やかに損傷部位へ向けて成長する。通常，隣接組織における $Po_2$ は血管新生を生ずるのに十分な分圧である。新生血管は増加し，一般的に乳酸が高く酸素飽和度の低い損傷部位へと成長する。成熟した血管が内部に成長するには，成熟した細胞外基質が必要である[57]。

脈管形成においては骨髄から出る血管内皮前駆細胞（EPC）がその組織に移動し，分化し，新生血管の中で成長する。創部では，既存の血管とのいかなる直接吻合が行われようと，その前にこれら細血管は損傷部位に出現する。そして，細血管は損傷部位に正常な血液供給を確立するために既存血管との連結が不可欠である。血管形成は肉芽組織における新たな血管成長のための主要な仕組みであると考えられてきた。ところが，最近の研究では，新たな血管の15〜20％が造血幹細胞由来であることが証明されている[57-59]。

酸化還元ストレス，低酸素，高濃度の乳酸の複合といった刺激に対する反応として，血管新生と脈管形成とが起こる。それらに継続する特定の仕組みはいくらか異なっており，血管形成は増殖因子の3つの波に反応した内皮細胞の移動にかかわっている。増殖因子の第一波の要因は血小板から放出されるPDGFや，TGF-$\beta$，IGF-1，そして他の炎症期で発生するものである。第二は結合組織分子の正常な結合部位から放出された線維芽細胞増殖因子（FGF）から起こる。第三は最大の要因であるが，線維素ペプチド，低酸素，乳酸の存在により刺激されたマクロファージから放出されるVEGFである[60]。通常創部は低酸素状態であるが，肉芽形成のためには炎症細胞と線維芽細胞によって本質的な（有酸素）乳酸産生が行われるため，低酸素状態は好ましくない。実際，マウスによる実験[17]ではHBOTを行うことによって，高気圧酸素によるVEGF産生の刺激により，間接的に少なくとも部分的な効果として，血管形成の増加が認められる[61]。乳酸がいくら少なくても肉芽形成が不十分になることはないが，15mM以上（通常過剰な炎症か感染を連想させる）になると肉芽形成を遅延させる[62]。血管形成因子としての毛細血管内皮の反応（すなわち，創部に入り込み，細管を形成し，血流の源に接続する）は，酸素を必要とする。十分な酸素下において，血管形成は血液灌流と動脈血酸素分圧（$Pao_2$）とに比例して進む[63]。

脈管形成は血管形成と同様のストレス要因に対応して生じる。EPCは骨髄から動員され，一酸化窒素（・NO）に調整された仕組みを通して血液循環に入り込んでいく。組織の低酸素状態はVEGF-Aの放出を起こし，VEGF-Aは骨髄間質の一酸化窒素合成酵素（NOS）を活性化する。骨髄中の・NOの増加がEPCの血中への放出につながっている。これら血中EPCは，組織の低酸素で誘発され上昇したストロマ細胞由来因子-1$\alpha$により，創部に引き寄せられる。

## コラーゲンと細胞外基質沈着

新しい血管は，線維芽細胞によりつくり出される基質中に増加する。線維芽細胞は主として増殖因子と化学誘引物質に反応し，複製・移動する。成熟したコラーゲンの産生には，酸素を必要とする[13,64,65]。乳酸，低酸素，およびいくつかの増殖因子が，コラーゲンのメッセンジャーRNAを合成し，プロコラーゲンの産生を引き起こす。プロリルとリシル水酸化酵素による転写後の部分修正は，コラーゲンペプチドが集合して3重螺旋構造になるために必要である。コラーゲンは，3重螺旋構造をとって初めて細胞から出てくる。螺旋構造は組織の強さの主たる原因である。水酸化酵素の活性はビタミンCと組織の $Po_2$ に強く依存している。その $Po_2$ はミカエリス定数（Km）で約25mmHgである[13,64-66]。したがって，コラーゲンの沈着の結果として生じる瘢痕の強さは，創部の低酸素に対して脆弱である[9]。

血管新生と細胞外基質の生成物（主にコラーゲン）とは密接な関係がある。線維芽細胞は創部に酸素を供給する成熟した血管がないと，成熟したコラーゲンを産生できない。新しい血管は強靱なコラーゲン基質がなければ成熟できない。低酸素環境下（酸素濃度13％）におかれたマウスは新しい血管を実験創部（VEGFもしくは乳酸添加）に発達させる。しかし，これらの血管は周囲に基質がほとんどなく，ところどころに出血がみられ，未熟である[17]。

## 乳酸の役割

伝統的に低酸素は血管新生のための主要な刺激であるとみられてきたが，それは全く違っていた[67,68]。血

管新生は，低酸素状態よりも，栄養失調，酸化還元電位の低下などさまざまな環境下に生じる。アデノシンジホスホリボースリボシル化（ADPR-リボシル化）は，酸化還元反応低下の可能性を感知して，コラーゲン生成，細胞質と核の蛋白誘導などの生物学的作用に変換できる仕組みである。ADPRメカニズムは代謝の状態と遺伝子調節の間に連鎖を構成している[31,57,69,70]。細胞内の乳酸が基準値にあるときには，$NAD^+$/NADH比は$NAD^+$に傾いている。これはADPRをリボシル化した状態に維持するために働き，したがって，コラーゲン遺伝子の転写を抑制し，VEGFの生産および転写後の部分修正と同様に転写後のコラーゲンの水酸化を抑制する。乳酸量が増加し，$NAD^+$/NADH比がNADHに傾き，およびリボシル化されたADPRによる抑制が中断されると，成熟したコラーゲン産生とVEGF活性とが増大する[71]（図11.4）。

乳酸は低酸素誘導性因子-1α（HIF-1α）を経た血管新生も調節する。HIF-1αは，構造的に発現されるβサブユニットおよび低酸素誘導性αサブユニットにより構成されている，ヘリックス・ループ・ヘリックス転写因子である[72]。HIF-1αは低酸素のモデルとして元来認識されてきたが[73]，最近の研究では，酸化還元ストレスにより広く反応することを示している[57,74]。HIF-1αの働きはプロリル水酸化酵素により調節される。通常，この酵素はHIF-1αに水酸基を付与して構造を破壊し，血管新生を防止する。低酸素は水酸化の機会を減らすため，HIF-1α活性と血管新生の活動性を増大させることとなる[75]。

低酸素状態はHIF-1α調節のために必要とはされない。乳酸は酸素の存在下においてさえHIF-1αを安定させる。なぜなら，乳酸とピルビン酸はHIFプロリル水酸化酵素に結合しその作用を抑制するからである[76,77]。すでに述べたように，創部の好中球とマクロファージは乳酸を有酸素下に産生するため，乳酸の蓄積は低酸素に依存しない。発生源がどこであるかにかかわらず，乳酸値が5～15mmolまで増大すると血管新生と基質沈着とが促進される。これは酸素のため付加的である[31]（図11.5）。したがって，急性炎症相で乳酸値がほんの少し増加すると，低酸素状態が長引く前に，血管新生を引き起こすかもしれない。実際，酸素の存在下では血管新生のための刺激は乳酸のほうが低酸素よりもより大きいようである[31]。

興味深いことに，HIFおよび他の増殖因子は病理学的血管新生においても重要な役割を果たしている。フォンヒッペル・リンドウ病は，血管豊富なさまざまな腫瘍発生の素因を有する遺伝性の癌症候群である。フォンヒッペル・リンドウ病は，遺伝子変異によって促進される。遺伝子変異がHIFプロリル水酸化酵素を機能不全に陥らせ，HIFの分解を減少させるためである。これはHIF-1αの病的集積の原因となり，結果としてVEGF値の増大とそれに続く腫瘍の血管新生を生じる[78]。他の病理学的プロセスにより，同じ乳酸／HIF系を通して不用な血管新生を発生させることができる。たとえば，乳酸とHIFを発生させている低酸素組織から生じる糖尿病網膜症が特徴的である[79]。乳酸値とHIF値が増大することによりVEGF

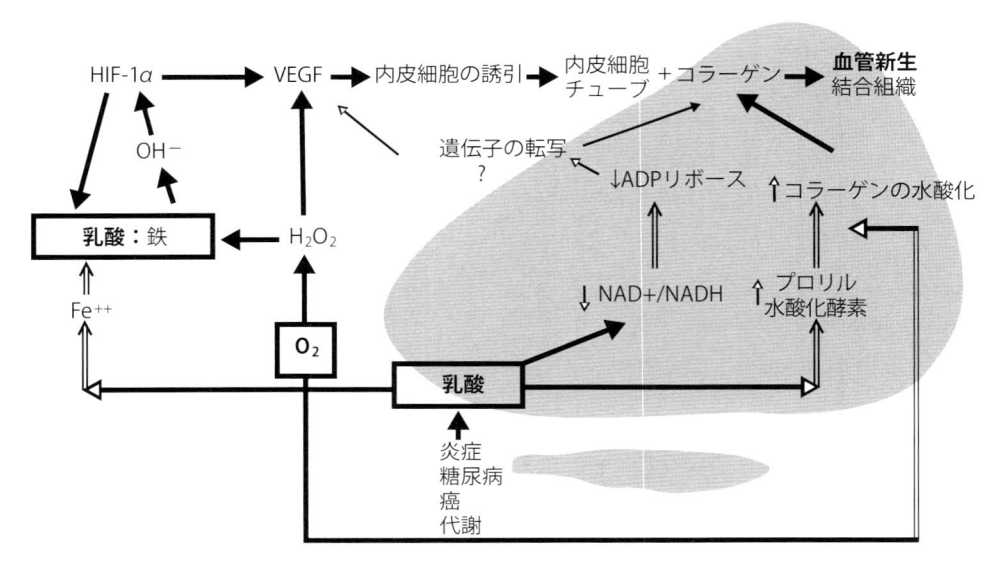

**図11.4　アデノシンジホスホリボース（ADP）のリボシル化制御による乳酸のコラーゲンおよび血管内皮細胞増殖因子（VEGF）産生調整のメカニズム**
HIF-1α：低酸素誘導性因子-1α（Hunt TK, Aslam RS, Beckert S, et al: Aerobically derived lactate stimulates revascularization and tissue repair via redox mechanisms. Antioxid Redox Signal 9:1115–1124, 2007. より一部改変）

**図11.5 in vitroにおける線維芽細胞によるコラーゲン合成への酸素分圧（$P_{O_2}$）と乳酸濃度の影響**
2%酸素（低酸素状態），5%酸素（正常），20%酸素（高酸素状態），0または20mMの乳酸で培養した線維芽細胞にトリチウムで標識したプロリンを加えパルス刺激を与えた。そのとき細胞調整培地への水酸化コラーゲンの分泌が測定された。乳酸と酸素濃度が高いほど，成熟したコラーゲン産生は増加し，高濃度の乳酸と高酸素状態の組み合わせのときに最も多かった。（GR: Cellular and biochemical dynamics of wound repair: Wound environment in collagen regeneration. Clin Podiatr Med Surg 8:723–756, 1991. より）

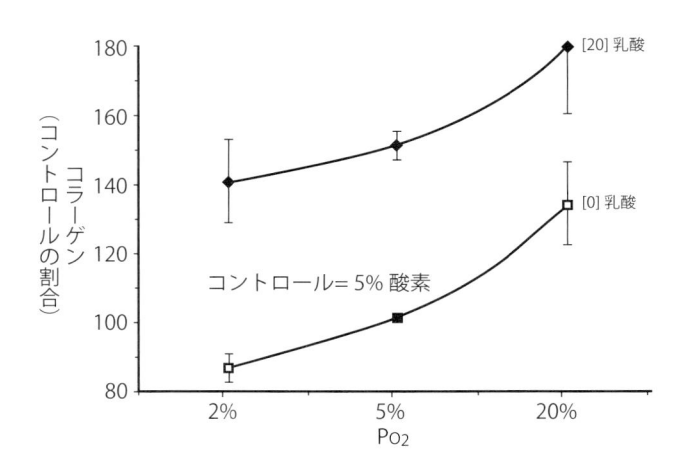

値が増大し，それに続いて病気に侵された網膜で病的血管が生じる。創傷部位においては，乳酸が存在しているにもかかわらず，低酸素状態はコラーゲン沈着の必須のステップを遮断し，これらの血管では透過性が亢進し機能に乏しい。

要約すると，正常もしくは超生理学的な組織酸素濃度下でさえ，酸素の存在下で蓄積した乳酸は血管新生を開始し結合組織を合成する。このプロセスはHIF-1αの安定化と，VEGF活性とコラーゲン産生増大を引き起こすADPRの不活性化に関与している。しかし，乳酸は正常な組織の酸素恒常性の中心であるが，病理学的結果も引き起こす。

## 活性酸素種・過酸化水素の役割

活性酸素種（ROS）は食細胞，非食細胞いずれからも呼吸性バースト[46]により創部において産生される。食細胞がROSと他の酸化体をNADPH関連の（食胞の）酸化酵素により産生することは先に述べたとおりである。スーパーオキサイドの不均化により生成された$H_2O_2$は拡散性の信号伝達物質としての役割を果たし，創傷部位においてみられるVEGF発現増加により血管新生を引き起こす[80,81]。NADPH酸化酵素は，非食細胞の線維芽細胞，角化細胞，内皮細胞などにも存在する[82]。その結果，非食細胞は感染していない損傷部位において低レベルの$H_2O_2$を持続的に産生する。微量の$H_2O_2$は創傷治癒過程の炎症相，増殖相いずれでも検出可能である[74]。

食胞の酸化酵素の必須サブユニットはp47$^{phox}$である。p47$^{phox}$の欠損は呼吸バースト由来の酸化体を産生することで解決する。ヒトのp47$^{phox}$の変異は慢性肉芽腫症の原因として特定されている。変異があると呼吸バーストが損なわれ，感染が頻発する[83]。p47$^{phox}$欠損マウスには，切除創の治癒障害がある[74]。低濃度（0.15%）$H_2O_2$による傷の処置は，この欠損による結果を逆にする。注目すべきは，ヒトの傷で用いるような，市販されている3%濃度の$H_2O_2$を使うと，殺菌作用があるにもかかわらず，これらのマウスで治癒遅延がみられた[84]。

## 一酸化窒素の役割

・NOは，創傷治癒において主要な役割を果たす半減期数秒の水溶性活性酸素である。・NOはアミノ酸L-アルギニン，酸素分子，NOS（一酸化窒素合成酵素）による代謝反応から生まれたNADPHとから合成される。NOSには，2つの本質的な（内皮のそしてニューロンの）アイソフォームと1つの誘導性アイソフォームがある。誘導性アイソフォーム（iNOS）の遺伝子発現，転写，および機能は，さまざまなサイトカイン，増殖因子，そして炎症の刺激により引き起こされる。iNOSが上方調節されると，・NO値も高値に引き上げられる。生体内においては・NOの半減期は短いため，・NOは局所的にしか影響を及ぼさない[85]。

iNOSは適切な条件下で事実上すべての組織で発現しうる。サイトカイン，細菌，細菌の生成物，および低酸素状態に呼応して，酵素は創傷治癒の初期段階において合成される。TGF-β，IL-4はアルギナーゼを増加させ，iNOS活性を抑制する。一方，γ-インターフェロン，IL-1，およびリポ多糖体はiNOSを増加させる[86]。iNOSがいったん形成されると，カルシウム濃度に依存しないため酵素と結合したカルモジュリンにより，iNOS活性が維持される。これはより大きな・NOの放出を招き，基質・補助因子の安定供給と酵素濃度によって制限を受ける。

iNOSの発現は創傷によって，特に血小板脱顆粒により，引き起こされる。それは受傷後約48時間までにピークを迎える。NOSとそのアイソフォームは，

すべての活性のための補助因子として，NADPH，酸素，テトラヒドロビオプテリン，フラビンモノヌクレオチド，フラビンアデニンジヌクレオチドを必要とする[85]。創傷治癒の炎症相における·NOの主要な効果の多くは明らかである。血管拡張，抗菌活性，抗血小板凝集，血管透過性が増大する。

·NOはさまざまな仕組みにより活性化する[87]。それは酸素に反応し，reactive nitrogen-based speciesを形成する[88]。それは，グアニル酸シクラーゼのヘム鉄などの金属包含酵素に結合する。分子のレベルでは，·NOが信号分子として作動することが明らかにされた。これはグアニル酸シクラーゼを経て環状グアノシン一リン酸（cGMP）を合成する。さらに·NOはリボヌクレオチド還元酵素はもちろん，シトクロムとアコニターゼを抑制して細胞増殖抑制性／細胞障害性の分子として働く。また，·NOは転写因子NF-κBのチオール結合部位に反応することによって遺伝子発現を制御する。NF-κBをニトロシル化することによって，·NOはフィードバック阻害メカニズムであるiNOSプロモータ遺伝子に結合することを妨げる。

·NO供与体や食事のアルギニンの処置と，またはiNOS過剰発現を引き起こすことは実験的創傷部位のコラーゲン量を増加させる[89]。拮抗阻害剤によるiNOSの抑制は，切開創のコラーゲン沈着と強度とを減少させ，他の創傷モデルにおける回復を損なう[90-92]。NOS封鎖は，VEGF生産，VEGFによって誘発される内皮細胞増殖，VEGFに媒介されるプロテインキナーゼ活性化に導く有糸分裂促進因子の活性化を防ぐ[93-96]。

·NOの誘導は，HBOTが創部における効果を生む1つのメカニズムであるようだ[97-99]。Gallagherら[100]は，ストレプトゾトシンで誘発された糖尿病マウス骨髄由来血管内皮前駆細胞（endothelial progenitor cell；EPC）の数および機能の欠陥を示している。EPCの欠陥の程度は，長期観察による心血管系の合併症への発展同様[97-99]，創傷治癒の障害の程度を予測させる[100]。Thomら[101]は，HBOTがヒトの糖尿病で骨髄由来EPCを動員したことを証明している。マウスでは，これは大腿骨骨髄内で増加した·NOレベルによって調節されていると考えられる[102]。·NOに反応して急速に循環血液中に放出されるものは骨髄由来EPCの亜種のようである。虚血性創傷モデルマウスにおいて，骨髄由来EPCの血中への放出は，血管新生と創傷治癒とを促進させる[100,102]。しかしながら，糖尿病患者において間質細胞由来因子-1αの減少に関連した創部へと向かったEPCを骨髄へ帰還させる際には，HBOTは働かない[103]。

## 上皮化

上皮化とは皮膚縁の全域で増殖因子に反応して上皮細胞の複製と遊走とが起こることである。細胞遊走は，毛包，皮脂腺，生きている表皮細胞の一群または通常の創傷瘢痕など，生きた角化細胞を含むいかなる部位からでも開始される可能性がある。主として縫合される急性創傷においては，上皮化は通常1～3日で完了する。慢性の傷を含む開放創では，創傷床が完全に肉芽形成されるまでは二次的治癒による創傷治癒過程は進行できない。免疫と肉芽形成のように，上皮化は増殖因子と酸素に依存している。Silver[104]とMedawar[16]は，上皮化率が局所の酸素に依存することを生体内で証明した。局所の酸素（上皮細胞を乾燥させないように適応される）は，上皮化率を上昇させる方法として提唱された[105]。Ngoら[106]は，ヒトの角化細胞培養において，酸素に依存した細胞分化（21％＞5％＞2％）と細胞増殖（21％と5％＞2％）があることを示している。対照的に，O'Toole[107]らは，低酸素により生体外で上皮細胞の遊走が増加することを証明している。これは，上皮化は酸素依存が知られている健康肉芽組織の創傷床の存在に依存しているということを，少なくとも部分的には説明するかもしれない。

## 成熟化と再形成

創傷修復の最終段階は成熟化相であり，それは，肉芽組織と創抗張力の増強との持続する再形成を伴っている。基質が，より厚く，より強いコラーゲン細線維で濃密になるのに従って，基質は，より硬くなり柔軟性に乏しくなる。線維芽細胞は，機械的ストレスと負荷を変えることに適応することができる。線維芽細胞は，傷を新しいストレスにフィットさせるのを助けるために，基質を通して移動する。マトリックスメタロプロテイナーゼと他の蛋白質分解酵素は，機械的ストレスに応じて線維芽細胞遊走と継続した基質再形成とをともに助ける。線維芽細胞のなかにはTGF-βの影響を受けて筋線維芽細胞に分化するものもある。これらの細胞は収縮性である。筋線維芽細胞が収縮するとき，コラーゲン基質は短縮した位置で架橋処理を行う。これは，基質を強化し，傷痕を最小化するのに役立っている。収縮は多量の副腎皮質ホルモンの使用で抑制される[108]。負傷の数日後に投与されたステロイドでさえこの効果をもっている。収縮が有害な傷において，

この効果は有用であるといえる。

コラーゲン線維網の合成は，受傷後少なくとも6週間から最大6カ月間続く。時間が経つにつれて，初期のコラーゲン線維は応力曲線に沿って再吸収・沈着が起こり，より大きな抗張力を与える。肉芽組織にみられるコラーゲンは無傷の皮膚のコラーゲンと生化学的に異なり，傷痕は無傷の皮膚の抗張力を決して再現しえない。肉芽組織コラーゲンのリジン残基の水酸化とグリコシル化は，より細いコラーゲン線維をもたらしている。傷痕の強度も決して受傷前の皮膚の強度には戻らない。一時癒合によって閉じられた傷の1週間後の皮膚の抗張力は，正常皮膚のわずか3％に過ぎなかった。3週間後で30％，3～6カ月後でも80％までにしか至らなかった。

創傷治癒が過剰に行われることがある。肥厚性瘢痕とケロイドは，創傷治癒への異常な反応により傷痕になる一般的な形である。それらの区別は困難であるかもしれない。肥厚性瘢痕は，熱傷後に一般的であり，閉創までに要した時間の長さと関連する。速やかに治癒すれば過度の瘢痕は起こりにくいようである。これは，早期閉創と代用皮膚使用とが強く勧められる理由の1つである。早期にHBOTを行うことは，熱傷において閉創を加速することにより有益であるかもしれない。また，肥厚性瘢痕は，皮膚割線に交差する傷に起こる傾向がある。肥厚性瘢痕は，数カ月以内か受傷直後にさえ起こり，傷の端を越えて成長せず，1～2年後にしばしば自然に平らになる。自然に治らない，もしくは機能を妨げる肥厚性瘢痕は，緊張解除のデザイン修正をするためにしばしば最もよい外科適応となる。それらは，加圧服，度重なるステロイド注射，もしくは厚いシリコンシート包帯にも反応するかもしれない。

ケロイドは受傷後1年以内に起こり，アフリカ系，ヒスパニック系，アジア系でより一般的で，4.5～16％の発生率である。ケロイドは通常，肥厚性瘢痕よりも疼痛が強く，瘙痒性で，創縁を越えて成長し，退縮しない。ケロイドは，肩，上腕，前胸部（特に胸骨前部）および上背部にしばしば起こるが，一般的には手や鼠径部の下には起こらない。ケロイド切除後の再発は一般的で，50～80％に起こる[109]。

瘢痕収縮が可動性を妨げると，拘縮が起こる。収縮力が張力によってバランスが保たれない限り，すべての傷痕が萎縮する。一般的に，予防の努力，固定具，物理療法，ストレッチングおよび圧迫包帯は，最も効果的な予防法であり治療法である。特別な圧迫包帯が用いられることもある。持続性もしくは再発性の定着した拘縮は，しばしば皮弁手術またはいわゆるZまたはY形成術によって外科的に治療することが最もよい。それは，拘縮の線に沿って通常の組織を間に入れ，拘縮をリラックスさせる方法である。

## ▶ 栄養

皮膚は体中で最も大きく容易に研究されてきた臓器である。したがって，多くの栄養不足に皮膚の変化もしくは創傷治癒の異常を伴うことが知られている。これにより栄養状態が創傷治癒に重要であることがわかった[2]。栄養必要量は治癒過程において変化している。負傷への初期応対は分解的なエネルギー産生である。これは治癒を開始するための蛋白質合成といった同化反応に切り替えねばならない。一般的に，特定の栄養必要量は詳述されない。最新の摂取物が最も重要である[110,111]。

蛋白質は，同化作用の相では不可欠であるが，敗血症，熱傷，主要な整形外科的損傷（たとえば，大腿骨骨折）などの異化状態では必要量が低下する。したがって，窒素バランスの計算により，失われた蛋白質量と交換のための必要量が判明する。創部からの滲出液は多量の蛋白質を含んでいる。したがって，滲出液の多い傷をもつ患者の蛋白必要量は増加している。皮膚の主要な蛋白質はコラーゲンである。特異アミノ酸の使用には効能に何の根拠も認められない。プロリンの前駆体であるアルギニン，ヌクレオチド合成の前駆体であるグルタミンは15～30g/日で投与すると，ともに創傷治癒を促進する。これは栄養学的効果というよりも薬理学的であるようにみえる[89,112]。

ビタミンC欠乏によって引き起こされた栄養不良である壊血病は15世紀から知られており，ポルトガル人探検家Vasco da Gamaも船員の創傷治癒不良と血腫形成について述べている。イギリス海軍の軍医James Lindは，壊血病を予防する際に，最初のランダム化比較試験として知られる実験を1747年に行い，柑橘類の効力を示した（予防効果の原因は20世紀にビタミンCが発見されるまで不明であった）。大きな外傷・負傷（たとえば長骨骨折），感染，敗血症の患者についてもビタミンCは急激に減少するため，広範囲損傷や外傷患者にはサプリメントのビタミンC（500mg/回・2回/日）を与えるべきである[113,114]。ビタミンCはプロリルヒドロキシラーゼのための補助因子であり，酸素は同じ反応の律速基質である。その結果，創部の低酸素状態は壊血病に非常に似た状態

となる。

ビタミンA[115]は，表皮の分化と成長に関連している炎症性ビタミンである。欠乏症はあまり一般的ではないが，欠乏は治癒障害に関係する。ビタミンA（1日25,000IU）は，ステロイド使用[116]，糖尿病[117]，放射線照射[118]による治癒障害を改善させた。ビタミンAは脂溶性ビタミンであり，過剰摂取は悪影響があるため，10日間だけの投与とすべきである。市販のビタミンAを開放創に毎日局所投与することは有効な代替手段である[119-121]。

膜安定化・抗炎症性ビタミンであるビタミンEは，ラットモデルで治癒を損なうことが示された[122]。したがって，サプリメントとしての使用（標準的な総合ビタミン剤中の含有量を超えた服用）は傷のある患者では避けるべきである。

亜鉛は微量元素のなかで治療薬として用いられた最古のものであり，古代エジプト人が皮膚損傷に使用した記述がある[112]。亜鉛不足は傷の回復を損なう。ところが，亜鉛不足のない患者に亜鉛を付加することが創傷治癒を促進する証拠はない。しかし，短期間投与（経口で毎日220mgを10日間）は，傷のある患者において認識されていない不足に対処するうえで妥当である。

炭水化物もコラーゲン合成に必要である。表面積3cm$^2$，深さ1mmの傷の肉芽形成のために10mgのコラーゲンの必要性が見積もられ，それには9kcalのエネルギーを必要とする（900 kcal/1g コラーゲン）[2,112]。オメガ3脂肪酸はアラキドン酸系（炎症系）を調整し，創傷成熟に影響することがある[112]。

## 創傷部の灌流と酸素供給

傷の合併症には，合併症を生じた傷のいかんにかかわらず，創傷治癒不全，感染，過剰な瘢痕形成や拘縮を含む。急速な修復は，感染と過剰な瘢痕形成の可能性を小さくする。したがって，速やかな治療の目的は，汚染を避け，急速な組織合成を確実にし，免疫反応を最適化することである。すべての損傷は，宿主の局所防御反応により制御されなければならないいくらかの汚染を引き起こしている。汚染後早期の時間は，不十分な局所の感染防御力が感染を確立してしまうまでの決定的な期間である[123]。慢性の傷は開いたままでいるあいだは感染に影響されやすい状態にある。

通常，四肢と体幹の傷は顔面の傷よりも回復が遅い。これらの損傷の主要な違いは，組織灌流の程度と，損傷組織の酸素分圧（$P_{O_2}$）である。原則として，創部の酸素濃度が高ければ，創傷修復は最も速く進行し免疫力は最強となるが，これは損傷組織の灌流を維持することによってのみ達成される[124]。対照的に，仮に虚血性もしくは低酸素の組織であれば易感染性で十分な回復が得られなくなる。創傷組織への酸素供給は複雑で，血液灌流，動脈血酸素分圧（$Pa_{O_2}$），ヘモグロビン分離状況，酸素運搬能力，物質移動抵抗，局所酸素消費量の相互作用に依存する。創部への酸素運搬は，脈管解剖，血管収縮の程度と$Pa_{O_2}$に依存する（図11.2参照）。

従来教育されてきた，酸素運搬は血中酸素濃度よりもヘモグロビン結合酸素（酸素含有量）に依存しているというのは運動中の筋肉においては正しいが，創傷治癒においては正しくない。筋肉では，毛細血管間の距離は小さく，酸素消費量は大きい。逆に，皮下組織では，毛細血管間の距離は大きく酸素消費量は比較的小さい[14]。損傷部位では，微小血管系が損傷を受けており拡散距離は著しく増加する。末梢血管収縮は拡散距離をさらに増加させる[34]。拡散の原動力は酸素濃度，つまりその分圧である。損傷を受け治癒過程にある組織に酸素を押し込むには高い$P_{O_2}$が必要で，特に皮下組織，筋膜，骨といった組織は治癒不良となる危険性が最も高い。HBOTは，血漿の溶存酸素を増やすことによって，およそ64mcm（$Pa_{O_2}$ 100mmHg）からおよそ247mcm（$Pa_{O_2}$ 2,000mmHg）[125]にまで組織への酸素拡散距離を増加させる。

損傷部位では酸素消費量は比較的低いが，高濃度で酸素を必要とする工程で消費される。以前に述べたとおり，炎症細胞は主にヘキソース1リン酸転換を通してエネルギーを発生させ，呼吸にはほとんど酸素を使用しない[12]。傷の酸素消費量の大部分は酸化体生産（殺菌）に使用され，同様にコラーゲン合成，血管形成と上皮化のために重要な役割を果たす。損傷修復のこれら構成要素のための酸素のミカエリス定数（Km）はすべて25～100mmHgの生理範囲に入る[12,13,16,47,64,126]。

損傷修復の構成要素のための酸素基盤定数が高いため，修復に取りかかる組織の$P_{O_2}$はゼロから少なくとも250mmHgまでの幅がある。生体外での線維芽細胞の複製はおよそ40～60mmHgの$P_{O_2}$で最適である。好中球は$P_{O_2}$が約40mmHgを下回ると生体外においては殺菌力を失う[127,128]。空気を呼吸している無傷，平熱，正常循環血液量のボランティアにおいて実験的につけられた創で測られる「正常な」皮下の$P_{O_2}$は65±7mmHgである[129]。したがって，傷での$P_{O_2}$

のいかなる減少も免疫と修復を損なう可能性がある。外科の患者では，手術後皮下損傷組織 $PO_2$ にコラーゲン沈着が正比例している[9]のに対し，創感染率は反比例している[37]。

血液灌流が急速で $PaO_2$ が高い場合にのみ，創部において高い $PO_2$（＞100mmHg）に達することができる[124,130]。これは2つの理由で真実である。第一に，皮下組織は貯水機能を果たすため，通常，流量は栄養必要量を超えている。第二に，傷ついた細胞は比較的少量しか酸素を消費しない。これは正常な灌流が100mLであるのに対して約0.7mL[14,15]である。$PaO_2$ が高い値であれば，この少ない量は血漿単独で運搬可能である。したがって，一般的に考えられているのとは逆に，灌流が正常であれば酸素輸送力すなわちヘモグロビン濃度は創傷治癒に対し特別重要ではない[131]。心拍出量を適切に増加させることが可能で血管狭窄を阻止できれば，ヘマトクリット値が15～18％と低い個体においても創部の酸素濃度とコラーゲン合成は正常に保たれる[130,133]。多少の動脈の流入がある限り，HBOTは生理範囲（800～1,200mmHg）を超えて創部の $PO_2$ をより増加させることができる[19,21,49]。

交感神経による皮下血管の調節で起こる末梢性血管収縮は，適正な大血管流入をもつ患者において，おそらく最も頻繁に起こる。また，臨床的に最も重要な創部への酸素供給の障害である。皮下組織には，中心血液量を維持する貯留所と温度調節の主要部位といった2つの役割がある。局部加熱以外の血流の局所調節はほとんどない[134,135]。したがって，皮下組織は特に，血管収縮に無防備である。交感神経により誘発された末梢性血管収縮は，寒さ，痛み，恐れ，そして血液量不足により促進される[136,137]。そして，喫煙（ニコチン）[129]，βアドレナリン作用拮抗剤と $α_1$ 作用薬を含むさまざまな薬物によっても促進される。手術を受けている患者では，術中低体温は普通にみられ，麻酔剤，寒冷曝露と体温の再配分から生じる。失血と無感覚の損失（体液のサードスペースへの移行）は，術中の補液必要量を増加させ，その結果，患者を不十分な補液に無防備なままにしてしまう。このように血管運動神経性緊張は，かなりの程度に医療提供者の管理下である[136,137]。

低体温[138]と血液容量損失[139]を防止もしくは補正することにより，主要な腹部手術を受ける患者において創感染を減らし，コラーゲン沈着を増加させてきた。手術前の全身性（強制的空気温熱器）の，または局所（温熱包帯）の温熱使用は，乳腺手術や鼠径ヘルニアの修復などの清潔で低リスクの外科手術においてでさえ創感染を減少させている[140]。膝関節鏡手術後の良好な疼痛管理下の患者では，不十分な疼痛管理下にある者より皮下組織の $PO_2$ はかなり大きい[141]。ストレスも創部の低酸素を引き起こし，かなり創傷治癒と感染に対する抵抗を弱める[142,143]。交感神経系活性化の副作用は，主に，傷ついた組織で $PO_2$ を減らすことによって明確に介在する。交感神経系活性化の防止は創部の $PO_2$ を増やすため，主に創傷治癒と感染に対する抵抗力を向上させるという理由で効果的である。

Greifら[144]は，温熱下に良好な疼痛管理と十分な補液を行い，大きな結腸外科手術を行った患者（n＝500）にランダム化二重盲検比較試験を実施した。手術中と術後2時間までの酸素投与を80％にした群では，30％にした群に比べ創傷感染率が有意に減少し，50％にまで減少したことを証明した。Beldaら[145]は300例の結腸手術患者で，手術中と術後6時間まで酸素投与80％と30％の群に無作為に分けてランダム化二重盲検比較試験を行い，この結果（手術部位感染の有意な40％の縮小）を再現した。外科および麻酔の管理は標準化され，最適の灌流を支持することを目的とした。Mylesら[146]は，大手術後の合併症，特に創傷感染の有意な減少を示した。この実験は大手術患者2,050人において，手術中80％の酸素投与群と30％の酸素に70％酸化窒素群とに分けて行われた。Pryorら[147]の少数（n＝165）ランダム化比較試験は，手術中に無作為に行った80％の酸素投与群のほうが35％の酸素投与群に比べ手術部位感染患者数の倍増を示した。この研究には多くの方法論的な弱点があったが，より重要なことは，患者の2つのグループは同等ではなく，おそらく80％酸素投与群でみられた感染力の増加については説明がつく。このように，大きな腹部手術を受けて十分に輸液された患者において手術中に高濃度酸素呼吸をさせることと，術後に補足的に酸素を提供することが創傷感染のためのリスクを減らすということには十分なエビデンスが存在する。

創部酸素濃度を上昇させることの価値に関するデータの大部分は外科患者と急性の創傷で得られてはいるが，慢性損傷の酸素供給同様，動脈の流入に問題のない患者においてさえ創傷部の灌流増加による利益に関するエビデンスがそろいつつある。StottsとHopf[148]は，老人ホーム居住者にしばしば皮下酸素濃度低下（＜45mmHg）がみられ，さらなる補液（1日につき750mL余分に3日間投与）の管理が有意に創部の酸素を増やしたことを証明した。Hopfら[149,150]は，ク

ロニジン（中枢作用性α₂作用薬）を用いたノルアドレナリン分泌抑制[149]または経皮的腰部交感神経ブロック[150]が低酸素症（ただし虚血ではない）下肢潰瘍患者で創部の酸素濃度を上昇させることを証明している。このように，疼痛管理によるアドレナリン分泌抑制，創部の温熱環境維持，ストレスの縮小と適切な水分補給が慢性潰瘍でさえ治癒を改善するようである。

# 創傷治癒における高気圧酸素治療の役割

HBOTが創傷治癒に有効であるかどうかまず検証しなければならない。なぜなら酸素不足と思われる創傷の酸素を豊富にする働きがあるからである。事実有効であることを示す研究も報告されている。しかし，HBOTの低酸素状態の創傷治癒に対する作用機序はかなり複雑である。

### ▶ 高気圧酸素治療による創傷治癒改善の仕組み

虚血であっても動脈からの血流がある限り，HBOTには酸素欠乏状態にある創傷の酸素濃度を明らかに上昇させる作用がある[19,21]。創傷治癒が遅れる理由は低酸素が1つの機序であり，それはHBOTで改善される。このことは，新たな研究で高気圧下の生理学上，明らかにされ，HBOTは薬の作用のようにHBOTが終わったあとも種々の作用が続く。HBOTが終了すると創傷の酸素濃度は速やかに低下するが，数時間ではもとの濃度に完全に低下することはない[21,49]。創傷への十分な酸素供給は創傷の状態の問題を改善し，HBOTが続く限りその状態が維持される。たとえば，最近のマウスと培養細胞の研究においては，低酸素誘導因子（HIF)-1α活性前処置の存在が示されている。慢性間歇性の低酸素状態に誘導されたROSはHIF-1α活性を高め，それがさらに酸化ストレスの継続を促進し，HIF-1α活性を増幅し，結果，遺伝子発現を増幅する[151]。研究初期の議論ではHIFの増加がVEGFの上昇をもたらし，血管新生を起こすとされた。低酸素状態と酸素が十分に供給される状態が繰り返されるHBOTにおいて，現実的に創傷治癒を促進する可能性がある。しかし，HBOTという十分な酸素供給状態は，身体にとって安全とはいい切れない。

HBOTにおけるの創傷への十分な酸素供給状態は感染に対し抵抗性を強める[39,50]。これは，線維芽細胞の再生と変性した膠原線維の除去[152]，血管新生[17]および上皮化[16,153]が創傷においてもたらされるからである。これは創傷において十分な酸素供給状態が関係しているようである。HBOTにおける十分な酸素供給状態は，薬理学的作用と血管新生および創傷の低酸素状態の是正が主な作用であろう。

感染に対する抵抗性の増大は，創傷におけるHBOTによる十分な酸素供給が理由であろう。十分な酸素供給は，細菌に対する好中球の殺菌能力を増幅させる[12]。また，HBOTはアミノグリコシド系抗生物質の効果[154-156]や細胞障害因子の抑制能力[157]を増幅する。

HBOTの薬理学的作用は以下のようなことである。

- HBOTにより増殖因子および増殖因子受容体の活性が増す。すなわち，培養細胞，ラットの動物実験[61]およびボランティアによるヒトの実験によりマクロファージがVEGFを活性化していることがわかった[158]。それはまた，PDGF受容体を活性化する[159]。作用機序は初期の検討では・NOと関連があるとされた。しかし現在では，マウスの虚血性モデルの動物実験で線維芽細胞増殖因子と赤芽球系細胞増殖因子の活性化が示されてきた[160]。
- 好中球の接着能力の阻害作用も関係がある。好中球の細胞膜にあるβインテグリンが接着作用に関与している。これは創傷への遊走作用としては良好な作用であるが，虚血状態にある創傷の血管内皮細胞障害をもたらす。HBOTはβインテグリンの活性を阻害する。しかしこの作用は・NO酸化窒素により活性化される[161,162]。
- 血管内皮幹細胞の骨髄からの動員[100]。
- ・NOの阻害[162]。

創傷の低酸素状態とHBOTによる十分な酸素供給という薬理学的な作用の組み合わせにより，臨床的に良好な結果が見受けられる。

- 迅速で効果的な感染管理[163]。
- 虚血障害を減じる[164-166]。
- 病的炎症を沈静化する[161]。
- 浮腫を減じる[167,168]。この作用は十分な酸素供給により血管新生を促進する[22]。しかしこの作用は炎症の沈静化によるもののようである。浮腫は動脈から血流が増加するのではなく，静脈の圧の上昇および漏出からもたらされるものである。血管新生は動脈の流入を減じる。炎症を抑えることは静脈内皮細胞の接着性を減少させ，それにより浮腫を減少させる。

- 血管新生とコラーゲンの沈着は肉芽組織形成を促進する[17,152,169]。
- 上皮化を促進する[16]。
- 骨新生を促進する[170,171]。

### ▶ 創傷治癒における高気圧酸素治療の臨床効果

作用機序的に，HBOT は酸素欠乏状態の創傷に対し有益なようである。実際，Smith ら[20] は低酸素状態を伴わない創傷は HBOT を行っても特に改善しない傾向にあることを示した。低酸素がこのような創傷に対して障害となるのではなく，また，このような創傷治癒障害を HBOT は改善しない，という説明がなされている。十分な酸素供給は創傷治癒を促進する可能性があるが，創傷治癒において他の障害となる因子がないことが条件である。HBOT はあくまで補助的な治療法であるからである。HBOT は創傷の湿潤療法や滲出液の吸収，デブリードマン，不良滲出液の圧出，動脈循環の再建などの療法を凌ぐものではなく，これらの療法に取って代わるものではない。適切な創傷治癒の療法が行われなければ，HBOT は効果がない。

Undersea and Hyperbaric Medical Society（UHMS）は HBOT の創傷治癒について 9 つの指標を示している（表 11.2）。これらの指標については他の章で詳しく紹介する。

HBOT が低酸素状態の創傷治癒を改善するということは合理的なことのようであるが，検討されている疾患のほとんどが糖尿病性壊疽による循環障害がある下肢の潰瘍についてである（表 11.3）。HBOT が特に糖尿病による潰瘍に効果的である可能性もある。たとえば，糖尿病性潰瘍では PDGF と PDGF 受容体が減少していることが示され[159]，そして糖尿病では血中に循環している EPC が PDGF などを減少させることが知られている[103]。一方，Bauer ら[41] はマウスの虚

**表 11.2** Undersea and Hyperbaric Medical Society の高気圧酸素治療における創傷治癒関連適応疾患

| 適 応 | 有効性の作用機序 |
|---|---|
| 重症熱傷 | 浮腫の軽減<br>感染制御<br>上皮化と植皮・生着の増大 |
| クロストリジウム性筋炎・筋壊疽 | 毒素産生の制御<br>好中球の作用強化<br>抗生物質の増強作用 |
| 他の壊死性軟部組織感染症 | 好中球の作用強化<br>抗生物質の増強作用 |
| 易感染性の植皮[*1] | 血管新生の増強<br>浮腫の軽減 |
| 易感染性の皮弁[*1] | 虚血再灌流障害の寛解<br>浮腫の軽減 |
| クラッシュ損傷，コンパートメント症候群，急性虚血 | 虚血再灌流障害の寛解<br>浮腫の軽減 |
| 放射線性壊死 | 血管新生の増強 |
| 放射線性軟部組織壊死 | 血管新生の増強 |
| 難治性骨髄炎 | 好中球の作用強化<br>抗生物質の増強作用<br>骨形成の増強 |
| 難治性創傷[*2] | 血管新生の増強<br>コラーゲン沈着の増強<br>上皮化の増強<br>浮腫の軽減<br>好中球の作用強化 |
| 糖尿病性下肢潰瘍（Wagner の分類 3 ＋）[*2] | 肉芽形成の増強<br>好中球の作用強化<br>浮腫の軽減 |

[*1] Undersea and Hyperbaric Medical Society（UHMS）と Centers for Medicare and Medicaid Services（CMS）では，易感染性の植皮と皮弁は 1 つの適応として治療される。ここでは，それぞれに対する作用機序の根本的な有益性がやや異なるために分けた。
[*2] UHMS の Hyperbaric Oxygen Therapy Committee Report は 2003 年に難治性創傷の分類を収載したが，これは明らかに低酸素性の創傷の適応に進展しそうである。CMS はこの問題を論じ，2002 年に適用範囲の覚書を出版し，通常治療に効果を示さない Wagner の分類 3 や，より高度の糖尿病性下肢創傷に適用範囲を与えた。

表 11.3 糖尿病性下肢潰瘍における高気圧酸素治療試験

| 筆頭著者<br>年（国） | 研究デザイン | N | 状　態 | 結　果 |
|---|---|---|---|---|
| Doctor[175]<br>1992（インド） | RCT | 30（15HBO, 15 コントロール） | 入院中・糖尿病性下肢潰瘍 | 膝上切断—HBO：2/15, コントロール：7/15, $P < 0.05$<br>小切断：有意差なし<br>HBO 群で減少した培養陽性数：$P < 0.05$ |
| Faglia[172]<br>1996（イタリア） | RCT | 70（35HBO, 33 コントロール, フォローアップまでに死亡 2） | 重篤, 感染, 虚血性糖尿病性下肢潰瘍 | 大切断—HBO：3/35（8.6%）, コントロール：11/33（33.3%）, $P = 0.016$ |
| Abidia[174]<br>2003（イギリス） | RCT, 二重盲検法, 疑似処置 | 18（8HBO, 8 コントロール, フォローアップまでに死亡 2） | 虚血性糖尿病性下肢潰瘍, 直径 1～10 mm | フォローアップ時 12 週における治癒—HBO：5/8, コントロール 1/8 |
| Kalani[181]<br>2002（スウェーデン） | RCT + CT | 38（17HBO, 21 コントロール） | 糖尿病性下肢潰瘍 | フォローアップ時 3 年における治癒—HBO：13/17（76%）, コントロール：10/21（48%）<br>切断—HBO：2/17（12%）, コントロール：7/21（33%） |
| Kessler[182]<br>2003（フランス） | RCT + CT | 28 | Wagner の分類 1～3 糖尿病性下肢潰瘍 | HBO：2 週と 4 週で創傷縮小, さらに 2 週で治癒 |
| Zamboni[183]<br>1997（アメリカ） | CT | 10（5HBO, 5 コントロール） | 糖尿病性下肢潰瘍 | 標準的創傷治療と HBO の併用は標準的創傷治療のみに比べて創傷のサイズが縮小, $P < 0.05$<br>4～6 カ月で HBO 群は完治率がより高かった（4/5 vs. 1/5［コントロール群］） |
| Baroni[184]<br>1987（イタリア） | CT | 28（18HBO, 10 コントロール） | 糖尿病性下肢潰瘍 | 治癒—HBO：16/18（89%）, コントロール：1/10（10%）, $P = 0.001$<br>切断—HBO：2/18, コントロール 4/10 |
| Davis[185]<br>1987（アメリカ） | 後ろ向き検討 | 168HBO | 糖尿病性下肢潰瘍 | 118/168（70%）の患者は両足歩行ができるまでに治癒, 50/168（30%）は膝下または膝上切断, 足首または足首より上でバイパス手術不可の動脈疾患の患者において不成功 |
| Oriani[186]<br>1990（イタリア） | 後ろ向き比較 | 80（62HBO, 18 コントロール） | 糖尿病性下肢潰瘍 | 回復—HBO：59/62（96%）, コントロール：12/18（67%）<br>切断—HBO：3/62（5%）, コントロール：6/18（33%）, $P < 0.001$ |
| Wattel[187]<br>1991（フランス） | 後ろ向き継続検討 | 59HBO | 糖尿病性下肢潰瘍 | 52/59（88%）大切断なく治癒, 7/59（12%）大切断, 不成功例に比べ成功例では HBO 中の $tcPo_2$ 値は明らかに優れていた（786 ± 258mmHg vs. 323 ± 214） |
| Oriani[188]<br>1992（イタリア） | 後ろ向き継続検討<br>非対照 | 151HBO（1990 年の試験からの患者もおそらく含まれる） | 糖尿病性下肢潰瘍 | 130/151, 86% が HBO で治癒, 21/115, 14% が HBO に効果なし |
| Stone[189]<br>1995（アメリカ） | 後ろ向き検討<br>要約 | 469（87HBO, 382 コントロール） | 糖尿病性下肢潰瘍 | 患肢温存—HBO：72%, コントロール：53%, $P < 0.002$ |
| Faglia[190]<br>1998（イタリア） | 比較 | 115（51HBO, 64 コントロール） | 糖尿病性下肢潰瘍 | 大切断—HBO：7/51, コントロール：20/64, $P = 0.012$ |
| Fife[19]<br>2002（アメリカ） | 後ろ向き検討 | 1,144HBO | 糖尿病性下肢潰瘍 | 全体で患者の 75% が HBO・平均治療回数 34 回で予後良好<br>Wagner の分類—1：100%（n = 3）, 2：83.1%（n = 130）, 3：77.2%（n = 465）, 4：64.5%（n = 138）, 5：29.7%（n = 37） |

CT：比較試験, HBO：高気圧酸素, RCT：ランダム化比較試験, $tcPo_2$：経皮的酸素分圧
（Warriner RA, Hopf HW: Enhancement of Healing in Selected Problem Wounds, Hyperbaric Oxygen 2003: Indications and Results. In: Feldmeier JJ [ed]: The Hyperbaric Oxygen Therapy Committee Report. Kensington, MD, Undersea and Hyperbaric Medical Society, 2003, pp 45–47. より）

血性潰瘍のモデルで同様の欠損を示した。現在では臨床研究で，糖尿病の虚血性潰瘍の治療は HBOT が有効であると支持されている。

Faglia ら[172] は大規模なランダム化比較試験で，HBOT により重症の虚血性感染性の糖尿病性潰瘍による下肢の切断の頻度を減少させた。全患者に ABI（足関節上腕血圧比：ankle brechial pressure index）が 0.9 以下，および経皮的酸素分圧（tcPO$_2$）50mmHg 以下なら動脈造影を行い，初期に徹底した外科的デブリードマン，標準的創傷処置，眼科的ケアなどを行うことを標準化した。もし必要なら動脈再建術なども行った。対象患者には HBOT 2.4ATA（絶対気圧：atmosphere absolute）90 分を 1 日 1 回行った。下肢切断の方針は，この研究について知らされていない外科医にコンサルテーションし決定した。HBOT 群では下肢切断を行わなければならない患者はより少なかった（HBOT 群で下肢切断を行ったのは 35 例中 3 例で，膝下切断が 2 例，膝上切断が 1 例であった。コントロール群では 33 例中 11 例で，7 例が膝下切断，4 例が膝上切断であった。$P = 0.016$）。Roeckl-Wiedmann ら[173] は 1 つの膝上下肢切断を防ぐため（結果として膝上下肢切断を含んだ 3 件［Faglia ら[172]，Abidia ら[174]，Doctor ら[175]］のために），4 人の患者の価値を扱ううえで必要な数を計算した。

低酸素状態の創傷は末梢動脈の閉塞を伴わずに発生することもあるが，虚血状態の創傷は HBOT がよく効くようである。ある研究[176] では，動脈閉塞障害を伴わない静脈性の皮膚潰瘍に HBOT がよく効いたという研究もある。静脈性下肢潰瘍の標準的治療法は創傷を湿潤状態でケアし，うっ滞を防ぐため弾性ストッキングなどで足に圧力をかける。これらの療法でほとんどの患者が改善する[177]。HBOT は，この足に圧をかける療法に取って代わるものではない。植皮を行う必要がある患者や動静脈奇形を合併して潰瘍を呈している患者，また適切な圧と浮腫を防ぐ治療を行ってもうまくいかない患者は，慎重に適応をみて HBOT が有効であることがある。

褥瘡の標準的治療は滲出液滞留による圧の開放，デブリードマン，栄養管理，抗菌管理，創傷の湿潤ケアである[178]。HBOT は，植皮をする場合や放射線後潰瘍，遷延性の骨髄炎を伴うときに有効であるといえる。

動脈閉塞性潰瘍の標準的治療は，動脈再建，デブリードマン，創傷湿潤ケアである[10]。

HBOT は，血管新生がうまくいかない場合や血管新生が成功しても低酸素状態を回避できない場合に有効である。このことは糖尿病性壊疽の項で述べた。HBOT は植皮の患者には適応がある。血管新生後多くの患者は再灌流により障害を起こし，治癒が遅れる。発生機序的に HBOT はこの再灌流障害を改善しうると思われるが，臨床的にはこの HBOT が有効であるかどうか評価を行わなければならない。

## ▶ 治癒しない創傷の補助療法に高気圧酸素治療を用いる際の患者選択：経皮的酸素測定法

創傷に対して HBOT が有効かどうかは，コスト削減において重要である。HBOT の適応がある患者に対しても HBOT は補助的な治療法であり（表 11.2 参照），効果を評価しなければならない。低酸素（PO$_2$ < 40mmHg）状態は，一般的に HBOT の適応がある。しかし，40 〜 50mmHg の低酸素といえない創傷の場合，HBOT は適応がない[19,20,179]。低酸素状態，虚血状態を検査するさまざまなテスト（ABI，皮膚灌流圧，レーザードップラー，tcPO$_2$ 測定器）は，以下のことを予測するのに認められている。

- 血管再建法を行わないで創傷が治癒するかどうか予測する。
- 四肢の切断を行って，治癒するかどうか予測する。
- HBOT が効果的であるかどうか予測する。
- 血管新生がうまくいくかどうか予測する。

tcPO$_2$ 測定は，より創傷が治癒するかどうかの予測に役立つ。このことは創傷治癒に酸素が中心的な役割を担っていることを示している。すなわち，創傷が治癒しないレベルの酸素飽和度であるということである。このレベル以上の酸素飽和度を示している創傷でも治癒するとは限らない。なぜなら酸素飽和度が治癒するために十分であっても，酸素以外の要素で治癒しない場合があるからである。

tcPO$_2$ 測定は創傷周囲の皮膚の酸素を直接量的に測定し，間接的に血流の状態を測定する。tcPO$_2$ 測定は非侵襲的な検査で，小さく画像的に酸素濃度を測定する。通常，皮膚ではび漫性に少量の酸素しか検知されない。しかし，プローブを 42 〜 45℃ に暖めると皮膚の酸素の透過性が増し測定できる。加熱した領域は十分に小さく，プローブ直下の皮膚の血管は拡張する。この刺激は四肢において周囲から灌流する血流を人為的に増すものではない。

Wütschert と Bounameaux[42] は 1985 〜 1996 年の研究で，大気圧下での tcPO$_2$ 測定が四肢切断の決め手になる可能性を解析した。615 本の下肢切断（51％が

糖尿病）を解析し，再下肢切断率は16.4%であった。切断端の状態不良例はさらに近位部での切断や広範な（効果的な）デブリードマンを行った。彼らによるとtcPo$_2$測定20mmHgが切断の決め手になり，82%の感度と64%の特異度があったという。20mmHgでの切断が予後良好であると予見する信頼性は92%であり，否定的なものは42%であった。正診率は79%であった。

tcPo$_2$測定は，レーザードップラーやABIより酸素化不良の創傷の明瞭な指標となる。1982年からの38例の検討により，治癒しない低酸素状態の潰瘍はtcPo$_2$測定が10～40mmHg以下であったとされている[10]。一般的にtcPo$_2$測定が20mmHg以下であれば傷が治らず，一方，20～40mmHgの傷は治りが遅い。この場合，感染が大きく疑われることはいうまでもない[179]。

tcPo$_2$測定値のマイナス面は創傷が治らないということの予測になるが，HBOTで創傷の低酸素を是正することができる可能性もある。大気圧下でマスクを使用し，10～15L/分の酸素吸入を併用するとHBOTの効果がよりよいという研究がわずかながら報告されているが[179]，より正確に効果を予測するならば，HBOTチャンバー内でtcPo$_2$測定を行うべきである[19,20,179,180]。tcPo$_2$測定のより大きな評価は，臨床上の結果に関係する。しかし，HBOTの圧力が2.4ATAか2.0ATAでは効果の違いはなかった[19]。tcPo$_2$測定が100mmHg以上の上昇を欠く場合，特に糖尿病性潰瘍の場合，創傷が治らないようである（図11.6）。しかし，物理学的に創傷酸素濃度をある程度達成しても，創傷を酸素化することだけが創傷治癒におけるHBOTの主要な作用ではないという議論も支持されている。tcPo$_2$が100mmHg以下という例は100%失敗ということではなく，10～15回は治療を継続するべきであり，治療がうまくいかないなら下肢切断とすべきである。

## 要　約

創傷治癒過程は血流と炎症反応が必要条件であり，受傷部の適切なコラーゲンの増加と血管新生，そして上皮化により瘢痕治癒が形成される。局所的および全身性の多くの要因により，時間経過のなかで創傷治癒が妨げられる。創傷修復に必要な酸素供給が不適切な場合，創傷治癒が遅れ感染の危険性を高める。動脈閉塞症は創傷の酸素化を障害する一般的な疾患であり，創傷治癒を妨げるが，適切な動脈の血流があるにもかかわらず低酸素状態になることがある。その理由は，創傷の静脈の形成異常や血管新生の不良にある。血管形成異常の原因は寒冷曝露，不適切な水分摂取，疼痛管理，ストレスなどがあり，これらは神経系の異常をきたす。この血管形成異常に対しては簡単で安価な血管内治療があり，創傷治癒に結びつく。血管新生を障害する多くの理由には組織に対する放射線照射の既往，糖尿病，創傷の低酸素状態があげられ，これらはHBOTで改善される。HBOTは傷の酸素化を図り，酸素豊富な状態による薬理作用（幹細胞動員の誘導，増殖因子および増殖因子受容体の活動性の向上，好中球接着能阻害）がある。創傷の低酸素状態を改善するにはHBOTを考慮すべきである。現在，骨軟部組織放射線照射後，感染症防御の低下を認める個体の皮膚移植および皮弁形成術，虚血性の糖尿病性下肢潰瘍に対してHBOTの臨床応用が行われている。

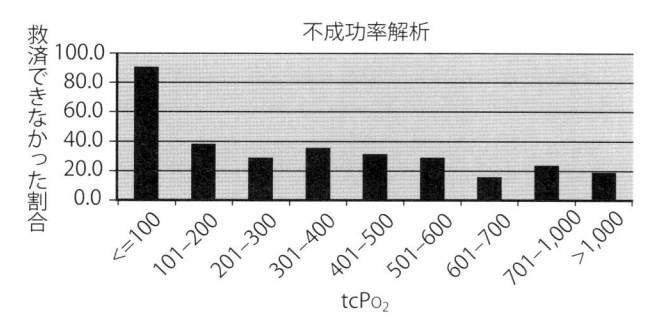

図11.6　チャンバー内での経皮的酸素分圧（tcPo$_2$）に関連した高気圧酸素治療の不成功率。チャンバー内のtcPo$_2$が減少するにつれ不成功率は高まる。チャンバー内のtcPo$_2$が100mmHgより低いと不成功率は90%となる。しかし，チャンバー内のtcPo$_2$が400mmHgを大きく超えた場合，治療成功率がさらに高まるということはほとんどない。(Fife CE, Buyukcakir C, Otto GH, et al: The predictive value of transcutaneous oxygen tension measurement in diabetic lower extremity ulcers treated with hyperbaric oxygen therapy: A retrospective analysis of 1,144 patients. Wound Repair Regen 10:198–207, 2002. より)

### REFERENCES

1. Arnold M, Barbul A：Nutrition and wound healing. Plast Reconstr Surg 117：42S–58S, 2006.
2. Hunt T, Hopf H：Nutrition in Wound Healing. In：Fischer J (ed)：Nutrition and Metabolism in the Surgical Patient, 2nd ed. Boston, Little, Brown and Company, 1996, pp 423–441.
3. Jensen JA, Jonsson K, Goodson WH, et al：Epinephrine lowers subcutaneous wound oxygen tension. Curr Surg 42：472–474, 1985.
4. Mogford JE, Sisco M, Bonomo SR, et al：Impact of aging on gene expression in a rat model of ischemic cutaneous wound healing. J Surg Res 118：190–196, 2004.

5. Mogford JE, Tawil N, Chen A, et al : Effect of age and hypoxia on TGFbeta1 receptor expression and signal transduction in human dermal fibroblasts : Impact on cell migration. J Cell Physiol 190 : 259–265, 2002.
6. Lenhardt R, Hopf HW, Marker E, et al : Perioperative collagen deposition in elderly and young men and women. Arch Surg 135 : 71–74, 2000.
7. Robson MC, Mannari RJ, Smith PD, Payne WG : Maintenance of wound bacterial balance. Am J Surg 178 : 399–402, 1999.
8. Winter GD : Formation of the scab and the rate of epithelisation of superficial wounds in the skin of the young domestic pig. 1962. J Wound Care 4 : 366–371, 1995.
9. Jonsson K, Jensen J, Goodson W, et al : Tissue oxygenation, anemia, and perfusion in relation to wound healing in surgical patients. Ann Surg 214 : 605–613, 1991.
10. Hopf HW, Ueno C, Aslam R, et al : Guidelines for the treatment of arterial insufficiency ulcers. Wound Repair Regen 14 : 693–710, 2006.
11. Ueno C, Hunt TK, Hopf HW : Using physiology to improve surgical wound outcomes. Plast Reconstr Surg 117 : 59S–71S, 2006.
12. Allen DB, Maguire JJ, Mahdavian M, et al : Wound hypoxia and acidosis limit neutrophil bacterial killing mechanisms. Arch Surg 132 : 991–996, 1997.
13. DeJong L, Kemp A : Stoicheiometry and kinetics of the prolyl 4-hydroxylase partial reaction. Biochim Biophys Acta 787 : 105–111, 1984.
14. Evans NTS, Naylor PFD : Steady states of oxygen tension in human dermis. Respir Physiol 2 : 46–60, 1966.
15. Hopf H, Hunt T, Jensen J : Calculation of subcutaneous tissue blood flow. Surg Forum 39 : 33–36, 1988.
16. Medawar PS : The behavior of mammalian skin epithelium under strictly anaerobic conditions. Q J Microsc Sci 88 : 27, 1947.
17. Hopf HW, Gibson JJ, Angeles AP, et al : Hyperoxia and angiogenesis. Wound Repair Regen 13 : 558–564, 2005.
18. Sheffield PJ : Tissue Oxygen Measurements. In : Davis JC, Hunt TK (eds) : Problem Wounds : The Role of Oxygen. New York, Elsevier, 1988, pp 17–51.
19. Fife CE, Buyukcakir C, Otto GH, et al : The predictive value of transcutaneous oxygen tension measurement in diabetic lower extremity ulcers treated with hyperbaric oxygen therapy : A retrospective analysis of 1,144 patients. Wound Repair Regen 10 : 198–207, 2002.
20. Smith B, Desvigne L, Slade J, et al : Transcutaneous oxygen measurements predict healing of leg wounds with hyperbaric therapy. Wound Repair Regen 4 : 224–229, 1996.
21. Rollins MD, Gibson JJ, Hunt TK, Hopf HW : Wound oxygen levels during hyperbaric oxygen treatment in healing wounds. Undersea Hyperb Med 33 : 17–25, 2006.
22. Fife C : Hyperbaric Oxygen Therapy Applications in Wound Care. In : Sheffield P, Smith A, Fife C (eds) : Wound Care Practice. Flagstaff, Ariz, Best Publishing Company, 2004, pp 661–684.
23. Schulz G : Molecular Regulation of Wound Healing. In : Bryant R, Nix D (eds) : Acute and Chronic Wounds : Current Management Concepts, 3rd ed. St. Louis, Mosby Elsevier, 2006, pp 82–99.
24. Adams JC : Functions of the conserved thrombospondin carboxy-terminal cassette in cell-extracellular matrix interactions and signaling. Int J Biochem Cell Biol 36 : 1102–1114, 2004.
25. Mast B, Schultz G : Interactions of cytokines, growth factors, and proteases in acute and chronic wounds. Wound Repair Regen 4 : 411–420, 1996.
26. Constant J, Suh D, Hussain M, Hunt T : Wound healing angiogenesis : The metabolic basis of repair. In : Maragoudakis ME (ed) : Molecular, Cellular, and Clinical Aspects of Angiogenesis. New York, Plenum Press, 1996, pp 151–159.
27. Dvonch VM, Murphey RJ, Matsuoka J, Grotendorst GR : Changes in growth factor levels in human wound fluid. Surgery 112 : 18–23, 1992.
28. Heppenstall RB, Littooy FN, Fuchs R, et al : Gas tensions in healing tissues of traumatized patients. Surgery 75 : 874–880, 1974.
29. Zabel DD, Feng JJ, Scheuenstuhl H, et al : Lactate stimulation of macrophage-derived angiogenic activity is associated with inhibition of poly (ADP-ribos) synthesis. Lab Invest 74 : 644–649, 1996.
30. Caldwell MD, Shearer J, Morris A, et al : Evidence for aerobic glycolysis in lambda-carrageenan-wounded skeletal muscle. J Surg Res 37 : 63–68, 1984.
31. Trabold O, Wagner S, Wicke C, et al : Lactate and oxygen constitute a fundamental regulatory mechanism in wound healing. Wound Repair Regen 11 : 504–509, 2003.
32. Remensnyder JP, Majno G : Oxygen gradients in healing wounds. Am J Pathol 52 : 301–323, 1968.
33. Klebanoff S : Oxygen metabolism and the toxic properties of phagocytes. Ann Intern Med 93 : 480–489, 1980.
34. Silver IA : Cellular microenvironment in healing and non-healing wounds. Hunt TK, Heppenstall RB, Pines E, (eds) : Soft and Hard Tissue Repair. New York, Praeger, 1984, pp 50–66.
35. Niinikoski J, Hunt TK, Dunphy JE : Oxygen supply in healing tissue. Am J Surg 123 : 247–252, 1972.
36. Falcone PA, Caldwell MD : Wound metabolism. Clin Plast Surg 17 : 443–456, 1990.
37. Hopf HW, Hunt TK, West JM, et al : Wound tissue oxygen tension predicts the risk of wound infection in surgical patients. Arch Surg 132 : 997–1005, 1997.
38. Chang N, Mathes SJ : Comparison of the effect of bacterial inoculation in musculocutaneous and random-pattern flaps. Plast Reconstr Surg 95 : 527–536, 1982.
39. Knighton DR, Halliday B, Hunt TK : Oxygen as an antibiotic : The effect of inspired oxygen on infection. Arch Surg 119 : 199–204, 1984.
40. Schwentker A, Evans SM, Partington M, et al : A model of wound healing in chronically radiation-damaged rat skin. Cancer Lett 128 : 71–78, 1998.
41. Bauer SM, Goldstein LJ, Bauer RJ, et al : The bone marrow-derived endothelial progenitor cell response is impaired in delayed wound healing from ischemia. J Vasc Surg 43 : 134–141, 2006.
42. Wütschert R, Bounameaux H : Determination of amputation level in ischemic limbs. Reappraisal of the measurement of TcPo2. Diabetes Care 20 : 1315–1318, 1997.
43. Dowd GS : Predicting stump healing following amputation for peripheral vascular disease using the transcutaneous oxygen monitor. Ann R Coll Surg Engl 69 : 31–35, 1987.
44. Ito K, Ohgi S, Mori T, et al : Determination of amputation level in ischemic legs by means of transcutaneous oxygen pressure measurement. Int Surg 69 : 59–61, 1984.
45. Beckert S, Farrahi F, Aslam RS, et al : Lactate stimulates endothelial cell migration. Wound Repair Regen 14 : 321–324,

2006.
46. Babior BM : Oxygen-dependent microbial killing by phagocytes. N Engl J Med 198 : 659-668, 1978.
47. Edwards S, Hallett M, Campbell A : Oxygen-radical production during inflammation may be limited by oxygen concentration. Biochem J 217 : 851-854, 1984.
48. Gabig TG, Bearman SI, Babior BM : Effects of oxygen tension and pH on the respiratory burst of human neutrophils. Blood 53 : 1133-1139, 1979.
49. Sheffield PJ : Measuring tissue oxygen tension : A review. Undersea Hyperb Med 25 : 179-188, 1998.
50. Mader JT : Phagocytic killing and hyperbaric oxygen : Antibacterial mechanisms. HBO Rev 2 : 37-49, 1981.
51. Mader JT, Brown GL, Guckian JC, et al : A mechanism for the amelioration by hyperbaric oxygen of experimental staphylococcal osteomyelitis in rabbits. J Infect Dis 142 : 915-922, 1980.
52. Sen CK, Khanna S, Babior BM, et al : Oxidant-induced vascular endothelial growth factor expression in human keratinocytes and cutaneous wound healing. J Biol Chem 277 : 33284-33290, 2002.
53. Niinikoski J, Jussila P, Vihersaari T : Radical mastectomy wound as a model for studies of human wound metabolism. Am J Surg 126 : 53-58, 1973.
54. Hunt TK, Knighton DR, Thakral KK, et al : Studies on inflammation and wound healing : Angiogenesis and collagen synthesis stimulated in vivo by resident and activated wound macrophages. Surgery 96 : 48-54, 1984.
55. Jensen JA, Hunt TK, Scheuenstuhl H, et al : Effect of lactate, pyruvate and pH on secretion of angiogenesis and mitogenesis factors by macrophages. Lab Invest 54 : 574-578, 1986.
56. Ehrlich H, Hunt T : Effects of cortisone and vitamin A on wound healing. Ann Surg 167 : 324-328, 1968.
57. Hunt TK, Aslam RS, Beckert S, et al : Aerobically derived lactate stimulates revascularization and tissue repair via redox mechanisms. Antioxid Redox Signal 9 : 1115-1124, 2007.
58. Velazquez OC : Angiogenesis and vasculogenesis : Inducing the growth of new blood vessels and wound healing by stimulation of bone marrow-derived progenitor cell mobilization and homing. J Vasc Surg 45(suppl A): A39-A47, 2007.
59. Capla JM, Ceradini DJ, Tepper OM, et al : Skin graft vascularization involves precisely regulated regression and replacement of endothelial cells through both angiogenesis and vasculogenesis. Plast Reconstr Surg 117 : 836-844, 2006.
60. Schultz G, Grant M : Neovascular growth factors. Eye 5 : 170-180, 1991.
61. Sheikh AY, Gibson JJ, Rollins MD, et al : Effect of hyperoxia on vascular endothelial growth factor levels in a wound model. Arch Surg 135 : 1293-1297, 2000.
62. Beckert S, Hierlemann H, Muschenborn N, et al : Experimental ischemic wounds : Correlation of cell proliferation and insulin-like growth factor I expression and its modification by different local IGF-I release systems. Wound Repair Regen 13 : 278-283, 2005.
63. Knighton DR, Silver IA, Hunt TK : Regulation of wound-healing angiogenesis—effect of oxygen gradients and inspired oxygen concentration. Surgery 90 : 262-270, 1981.
64. Myllyla R, Tuderman L, Kivirikko KI : Mechanism of the prolyl hydroxylase reaction. 2. Kinetic analysis of the reaction sequence. Eur J Biochem 80 : 349-357, 1977.
65. Prockop DJ, Kivirikko KI, Tuderman L, Guzman NA : The biosynthesis of collagen and its disorders(first of two parts). N Engl J Med 301 : 13-23, 1979.
66. Uitto J, Prockop DJ : Synthesis and secretion of under-hydroxylated procollagen at various temperatures by cells subject to temporary anoxia. Biochem Biophys Res Commun 60 : 414, 1974.
67. Knighton DR, Hunt TK, Scheuenstuhl H, et al : Oxygen tension regulates the expression of angiogenesis factor by macrophages. Science 221 : 1283-1285, 1983.
68. Constant JS, Feng JJ, Zabel DD, et al : Lactate elicits vascular endothelial growth factor from macrophages : A possible alternative to hypoxia. Wound Repair Regen 8 : 353-360, 2000.
69. Laato M, Heino J, Gerdin B, et al : Interferon-gamma-induced inhibition of wound healing in vivo and in vitro. Ann Chir Gynaecol 90 : 19-23, 2001.
70. Wagner S, Hussain MZ, Beckert S, et al : Lactate down-regulates cellular poly(ADP-ribose)formation in cultured human skin fibroblasts. Eur J Clin Invest 37 : 134-139, 2007.
71. Ghani QP, Wagner S, Hussain MZ : Role of ADP-ribosylation in wound repair. The contributions of Thomas K. Hunt, MD. Wound Repair Regen 11 : 439-444, 2003.
72. Semenza GL : Regulation of tissue perfusion by hypoxia-inducible factor 1. Exp Physiol 92 : 988-991, 2007.
73. Wang GL, Jiang BH, Rue EA, Semenza GL : Hypoxia-inducible factor 1 is a basic-helix-loop-helix-PAS heterodimer regulated by cellular O2 tension. Proc Natl Acad Sci USA 92 : 5510-5514, 1995.
74. Roy S, Khanna S, Nallu K, et al : Dermal wound healing is subject to redox control. Mol Ther 13 : 211-220, 2006.
75. Hirota K, Semenza GL : Regulation of hypoxia-inducible factor 1 by prolyl and asparaginyl hydroxylases. Biochem Biophys Res Commun 338 : 610-616, 2005.
76. Lu H, Dalgard CL, Mohyeldin A, et al : Reversible inactivation of HIF-1 prolyl hydroxylases allows cell metabolism to control basal HIF-1. J Biol Chem 280 : 41928-41939, 2005.
77. Lu H, Forbes RA, Verma A : Hypoxia-inducible factor 1 activation by aerobic glycolysis implicates the Warburg effect in carcinogenesis. J Biol Chem 277 : 23111-23115, 2002.
78. Maxwell PH, Wiesener MS, Chang GW, et al : The tumour suppressor protein VHL targets hypoxia-inducible factors for oxygen-dependent proteolysis. Nature 399 : 271-275, 1999.
79. Abu El-Asrar AM, Missotten L, Geboes K : Expression of hypoxia-inducible factor-1alpha and the protein products of its target genes in diabetic fibrovascular epiretinal membranes. Br J Ophthalmol 91 : 822-826, 2007.
80. Sen CK : The general case for redox control of wound repair. Wound Repair Regen 11 : 431-438, 2003.
81. Rhee SG : Redox signaling : hydrogen peroxide as intracellular messenger. Exp Mol Med 31 : 53-59, 1999.
82. Suh YA, Arnold RS, Lassegue B, et al : Cell transformation by the superoxide-generating oxidase Mox1. Nature 401 : 79-82, 1999.
83. Babior B, Woodman R : Chronic granulomatous disease. Semin Hematol 27 : 247-259, 1990.
84. Lineaweaver W, Howard R, Soucy D, et al : Topical antimicrobial toxicity. Arch Surg 120 : 267-270, 1985.
85. Knowles RG, Moncada S : Nitric oxide synthases in mammals. Biochem J 298(pt 2): 249-258, 1994.
86. Shearer JD, Richards JR, Mills CD, Caldwell MD : Differential regulation of macrophage arginine metabolism : A proposed

87. Rizk M, Witte MB, Barbul A : Nitric oxide and wound healing. World J Surg 28 : 301-306, 2004.
88. Stamler JS, Jaraki O, Osborne J, et al : Nitric oxide circulates in mammalian plasma primarily as an S-nitroso adduct of serum albumin. Proc Natl Acad Sci USA 89 : 7674-7677, 1992.
89. Barbul A, Lazarou S, Efron D, et al : Arginine enhances wound healing and lymphocyte immune response in humans. Surgery 108 : 331-337, 1990.
90. Murrell GA, Szabo C, Hannafin JA, et al : Modulation of tendon healing by nitric oxide. Inflamm Res 46 : 19-27, 1997.
91. Schaffer MR, Tantry U, Gross SS, et al : Nitric oxide regulates wound healing. J Surg Res 63 : 237-240, 1996.
92. Schaffer MR, Tantry U, Thornton FJ, Barbul A : Inhibition of nitric oxide synthesis in wounds : Pharmacology and effect on accumulation of collagen in wounds in mice. Eur J Surg 165 : 262-267, 1999.
93. Modolell M, Eichmann K, Soler G : Oxidation of N(G)-hydroxyl-L-arginine to nitric oxide mediated by respiratory burst : An alternative pathway to NO synthesis. FEBS Lett 401 : 123-126, 1997.
94. Shizukuda Y, Tang S, Yokota R, Ware JA : Vascular endothelial growth factor-induced endothelial cell migration and proliferation depend on a nitric oxide-mediated decrease in protein kinase Cdelta activity. Circ Res 85 : 247-256, 1999.
95. Noiri E, Hu Y, Bahou WF, et al : Permissive role of nitric oxide in endothelin-induced migration of endothelial cells. J Biol Chem 272 : 1747-1752, 1997.
96. Noiri E, Lee E, Testa J, et al : Podokinesis in endothelial cell migration : Role of nitric oxide. Am J Physiol 274 : C236-C244, 1998.
97. Fadini GP, Miorin M, Facco M, et al : Circulating endothelial progenitor cells are reduced in peripheral vascular complications of type 2 diabetes mellitus. J Am Coll Cardiol 45 : 1449-1457, 2005.
98. Tepper OM, Galiano RD, Capla JM, et al : Human endothelial progenitor cells from type II diabetics exhibit impaired proliferation, adhesion, and incorporation into vascular structures. Circulation 106 : 2781-2786, 2002.
99. Loomans CJ, de Koning EJ, Staal FJ, et al : Endothelial progenitor cell dysfunction : A novel concept in the pathogenesis of vascular complications of type 1 diabetes. Diabetes 53 : 195-199, 2004.
100. Gallagher KA, Goldstein LJ, Thom SR, Velazquez OC : Hyperbaric oxygen and bone marrow-derived endothelial progenitor cells in diabetic wound healing. Vascular 14 : 328-337, 2006.
101. Thom SR, Bhopale VM, Velazquez OC, et al : Stem cell mobilization by hyperbaric oxygen. Am J Physiol Heart Circ Physiol 290 : H1378-H1386, 2006.
102. Goldstein LJ, Gallagher KA, Bauer SM, et al : Endothelial progenitor cell release into circulation is triggered by hyperoxia-induced increases in bone marrow nitric oxide. Stem Cells 24 : 2309-2318, 2006.
103. Gallagher KA, Liu ZJ, Xiao M, et al : Diabetic impairments in NO-mediated endothelial progenitor cell mobilization and homing are reversed by hyperoxia and SDF-1 alpha. J Clin Invest 117 : 1249-1259, 2007.
104. Silver IA : Oxygen tension and epithelialization. Maibach HI, Rovee DT(ed): Epidermal Wound Healing. Chicago, Year Book Medical Publishers, 1972, pp 291.
105. Feldmeier JJ, Hopf HW, Warriner RA 3rd, et al : UHMS position statement : Topical oxygen for chronic wounds. Undersea Hyperb Med 32 : 157-168, 2005.
106. Ngo MA, Sinitsyna NN, Qin Q, Rice RH : Oxygen-dependent differentiation of human keratinocytes. J Invest Dermatol 127 : 354-361, 2007.
107. O'Toole EA, Marinkovich MP, Peavey CL, et al : Hypoxia increases human keratinocyte motility on connective tissue. J Clin Invest 100 : 2881-2891, 1997.
108. Doughty DB : Preventing and managing surgical wound dehiscence. Adv Skin Wound Care 18 : 319-322, 2005.
109. Fuchs U, Zittermann A, Stuettgen B, et al : Clinical outcome of patients with deep sternal wound infection managed by vacuum-assisted closure compared to conventional therapy with open packing : A retrospective analysis. Ann Thorac Surg 79 : 526-531, 2005.
110. Haydock D, Hill G : Improved wound healing response in surgical patients receiving intravenous nutrition. Br J Surg 74 : 320-323, 1987.
111. Goodson Wd, Lopez SA, Jensen JA, et al : The influence of a brief preoperative illness on postoperative healing. Ann Surg 205 : 250-255, 1987.
112. Patel GK : The role of nutrition in the management of lower extremity wounds. Int J Low Extrem Wounds 4 : 12-22, 2005.
113. Lund C, Levenson SM, Green R, et al : Ascorbic acid, thiamine, riboflavin and nicotinic acid in relation to acute burns in man. Arch Surg 55 : 557-583, 1947.
114. Levenson SM, Upjohn HL, Preston JA, Steer A : Effect of thermal burns on wound healing. Ann Surg 146 : 357-368, 1957.
115. Hunt T, Ehrlich H, Garcia J, Dunphy J : Effect of vitamin A on reversing the inhibitor effect of cortisone on healing of open wounds in animals and man. Ann Surg 170 : 633-641, 1969.
116. Wicke C, Halliday B, Allen D, et al : Effects of steroids and retinoids on wound healing. Arch Surg 135 : 1265-1270, 2000.
117. Seifter E, Rettura G, Padawer J, et al : Impaired wound healing in streptozotocin diabetes : Prevention by supplemental vitamin A. Ann Surg 194 : 42, 1981.
118. Winsey K, Simon RJ, Levenson SM, et al : Effect of supplemental vitamin A on colon anastomotic healing in rats given preoperative irradiation. Am J Surg 153 : 153-156, 1987.
119. Toyama T, Ohura N, Kurita M, et al : Effectiveness of short-contact topical tretinoin in promoting wound healing in db/db mice. Scand J Plast Reconstr Surg Hand Surg 40 : 329-334, 2006.
120. Paquette D, Badiavas E, Falanga V : Short-contact topical tretinoin therapy to stimulate granulation tissue in chronic wounds. J Am Acad Dermatol 45 : 382-386, 2001.
121. Haws M, Brown RE, Suchy H, Roth A : Vitamin A-soaked gelfoam sponges and wound healing in steroid-treated animals. Ann Plast Surg 32 : 418-422, 1994.
122. Ehrlich HP, Tarver H, Hunt TK : Inhibitory effects of vitamin E on collagen synthesis and wound repair. Ann Surg 175 : 235-240, 1972.
123. Miles A, Miles E, Burke J : The value and duration of defence reactions of the skin to the primary lodgment of bacteria. Br J Exp Pathol 38 : 79-96, 1957.
124. Gottrup F, Firmin R, Rabkin J, et al : Directly measured tissue oxygen tension and arterial oxygen tension assess tissue perfusion. Crit Care Med 15 : 1030-1036, 1987.
125. Sheffield P, Smith A : Physiological and Pharmacological Basis of Hyperbaric Oxygen Therapy. In Bakker D, Cramer F(eds)

: Hyperbaric Surgery : Perioperative Care. Flagstaff, Ariz, Best Publishing, 2002, pp 63-77.
126. Hutton JJ, Tappel AL, Udenfriend S : Cofactor and substrate requirements of collagen proline hydroxylase. Arch Biochem Biophys 118 : 231-240, 1967.
127. Hohn DC, MacKay RD, Halliday B, Hunt TK : Effect of O2 tension on microbicidal function of leukocytes in wounds and in vitro. Surg Forum 27 : 18-20, 1976.
128. Jonsson K, Hunt TK, Mathes SJ : Oxygen as an isolated variable influences resistance to infection. Ann Surg 208 : 783-787, 1988.
129. Jensen JA, Goodson WH, Hopf HW, Hunt TK : Cigarette smoking decreases tissue oxygen. Arch Surg 126 : 1131-1134, 1991.
130. Hopf HW, Viele M, Watson JJ, et al : Subcutaneous perfusion and oxygen during acute severe isovolemic hemodilution in healthy volunteers. Arch Surg 135 : 1443-1449, 2000.
131. Hopf H, Hunt T : Does—and if so, to what extent—normovolemic dilutional anemia influence post-operative wound healing? Chirugische Gastroenterologie 8 : 148-150, 1992.
132. Reference deleted in proofs.
133. Jensen JA, Goodson WH, Vasconez LO, Hunt TK : Wound healing in anemia. West J Med 144 : 465-467, 1986.
134. Sheffield C, Sessler D, Hopf H, et al : Centrally and locally mediated thermoregulatory responses alter subcutaneous oxygen tension. Wound Repair Regen 4 : 339-345, 1996.
135. Rabkin JM, Hunt TK : Local heat increases blood flow and oxygen tension in wounds. Arch Surg 122 : 221-225, 1987.
136. Derbyshire D, Smith G : Sympathoadrenal responses to anaesthesia and surgery. Br J Anaesth 56 : 725-739, 1984.
137. Halter J, Pflug A, Porte D : Mechanism of plasma catecholamine increases during surgical stress in man. J Clin Endocrin Metab 45 : 936-944, 1977.
138. Kurz A, Sessler D, Lenhardt R, et al : Perioperative normothermia to reduce the incidence of surgical-wound infection and shorten hospitalization. N Engl J Med 334 : 1209-1215, 1996.
139. Hartmann M, Jonsson K, Zederfeldt B : Effect of tissue perfusion and oxygenation on accumulation of collagen in healing wounds. Randomized study in patients after major abdominal operations. Eur J Surg 158 : 521-526, 1992.
140. Melling AC, Ali B, Scott EM, Leaper DJ : Effects of preoperative warming on the incidence of wound infection after clean surgery : A randomised controlled trial. Lancet 358 : 876-880, 2001.
141. Akça O, Melischek M, Scheck T, et al : Postoperative pain and subcutaneous oxygen tension [letter]. Lancet 354 : 41-42, 1999.
142. Rojas IG, Padgett DA, Sheridan JF, Marucha PT : Stress-induced susceptibility to bacterial infection during cutaneous wound healing. Brain Behav Immun 16 : 74-84, 2002.
143. Horan MP, Quan N, Subramanian SV, et al : Impaired wound contraction and delayed myofibroblast differentiation in restraint-stressed mice. Brain Behav Immun 19 : 207-216, 2005.
144. Greif R, Akca O, Horn EP, et al : Supplemental perioperative oxygen to reduce the incidence of surgical-wound infection. Outcomes Research Group. N Engl J Med 342 : 161-167, 2000.
145. Belda FJ, Aguilera L, Garcia de la Asuncion J, et al : Supplemental perioperative oxygen and the risk of surgical wound infection : A randomized controlled trial. Jama 294 : 2035-2042, 2005.
146. Myles PS, Leslie K, Chan MT, et al : Avoidance of nitrous oxide for patients undergoing major surgery : A randomized controlled trial. Anesthesiology 107 : 221-231, 2007.
147. Pryor KO, Fahey TJ 3rd, Lien CA, Goldstein PA : Surgical site infection and the routine use of perioperative hyperoxia in a general surgical population : A randomized controlled trial. Jama 291 : 79-87, 2004.
148. Stotts NA, Hopf HW : The link between tissue oxygen and hydration in nursing home residents with pressure ulcers : Preliminary data. J Wound Ostomy Continence Nurs 30 : 184-190, 2003.
149. Hopf H, West J, Hunt T : Clonidine increases tissue oxygen in patients with local tissue hypoxia in non-healing wounds. Wound Repair Regen 4 : A129, 1996.
150. Hopf H, McKay W, West J, Hunt T : Percutaneous lumbar sympathetic block increases tissue oxygen in patients with local tissue hypoxia in non-healing wounds. Anesth Analg 84 : S305, 1997.
151. Semenza GL, Prabhakar NR : HIF-1-dependent respiratory, cardiovascular, and redox responses to chronic intermittent hypoxia. Antioxid Redox Signal 9 : 1391-1396, 2007.
152. Hunt TK, Pai MP : The effect of varying ambient oxygen tensions on wound metabolism and collagen synthesis. Surg Gynecol Obstet 135 : 561-567, 1972.
153. Zhao LL, Davidson JD, Wee SC, et al : Effect of hyperbaric oxygen and growth factors on rabbit ear ischemic ulcers. Arch Surg 129 : 1043-1049, 1994.
154. Adams K, Mader J : Aminoglycoside potentiation with adjunctive hyperbaric oxygen therapy in experimental Pseudomonas aeruginosa osteomyelitis. Undersea and Hyperbaric Medical Society Annual Scientific Meeting, Baltimore, 1987, Abstract 69.
155. Mader JT, Shirtliff ME, Bergquist SC, Calhoun J : Antimicrobial treatment of chronic osteomyelitis. Clin Orthop Relat Res 47-65, 1999.
156. Verklin RM Jr, Mandell GL : Alteration of effectiveness of antibiotics by anaerobiosis. J Lab Clin Med 89 : 65-71, 1977.
157. Korhonen K, Klossner J, Hirn M, Niinikoski J : Management of clostridial gas gangrene and the role of hyperbaric oxygen. Ann Chir Gynaecol 88 : 139-142, 1999.
158. Feng J, Gibson J, Constant J, et al : Hyperoxia stimulates macrophage vascular endothelial growth factor (VEGF) production. Wound Repair Regen 6 : A252, 1998.
159. Bonomo SR, Davidson JD, Yu Y, et al : Hyperbaric oxygen as a signal transducer : Upregulation of platelet derived growth factor-beta receptor in the presence of HBO2 and PDGF. Undersea Hyperb Med 25 : 211-216, 1998.
160. Asano T, Kaneko E, Shinozaki S, et al : Hyperbaric oxygen induces basic fibroblast growth factor and hepatocyte growth factor expression, and enhances blood perfusion and muscle regeneration in mouse ischemic hind limbs. Circ J 71 : 405-411, 2007.
161. Thom SR : Effects of hyperoxia on neutrophil adhesion. Undersea Hyperb Med 31 : 123-131, 2004.
162. Boykin JV Jr, Baylis C : Hyperbaric oxygen therapy mediates increased nitric oxide production associated with wound healing : A preliminary study. Adv Skin Wound Care 20 : 382-388, 2007.
163. Bakker D : Pure and mixed aerobic and anaerobic soft tissue infections. HBO Rev 6 : 65-96, 1985.

164. Zamboni WA, Roth AC, Russell RC, et al : The effect of acute hyperbaric oxygen therapy on axial pattern skin flap survival when administered during and after total ischemia. J Reconstr Microsurg 5 : 343-350, 1989.
165. Zamboni WA, Roth AC, Russell RC, Smoot EC : The effect of hyperbaric oxygen on reperfusion of ischemic axial skin flaps : A laser Doppler analysis. Ann Plast Surg 28 : 339-341, 1992.
166. Zamboni WA, Roth AC, Russell RC, et al : Morphologic analysis of the microcirculation during reperfusion of ischemic skeletal muscle and the effect of hyperbaric oxygen. Plast Reconstr Surg 91 : 1110-1123, 1993.
167. Nylander G, Lewis D, Nordstrom H, Larsson J : Reduction of postischemic edema with hyperbaric oxygen. Plast Reconstr Surg 76 : 596-603, 1985.
168. Nylander G, Nordstrom H, Eriksson E : Effects of hyperbaric oxygen on oedema formation after a scald burn. Burns Incl Therm Inj 10 : 193-196, 1984.
169. Marx RE, Ehler WJ, Tayapongsak PT, Pierce LW : Relationship of oxygen delivery to angiogenesis in irradiated tissue. Am J Surg 160 : 519-524, 1990.
170. Niinikoski J, Penttinen R, Kulonen E : Effect of hyperbaric oxygenation on fracture healing in the rat : A biochemical study. Calcif Tissue Res(suppl): 115-116, 1970.
171. Penttinen R, Niinikoski J, Kulonen E : Hyperbaric oxygenation and fracture healing. A biochemical study with rats. Acta Chir Scand 138 : 39-44, 1972.
172. Faglia E, Favales F, Aldeghi A, et al : Adjunctive systemic hyperbaric oxygen therapy in treatment of severe prevalently ischemic diabetic foot ulcer. A randomized study. Diabetes Care 19 : 1338-1343, 1996.
173. Roeckl-Wiedmann I, Bennett M, Kranke P : Systematic review of hyperbaric oxygen in the management of chronic wounds. Br J Surg 92 : 24-32, 2005.
174. Abidia A, Laden G, Kuhan G, et al : The role of hyperbaric oxygen therapy in ischaemic diabetic lower extremity ulcers : A double-blind randomised-controlled trial. Eur J Vasc Endovasc Surg 25 : 513-518, 2003.
175. Doctor N, Pandya S, Supe A : Hyperbaric oxygen therapy in diabetic foot. J Postgrad Med 38 : 112-114, 111, 1992.
176. Hammarlund C, Sundberg T : Hyperbaric oxygen reduced size of chronic leg ulcers : A randomized double-blind study. Plast Reconstr Surg 93 : 829-833, 1994.
177. Robson MC, Cooper DM, Aslam R, et al : Guidelines for the treatment of venous ulcers. Wound Repair Regen 14 : 649-662, 2006.
178. Whitney J, Phillips L, Aslam R, et al : Guidelines for the treatment of pressure ulcers. Wound Repair Regen 14 : 663-679, 2006.
179. Smart D, Bennett M, Mitchell S : Transcutaneous oximetry, problem wounds and hyperbaric oxygen therapy. Diving Hyperb Med 36 : 72-86, 2006.
180. Wattel F, Mathieu D, Coget JM, Billard V : Hyperbaric oxygen therapy in chronic vascular wound management. Angiology 41 : 59-65, 1990.
181. Kalani M, Jorneskog G, Naderi N, et al : Hyperbaric oxygen (HBO)therapy in treatment of diabetic foot ulcers. Long-term follow-up. J Diabet Complicat 16 : 153-158, 2002.
182. Kessler L, Bilbault P, Ortega F, et al : Hyperbaric oxygenation accelerates the healing rate of nonischemic chronic diabetic foot ulcers : A prospective randomized study. Diabetes Care 26 : 2378-2382, 2003.
183. Zamboni W : Evaluation of hyperbaric oxygen for diabetic wounds : A prospective study. Undersea Hyperb Med 24 : 175-179, 1997.
184. Baroni G, Porro T, Faglia E, et al : Hyperbaric oxygen in diabetic gangrene treatment. Diabetes Care 10 : 81-86, 1987.
185. Davis J : The use of adjuvant hyperbaric oxygen in treatment of the diabetic foot. Clin Podiatr Med Surg 4 : 429-437, 1987.
186. Oriani G : Hyperbaric oxygen therapy in diabetic gangrene. J Hyperb Med 5 : 171-175, 1990.
187. Wattel F, Mathieu M, Fossati P, et al : Hyperbaric oxygen in the treatment of diabetic foot lesions : Search for healing predictive factors. J Hyperb Med 6 : 263-268, 1991.
188. Oriani G, Michael M, Meazza D : Diabetic foot and hyperbaric oxygen therapy : A ten-year experience. J Hyperb Med 7 : 213-221, 1992.
189. Stone J, Scott R, Brill L, Levine B : The role of hyperbaric oxygen therapy in the treatment of the diabetic foot. Diabetes 44S : 71A, 1995.
190. Faglia E, Favales F, Aldeghi A, et al : Change in major amputation rate in a center dedicated to diabetic foot care during the 1980s : Prognostic determinants for major amputation. J Diabet Complicat 12 : 96-102, 1998.

# IV 適応症

**Chapter 12**
遅発性放射線障害に対する高気圧酸素治療

**Chapter 13**
ガス塞栓症

**Chapter 14**
減圧症

**Chapter 15**
一酸化炭素の病態生理学と治療

**Chapter 16**
慢性創傷の管理

**Chapter 17**
生着不良の移植片や皮弁

**Chapter 18**
クロストリジウム性筋炎，壊死性筋膜炎，接合菌性感染症

**Chapter 19**
慢性骨髄炎における高気圧酸素治療

**Chapter 20**
クラッシュ損傷
高気圧酸素治療の正当性と適応

**Chapter 21**
エビデンスおよび高気圧酸素治療
文献の要約および新たな適応のレビュー

# Chapter 12 遅発性放射線障害に対する高気圧酸素治療

### この章の概要

遅発性放射線障害の重要性と性質
遅発性放射線障害の性質
　放射線障害の治療における現在の争点
　放射線治療と高気圧酸素の初期の関係：
　　放射線感受性を高めるための利用が模索された時代
　高気圧酸素を放射線障害の治療や予防に使用する理論的根拠
　遅発性放射線障害に対する高気圧酸素の部位別応用
　　下顎骨壊死
　放射線性骨壊死の予防法としての高気圧酸素
　喉頭壊死
　頭頸部におけるその他の軟部組織の壊死
　胸壁壊死

放射線膀胱炎
放射線腸炎／直腸炎
さまざまな腹部・骨盤臓器損傷
四肢
放射線による神経系の障害
　脳壊死
　放射線脊髄炎
　視神経炎
　腕神経叢と仙骨神経叢
注意：高気圧酸素は癌細胞の進行や再発を促すか？
今後の研究が期待される領域
まとめ

## 遅発性放射線障害の重要性と性質

　アメリカでは現在，1,000万人以上の癌治療後の患者が生活していると考えられ[1]，毎年140万人以上の患者が浸潤性の，非基底細胞性で非扁平上皮細胞性の皮膚癌と診断されている[2]。そして，手術，放射線治療，化学療法を含めた集学的治療を受ける患者は年々増加している。全癌患者のうち約60％が治療のいずれかの段階で放射線治療を受けている[3]。放射性同位元素を用いた治療は，悪性腫瘍にも周囲の健常組織にも劇的な影響を及ぼす強力な治療戦略である。

　健常組織における放射線治療の合併症は，急性反応と遅発性反応に分けられることが多い。このうち急性の放射線障害は口腔，咽頭，胃，小腸，結腸，直腸粘膜など，細胞分裂と入れ替わりの激しい組織で顕著である。このように成長と細胞分裂が顕著であるという点で，これらの健常組織は悪性腫瘍とよく似た性質をもっているといえる。

　急性放射線障害は，放射線治療の治療中か終了直後に起こる。急性の皮膚炎や粘膜の炎症（口内炎，咽頭炎，食道炎，胃炎，腸炎，直腸炎）はとてもやっかいな合併症で，一般的にその重症度は総照射量と治療期間によって決まる。また，化学療法を併用するとより重症となる。常識的な線量の範囲で放射線治療を行う場合，急性の放射線障害は概ね照射量に依存しない。これらは通常定型的な経過をとり，もしそうした合併症が起これば，患者に対して水分や栄養管理に注意して対症的に管理が行われる。稀ではあるが，急性の副作用が非常に強くて，遅発性や慢性の放射線障害を引き起こすこともある。このようなケースを「続発性放射線作用」と呼ぶ[4]。

　肺や中枢神経系などの臓器系も亜急性の放射線障害（放射線性肺臓炎やレルミット症候群，傾眠症候群を引き起こす一過性の脱ミエリン化）を起こすことがある。これらの亜急性の合併症は，治療後1〜3カ月後に起こることが多い。

　これらの比較的稀な亜急性の放射線障害は，急性のものと同様に時間経過とともに次第に軽快することが多い。対症的に治療されるが，急性の障害より長い期間治療が必要になることもある。いわゆるレルミット徴候は脊髄に起こる亜急性放射線障害の一例であり，患者は背中から下肢にかけて電気が走ったと訴えるような症状を引き起こす。この症状は，脊髄を伸ばすように首を前に曲げることにより引き起こされることがある。この合併症は脊髄白質の一時的な脱ミエリン化によって引き起こされ，定型的な経過をとることが多いが，のちに横断性脊髄炎を引き起こす患者に多く生じるという専門家もいる。亜急性の放射線性肺臓炎も重症の合併症で，高線量で広範囲の肺に放射線治療を行った場合に合併しやすい。乾性の慢性咳嗽に始まり，

気管支炎に似た症状となることが多く，副腎皮質ホルモンの長期投与が必要となり，重症の呼吸困難症状をきたす患者もいる。

本章では遅発性あるいは晩期の放射線障害に対する高気圧酸素治療（hyperbaric oxygen therapy；HBOT）の使用（もしくは予防使用）に焦点を当てて解説する。このような合併症が起これば，線量を制限しなければならず，時間をかけてもなかなか改善しないことが多い。しばしば進行性に症状の悪化がみられ，重症で致死的になることもある。これらの遅発性あるいは晩期の放射線障害は，放射線治療中や直後に，平均的もしくは軽い合併症しか起こらなかった患者に生じることもある。通常は治療後6カ月以上の潜伏期間のあとに起こることが多く，生涯そうしたリスクは続く。何年も経ってから，特に誘因なく起こることもあり，放射線治療部位の手術や外傷，抜歯などを誘因として起こることもある。癌に対する放射線治療領域では，遅発性の放射線障害の可能性については十分に認識されており，重要臓器にこのような合併症ができるだけ起こらないように，許容照射線量に関して研究，報告されている[5]。しかし，報告されている許容照射線量は，重症臓器にある，もしくはその近傍に局在する腫瘍細胞を制御するのに必要な線量より少ないこともある。そのような場合，放射線障害を予防するために線量を減量すれば，腫瘍細胞の成長を抑えることができない。結果として，癌の治療が不十分になることを選ぶか，高頻度に合併症が起こる危険を選ぶかという，誰も望まないが避けられない選択をしなければならない。加えて，放射線治療の線量がガイドラインどおりに厳密に守られていても，放射線に対する許容が低く，重い合併症が起こってしまう症例もある。癌治療に通常用いる線量で，通常では考えられない重い合併症を引き起こすかもしれない患者を選別するのに有用な生化学的もしくは機能的な検査は，現在のところない。

癌の放射線治療を受ける患者において，放射線治療に対する許容線量は患者間で大きな差がある。毛細血管拡張性運動失調症やその類似疾患，またナイミーヘン染色体不安定症候群やファンコニ貧血など，放射線障害に対してリスクの高い遺伝疾患群はいくつかわかっているものの，癌治療に通常用いて許容されている線量で重い合併症を引き起こすかもしれない患者群を正確に選別するのに有用な生化学的もしくは機能的な検査は，現在のところわかっていない。放射線障害の危険度が高くなるこうした遺伝的疾患についてもっ

と詳しく知りたければ，HallとGiacciaによるものなど，放射線生物学のテキスト[6]を参照してほしい。放射線障害の合併症を起こしやすいその他の患者群としては，2回以上の治療を受ける患者，膠原病性の血管異常の患者，または，意図的もしくは治療側のミスで標準量より多い線量の照射を受けた患者などである。放射線治療は生物学的，病理学的にみて難しい領域である。遅発性の放射線障害の生じやすさと重症度を決める因子としては，総照射量，1回の治療あたりの線量，総照射期間，照射範囲，および患者の特異体質や遺伝的に決定される放射線過敏症などがある。放射線治療領域における最新の技術の進歩として，正常組織を避け腫瘍部分により正確に照準を合わせられるようになってきたことがあげられる。このように治療法が進歩してきた背景には，透視技術の進歩，高機能のコンピュータの開発，洗練されたコンピュータプログラムの作成，そして患者の周りを回りながら，連続的に照射野の形と大きさを調整できる照射器の開発などがある。これらの技術には三次元適合性放射線治療，強度調節性放射線治療，定位放射線手術法が含まれる。照準をコントロールするこれらの放射線治療は，少なくとも部分的には，放射線障害の可能性を減らすのに有用である。またこれらの治療法は，放射線による合併症を防ぎつつ，局所の腫瘍制御効果を上げるという目的で，放射線照射量を増量して使用することにも役立っている[7]。

アメリカの癌放射線治療施設で広く用いられているもう1つの放射線障害の予防法としては，放射線に対する細胞保護薬のアミフォスチンの使用である。アミフォスチン（別名WR2721）はもともと核爆弾使用後の残存核物質の被曝毒性からアメリカ軍隊を守るために開発された薬剤である。臨床的には頭頸部癌の患者に口腔内乾燥症の予防目的で使用されてきたほか，放射線肺臓炎や直腸炎の予防に使用され効果が確かめられてきた。*Principles and Practice of Radiation Oncology*[8]の最新版に，計4件のランダム化比較試験と9件の非ランダム化試験がアミフォスチンの放射線障害に対する予防効果を支持する文献として示されている。アミフォスチンが目的とする正常細胞の保護ばかりでなく，腫瘍細胞に対しても保護作用をもつのではないかという危惧についての回答は，これまでの臨床経験の報告からは明らかにされていない。アミフォスチンはフリーラジカルスカベンジャーとして，細胞を放射線障害から保護する作用をもつ。放射線による細胞障害は，DNA鎖の化学的結合を切るという強い

化学毒性をもつフリーラジカルを介することがわかっている[9]。

# 遅発性放射線障害の性質

　遅発性放射線障害の病態生理学は複雑で，完全には解明されていない。組織学的に遅発性の放射線障害をきたすほとんどの組織で，動脈内膜炎に代表される血管障害がみられる。ごく最近まで，多くの臓器系での遅発性放射線障害の発症は，ほとんどの場合，栄養や酸素を運ぶ血管系の障害の結果であると信じられていた[10]。組織の線維化は遅発性放射線障害の発症において重要な因子の1つだが，主要なものではないとみなされてきた。そして，組織の低酸素が細胞の代謝系を支えきれないほど危険なレベルにまで達した際には，臓器は機能障害を起こし，時には臓器不全状態となり，さまざまな臨床症状が生じることになるとされてきた。

　癌放射線治療の領域では，急性と遅発性の放射線障害の間には直接の関係がなく，病態的にも大きな違いがあると長らく考えられてきた。最近では，遅発性放射線障害においては放射線治療の開始から生化学的な影響が続いており，それが遅発性の障害を起こすという考え方が強調されている。血管障害は，放射線照射を受けた組織での幹細胞の障害と線維化の結果として起こると考えられている。放射線に対する急性反応は，細胞障害性で直接のDNAの障害に関係している。その多くは上皮細胞や粘膜細胞の障害である。一方，遅発性反応は血管障害であり，その多くは間質性である。強い急性放射線障害を起こした患者が遅発性障害を起こさなかったり，明らかな急性障害を全く起こさなかった患者が重症の遅発性障害を起こすことが実際にはある。しかしながら，現在の考え方では，放射線に伴うさまざまな合併症はすべて放射線曝露の時点から始まっているとされている。最近，遅発性の放射線障害の特徴に関して新しく定義がなされ，線維性萎縮効果（fibroatrophic effect）と名づけられている。この説は，光学顕微鏡で観察すれば患者や実験動物の組織の細胞数減少と線維化の増加がわかることから考えて妥当である。このモデルからは，血管の硬化が遅発性の放射線障害においても原因の1つであることがわかる。急性と遅発性では放射線障害の性状や部位に明らかな違いがあるが，遅発性障害は最初の放射線治療から始まっているということが認められるようになってきた。線維合成に働くサイトカイン群を含むさまざまな生化学物質の分泌は，放射線治療の初めから増加する[11]。これらの変化は遅発性放射線障害に関係しており，濃度を測定したり，それを減少させるように取り組むことは遅発性障害を予防するための治療に役立つ可能性がある。これら組織障害に働くサイトカインが高値となったり，逆に細胞保護に働くサイトカインが抑制されたりすることを早期に診断すれば，遅発性放射線障害を起こしそうなハイリスク患者を見つけることが可能になるかもしれない。このようなハイリスク患者を明らかな障害が出てくる前に見つけられれば，照射線量や照射回数を調節したり，予防的な薬剤投与ができる可能性がある。今後，研究が期待される領域として，放射線照射後の，まだ明らかな合併症が生じる前の潜伏期の間に，副作用予防の目的で行うHBOTなどの治療的介入がある。もし，副作用の発症予測に使える確かな検査系が確立し，ハイリスクグループを診断することができれば，放射線障害を防ぐ他の治療戦略も研究することが可能となる。

　放射線障害発症に関係することが示されている生化学的指標について，現時点での最新のレビューがFleckensteinら[12]によって報告されている。これによると，この領域で一番多く研究されているサイトカインは形質転換増殖因子-β（TGF-β）である。そのほかに放射線障害との関係が示唆されているサイトカインとしては，インターロイキン（IL）-1，IL-2，IL-4，IL-5，IL-6，IL-7，IL-8，IL-10，IL-12，IL-13，IL-17，腫瘍壊死因子-α（TNF-α），顆粒球・マクロファージコロニー刺激因子（GMCSF），マトリックスメタロプロテアーゼ（MMP）-3，MMP-9，MMP-1の組織阻害因子などがある。これらのサイトカインのデータのほとんどは放射線性肺臓炎の動物実験から明らかになったもので，著者らは，これらの測定値を参考にして放射線障害の治療や予防を考えるとき，「現時点では，治療を選択する際に信頼がおけるような根拠のある放射線障害の予測因子は1つもない」[12]と述べている。著者らはさらに，1つのマーカーをもって放射線による組織障害を予測・診断することは今後も不可能であろうと述べている。図12.1は放射線障害発症の機序を簡潔に図示したものである。上述したような期待のもてる生化学指標はあるものの，現時点では合併症を起こしそうな患者を信頼性をもって見分けることは不可能である。

## ▶ 放射線障害の治療における現在の争点

　癌放射線治療領域において，重症の遅発性放射線障

```
放射線照射とサイトカイン,
他の生化学物質の放出
TGF-β, IL-1, IL-2, IL-4, IL-5, IL-6, IL-7, IL-8,
IL-10, IL-12, IL-13, IL-17, TNF-α, GMCSF,
MMP-3, MMP-9, TIMP-1
```

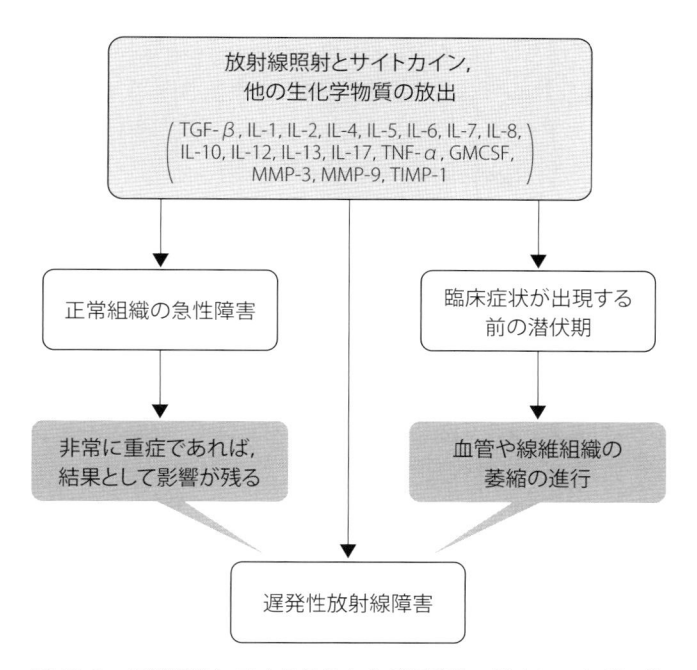

```
正常組織の急性障害         臨床症状が出現する
                          前の潜伏期
```

```
非常に重症であれば,    血管や線維組織の
結果として影響が残る    萎縮の進行
```

```
遅発性放射線障害
```

**図12.1** 正常組織に対する急性および遅発性の障害につながる生化学的な反応は,放射線の治療中に始まっている。放射線の照射後,遅発性障害が顕性になる前に潜伏期がある。この潜伏期の間に,サイトカインは血管や線維組織,細胞の萎縮を引き起こし,その後に組織障害が明らかになる。急性障害が非常に重症の場合,全く症状がないようにみえるこの潜伏期を経ることなしに,そのまま遅発性障害に移行していく。GMCSF:顆粒球・マクロファージコロニー刺激因子,IL:インターロイキン,MMP:マトリックスメタプロテアーゼ,TGF:形質転換増殖因子,TIMP:マトリックスメタプロテアーゼ阻害因子,TNF:腫瘍壊死因子

害の標準治療はいまだ確立されていない。重症の損傷部位を外科的に切除し,放射線照射野外から血流を受ける皮弁を使用して創を閉鎖する方法はよく用いられているが,このような手術の際,重症の合併症の頻度は高く,時には命にかかわることもある。すでに手術,化学療法,放射線治療を含む癌治療を受けた患者に対しては,この手術療法は行わないほうがよい。HBOTは1970年代から遅発性放射線障害に対して適用されているが,医学界全体にはまだ認められていない。放射線治療後の血流が低下した組織において血管新生を促す作用があるということを根拠に,その適応が提唱されている。他の薬物治療などはHBOTよりもさらに確立されていない。

Dr. Helen Stoneら[13]は,2000年9月にアメリカ国立癌研究所(National Cancer Institute)で遅発性放射線障害に対する治療法を議論するためにワークショップを開催した。多くの専門家が集まり,さまざまな治療や予防法を実際に行った経験などについて話し合った。

HBOTを放射線障害の治療や予防に応用することに肯定的な文献に対してよく行われる批判は,臨床のランダム化比較試験がなされていないということである。Dr. Stoneは2000年のアメリカ国立癌研究所主催のワークショップの報告書のなかで,遅発性放射線障害の治療と予防に関して,いくつかの理論的に期待のもてる臨床試験について述べているが,これらのうち1つも第3相には進んでいなかった。遅発性放射線直腸炎に対するすべての非外科的治療に関するコクランレビューにおいて,Dentonらのグループ[14]は,彼らの分析に加える価値のある科学的デザインをもったランダム化比較試験をたった6件しか見つけることができなかったとしている。2007年に発表されたレビューで,DelanianとLefaix[15]は,彼らが「放射線性線維化症(radiation-induced fibrosis;RIF)と壊死」と名づけた病態に対する現在の治療法について論じている。この文献で著者らは遅発性放射線障害の病態生理の理解について簡単に解説しているが,それによると,彼らは遅発性放射線障害を放射線性線維化症と放射線性壊死の2つに分類している。治療法としてはペントキシフィリン,ビタミンE,スーパーオキサイドジスムターゼ,およびHBOTが単独もしくはさまざまな組み合わせで使用されるとしている。HBOTの効果については,Pritchardらのグループ[16]やAnnaneらのグループ[17]から最近発表された否定的な論文を参考にして,「これらのデータに基づいて判断すれば,HBOTは放射線性線維化症の治療としては不適格と思われる」としている。さらに遅発性放射線障害に対する治療戦略についての考察で,著者らはいくつかの症例報告とたった2件のランダム化比較試験を示しているのみである。1つ目のランダム化比較試験はFerreiraらのグループ[18]のもので,患者にビタミンEの入った油性の液体で口腔の洗浄をさせた場合,プラセボ群の患者に比べて口内炎が減少したという報告であり,もう1件のランダム化試験はGothardら[19]のもので,上肢の放射線性リンパ浮腫に対してペントキシフィリンとビタミンEを一緒に使用しても治療効果がなかったとするものである。先の文献で,DelanianとLefaix[15]は遅発性放射線障害の治療についてはペントキシフィリン,ビタミンEとクロドロネートを含む多剤混合投与がよいのではないかとしている。彼らは,放射線性骨壊死の40症例と神経叢炎の18症例にこの治療法を用いて有効であったという結果を得ている。

これらの成績は,2002年のFeldmeierとHampson[20]によるHBOTの使用成績についての報告とは好対照をなしている。計74文献がレビューの対象となり,

そのうちの67文献においてHBOTを用いて良好な治療成績が得られたとしている。このレビューには1,000人以上の臨床経過が掲載されている。これほど大規模な臨床の治療成績があるにもかかわらず、癌放射線治療の領域では、まだまだ遅発性放射線障害に対するHBOTの使用は広く認められてはいない。DelanianとLefaix[15]は、Pritchardらのグループ[16]やAnnaneらのグループ[17]から最近発表された否定的な論文を参考にして、「HBOTは放射線性線維化症の治療としては不適格と思われる」と報告している。

### ▶放射線治療と高気圧酸素の初期の関係：放射線感受性を高めるための利用が模索された時代

放射線治療の際に、分子レベルで適切な量の酸素を利用できるようにすることが、現在知られている限り最も強力で最も毒性が少ない放射線感受性を高める方法である。放射線治療患者にHBOTが臨床で最初に利用されたのは、この放射線感受性を高める方法としてであった。1960年代と1970年代初頭に、HBOTは放射線外照射の際の放射線感受性を高める方法として研究された。多くの臨床試験（そのほとんどがランダム化比較試験であったが）が悪性腫瘍に対して放射線治療を受ける患者を対象に行われ、患者は1人用のHBOTチャンバーの中で加圧された100％酸素を呼吸しながらアクリルケース越しに放射線治療を受けた。放射線感受性を高めるためにHBOTを使用した経験に関する包括的なレビューは、最近コクラン共同計画の活動としてBennettらのグループ[21]が報告している。

これらの臨床試験のうちのいくつかは、HBOTは照射部位局所の状態を改善させたが生存率は改善させなかったと報告しており、放射線感受性を高める目的で放射線外照射と同時にHBOTを行う試みはほぼ行われなくなった[22]。しかしその後、1990年代の中盤以降、いくつかの日本のグループが進行脳腫瘍に対してHBOT直後に放射線治療を行うという研究を始め[23-26]、頭頸部癌の放射線治療の直前に放射線感受性を高める目的でHBOTを使用するという研究もBaromedical Research Foundationによって始められた[27]。

### ▶高気圧酸素を放射線障害の治療や予防に使用する理論的根拠

1970年代からHBOTは遅発性放射線障害に対する治療戦略として利用されるようになり、アメリカではHBOT施設の利用患者の約50％が放射線障害患者で占められるまでに増加した。また、HBOTが放射線障害の予防として利用された場合、ある条件下では放射線障害発症の可能性を減少させるということがわかってきた。

図12.1の簡潔な図式は、放射線治療はその始まりから複雑でさまざまな生化学反応を引き起こし、やがては重い組織障害を引き起こす可能性があることを表現している。組織障害の3つの要素としては、線維化、幹細胞の減少、血管の閉塞と狭小化である。もちろん、これらの反応はそれぞれ独立したものではなく、複雑に関係し合い、やがて遅発性放射線障害を引き起こす。図12.2は現在わかっている、もしくは想像されているHBOTの作用の要約である。多くの研究者が、HBOTの効用は照射域内の組織における血管密度を高め、結果として組織の酸素化を増やすことであるとしている。HBOTの組織の線維化に与える影響についても研究されている。また、最近の報告ではHBOTが幹細胞の分泌と運動を増加させるといわれている。

HBOTの臨床応用が最も報告されているのは、下顎骨の放射線性骨壊死の治療と予防に関してである。HBOTは放射線性壊死に対する治療効果があるとされているが、それは放射線性壊死の病態生理において、少なくとも部分的には閉塞性血管内皮炎によって起こる血管や支持組織の病変が関係しているといわれてい

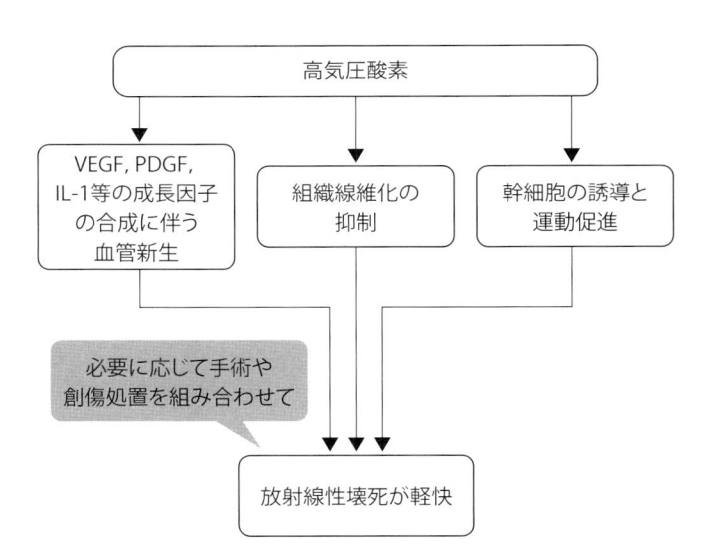

図12.2 高気圧酸素治療は血管新生を増加させ、組織の線維化を減らし、幹細胞の運動を促進すると報告されている。これらの作用のいずれもが、遅発性放射線障害の機序である線維性萎縮、血管減少、細胞減少に拮抗する。しかし特に骨が関係している場合には、適切な外科的デブリードマンや切除が損傷の治療のために必要となる。IL-1：インターロイキン-1, PDGF：血小板由来成長因子, VEGF：血管内皮細胞増殖因子

るからである。HBOTは照射域の低酸素環境の血管新生を促進し，線維化を抑制することが示されている。Marx[28]は同じ放射線治療患者のHBOT前後の組織切片を調べ，その細胞密度と血管密度を比較した。その結果，30回のHBOTを行ったあと，血管密度も細胞密度も増加していることがわかった。Marx[28]はさらに，下顎骨壊死に対してHBOTを受けている患者が大気圧の空気を呼吸している際，経皮的酸素量の連続測定においてコントロールより酸素量が多いことも報告している。

放射線障害の頻度や重症度に与える線維性萎縮の重要性は以前から指摘されている。Feldmeierら[29,30]は小腸に対する放射線障害の動物モデルを使って，放射線障害の症状が出る前にHBOTを行った場合，小腸の伸展に関して柔軟性が増し，腸管壁中膜のコラーゲン含有量の定量的評価の結果から，小腸の線維化が抑制されていると報告している。ペンシルベニア大学のグループは2つの論文で，HBOTは一酸化窒素の濃度を高めることによって，幹細胞の誘導と遊走を促すことを示している[31,32]。放射線障害の治療を考える際に，その作用が強い効果をもっているかはまだ証明されていないが，放射線障害を受けた組織で幹細胞を増やすかもしれないという作用は，HBOTが放射線障害の治療効果を有するもう1つのメカニズムである可能性がある。図12.2は放射線障害に対するHBOTの治療効果を要約したものである。

FeldmeierとHampson[20]によるレビュー（前述）は，軟部組織と骨のさまざまな壊死性疾患に対するHBOTの治療成績に関する74の文献を分析しており，エビデンスに基づいた方法で書かれている。74のうち67の文献が，HBOTが有効であったとしている。一方，有効でなかったと報告しているのは，神経系に対する放射線障害に治療を行った場合がほとんどで，神経領域，特に中枢神経系で放射線障害がいったん起こってしまえば，さまざまな治療に抵抗性であることが多いということがわかっている。このレビューのあと，放射線障害に対するHBOTの治療効果の詳細について，ほかにいくつかの論文が発表されている。このうちのすべてがHBOTの効果に肯定的なわけではなく，特にAnnaneら[17]の研究（前述の記載を参照，また，本章でのちに詳述する）は，その結果の解釈が著者らと他のグループのあいだで異なるため，HBOTの領域で大きな論争を巻き起こしている。本章で後述するが，下顎骨の放射線性骨壊死に対するHBOTの治療効果を否定するには，この研究はそのデザインにいくつかの問題がある。

ここからは，解剖学的あるいは臓器別に，放射線障害に対するHBOTの適応に関して述べる。もう1つの論理的なアプローチとして，広く軟部組織の放射線障害について考察し，そしてそれとは別に骨部の放射線障害についても考察する。神経系，特に中枢神経系に関する放射線障害は特別であるため，これらは別個に論じるのが妥当であろう。加えて，HBOTを放射線障害の予防や治療目的に適応できる将来の可能性についてもいくつか述べる。

放射線照射野に対して外科的治療を行うような場合には，HBOTはさらに適応が広がる。放射線照射後の骨に歯をインプラントするような場合に，骨融合を促進するためにインプラント前後にHBOTを行う方法に関して，多くの文献が発表されてきている。

## ▶ 遅発性放射線障害に対する高気圧酸素の部位別応用

### 下顎骨壊死

1960年代と1970年代初めに，下顎骨壊死の治療にHBOTを応用して部分的な治療効果を得たという報告がいくつかある。これらの早期の文献における治療効果というのは自覚症状の改善のことであり，ほとんどの場合部分的で，多くは一時的なものであった。ウィルフォードホール・アメリカ空軍病院のDr. Robert Marxらのグループは，ブルックス空軍基地に近接したアメリカ空軍の高気圧医学センターのDavisらのグループと協力し，下顎骨壊死の集学的治療戦略に正式にHBOTを含めるステージシステムと治療プロトコールを開発した[28]。

個々の治療推奨度は，下顎骨の障害程度に応じて患者をステージ分類することにより，非常に論理的に決められている。この放射線性下顎骨壊死に対するMarx[28]のプロトコールには2つの重要な要素がある。

①デブリードマンや切除などの外科的処置の前に30回，あとに10回のHBOTを行うのが重要であると強調されていること。

②骨の連続性が保てず再建術が必要になったとしても，壊死した骨組織は外科的に取り除くことが必須であること。

Marx[28]のプロトコールでは，HBOTは多人数用チャンバーを用いて毎日，100％酸素，2.4ATA（絶対気圧：atmosphere absolute）で計90分行うこととされた。

図12.3はMarxのステージ分類とそれぞれのステージ

に推奨される治療法を図示したものである。以下のリストは，下顎骨の放射線性骨壊死の治療を決定するためにMarx[28]がつくったステージ分類についてである。

① ステージⅠ：患者は比較的軽症の下顎骨壊死を合併しており，骨壊死部を完全に取り除くために小範囲のデブリードマンを必要とする。2.4ATA で90分のHBOT を30回行う。治療に対する反応が良好で，露出された骨組織が他の組織で覆われてきたら，デブリードマンのあと，さらに10回のHBOT を行う。

② ステージⅡ：患者はステージⅠよりは本格的だが，骨の連続性を断つといった処置は含まない程度の外科的デブリードマンが必要とされる。ステージⅠの患者で最初の30回のHBOT のあとに，より広範な外科的治療が必要な場合にはステージⅡに含める。30回のHBOT のあとにデブリードマンを行う。この広範な外科的治療によって骨壊死部が完全に取り除かれたら，さらに10回のHBOT を行う。壊死骨組織をすべて取り除くために骨切除が必要な場合には，ステージⅢに割り当てる。

③ ステージⅢ：患者は治療開始時点で，口腔皮膚瘻か病的骨折，下顎骨の皮質の下縁に及ぶ骨壊死を合併している。各ステージで決められた治療を行っても改善が得られなかったステージⅠとⅡの患者もステージⅢに含める。30回のHBOTのあと，壊死部切除術および術後の10回のHBOT が行われる。切除術のあと，前下顎骨関節の位置を保つために創外固定が用いられる。切除の約10週間後に再建が行われ，その後10回のHBOT が行われる。Marx の症例で用いられた再建術では，骨バンクから得たフリーズドライの死体骨を，患者自身の腸骨棘から採取した皮質網状骨を入れるための容器のように整形して用いている。顎部の創外固定は骨新生がうまく行われるように，再建術後8週間維持される。

図12.4 はステージⅢの患者の放射線性下顎骨壊死の一例を示す。骨壊死は下顎骨全体に広がり，下顎骨下縁まで達している。咀嚼筋により下顎骨に加えられる強い力によって，患者には病的骨折のリスクがある。

前述したプロトコールを用いて，Marx[28] は放射線性下顎骨壊死の治療において100％の成功を収めたと報告している。結果的には4分の3の患者が壊死部切除と再建を伴い，軽快に至るまでにステージⅢにあたる治療が必要であったとしている。Marx が報告した

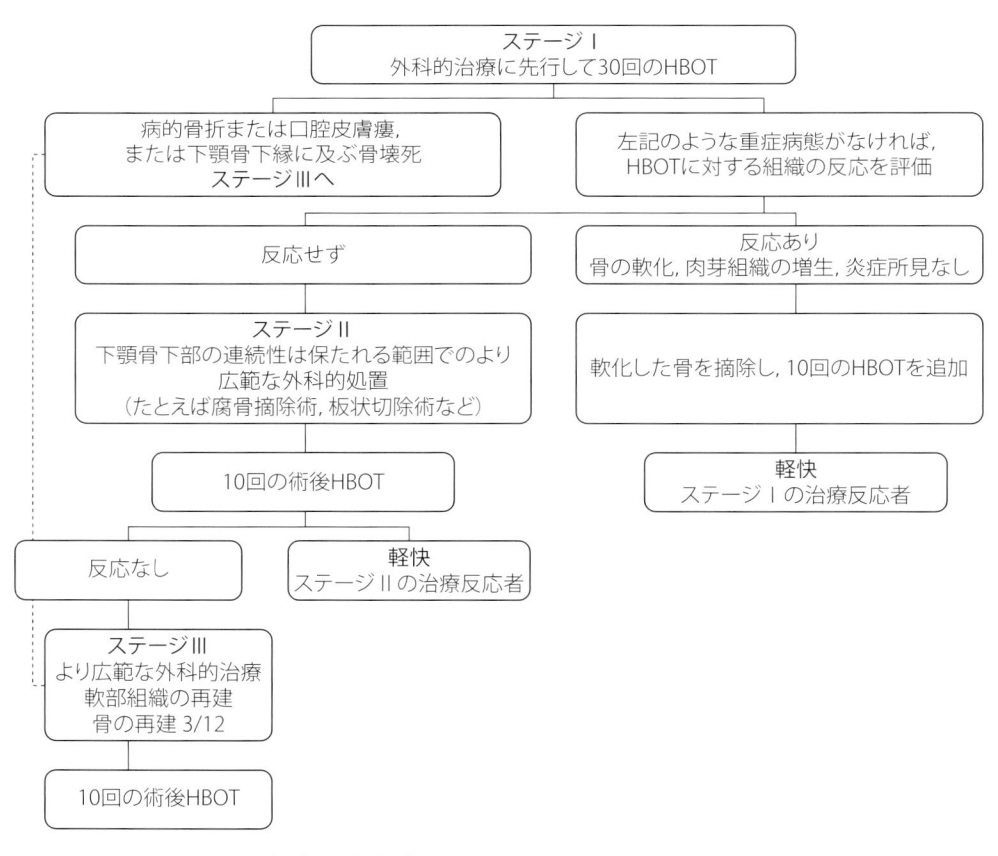

**図12.3　Marx のステージ分類と治療プロトコール**
詳細は本文を参照のこと。

再建法は，微細血管縫合を伴う遊離皮弁などの最近の複雑な外科的手技に比べて簡潔なものであるが，遊離皮弁の移植や筋皮弁を回転させて移植する方法などのほか，最近の進歩した外科的再建法とHBOTを組み合わせて治療することは合理的であると考えられる。多角的治療法においていつもいわれることであるが，最高の治療成績を得るためには，その患者にとっての最適な外科的治療と最適な補助治療（ここではHBOT）を組み合わせることが必要となる。一方，最近，最も進んだ外科的治療法により，HBOTが併用されないような再建についての報告がなされている。良好な結果を報告している文献もあるが，ランダム化試験は1件もなく，良好な結果を得るまでに再手術が必要になるケースも多い。

図12.5は，Marx[28]が放射線性下顎骨壊死の切除と再建において最も頻回に使用したと報告しているテクニックである。

Marx[28]の報告を含む計14件の論文が，下顎骨壊死に対するHBOT併用についてのFeldmeierとHampsonのレビュー[20]に引用されている。TobeyとKellyの報告[33]はランダム化比較試験で，HBOTが有用であるという内容であるが，症例数が少なく詳細な記載が不十分なところがみられる。この論文はわずか12人の患者を対象としているが，これらの患者は1.2ATAまたは2ATA下，100％酸素での治療を受けた。結果として，2ATAの治療を受けた患者は，1.2ATAの治療を受けた患者よりも有意に良好な結果を示したと報告している。ランダム化の方法や結果の評価法に関しては詳しく記載されておらず，各群に何人の患者が割り当てられたのかもわからない。しかしこの研究はランダム化され，患者とその患者を評価する医師のどちらもが，どちらの群にその患者が割り当てられているか知らない二重盲検の方法をとっている。

TobeyとKellyのランダム化試験[33]以外で，FeldmeierとHampsonのレビュー[20]に含まれるほかの報告は，すべて症例報告である。これら14の文献のなかで，Maierらからの報告[34]だけが，放射線性下顎骨壊死の治療にHBOTの併用効果がなかったとしている。この報告では手術前にHBOTを行っておらず，下顎骨壊死に対する外科的治療後にのみHBOTを追加している。Marx[28]は以前に，放射線照射野に何らかの外科処置が加えられる前に，HBOTを行う必要があると報告している。

FeldmeierとHampsonのレビュー[20]のあとにも，放射線性下顎骨壊死の治療におけるHBOTの応用についての論文は発表されている。Annaneら[17]が報告した否定的な結果のランダム化試験は，HBOTと頭頸部癌の両方の領域で論争を巻き起こしてきた。Annaneらの研究では早期の放射線性下顎骨壊死の患者68人をランダム化して，2.4ATAで100％酸素と，2.4ATAで酸素と窒素の混合ガスとし酸素濃度は通常の地上レベルと同じにしたものの2群に分けた。患者は外科的処置としては小規模の壊死部掻爬のみを施行され，20〜30回のHBOTを受けた。1年後の調査で，症状の改善はHBOT群では19％（31人），コントロール群では12％（32人）にみられた。症状の改善の定義は，疼痛の消失，露出骨の組織による被覆，放射線性骨壊死のX線所見の改善である。治療の不成功の定義は，病的骨折，骨下縁までの骨吸収，皮膚瘻，追加外科処置が必要となる等の症状のうち，1つでも認められた場合とされた。

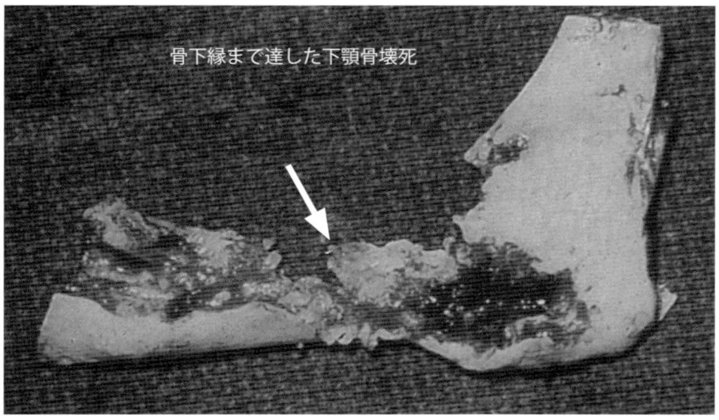

**図12.4 典型的なステージIIIの特徴を示す切除下顎骨**
骨壊死が骨の下縁まで達している。この症例においては，治療のために下顎骨切除に高気圧酸素治療を併用することが必要である。

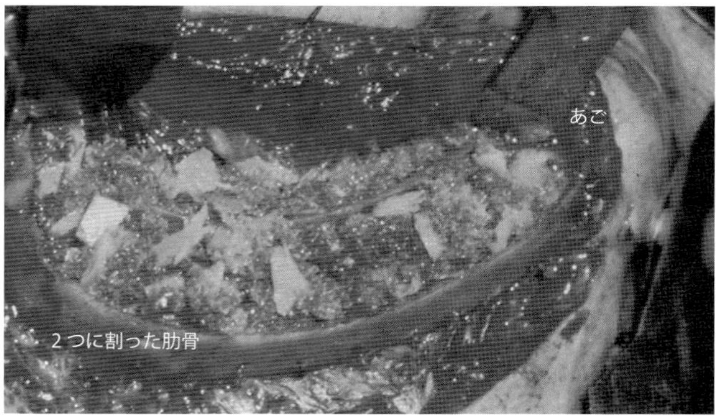

**図12.5 Marxの再建法**
高気圧酸素治療と切除術後に，死体骨（この症例では2つに割った肋骨）を患者自身から採取した皮質網状骨を入れるための容器として用い，顎の再建を行っている。移植片が骨化するまで，創外固定を行う。口腔内の細菌叢による感染を防ぐために，手術は口腔外から行われる。（カラー口絵4参照）

不幸にしてこの論文は，放射線性下顎骨壊死の治療からHBOTを除外する目的で，直接関係しないような領域からも含め，多くの文献に引用された。この論文の研究手法はいくつかの領域から，いろいろと批判されてきた。そのなかで，この論文のもつ最も重大な問題は，放射線性下顎骨壊死の治療から手術療法を除いて検討していることである。この研究の目的は，放射線性下顎骨壊死の治療においてHBOTが単独の治療法として効果があるかを調べることであった。Marx[28]はその20年も前に，確実な放射線性下顎骨壊死の治療には壊死骨を取り除く外科的治療（時には下顎骨切除まで）が，ほぼ4分の3の患者において絶対的に必要であったと報告していた。このようにもともとMarxによって示された壊死骨の外科的切除の必要性は，Feldmeierら[35]の骨を含んだ放射線性胸壁壊死に対するHBOTの応用についてのレビューでも確かめられている。

Annaneらの論文[17]の結果と結論に対しては，何人かの研究者[36-38]が反論している。これらの反論には，Annaneらが放射線性下顎骨壊死の治療に必要となる外科的デブリードマンや切除を除いたことが含まれている。またMoonら[38]は，Annaneらの報告において，HBOT群の約3分の2の患者が22回以下のHBOTしか受けていないと推測することができると指摘している。Laden[37]もAnnaneの論文に対して，コントロール群の患者では，治療の際の気圧と9％酸素と91％窒素という混合吸入ガスの影響から潜函病を合併するリスクがあったと指摘している。

フロリダ大学のMendenhallの論説[39]が，Annaneらの論文[17]と*Journal of Clinical Oncology*の同じ号に掲載されている。そのなかで放射線癌治療学者であるDr. Mendenhallは，Annaneらの研究は説得力のある結論を導くには不十分だとしながらも，放射線性下顎骨壊死の治療にHBOTは効果がないのではないかという彼の考えを示している。

それ以外にも放射線性下顎骨壊死の治療におけるHBOTの効果や，少なくともその必要性に関して疑問を投げかける論文が発表されている。Galらのグループ[40]は，ステージⅢの放射線性下顎骨壊死に対して微小血管の再建が必要となった30人の症例について報告している。このうち21人の患者は，術前のHBOTを受けたがその効果がなく，治療後も症状が変わらず続いたとしている。このうち少なくとも何人かの患者は，放射線障害の本格的な治療を目的に紹介されてくる前に，前医でデブリードマンを受けていた。Galらの施設に来てからあとは，患者らは必要なデブリードマンと下顎骨の欠損部に対する遊離皮弁による再建術を受けた。HBOTを受けたあとの患者では，外科的な合併症が52％に生じ，それ以外の患者では同様の合併症は22％に生じたのみであったとしている。Galらは，HBOT群の患者はすでに最初の治療に反応していないのだから，より治療抵抗性の放射線性骨壊死の症状が現れているのではないかと示唆した。また彼らは，MarxのステージⅢの患者は，損傷の種類も予後もさまざまに異なった不均一な患者集団ではないかとも指摘している。

TengとFutranによるレビュー[41]では，早期でも進行していても放射線性骨壊死の治療においてHBOTは全く適応がないとしている。この文献はレビューであって，新しい臨床成績は全く含まないものである。

FeldmeierとHampsonのレビュー[20]に報告されている症例をすべて合わせると（TobeyとKelly[33]の報告を除外し，Marx[28]の2つ目の文献には1つ目の文献の58症例が含まれていることに注意すれば），放射線性下顎骨壊死の症例数は計371症例となる。そのうち310症例（83.6％）では，HBOTの効果があったとしている。放射線性骨壊死の報告のすべてにおいて，治療効果があったという判断の基準は症状の改善としている。比較的早期の報告では，HBOTと壊死骨の徹底的な切除や骨の非連続性に対する外科的再建を組み合わせて行っていなかった。Marxは症例において100％の治療の成功を報告しているが，これはほとんどの症例で下顎骨切除術や再建術が必要であった。Marxは放射線性下顎骨壊死の患者における治療の成功を考える際に，彼自身の高い基準を設定していた。彼の報告における治療の成功とは，骨の連続性が再建されているということだけではなく，咀嚼機能と美容的な観点から患者が義歯を装着できることを含んでいる点で，機能的な成功まで要求している。図12.6をみれば，HBOTを併用した再建術が患者の容姿やQOL（quality of life）にまでインパクトをもたらすということがわかる。栄養失調を合併しやすい頭頸部癌の患者においては，栄養も重要な予後規定因子となるため，義歯を装着してリハビリテーションができるかどうかは重要なポイントである。それ以外のHBOTの効果が示されなかった報告は，Galら[40]の文献の22症例とAnnaneらの文献[17]のHBOTにランダムに割り当てられた31症例である。

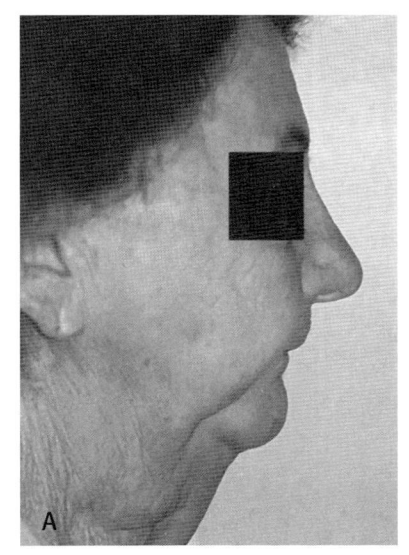

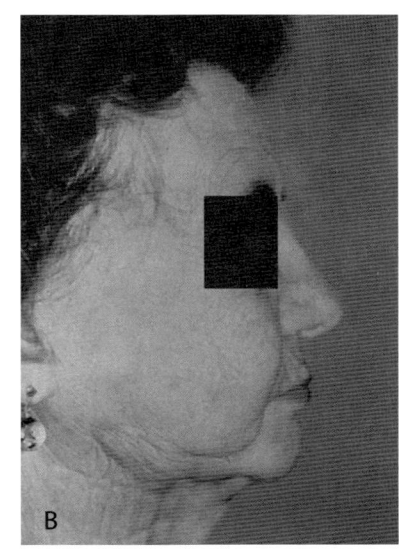

図12.6 同一症例の下顎骨再建術前（A）と術後（B）
再建された下顎骨が患者のQOLに与える影響は計り知れず，患者は義歯を装着できるようになり，栄養状態の改善が期待できる。（カラー口絵5参照）

### ▶放射線性骨壊死の予防法としての高気圧酸素

　Marxらのグループ[28]はランダム化比較試験を行い，照射量の多い下顎骨の放射線性壊死を予防するための戦略として，抜歯前にペニシリンとHBOTの効果を比較した。両群ともに37人の患者が割り当てられた。放射線性下顎骨壊死はHBOT群の37症例のうち2症例（5.4％）に起こったのみであった。一方でペニシリン群では37症例中11例（29.9％）に合併していた。

　Marxら[28]の比較対照試験以外では，計53人の患者を対象に照射量の多い下顎骨や周囲の軟部組織に抜歯やその他の外科的処置を行う前に予防処置としてHBOTを応用した2件の症例報告がある。これらの2件の報告については，FeldmeierとHampsonのレビュー[20]のなかですでに述べた。これらの3件の文献の症例をまとめると，HBOTを予防として使った患者での放射線性骨壊死の発症頻度は4.5％（4/90）となる（Marxの報告[28]では2/37，Vudiniabolaの報告[42]では1/29，Davidの報告[43]では1/24）。一方，Marxの文献でのコントロール群における放射線性骨壊死の頻度は29.9％（11/37）であった。

　これまでにあげたレビューに含まれない，その他の最近の文献もある。前向きの非対照試験として，ChavezとAdkinson[44]はHBOTを併用した40症例を報告しており，これには抜歯前に20回のHBOT，抜歯後に10回のHBOTを使用した症例が含まれている。この文献によれば，抜歯後1年で歯根部の98.5％が治癒していた。

　メモリアル・スローン・ケタリング癌センターのSulaimanら[45]は放射線治療後に抜歯が必要となった187症例について報告している。ほとんどの症例（180例）で予防処置としてのHBOTを受けていなかったが，それらの患者のうち，わずか4例（2.2％）でしか放射線性骨壊死が起こらなかった。これらの患者の大部分は，6,000〜7,000cGyの放射線照射を受けていた。著者らは，発症率がこれほど低かったのは彼らの外科的処置が愛護的であったからとしており，放射線治療後に抜歯が必要となる患者に対して，放射線性骨壊死の予防としてHBOTを併用する必要はないのではないかとしている。

　2006年に歯科開業医であるMichael Wahl[46]は，主要な放射線癌治療の雑誌 International Journal of Radiation Oncology, Biology and Physics にレビューを発表している。このなかで著者は，「放射線治療後の患者に抜歯や他の外科治療を行う際，（中略）予防的にHBOTを行うことについては，まだ十分に学問的な裏づけがない」[46]と述べている。これまでに紹介した文献や少なくともいくつかの専門領域では，最近のコンセンサスとして，放射線治療後の患者に対して抜歯を行うなどの際に，HBOTを併用することに関しては否定的であるというのが妥当であろう。しかし，最近の否定的な報告は，Marxら[28]の抜歯後の放射線性骨壊死予防に対するHBOTの有用性を確立したランダム化試験よりも，信頼度の低いエビデンスであることに注意を払う必要がある。

## ▶ 喉頭壊死

喉頭の軟骨部の放射線性壊死は，放射線治療においては珍しい合併症である。適切な計画に基づいて行われる，喉頭を含んだ放射線治療においては，その発生率は1％以下とされている。放射線性喉頭壊死は，照射野が広く，一治療あたりもしくは総量の照射量が多いような場合に起こりやすい。中性子線照射も喉頭壊死発症の危険因子とされている。

放射線性喉頭壊死の治療におけるHBOTの有用性について症例をまとめた4件の文献と，1件の新しい症例報告が発表されている[47-51]。これらの5件の文献では，ほとんどの患者はChandler分類のグレード3～4という高度の喉頭壊死に対する治療を受けていた。専門家の多くはこの重症度の喉頭壊死には喉頭切除を推奨している。その際には，腫瘍の再発や残存のないように注意を払う必要がある。しかしいくつかの文献では，喉頭切除を受けた際，大部分の患者において肉眼ではみえないレベルでの腫瘍の残存や再発が確認されたとしている。腫瘍の残存や放射線性軟骨壊死があれば，気道の障害，浮腫，口臭，壊死組織の排出が起こりうる。癌の残存を除外するために生検を行うことが必要になるが，その際には細心の注意を払わなければならず，不十分な生検を行えば，偽陰性となる可能性もある。また，すでに障害を受けている組織に対して広範囲に外科処置を行うような場合は，さらに組織障害を悪化させることがあるため注意が必要である。

上述の4件の文献では，計42例の症例が報告されている。Narzonyら[50]の文献では3人の患者に喉頭の部分切除術が行われている。文献間で症例を組み合わせて検討すると，6例以外のすべての患者で喉頭全摘を避けることができ，それらの患者のほとんどは声の質も「良好」もしくは「非常に良好」となり，喉頭壊死も完治していた。

図12.7は，声帯上部喉頭の軟骨性壊死が合併した患者の写真である。デブリードマンの前にHBOTを行い，有茎組織片と遊離組織片を用いた再建後にHBOTを追加したところ，壊死の進行が止まり，喉頭を温存することができた。

## ▶ 頭頸部におけるその他の軟部組織の壊死

*Hyperbaric Medicine Practice*[28]の最新版で，Marxは6,000cGy以上の放射線照射を受けた患者を対象として，放射線や外科治療によって生じた頭頸部の組織欠損に対し軟部組織の組織片移植を行う際，組織片の生着性を高める目的でHBOTを利用するという前向きの比較対照試験について報告している。

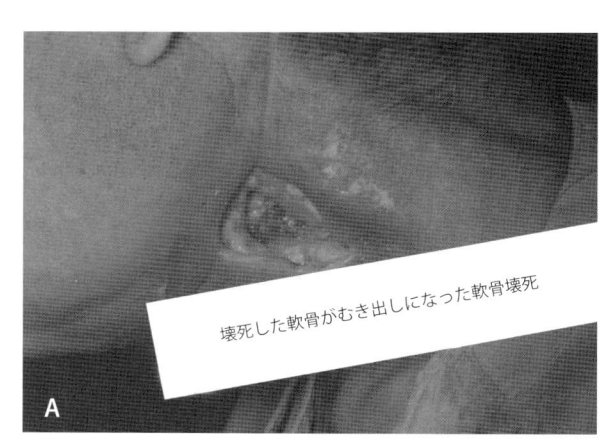

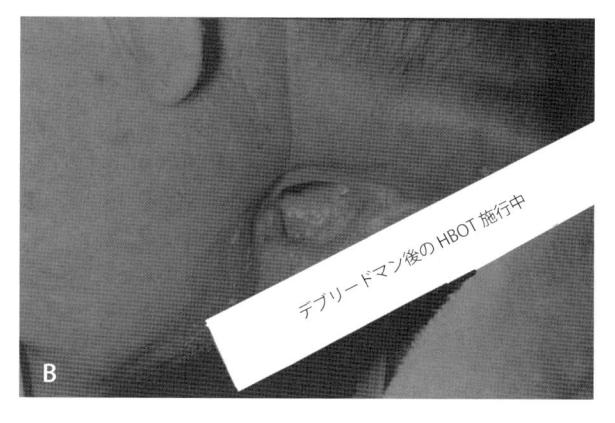

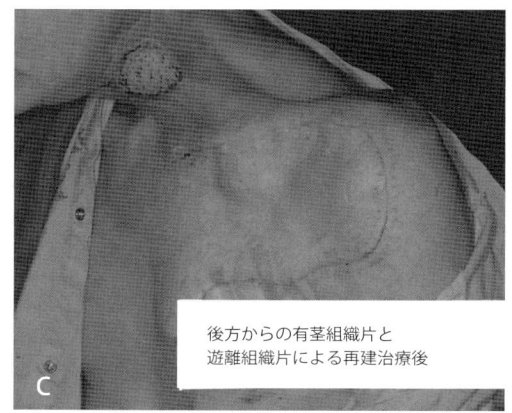

図12.7　A：甲状軟骨を含む軟部組織壊死の患者。B：患者はデブリードマンの前に高気圧酸素治療(HBOT)を受け，その後，有茎組織片と遊離皮膚を用いて欠損部の再建術を受けた。C：移植片の生着を促すために，手術後にHBOTを追加した。唾液の消化酵素に常にさらされているため，この部位の創傷は特に治療しにくい。内頸動脈が近くにあり，壊死の進行を止めることができなければ，致死的な出血を引き起こす危険性がある。（カラー口絵6参照）

HBOT群とコントロール群の2つの群について前向きに検討し，それぞれの群には80人ずつの患者が割り当てられた。HBOT群では20回の術前HBOTと10回の術後HBOTが行われた。条件は100%酸素吸入，2.4ATA，90分間であった。コントロール群はHBOTを行わないほかは同じ外科医による手術など，HBOT群と全く同じ治療が行われた。創の離開，感染，治癒遅延について群間の比較が行われた。Marxの報告では，これらの因子の発症率について，①創感染：HBOT群6%，コントロール群24%，②創離開：HBOT群11%，コントロール群48%，③創傷治癒遅延：HBOT群11%，コントロール群55%であった。これらの結果にカイ2乗検定を行うと，P値がそれぞれ0.004，0.0001未満，0.0001未満と，非常に強い統計学的有意差があった。

Marxの報告のほかに，頭頸部の放射線性軟部組織障害に対するHBOTの応用に関する症例報告の文献は4件ある（喉頭の障害に関しては，前述したのでここでは除く）。Davisら[52]は頭頸部の放射線性軟部組織障害に対してHBOTを行い，16例中15例において治療に成功したと報告している。これらの症例のほとんどは，放射線障害によって大きな慢性の軟部組織障害をきたしていた。Neoviusら[53]は，1997年に照射部位の創部合併症の治療にHBOTを使用した15症例について報告している。これらの症例は，同じ施設でHBOTを使わないで治療され，背景因子を適合させた違う時期のコントロール群と比較した。HBOT群では，15人のうち12人で完全な治癒が得られた。それ以外の患者では，2人は症状の改善がみられ，1人は効果がなかった。一方，コントロール群では15人中7人で治癒がみられたのみであった。このコントロール群では，2人に生命を脅かすような出血があり，そのうちの1人は出血死している。

図12.8は，4年前に下顎骨の壊死に対して治療を受け軽快していた患者の写真である。患者は禁煙せず，2つの癌が見つかり，2回の手術が行われた。放射線照射域に手術が行われ，軟部組織の壊死が起こった。結局，喉頭全摘となり，軟部組織の欠損部を被覆するため，胸筋のローテーションフラップ（組織片を回転させて移植すること）が必要となった。この症例で，43回のHBOTが行われた。移植皮膚は脱落したが，最終的には良好な肉芽形成のあとに上皮化が得られた。

Feldmeierら[54]は，フルコースの放射線治療を含む最初の癌治療を行っても十分な効果が得られなかった頭頸部癌患者に対して，広範な外科切除術を行う際に

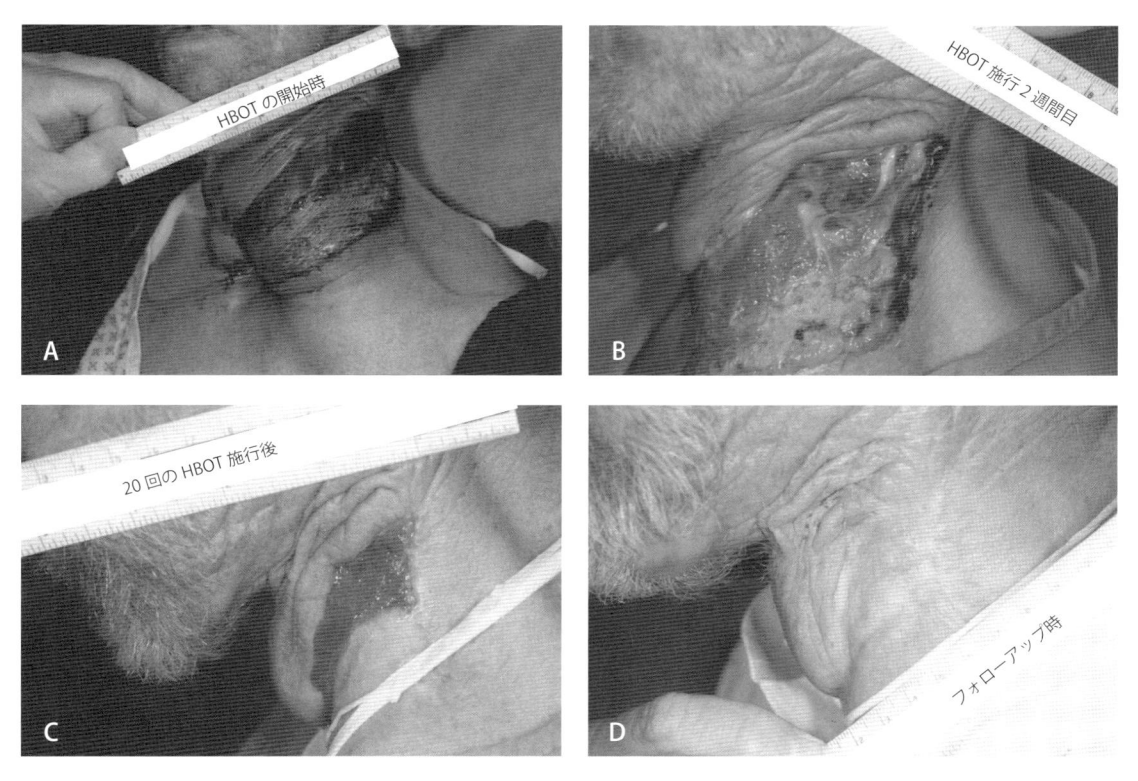

図12.8 本症例は頭頸部に多発癌があり，フルコースの放射線治療のあとに2回の手術が行われた。A：ローテーションフラップの上に移植された皮膚の壊死。B：20回のHBOTと移植片のデブリードマン後の創部。C：極めて良好な肉芽組織と上皮化。D：治療終了後3カ月目のフォローアップ時。創部はこのあと，手術などの追加治療なしに閉鎖した。（カラー口絵7参照）

予防的にHBOTを行い有効であったと報告している。放射線治療を行ったあとにHBOTを併用せずに手術を受ける患者のうち、最大約60％という高率に偶発的な死亡を含む重篤な外科的合併症が生じると報告されてきた。Feldmeierらの報告では、外科手術の直後に、中央値で12回という比較的短い期間のHBOTを行った場合、87.5％の患者において重い合併症なしに速やかな創の治癒が得られ、術後すぐには死亡例がなかったとされている。

Narzonyらのグループ[50]は、頭頸部癌患者の遅発性の放射線障害の治療成績を報告している。この文献は、喉頭壊死の治療のレビューのなかですでに述べた6症例を含み、計8症例についての報告である。残りの2例について、1例は側頭骨の放射線性骨壊死の患者であり、もう1例は食道瘻を伴う軟部組織壊死の患者についての報告である。これらすべての症例において、5例の手術を含むさまざまな治療により、放射線障害が治癒している。

## ▶ 胸壁壊死

放射線治療は胸郭領域の肺、乳房、一部のリンパ腫、食道等の悪性腫瘍の治療にもしばしば使用される。最近の放射線治療は皮膚にできるだけ照射されないように行われるため、治療の際に胸壁が使用された放射線量すべてを受けることは少ない。しかし、乳房の治療においては、皮膚や肋骨を含む皮下組織が予定照射線量の総量か、それに近い線量を照射されることが普通である。胸壁の放射線障害は乳癌の治療の際に最も多く合併する。この状況下でのHBOTの応用は、現在のところまだあまり報告されていない。

1976年にHartとMainous[74]は、放射線性胸壁壊死の6人の患者の皮膚移植にHBOTを併用した際の治療成績を報告し、その全例において皮膚移植が成功したとしている。Feldmeierら[33]は、彼らが経験した23例の放射線性胸壁壊死の症例経過を報告している。そのうち8例は軟部組織のみの壊死であったが、15例は骨と軟部組織の両方の壊死の症例であった。軟部組織のみが傷害されている患者においては75％の治癒が得られたが、骨の障害があった患者では53％に治癒がみられたのみであった。骨壊死を合併したすべての患者において、治癒させるために壊死骨を切除する必要があった。胸壁に対する放射線障害で骨障害を伴う場合には、良好な治療成績を得るために、障害を受けた骨をすべて切除することも含めた徹底的なデブリードマンが必要になり、これはかなり以前に放射線性下顎骨壊死の治療においてMarx[28]が報告したことと、正に同じ結果である。

1998年にCarlとHartmann[55]は、乳房温存手術と術後の放射線治療後に長期間にわたり有症状の乳房浮腫を合併した1例の治療に関する報告を行った。その患者には100％酸素、2.4ATA、90分間のHBOTを15回行い、痛みや浮腫の症状が完全に消失した。

2001年、Carlら[56]は乳房切除後の乳房痛、浮腫、線維化／脂肪壊死、血管拡張／紅斑といった放射線照射による合併症に対してHBOTで治療した44例について報告している。患者は、LENT-SOMA（Late Effect of Normal Tissue-Subjective Objective Management Analytic）スコアを改変した数量的なスコアシステムで評価された。このスコアでは、4つのカテゴリのそれぞれに1～4点までの点数がつけられる。合計8点以上か、痛みのスコアが3点以上（持続的で強い痛み）の患者のみを解析に含めた。44人の女性にHBOTが勧められ、32人がHBOTを受け、残りの12人がそれを拒否して非ランダム化のコントロール群となった。HBOT群の放射線治療後のLENT-SOMAスコアは非HBOT群に比べて有意に軽減されていたと報告している。線維化と血管拡張のスコアには差はなかった。HBOTを受けた32人のうち、7人は放射線関連の合併症の症状が完全に消失した。

## ▶ 放射線膀胱炎

放射線治療は直腸や前立腺、婦人科領域などの骨盤腔の悪性疾患にしばしば行われる治療法である。幸いなことに、骨盤腔照射において重症の遅発性放射線膀胱炎はそれほど多い合併症ではないが、いったん生じると治療が困難になることもある。放射線照射後に出血性膀胱炎が起こり、ホルマリンや明礬を使用する非外科的治療に反応が得られない場合、膀胱切除が必要になることもある。前述したFeldmeierとHampsonのレビュー[20]では、放射線膀胱炎の治療にHBOTを使用することの効果について、17件の文献が紹介されている。Beversらの論文[57]は、それらのうちで最も大規模な報告であり、前向きの非ランダム化試験である。それ以外の文献は、症例報告である。FeldmeierとHampsonのレビュー[20]に取り上げられているように、Weissらはもともとの報告に、1998年以降の追加分を加えた報告を行っている。また、Leeらによる2回目の報告[58]での25例の詳細な治療成績は、1回目の報告の20例を含んだものである。

すでに紹介したFeldmeierとHampsonのレビュー[20]

のあとに，放射線膀胱炎に関するその他いくつかの論文が発表された。イスラエルのNehemanら[59]は，出血性膀胱炎に対して治療を行った7例について報告している。この7例はすべて平均30回のHBOTを受けている。ここでのHBOTは100％酸素，2ATA，90分間の条件で施行された。7例のすべてにおいて血尿の消失が得られ，一時的に症状が軽快した。2例においては再発がみられたが，追加のHBOTを30～37回行い，治療に成功している。未分化神経外胚葉性腫瘍の患者は，悪性腫瘍の悪化によって死亡したが，20回のHBOTのあと，血尿は軽快していた。

放射線膀胱炎に関する現時点の最大規模の報告として，バージニアメイソン病院のCormanら[60]が2003年に57例の症例を報告しており，2005年にはChongら[61]がそれ以外の3例を加えて改訂版を発表している。この文献では100％酸素，2.36ATA，90分間のHBOTを平均33回行っている。結局，この報告の成績は18人が完全治癒，26人が部分治癒，8人が不変，2人が増悪となっており，治療を受けた患者の80％において，血尿の完全もしくは部分治癒が得られていた。凝血塊の停滞もあった25人のなかでは，6人が完全治癒，12人が部分治癒，4人が不変，2人が増悪となっていた。Chongら[61]の2005年の改訂版では，HBOTを早期に始めることの重要性を報告している。HBOTを血尿の出現から6カ月以内に始めれば，改善率が80％から96％に増加し，凝血塊の停滞の改善率も72％から100％に増加した。この論文では，治療成績をHBOTの終了後12カ月以上経過して評価しており，長期の反応をみずに早期の反応のみから治療効果を過大に評価するといった心配はなく，堅実な結果が得られていると思われる。

重症の出血性放射線膀胱炎は生死にかかわったり，QOLを低下させる可能性のある合併症である。ChengとFoo[62]は，9例の難治性の出血性放射線膀胱炎の治療経過について報告している。この報告ではHBOTは使用しておらず，6例において両側の皮膚膀胱瘻，3例において尿路変更のための回腸導管が必要であった。これらの積極的な外科手術にもかかわらず，9例のうち4例（44％）の患者が死亡している。また，Liら[63]は子宮頸癌の治療を受けた378人の患者に対して後ろ向き研究を行い，放射線照射後の膀胱障害による死亡率は3.7％と報告している。

HBOTを行ったと報告されている患者の多くが，持続洗浄や明礬やホルマリンの持続滴下などの従来の保存的療法に反応しなかったという事実は注目に値する。FeldmeierとHampsonのレビュー[20]の症例にこれらの新しい2件の文献の症例を加えて考えると，HBOTを受けた257人のうち，196人（76.3％）が完全もしくは部分治癒しているということになる。76.3％という成功率は，他のより侵襲的な治療法と比較した場合，非常にすばらしいものである。さらに注目すべきことは，19件の文献のうち18件が，治療の成功を報告しているということである。Del Pizzoらの報告[64]だけが，HBOTの有用性を示すことができなかった。放射線膀胱炎の治療にHBOTを使用すると有用であるという事実は，3大陸にまたがる異なる複数の国の研究者によって報告されている。

## ▶放射線腸炎／直腸炎

FeldmeierとHampson[20]は，遅発性の放射線小腸・大腸障害の治療としてHBOTを行った症例経験に関する14件の文献に対するレビューを書いている。これらの文献のうち9件は，一例報告か複数の症例報告である。

FeldmeierとHampsonのレビュー[20]のあとに，いくつかの臨床文献が発表されている。トロントのJonesら[65]は放射線直腸炎の10人の治療経験を報告している。10人のうち3人はグレード3の障害（輸血が必要となる出血）を示し，残りの7人は直腸の痛み，下痢，またはその両方などのグレード2の障害を示した。この7人のうち6人は直腸出血をきたしたが，輸血は必要とはならなかった。10人のうち9人には合併症なくHBOTを行うことができた。直腸出血は9人のうち4人で治癒し，3人で軽減，2人は不変であった。直腸の痛みは5人のうち3人で完全に消失した。下痢は5人のうち1人は完全に消失し，3人で改善がみられた。HBOTの治療を受けた10人のうち，2人のみ症状の改善がみられなかった。フォローアップ期間の中央値は25カ月であった。

シンシナティ大学のGirniusら[66]は，放射線出血性直腸炎の9人の患者にHBOTを行った治療経験について報告している。これらの患者のうち3人は，アルゴンプラズマ凝固術や電気焼灼術を受けたが症状の改善を得られなかった症例である。5人はHBOTの治療より前に入院し輸血を受けていた。中央値が17カ月のフォローアップで，9人のうち7人は症状の完全な消失がみられ，残りの2人は部分的な改善が得られたものの，まだいくらかの出血が残ったとしている。

この領域でこれまでのところ最大規模の報告はバージニアメイソン病院によるもので，2件の文献に発表

されている[67,68]。65人（男性37人，女性28人）の患者の消化管の放射線障害に対してHBOTを行っており，すべての放射線障害は内視鏡で診断されている。これらの障害のうち54人は直腸の障害であり，15人の患者はより近位の消化管（小腸6人，大腸6人，十二指腸6人，胃4人）の障害であった。合計が65人を超えているのは，複数の障害をもっている患者がいるからである。患者には100％酸素，2.36ATA，90分間のHBOTを30回の予定で行った。30回のHBOTで部分的でも効果がみられた患者には6〜30回の追加のHBOTが施行された。全体として，完全治癒が43％，部分治癒が25％にみられた。直腸癌で治療効果があった症例は65％で，それより近位の病変の73％よりは少し悪い結果であった。

各文献の症例をまとめて分析すると，直腸炎，結腸炎，小腸炎に対してHBOTを施行した症例が197件報告されている。そのうち80人（41％）で完全治癒，169人（86％）で少なくとも部分的に軽快したのに対し，14％の症例においてのみ全く無効であったとしている。

Feldmeierら[29,30]による動物実験（HBOTが有効である機序についての前述の議論を参照）では，全腹部照射を受けたあとに，予防的にHBOTを受けた動物の小腸の線維化の減少が観察された。組織学的および機能的な検査がHBOTを受けた群と受けないコントロール群の両群で行われた。機能的な検査としては，腸管のコンプライアンスを検査するために，短軸方向に腸管を引き延ばすテストも含まれていた。組織学的検査では，HBOTを受けた動物とそれ以外の動物で，腸管壁の線維化の違いを定量的に評価するために特殊染色（マッソン・トリクローム染色）が行われた。この実験モデルでは，血管や線維組織の変化が完成するように，放射線照射後7カ月という十分な時間が経ったあとにさまざまな評価分析を行った。先に述べたように，特徴として放射線照射完了後から重症の遅発性放射線障害が出現するまでに，6カ月から数年の潜伏期間があることが多い。口から肛門までの腸管は，食物や消化産物を運ぶために適切なコンプライアンスが必要である。

### ▶ さまざまな腹部・骨盤臓器損傷

遅発性放射線障害に対するHBOTの効果をみた初期の報告のなかで，1978年にFarmerら[69]は放射線性腟壊死の1人の患者の症例報告を行い，HBOTを用いて完全に治癒したとしている。1992年にWilliamsら[70]は，腟の壊死に対してHBOTで治療した14例を報告している。このうち13人の患者においては完全な治癒が得られ，1人の患者では治癒に至るのに間隔を開けた2回のHBOTが必要であったとしている。1996年にFeldmeierら[71]は，骨盤腔や腹部におけるさまざまな放射線障害に対してHBOTを行った44例について報告している。このうち腸炎や直腸炎に対する治療成績は，本章においてすでに述べた。この文献では，腹壁や鼠径，会陰，腟，骨盤骨の遅発性放射線障害に対して少なくとも20回以上のHBOTが行われた31人のうち，26人（84％）で完全な治癒が得られたとしている。これらの症例のなかには，病変の完全な治癒が得られた6人の腟壊死の患者が含まれている。

Finkら[72]は最近，さまざまな骨盤腔内の放射線障害に対してHBOTを行った14例に関して報告している。この14例のうち6例に腟と腟口の障害（潰瘍4例，狭窄1例，残りの1例は単に腟炎と記載）があった。これらの患者の多くは，同時に直腸炎や膀胱炎，腸炎など，他の臓器障害も合併していた。腟のみの障害または他臓器との合併損傷の患者において，治療成績は1例が治癒，4例が50％以上の改善，1例が50％以下の改善であった。この論文のさまざまな外傷をもつすべての患者において，治療の成功（50％以上の改善）は71％にみられた。ほとんどの症例で，HBOTは30回行われたのみである。2例の患者だけ，2.4ATAのHBOTが30回以上行われた。腟口の壊死性潰瘍の1例は，40回のHBOTで完全治癒が得られた。残りの1例は，放射線による直腸炎と膀胱炎に対して37回のHBOTが施行され，50％以下の改善にとどまった。

これらの4件の文献を合わせて，Finkらの文献[72]にある直腸炎や膀胱炎を除いた腟に対する障害に限って検討を加えると，腹部や骨盤腔内の放射線障害にHBOTを行えば，52例中45例（87％）の治療の成功（少なくとも部分的には改善）が得られることがわかった。

### ▶ 四 肢

Farmerら[69]は，前述の文献で足の放射線障害に対してHBOTで治療した1人の患者について報告しているが，この治療はうまくいかなかった。Feldmeierら[73]も四肢の放射線性壊死に対してHBOTを使用した17例について報告している。これらの患者のうち，16人は軟部組織の壊死があるのみであったが，1人の患者では放射線性骨壊死と軟部組織の放射線性壊死を合併していた。この報告では，追跡調査が可能で癌の

再発のなかった13人中11人（85％）において，壊死部の完全な治癒が得られている。

## ▶放射線による神経系の障害

FeldmeierとHampson[20]は，彼らのレビューのなかで放射線による神経系の障害に対してHBOTを施行した14件の文献を紹介している。神経系の障害のなかには脳壊死，横断性脊髄炎，視神経障害，腕神経叢障害などが含まれる。この領域においてはこのレビューのあと，いくつかの文献が発表されている。

### 脳壊死

放射線脳壊死の治療にHBOTを応用した最初の症例は，1976年にDr. George Hart[74]によって報告され，症状の改善は得られたものの治癒には至らなかったとしている。Dr. Hartの報告のあとには，放射線脳壊死に対してHBOTを応用した文献が7件報告されており[75-81]，これらはすべて複数の症例報告か一例報告である。Chubaら[75]は脳壊死の10人の小児の治療について報告している。これらの患者はすべて最初に症状の改善がみられたが，その効果が持続したのは5人の患者のみであった。4人の患者はこの報告が出された時点で，すでに腫瘍の再発により死亡していた。Leberら[76]は，放射線脳壊死の2人の患者のうち1人は病変の完全治癒が，残りの1人も改善がMRIで確認されたと報告している。この領域での2番目に大規模なDearら[78]の報告では，20人の患者のうち9人がHBOTを用いた治療により症状の改善がみられたとしている。この論文では11人が膠芽腫の患者であり，このなかでは1例においてのみ，治療による症状の改善がみられたとしている。これらの患者の大部分で治療の効果がなかったことについては，この致死的な腫瘍の進行の速さが少なくとも部分的に関係していると考えられる。これら11人の患者のうち7人は，この論文が発表される前にすでに死亡していた。

Gesellら[79]は，放射線脳壊死に対してHBOTで治療した29人の患者について報告しており，これが現在のところ，この問題に関する最も大規模な報告である。神経学的所見はこれら29人の患者のうち17人（58％）で改善がみられ，ステロイドの必要量も20人（69％）で減量が可能となった。

HBOTの治療効果を評価するうえで問題となるのは，脳腫瘍と放射線脳壊死を区別することが困難であるということである。脳壊死はしばしば圧迫所見を伴っており，CTやMRIなどの解剖学的な情報に基づいた画像評価では腫瘍に非常に似ている。PETや磁気共鳴スペクトロスコピー（MRS）などのいわゆる細胞代謝機能に基づく画像評価法は，少なくともいくつかの症例においては腫瘍と壊死を区別することができる。腫瘍と壊死組織の正常組織の中での併存は，開頭による腫瘍切除術を受けている患者においてはしばしば起こりうる。以上にあげた文献に出てくるHBOTによる治療を受けた全65例中，44例（68％）に症状の改善が報告されている。

### 放射線脊髄炎

横断性放射線脊髄炎は放射線治療において非常に稀ではあるが，発症すると非常に重篤な合併症である。最初はブラウン・セカール症候群の症状が出、脊髄の片側を分断したかのように片側の運動麻痺と反対側の感覚麻痺が生じることがある。そして最後には，神経症状が進行して，脊髄の完全な横断性麻痺と同じ症状になる。QOLが明らかに大きく低下することに加え，横断性脊髄炎に罹患すれば生存の可能性が低くなり，ほとんどの患者は数カ月で死に至る。しかし幸運なことに，その発症頻度は低い。フロリダ大学のMarcusとMillion[82]は23年間にわたる彼らの頭頸部癌の治療経験を報告しているが，そのなかで脊髄炎の発症頻度は1,112例中2例で，これは全体の0.18％にあたる。

放射線脊髄炎の治療としてHBOTを行った報告は，複数症例の報告が2件と，一例報告が1件あるのみである。1976年にHart[74]は5例の症例を報告し，その全例において感覚機能の改善がみられたが，運動機能の回復は1例もみられなかったとしている。GlassburnとBrady[83]は1977年に9例の報告を行い，そのうちの6例において症状の改善が得られたとしている。2000年にはCalabròとJinkins[84]が，HBOTの施行後に症状の進行性の改善をみた1例を報告している。これら3件の文献をまとめると，報告された16例のうち12例において何らかの症状の改善を認めたことになる。

これらの臨床データに加えて，Feldmeierら[85]は1993年に，動物実験で放射線照射終了から7週間後にHBOTを施行した群において脊髄炎の発症が数週間遅れたという報告をしている。この文献では，コントロール群と3つのHBOT治療群のすべての動物において症状は段階的に悪化し，最終的には重篤な脊髄炎が発症した。考察すると，放射線量が多過ぎたと考えられ，どのような予防法を用いても症状の悪化は防

げなかったと考えられる。

別の動物実験モデルとして，Sminiaら[86]は，HBOTを最初の合計6,500cGy照射直後か，5，10または15週間後に行って，2,000cGyの追加照射後の横断性脊髄炎の発症を予防できるかについて報告した。この文献では，HBOTを受けた動物においてHBOTは何の予防効果ももたらさなかった。HBOTの概要は，30日間連日の240kPa（2.4ATA），100％酸素，90分であった。

これらの限られた臨床と動物実験のデータからは，この合併症に対するHBOTの治療効果について何も確実なことはいえない。しかしながら，他に有効な治療手段がなく，この合併症の臨床的な重症度から考えると，HBOTの施行は考慮されるべき治療手段と思われる。

## 視神経炎

放射線視神経炎に対するHBOTの応用に関しては，現在までに5件の文献が報告されている[87-91]。これらはすべて，小規模な複数症例報告か一例報告である。これらのうち4件の文献は，HBOTは視力の保持や改善に有用であったことを詳細に報告している。3件の一例報告の文献ではHBOTは非常に有効であったとしているが，残りの2件の小規模な複数症例報告の文献では，判定は微妙であるが，概ね否定的な成績を報告している。GuyとSchatz[87]の4例の症例報告では，視神経炎の発症直後（発症から72時間以内）に治療を開始した2例においては症状の改善がみられたが，治療の開始が72時間以降に遅れた症例では改善が全くみられなかったとしている。

Rodenら[88]による13症例の最も大規模な症例報告では，全例においてHBOTの治療効果がみられなかったとされている。この文献について注意すべきことは，視力障害発症後2週間以上経ってから治療が開始されており，12週間後に治療を開始した症例もあったということである。前述のようにGuyとSchatz[87]は，視力障害発症後72時間以上経ってからHBOTを開始してもおそらく効果は期待できないと報告している。Rodenら[88]の13例のうち11例に，メチルプレドニゾロン1,000mgという高容量のステロイドが連日投与されているが，これも効果がなかったと報告されている。これらの文献にある放射線視神経炎に対してHBOTを行った20症例をまとめると，症状の改善は7例（35％）にみられた。

これらの結果の全体からはHBOTが有効とも無効ともいえず，放射線視神経炎の治療においてHBOTが適応になるとは明確にはいえない。しかしながら，ほかに有効な治療方法がなく，進行性の視神経障害の症状の重症度を考慮に入れ，脳壊死や放射線脊髄炎の治療と同じ原則から判断する必要があることを考えれば，医師が個々の状況を判断して治療を行うべきであると考える。治療は，その効果を最大限期待するためには，症状発症後直ちに施行されるべきである。

## 腕神経叢と仙骨神経叢

1999年のVideticとVenkatesan[92]による一例報告では，放射線性の仙骨神経叢障害の患者にHBOTを使用して有効であったとしている。

Pritchardら[93]は腕神経叢障害の治療にHBOTを使用したランダム化比較試験の結果を報告しており，この試験の主な評価項目である温覚の閾値測定では，コントロール群と比較してHBOT群の治療効果の証明ができなかったとしている。しかし結果を注意深く分析すると，HBOT群の患者はコントロール群の患者と比較して身体機能が悪化する比率が低く，この調査が終了した12カ月後においてもその差は有意であった。またリンパ浮腫についてはコントロール群では全く改善がみられなかったが，HBOT群では17例中6例の患者で改善がみられるという予想外の結果になった。

HBOTによりリンパ浮腫が改善するかもしれないというデータから，2つの研究が行われた。1つは腕神経叢に関するイギリスのグループの研究で，もう1つはサウスカロライナ大学の研究である[94,95]。イギリスのグループのものはコントロール群のない研究で，21人の患者に2.4ATA，100分間のHBOTを30回行った。19人の患者のうち3人で，腕の容積が20％以上減少するという効果がみられた。13人のうち6人で，リンパ液のドレナージの改善が得られたことが，放射性同位元素のクリアランスを調べる検査で確認された。15人のうち8人で乳房，乳房ひだ，鎖骨上窩の硬化について，少なくとも中等度以上の改善はみられたとしている。平均の上腕容積の減少率は12カ月の時点で7.51％であり，これは統計学的に有意であった。

サウスカロライナ大学のTeasら[94]の研究では，放射線照射後に上肢のリンパ浮腫が持続している10人の女性に，1人用高気圧チャンバーで2ATA，20回のHBOTを行っている。手のリンパ浮腫は平均38％減少したが，リンパ浮腫の容積の総量は減少しなかった。HBOTの効果がみられた8人の女性では，その

効果は平均14.2カ月のフォローアップ中持続していた。この研究ではVEGF-C（リンパ管成長因子）も測定しており、これらはHBOTで濃度が増加し、その結果は統計学的に有意であった。

## ▶注意：高気圧酸素は癌細胞の進行や再発を促すか？

患者も医療従事者も、放射線障害の治療としてHBOTを考えたがらないことがしばしばあるが、その理由として、高気圧酸素を使用すると潜在性の癌細胞が再発したり、成長を促進したりする可能性があるのではないかと恐れていることがあげられる。常識に照らし合わせれば、こうした心配は一見妥当なものに思われる。つまり、HBOTは典型的には、慢性の創部の血管新生や細胞増殖を促進する目的で使われることが多いからである。Feldmeierら[96]はこの問題に関してまず1994年にレビューを発表し、その後2003年にこれを改訂している[97]。これらのレビューは、動物実験と臨床経験に関して発表された文献を扱っている。臨床論文のほとんどは、HBOTが放射線感受性を高める目的で研究されていた1960～1970年代にかけて行われた比較対照試験である。これらの文献のほとんどにおいて、HBOTにより癌が再発したり成長を促進したりという事実はなかった。逆にこのレビューのなかで、HBOTにより癌の進行が抑制された可能性を指摘する論文もいくつかあった。2つのレビューのうち、著者らは改訂版で、血管新生の制御と開始のプロセスにおける腫瘍細胞と治癒過程の創部の間に存在する相違の重要性について考察しており、この相違があるために、HBOTによって癌細胞の生育は増強されず、創治癒は促進されるという仮説を述べている。

Feldmeierらのレビューが発表されたあと、何人かの他の研究者がこの問題について報告している。2004年にはChongら[98]が、ヒトの前立腺癌細胞を移植した動物モデルでHBOTを受けた群は腫瘍血管密度や増殖指数、分化度、アポトーシスの分子マーカーにおいてコントロール群と比較して差がなかったとしている。この領域についてはほかに6件の研究が発表されているが、それらは、細胞培養を用いた研究や、化学物質により誘導されたマウスの乳腺腫瘍の研究、実験動物にヒトの頭頸部癌の細胞を移植する研究、マウスの大腸癌細胞を移植して肝転移を起こさせる研究などである[99-104]。これらの文献では、研究対象となった癌細胞がHBOTによって成長が促進されることはなかった。事実、Granowitzらの論文[102]では、移植したヒトの乳腺腫瘍細胞の成長が、HBOTによって抑制されたと報告している。

## ▶今後の研究が期待される領域

早期にHBOTを行い放射線障害を予防することは、放射線障害が完全に進行してから治療としてHBOTを行うよりも非常に望ましいことである。放射線治療から遅発性放射線障害が出現するまでには時間経過があるという性質があるため、症状が完全に進行する前にHBOTを行う時間的猶予がある。しかし、アメリカにおいて放射線治療を受ける患者は毎年70万人余りで、これらの患者すべてに予防的にHBOTを行うことは現実的ではない。ほとんどの患者は、生命を脅かしたりQOLを落とすような放射線障害を発症しないため、特に治療的な介入は必要ない。放射線障害を発症する可能性のある患者を確実に診断できる検査法を開発し、その確実性を確かめることができれば、治療介入の可能性が出てくる。現時点では、事故もしくは故意に極端に高線量の放射線を照射され、なおかつ他の治療法がほとんどない状況下で治療としてもう一度放射線を照射する予定があるような場合に、予防的にHBOTの実施を考慮することは当然必要であろう。

遅発性放射線障害の発症を予測するのに有用な診断法を開発するためには、現時点でわかっている照射域の線維化を促進するサイトカインについて理解を深めたり、放射線照射によってつくられる上記以外のサイトカイン群や、まだ解明されていない生物活性をもった化学反応物質を見つけていくことが必要になると思われる。それ以外では、経皮的酸素含有量測定や軟部組織のトノメーター、組織コンプライアンス検査などの機能的もしくは代謝的な検査法があげられる[105]。

最近、放射線感受性を高めるものとしてHBOTを応用することに対し、再び関心が高まってきている。HBOTのこの利用法については、確実に放射線生物学の原理に基づいていると考えられ、HBOTの治療と同時、もしくは直後に放射線を照射するという先進的な方法が何人かの研究者によって検討されている。アムステルダム大学の小児癌センターでは、小児の進行した神経芽細胞腫に放射性同位元素（MIBG）を注射し、その後にHBOTの治療を行うという新しい治療法が開始されている[106]。高気圧酸素による放射線感受性増強効果によって、治療に対する反応率の改善がみられている。日本の複数の研究グループが、進行脳腫瘍患者を対象にHBOTの施行直後に放射線治療

を行う方法について研究していることは，前述したとおりである。Baromedical Research Institute は頭頸部癌の患者に対して，HBOT の直後に放射線治療を行うプロトコールを作成した。

## まとめ

HBOT は，遅発性放射線障害の患者に対して多角的な集学的治療の一環として行われる場合には，確実な効果が期待できることが示された。放射線性骨壊死の治療として HBOT を応用する際には，壊死骨を外科的に完全に取り除くことが不可欠である。われわれは Marx らによって明確に示された教訓について，確実に銘記する必要がある。つまり外科的手技を行う際には，予定された HBOT の大部分は外科手技の前に行うべきであるということである。放射線治療患者への HBOT の応用について今後最も効果を期待できる領域は，放射線障害を起こす可能性の高い患者に対して早期に予防治療として HBOT を使用することであろう。放射線の感受性を高める方法として HBOT を応用することも，今後確実に効果が期待できるであろう。HBOT をその目的で使用する際の効果を確かめ，至適な治療プロトコールを確立するためのランダム化試験が行われるべきである。現在の医学界，そのなかでも特に 21 世紀の若い医師たちは，治療手技を選択する際にエビデンスに基づいたガイドラインを求める。現在のところ，Baromedical Research Institute は，この領域における HBOT の有用性を確かめるためのランダム化比較試験を行う中心的役割を担っている。放射線障害の治療および予防法として，または放射線感受性を高めるものとして HBOT が有用で，そして HBOT の最適の利用法がどのようなものかを決めるために，十分に大規模なランダム化多施設共同研究がいつか行われることを期待している。

## REFERENCES

1. Deimling GT, Kahan B, Bowman KF, et al：Cancer survivorship and psychological distress in later life. Psychooncology 11：479, 2002.
2. Jemal A, Thomas A, Siegel R, et al：Cancer statistics, 2007. CA Cancer J Clin 57：43-66, 2007.
3. Perez CA, Brady LW, Halperin EC, Schmidt-Ullrich RK：Preface. In：Perez CA, Brady LW, Halperin EC, Schmidt-Ullrich RK(eds)：Principles and Practice of Radiation Oncology, 4 ed. Philadelphia, Lippincott Williams & Wilkins, 2004, pp xix-xx.
4. Dorr W, Hendry H：Consequential late effects in normal tissues. Radiother Oncol 61：223-231, 2001.
5. Emami B, Lyman J, Brown A, et al：Tolerance of normal tissue to therapeutic irradiation. Int J Radiat Oncol Biol Phys 21：109-122, 1991.
6. Hall EJ, Giaccia AJ(eds)：Radiobiology for the Radiologist, 6 ed. Philadelphia, Lippincott Williams & Wilkins, 2006, pp 64-65.
7. Mohan R, Low D, Chao KSC, Dong L：Intensity-modulated radiation treatment planning, quality assurance, delivery and clinical application. In：Perez CA, Brady LW, Halperin EC, Schmidt-Ullrich RK(eds)：Principles and Practice of Radiation Oncology, 4 ed. Philadelphia, Lippincott Williams & Wilkins, 2004, pp 314-334.
8. Wasserman TH, Chapman JD：Radiation response modulation. In：Perez CA, Brady LW, Halperin EC, Schmidt-Ullrich RK(eds)：Principles and Practice of Radiation Oncology, 4 ed. Philadelphia, Lippincott Williams & Wilkins, 2004, pp 663-694.
9. Nias AHW：Reparable damage. An Introduction to Radiobiology, Chirchester, England, John Wiley & Sons, 1990, pp 93-109.
10. Rubin P：Late effects of chemotherapy and radiation therapy：A new hypothesis. Int J Radiat Oncol Biol Phys 10：5-34, 1984.
11. Rubin P, Finkelstein J, Shapiro D：Molecular biology mechanisms in the radiation induction of pulmonary injury syndromes. Int J Radiat Oncol Biol Phys 24：93-101, 1992.
12. Fleckenstein K, Gauter-Fleckenstein B, Jackson IL, et al：Using biological markers to predict risk of radiation injury. Semin Radiat Oncol 17：89-98, 2007.
13. Stone HB, McBride WH, Coleman CN：Meeting report：Modifying normal tissue damage post-irradiation：Report of a workshop by the radiation research program, National Cancer Institute, Bethesda, Maryland, September 6-8, 2000. Radiat Res 157：204-223, 2002.
14. Denton A, Forbes A, Andreyev J, Maher EJ：Non-surgical interventions for late radiation proctitis in patients who have received radical radiotherapy to the pelvis(Cochrane Review). Cochrane Database Syst Rev(1)：CD003455, 2002.
15. Delanian S, Lefaix J：Current management for late normal tissue injury：Radiation-induced fibrosis and necrosis. Semin Radiat Oncol 17：99-107, 2007.
16. Pritchard J, Anand P, Broome J, et al：Double-blind randomized phase II study of hyperbaric oxygen in patients with radiation-induced brachial plexopathy. Radiother Oncol 58：279-286, 2001.
17. Annane D, Depondt J, Aubert P, et al：Hyperbaric oxygen therapy for radionecrosis of the jaw：A randomized controlled, double-blind trial from ORN96 Study Group. J Clin Oncol 22：4893-4900, 2004.
18. Ferreira P, Fleck J, Diehl A, et al：Protective effect of alpha-tocopherolin head and neck cancer radiation-induced mucositis：A double blind randomized trial. Head Neck 26：313-321, 2004.
19. Gothard L, Cornes P, Earl J, et al：Double blind placebo-controlled randomized trial of vitamin E and pentoxyfylline in patients with chronic arm lymphedema and fibrosis after surgery and radiotherapy for breast cancer. Radiother Oncol 73：133-139, 2004.
20. Feldmeier JJ, Hampson NB：A systematic review of the literature reporting the application of hyperbaric oxygen prevention and treatment of delayed radiation injuries：An evidence

based approach. Undersea Hyperb Med 29 : 4-30, 2002.
21. Bennett M, Feldmeier J, Smee R, et al : Hyperbaric oxygenation for tumour sensitisation to radiotherapy. Cochrane Database Syst Rev(4): CD005007, 2005.
22. Kaanders JH : Clinical studies of hypoxia modification in radiotherapy. Semin Radiat Oncol 14 : 233-240, 2004.
23. Kohshi K, Kinoshita Y, Terrashima H, et al : Radiotherapy after hyperbaric oxygenation for malignant gliomas : A pilot study. Cancer Res Clin Oncol 122 : 676-678, 1996.
24. Kohishi K, Kinoshita Y, Imada H, et al : Effects of radiotherapy after hyperbaric oxygenation on malignant gliomas. Br J Cancer 80 : 236-241, 1999.
25. Beppu T, Kamada K, Nakamura R, et al : A phase II study of radiotherapy after hyperbaric oxygenation combined with interferon-beta and nimustine hydrochloride to treat surpratentorial malignant gliomas. J Neurooncol 61 : 161-170, 2003.
26. Ogawa K, Yoshii Y, Inoue O, et al : Prospective trial of radiotherapy after hyperbaric oxygenation with chemotherapy for high-grade gliomas. Radiother Oncol 67 : 63-67, 2003.
27. Dick Clarke : Personal communication, January 2006.
28. Marx RE : Radiation injury to tissue. In : Kindwall EP(ed): Hyperbaric Medicine Practice, 2nd ed. Flagstaff, Ariz, Best Publishing, 1999, pp 665-723.
29. Feldmeier JJ, Jelen I, Davolt DA, et al : Hyperbaric oxygen as a prophylaxis for radiation induced delayed enteropathy. Radiother Oncol 35 : 138-144, 1995.
30. Feldmeier JJ, Davolt DA, Court WS, et al : Histologic morphometry confirms a prophylactic effect for hyperbaric oxygen in the prevention of delayed radiation enteropathy. Undersea Hyper Med 25 : 93-97, 1998.
31. Goldstein LJ, Gallagher KA, Bauer SM, et al : Endothelial progenitor cell release into circulation is triggered by hyperoxia-induced increases in bone marrow nitric oxide. Stem Cells 24 : 2309-2318, 2006.
32. Gallagher KA, Liu Z, Xiao M, et al : Diabetic impairments in NO-mediated endothelial progenitor mobilization and homing are reversed by hyperoxia and SDF-1 alpha. J Clin Invest 117 : 1249-1259, 2007.
33. Tobey RE, Kelly JF : Osteoradionecrosis of the jaws. Otolaryngol Clin North Am 12 : 183-186, 1979.
34. Maier A, Gaggl A, Klemen H, et al : Review of severe osteoradionecrosis treated by surgery alone or surgery with postoperative hyperbaric oxygenation. Br J Oral Maxillofac Surg 38 : 173-176, 2000.
35. Feldmeier JJ, Heimbach RD, Davolt DA, et al : Hyperbaric oxygen as an adjunctive treatment for delayed radiation injury of the chest wall : A retrospective review of 23 cases. Undersea Hyperb Med 22 : 383-393, 1995.
36. Feldmeier JJ, Hampson NB, Bennett M : In response to the negative randomized controlled trial by Annane et al in the treatment of mandibular ORN. Undersea Hyperb Med 32 : 141-143, 2005.
37. Laden G : Hyperbaric oxygen therapy for radionecrosis : Clear evidence from confusing data [letter]. J Clin Oncol 23 : 4465, 2005.
38. Moon RE, McGraw TA, Blakey G : Hyperbaric oxygen therapy for radiation necrosis of the jaw : Comments on a randomized study. Undersea Hyperb Med 32 : 145-146, 2005.
39. Mendenhall WM : Mandibular osteoradionecrosis [editorial]. J Clin Oncol 22 : 4867-4868, 2004.
40. Gal TJ, Yueh B, Futran ND : Influence of prior hyperbaric oxygen therapy in complications following microvascular reconstruction for advanced osteoradionecrosis. Arch Otolaryngol Head Neck Surg 129 : 72-76, 2003.
41. Teng MS, Futran ND : Osteoradionecrosis of the mandible. Curr Opin Otolaryngol Head Neck Surg 13 : 217-221, 2005.
42. Vudiniabola S, Pirone C, Williamson J, Goss ANN : Hyperbaric oxygen in the prevention of osteoradionecrosis of the jaws. Aust Dent J 44 : 243-247, 1999.
43. David LA, Sandor GK, Evans AW, Brown DH : Hyperbaric oxygen therapy and mandibular osteoradionecrosis : A retrospective study and analysis of treatment outcomes. J Can Dent Assoc 67 : 384, 2001.
44. Chavez JA, Adkinson CD : Adjunctive hyperbaric oxygen in irradiated patients requiring dental extractions : Outcomes and complications. J Oral Maxillofac Surg 59 : 518-522, 2001.
45. Sulaiman F, Huryn JM, Ziotolow IM : Dental extractions in the irradiated head and neck patient : A retrospective analysis of Memorial Sloan-Kettering Cancer Center protocols, criteria, and end results. J Oral Maxillofac Surg 61 : 1123-1131, 2003.
46. Wahl MJ : Osteoradionecrosis prevention myths. Int J Radiation Oncology Biol Phys 64 : 661-669, 2006.
47. Ferguson BJ, Hudson WR, Farmer JC : Hyperbaric oxygen for laryngeal radionecrosis. Ann Otol Laryngol 96 : 1-6, 1987.
48. Feldmeier JJ, Heimbach RD, Davolt DA, Brakora MJ : Hyperbaric oxygen as an adjunctive treatment for severe laryngeal necrosis : A report of nine consecutive cases. Undersea Hyperb Med 20 : 329-335, 1993.
49. Filintisis GA, Moon RE, Kraft KL, et al : Laryngeal radionecrosis and hyperbaric oxygen therapy : Report of 18 cases and review of the literature. Ann Otol Rhinol Laryngol 109 : 554-562, 2000.
50. Narzony W, Sicko Z, Kot J, et al : Hyperbaric oxygen therapy in the treatment of complications of irradiation in the head and neck area. Undersea Hyperb Med 32 : 103-110, 2005.
51. Hsu YC, Lee KW, Tsai KB, et al : Treatment of laryngeal necrosis with hyperbaric oxygen therapy : A case report. Kaohsing Med 21 : 88-92, 2005.
52. Davis JC, Dunn JM, Gates GA, Heimbach RD : Hyperbaric oxygen : A new adjunct in the management of radiation necrosis. Arch Otolaryngol 105 : 58-61, 1979.
53. Neovius EB, Lind MG, Lind FG : Hyperbaric oxygen for wound complications after surgery in the irradiated head and neck : A review of the literature and a report of 15 consecutive cases. Head Neck 19 : 315-322, 1997.
54. Feldmeier JJ, Newman R, Davolt DA, et al : Prophylactic hyperbaric oxygen for patients undergoing salvage for recurrent head and neck cancers following full course irradiation [abstract]. Undersea Hyperb Med 25[suppl] : 10, 1998.
55. Carl UM, Hartmann KA : Hyperbaric oxygen treatment for symptomatic breast edema after radiation therapy. Undersea Hyperb Med 25 : 233-234, 1998.
56. Carl UM, Feldmeier JJ, Schmitt G, Hartmann KA : Hyperbaric oxygen therapy for late sequelae in women receiving radiation after breast conserving surgery. Int J Radiat Oncol Biol Phys 49 : 1029-1031, 2001.
57. Bevers RF, Bakker DJ, Kurth KH : Hyperbaric oxygen treatment for haemorrhagic radiation cystitis. Lancet 346 : 803-805, 1995.
58. Lee HC, Liu CC, Lin SN : Hyperbaric oxygen therapy in radiation-induced hemorrhagic cystitis—a report of 25 cases. Jpn J Hyperbar Med 29 : 23, 1994.

59. Neheman A, Nativ O, Moskovitz B, et al：Hyperbaric oxygen therapy for radiation-induced haemorrhagic cystitis. BJU Int 96：107-109, 2005.
60. Corman JM, McClure D, Pritchett R, et al：Treatment of radiation induced hemorrhagic cystitis with hyperbaric oxygen. J Urol 160：2200-2202, 2003.
61. Chong KT, Hampson NB, Corman JM：Early hyperbaric oxygen improves outcome for radiation-induced hemorrhagic cystitis. Urology 65：649-653, 2005.
62. Cheng C, Foo KT：Management of severe chronic radiation cystitis. Ann Acad Med Singapore 21：368-371, 1992.
63. Li A, Sun J, Chao H：Late bladder complications following radiotherapy of carcinoma of the uterine cervix. Zhonghua Fu Chan Ke Za Zhi 30：741-743, 1995.
64. Del Pizzo JJ, Chew BH, Jacobs SC, Sklar GN：Treatment of radiation induced hemorrhagic cystitis with hyperbaric oxygen：Long term follow-up. J Urol 160：731-733, 1998.
65. Jones K, Evans AW, Bristow RG, et al：Treatment of radiation proctitis with hyperbaric oxygen. Radiother Oncol 78：91-94, 2006.
66. Girnius S, Cersonsky N, Gesell L, et al：Treatment of refractory radiation-induced hemorrhagic proctitis with hyperbaric oxygen therapy. Am J Clin Oncol 29：588-592, 2006.
67. Dall'Era MA, Hampson NB, His RA, et al：Hyperbaric oxygen therapy for radiation induced proctopathy in men treated for prostate cancer. J Urol 176：87-90, 2006.
68. Marshall GT, Thirlby RC, Bredfeldt JE, Hampson NB：Treatment of gastrointestinal radiation injury with hyperbaric oxygen. Undersea Hyperb Med 34：35-42, 2007.
69. Farmer JC, Shelton DL, Bennett PD, et al：Treatment of radiation-induced injury by hyperbaric oxygen. Ann Otol 87：707-715, 1978.
70. Williams JAA, Clarke D, Dennis WAA, et al：Treatment of pelvic soft tissue radiation necrosis with hyperbaric oxygen. Am J Obstet Gynecol 167：415-416, 1992.
71. Feldmeier JJ, Heimbach RD, Davolt DA, et al：Hyperbaric oxygen as an adjunctive treatment for delayed radiation injuries of the abdomen and pelvis. Undersea Hyperb Med 23：205-213, 1997.
72. Fink D, Chetty N, Lehm JP, et al：Hyperbaric oxygen therapy for delayed radiation injuries in gynecological cancers. Int J Gynecol Cancer 16：638-642, 2006.
73. Feldmeier JJ, Heimbach RD, Davolt DA, et al：Hyperbaric oxygen in the treatment of delayed radiation injuries of the extremities. Undersea Hyperb Med 27：15-19, 2000.
74. Hart GB, Mainous EG：The treatment of radiation necrosis with hyperbaric oxygen(OHP). Cancer 37：2580-2585, 1976.
75. Chuba PJ, Aronin P, Bhambhani K, et al：Hyperbaric oxygen therapy for radiation-induced brain injury in children. Cancer 80：2005-2012, 1997.
76. Leber KA, Eder HG, Kovac H, et al：Treatment of cerebral radionecrosis by hyperbaric oxygen therapy. Stereotact Funct Neurosurg 70(suppl 1)：229-236, 1998.
77. Cirafisi C, Verderame F：Radiation-induced rhomboencephalopathy. Ital J Neurol Sci 20：55-58, 1999.
78. Dear Gde L, Rose RE, Dunn R, et al：Treatment of neurological symptoms of radionecrosis of the brain with hyperbaric oxygen：A case series. Paper presented at the 35th Annual Undersea and Hyperbaric Medical Society Scientific Meeting. June 28-30, 2002, San Diego, California.
79. Gesell LB, Warnick R, Breneman J, et al：Effectiveness of hyperbaric oxygen for the treatment of soft tissue radionecrosis of the brain. Paper presented at the 35th Annual Undersea and Hyperbaric Medical Society Scientific Meeting. June 28-30, 2002, San Diego, California.
80. Kohshi K, Imada H, Nomoto S, et al：Successful treatment of radiation-induced brain necrosis by hyperbaric oxygen therapy. J Neurol Sci 209(1-2)：115-117, 2003.
81. Takenaka N, Imanishi T, Sasaki H, et al：Delayed radiation necrosis with extensive brain edema after gamma knife radiosurgery for multiple cerebral cavernous malformations—case report. Neurol Med Chir(Tokyo) 43：391-395, 2003.
82. Marcus RB Jr, Million RR：The incidence of transverse myelitis after radiation of the cervical spinal cord. Int J Radiat Oncol Biol Phys 19：3-8, 1990.
83. Glassburn JR, Brady LW. Treatment with hyperbaric oxygen for radiation myelitis. In：Smith G(ed)：Proceedings of the Sixth International Congress on Hyperbaric Medicine, Aberdeen, Scotland, Aberdeen University Press, 1977, pp 266-277.
84. Calabrò F, Jinkins JR：MRI of radiation myelitis：A report of a case treated with hyperbaric oxygen. Eur Radiol 10：1079-1084, 2000.
85. Feldmeier JJ, Lange JD, Cox SD, et al：Hyperbaric oxygen as a prophylaxis or treatment for radiation myelitis. Undersea Hyperb Med 20：249-255, 1993.
86. Sminia P, Van der Kleij AJ, Carl UM, et al：Prophylactic hyperbaric oxygen treatment and rat spinal cord re-irradiation. Cancer Lett 191：59-65, 2003.
87. Guy J, Schatz NJ：Hyperbaric oxygen in the treatment of radiation-induced optic neuropathy. Ophthalmology 93：1083-1088, 1986.
88. Roden D, Bosley TM, Fowble B, et al：Delayed radiation injury to the retrobulbar optic nerves and chiasm. Clinical syndrome and treatment with hyperbaric oxygen and corticosteroids. Ophthalmology 97：346-351, 1990.
89. Fontanesi J, Golden EB, Cianci PC, Heideman RL：Treatment of radiation-induced optic neuropathy in the pediatric population. J Hyperb Med 6：245-248, 1991.
90. Borruat FXX, Schatz NJJ, Blaser JSS, et al：Visual recovery from radiation-induced optic neuropathy. The role of hyperbaric oxygen therapy. J Clin Neuroophthalmol 13：98-101, 1993.
91. Boschetti M, De Lucchi M, Giusti M, et al：Partial visual recovery from radiation-induced optic neuropathy after hyperbaric oxygen therapy in a patient with Cushing disease. Eur J Endocrinol 154：813-818, 2006.
92. Videtic GM, Venkatesan VM：Hyperbaric oxygen corrects sacral plexopathy due to osteoradionecrosis appearing 15 years after pelvic irradiation. Clin Oncol(R Coll Radiol) 11：198-199, 1999.
93. Pritchard J, Anand P, Broome J, et al：Double-blind randomized phase II study of hyperbaric oxygen in patients with radiation-induced brachial plexopathy. Radiother Oncol 58：279-286, 2001.
94. Teas J, Cunningham JE, Cone L, et al：Can hyperbaric oxygen reduce breast cancer treatment-related lymphedema? A pilot study. J Women's Health 9：1008-1018, 2004.
95. Gothard L, Stanton A, MacLaren J, et al：Non-randomized phase II trial of hyperbaric oxygen therapy in patients with chronic lymphedema and tissue fibrosis after radiotherapy for early breast cancer. Radiother Oncol 70：217-224, 2004.
96. Feldmeier JJ, Heimbach RD, Davolt DA, et al：Does hyperbaric oxygen have a cancer causing or promoting effect? A

review of the pertinent literature. Undersea Hyperb Med 21 : 467-475, 1994.
97. Feldmeier JJ, Carl U, Hartmann K, Sminia P : Hyperbaric oxygen : Does it promote growth or recurrence of malignancy? Undersea Hyperb Med 30 : 1-18, 2003.
98. Chong KT, Hampson NB, Bostwick DG, et al : Hyperbaric oxygen does not accelerate latent in vivo prostate cancer : implications for the treatment of radiation-induced haemorrhagic cystitis. BJU Int 94 : 1275-1278, 2004.
99. Stuhr LE, Iverson VV, Straume O, et al : Hyperbaric oxygen alone or combined with 5-FU attenuates growth of DMBA induced rat mammary tumors. Cancer Lett 210 : 35-40, 2004.
100. Sun TB, Chen RL, Hsu YH : The effect of hyperbaric oxygen on human oral cancer cells. Undersea Hyperb Med 31 : 251-260, 2004.
101. Shi Y, Lee CS, Wu J, et al : Effects of hyperbaric oxygen exposure on experimental head and neck tumor growth, oxygenation, and vasculature. Head Neck 27 : 362-369, 2005.
102. Granowitz EV, Tonomura N, Benson RM, et al : Hyperbaric oxygen inhibits benign and malignant human mammary epithelial cell proliferation. Anticancer Res 25 : 3833-3842, 2005.
103. Daruwalla J, Christophi C : The effect of hyperbaric oxygen therapy on tumour growth in a mouse model of colorectal cancer liver metastases. Eur J Cancer 42 : 3304-3311, 2006.
104. Haroon AT, Patel M, Al-Mehdi AB : Lung metastatic load limitation with hyperbaric oxygen. Undersea Hyperb Med 34 : 83-90, 2007.
105. Davis AM, Dische S, Gerber L, et al : Measuring post-irradiation subcutaneous fibrosis : State-of-the-art and future directions. Semin Radiat Oncol 13 : 203-213, 2003.
106. Voute PA, van der Kliej AJ, De Kraker J, et al : Clinical experience with radiation enhancement by hyperbaric oxygen in children with recurrent neuroblastoma stage IV. Eur J Cancer 4 : 596-600, 1995.

# Chapter 13 ガス塞栓症

**この章の概要**

静脈および動脈ガス塞栓症
静脈ガス塞栓症
　疫学
　病態生理学
　　肺
　　心臓
　奇異性塞栓症
　臨床所見
　診断
　静脈ガス塞栓症の治療
動脈ガス塞栓症と肺圧外傷
　疫学
　肺圧外傷
　肺圧外傷の臨床的特徴
　　局所肺損傷
　　横隔膜気腫
　　気胸
　　動脈ガス塞栓症

動脈ガス塞栓症の病態生理
動脈ガス塞栓症の臨床所見
　動脈ガス塞栓症に起因する突然死
　動脈ガス塞栓症の徴候と症状
　血液学的または生化学的異常
　放射線学的異常
動脈ガス塞栓症の診断
動脈ガス塞栓症の治療
　病院前診療
　ダイビング以外の原因による動脈ガス塞栓症の症例提示と管理
高気圧酸素治療
　動脈ガス塞栓症に対する高気圧酸素治療の機序
　治療表の選択
　追跡治療
　補助療法
　実験的治療

## 静脈および動脈ガス塞栓症

　ガス塞栓症は静脈，動脈もしくはその双方の血管系へガスが混入する状態で，潜在的に生命を脅かす事象であり，重症もしくは致死となる可能性がある。静脈ガス塞栓症（venous gas embolism；VGE）は静脈環流へのガスの混入により生じ，手術やその他の侵襲的医療行為による医原性のものが多い。また心血管系が虚脱し，奇異性動脈ガス塞栓症（arterial ags embolism；AGE）の原因にもなりうる。一方，AGE は肺静脈中や体循環系にガスが混入する現象で，一般にスクーバダイビング中の肺圧外傷（pulmonary barotrauma；PBT）に起因する。そのほか放射線学的処置や冠動脈バイパス術によっても動脈還流にガスが直接的に注入されうるし，また肺循環，開存卵円孔，さまざまな右-左シャントを介しても AGE は引き起こされる。

　静脈または動脈血管にガスが混入する要因として，ガスの発生源（通常は関節鏡や腹腔鏡検査の際の大気圧かガス注入装置），血管壁の亀裂，ガスが血管内に流入しうる圧勾配の存在が必須である。VGE と AGE で臨床経過は異なるが，治療法は類似している。

## 静脈ガス塞栓症

### ▶ 疫 学

　VGE は空気が全身の静脈系に混入することで発症する。現代医学では診断と治療の両方の手技において侵襲性が高まってきているため，VGE に関する文献数も驚くほど増えている。呼気終末二酸化炭素濃度測定や超音波モニタリングの技術の進歩により，VGE は外科的手術や処置の最中に比較的高頻度に合併していることがわかってきた[1]。しかし，VGE の多くは無症状で報告もされないため，正確な発症率は不明である。VGE は通常，血管床の破壊とガスが血管系に混入しやすい静水圧勾配による。

　VGE の原因となりうる外科的手術もしくは侵襲的手技を表13.1 にまとめた。脳神経外科的手技のうち坐位による手術では，心臓よりも脳を高く保持する際に虚脱しない無数の静脈系が空気に曝されるため，VGE をきたす危険性が極めて高い[2]。VGE はまた，中心静脈カテーテル挿入と抜去の際にも生じやす

表 13.1　ガス塞栓症をきたしうる外科的または侵襲的処置

| | |
|---|---|
| 神経外科学的 | 関節鏡検査 |
| 　坐位での開頭術 | 消化器科的 |
| 　後頭頭蓋の処置 | 　腹腔鏡検査 |
| 　脊椎固定術 | 　腹腔鏡下胆嚢摘出術 |
| 　頸椎椎弓切除術 | 　逆行性胆道膵管造影検査 |
| 心臓外科・循環器科的 | 　同所性肝移植 |
| 　心臓血管手術 | 　経皮的肝穿刺 |
| 　心肺バイパスグラフト術 | 婦人科的 |
| 　血管形成術 | 　治療的流産処置 |
| 呼吸器科的 | 　子宮鏡検査 |
| 　肺生検 | 　帝王切開分娩 |
| 　胸腔穿刺 | 泌尿器科的 |
| 整形外科的 | 　経尿道的前立腺切除術 |
| 　完全股関節形成術 | |

表 13.2　ガス塞栓症をきたしうる外科的処置以外の原因

| |
|---|
| 直接的血管確保 |
| 　中心静脈カテーテル挿入および抜去 |
| 　人工血液透析 |
| 　CT での造影剤注入 |
| 胸部外傷 |
| 　穿通性胸部外傷 |
| 　心肺蘇生行為 |
| 　爆風損傷 |
| その他 |
| 　機械的人工換気 |
| 　加圧ヘリウムガス注入 |
| 　過酸化水素の摂取 |
| 　妊娠中の口腔性交 |
| 　経腟分娩後の性交 |

い[3-5]。また心肺バイパスグラフト術や血管形成術などの心血管系手術においても，ガスが血管内に高率に混入しうる[6-8]。腹腔鏡手術では，陽圧の空気で腹腔内を満たすため VGE の危険性が高まる。これらは腹腔鏡手術[9]や腹腔鏡下胆嚢摘出術[10]の合併症として報告されている。すなわち VGE は，ガス注入だけでなく血管床を開いてしまうような外科手技によっても起こることが推測される[11]。

経尿道的前立腺摘出術[12]や肺切除術[13-15]を含むその他の外科的手技においても，VGE とそれに引き続いて AGE が生じることが報告されている。また，内視鏡的逆行性胆管膵臓造影検査では致命的な AGE を起こしうる[16]。VGE は同所性肝移植[17,18]や経皮的肝穿刺[19]でよく報告されており，関節形成術や関節鏡[20-23]の合併症としても多い。また，VGE は妊娠中の口腔性交[24]や治療的妊娠中絶[25]，子宮鏡検査[26]や帝王切開による出産[27,28]などの産婦人科的処置にも起因する。また，経腟分娩後の性交に関連する死亡例の報告もある[29]。

表 13.2 は外科的処置以外のガス塞栓症の原因である。人工換気[30]による肺の過膨張や人工血液透析等[31,32]の非外科的処置においても VGE や AGE は起こりうる。CT スキャンでの造影剤自動注入の際の VGE の報告はあるが，そのほとんどは動脈内ではみられない[33,34]。穿通性胸部外傷では空気が循環器系に混入し，VGE や AGE をきたしうる[35,36]。心肺蘇生における肺血管系の破綻により空気が循環器系に混入することで，広範囲の脳塞栓症が生じうる[37]。加圧ヘリウムガスの吸入[38,39]や過酸化水素の注入[40]によっても，脳や心筋の動脈塞栓症が生じうる。

## ▶ 病態生理学

VGE の病態生理は，動脈系に混入するガスの体積およびガスの蓄積の割合に関係する。急激でかつ大量のガス混入は，右肺動脈圧と右心室圧の上昇を引き起こす。

### 肺

肺循環と肺胞の界面は，血管内ガスの拡散の場となる。肺の細動脈と毛細血管は，体循環系へ侵入しうるガス小泡を間際で除去するフィルターとして働く。しかし，空気を濾過する肺の能力は，侵襲的処置において流入しうる空気の量と速度には必ずしも及ばない。Butler と Hills[41] によれば，イヌのモデルでは，緩徐に静脈内に注入すれば直径 22 μm 以上の気泡は肺で濾過されうる。しかし，中心静脈内に投与された 30mL の空気は，肺の濾過能力を超えて左心系を経て動脈系へ侵入し塞栓症を起こす[42,43]。肺循環系のガス泡により微小循環の透過性が亢進し[44]，肺循環系からはエンドセリン-1 が放出され，その結果肺高血圧症が引き起こされる[45]。肺血管系の抵抗性の変化は，換気血流不均衡をきたし，その結果ガス交換の異常が生じる[46]。

### 心　臓

大量のガスは，肺循環への塞栓物質の混入と肺動脈圧の上昇，肺静脈環流量の減少により右心室からの拍

出圧を上昇させる。肺静脈環流量が減少すれば，左心室の前負荷が減って心拍出量が減少し，不整脈や全身の血管系の虚脱をきたす[47]。動物実験での1回投与ガスの致死量は，ウサギでは0.55mL/kg[48]，イヌでは7.5mL/kg[49]とされる。血管内への空気の誤投与に関する症例報告から，Toungら[50]は，ヒト成人におけるガスの致死量は200～300mLまたは3～5mg/kgとしている。これほど大量のガスともなれば，右心室内の「空気ロック」と完全な駆出障害が生じ，心血管系が虚脱する緊急事態に陥る[47]。

## ▶ 奇異性塞栓症

奇異性塞栓症は，静脈循環系に入り込んだガスが全身の動脈循環系へ侵入することに起因し，それによってAGEの徴候や症状が生じる。これには右-左シャントを介してガスが侵入すること（例：卵円孔開存）と肺毛細血管の濾過能力を超えることの2つの機序がある。

卵円孔開存症の有病率[51]は，一般人口の27.3%とされるが，30歳未満の剖検例では34%とも報告されている[51]。右心房圧が左心房圧を超えたとき，血行動態的に重要な右-左シャントが生じて血液が卵円孔を通ることになる。すでに述べたように，VGEにより肺動脈圧に続いて右心系の圧も上昇し，それによりガスが開存卵円孔を通過して全身循環系へ流入する[52-54]。また人工換気や呼気終末陽圧換気によっても右心系の圧は上昇し，同様に開存卵円孔を通ってガスが流入する。

静脈内の空気はまた，肺血管系を通過して動脈循環系へ流入する場合もある。動物実験では，静脈内への大量ガスの1回投与，もしくは少量ガスの持続投与のどちらにおいても，動脈内気泡の存在が証明される[41,55,56]。ButlerとHills[42]は，イヌでは中心静脈への空気30mLの1回投与で動脈塞栓症が発症したと報告している。彼らは，肺の生理的濾過能力の上限を0.4mL/kg/分と結論づけた。Spencer[55]によれば，ヒツジの頸静脈内にガスを緩徐に投与（0.15mL/kg/分）すると，その大多数でドップラー検査により動脈塞栓症が生じた。ちなみにこのヒツジの検死結果で，心内シャントの証拠が得られた例はなかった。ヒトにおいても，心中隔欠損なしでも大量の静脈内ガス塞栓症によって致命的となった脳のガス塞栓症が報告されている[57,58]。

## ▶ 臨床所見

VGEの臨床所見は，血管系に流入するガスの量とその浸透率によって決まる。VGEは心血管系，呼吸器系，神経系に合併症を起こす。右心系の負荷が生じ，心拍出量の低下に従って頻脈性不整脈と低血圧が生じる。意識のある患者は急性の呼吸困難，咳，胸痛を訴え，肺ではラッセル音と喘鳴が聴取される。麻酔中でモニター監視下にある場合は，呼気終末二酸化炭素濃度の低下と高炭酸ガス血症が認められる[1]。侵襲的なモニタリングでは，肺気道内圧と中心静脈圧の上昇が検出される。拍出の障害物や右心不全や心筋虚血による心拍出量の減少が，心血管系の破綻ついには脳の低環流と精神状態の変化を引き起こす。VGEからガスが動脈循環系に進展し，脳のAGEをきたす場合の神経学的症状は後述する。

## ▶ 診 断

VGEとそれに引き続くAGEでは臨床診断が重要であり，まずそれを疑うことが要求される。あらゆる侵襲的処置の最中か直後に突然の意識障害や血行動態的破綻が生じた場合，まずガス塞栓症が疑われるべきである。空気の混入と突然の症状の発症との間に少しでも関連性があれば，一時的にでもガス塞栓症と推定診断を下すべきである。

多くのモニター類がVGEの診断に用いられ，そのうちの多くが外科手術の際に標準的機器として用いられている。経食道超音波検査では，静脈内さらに心内の気泡を直接検出することができるため，これが最も高感度のVGEのモニターといえる[59]。しかしこれは侵襲的で専門技術と連続モニタリングを要するため，全例で行われるわけではない。経胸壁超音波検査は非侵襲的モニターのなかで最も鋭敏であり，VGEの検出に有用である[60]。また経頭蓋超音波検査は，心臓の右-左シャントまたは直接的流入によるAGEにおいてガスの検出に極めて鋭敏であり，脳神経外科や心臓外科の手術などのガス塞栓症の危険性の高い処置の際にしばしば用いられる[61,62]。呼気終末二酸化炭素濃度の減少は，換気と拡散の変化や肺循環系でのVGEの存在を示唆する[63]。

## ▶ 静脈ガス塞栓症の治療

VGEにはまず保存的治療が行われる。ガスのさらなる流入を防ぎ，低酸素症と低酸素血症を改善するために100%酸素に置換すべきである。酸素投与により

拡散勾配を形成することで，気泡からのガスの排出量が増加し，塞栓源であるガスの大きさを減らせるからである[64]。心停止をきたすほどの重症VGEに対して，積極的な心肺蘇生行為は必要かつ有効であるとされてきた[65]。心臓マッサージは空気を肺循環の流出路から押し出してより細い肺血管へ押し込み，血流を改善させるのである。イヌでもヒトの臨床データでも胸骨圧迫の有効性は証明されている[66]。鎖骨下静脈カテーテルに起因するVGEの場合，Coppaら[67]は右心室から空気を吸引するためにカテーテルを心臓まで進めることを推奨している。しかし，経皮的に右心系から空気を吸引することを勧める報告はある[68-70]が，急性VGEでガスを吸引するためにカテーテルを緊急挿入する処置の有用性を示すデータはない。

VGEは，右心系の後負荷を増やし，右心不全となり左心拍出量が減少するため，右室心筋のより強い収縮を要することになる。したがって，ドブタミンやエフェドリンはVGEによる血行動態不全に対し有効なのである[71,72]。

VGEからの奇異性塞栓症によるAGEか，動脈系に直接侵入したガスによるAGEの治療として，高気圧酸素治療（hyperbaric oxygen therapy；HBOT）の適応は後述する。しかし，HBOTを医原性のVGEに慣例的に用いることには疑問が残る。明らかにVGEの結果生じたAGEはHBOTで治療されるべきであり，予後が改善されたという報告もある[73-75]。しかし小さなVGE（血行動態的にあまり重要でない）をもつほとんどの患者は，保存的治療で十分に社会復帰できることから，HBOTの適応は乏しい。心血管系機能の不安定な患者ではHBOTで予後が明らかに改善されたとするデータは存在しないため，HBOT施設への搬送の際は危険性と利点を十分に比較検討するべきである。

# 動脈ガス塞栓症と肺圧外傷

## ▶ 疫　学

PBTに伴う動脈ガス塞栓症（artelial gas embolism；AGE）は，スクーバダイバーの死因としては単純な溺水に続いて第2位である[76,77]。また，AGEは水中で意識喪失を引き起こし，その結果溺水に陥るのであるが，病理学者により単なる溺水として誤診されることもありうる。AGE，不整脈，低血糖等も水中で意識喪失に陥るが，いずれも水の誤嚥と溺水に類似した病理学的変化をきたすため誤診につながりうる。つまり，AGEはスクーバダイバーの死因として実際は第1位の可能性がある[78,79]。

肺の過膨張によるPBTとして，独立戦争の時代に人工的換気にふいごが用いられた際の症例が最初に報告されている[80]。一方，AGEは1932年にPolackとAdamsにより初めて報告された[81]。PBTは無症状で診断がつかないため，近年のダイバーにおけるPBTの正確な発症率は不明である。潜水艦脱出訓練後の胸部X線検査では，170例中2例で無症候性ながら肺胞外空気の所見を認めた[82]。Harkerら[83]によれば，AGEに陥った一連のダイバー群のうち放射線学的にPBTが証明されたのは42％であった。AGEは誤診されている可能性があるため，ダイバーにおけるその発生率は不明である。Divers Alert Networkの集計によれば，アメリカ，カリブ海，カナダを合わせると毎年約100例のAGEが発生している[77]。

PBTとそれに併発するAGEは初心者や経験の浅いダイバーで頻度が高く，これは空気切れまたは急速浮上（フリーアセント）で陥る精神的パニックとしばしば関連している[84]。PBTやAGEに陥る危険性のある活動に，潜水艦脱出訓練・空気切れの際の緊急浮上訓練（フリーアセント），バディブリージング浮上訓練などもある[85,86]。

## ▶ 肺圧外傷

ダイビングによるPBTは，浮上に伴い肺内のガスが膨張することによって生じる。膨張してくるガスに逃げ場がなければ，肺内の空気層と周囲とに圧格差が生じる。肺胞の過度の膨張と圧負荷が相まって肺胞破裂をきたしてさまざまな肺損傷を生じ，これがPBTと総称される。ヒト新鮮凍結標本での実験では，95～110cm$H_2O$の経肺的圧力（気管内と胸腔内の圧差）があれば肺実質の破裂から肺胞外ガスを生じる[87,88]。

スポーツダイバーにおいて，息こらえはPBTとAGEをきたす最大の要因である。一方，潜水艦脱出訓練を受ける人では息こらえは最大の要因ではなく，ほとんどの例でいくつかの内因性肺疾患が損傷の原因であった。潜水艦脱出訓練を受けた人の肺機能検査の結果から，肺活量をわずかに超える（しかし基準内の）空気が，PBTの危険因子に関連する唯一の要因であることがわかった[89]。適切な速さで浮上したダイバーでも，局所の弾力性が増すことにより肺の限局的過膨張が生じうる[90,91]。理論的には，肺の一部のコンプライアンスが低下した場合，隣接した正常部分はより

強い力にさらされてPBTを引き起こしやすくなる[92]。ダイビングに没頭すると，血液が中枢循環に蓄えられ肺内血流が増加して肺は硬く（コンプライアンスは低く）なり，これがPBTの危険性を高める。HBOTに起因するAGEの報告が皆無であるのはこのためかもしれない。

PBTの正確な機序は不明である。息こらえ浮上なしにAGEに陥ったダイバーの報告もある[84]。スクーバダイバーのうちで，気管支喘息を有する者がそうでない者に比べて特発性AGEの危険性が明らかに高いようでもない[93]。Tetzlaffら[94]によれば，理論的に肺CTで小嚢胞を有するダイバーほどPBTの危険性は高い。一般に，息こらえを抜きにすれば，PBTや併発するAGEへの罹患しやすさを予見するのは困難である。

気圧の重大な変化は，水面下の浅い所でも生じる。ボイルの法則によれば，一定の深度差における体積差は深部よりも表層部のほうが大きい。したがって浅い水中は息こらえ浮上するうえで最も危険な深度である。肺胞内空気が胸壁周囲の水圧をわずか80mmHg上回るだけで，または水深が約3～4フィート（約0.9～1.2m）となるだけで，気泡は肺胞-毛細血管間膜を容易に通過する。PBTは水深わずか4フィート（約1.2m）からの浮上の際の息こらえで現に生じていた[95]。

PBTの診断は，ダイビング後の特徴的症状を見抜くことから始まる。臨床的特徴は，肺胞外の空気が迷入する経路によって異なるため多様である。いったん肺胞が破れると，空気の一部は間質にとどまり肺の局所的損傷や肺出血の原因となる。また空気は，血管周囲鞘に沿って移動し縦隔にも侵入する。この空気が上方へ回り込んで頸部に到れば皮下気腫を生じ，下方・後方へと侵入すれば，腹腔内気腫をきたす。臓側胸膜に到れば気胸を生じる。また肺の血管系に入り込めば心臓まで侵入し，その後全身の塞栓症すなわちAGEに至ることになる。空気が大量であれば，中心血管床を完全に閉塞することになる[96]。

## ▶ 肺圧外傷の臨床的特徴

PBTの臨床的特徴は，肺胞外腔に漏出した空気の部位と量によって決まる。

### 局所肺損傷

膨張した空気は肺胞を破り，横隔膜気腫やAGEなどのPBT以外の徴候なしに部分的肺損傷と毛細血管

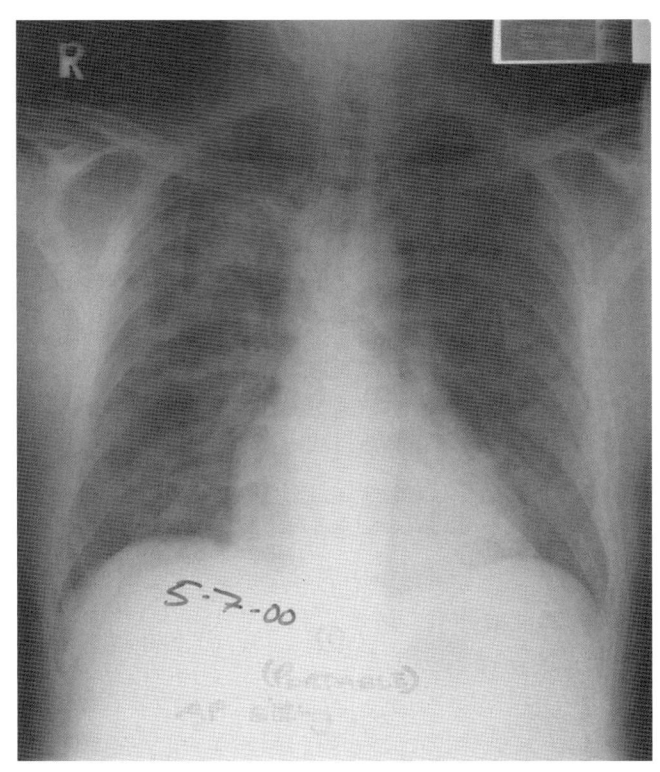

図13.1　肺圧外傷に関連したびまん性肺胞出血と肺実質損傷のX線写真

からの出血を引き起こす。びまん性肺胞出血は，PBTの稀な徴候とされる[97]。部分的肺損傷の症状に，胸痛，咳，血痰がある。胸部X線検査では，肺実質損傷と出血の所見が得られることがある。図13.1は，水深60フィート（18m）の海中でパニックとなり緊急浮上した初心者ダイバーのX線写真である。海水誤嚥はなかったが，船内と近医で大量の血痰を生じ，胸部X線検査でびまん性の肺実質損傷と出血を認めた。

部分的肺損傷だけでAGEのないダイバーには再圧治療は不要で，保存的治療が行われるべきであるが，事故直後の一過性神経学的脱落症状の有無も注意深く検索すべきである。なぜならばAGEは急速に自然軽快する場合があるからである。その際，軽症AGEに起因する軽微な脳損傷も見落とさないように，神経学的検査は完全に遂行されなくてはならない。HBOTが開始されるまでに生理学的検査で検出される唯一の異常が，軽微な頭頂葉の機能障害のみということもありうるからである[98]。片側の知覚脱失や一過性意識喪失のエピソードがあれば，他の診断が下されるまではAGEを鑑別に入れるべきである。

### 横隔膜気腫

横隔膜気腫または縦隔気腫は，肺間質に由来する空気が気管支に沿った肺血管系の血管周囲鞘を通って縦

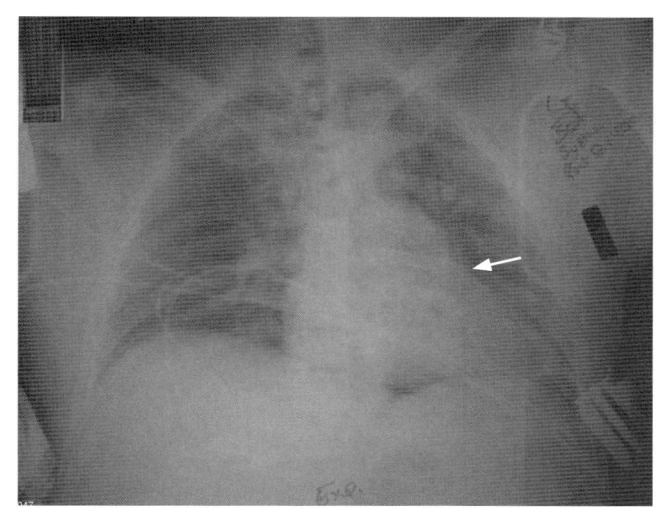

**図13.2** 左心に沿った空気とそれが心の左側の境界から遠ざかる胸膜の折り返しを形成する胸部X線写真（矢印部）
動脈ガス塞栓症により致命的となりうる心嚢気腫と混同してはならない。

後-前像で左縦隔に沿った，また側面像で心臓の後方に，微細な空気の透亮像が示されている。疑いが残る場合は，CTスキャンを行うことで単純X線検査より鋭敏な結果を期待できる。

縦隔気腫に対しては保存的治療，すなわち安静保持とさらなる圧負荷（航空機搭乗を含む）の回避と経過観察が行われる。しかし，PBT発症後の航空機搭乗の安全性に関して標準的な推奨事項はない。航空機搭乗を長期間にわたり制限すべきとするデータはなく，最適な制限期間は1週間とされる。重症例には，補助的酸素投与が有用かもしれない。前述したように，縦隔気腫を伴ういかなる一過性の神経学的症状もAGEを示唆するため，より詳細な神経学的検査が必要となる。AGEと診断を確定された，もしくは強く疑われた症例のみが再圧治療の適応となる。

隔に至ることにより生じる，最も頻度の高いPBTの形態である。ダイバーは無症状または鎖骨下の胸痛を訴えることもあるが，呼吸苦は生じないのが普通である。空気は縦隔から入り頸部に上がって皮下気腫を生じ，嗄声や頸部の張りを自覚する。皮下気腫は頸部や前胸壁の皮下に認められ，握雪感として触知する。重症例では著明な胸痛と呼吸困難，嚥下困難を訴える。

生理的検査では，心拍動に一致して聴取される捻髪音（Hamman's sign）はめったに聴取されず，胸部X線検査で診断を確定する。X線検査により，肺胞外の空気が頸部か縦隔，またはその両方にみられる。しかしこれらの所見はあっても，X線検査は診断をつける上で必須とは言い難い。**図13.2**は，急速浮上後のダイバーの胸部X線写真で，心臓の左縁に沿って空気の像を認め，それが心臓の左側の境界から遠ざかる胸膜の折り返しを形成する。また頭部にも皮下気腫がみられる。臨床的に明白なPBTは別として，X線写真での空気の像を検出するのは困難で，肺動脈，大動脈や心臓の辺縁に沿って探すべきである。**図13.3**では，

## 気　胸

気胸はPBTの徴候として頻度は高くない[83]。なぜなら気胸が生じるには空気が臓側胸膜を経て出入りする必要があるが，この経路はおそらく間質を経た空気の経路よりも抵抗が大きいためである。気胸はAGEの症例の5～10％に発症するとされており[99]，高頻度ではないが，PBTかAGEが疑われた場合，気胸は常に念頭において除外診断されるべきである。なぜなら再圧治療は理論的にはチャンバーでの減圧（治療が終了して大気圧に戻すとき）の段階で単純性気胸を緊張性気胸へと増悪させるからである。未治療の気胸は，例外なくHBOTの絶対的禁忌とされてはいるが，経験豊富な治療者であれば，緊張性気胸も簡単なventingを行うことにより多人数用チャンバーで治療可能である。

ダイビング関連の気胸で，その他の気胸と同様に患者はしばしば胸痛，呼吸困難，呼吸苦などを訴える。また，気胸に巨大な血胸を伴うこともある。**図13.4**は，空気を使い果たしてパニックに陥り浮上したダイ

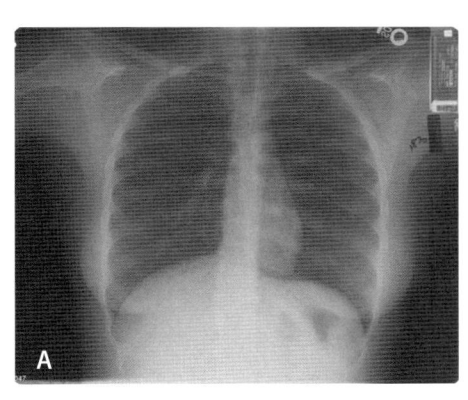

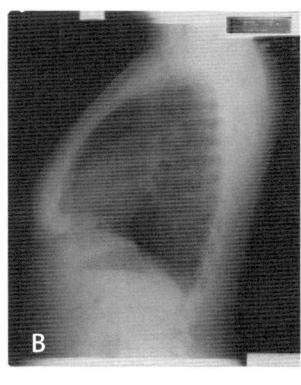

**図13.3** 微細な空気の透亮像が後-前像で左縦隔に沿って（A），また側面像で心臓の後方に（B）みられる。

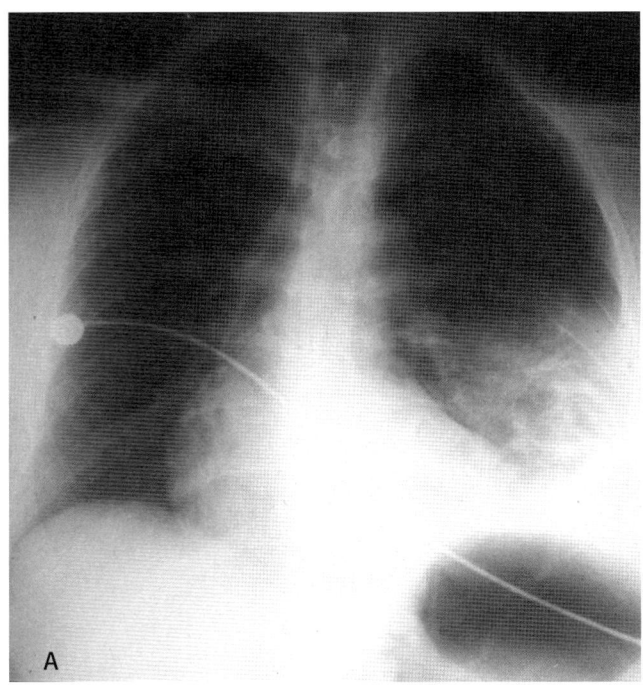

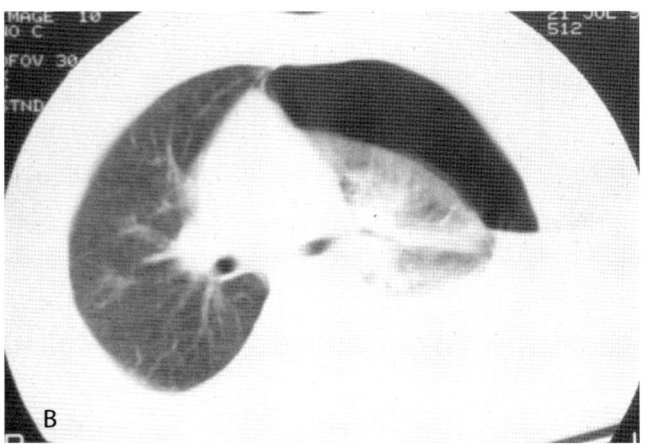

図13.4 空気を使い果たしてパニックに陥り浮上したダイバーの胸部X線写真（A）と，同じ患者で巨大な血気胸所見を示す胸部CT写真（B）

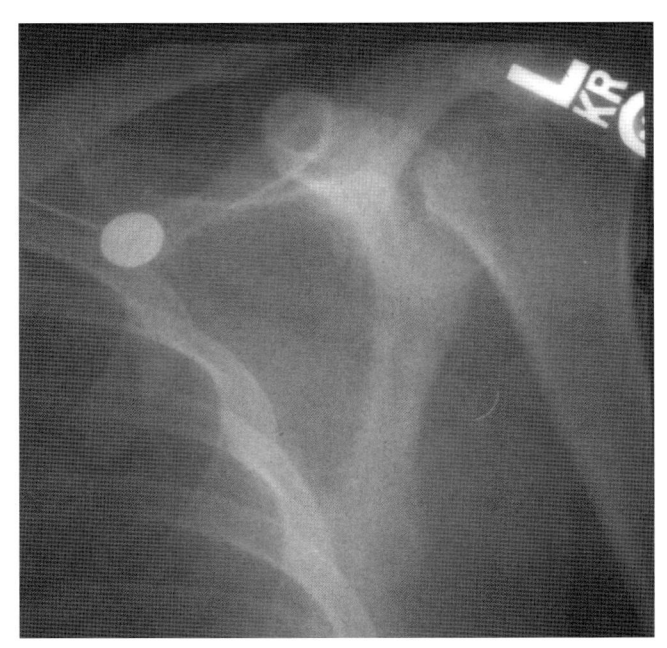

図13.5 動脈ガス塞栓症で死亡したダイバーの鎖骨下動静脈内空気を示す胸部X線写真

バーのX線写真，図13.4Bは同じく胸部CT写真で，巨大な血気胸所見を呈している[79]。単純X線写真は血気胸の診断確定には十分であるが，隔膜気腫に関してはCTスキャンがより鋭敏である。ダイビング関連の気胸の大半は小さいため，治療は単に補助的酸素投与と経過観察を行い，治療効果を確認するために胸部X線検査を繰り返せばよい。胸腔ドレーン挿入は，より巨大な気胸に対して，または再圧治療に臨む前処置としてしばしば施行される。

### 動脈ガス塞栓症

AGEは破れた肺胞から肺の静脈循環に侵入した気泡に起因する。空気がいったん肺の毛細血管に入り込めばガス泡は左房内，左室内さらに大動脈内に大量に流入し，血管系のいたるところに撒布される。

さらに肺の血管系に流入した空気は右心系の圧を上昇させ，そのため空気は中心の血管床全体（肺動脈，右心室，上下の大静脈・鎖骨下静脈など）に分布する。図13.5はAGEで死亡したダイバーの鎖骨下動静脈内の空気の所見を示している。ガスが肺血管系へ流入する詳細な機序はいまだに不明である。

### ▶動脈ガス塞栓症の病態生理

AGEの病態生理で理解されていることの多くは，動物の実験モデルや血栓塞栓性の脳梗塞の臨床研究，また一定条件下でのヒトのAGEの症例群に基づいている。しかしこれらの動物モデルとヒトの症例における臨床像との間には隔たりがある。AGEの動物実験の大半は脳血管内にガスを直接注入したモデルを用いるため，ヒトにおいてPBTに起因するAGEにより生じる損傷をこれらの実験データから推定するのには注意が必要である。

動物実験では，過度の加圧により肺が過膨張すると循環器系にガスが混入すること[81]，さらにイヌモデルでは肺の容積が機能的残気量の3倍に達すると肺破裂をきたすこと[100]が示されている。大動脈内に入った気泡は全身の循環系へ移行し中小サイズの動脈へ入り，それ以遠の末梢循環を閉塞させるが，これらの分布は重力よりむしろ血行に関連しているらしい[101]。気泡は脳血管系を持続的に閉塞しうるが，仮にガスのサイズが循環を阻害しない程度の場合は[102]，ほとん

どの気泡はさまざまな時間を経て脳血管系を通過する[103,104]。気泡が血管を閉塞する場合，しばしば直径30〜60μmの細動脈に入るが，これは白質と灰白質の境界部にみられ[105]，したがってこの領域は特にAGEによる損傷部位となりやすい[106]。

閉塞機序が生じたあとには，脳や全身の循環系にさまざまな変化がみられる。反応的充血とその結果生じる脳血液量の増加により，二次的に脳脊髄液圧は上昇する[107-109]。循環カテコラミン量やバソプレッシン放出量の増加[110]と脳幹反射とにより，全身血圧は上昇する。血管が拡張し，脳血流の自動調節能が失われ，その結果脳血流は全身の血流や血圧の変化にさらされ，最終的に脳血流量はさらに増加する。空気を注入して30〜60分以内に脳脊髄液圧は低下し[109]，低灌流領域に隣接して充血の領域が生じる[111]。

気泡による血管内皮の損傷は，脳や肺において血管反応性物質を放出させる[112-114]。これと気泡周囲への血小板と白血球の凝集が相まって[115,116]，空気塞栓が循環動態に及ぼす遅発的効果の説明の助けとなる[117]。そして気泡が通過したあとに脳血流が再開したとしても，神経機能が障害されるかまたは神経細胞死が生じるまで血流は進行性に減少する[118,119]。

減圧は，一酸化窒素（・NO）を介する内皮細胞の機能に対し逆の影響を及ぼす[120]。気泡は循環系を通過する際に生ずる「負の覚醒」と，気泡が内皮細胞にかなり接近した際に生じる「微細な渦」により内皮細胞にずり応力を誘発することが知られている[121,122]。ずり応力は，特に血流に拍動がある場合，一酸化窒素合成酵素とNADPH（ニコチンアミドアデニンジヌクレオチドリン酸）酸化酵素への有力な活性化の刺激となりうる[123,124]。

脳の空気塞栓症を伴う実験で，血液脳関門は閉塞後すぐに開通してしまうことが示されている[125]。この透過性の亢進は長くは続かず，数時間後には正常値に戻る傾向にある[126]。大きな分子に対する透過性は塞栓から60分以内でピークを迎え，その後速やかに低下する。より小さな分子に対する透過性は亢進状態が24時間まで持続する。細胞障害性というよりむしろ血管原性の浮腫が生じ，それがしばしば脳虚血に関連する。神経性ATPは減少し，乳酸産生が増し，それにより細胞障害がさらに進行する[127,128]。脳波検査と誘発電位検査は，塞栓の直後から異常を呈する[109]。

動物モデルにおいて脳循環系に直接注入された空気によって，まずは高血圧，心室性不整脈，次に低血圧となり，ついには死に陥る[107]。心室性期外収縮と一連の心室性頻脈が生じるが，突然の心停止には至らない。自発呼吸が停止するか循環が破綻した場合のみ，遅れて心停止に至る。空気が左室内や冠動脈内に注入されたとき，低血圧と左室機能の低下に陥った場合のみ死に至る。つまり，何例かのヒトにみられた臨床経過とは対照的に，これらの動物モデルでは突然の心停止は生じない[129]。

### ▶動脈ガス塞栓症の臨床所見

脳の空気塞栓症は，浮上から数分以内に突然発症する。AGEの傷病者の約4％は直ちに心肺停止に陥り死に至る。他の5％は，AGEまたはそれを起こしうる重症の溺水に近い状態が原因で，病院搬送後に死亡する。AGE患者の残りのうちの半数は，機能的に全快する。

### 動脈ガス塞栓症に起因する突然死

AGEに陥ったダイバーの約4％は，突然の意識喪失，脈拍消失，無呼吸を呈し直後に死亡する。

これらの患者は一般に，直後の心肺蘇生や再圧治療にも無反応である。以前AGEによる突然死は，脳幹塞栓による反応性不整脈か冠動脈塞栓による心筋虚血に起因すると考えられていた[107,130]。イヌモデルによる初期の実験で，心室内に空気を注入しても心停止を引き起こすことは不可能であったため，これらの仮説は信じられてきた[131]。

しかしこれらの提示された機序では，最新の動物モデルやヒトの臨床像でみられる所見を説明することはできない。AGEの動物モデルでは，脳血管系の塞栓により生じる死は，塞栓機序の持続時間が長引いたあと，または塞栓症からの中枢神経機能障害により換気が抑制されたあとに生じる。

同様にヒトの冠動脈内に空気を人為的に注入（カテーテル操作上の事故）しても突然死には至らず，むしろ胸痛や一過性の低血圧，心電図上の心筋虚血性変化などが生じるにとどまる。さらにAGEに関連する心筋梗塞の症例報告はわずかに1例に過ぎない[132]が，仮に死が冠動脈の空気塞栓によるものであるならば，頻度はもっと高いはずである。AGEの症例における心筋虚血に関する生化学的根拠は発見されていない[133]。

AGEで早期に死亡する場合，そのタイミングは浮上直後が最も頻度が高い。剖検での典型的所見は，中心血管系の血管床，特に肺動脈と右室内の大量の空気の存在である[134]。AGEで即死した症例のX線写真を

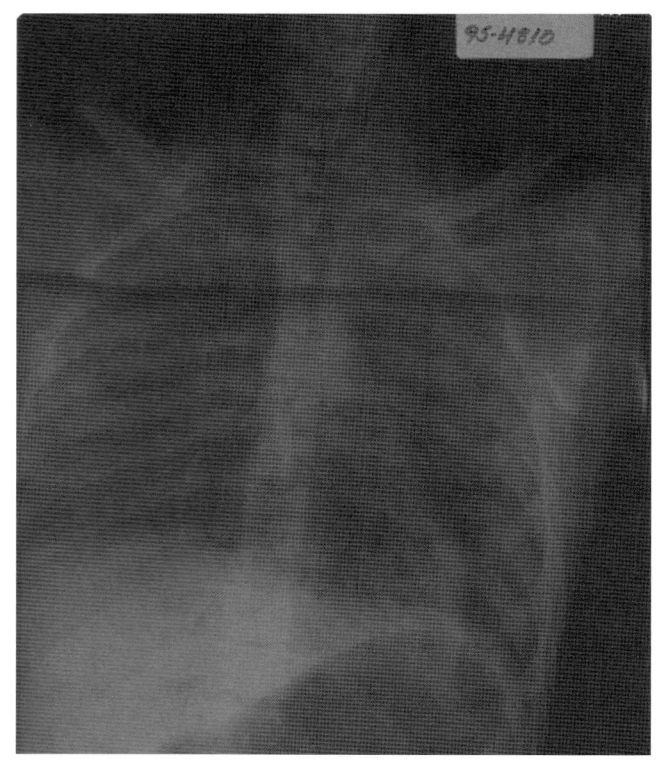

**図 13.6** 肺圧外傷と動脈ガス塞栓症による死亡例で，中心血管系すなわち心臓，大動脈，頸動脈，鎖骨下動脈に大量の空気が認められる。

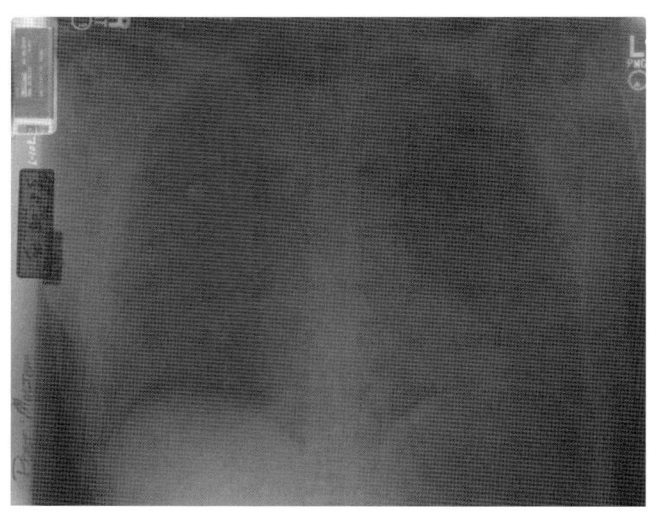

**図 13.7** 動脈ガス塞栓症による死亡例で，大動脈内に空気を認める。

みると，左心室，大動脈，頸動脈系，鎖骨下動脈系を含む中心血管床が完全に空気で満たされているのがわかる[79,96,134,135]。図 13.6 は PBT と AGE で死亡した症例で，中心血管系すなわち心臓，大動脈，頸動脈，鎖骨下動脈に大量の空気が認められる。図 13.7 は別の AGE の死亡例で，大動脈内に空気が認められる。したがって，AGE のほとんどの症例における心停止の基本的機序は空気による血管系の閉塞で，これが無脈性電気活動（PEA）の原因となる[79,96]。

## 動脈ガス塞栓症の徴候と症状

AGE の患者が呈するさまざまな神経学的および全身的徴候と症状は，空気の量と分布に依存する。

AGE の最も一般的な最初の神経学的徴候は，意識喪失，昏睡，混乱である。また，頭痛，皮質盲，単麻痺，非対称性の四肢麻痺，部分的不全麻痺，知覚鈍麻やその他の知覚異常，痙攣，失語症，視野欠損，めまい，ふらつきなども頻度の高い所見である（**表 13.3**）。片麻痺やその他の純粋片側性脳症候群は，やや頻度は低めである。対麻痺は極めて異例であり，ある大規模研究では起こらないと報告されている[136]。対麻痺は

**表 13.3 奇異性動脈ガス塞栓症を呈する患者の徴候と症状**

| | |
|---|---|
| 神経 | 計算力低下 |
| 　意識喪失 | 　構成失行 |
| 　昏睡・錯乱 | 視覚的変化 |
| 　一側性の運動／感覚障害 | 　皮質盲 |
| 　両側性の運動／感覚障害 | 　選好注視 |
| 　単麻痺 | 　同名半盲 |
| 　非対称性四肢麻痺 | 　眼振 |
| 　部分的不全麻痺 | 肺 |
| 　痙攣 | 　胸痛 |
| 　失語 | 　息切れ |
| 　めまい | 　喀血 |
| 　失調 | 　捻髪音 |
| 　ふらつき | その他 |
| 　頭痛 | 　心停止 |
| 　測定障害 | 　悪心 |
| 　協調運動（すばやい反復運動）の障害 | 　嘔吐 |

完全に両側性の対称的皮質塞栓もしくは脊髄動脈の単独塞栓症によるとされてきたため，この結果は予期できないものではなかった。

前述したとおり，海面浮上してから実際に医療機関で診察を受けるまでに劇的に改善する患者も多い。したがって発症に至る経緯は，現場に居合わせた人々から詳細に聴取できれば有用である。

自然軽快例も多いが，AGE患者のうちにはHBOTの最中に二次的に悪化する例もある[137]。これはおそらく脳浮腫の悪化，頭蓋内圧の上昇そしてPBTの最初の段階から肺より放出される血管反応性物質の影響である[138]。

AGEの徴候や症状は実にさまざまであるが，これは中枢神経系の血管系の部分的閉塞に依存する。所見は微妙なものもあるため，AGEを疑われた患者は全て認知機能を含めた神経学的脱落症状を注意深く調べる必要がある[98]。このような診察を溺水の現場で行うことは困難である。したがって浮上直後の一過性意識喪失，視力低下，昏迷などの症状を伴ったダイバーは，現場で神経学的症状を示さなくてもAGEを積極的に疑い，HBOTの可能な施設へ紹介するべきである。

スポーツダイバーのAGEの原因で最も多いのは，ダイビングの最終段階で空気が底をついて欠乏することで，組織内へのある程度のガスの負荷が生じ，その結果AGEと減圧症が混在する状態がみられる。AGEをきたした血管内ガスが組織から拡散していくことによる人体への影響は不明な点が多いが，無減圧潜水限界を守って減圧症発症を予想もしなかったダイバーにおいて，AGEは減圧症の発症を早める[139,140]。しばしばこの機序で生じる減圧症は通常の治療法に極度の抵抗性を示し，Ⅲ型減圧症[139]または二相性減圧症[79]と呼ばれる。まず急性期AGEの症状を呈しながら治療によりかなり軽快または完全回復する。その後，再圧治療の最中でさえも脊髄減圧症の徴候と症状が生じてくる。そしてHBOTを行ってももはやほとんど改善しない。

## 血液学的または生化学的異常

脳循環に対する影響に加えて，AGEは全身の血液学的および生化学的異常をも生じる。ガス小胞は直接的な組織傷害や血管内皮傷害，またはその両方を引き起こすと考えられる。AGEの患者はしばしば血液濃縮を示すが，血管内ガスによる内皮細胞傷害によって水分がサード・スペースへ移動することが可能性として最も高い要因である。血液濃縮の程度は患者の神経学的症状と相関する[141]。

クレアチンキナーゼ（CK）値はAGE患者のほぼ全例で上昇し，神経学的症状とも相関している[133]。この報告では，AGEに罹患した全患者のうちCKの極値が1,000単位以下の例は，神経学的に完全回復して退院している。CK値の上昇の大半は骨格筋（MM分画）に由来する。CK値はAGE発症の2～3時間以内には上昇を開始し，同じく約15時間で極値となり，その後24～48時間で急激に減少する。図13.8は，AGE発症後の時間とCK活性の相関関係を示している。CK-MB値が上昇している例もあり，また非特異的心電図上変化も生じうる[142]が，AGEにより真の心筋梗塞が引き起こされることは極めて稀である。CK-MB値が上昇したAGEの例ですら，回復後の心臓の機能的検査で壁運動異常の証拠が得られることはない[133]。トロポニン値の上昇は，ダイビング以外の冠動脈空気塞栓症例では報告されている[28,39,143]。トロポニン測定は広い有用性があるため，これらの生化学的異常の重要性を定義するのに役立つ。

AGE患者では，気泡が肝臓その他の臓器傷害をきたし血清GOT，血清GPT，LDHレベルの上昇もみられる[144]。これらの酵素の増加はCK値上昇の程度と相関

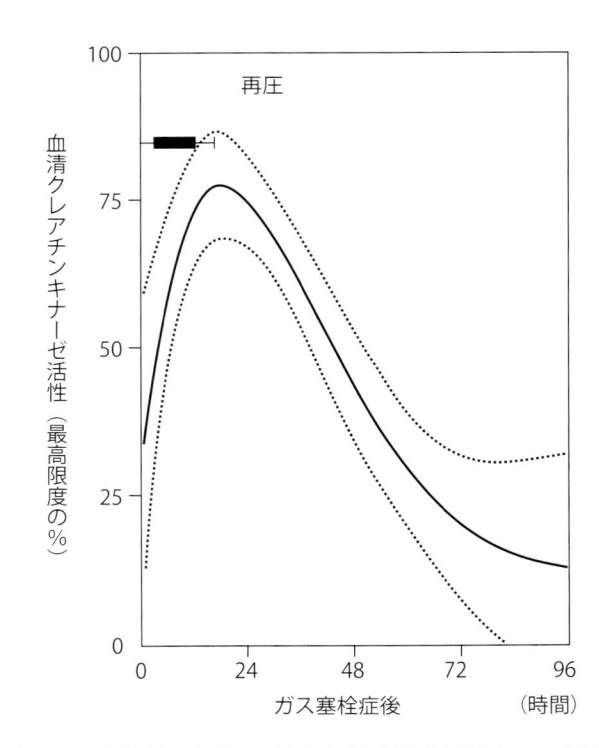

**図13.8　動脈ガス塞栓症（AGE）発症後の時間とクレアチンキナーゼ（CK）活性の相関関係**
経時的に少なくとも4回測定した12人の患者の血清CKの平均値をAGE発症からの経過時間に伴って最高値との比率で表した。回帰直線（直線）と95％信頼区間（破線）を描出してある。（Smith RM, Neuman TS: Elevation of serum creatine kinase in divers with arterial gas embolism. N Engl J Med 330:22, 1994. より）

し，体全体に拡がった AGE のガス塞栓症と血管内皮の二次損傷の程度を反映する。一方，これらの酵素の上昇にもかかわらず，器官損傷は生じないことが多い。

## 放射線学的異常

AGE は水面浮上時に意識喪失を引き起こすが，胸部 X 線写真では水誤嚥の証拠と臨床的には溺水の証拠が得られることもある。AGE 患者の胸部 X 線写真のうちの 50% 以上で水誤嚥と矛盾しない所見が得られる。しかし，X 線写真で PBT の所見が得られるのは AGE 患者の半分以下に過ぎない[83]。PBT の X 線所見として，しばしば縦隔気腫が認められる。縦隔のガスは発見しにくいが，前述のように肺動脈の辺縁，大動脈（下行大動脈を含む）および心（図 13.2，図 13.3 参照）陰影を注意深く探すべきである。縦隔気腫のうちで臓側胸膜の前部が心左側の辺縁から離れて写る所見は心嚢気腫として報告されている。しかしこれは明らかに誤診であり，放射線学的異常は紛れもなく縦隔気腫である。図 13.9A は当初心嚢気腫とされたが実際は縦隔気腫の胸部 X 線写真で，CT スキャン（図 13.9B）では縦隔気腫の存在が明確である。

神経学的損傷を受けた患者でも，ほとんどは CT や MRI 画像で明確な異常所見を呈さない。稀に CT や MRI で明らかな脳梗塞がみられることもある[145]。将来的には，より新しい MRI 画像と技術により AGE の患者の脳損傷の領域を簡単に可視化できるようになるであろう[146]。

### ▶ 動脈ガス塞栓症の診断

AGE は臨床診断であり，ダイビング歴，徴候，症状に基づく。浮上から数分以内に意識を喪失した，または重症の神経学的損傷の症状を呈したダイバーには，全員 AGE を考慮すべきである。CK 値の上昇は AGE の診断において有用であるが，受傷後数時間にはみられない。よって患者が迅速に病院に到達した場合，初回の CK 値は正常の場合もある。前述のとおり，ダイビング後で神経所見陽性の患者の胸部 X 線写真での縦隔気腫の存在は診断上有用ではあるが，AGE の 50% 以下でみられるに過ぎない。水面浮上したあとの神経症状の出現から 12 時間は CK 値は正常でありうるので，HBOT を行う医師は AGE 以外の診断も考慮すべきである。

### ▶ 動脈ガス塞栓症の治療

AGE を疑うすべての症例は，HBOT を考慮して可

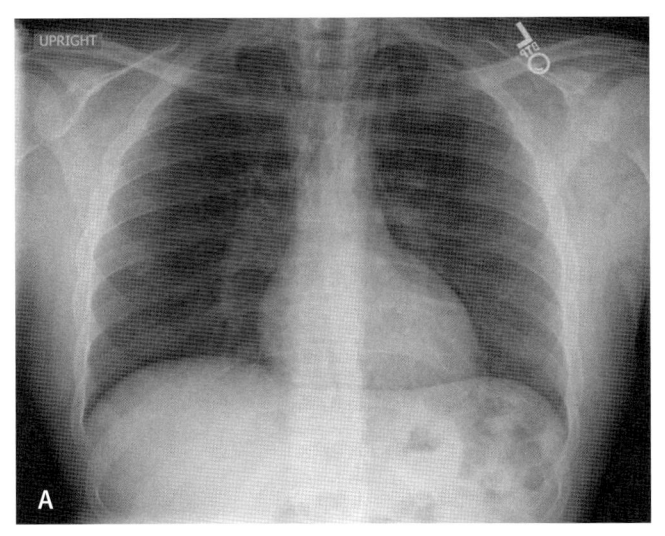

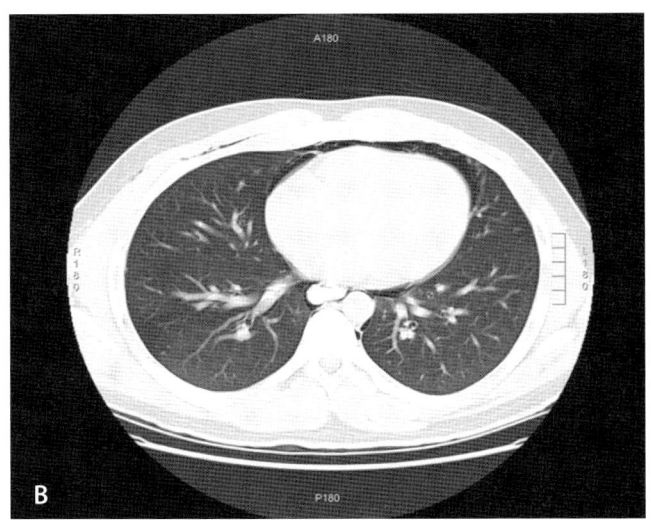

図 13.9　A：心嚢気腫として報告された縦隔気腫の X 線写真，B：縦隔気腫が明らかな同患者の CT 画像。

及的迅速に評価を行うべきである。6 時間以上遅れて HBOT を行っても有効性を示唆する報告も数多くみられはする[149]が，早期の治療は遅れた治療よりも有効なようである[3,147,148]。前述したとおり，AGE の初期の徴候は患者が診察を受けるまでに自然に消失している可能性がある。時にダイバーは症状を有するが，神経学的脱落症状が再発することはない。それでもなお病歴から AGE を疑う場合はすべて，HBOT の適応を考えるべきである。なぜなら神経学的脱落症状は初期診察では除外しにくく，確定診断まで待つことにより軽度の神経損傷が不可逆的なものに陥ってしまう危険性があるからである[98]。

Divers Alert Network では，あらゆるダイビング事故に対して 1 日 24 時間，週に 7 日間対応可能で，トリアージや搬送調整，治療のできる専門医が待機している（アメリカ国内の連絡先は 919-684-8111 または［コレクト］919-684-4DAN［4326］，電話交換士

にダイビングによる救急であることを伝えること）。Divers Alert Network の専門医は，患者の診断と応急処置を行うと同時に，最寄りの HBOT 施設についての情報も提供してくれる。患者が HBOT 施設に搬送される前に，治療の適応とスタッフのレベルを決定するために施設と連絡をとることも重要である。

## 病院前診療

AGE を疑われたダイバーは，再圧に先立って不活性ガス泡の溶存率を上げて動脈血の低酸素状態を改善するために，リザーバー付きフェイスマスクによる高濃度酸素投与（例：10L/分）を行うべきである[64]。ただし，これは生理学的には有意義であるが，酸素投与例が非投与例に比べて予後が改善されたというデータはあまりない[150]。AGE の患者はガス泡の内皮損傷による血液濃縮をきたすため，血管内容積を維持するのが望ましい。なぜなら，不活性ガスは適切な毛細血管環流が維持されない限り，組織からまたは動脈・毛細血管レベルでの血管内気泡から効果的な排出が行われないからである。さらに，AGE に陥ると脳血流の自動調節能は失われ，脳環流は体血圧に大いに影響を受ける。よって AGE の患者では頭部外傷と同様に低血圧を避けなければならない。AGE では水中で意識を喪失するため溺水に近い状態となり，そのため嘔吐後の胃内容物の誤嚥から気道を保護しなくてはならない。しかし，それがいかに重症であっても HBOT の適応から除外してはならない。さらに，AGE における神経症状は溺水に近い状況によって引き起こされるものと誤認されがちである。幸いにも，HBOT は溺水に近い患者に対してもあらゆる状況において適切な動脈血の酸素化を施してくれる。

AGE 患者には，昔からトレンデレンブルグ体位がいいとされてきた。これは逸話的報告といくつかの実験的データに基づいている[104,151,152]。AGE 患者の頭部を低く保持する理由は，血液の重量が脳毛細血管床を通して気泡を押しやり，気泡の浮力が気泡を大動脈内や心内にとどめ，脳脊髄液の重量が脊髄内に気泡を押し込める，と信じられてきたことによる。しかしこれらの効果はきちんと実験的に証明されたことはなく，最近の研究では，トレンデレンブルグ体位によって気泡の体循環系への分配が防げないどころか，むしろ脳浮腫を増悪させるとされる[101,153]。AGE の患者は，現場でも救急病院や HBOT 施設への搬送中でも，最適なアクセスと患者ケアの可能な体位を維持するべきである。

仮に AGE に陥ったダイバーが最初に病院の救急外来やクリニックに搬送されたとして，HBOT 施設に迅速に搬送するためには，基本的血液検査や心電図，X 線検査の結果は到着前に先方の施設に送っておくべきである。頭部 CT や MRI は，頭蓋内出血やその他のダイビング以外による外傷が疑われない限り初回の HBOT が終わるまで延期すべきである。HBOT の開始が遅れると，理論的には脳虚血と細胞の低酸素の時間が長くなり，結果的に重大な脳浮腫が起こるが，治療がより困難になるという結果は示されていない。したがって，頭蓋内血腫のような脳神経外科的に治療適応のある病巣が疑われる場合は，HBOT 前に単純 CT を撮ることは適切な臨床的判断である。

仮に航空機搬送が必要な場合，理想的には航行中機内で 1 ATA に加圧されるのがよい。

ヘリコプターや加圧不可能な航空機の場合，飛行高度は可能な限り低く維持すべきである。蘇生に必要なモニタリング等は継続すべきである。

## ▶ ダイビング以外の原因による動脈ガス塞栓症の症例提示と管理

AGE は，右-左シャントを介する VGE や肺循環からの迷入や空気の直接的動脈内注入等による奇異性ガス塞栓症により生じる。ダイビング以外の原因による AGE の病因と病態生理に関しては，すでに述べた（VGE の項を参照）。手術的手技の際に起こりうる AGE の症状は，ダイバーのそれと酷似しており突然発症する。臨床所見はガスの絶対量と障害された脳の領域により決まる。症状は，軽い運動麻痺と意識混濁から片麻痺，痙攣発作，意識喪失，昏睡に至るまで幅広い。中心静脈カテーテル挿入および操作と抜去，手術その他の侵襲的手技のあとに神経学的異常が生じた場合は，まず AGE を考慮すべきである。手術のあとに精神状態が変化した場合は脳虚血を疑い，さらにガス混入の危険性を有する外科的手技のあとに全身麻酔からの覚醒が悪い場合は AGE を考慮しなければならない。医原性 AGE における初期の HBOT の重要性はよく述べられるとおりである[73-75]。

侵襲的手技のあとに神経学的症状が突然しかも一次的に生じることが AGE の診断の根拠となる。発症直後の治療法として，脳虚血を軽減しガスを排除して気泡の体積を減らすために 100％酸素投与が一般的である。必要に応じて心肺蘇生処置を行い，意識障害に対しては気管挿管も必要となる。患者の体位は平坦地での仰臥位がよい。また微小循環改善のために正常循環

血液量が維持されるべきである。脳のAGEのあとに体血圧が上昇することは一般的で気泡の再分布に寄与するが、この状態が長引くと、頭蓋内圧は亢進し神経所見の悪化につながる。

HBOTは、AGEの臨床症状を有するすべての患者に適応するべきである。医原性AGEに対するHBOTの有効性は多くの症例報告により証明されている[3,73-75,148,154]。HBOTにより迅速に再圧することが患者の転帰を改善させるといわれているが[3,148]、治療が遅れて（6時間以上経過して）も有効性はあるとされる[149,155]。いったん心機能を安定化させたなら、HBOT装置に移動してよい。ただし、状態の不安定な患者のHBOT装置への移動は危険を伴うので十分に注意しなくてはならない。

# 高気圧酸素治療

## ▶ 動脈ガス塞栓症に対する高気圧酸素治療の機序

AGEに対するHBOTの施行・非施行の比較試験はみられないが、生理学的有効性には異論の余地はない。Dutka[156]による一連のAGE症例の大規模研究で、再圧なしでは予後が悪いことが明らかである。HBOTが有効である論拠として、加圧により脳循環から機械的に気泡を除去しうることと、血行再建により血漿中に溶け込んだ大量の酸素で虚血組織の酸素化を図りうることがあげられる。

HBOTは、周囲を加圧することによりガス泡の体積を減らす[155]。気泡の体積は、周囲の圧に反比例する。しかし泡の寸法をどのように減らすかは、その形状にも依存する。球形の気泡は6ATAに加圧されれば体積はもとの17%に減るが、直径はもとの43%に減るに過ぎない。円柱状の気泡は主にその長軸の長さを減ずる。

呼気の酸素分圧が増すに従って、血漿中の溶存酸素量は直線的に増加する。1気圧上昇するごとに、1.8mL/dLの酸素が血漿中に溶ける。3ATAでは、約6.8mL/dLの酸素が血漿中に溶存しうる。組織レベルでの正常の酸素の抽出量は、5mL/dL（正常心拍出量下で）であるから、血漿だけで組織代謝の需要に見合うだけの酸素を運搬しうることになる。加えて、この酸素運搬能の増加は、酸素拡散の推進力を劇的に増やす。この血漿の酸素運搬能と組織への酸素の拡散度の改善は、塞栓による微小循環系の傷害を相殺してくれる。

高濃度酸素は、気泡内へ向かう酸素と気泡外へ向かう窒素の拡散勾配をつくり出す。気泡の溶存率は、気泡内から隣接組織や血液への窒素の拡散と、肺への溶存ガスの運搬効率に依存する。酸素は組織により代謝され、不活性ガスのように組織内に集積することはない。したがって、気泡を取り囲む組織内の総ガス圧の減少が生じ、それが不活性ガスの気泡内から周辺組織への拡散率を増加させる（図13.10）。このことは、「酸素窓効果」と呼ばれる[64]。

HBOTが血管を収縮させることにより脳浮腫を軽減させるということには、実験的根拠がある[157,158]。HBOTは血管透過性を減らすことにより、すなわち血液脳関門を保つことにより脳浮腫予防の助けとなる。

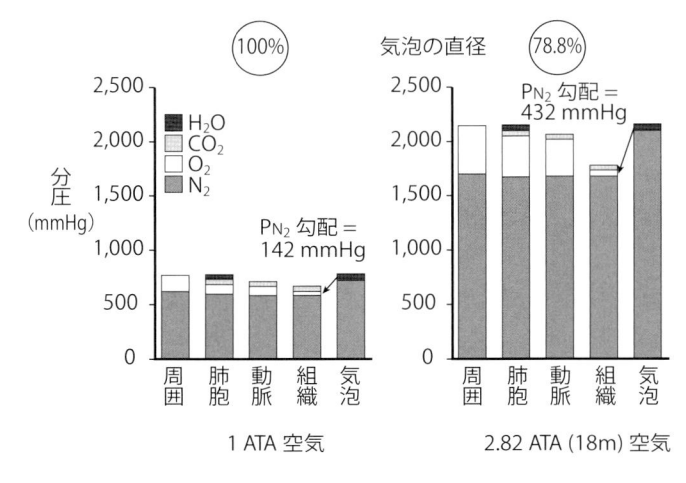

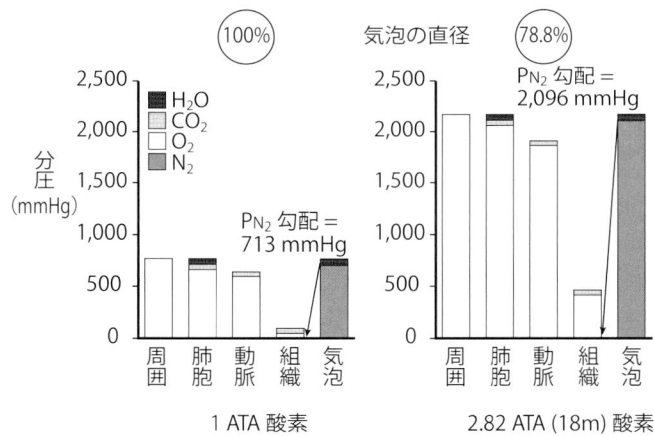

図13.10 さまざまな環境下での4種のガスの分圧を示す。気泡の溶存率は2つの因子に依存する。気泡内から隣接組織や血液への窒素の拡散と肺へ帰還する溶存ガスの運搬効率（組織レベルでの拡散、血流、ガスの溶解度に影響される）である。組織での分圧は混合静脈血での値に等しいと推測される。気泡内の分圧は気泡形成時または直後（酸素と二酸化炭素が気泡内に拡散する前）の値として示される。窒素への拡散勾配は2.82ATAでの酸素呼吸の際に最大となる。このことは「酸素窓効果」と呼ばれる。（Moon RE, Gorman DF: Treatment of the decompression disorders. In: Brubakk AO, Neuman TS [eds]: Bennett and Elliot's Physiology and Medicine of Diving, 5th ed. London, Saunders, 2003, p 617. より）

る[159]。さらにHBOTは，再灌流障害から組織を守ることにも役立つ（Chapter 9参照）。HBOTはβ$_2$インテグリン系に拮抗し，これは毛細血管後の細動脈内皮に好中球が接着するきっかけとなる[160,161]。白血球の細動脈内皮への接着度の減少や有害酸素類の放出，小動脈の収縮などを通じて，再灌流障害はHBOTにより抑制され，これにより進行性の動脈収縮は抑制される[162]。HBOTは，好中球の癒着と虚血再灌流障害の因子の1つであるICAM-1（細胞接着分子-1）の発現をも抑制する[163]。好中球活性はAGE後の脳損傷に一部関与するため，高気圧酸素のこれらの作用機序は重要である[164]。

### ▶ 治療表の選択

AGEの治療は，気泡への加圧を強めるための初期の追加メニューとして165フィート（6ATA）30分間を加えたアメリカ海軍治療表6Aが，伝統的に行われてきた（図13.11）。しかし，AGEに対し6ATAまで加圧することを支持する臨床データは少なく，しかも多くの施設はAGEには最高2.82ATAのアメリカ海軍治療表6で治療することを推奨している（図13.12）。Waiteら[165]は，塞栓症のイヌの気泡が3〜4ATAで脳循環から消失したことを示した。一方，Gormanら[166]は，6ATAまでの加圧のあとに脳循環からの気泡が完全消失したのは塞栓症のウサギのうちわずか50％に過ぎなかったことを示した。内頸動脈内への空気を注入したイヌの動物実験によれば，2.82ATAを6ATAまで加圧してもさらなる効果はなかった[167]。

すでに強度の窒素負荷を負ったスクーバダイバーにとって，6ATAの空気による治療は組織への窒素負荷を増やすため，治療の最中ですら減圧症に陥りやすくなる。前述したような二相性減圧症にみられるのと同様の脊髄型減圧症の徴候と症状が，AGEに対する再圧治療の最中に出現しうるのである。6ATAの治療プログラムを選択するならば，気泡の排除を促進し深部での窒素ガス負荷を最小限にするための吸入物質として，50：50か40：60の窒素・酸素比（ヘリウム・酸素混合であっても）を選ぶのが賢明であろう。

スポーツダイバーにとって，100％酸素による2.8ATAまでの再圧は，6ATAまでの初期の加圧より効果的な治療であるとするエビデンスが増えている。その理由は，HBOT施設に到着するまで数時間遅れる点，気泡を圧縮するのにはより高い圧の必要性が乏しく，より素早く組織の酸素化を行うことが必要である点，などである[77,167,168]。

AGEは，多人数用または1人用の設備で治療できる。多人数用の利点は6ATAまで加圧できることである。また空気と酸素が患者に投与でき，治療中に患者にじかに接することもできる。しかしAGEに関しては，1人用治療設備で十分な成果があげられてきた[169]。最近，100％酸素投与下での初期の2.82ATAまでの再圧が推奨されている。仮に，改善も臨床的増悪もみられない場合は，さらに6ATAまで加圧することもありうる。AGEが医原性かまたはダイビング初期で窒素ガスによる組織への軽い負荷があり，しかも直ちにHBOT施設に搬送された場合は，6ATAで治療する効果が期待できる。最初はヘリウム・酸素混合ガスで，または50：50か60：40の窒素・酸素混合ガスを60フィート以下で用いる。

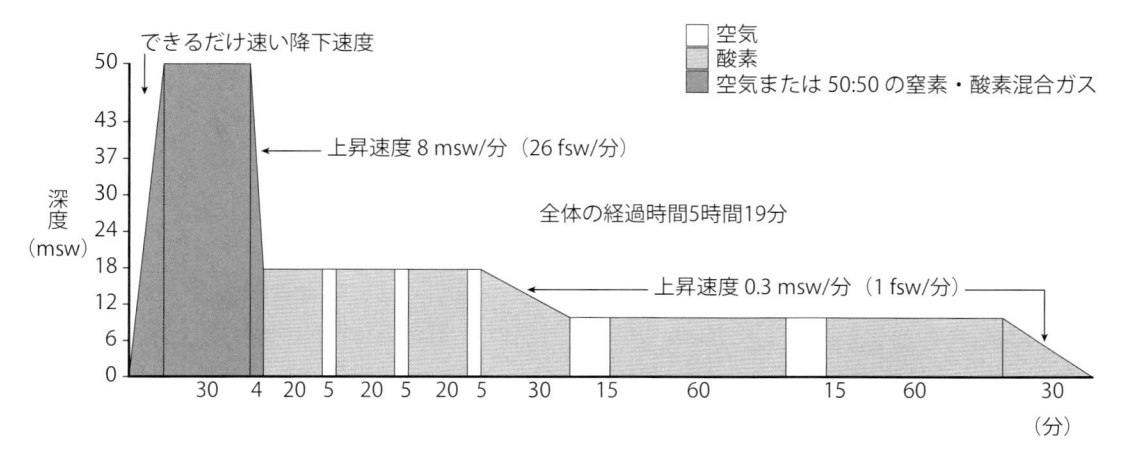

図13.11　アメリカ海軍治療表6Aには初期の追加メニューとして6ATA（水深165フィート）があり，空気もしくは窒素・酸素混合ガス（60：40または50：50）を吸わせることになる。30分後には吸入酸素圧は2.82ATA（水深60フィート）に上昇し，これはアメリカ海軍治療表6に等しい。（Moon RE, Gorman DF: Treatment of the decompression disorders. In: Brubakk AO, Neuman TS [eds]: Bennett and Elliot's Physiology and Medicine of Diving, 5th ed. London, Saunders, 2003, p 624. より）

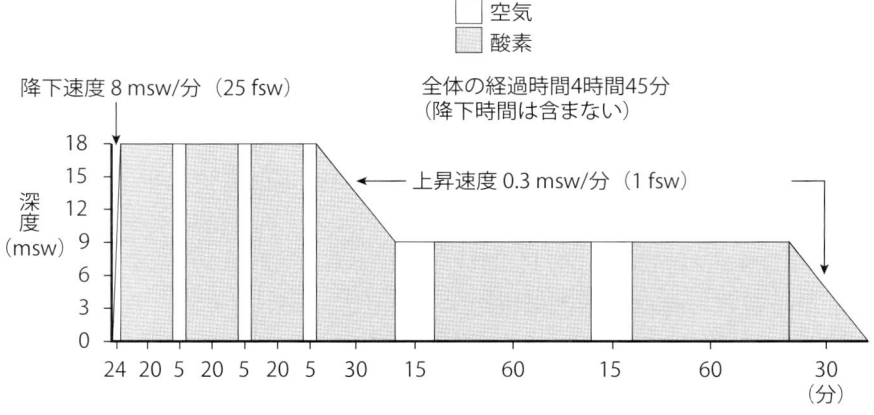

図 13.12　アメリカ海軍治療表 6 は最も広く用いられている再圧表である。2.82 ATA（水深 60 フィート）の酸素に間歇的に空気の中断を入れて，その後水深 30 フィートの酸素呼吸に移行する。（Moon RE, Gorman DF: Treatment of the decompression disorders. In: Brubakk AO, Neuman TS [eds]：Bennett and Elliot's Physiology and Medicine of Diving, 5th ed. London, Saunders, 2003, p 603. より）

## ▶ 追跡治療

初期治療のあとに神経症状が持続した場合は，1 日に 1〜2 回の HBOT を繰り返し行うことが多くの施設で行われている。この繰り返し治療は，症状の完全回復が得られるまでか，2 種の連続的治療のあとに症状の改善がみられなくなるまでは行ってもよい[170]。しかし，繰り返し治療を受けた患者が，1 回治療のみの患者と比べて長期予後がよかったとするデータは少ない。ほとんどの施設で，AGE の大半の患者が数回以上治療を受けることは稀である。繰り返し治療としてどの治療表を用いるべきか一致した見解はないが，アメリカ海軍治療表 5，6，9 のすべてが推奨されてきている。

## ▶ 補助療法

二次的に生ずる傷害の病態生理学的機序を断ち切るために，AGE の治療として数多くのものが再圧治療と HBOT の補助として提案されてきた（例：ヘパリン，低分子デキストラン，アスピリン，副腎皮質ステロイド剤など）。しかし，実験および臨床データによって支持されるようなものはリドカインのみである。

リドカインは，クラス Ib 抗不整脈薬かつ脳保護効果を有する局所麻酔薬でもある。AGE と脳虚血の動物モデルでは，リドカインは頭蓋内圧と脳浮腫を軽減させ，脳の電気的機能と脳血流を保ち，梗塞サイズを減らすように働く[171,172]。リドカインを予防的に投与することでネコで AGE 後の脳機能障害が減り[173]，また治療的に用いることでネコとイヌで AGE 後の脳機能の回復を助けることが示されている[153,174]。ヒトではそれほど印象的なデータはないが，これは多くの臨床研究で AGE と減圧症を合併している患者を含み，さらに治療開始の遅延もみられるからである[175,176]。リドカインは，ダイビング以外による脳 AGE の症例で HBOT と併用され，良好な結果を残してきた[38]。リドカインが左心弁膜症手術で予防的に投与される場合，術後の精神測定学的テストの結果，コントロール群よりも脱落症状が少なく，術後の脳機能でもよりよい回復を示した[172]。AGE の治療としてリドカインが HBOT に補助的に用いられた場合のさらなるデータが必要である。最近のエビデンスでは，AGE の治療で再圧療法の補助としてリドカインを用いることが支持されている。

## ▶ 実験的治療

ガス塞栓症の新しい治療法は，気泡の接触面と血管内皮との相関関係に焦点がおかれてきている。一般にガス塞栓症を直接的に治療または予防しうる承認された薬は存在しない。界面活性剤は，気泡の血管内皮への接着を防ぎ，または減らすために推奨されてきた[177,178]。in vitro の研究で，界面活性剤は機械的損傷から内皮を守ることで，気泡の接着力を減じ血管内皮の基本構造と血管拡張作用を温存する。さらなる研究は，臨床薬理学的治療により，気泡に侵された脳やその他の組織の気泡に閉塞された血管を通して血流を温存または回復させるという，臨床薬理学的治療の潜在的発達にまで及んでいる。

フッ化炭素誘導体を用いる方法はガス塞栓症の治療において推奨されてきた。フッ化炭素の乳液は，血液中へのガスの溶解度を上げることにより，気泡の再吸

収を促進すると考えられる。フッ化水素 FP-43 を用いた研究は，循環系からの空気の吸収においてその有用性を発揮する[179]。

FP-43 は，イヌにおいて冠動脈の空気塞栓の合併症を減らした[180]。心肺バイパス術においても，過フッ化炭素乳液を加えることで，ブタモデルでバイパス術中の大量の空気塞栓の形成後の神経学的損傷の発生率と重傷度を減らした[181]。Eckmann ら[182]によれば，in vitro のラットモデルで過フッ化炭素乳液のパーフトランをガス塞栓に先立って投与したところ，気泡ははるか末梢へ移動し循環系から速やかに除去され，血流障害の36％を軽減するに至った。パーフトランは塞栓後に投与されても効果はなかったが，原因はこの物質が血流障害の部位を通過できなかったからと考えられる。

## REFERENCES

1. Mirski MA, Lele AV, Fitzsimmons L, et al：Diagnosis and treatment of vascular air embolism. Anesthesiology 106：164-177, 2007.
2. Porter JM, Pidgeon C, Cunningham AJ：The sitting position in neurosurgery：A critical appraisal. Br J Anaesth 82：117-128, 1999.
3. Murphy BP, Harford FJ, Cramer FS：Cerebral air embolism resulting from invasive medical procedures：Treatment with hyperbaric oxygen. Ann Surg 201：242-245, 1985.
4. Vesely TM：Air embolism during insertion of central venous catheters. J Vasc Interv Radiol 12：1291-1295, 2001.
5. Vignaux O, Borrego P, Macron L, et al：Cardiac gas embolism after central venous catheter removal. Undersea Hyperb Med 32：325-326, 2005.
6. Dib J, Boyle AJ, Chan M, et al：Coronary air embolism：A case report and review of the literature. Catheter Cardiovasc Interv 68：897-900, 2006.
7. Kypson AP, Greenville NC：Sudden cardiac arrest after coronary artery bypass grafting as a result of massive carbon dioxide embolism. J Thorac Cardiovasc Surg 130：936-937, 2005.
8. Sahu MK, Ingole PR, Bisoi AK, et al：Successful management of a case of massive air embolism from cardiopulmonary bypass with retrograde cerebral perfusion in a child. J Cardiothorac Vasc Anesth 20：80-81, 2006.
9. Cottin V, Delafosse B, Viale JP：Gas embolism during laparoscopy：A report of seven cases in patients with previous abdominal surgical history. Surg Endosc 10：166-169, 1996.
10. Khan AU, Pandya K, Clifton MA, et al：Near fatal gas embolism during laparoscopic cholecystectomy. Ann R Coll Surg Engl 77：67-68, 1995.
11. Scoletta P, Morsiani E, Ferrocci G, et al：Carbon dioxide embolization：Is it a complication of laparoscopic cholecystectomy? [Italian] Minerva Chir 58：313-320, 2003.
12. Vacanti CA, Lodhia KL：Fatal massive air embolism during transurethral reception of the prostate. Anesthesiology 74：186-187, 1991.
13. Lattin G Jr, O'Brian W Sr, McCrary B, et al：Massive systemic air embolism treated with hyperbaric oxygen therapy following CT-guided transthoracic needle biopsy of a pulmonary nodule. J Vasc Interv Radiol 17：1355-1358, 2006.
14. Ohashi S, Endoh H, Honda T, et al：Cerebral air embolism complicating percutaneous thin-needle biopsy of the lung：Complete neurological recovery after hyperbaric oxygen therapy. J Anesth 15：233-236, 2001.
15. Tolly TL, Feldmeier JE, Czarnecki D：Air embolism complicating percutaneous lung biopsy. Am J Radiol 150：555-556, 1998.
16. Nayagam J, Ho KM, Liang J：Fatal systemic air embolism during endoscopic retrograde cholangio-pancreatography. Anaesth Intensive Care 32：260-264, 2004.
17. Mazzoni G, Koep L, Starzl T：Air embolus in liver transplantation. Transplant Proc 11：267-268, 1979.
18. Olmedilla L, Garutti I, Perez-Pena J, et al：Fatal paradoxical air embolism during liver transplantation. Br J Anaesth 84：112-114, 2000.
19. Helmberger TK, Roth U, Empen K：Massive air embolism during interventional laser therapy for the liver：Successful resuscitation without chest compression. Cardiovasc Interv Radiol 25：335-336, 2002.
20. Dalsgaard J, Sand NP, Felsby S, et al：R-wave changes in fatal air embolism during bone cementation. Scand Cardiovasc J 35：61-64, 2001.
21. Evans RD, Palazzo MG, Ackers JW：Air embolism during total hip replacement：Comparison of two surgical techniques. Br J Anaesth 62：243-247, 1989.
22. Gruenwald JM：Fatal air embolism during arthroscopy. J Bone Joint Surg B 72：929, 1990.
23. Hedge RT, Avatgere RN：Air embolism during anaesthesia for shoulder arthroscopy. Br J Anaesth 85：926-927, 2000.
24. Bernhardt TL, Goldmann RW, Thombs PA, et al：Hyperbaric oxygen treatment of cerebral air embolism from orogenital sex during pregnancy. Crit Care Med 16：729-730, 1998.
25. Munsick RA：Air embolism and maternal death from therapeutic abortion. Obstet Gynecol 39：688-690, 1972.
26. Tur-Kaspa I：Hyperbaric oxygen therapy for air embolism complicating operative hysteroscopy. Am J Obstet Gynecol 163：680-681, 1990.
27. Davis FM, Glover PW, Maycock E：Hyperbaric oxygen for cerebral arterial air embolism occurring during cesarean section. Anaesth Intensive Care 18：403-405, 1990.
28. Nims M, Hallonquist H, Camann W：Coronary arterial air embolus occurring during cesarean delivery. Int J Obstet Anesth 15：166-169, 2006.
29. Batman PA, Thomlinson J, Moore VC, et al：Death due to air embolism during sexual intercourse in the puerperium. Postgrad Med J 74：612-613, 1998.
30. Avanzas P, Garcia-Fernandez MA, Quiles J：Echocardiographic detection of systemic air embolism during positive pressure ventilation. Heart 89：1321, 2003.
31. Baskin SE, Wozniak RF：Hyperbaric oxygenation in the treatment of hemodialysis-associated air embolism. N Engl J Med 293：184-185, 1975.
32. Yu AS, Levy E：Paradoxical cerebral air embolism from a hemodialysis catheter. Am J Kidney Dis 29：453-455, 1997.
33. Imai S, Tamada T, Gyoten M, et al：Iatrogenic venous air embolism caused by CT injector—from a risk management point of view. Radiat Med 22：269-271, 2004.

34. Price DB, Nard P : Iatrogenic venous air embolism during contrast enhanced computed tomography : A report of two cases. Emerg Radiol 10 : 147-151, 2003.
35. Smith JM, Richardson JD, Grover FL, et al : Fatal air embolism following gunshot wound of the lung. J Thorac Cardiovasc Surg 72 : 296-298, 1976.
36. Halpern P, Greenstein A, Melamed Y, et al : Arterial air embolism after penetrating lung injury. Crit Care Med 11 : 392-393, 1983.
37. Hwang S, Lieu AS, Lin CL, et al : Massive cerebral air embolism after cardiopulmonary resuscitation. J Clin Neurosci 12 : 468-469, 2005.
38. Mitchell SJ, Benson M, Vadlamudi L, et al : Cerebral arterial gas embolism by helium : An unusual case successfully treated with hyperbaric oxygen and lidocaine. Ann Emerg Med 35 : 300-303, 2000.
39. Tretjak M, Gorjup V, Mozina H, et al : Cerebral and coronary gas embolism from the inhalation of pressurized helium. Crit Care Med 30 : 1156-1157, 2002.
40. Ijichi T, Itoh T, Sakai R et al : Multiple brain gas embolism after ingestion of concentrated hydrogen peroxide. Neurology 48 : 277-279, 1997.
41. Butler BD, Hills BA : The lung as a filter for microbubbles. J Appl Physiol 47 : 537-543, 1979.
42. Butler BD, Hills BA : Transpulmonary passage of venous air emboli. J Appl Physiol 59 : 543-547, 1985.
43. Butler BD, Robinson R, Sutton T, et al : Cardiovascular pressures with venous gas embolism and decompression. Aviat Space Environ Med 66 : 408-414, 1995.
44. Takeoka M, Sakai A, Ueda G, et al : Influence of hypoxia and pulmonary air embolism on lung injury in perfused rat lungs. Respiration 63 : 346-351, 1996.
45. Tanus-Santos JE, Gordo WM, Udelsmann A, et al : Nonselective endothelin-receptor antagonism attenuates hemodynamic changes after massive pulmonary air embolism in dogs. Chest 118 : 175-179, 2000.
46. Bove AA, Hallenbeck JM, Elliott DH : Circulatory responses to venous air embolism and decompression sickness in dogs. Undersea Biomed Res 1 : 207-220, 1974.
47. Durant TM, Long J, Oppenheimer MJ : Pulmonary (venous) air embolism. Am Heart J 33 : 269-281, 1947.
48. Munson ES, Merrick HC : Effect of nitrous oxide on venous air embolism. Anesthesiology 27 : 783-787, 1966.
49. Oppenheimer MJ, Durant TM, Lynch P : Body position related to venous air embolism and associated cardiovascular-respiratory changes. Am J Med Sci 225 : 362-373, 1953.
50. Toung TJ, Rossberg MI, Hutchins GM : Volume of air in a lethal venous air embolism. Anesthesiology 94 : 360-361, 2001.
51. Hagen PT, Scholz DG, Edwards WD : Incidence and size of patent foramen ovale during the first 10 decades of life : An autopsy study of 965 normal hearts. Mayo Clin Proc 59 : 17-20, 1984.
52. Gronert GA, Messick JM, Cucchiara RF, et al : Paradoxical air embolism from a patent foramen ovale. Anesthesiology 50 : 548-549, 1979.
53. Kubo S, Nakata H : Air embolism due to a patent foramen ovale visualized by harmonic contrast echocardiography. J Neurol Neurosurg Psychiatr 71 : 555, 2001.
54. Pham Dang C, Pereon Y, Champin P, et al : Paradoxical air embolism from patent foramen ovale in scoliosis surgery. Spine 27 : E291-E295, 2002.
55. Spencer MP, Oyama Y. Pulmonary capacity for dissipation of venous gas emboli. Aerosp Med 42 : 822-827, 1971.
56. Vik A, Brubakk AO, Hennessy TR, et al : Venous air embolism in swine : Transport of gas bubbles through the pulmonary circulation. J Appl Physiol 69 : 237-244, 1990.
57. Marquez J, Sladen A, Gendell H, et al : Paradoxical cerebral air embolism without an intracardiac septal defect. Case report. J Neurosurg 55 : 997-1000, 1981.
58. Tommasino C, Rizzardi R, Beretta L, et al : Cerebral ischemia after venous air embolism in the absence of intracardiac defects. J Neurosurg Anesthesiol 8 : 30-34, 1996.
59. Mammoto T, Hayashi Y, Ohnishi Y, et al : Incidence of venous and paradoxical air embolism in neurosurgical patients in the sitting position : Detection by transesophageal echocardiography. Acta Anaesthesiol Scand 42 : 643-647, 1998.
60. Boussuges A, Molenat F, Carturan D, et al : Venous gas embolism : Detection with pulsed Doppler guided by two-dimensional echocardiography. Acta Anaesthesiol Scand 43 : 328-332, 1999.
61. Klotzsch C, Janssen G, Berlit P : Transesophageal echocardiography and contrast-TCD in the detection of a patent foramen ovale : Experiences with 111 patients. Neurology 44 : 1603-1606, 1994.
62. Stendel R, Gramm HJ, Schroder K, et al : Transcranial Doppler ultrasonography as a screening technique for detection of a patent foramen ovale before surgery in the sitting position. Anesthesiology 93 : 971-975, 2000.
63. Brechner TM, Brechner VL : An audible alarm for monitoring air embolism during neurosurgery. J Neurosurg 47 : 201-204, 1977.
64. Van Liew HD, Conkin J, Burkard ME : The oxygen window and decompression bubbles : Estimates and significance. Aviat Space Environ Med 64 : 859-865, 1993.
65. Ericsson JA, Gottlieb JD, Sweet RB : Closed-chest cardiac massage in the treatment of venous air embolism. N Engl J Med 270 : 1353-1354, 1964.
66. Yeh PA, Chen HP, Tsai YC, et al : Successful management of air embolism-induced ventricular fibrillation in orthotopic liver transplantation. Acta Anaesthesiol Taiwan 43 : 243-246, 2005.
67. Coppa GF, Couge TH, Hofstetter SR : Air embolism : A lethal but preventable complication of subclavian vein catheterization. JPEN J Parenter Enteral Nutr 5 : 166-168, 1981.
68. Artru AA : Venous air embolism in prone dogs positioned with the abdomen hanging freely : Percentage of gas retrieved and success rate of resuscitation. Anesth Analg 75 : 715-719, 1992.
69. De Angelis J : A simple and rapid method for evacuation of embolized air. Anesthesiology 43 : 110-111, 1975.
70. Stallworth JM, Martin JB, Postlethwait RW : Aspiration of the heart in air embolism. J Am Med Assoc 143 : 1250-1251, 1950.
71. Archer DP, Pash MP, MacRae ME : Successful management of venous air embolism with inotropic support. Neuroanesth Intensive Care 48 : 204-208, 2001.
72. Jardin F, Genevray B, Brun-Ney D, et al : Dobutamine : A hemodynamic evaluation in pulmonary embolism shock. Crit Care Med 13 : 1009-1012, 1985.
73. Benson J, Adkinson C, Collier R : Hyperbaric oxygen therapy of iatrogenic cerebral arterial gas embolism. Undersea Hyperb Med 30 : 117-126, 2003.

74. Blanc P, Boussuges A, Henriette K, et al：Iatrogenic cerebral air embolism：Importance of an early hyperbaric oxygenation. Intensive Care Med 28：559-563, 2002.
75. Moon RE, de Lisle Dear G, Stolp BW：Treatment of decompression illness and iatrogenic gas embolism. Respir Care Clin N Am 5：93-135, 1999.
76. McAniff JJ：United States underwater fatality statistics, 1970-82, including a preliminary assessment of 1983 fatalities [Report No. URI-SSR-84-17]. National Underwater Accident Data Center, University of Rhode Island, 1983.
77. Divers Alert Network(DAN)：Report on decompression illness and diving fatalities. Durham, NC, DAN, 2005.
78. Powers AT, Bass B, Stewart J, et al：A six-year review of scuba diving fatalities in San Diego County. Undersea Biomed Res 19(suppl)：20, 1992.
79. Neuman T：Arterial gas embolism and pulmonary barotrauma. In ：Brubakk AO, Neuman TS(eds)：Bennett and Elliott's Physiology and Medicine of Diving, 5th ed. London, Saunders, 2003, pp 557-577.
80. Safar P：History of cardiopulmonary-cerebral resuscitation. In ：Bircher AW(ed)：Cardiopulmonary Resuscitation. New York, Churchill Livingstone, 1989, pp 1-53.
81. Polack B, Adams H：Traumatic air embolism in submarine escape training. US Navy Med Bull 30：165-177, 1932.
82. James RE：Extra-alveolar air resulting from submarine escape training：A post-training roentgenographic survey of 170 submariners [Report No. 550]. Groton, CT, United States Naval Submarine Medical Center, 1968.
83. Harker CP, Neuman TS, Olson LK, et al：The roentgenographic findings associated with air embolism in sport scuba divers. J Emerg Med 11：443-449, 1993.
84. Dick AP, Massey EW：Neurologic presentation of decompression sickness and air embolism in sport divers. Neurology 35：667-671, 1985.
85. Denny MK, Read RC：Scuba-diving deaths in Michigan. JAMA 192：220-222, 1965.
86. Lansche JM：Deaths during ski and scuba diving in California during 1970. Calif Med 116：18-22, 1972.
87. Malhotra MS, Wright HC：The effects of a raised intrapulmonary pressure on the lungs of fresh unchilled cadavers. J Pathol Bacteriol 82：198-202, 1961.
88. Schaeffer KE, Nulty WP, Carey C, et al：Mechanisms in development of interstitial emphysema and air embolism on decompression from depth. J Appl Physiol 13：15-29, 1958.
89. Benton PJ, Francis TJ, Pethybridge RJ：Spirometric indices and the risk of pulmonary barotrauma in submarine escape training. Undersea Hyperb Med 26：213-217, 1999.
90. Colebatch HJ, Ng CK：Decreased pulmonary distensibility and pulmonary barotrauma in divers. Respir Physiol 86：293-303, 1991.
91. Colebatch HJ, Smith MM, Ng CK：Increased elastic recoil as a determinant of pulmonary barotrauma in divers. Respir Physiol 26：55-64, 1976.
92. Francis TJR, Denison DM：Pulmonary barotrauma. In：Lundgren CE, Miller JN(eds)：The Lung at Depth. New York, Marcel Dekker, 1999, pp 295-374.
93. Van Hoesen KB, Neuman TS：Asthma and scuba diving. Immunol Allergy Clin North Am 16：917-928, 1996.
94. Tetzlaff K, Reuter M, Leplow B, et al：Risk factors for pulmonary barotrauma in divers. Chest 112：654-659, 1997.
95. Benton PJ, Woodfine JD, Westwood PR：Arterial gas embolism following a 1-meter ascent during helicopter escape training：A case report. Aviat Space Environ Med 67：63-64, 1996.
96. Neuman TS, Jacoby I, Bove AA：Fatal pulmonary barotrauma due to obstruction of the central circulation with air. J Emerg Med 16：413-417, 1998.
97. Balk M, Goldman JM：Alveolar hemorrhage as a manifestation of pulmonary barotrauma after scuba diving. Ann Emerg Med 19：930-934, 1990.
98. Neuman TS, Hallenbeck JM：Barotraumatic cerebral air embolism and the mental status examination：A report of four cases. Ann Emerg Med 16：220-223, 1987.
99. Pearson RR：Diagnosis and treatment of gas embolism. In：Shilling CW, Carlston CB, Mathias RA(eds)：The Physician's Guide to Diving Medicine. New York, Plenum Press, 1984, pp 333-367.
100. Harvey RB, Schilling JA：Relationship between lung pressures and volumes and traumatic air embolism. Fed Proc 13：68, 1954.
101. Butler BD, Laine GA, Leiman BC, et al：Effect of the Trendelenburg position on the distribution of arterial air emboli in dogs. Ann Thorac Surg 45：198-202, 1988.
102. Gorman DF：The redistribution of cerebral arterial gas embolism [PhD thesis]. Sydney, Australia, University of Sydney, 1987.
103. Gorman DF, Browning DM：Cerebral vasoreactivity and arterial gas embolism. Undersea Biomed Res 13：317-335, 1986.
104. Gorman DF, Browning DM, Parsons DW, et al：Distribution of arterial gas emboli in the pial circulation. SPUMS J 17：101-115, 1987.
105. DeReuck J：The corticoangioarchitecture of the human brain. Acta Neurol Belg 72：323-329, 1972.
106. Dutka AJ, Kochanek P, Hallenbeck JM, et al：Air embolism may cause unrecognized ischemia of the gray-white junction. Undersea Biomed Res 15：99-106, 1988.
107. Evans DE, Kobrine AI, Weathersby PK, et al：Cardiovascular effects of cerebral air embolism. Stroke 12：338-344, 1981.
108. De La Torre R, Meredith J, Netsky MG：Cerebral air embolization in the dog. Arch Neurol 6：307-316, 1962.
109. Fritz H, Hossmann KA：Arterial air embolism in the cat brain. Stroke 10：581-589, 1979.
110. Evans DE, Weihl AC, David TD, et al：Effects of cerebral air embolism on circulating catecholamines and angiotensin. Undersea Biomed Res 6(suppl)：30, 1979.
111. Hallenbeck JM, Leitch DR, Dutka AJ, et al：The amount of circumscribed brain edema and the degree of post-ischemic neuronal recovery do not correlate well. Stroke 13：797-804, 1982.
112. Hills BA, James PB：Microbubble damage to the blood-brain barrier：Relevance to decompression sickness. Undersea Biomed Res 18：111-116, 1991.
113. Huang KL, Lin YC：Pharmacologic modulation of pulmonary vascular permeability during air embolism. Undersea Hyperb Med 24：315-321, 1997.
114. Ogston D, Bennett B：Surface-mediated reactions in the formation of thrombin, plasmin and kallikrein. Br Med Bull 34：107-112, 1978.
115. Hallenbeck JM, Leitch DR, Dutka AJ, et al：Prostoglandin I2, indomethacin and heparin promote post-ischemic neuronal recovery in dogs. Ann Neurol 12：797-809, 1982.
116. Neuman TS, Spragg RG, Wohl H：Platelet aggregates follow-

ing decompression. Undersea Biomed Res 8(suppl): 42, 1981.
117. Nossum V, Koteng S, Brubakk AO : Endothelial damage by bubbles in the pulmonary artery of the pig. Undersea Hyperb Med 26 : 1-8, 1999.
118. Dutka AJ, Hallenbeck JM, Kochanek P : A brief episode of severe arterial hypertension induces delayed deterioration of brain function and worsens blood flow after transient multifocal cerebral ischemia. Stroke 18 : 386-395, 1987.
119. Helps SC, Parsons DW, Teilly PL, et al : The effect of gas emboli on rabbit cerebral blood flow. Stroke 21 : 94-99, 1990.
120. Brubakk AO, Duplancic D, Valic Z et al : A single air dive reduces arterial endothelial function in man. J Physiol 566(pt 3) : 901-906, 2005.
121. Frank X, Li HZ : Negative wake behind a sphere rising in viscoelastic fluids : A lattice Boltzmann investigation. Phys Rev E Stat Nonlin Soft Matter Phys 74(5 pt 2): 056307, 2006.
122. Wu J : Theoretical study on shear stress generated by microstreaming surrounding contrast agents attached to living cells. Ultrasound Med Biol 28 : 125-129, 2002.
123. Sorop O, Spaan JA, Sweeney TE, et al : Effect of steady versus oscillating flow on porcine coronary arterioles : Involvement of NO and superoxide anion. Circ Res 92 : 1344-1351, 2003.
124. Qiu W, Kass DA, Hu O, et al : Determinants of shear stress-stimulated endothelial nitric oxide production assessed in real-time by 4,5-diaminofluorescein fluorescence. Biochem Biophys Res Commun 286 : 328-335, 2001.
125. Lee JC, Olszewski J : Effect of air embolism on permeability of cerebral blood vessels. Neurology 9 : 619-625, 1959.
126. Nishimoto K, Wolman M, Spatz M, et al : Pathophysiologic correlations in the blood-brain barrier damage due to air embolism. Adv Neurol 20 : 237-244, 1978.
127. Levy D, Duffy T : Cerebral energy metabolism during transient ischemia and recovery in the gerbil. J Neurochem 28 : 63-70, 1976.
128. Scheinberg P, Myer J, Reivich M, et al : Cerebral circulation and mechanism in stroke. Stroke 7 : 213-233, 1976.
129. Evans DE, Hardenburgh E, Hallenbeck JM : Cardiovascular effects of arterial air embolism. Presented at Workshop on Arterial Air Embolism and Acute Stroke, Toronto, May 13, 1977. Bethesda, MD, Undersea Medical Society, 1977.
130. Cales RH, Humphreys N, Pilmanis AA, et al : Cardiac arrest from gas embolism in scuba diving. Ann Emerg Med 10 : 589-592, 1981.
131. Geoghegan T, Lam CR : The mechanism of death from intracardiac air and its reversibility. Ann Surg 138 : 351-359, 1953.
132. Cooperman EM, Hogg J, Thurlbeck WM : Mechanism of death in shallow-water Scuba diving. Can Med Assoc J 99 : 1128-1131, 1968.
133. Smith RM, Neuman TS : Elevation of serum creatine kinase in divers with arterial gas embolism. N Engl J Med 330 : 19-24, 1994.
134. Neuman TS, Jacoby I, Olson L : Fatal diving-related arterial gas embolism associated with complete filling of the central vascular bed. Undersea Hyperb Med 21(suppl): 95-96, 1994.
135. Williamson JA, King GK, Callanan VI, et al : Fatal arterial gas embolism : Detection by chest radiography and imaging before autopsy. Med J Aust 153 : 97-100, 1990.
136. Elliott DH, Harrison JAB, Barnard EEP : Clinical and radiological features of eighty-eight cases of decompression barotrauma. In : Schilling CW, Beckett MW(eds): Proceedings of the Vth Symposium on Underwater Physiology. Bethesda, MD, Federation of American Societies for Experimental Biology, 1978, pp 527-536.
137. Pearson RR, Goad RF : Delayed cerebral edema complicating cerebral air embolism : Case histories. Undersea Biomed Res 9 : 283-296, 1982.
138. Hallenbeck JM : Prevention of postischemic impairment of microvascular perfusion. Neurology 27 : 3-10, 1977.
139. Neuman TS, Bove AA : Severe refractory decompression sickness resulting from combined no-decompression dives and pulmonary barotrauma : Type III decompression sickness. Underwater and Hyperbaric Physiology IX. Proceedings of the Ninth International Symposium on Underwater and Hyperbaric Physiology, Kobe, Japan, September 1986. Bethesda, MD, Undersea and Hyperbaric Medical Society, 1987, pp 985-991.
140. Neuman TS, Bove AA : Combined arterial gas embolism and decompression sickness following no-stop dives. Undersea Biomed Res 17 : 429-436, 1990.
141. Smith RM, Van Hoesen KB, Neuman TS : Arterial gas embolism and hemoconcentration. J Emerg Med 12 : 147-153, 1994.
142. Bove AA, Neuman TS, Smith RM : ECG changes associated with pulmonary barotrauma. Undersea Hyperb Med 22(suppl): 55, 1995.
143. Loke GP, Story DA, Liskaser F, et al : Pulmonary arteriovenous malformation causing massive haemoptysis and complicated by coronary air embolism. Anaesth Intensive Care 34 : 75-78, 2006.
144. Smith RM, Neuman TS : Abnormal serum biochemistries in association with arterial gas embolism. J Emerg Med 15 : 285-289, 1997.
145. Warren LP, Djang WT, Moon RE, et al : Neuroimaging of scuba diving injuries to the CNS. Am J Roentgenol 151 : 1003-1008, 1988.
146. Sipinen SA, Ahovuo J, Halonen JP : Electroencephalography and magnetic resonance imaging after diving and decompression incidents : A controlled study. Undersea Hyperb Med 26 : 61-65, 1999.
147. Moon RE, Gorman DF : Treatment of the decompression disorders. In : Brubakk AO, Neuman TS(eds): Bennett and Elliott's Physiology and Medicine of Diving, 5th ed. London, Saunders, 2003, pp 600-650.
148. Ziser A, Adir Y, Lavon H, Shupak A : Hyperbaric oxygen therapy for massive arterial air embolism during cardiac operations. J Thorac Cardiovasc Surg 117 : 818-821, 1999.
149. Mader JT, Hulet WH : Delayed hyperbaric treatment of cerebral air embolism. Arch Neurol 36 : 504-505, 1979.
150. Longphre JM, Denoble PJ, Moon RE, et al : First aid normobaric oxygen for the treatment of recreational diving injuries. Undersea Hyperb Med 43 : 43-49, 2007.
151. Atkinson JR : Experimental air embolism. Northwest Med 62 : 699-703, 1963.
152. Van Allen CM, Hrdina LA, Clark J : Air embolism from the pulmonary vein—a clinical and experimental study. Arch Surg 19 : 567-599, 1929.
153. Dutka AJ : Therapy for dysbaric central nervous system ischemia : Adjuncts to recompression. In : Bennett PB, Moon RE (eds): Diving Accident Management. Bethesda, MD, Undersea and Hyperbaric Medical Society, 1990, pp 222-234.
154. Wherrett CG, Mehran RJ, Beaulieu MA : Cerebral arterial gas

154. embolism following diagnostic bronchoscopy : Delayed treatment with hyperbaric oxygen. Can J Anaesth 49 : 96-99, 2002.
155. Dexter F, Hindman BJ : Recommendations for hyperbaric oxygen therapy of cerebral air embolism based on a mathematical model of bubble absorption. Anesth Analg 84 : 1203-1207, 1997.
156. Dutka AJ : Air or gas embolism. In : Camporesi EM, Barker AC (eds): Hyperbaric Oxygen Therapy : A Critical Review. Bethesda, MD, Undersea and Hyperbaric Medical Society, 1991, pp 1-10.
157. Miller JD, Ledingham IM : Reduction of increased intracranial pressure. Comparison between hyperbaric oxygen and hyperventilation. Arch Neurol 24 : 210-216, 1971.
158. Sukoff MH, Hollin SA, Espinosa OE : The protective effect of hyperbaric oxygenation in experimental cerebral edema. J Neurosurg 29 : 236-241, 1968.
159. Mink RB, Dutka AJ : Hyperbaric oxygen after global cerebral ischemia in rabbits reduces brain vascular permeability and blood flow. Stroke 26 : 2307-2312, 1995.
160. Thom SR : Functional inhibition of leukocyte beta2 interferons by hyperbaric oxygen in carbon monoxide-mediated brain injury in rats. Toxicol Appl Pharmacol 123 : 248-256, 1993.
161. Thom SR, Mendiguren I, Hardy K, et al : Inhibition of human neutrophil B2-integrin-dependent adherence by hyperbaric oxygen. Am J Physiol 272 : C770-C777, 1997.
162. Thom SR : Effects of hyperoxia on neutrophil adhesion. Undersea Hyperb Med 31 : 123-131, 2004.
163. Buras JA, Stahl GL, Svoboda KK, et al : Hyperbaric oxygen downregulates ICAM-1 expression induced by hypoxia and hypoglycemia : The role of NOS. Am J Physiol Cell Physiol 278 : C292-C302, 2000.
164. Helps SC, Gorman DF : Air embolism of the brain in rabbits pretreated with mechlorethamine. Stroke 22 : 351-354, 1991.
165. Waite CL, Mazzone WF, Greenwood ME, et al : Cerebral Air Embolism. I. Basic Studies. US Naval Submarine Medical Center Report No. 493. Panama City, Fla, US Navy submarine Research Laboratory, 1967.
166. Gorman DF, Browning DM, Parsons DW : Redistribution of cerebral arterial gas emboli : A comparison of treatment regimens. In : Bove AA, Bachrach AJ, Greenbaum LJ Jr (eds): Underwater and Hyperbaric Physiology. IX. Proceedings of the Ninth International Symposium on Underwater and Hyperbaric Physiology. Bethesda, MD, Undersea and Hyperbaric Medical Society, 1987, pp 1031-1054.
167. Leitch DR, Greenbaum LJ Jr, Hallenbeck JM : Cerebral arterial air embolism : I. Is there benefit in beginning HBO treatment at 6 bar? Undersea Biomed Res 11 : 221-235, 1984.
168. Leitch DR, Green RD : Additional pressurization for treating nonresponding cases of serious air decompression sickness. Aviat Space Environ Med 56 : 1139-1143, 1985.
169. Weaver LK : Monoplace hyperbaric chamber use of U.S. Navy Table 6 : A 20-year experience. Undersea Hyperb Med 33 : 85-88, 2006.
170. Bennett PB, Moon RE (eds): Diving Accident Management. Bethesda, MD, Undersea and Hyperbaric Medical Society, 1990.
171. Mitchell SJ : Lidocaine in the treatment of decompression illness : A review of the literature. Undersea Hyperb Med 28(3): 165-174, 2001.
172. Mitchell SJ, Pellett O, Gorman DF : Cerebral protection by lidocaine during cardiac operations. Ann Thorac Surg 67 : 1117-1124, 1999.
173. Evans DE, Kobrine AI, LeGrys DC, et al : Protective effect of lidocaine in acute cerebral ischemia induced by air embolism. J Neurosurg 60 : 257-263, 1984.
174. Evans DC, Catron PW, McDermott JJ, et al : Therapeutic effect of lidocaine after experimental cerebral ischemia induced by air embolism. J Neurosurg 70 : 97-102, 1989.
175. Drewry A, Gorman DF : Lidocaine as an adjunct to hyperbaric therapy in decompression illness : A case report. Undersea Biomed Res 19 : 187-190, 1992.
176. Cogar WB : Intravenous lidocaine as adjunctive therapy in the treatment of decompression illness. Ann Emerg Med 29 : 284-286, 1997.
177. Suzuki A, Eckmann DM : Embolism bubble adhesion force in excised perfused microvessels. Anesthesiology 99 : 400-408, 2003.
178. Suzuki A, Armstead SC, Eckmann DM : Surfactant reduction in embolism bubble adhesion and endothelial damage. Anesthesiology 101 : 97-103, 2004.
179. Spiess BD, McCarthy R, Piotrowski D, et al : Protection from venous air embolism with fluorocarbon emulsion FC-43. J Surg Res 41 : 439-444, 1986.
180. Spiess BD, McCarthy RJ, Tuman KJ, et al : Protection from coronary air embolism by a perfluorocarbon emulsion (FC-43). J Cardiothorac Anesth 1 : 210-215, 1987.
181. Cochran RP, Kunzelman KS, Vocelka CR, et al : Perfluorocarbon emulsion in the cardiopulmonary bypass prime reduces neurologic injury. Ann Thorac Surg 63 : 1326-1332, 1997.
182. Eckmann DM, Lomivorotov VN : Microvascular gas embolization clearance following perfluorocarbon administration. J Appl Physiol 94 : 860-868, 2003.

# Chapter 14 減圧症

### この章の概要

減圧症とは何か？
病因
  気泡
  直接的気泡による作用（障害）
  細胞と組織障害
    内皮破壊
    熱ショック蛋白質遊出
    補体活性
    血小板活性
    一酸化窒素産生
    白血球活性
  臓器障害
    関節および長幹骨
    脊髄
    脳
    末梢神経
    肺
    内耳
    皮膚および軟部組織
臨床症状
患者の評価
  現病歴
  身体的診察
    痛みのみのベンズ
    皮膚型ベンズ
    中枢神経型減圧障害
    呼吸循環型減圧症
  放射線学
  神経精神学
  神経病態学
  診断基準
    重症度と回復のスコアリング
  要約

治療
  未治療での自然経過
  応急処置
  再圧治療
  治療圧の選択
  酸素
  不活性ガス
  治療プロトコール
  標準的アメリカ海軍酸素治療表
  1人用チャンバーの酸素治療表
  2.8ATA以上の圧設定下の短時間酸素治療表
  深深度治療表
  浅域潜水後の飽和潜水
  水中再圧（ふかし）
  治療アルゴリズムの選択
    浅海域潜水
      筋・関節型または皮膚型
      中枢神経型減圧障害
    閉鎖式ベルと飽和潜水
  二期的治療
  治療のタイミング，持続とフォローアップ治療
再圧のための補助的治療
  補液
  副腎皮質ホルモン
  抗凝固剤と非ステロイド系抗炎症剤
  リドカイン
  血糖管理
  体温管理
  ペルフルオロカーボン
  血液ガス管理
フォローアップ評価とダイビング復帰
  肺損傷
  減圧症

## 減圧症とは何か？

減圧症とは環境圧の急速な減圧経過中あるいは，その直後に気泡により引き起こされる急性疾患である。その原因としては地上から上空への急速な減圧や，より日常的にはダイビングや高気圧チャンバーから大気圧への減圧が考えられる。減圧症の発生に必要とされる最小限の高度は2万1,200フィート（約6,996m）である。減圧症を発症する最小限の深度は，増加した圧への一定時間の曝露後（飽和曝露）に，1ATA（絶対気圧：atmosphere absolute）への直接的な減圧の経過から評価される。気泡形成はわずか1.35ATA（11fsw [feet of sea water]）からの減圧でも観察された[1]。空気あるいは窒素・酸素混合ガスによる呼吸での減圧症発症の最小限の圧変化は，1.6〜1.76ATA（20〜25fsw）[2]である（図14.1）。

減圧症は19世紀の圧気土木（ケーソン）工事者に最初にみられた。それゆえ最初は潜函病と呼ばれた。それはまたベンズとも呼ばれた。というのも発症者の

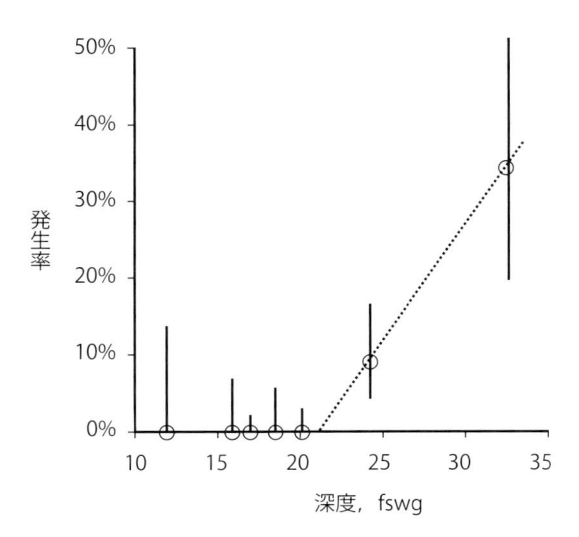

**図 14.1** 飽和状態から直接水面への浮上後の減圧症
減圧症の閾値は 20〜25fswg。(Van Liew HD, Flynn ET: Direct ascent from air and $N_2$-$O_2$ saturation dives in humans: DCS risk and evidence of a threshold. Undersea Hyperb Med 32:409-419, 2005. より)

なかには背中を弓なりに曲げて歩行したり，足を引きずる者がみられたからである[3]。減圧症はのちにダイバー[4-6]，高高度パイロット[7]，そして宇宙飛行士[8]にその報告がみられた。減圧症は気泡に関連する疾患の集合体であり，他方，動脈ガス塞栓症がある。これら2つの病態は減圧障害としてまとめられている。

# 病因

## ▶気泡

血流に存在する気泡は，1878年にBert[9]によって初めて報告された。それは動物実験により，増大させた環境圧からの減圧後に観察された。減圧症の原因として気泡を間接的に支持するものとしては，再圧による症状の消失という治療経過である[9,10]。気泡は減圧症による死亡者の剖検例[11]や，減圧後のダイバーの血流に超音波検査を行うこと[12]で証明された。組織内の不活性ガス分圧が組織内圧を超えたときに気泡が生じる（原発性の気泡）。気泡形成は安定したガス微小核周囲で始まると考えられる[13,14]。そのような微小核は界面活性剤のコーティングによる表面張力で安定した状態にある[15]。一方，もしガス微小核が疎水性分子の間隙に存在すると，表面張力は内的に気泡を安定化させる傾向がある。

気泡形成は，吸入ガスの変化による局所組織の過飽和が起こった場合には，環境圧の低下がなくとも起こりうる。これはデューク大学においてダイバーを対象に行われた研究で，Heliox（ヘリウム・酸素混合ガス）で満たされ，7ATAに加圧された高気圧チャンバーで吸入ガスをHelioxからNitrox（窒素・酸素混合ガス）に変えたときに観察された[16]（本章で後述する皮膚ベンズの項と図14.10参照）。この研究はペンシルベニア大学で追試され[17]，これらの研究で理解が深まった。新しいガスの組織内部への浸透が従来のガスの排出を上回る場合，分圧の集積は環境圧を超える。等圧下での気泡形成は，動物実験で亜酸化窒素（笑気）と酸素吸入下で，1ATA，ヘリウム環境で観察された[18,19]。

組織内の気泡の存在が，直接的に減圧症発症を意味するものではない。組織内気泡は，症状がなくとも高度曝露で放射線学的に観察されてきた[20,21]。無症状にもかかわらず静脈や右心系（静脈ガス塞栓症）での気泡は，ダイビング後の超音波検査で通常観察されることがある[22,23]。血流は気泡形成に関しては相対的に抵抗性である[24]。静脈ガス塞栓症は筋肉などの血管外組織で発生し，血流に移入する。そこで高い不活性ガス分圧の存在下で気泡が大きくなる。静脈ガス塞栓症は多くの場合，肺血管床で捕捉されて肺胞内へ拡散する。

右-左シャントの存在下では静脈ガス塞栓症は左心系へ入ることがあり，動脈ガス塞栓症となり，さまざまな症状を呈する[25]。事実，関連する研究では，早期発症と中枢神経型減圧症，卵円孔開存症（PFO）のあいだにある関係が成り立つことを示している[26-35]。このことは，ある種の減圧症，特に皮膚，内耳および中枢神経系に関係するものでは，動脈内へ移った静脈ガス塞栓が病態学的に重要な役割を担っていると考えられる。

ある種の環境下では，静脈ガス塞栓は肺循環を通過してしまうことがある。動静脈シャント血管は正常人の肺組織にも観察されている[36]。これを通して直径25〜50μmの中心体は通過可能である。運動中のように心拍出量増大や肺動脈圧上昇時には，肺での右-左シャントが増加することがある[37,38]。また，高い気泡の発生率も肺を通しての右-左シャントを増加させうる（図14.2）。

## ▶直接的気泡による作用（障害）

気泡は直接的な機械的作用で組織障害を起こすと考えられる。気泡により引き起こされた結合組織の障害が，減圧症の痛みと関連していると考えられている。脊髄神経内や近位部の気泡が，神経機能不全の原因として可能性があると報告されてきた[39]（図14.3）。長幹骨の骨髄腔内での骨内圧の上昇が，四肢ベンズの痛みの原因となったり，骨壊死を起こしうるという仮説が唱えられてきた[40]。脊髄内の気泡の膨張による髄質

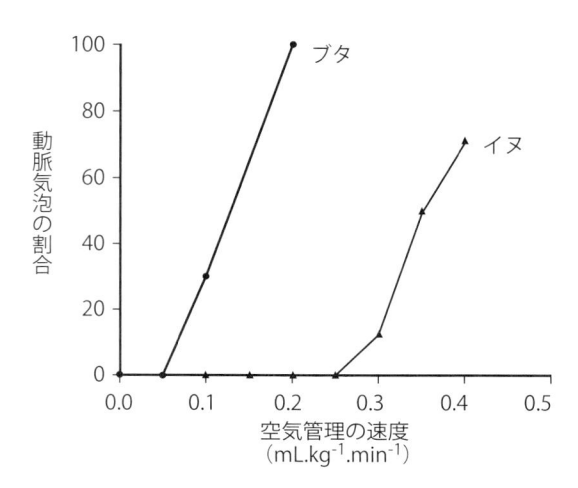

**図 14.2　静脈気泡の動脈移行**
静脈気泡の動脈循環への移行への注入速度には種の特異性がある。
（［イヌのデータ］Butler BD, Hills BA: Transpulmonary passage of venous air emboli. J Appl Physiol 59:543-547, 1985. より，［ブタのデータ］Vik A, Brubakk AO, Hennessy TR, et al: Venous air embolism in swine: Transport of gas bubbles through the pulmonary circulation. J Appl Physiol 69:237-244, 1990. より）

内圧の上昇が，血流減少の原因として考えられてきた[41]。蝸牛前庭器官周囲の錐体部側頭骨は非常に硬いため，半規管に隣接する裂孔内での気泡の膨張によるその骨折が，内耳型減圧症の原因であるとの仮説が唱えられている[42]。

## ▶ 細胞と組織障害

### 内皮破壊

気泡の二次的障害として内皮破壊がある。気泡と血管の相互作用で，基底膜から内皮細胞が剥離される（図14.4）。これにより間質への血漿漏出を促進する内皮細胞の機能が失われる。これを間接的に証明したのは，Dr. Alphonse Jaminet がミシシッピー川を横切るセントルイス橋（現在のイーズ橋）の建設工事で観察したことであった。彼は，減圧症に罹患した潜函工事の従事者たちが，無症状な人々より尿比重が高いことに気がついた[43]。Cockett[44] らは，重度の減圧ストレスに曝露されたイヌでは血漿量が35％以上減少していることを観察した。ヒトの減圧症では損傷された内皮細胞から間質への血管外漏出を生じ，血漿量の減少を引き起こす[45,46]（図14.5）。血漿量減少の結果として増加したヘマトクリット値は，減圧症の重症度と関連している[47]。Levin ら[69] の最近の研究では，内皮の弛緩機能はP物質[48,49]やアセチルコリン[49]に反応して観察されることが判明した。

### 熱ショック蛋白質遊出

動物実験では減圧症は熱ショック蛋白質の遊出を起

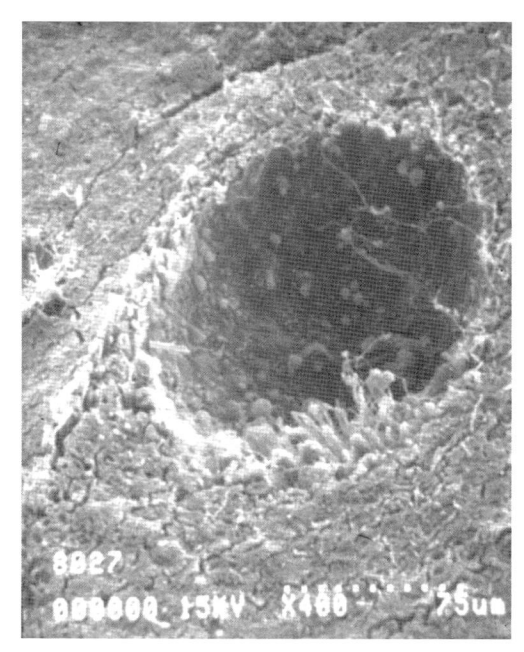

**図 14.3　イヌの脊髄における自然発生の気泡の電子顕微鏡画像**
（Dr. T. J. Francis および Dr. G. H. Pezeshkpour より）

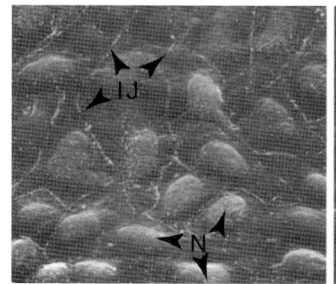

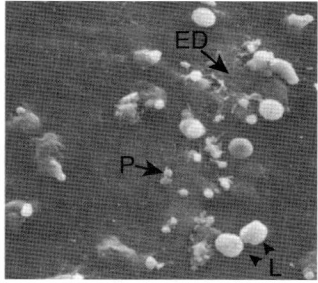

**図 14.4　気泡の内皮細胞への影響**
左の図はコントロールのイヌの頸静脈の管腔表面の電子顕微鏡像。個々の内皮細胞が観察されている。細胞内結合（IJ）と核（N）により構成されている。接着した血液細胞はみられない。右の図は重症減圧症の動物の頸静脈のある場所での走査電子顕微鏡像である。多くの接着した白血球（L）と血小板（P）がみられる。内皮細胞障害（ED）がみられる。（Levin LL, Stewart GJ, Lynch PR, et al: Blood and blood vessel wall changes induced by decompression sickness in dogs. J Appl Physiol 50:944-949, 1981. より）

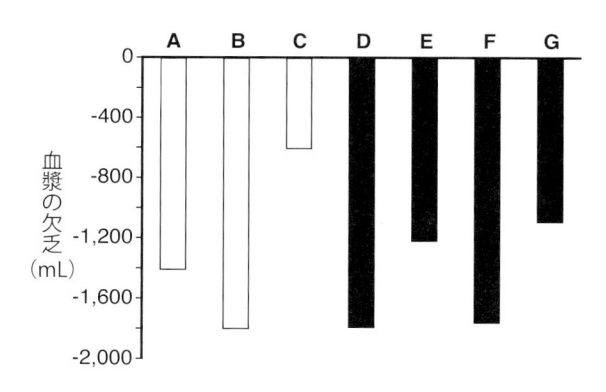

**図 14.5　ヒトにおける重症高度減圧症の7症例の血漿量損失**
白抜きの棒グラフは生存例，黒は死亡例。（Malette WG, Fitzgerald JB, Cockett AT: Dysbarism. A review of thirty-five cases with suggestion for therapy. Aerospace Med 33:1132-1139, 1962. より）

こす。これは二次的な圧曝露後の減圧症に対するある程度の予防の準備と考えられる[50]。

## 補体活性

気泡による補体活性は，動物実験において体外[51,52]や体内の両方で観察されている[53]。そしてこれは減圧症進展のメカニズムとして提唱されている。脱補体化されたウサギは減圧症に罹患しにくいようである[53]。ヒトでは赤血球結合のC3dが反復潜水後に増加するが，補体活性と超音波による気泡スコアの間に関連性があるとは考えにくい[54]。いくつかの研究では，ヒトにおいては補体活性と減圧症への感受性の間に関係があると報告されている[55,56]。しかし一方では，これを証明できなかった報告もある[57,58]。補体は気泡による内皮障害にはかかわっていないように思われる[59]。ウサギとヒトでは減圧症発症における補体の役割に違いがあり，種の特異性を反映している可能性がある。

## 血小板活性

血小板は減圧時に活性化されて[60]，血管内気泡の表面に沈着する[61,62]。血小板数は無症状潜水後にわずかに減少する[63,64]。しかし，血小板阻害はヘパリンを併用した完全な抗凝固治療を行わなければ動脈ガス塞栓の動物モデルの回復に効果的ではないように思われ，そのため減圧症における血小板の役割は疑問視されている[65]。

## 一酸化窒素産生

最近の報告では気泡形成の仲介物として一酸化窒素を示唆するものがある。一酸化窒素の合成阻害は，ラットの実験で気泡形成を増加させた[66]。これに対して一酸化窒素を投与されたドナーや，ダイビング前に適正な運動を行った者では気泡形成が減少した[67,68]。組織血流の調節において一酸化窒素のもつ重要な意味は，これらの効果が不活性ガスの流失により仲介されることである。

## 白血球活性

病態生理学的に減圧症に白血球が関与すると考えられる証拠がある。白血球は剥離された内皮[69]と気泡の両方に接着する[70]。脳における白血球の集積は空気塞栓による虚血を招き[71]，そして空気塞栓症以前に好中球の枯渇が神経学的損傷を改善する[72,73]。

## ▶ 臓器障害

### 関節および長幹骨

減圧症による関節痛の原因はわかっていない。痛みの部位としては靱帯，腱，関節腔，骨髄，脊髄や神経根の関連痛などが考えられる。骨髄や髄内動脈において原因として考えられる根拠は，ある種の潜函工事者やダイバーで長幹骨の骨梗塞の進展がみられることである[74,75]。

### 脊　髄

脊髄は減圧症では損傷が多くみられる臓器である。動脈ガス塞栓を含む脊髄での気泡形成の機序として考えられているのは，硬膜外静脈叢内（図14.6）の気泡やそこに自在する気泡（潜在気泡，図14.3参照）による閉塞での血流減少である。また，髄内出血[6,76,77]や長軸索の脱髄でも観察される[78,79]（図14.7）。

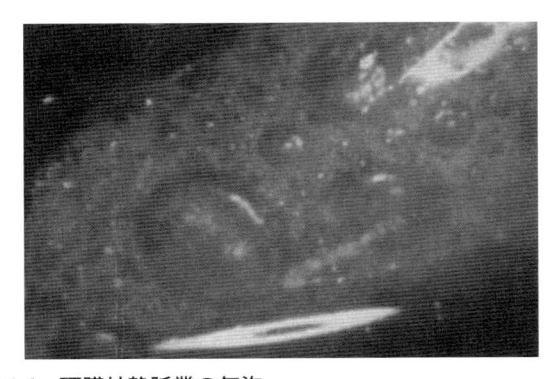

図14.6　硬膜外静脈叢の気泡
（カラー口絵8参照）（Hallenbeck JM: Cinephotomicrography of dog spinal vessels during cord-damaging decompression sickness. Neurology 26:190-199, 1976. より）

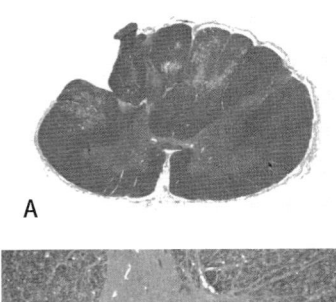

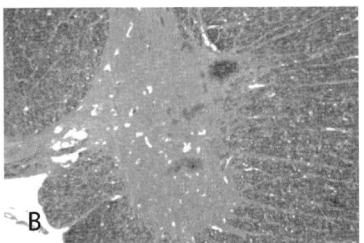

図14.7　70フィート海域潜水での42歳男性の脊髄型減圧症例（四肢麻痺発症後1週間）
A：脊髄路での脱髄がみられる。B：より強拡大では灰白質の出血がみられる。（カラー口絵9参照）（Department of Pathology, Duke University Medical Center, Durham, NC. より）

## 脳

潜在するガス気泡の形成は，高流量の組織血流と迅速な不活性ガスの排出のためではないと考えられている。脳皮質における水素の洗い出しが測定され，半減期が45秒であった[80]。白質でも3分程度である。加えて，脳症状は通常は巣症状である。それゆえに多くの脳症状は肺圧外傷（pulmonary barotrauma；PBT）や静脈塞栓の動脈移行が原因と信じられている（後述）。

## 末梢神経

減圧症では単独の末梢神経症状が現れることは稀である。これは通常，圧の増大と気泡が発生した局所においては起こりうるが[81,82]，深腓骨神経の正中枝を含む単独神経症の症例報告が1例ある[83]。

## 肺

減圧症後の静脈塞栓はかなりの高率でチョークスの原因となり，これは放射線学的に肺うっ血を呈する[84]（図14.8）。静脈内への気泡注入もまた，肺水腫の原因となる（図14.9）。発症機序に関与する因子としては，静脈塞栓後に白血球が肺内で気泡に接着したり（図14.9参照），集積することが考えられる。

## 内耳

内耳型減圧症では前庭器官や蝸牛，または両者の異常が考えられる。それは当初，Heliox使用のダイバーにのみ起こり，通常減圧中のガス交換後に発症すると信じられていた。しかし，それは空気使用のダイバーにも起こりうるし，典型的には18m（60fsw）以上の深度へのダイビング後に発症する。病態生理学的には，気泡による血管閉塞[85]や半規管周囲の骨折[42]，または液内のガスによって起こる前庭器官での出血に起因する。

## 皮膚および軟部組織

皮膚に発症する減圧症にはいくつかの形がある（後述）。

# 臨床症状

減圧症では環境圧からの減圧後に起こるさまざまな症状や徴候をみる。初期症状として最も一般的なのは

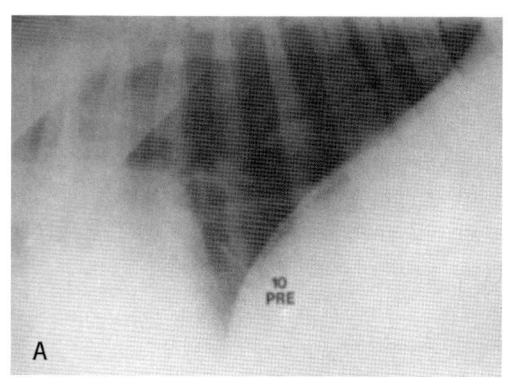

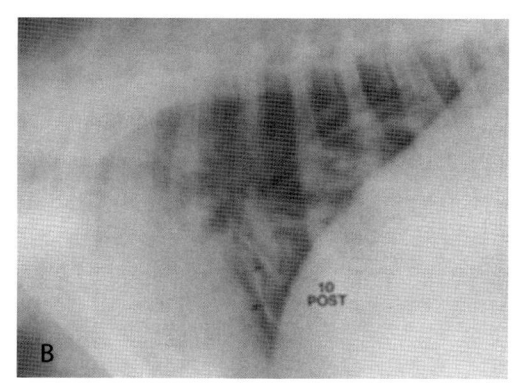

図14.8　深度42フィートで22時間潜水後に8,000フィート（0.75ATA）の模擬高度に曝露された呼吸循環障害型（チョークス）罹患のヒツジの肺水腫像
A：潜水前。B：潜水と高度曝露後。肺水腫を伴う散在性の浸潤像がみられる。（Atkins CE, Lehner CE, Beck KA, et al: Experimental respiratory decompression sickness in sheep. J Appl Physiol 65:1163-1171, 1988. より）

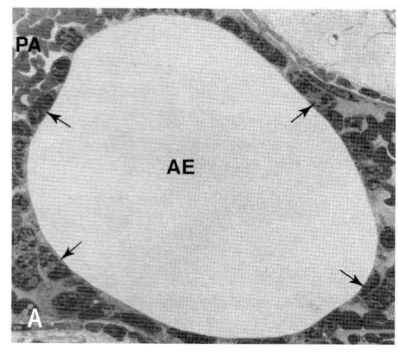

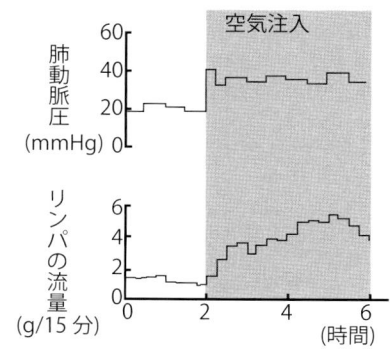

図14.9　A：微小肺血管の空気気泡周辺に白血球が集積する。B：静脈内気泡注入が肺高血圧と肺水腫によるリンパ流量の増加を引き起こしている。AE：空気塞栓，PA：肺動脈（Albertine KH, Wiener-Kronish JP, Koike K, et al: Quantification of damage by air emboli to lung microvessels in anesthetized sheep. J Appl Physiol 57:1360-1368, 1984. より）

知覚異常と関節痛である（図14.10）。軽い症状は安定した状態で残存したり，またはより重症化することもある。重症の神経学的症状や徴候は1時間以内に起こり，筋力低下，膀胱直腸障害，運動失調や意識消失として現れる。呼吸困難と咳は呼吸循環障害型に関連する静脈塞栓に特異的である（チョークス）。

# 患者の評価

減圧症は現病歴と診察所見をもとにした臨床診断である。

## ▶現病歴

患者の評価では次の情報を得なければならない。
- 発症時間と症状の進行
- ガス負荷量の指標（たとえば深度と曝露時間）
- 気圧外傷の証拠，たとえば急速またパニック状態での息こらえ浮上時の胸痛や呼吸困難

重症例は浮上直後の発症が多く，軽症例は遅れて発症する傾向がある。公式な記録による中枢神経型減圧症1,070例の分析で，症状の発現は半数で浮上後10分以内にみられ，3時間以内の発症が全例の90％を占めていた[86]。高度による圧曝露がなければ，ほとんどの症状は24時間以内に発症をみる。痛みだけの減圧症では発症までに時間を要しているが，それでも浮上後6時間以内には約90％かそれ以上の例で発症をみている[11,87-89]。仮にダイビング後24時間以上で発症した場合，減圧症よりも他の病因を考慮すべきである。もし高度による圧曝露が介在すれば，発症までは時間を要する。これは特に飽和潜水後にみられる[90,91]。

潜行時や最大深度での症状は減圧症によるものではない。そのような例では他の病因を考えるべきである。たとえば副鼻腔や耳の気圧外傷，ガスによる麻酔作用，ガス混入による中毒（たとえば一酸化炭素中毒など），浸水性肺水腫やダイビングとかかわりのない病因を考慮すべきである。不活性ガス摂取の評価は最近のダイビング，特に発症直前の潜水プロフィールから得られる。この評価を行うにはダイバーの潜水深度と時間の経過を標準的な減圧表，たとえばアメリカ海軍空気減圧表で比較すればよい。この減圧表はアメリカ海軍ダイビングマニュアル[92]か http://www.supsalv.org で検索可能である。しかしながら減圧表やダイブコンピュータを用いて標準的な減圧処置を行ったとしても，減圧症や動脈ガス塞栓症を発症しないというものではない。浮上中の息こらえや急速浮上では肺圧外傷や血管内ガス塞栓が示唆され，これは1m（3フィート）の浅いところからの浮上でも起きうるのである[93]。筋肉の伸展や挫傷は減圧症と誤診されることがある。ダイビング後に減圧症に類似した症状を呈するものに心筋梗塞，くも膜下出血，急性椎間板ヘルニア，複雑な偏頭

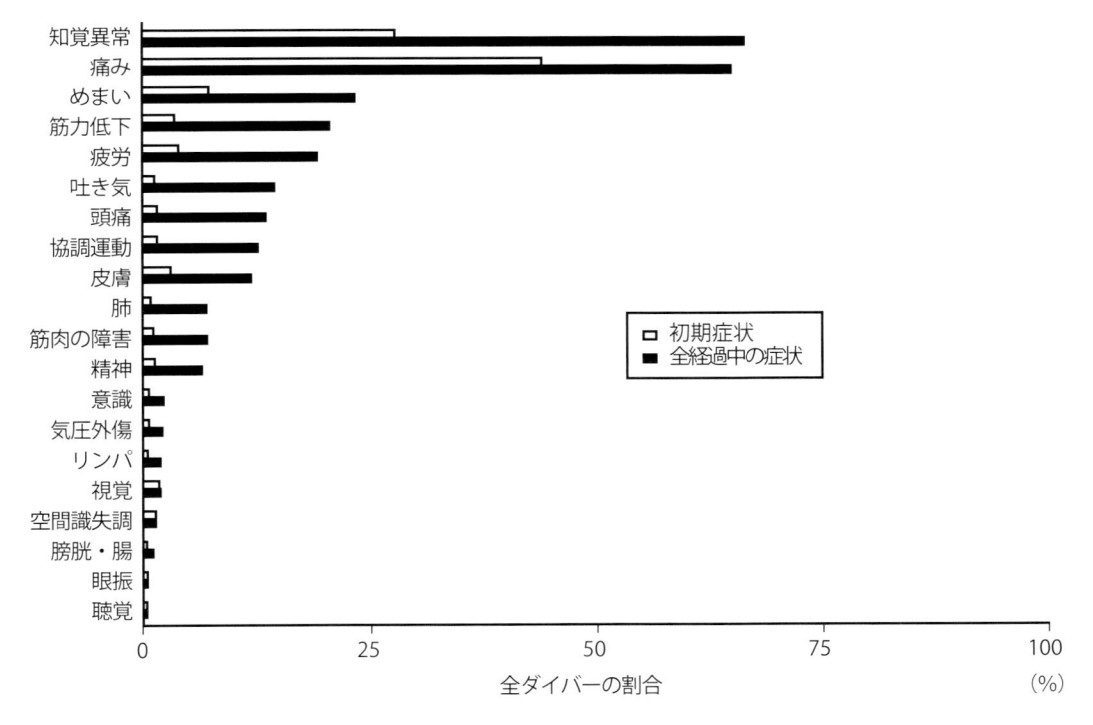

**図14.10 レクリエーションダイバーにおける減圧症症状**
白い棒グラフは初期症状，黒い棒グラフは全経過中の症状を示している。(the Divers Alert Network Report on Decompression Illness, Diving Fatalities and Project Dive Exploration. Durham, NC, Divers Alert Network, 2005. より)

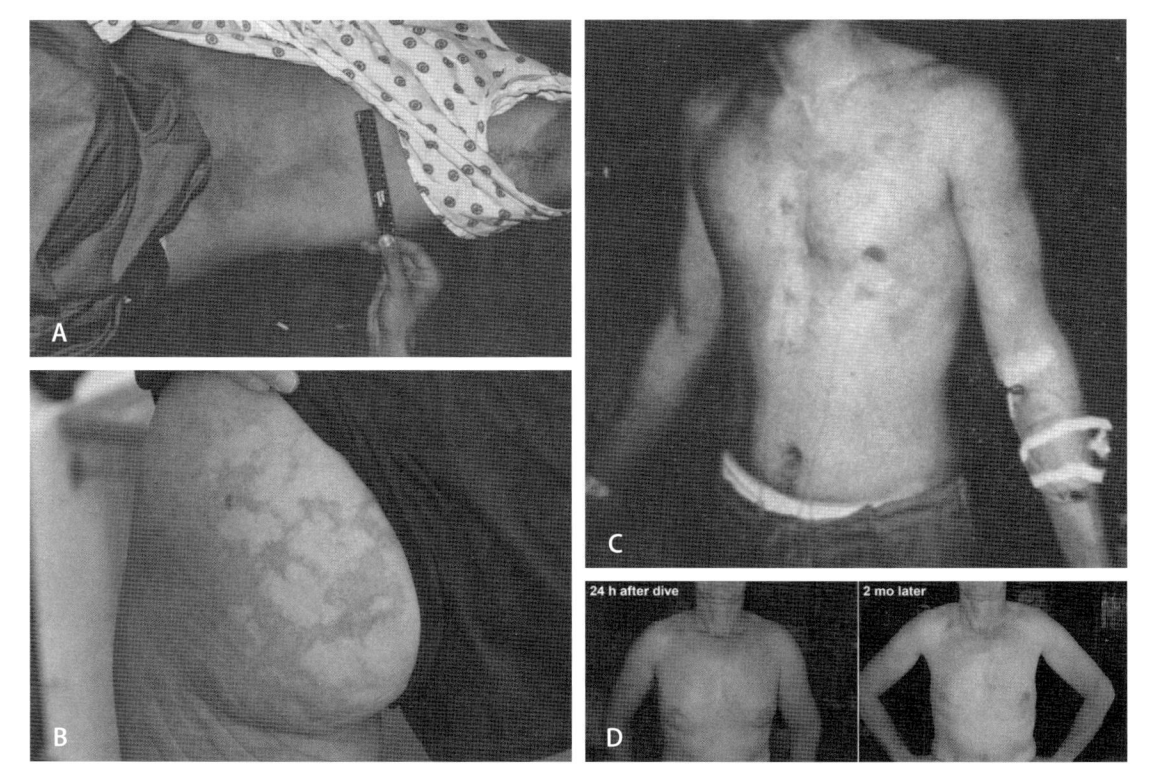

**図 14.11　皮膚型減圧症**
A：レクリエーションダイバーの非特異的皮膚症状。B：レクリエーションダイバーの大理石様皮疹（網状皮斑）。C：水深 200m のヘリウム・酸素環境で 3% 酸素，平衡窒素の吸入後に出現したじんま疹。D：減圧症発症 24 時間後にみられたリンパ疹と 2 カ月後の所見。（カラー口絵 10 参照）（C: Blenkarn GD, Aquadro C, Hills BA, et al: Urticaria following the sequential breath-ing of various inert gases at a constant ambient pressure of 7 ATA: A possible manifestation of gas-induced osmo-sis. Aerosp Med 42:141-146, 1971. より）

痛，横断性脊髄炎，血管炎[94]，多発性硬化症，頸動脈解離[95]，メープルシロップ尿症[96]，魚毒による神経症状[97]などがある。身体表現性障害，虚偽性障害や詐病などの精神疾患も減圧症と誤診されることがある[98-101]。

## ▶身体的診察

### 痛みのみのベンズ

本来，痛みのみを主訴とする減圧症では，身体的診察で所見はみられない。関節炎の徴候はなく，可動痛も稀である。時折，局所の組織圧の増加で病変部の痛みが減弱することがあるが，それはたとえば，下肢や臀部を含む病変の症例で立位を保った場合や病変付近に巻かれた血圧測定カフを膨らませたときなどである[102]。しかし，痛みの変化がないからといって診断を除外できるわけではない。

### 皮膚型ベンズ

皮膚型ベンズにはさまざまな病変がある。最も一般的なものは，しばしば体幹にみられる紅斑を伴う発疹である（図 14.11A）。減圧症に特徴的な皮疹は網状で大理石斑として知られているが，正確には網状皮斑である（図 14.11B）。この皮疹は時折，神経型減圧症やPFOでみられる[32]。じんま疹（図 14.11C）を含む他の皮膚型ベンズは，通常はガス交換に関連して起こる（図 14.11C 参照）。明らかな皮疹を伴わない全身性の瘙痒は，ドライスーツを着用したダイバーやドライチャンバーでの潜水後に出現する傾向がある。これは皮膚から直接的に吸収された不活性ガスの過飽和によると考えられている。リンパ性ベンズの典型例は体幹にみられることが多く，有痛性の腫脹を伴う（図 14.11D）。

### 中枢神経型減圧障害

動脈ガス塞栓症と中枢神経型減圧症は鑑別診断が困難で，かつ治療もほとんど同様の再圧方法で行うことから，本項と治療の項では減圧症というよりは減圧障害という用語を使用する（228 頁参照）。減圧障害を疑った患者への標準的な診察では，完全な神経学的検査を必要とする。完全な神経学的評価を得るための時間で再圧治療に若干の遅れが出ることがある。しかし，神経学的検査は臨床症状の評価と治療効果の判定のための基本的所見を提供するものである。ダイバーの状態が悪化するような際には，診断のための検査は必要最低限のものが行われる。知覚障害は散在性で，脳虚

血患者にみられるような脳皮質領域や，他の原因による脊髄損傷患者にみられるような標準的な皮膚分節領域に準じて出現することはない。所見はしばしば多巣性で，脳皮質，脳幹，脊髄や末梢神経などの損傷による症状が重なり合っている。筋力低下や知覚異常に見合わない歩行障害や直列歩行がしばしば顕著となる。硬い床の上で，裸足で行う2つの平衡テストが特に有効である。1つはロンベルグテストで，これは患者に両足を前後に縦列にして立った状態で，前胸部で両腕を交差して平衡を保つように努めさせ，何秒保てたかで評価する。最大で60秒保持できれば確実だが，最低30秒間保持できれば正常な平衡感覚があると考えられる[103]。縦列歩行テストでは，患者はかかととつま先を交互につけながら倒れることなく歩行することを要求される。これは開眼歩行で進み，戻り，次に閉眼歩行で進み，戻るといった難しい要求を達成しなければならない。

### 呼吸循環型減圧症

低血圧，頻脈，呼吸困難，咳は通常，広範な肺動脈ガス塞栓やチョークスと呼ばれる呼吸循環障害型の減圧症によることが多い。これらは重症化したショック状態である。

## ▶ 放射線学

胸部X線は必須ではないが，減圧障害患者においては，縦隔気腫や小さい皮下気腫など身体所見ではわからないような気圧外傷を確認するには有用な方法である[104]。特に1人用チャンバーで治療が行われる場合には，自然気胸が確認されればチェストチューブを必要とする。吐物，海水の誤嚥や肺の過膨張では巣状の空気貯留で透過性が低下している[105]。チョークスと呼ばれる呼吸循環障害型の減圧症を引き起こすような重症の静脈ガス塞栓は，肺血管の透過性亢進の原因となるが，これにより肺水腫の症状を呈する[106]。

頭蓋骨と副鼻腔のX線では時折，副鼻腔の気圧外傷を示唆するような副鼻腔の液貯留がみられることがある。また，浮上時の副鼻腔の気圧外傷は組織ガスを産生しうる。それらは硬膜下腔[107]や皮下組織で観察されることがある。頭部CTやMRIによる頭部検査は高い確率で偽陰性となるため，一般的に中枢神経型減圧症の診断には有効ではないといわれる[108]。しかし，脳出血や血栓塞栓症による意識消失など，変化のある診断が臨床所見から疑われるときには有効かもしれない。シングルフォトンCT（SPECT）やポジトロンCT（PET）などの放射線断層撮影は臨床所見より感度が低いか[109]，あるいは特異的な所見はなんら示さない[110]。四肢X線では時折，軟部組織ガスがみられるが[20]，これは減圧症診断に関して高感度でなく，あるいは特異的な所見でもない。

## ▶ 神経精神学

減圧症では，正式な神経精神学的検査により異常所見をみることがある[111,112]。特に脳型減圧症の診断では標準的な神経学的検査より優れている[113]。しかし，基本的検査の適用は稀で，通常の達成範囲に広範囲の変動がみられる。検査結果は気持ちや機嫌に強く影響を受ける。すなわち，抑うつ状態，教育レベル，試験の使用言語，アルコールや薬物使用，頭部外傷や練習などで影響される[114]。減圧症を罹患したダイバーの追跡研究によると，精神神経異常は基本的な回復の指針として用いられてきた。そして罹患率は過大に見積もられ，外傷後ストレス障害と頭部外傷が混同されていた[113,115,116]。

## ▶ 神経病態学

急性減圧症では脳波異常がみられる[113]。しかし，状況によっては実際的な検査ではなく，異常所見も特異的ではなく，治療後に役立つものでもない。なぜなら，しばしば後索を含む重症の脊髄型減圧症では，体性感覚誘発電位に異常がみられるからである。体性感覚誘発電位は，一般的には重症脊髄型減圧症の動物実験で最後の手段として使われる[117-127]。しかし，ヒトの減圧症における経験からいうと，それは臨床的に観察しうるわずかな異常所見をとらえるには，感度が不十分である[108,116,128]。

これに対して聴力や前庭機能検査は内耳障害型減圧症の患者の診断に有用である。診察時の臨床的な聴力検査は感受性はなく，定量的でもない。めまいや失調を伴う患者に関して，単なる診察では通常，前庭障害か，脳幹部あるいは小脳性障害かを鑑別することはできない。実際には前庭異常で起こる眼振は典型的には閉眼時に観察される。内耳型減圧症では，温熱刺激による電気眼振計や空気・骨伝導聴力検査は臨床的評価より感受性があり，特異的である。脳幹聴力誘発反応からは患者の蝸牛管から脳幹部に至る聴神経経路異常が判明し，特に意思疎通が図れない，また非協力的な患者の診断には有用かもしれない。内耳型減圧症は，減圧症のなかでも神経病態学検査が臨床的診察より診断に有用である唯一の病型である[129]。

## ▶ 診断基準

減圧症に関しては明確な診断法がなかったため、経験的な臨床基準が使われてきた。これらの臨床基準とは曝露された最小深度-潜水時間、典型的な臨床症状と再圧治療への反応である。ただし、重症例や長時間経過した症例では、再圧治療に対して不完全な反応をみることがあるので注意する。動脈ガス塞栓症に関する基準は、急速浮上の事実、浮上中の息こらえ、通常数分という短時間での発症、脳症状の存在、肺圧外傷の存在と再圧治療への反応などである。潜水医学の専門家たちに一連の模擬臨床像をみせて診断するよう依頼することにより、実際に使われている診断基準に内なる目が向けられた[130]。減圧症診断でこの診断基準を使う際に、最も大切な因子は、①初期症状としての神経学的症状、②発症時間、③関節痛の存在、④いかなる症状が再圧治療後に消失あるいは軽減したか、⑤最終潜水の最大深度である。動脈ガス塞栓症の診断に大切な5つの因子は、①発症時間、②意識の変化、③いかなる神経学的症状が存在するか、④筋力や運動機能の低下、⑤初期症状としての失神発作などである。

減圧症診断の重要な点は、発症時間や圧曝露を受けた深度-時間などの特異的な臨床症状に基づいて提唱されてきた[131]。それは過去の臨床症例に対して調査されたもので、比較的特異的症状ではあるが、それがあるからといって減圧症であるとはいえない。他の医学領域でポイントシステムが有用であれば、潜水医学においても有効な診断法がもたらされるであろう。

### 重症度と回復のスコアリング

減圧症分類で最も一般的に使用されているのは、Goldingら[132]により報告された分類法である。この分類には2つの病型がある。Ⅰ型減圧症は痛みのみ、Ⅱ型減圧症は痛みの徴候、あるいは異常な診察所見を伴うものである。多年にわたりこの分類はさまざまな方法で修飾されてきた。現在のアメリカ海軍ダイビングマニュアルでは病型分類ではなく、症状で分類している[92]。Ⅰ型の症状としては、関節痛（筋・骨格または痛みのみの症状）、皮膚症状やリンパ節の腫脹または痛みなどがある。Ⅱ型の症状としては、中枢神経、内耳（めまい）や呼吸循環系（チョークス）の症状がある。この分類では同じ患者にⅠ型とⅡ型が合併することもある。

Ⅲ型減圧症という用語はダイビングの早期に不活性ガスを顕著に摂取したあとに動脈ガス塞栓症を罹患し、動脈ガス塞栓症と中枢神経型減圧症の両方の特徴的な症状を呈する患者の病型として紹介された[133]。過去にはこれらの分類は治療を決定するために使用されたが、現在は使われていない[92]。

伝統的な分類は単純な病状の表現にはしばしば適当ではあったが、GoldingらのⅡ型は重症度の範囲が非常に広いものであった。疫学的調査では分類とスコアリングにより段階に分けることが必要と考えられる。そのようなスコアリングの方法はいくつか報告されてきた[131,134-141]。

## ▶ 要　約

減圧症を疑った患者の治療の前に唯一必要とされる要素は、既往歴と診察所見である。血液のヘモグロビン値や胸部X線などの補助的診断方法は役に立つが、絶対的に必要なものではない。前庭機能や聴力検査などのさらなる検査が必要とされるが、それも最初の再圧治療後まで待つことは可能である。

# 治　療

## ▶ 未治療での自然経過

未治療の減圧症の自然経過は、19世紀や20世紀初頭の研究者により報告されている。1867～1874年に行われたセントルイスのミシシッピー川にかかるイーズ橋の建設工事中には、再圧施設もない圧縮空気環境が使われた。約600人の作業員が雇われたが、そのうち91人に減圧症の発症がみられ、30人は重症であった。2人は重度の身体的障害を残し、13人は死亡した。重症例の何人かは自然に改善をみたが、そのなかには作業員たちの医学的支援のために雇用された内科医であるAlphonse Jaminet博士もいた。45psig（水深31mでの絶対圧）の圧力下に2時間45分滞在後に3分30秒以上減圧したが、Jaminetによると心窩部痛、下肢の脱力感と発語障害が出現した。12時間後に下肢を動かすことが可能となり、完全に改善した[43,142]。再圧治療が導入されたあとも、多くの痛みのみの減圧症症例で、未治療でも自然に治癒するものがみられた[11]。

オーストラリアのブルーム周辺で働いていた真珠採りのダイバーで、減圧症になった200人のうち、60人は潜水直後に死亡した。そしてのちに死亡した11人は、8人が膀胱炎や褥瘡の皮膚潰瘍に起因する敗血症で、3人が髄膜炎によるものであった。生き残ったダイバーの多くは自然治癒したが、10％ほどで軽い麻

れが特に下肢前面の筋肉に後遺症として残存した[6]。イギリス海軍による1965～1984年までの集計報告では，187人の重症減圧症患者のうち8人が自然治癒したと報告されている[143]。

## ▶ 応急処置

傷害を受けたダイバーの初期治療は，他の主な外傷患者に準じて治療されるべきである。気道の確保，呼吸循環状態の安定を最優先とする。低酸素血症は海水や吐物の誤嚥，気胸，呼吸循環型減圧症でみられる。補助的酸素の投与には2つの効果がある。それは動脈血での低酸素の治療と，不活性ガス気泡の再溶解の促進である。酸素投与が減圧症において気泡形成を減少させることは，19世紀にBertによる動物実験で報告された[9]。作用機序としては組織の不活性ガス分圧を減少させ，不活性ガスの気泡から組織への拡散勾配を高くすることであると信じられてきた。それゆえに通常，補助的な酸素投与は推奨される。可能な限り高濃度の酸素をしっかりとフィットしたフェイスマスクを使用して投与すべきである。ほかに適切な侵襲的処置としては，気胸の治療での気管挿管やチェストチューブの挿入などがある。

いわゆる脊髄性ショックと呼ばれる脊髄損傷による全身的な血管漏出や冠動脈塞栓，末梢血管拡張は低血圧と組織の低灌流を引き起こす。浅海域でのダイビング直後に起こる孤立した脳動脈塞栓症を除いては，通常輸液は治療として行われる（後述）。チョークスと呼ばれる呼吸循環障害型の減圧症が現場で発症した場合は，肺水腫を増加させるリスクよりも，積極的な補液による蘇生を優先すべきである。チョークスモデルの動物実験では，利尿剤投与が短期的転帰の改善に有効と考えられる。減圧症や動脈ガス塞栓症では，ヘッドダウンポジションや左側臥位の体位が推奨されてきた。これはイヌを用いた実験で経静脈性に注入された気泡に対して，左側臥位にしたときにより耐性があるという事実に基づいている[144]。おそらくはこの体位では，右心室流出路は右室腔の下に位置し，空気は上部に移行するため血流遮断を防ぎうると考えられるからである。さらに左側臥位での空気注入では，仰臥位やヘッドダウンポジションに比較してヘッドアップポジションのほうが塞栓による死亡の原因となりやすい[145]。別の研究報告では，ヘッドダウンポジションで血管内圧への流体力学的効果により，脳血管内の動脈内気泡の容積が減少した[146]。大動脈への空気注入後に意識消失と低血圧に陥った63歳女性の症例で，仰臥位のヘッドダウンポジションで1分以内に意識も血圧も戻った[147]。しかし，ヘッドダウンポジションでは脳腫脹の進行が観察された[146,148]。さらに，浮力は動脈内[149,150]あるいは静脈内[151,152]空気の分布や血行動態の帰結にはほとんど影響を与えないように思われる。Ⅰ型の関節型減圧症などの軽症例では体位に特別注意する必要はない。重症例では，患者は処置がしやすく，血圧を維持しやすい体位をとるべきであり，通常，臥位が推奨される。側臥位は意識のない患者で，気道確保の必要がない患者に適応があるかもしれない。

## ▶ 再圧治療

再圧治療は，ヨーロッパでは1854年にPolとWattelleにより報告された[10]。その後1870年代にブルックリン橋建設現場で雇われていた内科医のAndrew Smithにより報告された[3,153]。しかし，実際に再圧治療が実施されたのは，1889年のハドソン川のトンネル工事で，このときErnest Moirは有効な再圧を行い，潜函病の死亡率を減少させた[154]。その後1896年にイギリスのテムズ川でのブラックウォール・トンネルの掘削工事の間に，再圧治療で予後が改善したことが報告された[155]。再圧治療の有効性についての信頼しうるエビデンスは，Keays[11]によりニューヨークで報告された。それによると痛みを有する潜函工事従事者への治療で，再圧治療未施行では13.7%が失敗であったのに対し，施行例では失敗は0.5%であった。

これに対してダイバーへの再圧治療の開始にはより長い期間を要した。それは空気再圧が推奨されたアメリカ海軍ダイビングマニュアル[156]が発刊される1924年まで待たなければならなかった。異なる治療圧の設定は，潜水深度（深度には潜水過程の一部や多様な深度の概念がある）か症状の解除深度のいずれかに依存する[157]。1938年のニューヨーククィーンズでのトンネル工事で推奨された治療圧は，基本的に工事従事者が曝露された圧と等圧であった。しかし，時折，5，10，15psi高い圧が使用された[158]。症状が解除された圧に達したら，減圧を開始するまでに20～30分は待機するのが当時の一致した見解であった。

酸素の科学的な役割については19世紀の後半から提唱されていたにもかかわらず，かなりあとになるまで酸素投与は所定の手段として使用されることはなかった。1870年にパリでPaul Bertが最初に報告したのは，減圧後の実験動物に酸素を投与した場合，症状のいくつかが消失したというものであった[9]。彼は酸素投与が血管内ガスの再溶解を起こすことを観察し

た。さらに中枢神経に移入した気泡を再溶解するためには，空気による再圧が必要であることに気づいた。Zuntz[159]が最初に再圧と酸素投与の両方の使用を提唱したが，彼はそれを証明する機会をもたなかった。実際，試行されたときには，満足な結果は得られず，いわゆる失望するものであった。その原因としては，おそらく再圧や酸素投与に関して十分な時間が使われなかったためと考えられる[11]。

### ▶ 治療圧の選択

気泡容積は環境圧の上昇に反比例して減少するという物理的な法則に従い，加圧により気泡容積は縮小する。気泡容積はこの法則に従い減少するが，さまざまな気泡の直径の減少は気泡の形態に依存する。たとえば，球形の気泡に6ATA（606kPa）で加圧した場合，気泡容積は原形の17％以下に縮小するが，直径は43％しか短縮しない。血管内でみられるような円柱状気泡の場合は相対的に大きな直径減少がみられるが，これは気泡の長さの短縮よりも優先する。

環境圧の上昇に従い，気泡容積は減少を続けるが，最大加圧を制限するいくつかの要因がある。気泡の減少は線状よりは漸近線の形をとる。積極的な再圧では，100％酸素吸入を行わなければ不活性ガスの摂取がさらに増長される。この不活性ガスの摂取の結果，症状は引き続く減圧の間により明瞭となる[160]。これに加えて，4〜6ATA以上の圧では，窒素によるナルコーシスでチャンバー内の人間の行動に異常をきたす。それゆえに非日常的な状況を除いては，従来の空気，酸素と窒素による再圧治療は治療圧6ATA（606kPa）までに限られる。イヌを用いた実験モデルが異なる圧環境での全身への影響を調査するために行われてきた[161]。研究者らは，動脈ガス塞栓症を作製後に空気吸入下で2.8〜10ATAまでの異なる圧環境で調査を行い，また100％酸素吸入下で調査を行った。回復の程度は圧で明らかな差はみられなかった。そして，2.8ATA（60fsw）で酸素吸入下の治療が最も効果的であった。脊髄型減圧症モデルで，麻酔されたイヌの一連の実験では，3，5，7ATA（吸入酸素は2ATA）と2.8ATA（吸入酸素2.8ATA）で調査した結果，これらに特に有意な違いはみられなかった[122]。

### ▶ 酸　素

不活性ガスを「洗い流す」ための100％酸素吸入の効果は，不活性ガスに対する気泡内外の分圧較差の増大を招くことにある。これにより組織ガスの再溶解が増加する。酸素の使用はまた，減圧障害の再圧治療の間に不活性ガスのいかなる追加摂取も防ぐ。高気圧酸素治療（hyperbaric oxygen therapy；HBOT）は現在，減圧症と初期ガス塞栓症への標準的治療を代表するものである。

高気圧酸素の最初の役割はZuntz[159]により報告されたが，それは不活性ガスの洗い出しと気泡の再溶解の促進である。より重要なことであるが，高気圧酸素による補助的な機序が減圧症の治療に役立つ。これらの働きのなかには，酸素供給の増大や高気圧酸素の薬物動態効果，すなわち浮腫の改善や傷害された内皮への$β_2$インテグリン介在性の好中球の接着を阻害する作用が含まれる[162]。

1939年にYarbroughとBehnke[163]が減圧症治療におけるHBOTの有効性を報告したが，すぐには採用されなかった。1944年にアメリカ海軍により正式採用されたが[157]，使用されることは稀であった。海軍の治療表では100％酸素は60fswかそれより浅い深度で投与されるが，総治療時間95分のうち，わずか30分だけが深度60fswでの酸素吸入に費やされていた。これに比べ，現在の標準的な酸素吸入時間は60分以上である。第二次世界大戦後20年間で使用された治療表での失敗例は30％近くあった[164]。

3ATAでの酸素圧は最大の環境圧で，そこでの100％酸素投与が効果的である。中枢神経系の酸素中毒はそれ以上の酸素圧に限定される。5ATAの一定環境圧下で，1〜3ATAの異なる酸素圧を使い脊髄型減圧症の治療を行った研究で明らかにされた最適の吸入酸素圧は，2.0〜2.5ATAであった[121]。酸素圧2.0ATAと2.8ATAを比較する目的で経過を追った研究の結果，予後に明らかな差はみられなかった[123]。

### ▶ 不活性ガス

治療のための加圧の間に，潜行中に吸入しているガスと異なる不活性ガスを使用すると気泡の再溶解を促す可能性がある。もし治療目的の不活性ガスに組織の拡散率が最初のガスより低いものが適切に選択されるなら，気泡の縮小は加速される。この理論から，ヘリウムは血液中で窒素より40％は溶解しにくいため，気泡の組織への再溶解が促進される。Nitroxや空気潜水後の減圧症治療にヘリウムが有効であるという逸話的な報告もされてきた[165]。呼吸循環障害型減圧障害に対するいくつかの動物実験の報告は，Helioxの有効性が示されていないものもあるが[166,167]，空気や酸素吸入に比べて，Heliox吸入では脂肪組織[168]，脊髄

白質[169]，腱，筋肉や，眼房水の空気気泡をより早く縮小することができる[170]。Heliox でのダイビング後に，空気吸入で気泡は増大する傾向にあるが，100％酸素吸入では最速で縮小する[171]。

ヒトの場合ほとんどすべての減圧症症例が 2.8ATA（60fsw）で治療される。この治療環境では 100％酸素は安全かつ有効である。不活性ガスの選択はより高い圧環境でのみ重要である。不活性ガスとして窒素あるいはヘリウムを用いたより深い深度での治療表の経験においては，ヘリウムの有用性は常には示されなかった[172]。

### ▶治療プロトコール

減圧症での再圧治療の方法としては，特定の圧環境まで比較的急速に再圧し，その後ゆっくりと減圧する。酸素吸入は 2.8ATA（60fsw）かそれより浅い深度で，できるかぎり多く使用される。

### ▶標準的アメリカ海軍酸素治療表

60fsw 以下の低圧酸素治療表の体系的な開発と評価は，アメリカ海軍により始められた。最初の加圧深度は 33fsw（10msw）で 100％酸素吸入での潜水であった。10 分以内に症状の消失をみたら，チャンバーを同圧で 30 分維持してから減圧した。症状の消失がみられなければ，チャンバー圧を 60fsw に増圧した。33fsw は高い再発率のために使用されなくなり，最初の再圧は 60fsw で行われる治療が普及した[164]。新しい治療表は治療表 5（図 14.12）と 6（図 14.13）で，これらではダイバーは 60fsw（18m）と 30fsw（9m）で持続的に酸素投与を受けるが，酸素中毒を防ぐために短いエアブレイクがある。1968 年の Workman の分析で，これらの治療表は高い治療成功率であったことが明らかになった[173]。その頃からの経験で初期の観察群が確認され（表 14.1），現在でもほとんどの減圧症の症例で，これらの治療表が減圧症治療のゴールドスタンダードとして使用されている[174]。

アメリカ海軍治療表 5（イギリス海軍治療表 61）は関節痛のみや皮膚型の減圧症に使用される。アメリカ海軍治療表 6（イギリス海軍治療表 62）はより重症の減圧症に使用される。酸素吸入のステージは 60 フィート（18m）と 30 フィート（9m）の両方で延長できる。治療延長を行うかどうかは，治療中に適時，患者の訴

**図 14.12　アメリカ海軍治療表 5**
この治療表は，神経学的異常を伴わない痛みのみや軽い皮膚症状のみられる減圧症のみに使用される。患者を 60 フィート（18m）で加圧中，10 分以内に症状の完全な消失が得られなければ治療表 6 に移行する。図中の白い部分は空気吸入，灰色の部分は酸素吸入を示す。(Moon RE, Gorman DF: Treatment of the decompression disorders. In: Neuman TS, Brubakk AO [eds]: The Physiology and Medicine of Diving. New York, Elsevier Science, 2003, pp 600-650. より)

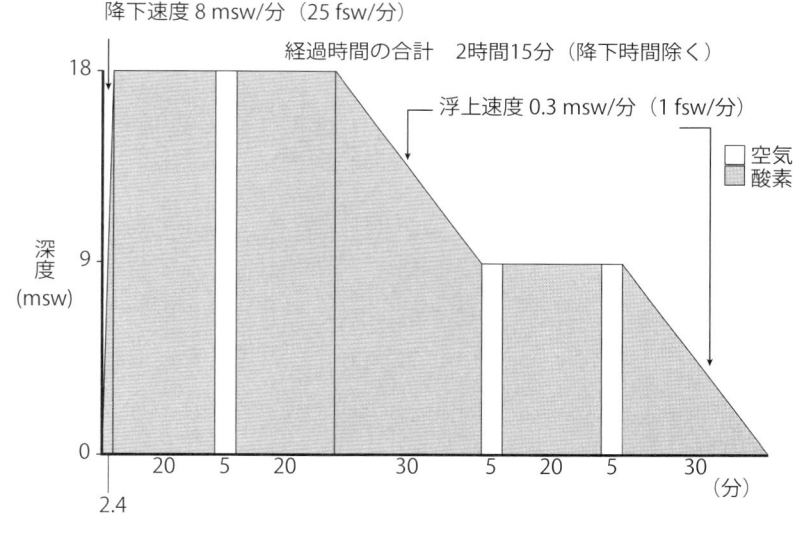

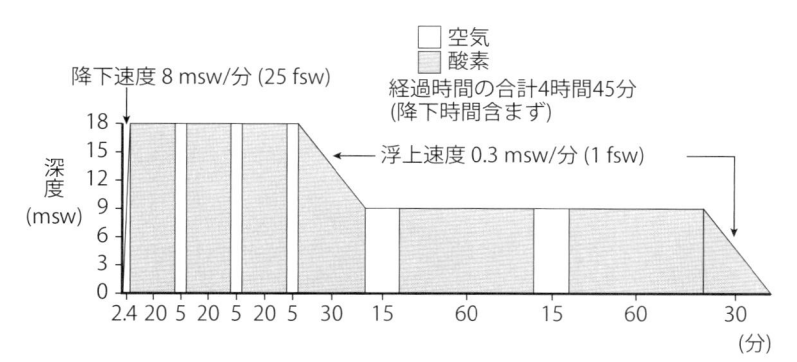

**図 14.13　アメリカ海軍治療表 6**
この治療表は，中枢神経型減圧障害や痛みのみや軽い皮膚症状であっても 60 フィート（18m）に加圧，酸素吸入後 10 分以内に症状が消失しない症例に適応とされる。治療表 6 は最初の 3 サイクルの酸素吸入で症状の消失をみない場合は 60 フィート（18m），30 フィート（9m）で延長可能である。アメリカ海軍治療表 6 の変法はカタリナ海洋科学センターで設定されたもので，60 フィート（18m）で 5 回まで延長可能である（図 14.14 参照）。図中の白い部分は空気吸入，灰色の部分は酸素吸入を示す。(Moon RE, Gorman DF: Treatment of the decompression disorders. In: Neuman TS, Brubakk AO [eds]: The Physiology and Medicine of Diving. New York, Elsevier Science, 2003, pp 600-650. より)

えを聴き，かつ神経学的診察結果から得られる患者の臨床的反応をもとにして決定する。アメリカ海軍治療表6のカタリナ変法では，18mswで20分の100％酸素吸入時間が8回以上に及ぶ[175,176]（図14.14）。

## ▶ 1人用チャンバーの酸素治療表

1人用チャンバーは当初，空気吸入によるエアブレイクができないように設計されていた。この制約されたなかでの治療表は試行錯誤を経て，ほとんどの症例に効果的であることが判明した[177-181]。

Kindwallにより考案された1人用チャンバーのエアブレイクのない治療表は，次のようなものである[182]。

関節型または皮膚型減圧症：
2.8ATA（60フィート）に30分滞在
1.9ATA（30フィート）へ15分間で減圧
1.9ATAに30分滞在
1ATAへ15分減圧

この治療表を続けるためには2.8ATAに到達後10分以内に症状が消失しなければならない。もし症状の消失をみない場合は，下記より長い治療表を使用しなければならない。

中枢神経型減圧症あるいは上記の治療表で10分以内に症状が消失しない関節型や皮膚型：
2.8ATA（18m，60フィート，26psig）に30分滞在
1.9ATAへ30分間で減圧
1.9ATAに60分滞在
1ATAへ30分減圧

症状の消失が得られない場合は，1ATAで30分間空気吸入後にこの治療表を繰り返す。

Hart[177,178]により考案された1人用高気圧チャンバーの治療表では，3ATAで30分の酸素吸入に続き，2.5ATA，60分間の再圧治療である。

## ▶ 2.8ATA以上の圧設定下の短時間酸素治療表

動脈ガス塞栓症の治療のために，アメリカ海軍で別

**表14.1　1人用再圧装置での酸素吸入治療表の成功率**

| 出典 | 症例数 | 使用治療表 | 治癒 (%) | ほぼ治癒 (%) | 注 |
|---|---|---|---|---|---|
| Workman[173] | 150 | アメリカ海軍治療表 | 85 | 二次治療後 95.3% | |
| ErdeとEdmonds[301] | 106 | アメリカ海軍治療表 | 81 | | |
| Davisら[302] | 145 | アメリカ海軍治療表 | 98 | | 高度減圧症 |
| Bayne[303] | 50 | アメリカ海軍治療表 | 98 | | |
| PearsonとLeitch[304] | 28 | アメリカ海軍治療表 | 67 | 83 | |
| Kizer[305] | 157 | アメリカ海軍治療表 | 58 | 83 | 長期遅延 |
| Yap[306] | 58 | アメリカ海軍治療表 | 50 | 84 | 48時間遅延 |
| Gray[307] | 812 | アメリカ海軍治療表 | 81 | 94 | |
| Hartら[178] | 73 | Hartの1人用治療表 | 29<br>86（I型）<br>4（II型） | | 多くが遅延 |
| Greenら[202] | 208 | アメリカ海軍治療表 | 96 | | すべて痛みのみ，アメリカ海軍治療表5 |
| Ball[136] | 14<br>11<br>24 | アメリカ海軍治療表 | 93（軽症）<br>36（中等症）<br>8（重症） | | 多くの症例で長期遅延 |
| Smerzら[185] | 89 | アメリカ海軍治療表 | 92 | | 深深度空気圧治療表で治療した追加の症例，同様の結果 |
| 計 | 1,836 | | 79.2 | | |

(Thalmann ED: Principles of US Navy recompression treatments for decompression sickness. In: Moon RE, Sheffield PJ [eds]: Treatment of Decompression Illness. Kensington, MD, Undersea and Hyperbaric Medical Society, 1996, pp 75-95. より一部改変)

の治療表が考案された。その治療表ではより大きなガス容積に対応するためには，より高い治療圧が必要であると信じられていた。

麻酔下で内頸動脈へ空気注入を行ったイヌの頭蓋骨開窓の実験で，100fsw[183]の加圧ですべての眼に見えるガスが消失していたことが明らかになったことから，この深度での加圧がダイバーの動脈ガス塞栓症には適しているとと提唱された。しかし，海軍の潜水医学研究者により，165fsw治療表であるアメリカ海軍治療表5A（これはのちに使用されなくなった）と6A（図14.15）が

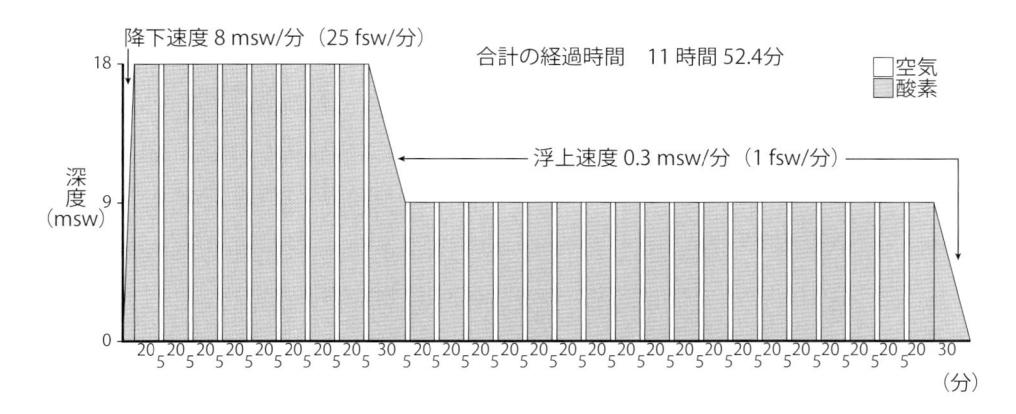

**図14.14　カタリナ治療表**
カタリナ治療表はアメリカ海軍治療表6の変法である。すべての酸素吸入期は20分間で，5分の空気吸入に引き続くものである。最近の方法としては，この治療表の短時間版が次のように使用されている。60フィート（18m）で3回の酸素吸入期のあとに，30フィート（9m：アメリカ海軍治療表6と同様である）で最低6回の酸素吸入が設定されている。60フィートで4回の酸素吸入ならば，30フィートで9回必要とされ，60フィートで5〜8回の酸素吸入ならば，30フィートで最低12回必要とされる。上記のように30フィートで18回まで使用可能である。治療従事者は30フィートと必要深度までの減圧中には60分間酸素吸入が必要である（全体で90分）。もし，60フィートで4回以下，30フィートで9回以下の酸素吸入ならば，治療従事者は減圧に続いて30分のみの酸素吸入が必要とされる（全部で60分間）。しかし，なかには上記より長いものを推奨する医師もいる。さらなる治療が必要な場合は水面での空気吸入の12時間後に開始される。この治療表に関しての詳細はPilmanis[175]を参照のこと。図中の白い部分は空気吸入，灰色の部分は酸素吸入を示している。（Moon RE, Gorman DF: Treatment of the decompression disorders. In: Neuman TS, Brubakk AO［eds］: The Physiology and Medicine of Diving. New York, Elsevier Science, 2003, pp 600-650. より）

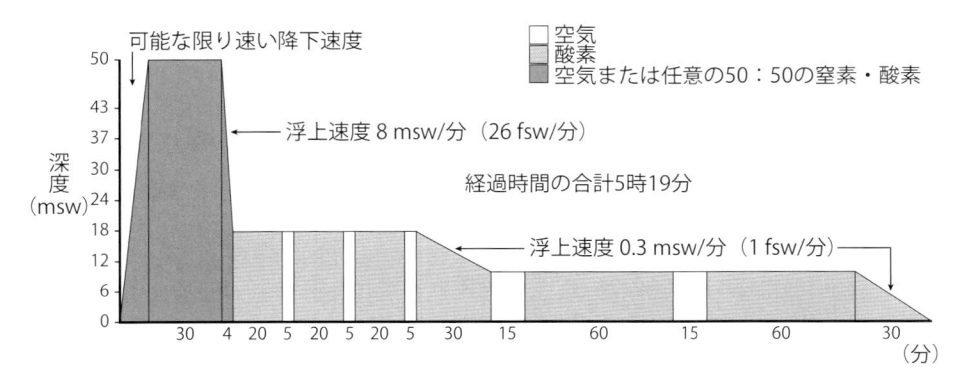

**図14.15　アメリカ海軍治療表6A**
アメリカ海軍治療表6Aは6ATA（606kPa，165フィート，50m）まで加圧し，30分間の空気吸入後減圧し，続いてアメリカ海軍治療表6に移行する。この治療表の基本的な役割は6ATA（606kPa）への加圧中に気体のボイルの法則を最大限に利用するもので，その後に酸素吸入により気泡の再溶解を図るものである。この治療表は最初は動脈ガス塞栓症に推奨された。アメリカ海軍では6ATAでの吸入ガスとして空気を推奨しているが，窒素（N）と酸素（O）の混合ガスを使用する施設もある（混合比率は通常N：Oが60：40あるいは50：50である）。治療表6と比較して治療表6Aが有用であるという点に関しては，いくつかの動物実験で2.82ATA（282kPa）以上の加圧でより効果が得られるわけではないという報告もあり疑問視されてきた。しかしながら，臨床的には少数ではあるが，2.8ATAで反応しなかった患者で6ATAの治療に反応する者がいるのも事実である。治療表6と比較して治療表6Aを使用する患者の多くは，短時間の治療の遅れで大量のガスを伴った症例である傾向がみられる。図中の白い部分は空気吸入，淡い灰色の部分は酸素吸入，濃い灰色の部分は空気吸入または任意に50：50の窒素・酸素ガスの吸入を示している。（Moon RE, Gorman DF: Treatment of the decompression disorders. In: Neuman TS, Brubakk AO［eds］: The Physiology and Medicine of Diving. New York, Elsevier Science, 2003, pp 600-650. より）

導入された。この治療表では165fsw（50msw）で30分間の酸素吸入が設定されている。6ATAの30分間は原法では空気投与が行われたが，多くの臨床医により40〜50％酸素投与が行われた。Comex治療表30（図14.16）では，30m（98フィート）まで環境圧2.8ATA（282kPa）以上では，マスクによる吸入ガスとして酸素とヘリウム，あるいは酸素と窒素を半分ずつの割合で使用している。この治療表を使用する際にヨーロッパの医師はHelioxを好んで使用するのに対し，アメリカの臨床医は窒素と酸素混合が効果的であると主張している。ほとんどの国の海軍で2.82ATA以上の加圧が使用され，多くの臨床医がその効果を確認してきたが，公式のエビデンスとしての報告が欠如している。動物実験においても動脈ガス塞栓症のモデルで治療表6より6Aが効果の面で優れているという証明はなされなかった[184]。過去に減圧症に罹患した14人のダイバーの見直し研究を行ったLeitchとGreen[160]の報告で明らかになったのは，最初の2.8ATA（282kPa）への加圧で満足のいく効果がみられなかった症例に対して，より高い圧（8.6ATA, 868kPa：76m，250フィート以上）で再加圧したが，臨床経過に変化はなく，明らかな臨床症状の改善もみられなかったということで

Cx 30[86]

Heliox20：80または空気で30mへ再圧

| 深度 | 継続時間 | 呼吸ガス | | 経過時間 |
|---|---|---|---|---|
| | | 患者 | 付添人 | |
| 30m | 60分 | Heliox 50：50 BIBSで60分 | チャンバー内の環境ガス | 1時間 |
| 30〜24m | 30分 | Heliox 50：50　BIBSで1回 25分継続・5分切断 | チャンバー内の環境ガス | 1時間30分 |
| 24m | 30分 | Heliox 50：50　BIBSで1回 25分継続・5分切断 | チャンバー内の環境ガス | 2時間 |
| 24〜18m | 30分 | Heliox 50：50　BIBSで1回 25分継続・5分切断 | チャンバー内の環境ガス | 2時間30分 |
| 18m | 60分 | 酸素　BIBSで2回 25分継続・5分切断 | チャンバー内の環境ガス | 3時間30分 |
| 18〜12m | 30分 | 酸素　BIBSで1回 25分継続・5分切断 | チャンバー内の環境ガス | 4時間 |
| 12m | 180分 | 酸素　BIBSで6回 25分継続・5分切断 | 酸素　BIBSで6回 25分継続・5分切断 | 7時間 |
| 12〜0m | 30分 | 酸素 BIBSで30分 | 酸素 BIBSで30分 | 7時間30分 |

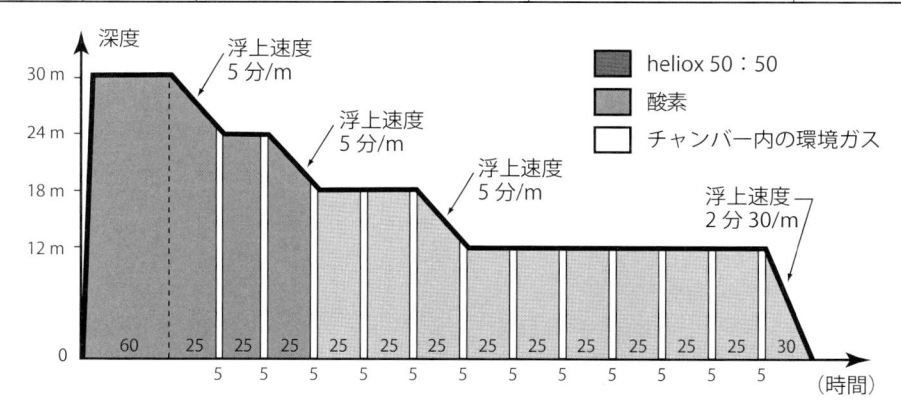

**図14.16　Comex治療表30**
この30m（100フィート）治療表はヨーロッパの潜水従事者の間では，減圧障害の初期治療としてHeliox 50：50を使用してよく用いられる治療表である。（Kol S, Adir Y, Gordon CR, et al: Oxy-helium treatment of severe spinal decompression sickness after air diving. Undersea Hyperb Med 20:147-154, 1993. より）この治療表はまた酸素・窒素50：50設定下でも使用される。（James PB, Imbert J-P, Arnoux G, et al: Comex Medical Book, Revised ed. Marseille, France, Comex SA, 1986. より）

ある。深深度（8.5ATA以上）の初回再圧を通常使用した一連の報告では，非常に効果的という指摘はあるが，標準的なアメリカ海軍の治療表を超える有用性はないというものであった[185]。しかし，臨床医のあいだでは認められていることだが，2.8ATA（282kPa）の治療圧に反応しなかった減圧症の少数例で，より高い圧に反応し[186]，特に6ATAで空気吸入に先行して50：50，あるいは40：60の酸素と窒素の混合ガスの使用で効果があったというものがある[187-190]。

### ▶深深度治療表

通常50mあるいは165フィートより深い短時間の深深度潜水中あるいは潜水後に発症した減圧障害には，標準治療表で特定されている深度より深い圧での再圧が有効と思われる。特に明らかに減圧を行わなかった症例には有効である[191]。例としてはLambertsen/SoulsのOcean Systems治療表7A（図14.17）と，アメリカ海軍治療表8（図14.18）がある。治療表8は60分以上の減圧ができなかったときの，深深度で制御できない急速浮上（"blow-ups"）の治療のために考案された[192]。Europian Undersea Biomedical SocietyとU.K. Association of Diving Contractorsの推薦に基づく別のプロトコールでは，18m（60フィート）の加圧とヘリウムと酸素の混合ガス吸入休止深度を含んでいる。減圧スケジュールは表14.2のとおりである。この治療表の使用に関しての治療指針は，閉鎖式ベルや飽和潜水の項で，後述する。

### ▶浅域潜水後の飽和潜水

明らかな中枢神経症状，特に脱力などを伴う患者では，アメリカ海軍治療表6の間に2.8ATA（282kPa）の圧曝露後に症状の消失が不完全であったり，その治療表で減圧中に症状の増悪がみられた場合は，飽和再圧が治療として追加されるかもしれない。この技術は高気圧チャンバー内の患者に間歇的に高濃度酸素を投与しながら固定した環境圧に維持するものである[188,193]。最も簡単な飽和治療表はアメリカ海軍治療表7であるが，この治療表は深度2.8ATA，60fswで，肺酸素中毒を防ぐためにチャンバー内は空気加圧として考案された（詳細はアメリカ海軍ダイビングマニュアル参照，図14.19）。この治療表では患者は治療圧下で最低12時間過ごすことになる。飽和治療ではチャンバーナースや操作技師も2チーム交代での勤務が必

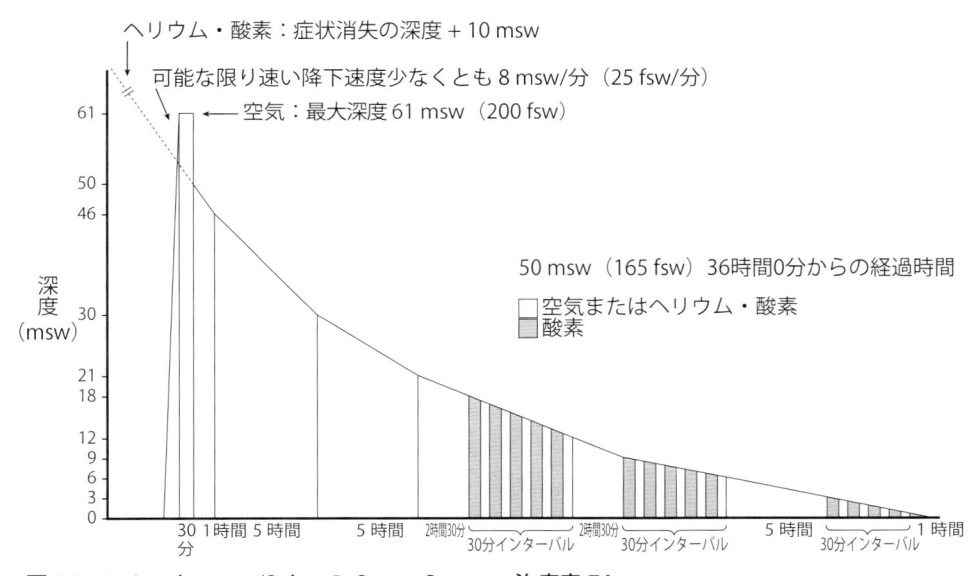

**図14.17 Lambertsen/SolusのOcean Systems治療表7A**
この治療表は商業潜水業界で最もよく使用されるもので，特に加圧深度で症状が増悪したり，165フィート（50m）以上の深度で再圧が必要な場合や減圧の延長が必要な場合などに使用される。患者は治療圧環境に30分曝露される。もし患者が空気吸入であるなら制限深度は200フィート（61m）である。30分加圧後に患者は1分で165フィート（50m）に減圧され，その後は上記のような経過になる。もし患者がヘリウム・酸素ガスを吸入の場合は症状が消失する深度に33フィート（10m）を加えた深度まで加圧しなければならない。しかし，最大潜水深度を超えてはならない。その深度で30分滞在後，チャンバーは毎時15フィートで165フィート（毎時4.5mで50m）に減圧される。その後は上記のような治療経過となる。図中の白い部分はヘリウム・酸素ガス吸入，灰色の部分は酸素吸入を示している。(Moon RE, Gorman DF: Treatment of the decompression disorders. In: Neuman TS, Brubakk AO［eds］: The Physiology and Medicine of Diving. New York, Elsevier Science, 2003, pp 600-650. より)

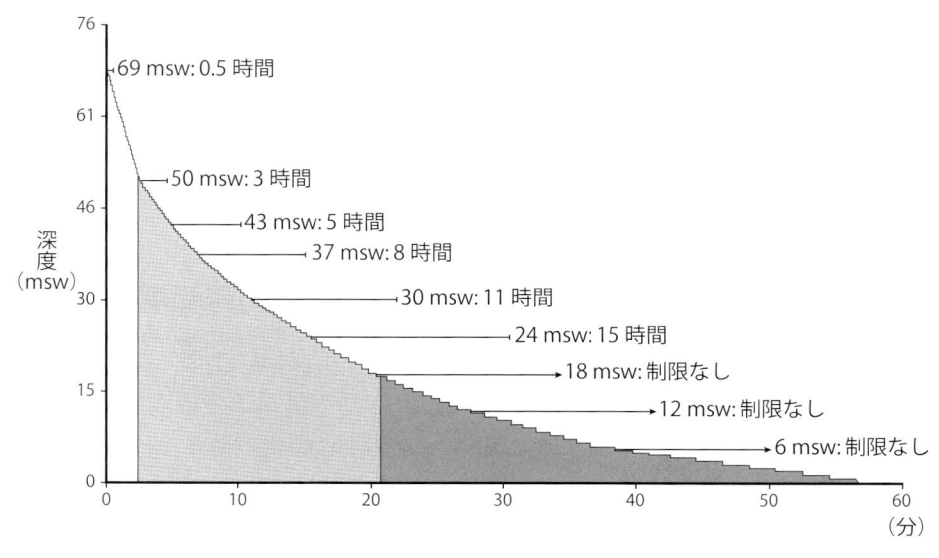

**図14.18　アメリカ海軍治療表8**
この治療表は減圧停止の失敗が60分以上あるような深い「吹き上げ」の治療用に設定されたものである。この治療表はさまざまな状況で使用される。たとえば165フィート（50m）以上の深度への加圧が必要な場合や，165～60フィートのあいだで減圧停止が必要とされる場合などである。それぞれの深度での最大時間が示されている。60，40と20fswでの時間制限はない。減圧は2fswずつ行われる。165fsw（50msw）以上の深度ではナルコーシスを防ぐためにヘリウムガスに16～21%の酸素を混ぜたものが投与される。60fsw以上の深度では4回の治療サイクルのそれぞれで5分間の空気吸入に続き，25分間は治療ガスを吸入する。治療ガスとしては60fsw以上の深度ではヘリウムや窒素に40%酸素を加えて使用する。60fsw（18msw）かそれより浅い深度では治療ガスは100%酸素である。60fsw（18msw）かそれより浅い深度での酸素投与に関しては，アメリカ海軍治療表7の指針が使用される。より詳細についてはアメリカ海軍ダイビングマニュアル[92]に記載されている。（Moon RE, de Lisle Dear G, Stolp BW: Treatment of decompression illness and iatrogenic gas embolism. Respir Care Clin N Am 5:93-135, 1999. より）

**表14.2　ヘリウム・酸素使用ダイビング後の治療表**

| 深　度 | 減圧速度 |
| --- | --- |
| 100 m 以上 | 1.5 m/時 |
| 100 ～ 10 m | 1.0 m/時 |
| 10 m 水面 | 0.5 m/時 |

（Bennett PB: The Treatment Offshore of Decompression Sickness: European Undersea Biomedical Society workshop. Bethesda, MD, Undersea Medical Society, 1976. より）

要で，かつ装置の保守管理と維持などにかなりの労力や費用，能力を要するために治療できない施設が多い。それゆえに飽和治療は患者が明らかな中枢神経障害を伴っていない場合や，治療可能な適切な施設がなければ行うべきではない。飽和治療が酸素治療表の反復よりもより効果的だとは示されていない。飽和治療に関して推奨される指針としては，次のようなものがある。①広範な筋力低下，膀胱直腸障害，脳皮質症状や意識状態の変化がみられる症例，そして②再圧で症状は改善するが，治療圧2.8ATAの最後の部分で症状の消失が不完全な場合や，酸素吸入下で2.8ATAから減圧中に運動機能や脳皮質症状などがかなり増悪する症例に適応がある。

## ▶水中再圧（ふかし）

再圧チャンバーがない状況では，症状のあるダイバーが水中で再圧を試みるのは理にかなっているかに思われる。この行為は急速に症状の消失をみるが，他方，より不活性ガスの摂取を加速させる。これにより最終的にダイバーが水面に浮上したときには，減圧障害はより重症化することがある。空気吸入下での水中再圧は成功してきた[194-196]。酸素吸入はより効果的である。そして100%酸素吸入下での水中再圧は，再圧チャンバーが利用できない状況では緊急処置として行われてきた[194,197-200]。

オーストラリアのガイドライン[198,200,201]では次のような指導がある。①フルフェイスマスクを使った酸素投与（かつ適切な酸素供給）と，これによる半覚醒ダイバーの気道確保，②適切な保温（たとえばウェットスーツ着用），③10mの長いロープ（ダイバーの体位保持のために座席やハーネスが装着されることがある），④水中でダイバーに付き添う介助者，⑤ダイバー，介助者と水上スタッフあいだで連絡可能な何らかの手段が必要。酸素はマスクと供給ラインのあいだに逆流防止弁のついた水上設置のタンクからダイバー

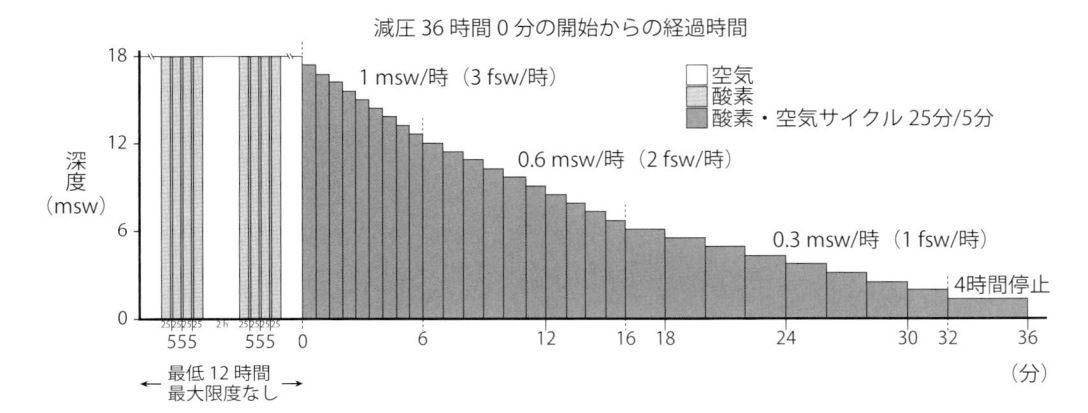

**図14.19 アメリカ海軍治療表7**
この治療表は60フィート（18m）での長期滞在（飽和潜水）を考慮している。この治療表が使用されるのは標準的な治療表の1つの治療で症状が消失しない重症例や，それらの治療表で減圧中に症状の増悪をみる場合などである。アメリカ海軍の治療指針では60フィートで最低12時間過ごさなくてはならないが，最大時間は特定されていない。計時を単純化するために5分間のチャンバー圧環境での空気吸入に続く25分間の酸素吸入を設定している。酸素吸入4サイクル後に2時間は空気を持続吸入する。患者が覚醒状態であれば，このサイクルは最低8回酸素吸入期まで継続されるべきである。酸素吸入期は60フィートでの飽和が開始される前に行われなければならない。酸素吸入期は効果を最大限に生かせるが，一方では肺酸素中毒の症状，（たとえば吸気時の痛みなど）を防ぐために上記の経過上で修正を必要とするかもしれない。患者の意識がない場合は，酸素吸入は一般的に最大24回の酸素吸入後には中止されるべきである。図中の白抜きの領域は空気吸入期，うすい灰色は酸素吸入期，そして濃い灰色はチャンバー環境圧下での25分酸素吸入と5分空気吸入期を示す。*詳細についてはアメリカ海軍ダイビングマニュアル[92]に記載されている。(Moon RE, Gorman DF: Treatment of the decompression disorders. In: Neuman TS, Brubakk AO [eds]: The Physiology and Medicine of Diving. New York, Elsevier Science, 2003, pp 600-650. より)

に供給されなければならない。最初の加圧深度は9m（30フィート）である。滞底時間は30分だが，重症例では30〜60分の延長が可能である。浮上は1mごとに12分（1フィートごとに4分）かけて行う。もし症状が再発したら，患者は浮上前にあと30分その深度に滞留すべきである。ダイバーは浮上後12時間は100％酸素投与を1時間単位で行い，同じように途中に空気吸入も行うべきである。

## ▶治療アルゴリズムの選択

### 浅海域潜水

#### 筋・関節型または皮膚型

アメリカ海軍の治療指針と慣例では，関節型や皮膚型減圧症には，経過や診察で神経学的異常がみられないか，2.8ATA（282kPa）への加圧で10分以内に症状の完全な消失をみた場合は，アメリカ海軍治療表5を使用して治療を行う。Greenら[202]によるとアメリカ海軍により治療された一連の症例の見直しで，前述した治療指針に従えば治療表5は治療表6と同様に効果的であったと報告されている。

#### 中枢神経型減圧障害

中枢神経型減圧症には，100％酸素吸入で18msw（60fsw）への初期加圧が推奨される[174]。

アメリカ海軍治療表6はそのような個人への治療に適している。アメリカ海軍ダイビングマニュアルによると，酸素吸入時間の追加は60フィート（18m：2.8ATA，282kPa）と30フィート（9m：1.9ATA，191kPa）で2回まで許されている[92]。さらなる延長が必要なときは，カタリナ海洋科学センターの最大治療表の使用で実行可能である（図14.14参照）。中枢神経型減圧症に関しては，アメリカ海軍治療表6と治療表6の延長治療のような，より長い治療がより短い治療に比べて効果的ではなかったという報告が散見される[135,143]。しかし，これらの研究はより集中的な治療が満足のいく結果を導く可能性が低いという指摘として解釈されるべきではなく，むしろ再圧に迅速に反応しないダイバーには延長治療表による治療が推奨されるべきであるということである。臨床経験からは，動脈ガス塞栓症は通常アメリカ海軍治療表6に反応する。通常，ダイバーが水面へ浮上後迅速に開始された治療の場合，60fswで反応しないときのみ深深度の再圧が勧められる。1人用チャンバーしか利用できない状況では，高気圧治療専門医のなかにはエアブレイクの設定が困難という理由で標準的な再圧表の使用を躊躇する者がいる。しかし，HartとKindwallが考案した1人用チャンバーの治療表が多くの症例で有効と考えられた[177-181]。1人用チャンバーでのアメリ

カ海軍治療表の使用には，BIBS（Built-in Breathing System：チャンバー入室者へマスクで空気を送気するシステム）を備えるための簡単な改良が必要である。

### 閉鎖式ベルと飽和潜水

浅海域のダイバーより深く潜る人々への再圧治療は，より複雑なものとなる。浮上後に起こる減圧症に対しては，通常標準酸素治療表が有効である。専門家のなかには空気再圧を避けることを推奨する者がいる。特に最近ヘリウムと酸素の混合ガスから変えたあとでは相互拡散により突然の症状増悪を招く可能性があるからである[191]。しかし，アメリカ海軍の演習やメキシコ湾での商業潜水作業では，ヘリウムと酸素の混合ガスによる潜水後に起こる減圧症にはアメリカ海軍治療表6，6Aと7のような標準的な治療用空気・酸素治療表を用いる。飽和潜水や深深度からの減圧中に起こる症状には，ダイバーは通常，症状が消失する深度か，最初の潜水深度まで加圧される。最大深度で少なくとも2時間後に表14.2に示されている方法で減圧が行われる。飽和潜水の減圧中に発症した症状は通常，軽症である（一般的に痛みのみである）。治療の追加項目は次に示すものの組み合わせである。①酸素に富んだ吸入ガスの投与（1.5〜2.8ATA），②チャンバーの再圧，または③減圧の一時停止[203-206]。さらに詳細は他の報告に見出される[92,203-209]。

### ▶二期的治療

高気圧治療が有効でなかった例が遷延するのは数日以上かもしれない[210-218]。それゆえに発症後数日経過してもダイバーへの再圧は有効と考えられる。再圧施設がなく，迅速な搬送も行えないような遠隔地での軽症減圧症は，保存的に経過をみることになる。そのような患者に対する専門家の総意として認められた治療指針を表14.3に記載した。

### ▶治療のタイミング，持続とフォローアップ治療

1回のチャンバー治療で症状の完全な消失をみない場合は，患者が症状の完全な消失をみるまで，あるいは引き続きの治療後の評価で経過と診察より大きな改善がみられないような場合には，1日2回のHBOTが推奨される[174]。多くの症例では1，2回の治療でそのような転帰をとる。重症中枢神経障害型減圧障害の患者では，少数ではあるが10〜20回以上の治療でも治癒に達しないことがある。高気圧治療の繰り返しによる継続的な改善の機序はガス気泡の持続[219]，浮腫の軽減[220,221]，虚血組織への適正な酸素供給の準備，傷害された内皮への好中球接着の阻止[223,224]等である。このようなフォローアップ治療に使うべき治療表について，一致した見解はみられない。過去の症例での分析では，2.4ATAに対して2.8ATAの使用を支持している[225]。他の観察では役に立つものは見受けられない[136]。

## 再圧のための補助的治療

気泡の除去が治療の初期の目的であるが，血管透過性亢進や内皮への白血球集積を含む侵襲となりうる障害の二次的な病理病態学的な機序がある。白血球の役割はイヌとウサギの脳動脈塞栓症とラットの減圧症で示されてきた[162,226]。HBOTの機序は白血球の集積のような，これらの二次的な現象の効果に部分的に依存しているかもしれない[223,224,227,228]。補助的療法についての治療指針をここで論じ，表14.4に要約する。

### ▶補　液

気泡による内皮細胞傷害，それに続く血漿の血管外漏出[44-47,229,230]，血小板や白血球の集積，脂肪塞栓や血栓形成などの結果として，微小循環は障害される。補液はすべての減圧障害例に推奨される。等張液が好んで使用されるが，これは低張液では脳浮腫を起こしうるからである。糖含有の輸液は避けるべきである。なぜなら脳[231]や脊髄[232]における神経学的症状を悪化させる可能性があるからである。不活性ガスの洗い出しは，臥位[233]，ヘッドダウン[234]，水面から頭出し体位[233,234]のいずれでも中心血流量と心臓前負荷を増大させることで加速される。それゆえに積極的な補液は，たとえ明らかな脱水症状を伴っていなくても減圧障害では適応とされる。

経口摂取による水分補給の効果は，減圧障害治療では不明である。しかし，重症の下痢症に対して60mMの塩分と80〜120mMの糖を含む液体摂取は，脱水補正に有効であるとして行われてきた。ゆえにおそらく，軽症減圧症には経口摂取は適している。現場で経静脈的投与ができない状況で，患者が経口摂取に耐えうるならば，経口摂取による水分補正に勝るものはない。しかし，こうした水分補給は意識障害を伴うような重症のダイバーの迅速な蘇生では避けるべきである。

補液の効果判定には血管内ボリューム，尿量，血液

**表 14.3　再圧施設から遠隔地で発症の軽症減圧症の処置に関する統一指針**

統一見解 1
　減圧障害に関して，委員会は「軽症」の症状と徴候を次のように定義する。
　軽症とは，
　　四肢の痛み[1,2]
　　身体症状
　　何らかの皮膚感覚の変化[3]
　　紅斑
などがみられ，かつこれらの症状が安定かつ，軽減しており[4,5]，医学的診察で関連する神経学的異常が除外されるものをいう。

脚注
1. 委員会の見識としては，痛みの重症度は予後にほとんど影響しない。しかし，痛みの重症度は軽い症状としての分類とは別に処置決定に影響を与えるかもしれないということは銘記しなくてはならない。
2. 古典的な帯状痛症候群は脊髄関連の症状が疑われるもので，四肢痛として分類されることはない。
3. 何らかの皮膚感覚の変化とは，散在したり，皮膚線条に一致しない痺れのような主観的な皮膚症状で，脊髄性ではなく，特異性もなく，良好な経過をたどる症状である。明らかな皮膚領域の主観的感覚の変化や両足にみられるといった特異的パターンは脊髄症状を疑わせる症状であり，「軽症」と考えるべきではない。
4. 「軽症」とは，症状が進行性ではない状態をいう。最初に軽症として診断された現症が進行性となった場合は，もはや「軽症」としては分類されない(脚注 5 参照)。
5. 遷延性進行の可能性がある場合，たとえば軽症という場合は，症状がダイビング後あるいは直近の再圧後少なくとも最初の 24 時間以上の経過で繰り返されなくてはならない。後者の場合は高度への浮上があった場合に適応となる。

統一見解 2
　委員会が受け入れている見解として，減圧障害による未治療の軽症例の症状や徴候[1]は，ダイビング終了後 24 時間後に進行する傾向がある[2]。

脚注
1. 軽症の症状と徴候はあくまでも統一見解 1 と脚注に定義されているものとする。
2. この見解は軽症症状の存在下でのさらなるダイビングや高度への浮上などのさらなる減圧を示すものではない。

統一見解 3
　レベル B の疫学的事実[1]が示すように，軽症減圧障害[2]患者の再圧までの遅れは，いかなる長期予後も悪くすることはないようである。

脚注
1. アメリカ家庭医学会のエビデンスレベル [Internet][Leawood(KS)]: American Academy of Family Physicians; c2004 [Cited 2004 Dec 6]. http://www.aafp.org/x17444.xml
2. 軽症減圧障害とは，あくまでも統一見解 1 と脚注に定義されている症状と徴候を示すものとする。

統一見解 4
　委員会の認めるところであるが，ダイビング後に軽い症状や徴候[1]をみる患者のなかには，再圧しなくとも適切に治療可能な者がいる。減圧障害を伴った患者の回復は再圧なしでは遅いかもしれない。

脚注
1. ダイビング後の軽い症状や徴候に関する非特異的な文献は意図的である。それが示唆する事実としては，症状は減圧障害によるものかもしれないし，そうでないかもしれない。見解によるとたとえ減圧障害の結果であったとしても，時間は少しかかるが再圧治療をしなくても完全な回復が期待される。大切なことは軽い症状と徴候はあくまでも統一見解 1 と脚注に定義されている症状ということである。症状と徴候がここに定義されている範疇を超えるものなら，標準的な処置と治療の適応である。

統一見解 5
　委員会の見解であるが，ダイビング後に軽い症状と徴候[1]を示すダイバーが，少なくとも 24 時間の水面休息後に，治療のために民間航空機で救助される場合でも，その予後の増悪には関係しないように思われる[2,3,4]。

脚注
1. 軽い症状や徴候とはあくまでも統一見解 1 と脚注で定義されているものとする。
2. 民間航空路線での搬送経験からいえるのは，1〜2 時間の短時間飛行が好ましい。より長い飛行経験は少ない。
3. できるだけ高濃度の酸素投与はそうした搬送に適した処置である。さらに，そのような搬送では飛行前の酸素投与でもリスクを減らすことができる。
4. 民間航空の着陸地の受け入れ病院への連絡は，搬送開始前に行わなくてはならない。

(Mitchell SJ, Doolette DJ, Wachholz CJ, et al.［eds］: Management of Mild or Marginal Decompression Illness in Remote Locations. Durham, NC, Divers Alert Network, 2005. より)

表 14.4 Undersea and Hyperbaric Medical Society の補助治療に関する指針

| | 動脈ガス塞栓症（不活性ガス負荷なし） | 減圧症：痛みのみ・軽症 | 減圧症：中枢神経型 | 減圧症：呼吸循環型 | 減圧症・下肢麻痺合併（深部静脈血栓症予防） |
|---|---|---|---|---|---|
| アスピリン | 2B（C） | 2B（C） | 2B（C） | 2B（C） | |
| 非ステロイド系抗炎症剤 | 2B（C） | 2B（B） | 2B（B） | 2B（C） | |
| 酸素投与 | 1（C） | 1（C） | 1（C） | 1（C） | |
| 抗凝固剤，血栓溶解剤，ⅡB／ⅢA剤 | 2B（C） | 3（C） | 2B（C） | 2B（C） | 1（A） |
| リドカイン | 3（C） | 3（C） | 3（C） | 3（C） | |
| 輸液 | | | | | |
| 　D5W | 3（C） | 3（C） | 3（C） | 3（C） | |
| 　LR 晶質コロイド | 2B（C） | 1（C） | 1（C） | 2B（C） | |
| 　コロイド | 2B（C） | 1（C） | 1（C） | 2B（C） | |

エビデンスの分類（カッコ内のエビデンスレベル）
アメリカ心臓協会（American Heart Association）の分類：
　クラス1：検査や治療法の有用性や有効性を示すエビデンスおよび（または）一般的な合意がある。
　クラス2：検査や治療法の有用性や有効性について相反するエビデンスおよび（または）見解の相違がある。
　クラス2A：多くのエビデンスまたは見解が有用性または有効性を支持している。
　クラス2B：有用性または有効性がエビデンスまたは見解によって十分確立されていない。
　クラス3：検査や治療法が有用または有効でなく，場合によっては有害であるとするエビデンスまたは一般的な合意がある。
　エビデンスレベルA：多数のランダム化，臨床試験によるデータがある。
　エビデンスレベルB：1回のランダム化試験または複数の非ランダム化試験によるデータがある。
　エビデンスレベルC：専門家の合意した見解がある。
（Moon RE [ed]: Adjunctive Therapy for Decompression Illness. Kensington, MD, Undersea and Hyperbaric Medical Society, 2003. より。詳細は報告書全文，または www.uhms.org. 参照）

ヘモグロビン／ヘマトクリット値の標準的な臨床的評価が含まれる。重症例では尿道カテーテルの挿入も行うべきである。

### ▶副腎皮質ホルモン

副腎皮質ホルモンは減圧障害治療でその効果が盲信され，広く使用されてきた[235-238]。しかし，副腎皮質ホルモン投与の単独要素に対しての効果分析で，いかなる有効性もみられなかった[239]。副腎皮質ホルモンでは減圧障害の動物実験においても症状の改善は得られなかった[125,148,240]。

予防目的で餌に含有させてブタに大量使用された[241]が，重症減圧障害を防ぐことはできず，死亡率の増大に関連していた。それゆえ副腎皮質ホルモンの投与は減圧障害治療には推奨できない。

### ▶抗凝固剤と非ステロイド系抗炎症剤

気泡により血小板凝集や接着が引き起こされ，血栓が形成される[242-246]。しかし，先述したようにヘパリン，インドメタシン，プロスタグランジンI$_2$の3者併用が，動脈ガス塞栓症の動物実験で体性感覚誘発電位の回復に寄与した[247]。しかし，改善は4時間以上は継続しなかった[248]。さらにこの併用は，影響を受けた脳組織では好中球[249]や血小板の凝集を抑制できなかった[248]。

減圧障害で下肢を固定された患者は，血栓塞栓症の危険がある。減圧障害患者28名のうち，下肢脱力のために少なくとも24時間歩行できなかった症例では1名が死亡し，3名が生命に危険がある肺塞栓症となり，うち1名が死亡した[250]。すべての下肢麻痺の減圧障害患者に，低分子量ヘパリンの皮下注射を行うことが推奨される。低分子量ヘパリンの効果はこのような使い方では報告されてこなかった。しかしながら認められている治療指針としては，発症後即座にエノキサパリン30mgの皮下注射を開始し，12時間ごとに投与を行うことである[251]。

### ▶リドカイン

局所麻酔剤であり，クラス1Bの抗不整脈剤であるリドカインは，傷害された脳組織にいくつかの薬物動態的な効果を示す。たとえば虚血時のイオン流動の減速，興奮毒性のアミノ酸放出や酸素に対する脳代謝率の軽減，好中球の接着と遊走の抑制と傷害された脳の頭蓋内圧の減少などである[252]。ネコを用いた実験で，リドカインが予防的に投与[253]された場合，空気塞栓後の脳障害を軽減したとの報告があり，治療目的で使

用されたネコ[254]とイヌ[148]の空気塞栓の実験では脳機能の回復を促進した。動物実験においてリドカインは，動脈ガス塞栓症に対してHBOTに加えて改善の効果がある[148,255]。症例報告のなかには，ヒトの減圧症や動脈ガス塞栓症へのリドカインの使用は有効とするものがある[256-259]。

ヒトの減圧障害ではリドカインに関しては非ランダム化試験が行われてきた。しかし，開心術での脳ガス塞栓症の実験において，盲検研究，ランダム化研究で明らかになったのは，麻酔導入後48時間の周術期のリドカイン投与により術後10日，10週，6カ月で神経学的認識の改善がみられたことである[260]。別の研究では冠動脈バイパス術で術中にリドカイン投与を行い，術後9日は改善した[261]。

もしリドカインが減圧障害の補助的治療として臨床で使用されるならば，適正な使用量は抗不整脈剤としての標準的な濃度である2～6mg/L，あるいはµg/mLである。治療域血清濃度に達するには，典型的には初回経静脈投与で1mg/kg投与し，続いて10分ごとに0.5mg/kg，計3mg/kgまで投与するか，持続注入で2～4mg/分投与する。最初の1時間に400mg以上の投与で副作用を合併するリスクがあるため，適切な医療施設において持続的監視下で治療を行うべきである。現場では4～5mg/kgの筋肉注射を行えば，投与後15分で治療域血清濃度に達し，約90分は効果が持続する。

リドカイン注射では通常口腔周囲の知覚障害と運動失調を引き起こす。てんかん発作も起こしうる。それゆえに長時間投与は集中治療が行える医療環境で実施することが最良である。

## ▶ 血糖管理

中枢神経系の障害は高血糖で増悪する。これはおそらく乳酸産生の増加による細胞内アシドーシスの進行が原因と考えられる[262]。動物実験[232,263]とヒト[264]の臨床試験のエビデンスが示しているが，高血糖による症状増悪は，明らかに血清グルコース値が200mg/dL（11mM/L）でみられている。少量の糖の静脈内投与で，たとえ明らかな高血糖の所見がなくても神経学的予後を悪くする[231]。それゆえに高血糖の治療が行われない場合は，糖含有輸液の静脈投与は避けるべきである。中枢神経系障害がある場合は，可能ならばいかなるときも血清グルコースを測定し，高血糖は補正されるべきである[262]。

## ▶ 体温管理

軽度の体温低下は中枢神経系障害を改善するが，高体温は増悪させる[265]。高温環境を避ける，または積極的に解熱治療を行う等で，高体温症を避ける単純な手段を講じるべきである。

## ▶ ペルフルオロカーボン

ペルフルオロカーボン（PFC）の乳剤は酸素，不活性ガスの両方に高い溶解度がある。それゆえに酸素運搬は増加し，不活性ガスの沈降を促す。PFCを前処置した実験動物では動脈ガス塞栓症[266-271]，静脈ガス塞栓症[272-274]両方への耐性が増大した。イヌの前処置ではPFCの静脈投与で不活性ガスの洗い出し[275]が促進され，減圧症の予後が改善した[276-278]。イヌの空気飽和潜水から減圧後にPFCを静脈投与した群では，減圧症の発症と重症化を減らすことができた[279,280]。もしPFC乳剤が市場に出回ったなら，減圧障害治療に重要な役割を果たすと考えられる。

## ▶ 血液ガス管理

動脈ガス塞栓症の動物実験では，著明な頭蓋内圧の上昇と脳組織酸素濃度の減少が明らかになった[281]。ブタの実験において，過換気ではこれらの異常は是正されないことが明らかになった[282-284]。それゆえに重症の動脈ガス塞栓症で人工呼吸管理下の患者では，動脈血二酸化炭素濃度は正常域に保たれることが推奨される。

# フォローアップ評価とダイビング復帰

残存症状があったとしても減圧障害の長期予後はよい。麻痺が残ったダイバー69例の治療後数カ月の経過観察では，半分のダイバーは無症状で，3分の1で日常生活に支障をきたす症状が残った[285]。減圧障害に罹患した348人のレジャーダイバーの12カ月にわたる予後を図14.20に示す。

ダイビング復帰に関しては，多くの臨床家が次のような原則に同意を示している[209]。

・減圧障害の症状や徴候のほとんどが治療の達成で消失している。
・中枢神経型減圧症の発症後少なくとも4週間の再診で，ダイバーに神経学的後遺症がみられない。
・減圧障害への危険因子が何らみられない。

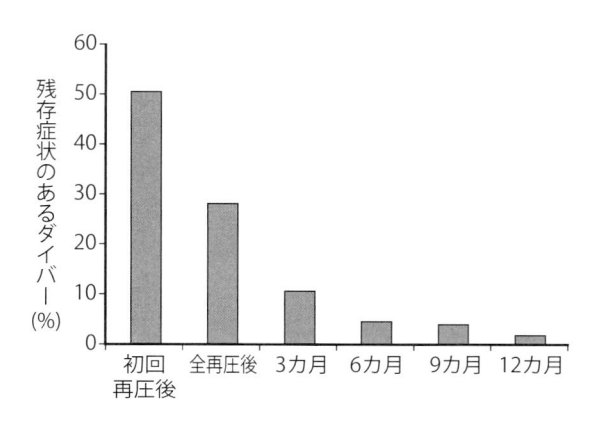

図14.20　2002年にDivers Alert Networkに報告されたレクリエーションダイバーの減圧障害348例の12カ月の転帰
（Divers Alert Network Report on Decompression Illness, Diving Fatalities and Project Dive Exploration: 2004 Edition. Durham, NC, Divers Alert Network, 2004, p73. より）

### ▶ 肺損傷

　肺損傷後にダイビングに復帰するダイバーには，念入りに安全についての説明を行うべきである。最近の報告で指摘されているように，ダイバーにおいて高比率にCT検査で肺の異常がみられている[287,288]にもかかわらず，多くの患者では確認しうる素因や体質はみられない[239,286]。患者は急速浮上やコントロールされていない減圧，息こらえの有無，最近罹患した呼吸器感染や他の呼吸器疾患について問診で明らかにされるべきである。胸部X線撮影によって肺尖部の肺囊胞や肺実質瘢痕はみえるかもしれないが，通常は正常である[104]。胸部CT検査は肺囊胞検出には最もよい方法である[290]。臨床的所見あるいは呼吸機能検査で正常所見を示すダイバーでも，高解像CT検査では器質的異常を示すことがある[287-289,291]。肺損傷の既往があるダイバーは，肺コンプライアンス低下と呼気抵抗の上昇が観察される[292,293]。肺損傷を起こしたダイバーでは50％および25％肺活量における呼気速度の低下がみられる[294]。両方の研究で患者とコントロール群に明らかな重複があった。これらの所見は肺損傷の原因というよりは，結果と考えられる。呼吸機能検査では，気管支喘息へ移行する可能性がある閉塞性疾患の検出が可能である。呼吸機能が正常であれば，ドライガスを使用した運動負荷後の反復検査で，気道の過剰反応[295]や肺損傷への移行がありうる未診断の気管支喘息などが明らかになる[296,297]。

### ▶ 減圧症

　減圧症罹患後のダイビング再開の適性は，以下の2点に集約される。すなわち①再発の可能性と，②新たな減圧症のエピソードによる累積障害の影響である。ダイバーが再発する傾向としては，習慣的に無理な深度と時間に曝露した場合や状況，また，個々の体質的な危険因子による。エビデンスはないが，減圧症は前回のエピソードで損傷した組織に起こりやすい傾向があるように思われる。発症のリスクはダイバーがより控えた潜水，たとえば短時間の滞底，浅海域でのダイビングを行えば減少する[298]。個々の体質的な危険因子についての報告はない。卵円孔開存症に関しても，次のような条件がなければ通常は起こりえない。すなわち，①前述したような動脈ガス塞栓に関連するような深度と時間への曝露，②運動器の機能低下，めまい，運動失調や脳皮質症状などのように症状や徴候が重症である，などである。いかなる心房中隔欠損症もダイビングは禁忌である[25]。バルサルバ手技を行わないとわからないような卵円孔開存症が要因となるかは不明瞭である。減圧症を減らす目的[299]で卵円孔を閉鎖する閉塞装置（オクルーダー）の使用はいまだ確認されていない[300]。肺圧外傷や動脈ガス塞栓症は減圧症を起こしやすくする。そのため予期しない中枢神経型減圧症のエピソードがあれば，少なくとも経過と診察所見より肺圧外傷の原因を探るために迅速に臨床的精査を行うべきである。発症にかかわるほとんどの病態学的危険因子は推測の域を出ず，ほとんど起こりえない潜水や不自然な潜水プロフィールによる重症例で引き起こされる減圧症のエピソードにより示唆されている。

　内耳型（前庭末梢神経障害）減圧症は残存障害があるときでも無症状である場合がある。それゆえに内耳型減圧症罹患後のダイバーの評価では，たとえ残存症状がなくても聴力検査と電気的眼振検査が行われる[129]。

### REFERENCES

1. Eckenhoff RG, Olstad CS, Carrod G：Human dose-response relationship for decompression and endogenous bubble formation. J Appl Physiol 69：914-918, 1990.
2. Van Liew HD, Flynn ET：Direct ascent from air and N2-O2 saturation dives in humans：DCS risk and evidence of a threshold. Undersea Hyperb Med 32：409-419, 2005.
3. Phillips JL：The Bends. New Haven, CT, Yale University,

1998.
4. de Méricourt LR : Considérations sur l'hygiène des pecheurs d'éponges. Arch Méd Nav 10 : 232-234, 1868.
5. Bassett-Smith PW : Diver's paralysis. Lancet 1 : 309-310, 1892.
6. Blick G : Notes on diver's paralysis. Br Med J 2 : 1796-1799, 1909.
7. Bendrick GA, Ainscough MJ, Pilmanis AA, et al : Prevalence of decompression sickness among U-2 pilots. Aviat Space Environ Med 67 : 199-206, 1996.
8. Cowell SA, Stocks JM, Evans DG, et al : The exercise and environmental physiology of extravehicular activity. Aviat Space Environ Med 73 : 54-67, 2002.
9. Bert P : Barometric Pressure (La Pression Barométrique). Bethesda, MD, Undersea Medical Society, 1978.
10. Pol B, Wattelle TJJ : Mémoire sur les effets de la compression de l'air appliquée au creusement des puits à houille. Ann Hyg Pub Med Leg 2 : 241-279, 1854.
11. Keays FL : Compressed air illness, with a report of 3,692 cases. Dept Med Publ Cornell Univ Med Coll 2 : 1-55, 1909.
12. Gillis MF, Karagianes MT, Peterson PO : Detection of gas emboli associated with decompression using the Doppler flowmeter. J Occup Med 11 : 245-247, 1969.
13. Evans A, Walder DN : Significance of gas micronuclei in the aetiology of decompression sickness. Nature 222 : 251-252, 1969.
14. Vann RD, Grimstad J, Nielsen CH : Evidence for gas nuclei in decompressed rats. Undersea Biomed Res 7 : 107-112, 1980.
15. Yount DE : Skins of varying permeability : A stabilization mechanism for gas cavitation nuclei. J Acoust Soc Am 65 : 1429-1439, 1979.
16. Blenkarn GD, Aquadro C, Hills BA, et al : Urticaria following the sequential breathing of various inert gases at a constant ambient pressure of 7 ATA : A possible manifestation of gas-induced osmosis. Aerosp Med 42 : 141-146, 1971.
17. Lambertsen CJ, Idicula J : A new gas lesion syndrome in man, induced by "isobaric gas counterdiffusion." J Appl Physiol 39 : 434-443, 1975.
18. Cowley JR, Allegra C, Lambertsen CJ : Subcutaneous tissue gas space pressure during superficial isobaric counterdiffusion. J Appl Physiol 47 : 224-227, 1979.
19. Cowley JR, Lambertsen CJ : Isobaric gas counterdiffusion in rabbit eye. J Appl Physiol 47 : 220-223, 1979.
20. Thomas SF, Williams OL : High-altitude joint pains (bends) : Their roentgenographic aspects. Radiology 44 : 259-261, 1945.
21. Ferris EB, Engel GL, Romano J : The clinical nature of high altitude decompression sickness. In : Fulton JF (ed) : Decompression Sickness. Philadelphia, WB Saunders, 1951, pp 4-52.
22. Spencer MP : Decompression limits for compressed air determined by ultrasonically detected bubbles. J Appl Physiol 40 : 229-235, 1976.
23. Dunford RG, Vann RD, Gerth WA, et al : The incidence of venous gas emboli in recreational diving. Undersea Hyperb Med 29 : 247-259, 2002.
24. Lee YC, Wu YC, Gerth WA, et al : Absence of intravascular bubble nucleation in dead rats. Undersea Hyperb Med 20 : 289-296, 1993.
25. Wilmshurst PT, Ellis PT, Jenkins BS : Paradoxical gas embolism in a scuba diver with an atrial septal defect. Br Med J 293 : 1277, 1986.
26. Moon RE, Camporesi EM, Kisslo JA : Patent foramen ovale and decompression sickness in divers. Lancet 1 : 513-514, 1989.
27. Wilmshurst PT, Byrne JC, Webb-Peploe MM : Relation between interatrial shunts and decompression sickness in divers. Lancet 2 : 1302-1306, 1989.
28. Kerut EK, Truax WD, Borreson TE, et al : Detection of right to left shunts in decompression sickness in divers. Am J Cardiol 79 : 377-378, 1997.
29. Germonpré P, Dendale P, Unger P, et al : Patent foramen ovale and decompression sickness in sports divers. J Appl Physiol 84 : 1622-1626, 1998.
30. Wilmshurst P, Bryson P : Relationship between the clinical features of neurological decompression illness and its causes. Clin Sci 99 : 65-75, 2000.
31. Saary MJ, Gray GW : A review of the relationship between patent foramen ovale and type II decompression sickness. Aviat Space Environ Med 72 : 1113-1120, 2001.
32. Wilmshurst PT, Pearson MJ, Walsh KP, et al : Relationship between right-to-left shunts and cutaneous decompression illness. Clin Sci 100 : 539-542, 2001.
33. Klingmann C, Knauth M, Ries S, et al : Recurrent inner ear decompression sickness associated with a patent foramen ovale. Arch Otolaryngol Head Neck Surg 128 : 586-588, 2002.
34. Cantais E, Louge P, Suppini A, et al : Right-to-left shunt and risk of decompression illness with cochleovestibular and cerebral symptoms in divers : Case control study in 101 consecutive dive accidents. Crit Care Med 31 : 84-88, 2003.
35. Torti SR, Billinger M, Schwerzmann M, et al : Risk of decompression illness among 230 divers in relation to the presence and size of patent foramen ovale. Eur Heart J 25 : 1014-1020, 2004.
36. Lovering AT, Stickland MK, Kelso AJ, et al : Direct demonstration of 25- and 50-microm arteriovenous pathways in healthy human and baboon lungs. Am J Physiol Heart Circ Physiol 292 : H1777-H1781, 2007.
37. Eldridge MW, Dempsey JA, Haverkamp HC, et al : Exercise-induced intrapulmonary arteriovenous shunting in healthy humans. J Appl Physiol 97 : 797-805, 2004.
38. Stickland MK, Welsh RC, Haykowsky MJ, et al : Intra-pulmonary shunt and pulmonary gas exchange during exercise in humans. J Physiol 561 : 321-329, 2004.
39. Francis TJ, Pezeshkpour GH, Dutka AJ, et al : Is there a role for the autochthonous bubble in the pathogenesis of spinal cord decompression sickness? J Neuropathol Exp Neurol 47 : 475-487, 1988.
40. Lehner CE, Adams WM, Dubielzig RR, et al : Dysbaric osteonecrosis in divers and caisson workers. An animal model. Clin Orthop 320-332, 1997.
41. Hills BA, James PB : Spinal decompression sickness : Mechanical studies and a model. Undersea Biomed Res 9 : 185-201, 1982.
42. Fraser WD, Landolt JP, Money KE : Semicircular canal fractures in squirrel monkeys resulting from rapid decompression. Interpretation and significance. Acta Otolaryngol 95 : 95-100, 1983.
43. Jaminet A : Physical Effects of Compressed Air and of the Causes of Pathological Symptoms Produced on Man by Increased Atmospheric Pressure Employed for the Sinking of Piers in the Construction of the Illinois and St. Louis Bridge.

St. Louis, MO, Ennis, 1871.
44. Cockett AT, Nakamura RM, Franks JJ：Delayed shock in experimental dysbarism. Surg Forum 14：7-8, 1963.
45. Malette WG, Fitzgerald JB, Cockett AT：Dysbarism. A review of thirty-five cases with suggestion for therapy. Aerospace Med 33：1132-1139, 1962.
46. Brunner F, Frick P, Bühlmann A：Post-decompression shock due to extravasation of plasma. Lancet 1：1071-1073, 1964.
47. Boussuges A, Blanc P, Molenat F, et al：Haemoconcentration in neurological decompression illness. Int J Sports Med 17：351-355, 1996.
48. Nossum V, Koteng S, Brubakk AO：Endothelial damage by bubbles in the pulmonary artery of the pig. Undersea Hyperb Med 26：1-8, 1999.
49. Nossum V, Hjelde A, Brubakk AO：Small amounts of venous gas embolism cause delayed impairment of endothelial function and increase polymorphonuclear neutrophil infiltration. Eur J Appl Physiol 86：209-214, 2002.
50. Su CL, Wu CP, Chen SY, et al：Acclimatization to neurological decompression sickness in rabbits. Am J Physiol Regul Integr Comp Physiol 287：R1214-R1218, 2004.
51. Ward CA, Koheil A, McCullough D, et al：Activation of complement at plasma-air or serum-air interface of rabbits. J Appl Physiol 60：1651-1658, 1986.
52. Shastri KA, Logue GL, Lundgren CE：In vitro activation of human complement by nitrogen bubbles. Undersea Biomed Res 18：157-165, 1991.
53. Ward CA, McCullough D, Yee D, et al：Complement activation involvement in decompression sickness of rabbits. Undersea Biomed Res 17：51-66, 1990.
54. Zhang J, Fife CE, Currie MS, et al：Venous gas emboli and complement activation after deep repetitive air diving. Undersea Biomed Res 18：293-302, 1991.
55. Ward CA, McCullough D, Fraser WD：Relation between complement activation and susceptibility to decompression sickness. J Appl Physiol 62：1160-1166, 1987.
56. Stevens DM, Gartner SL, Pearson RR, et al：Complement activation during saturation diving. Undersea Hyperb Med 20：279-288, 1993.
57. Hjelde A, Bergh K, Brubakk AO, et al：Complement activation in divers after repeated air/heliox dives and its possible relevance to DCS. J Appl Physiol 78：1140-1144, 1995.
58. Shastri KA, Logue GL, Lundgren CE, et al：Diving decompression fails to activate complement. Undersea Hyperb Med 24：51-57, 1997.
59. Nossum V, Hjelde A, Bergh K, et al：Lack of effect of anti-C5a monoclonal antibody on endothelial injury by gas bubbles in the rabbit after decompression. Undersea Hyperb Med 27：27-35, 2000.
60. Baj Z, Olszanski R, Majewska E, et al：The effect of air and nitrox divings on platelet activation tested by flow cytometry. Aviat Space Environ Med 71：925-928, 2000.
61. Warren BA, Philp RB, Inwood MJ：The ultrastructural morphology of air embolism：Platelet adhesion to the interface and endothelial damage. Br J Exp Pathol 54：163-172, 1973.
62. Lehto VP, Laitinen LA：Scanning and transmission electron microscopy of the blood-bubble interface in decompressed rats. Aviat Space Environ Med 50：803-807, 1979.
63. Philp RB, Ackles KN, Inwood MJ, et al：Changes in the hemostatic system and in blood and urine chemistry of human subjects following decompression from a hyperbaric environment. Aerosp Med 43：498-505, 1972.
64. Philp RB：A review of blood changes associated with compression-decompression：Relationship to decompression sickness. Undersea Biomed Res 1：117-150, 1974.
65. Hallenbeck JM, Leitch DR, Dutka AJ, et al：Prostaglandin I2, indomethacin and heparin promote postischemic neuronal recovery in dogs. Ann Neurol 12：145-156, 1982.
66. Wisløff U, Richardson RS, Brubakk AO：NOS inhibition increases bubble formation and reduces survival in sedentary but not exercised rats. J Physiol 546：577-582, 2003.
67. Wisløff U, Richardson RS, Brubakk AO：Exercise and nitric oxide prevent bubble formation：A novel approach to the prevention of decompression sickness? J Physiol 555：825-829, 2004.
68. Dujic Z, Duplancic D, Marinovic-Terzic I, et al：Aerobic exercise before diving reduces venous gas bubble formation in humans. J Physiol 555：637-642, 2004.
69. Levin LL, Stewart GJ, Lynch PR, et al：Blood and blood vessel wall changes induced by decompression sickness in dogs. J Appl Physiol 50：944-949, 1981.
70. Albertine KH, Wiener-Kronish JP, Koike K, et al：Quantification of damage by air emboli to lung microvessels in anesthetized sheep. J Appl Physiol 57：1360-1368, 1984.
71. Hallenbeck JM, Dutka AJ, Tanishima T, et al：Polymorphonuclear leukocyte accumulation in brain regions with low blood flow during the early postischemic period. Stroke 17：246-253, 1986.
72. Dutka AJ, Kochanek PM, Hallenbeck JM：Influence of granulocytopenia on canine cerebral ischemia induced by air embolism. Stroke 20：390-395, 1989.
73. Helps SC, Gorman DF：Air embolism of the brain in rabbits pre-treated with mechlorethamine. Stroke 22：351-354, 1991.
74. Jones JP Jr, Neuman TS：Dysbaric osteonecrosis. In：Neuman TS, Brubakk AO(eds)：The Physiology and Medicine of Diving. New York, Elsevier Science, 2003, pp 659-679.
75. Walder DN, Elliott DH：Aseptic necrosis of bone. In：Bove AA(ed)：Bove and Davis' Diving Medicine. Philadelphia, Saunders, 2004, pp 421-430.
76. Hallenbeck JM：Cinephotomicrography of dog spinal vessels during cord-damaging decompression sickness. Neurology 26：190-199, 1976.
77. Hardman JM：Histology of decompression illness. In：Moon RE, Sheffield PJ(eds)：Treatment of Decompression Illness. Kensington, MD, Undersea and Hyperbaric Medical Society, 1996, pp 10-20.
78. Palmer AC, Calder IM, McCallum RI, et al：Spinal cord degeneration in a case of "recovered" spinal decompression sickness. Br Med J(Clin Res Ed) 283：888, 1981.
79. Calder IM, Palmer AC, Hughes JT, et al：Spinal cord degeneration associated with type II decompression sickness：Case report. Paraplegia 27：51-57, 1989.
80. Demchenko IT, Boso AE, Natoli MJ, et al：Measurement of cerebral blood flow in rats and mice by hydrogen clearance during hyperbaric oxygen exposure. Undersea Hyperb Med 25：147-152, 1998.
81. Butler FK Jr, Pinto CV：Progressive ulnar palsy as a late complication of decompression sickness. Ann Emerg Med 15：738-741, 1986.
82. Ball R, Auker CR, Ford GC, et al：Decompression sickness presenting as forearm swelling and peripheral neuropathy：A case report. Aviat Space Environ Med 69：690-692, 1998.

83. Sander HW : Mononeuropathy of the medial branch of the deep peroneal nerve in a scuba diver. J Periph Nerv Syst 4 : 134-137, 1999.
84. Atkins CE, Lehner CE, Beck KA, et al : Experimental respiratory decompression sickness in sheep. J Appl Physiol 65 : 1163-1171, 1988.
85. Landolt JP, Money KE, Topliff ED, et al : Pathophysiology of inner ear dysfunction in the squirrel monkey in rapid decompression. J Appl Physiol 49 : 1070-1082, 1980.
86. Francis TJ, Pearson RR, Robertson AG, et al : Central nervous system decompression sickness : Latency of 1070 human cases. Undersea Biomed Res 15 : 403-417, 1988.
87. Van Der Aue OE, Duffner GJ, Behnke AR : The treatment of decompression sickness : An analysis of one hundred and thirteen cases. J Ind Hyg Toxicol 29 : 359-366, 1947.
88. Rivera JC : Decompression sickness among divers : An analysis of 935 cases. Mil Med 129 : 314-334, 1964.
89. Lam TH, Yau KP : Manifestations and treatment of 793 cases of decompression sickness in a compressed air tunneling project in Hong Kong. Undersea Biomed Res 15 : 377-388, 1988.
90. Bennett PB, Dovenbarger JA, Bond BG, et al : DAN 1987 diving accident incidence for flying after diving. In : Sheffield PJ(ed): Proceedings of a Workshop on Flying after Diving. Bethesda, MD, Undersea Medical Society, 1989, pp 29-34.
91. Sheffield PJ : Flying after diving guidelines : A review. Aviat Space Environ Med 61 : 1130-1138, 1990.
92. Navy Department : U.S. Navy Diving Manual. Revision 5. Vol 5. Diving Medicine and Recompression Chamber Operations. NAVSEA 0910-LP-103-8009. Washington, DC, Naval Sea Systems Command, 2005.
93. Benton PJ, Woodfine JD, Westwook PR : Arterial gas embolism following a 1-meter ascent during helicopter escape training : A case report. Aviat Space Environ Med 67 : 63-64, 1996.
94. Benton PJ, Smith RW : Vasculitis masquerading as neurologic decompression illness. Undersea Hyperb Med 23 : 189-191, 1996.
95. Nelson EE : Internal carotid artery dissection associated with scuba diving. Ann Emerg Med 25 : 103-106, 1995.
96. Asola MR : A diver unconscious after gastroenteritis. Lancet 346 : 1338, 1995.
97. Isbister GK, Kiernan MC : Neurotoxic marine poisoning. Lancet Neurol 4 : 219-228, 2005.
98. Kemp JH, Munro JG : Munchausen's syndrome simulating caisson disease. Br J Ind Med 26 : 81-83, 1969.
99. Murphy BP, Davis JC, Henderson DL : Factitious decompression sickness. Aviat Space Environ Med 55 : 396-397.
100. Massey EW, Moon RE : Pseudo stroke associated with decompression. Undersea Biomed Res 17(suppl): 30, 1990.
101. Looi JC, Bennett MH : Munchausen's syndrome presenting as decompression illness. Undersea Hyperb Med 25 : 235-237, 1998.
102. Rudge FW, Stone JA : The use of the pressure cuff test in the diagnosis of decompression sickness. Aviat Space Environ Med 62 : 266-267, 1991.
103. Gorman D, Fitzgerald B : An evaluation of the sharpened Romberg's test in diving medicine. Undersea Hyperb Med 21 : 55, 1996.
104. Harker CP, Neuman TS, Olson LK, et al : The roentgenographic findings associated with air embolism in sport scuba divers. J Emerg Med 11 : 443-449, 1993.
105. Koch GH, Weisbrod GL, Lepawsky M, et al : Chest radiographs can assist in the diagnosis of pulmonary barotrauma. Undersea Biomed Res 18(suppl): 100-101, 1991.
106. Zwirewich CV, Müller NL, Abboud RT, et al : Noncardiogenic pulmonary edema caused by decompression sickness : Rapid resolution following hyperbaric therapy. Radiology 163 : 81-82, 1987.
107. Goldmann RW : Pneumocephalus as a consequence of barotrauma. JAMA 255 : 3154-3156, 1986.
108. Moon RE : Diagnostic techniques in diving accidents. In : Bennett PB, Moon RE(eds): Diving Accident Management. Bethesda, MD, Undersea and Hyperbaric Medical Society, 1990, pp 146-154.
109. Lowe VJ, Hoffman JM, Hanson MW, et al : Cerebral imaging of decompression injury patients with 18F-2-fluoro-2-deoxyglucose positron emission tomography. Undersea Hyperb Med 21 : 103-113, 1994.
110. Staff RT, Gemmell HG, Duff PM, et al : Decompression illness in sports divers detected with technetium-99m-HMPAO SPECT and texture analysis. J Nucl Med 37 : 1154-1158, 1996.
111. Curley MD, Schwartz HJC, Zwingelberg KM : Neuropsychologic assessment of cerebral decompression sickness and gas embolism. Undersea Biomed Res 15 : 223-236, 1988.
112. Curley MD, Amerson TL : Use of psychometric testing in decompression illness. In : Moon RE, Sheffield PJ(eds): Treatment of Decompression Illness. Kensington, MD, Undersea and Hyperbaric Medical Society, 1996, pp 152-162.
113. Gorman DF, Edmonds CW, Parsons DW, et al : Neurologic sequelae of decompression sickness : A clinical report. In : Bove AA, Bachrach AJ, Greenbaum LJ Jr(eds): Underwater and Hyperbaric Physiology IX Proceedings of the Ninth International Symposium on Underwater and Hyperbaric Physiology. Bethesda, MD, Undersea and Hyperbaric Medical Society, 1987, pp 993-998.
114. Lezak MD : Neuropsychological Assessment, 3rd ed. New York, Oxford University Press, 1995.
115. Brew SK, Kenny CT, Webb RK, et al : The outcome of 125 divers with dysbaric illness treated by recompression at HMNZS PHILOMEL. SPUMS J 20 : 226-230, 1990.
116. Murrison AW, Glasspool E, Pethybridge RJ, et al : Neurophysiological assessment of divers with medical histories of neurological decompression illness. J Occup Environ Med 51 : 730-734, 1994.
117. Leitch DR, Hallenbeck JM : A model of spinal cord dysbarism to study delayed treatment : I. Producing dysbarism. Aviat Space Environ Med 55 : 584-591, 1984.
118. Leitch DR, Hallenbeck JM : A model of spinal cord dysbarism to study delayed treatment : II. Effects of treatment. Aviat Space Environ Med 55 : 679-684, 1984.
119. Leitch DR, Hallenbeck JM : Somatosensory evoked potentials and neuraxial blood flow in central nervous system decompression sickness. Brain Res 311 : 307-315, 1984.
120. Leitch DR, Hallenbeck JM : Remote monitoring of neuraxial function in anesthetized dogs in compression chambers. Electroencephalogr Clin Neurophysiol 57 : 548-560, 1984.
121. Leitch DR, Hallenbeck JA : Oxygen in the treatment of spinal cord decompression sickness. Undersea Biomed Res 12 : 269-289, 1985.
122. Leitch DR, Hallenbeck JA : Pressure in the treatment of spinal cord decompression sickness. Undersea Biomed Res 12 :

291-305, 1985.
123. Sykes JJW, Hallenbeck JM, Leitch DR : Spinal cord decompression sickness : A comparison of recompression therapies in an animal model. Aviat Space Environ Med 57 : 561-568, 1986.
124. Yiannikas C, Beran R : Somatosensory evoked potentials, electroencephalography and CT scans in the assessment of the neurological sequelae of decompression sickness. Clin Exp Neurol 25 : 91-96, 1988.
125. Francis TJR, Dutka AJ : Methylprednisolone in the treatment of acute spinal cord decompression sickness. Undersea Biomed Res 16 : 165-174, 1989.
126. McDermott JJ, Dutka AJ, Koller WA, et al : Effects of an increased $PO_2$ during recompression therapy for the treatment of experimental cerebral arterial gas embolism. Undersea Biomed Res 19 : 403-413, 1992.
127. McDermott JJ, Dutka AJ, Koller WA, et al : Comparison of two recompression profiles in treating experimental cerebral air embolism. Undersea Biomed Res 19 : 171-185, 1992.
128. Murrison A, Glasspool E, Francis J, et al : Somatosensory evoked potentials in acute neurological decompression illness. J Neurol 242 : 669-676, 1995.
129. Klingmann C, Praetorius M, Baumann I, et al : Barotrauma and decompression illness of the inner ear : 46 cases during treatment and follow-up. Otol Neurotol 28 : 447-454, 2007.
130. Freiberger JJ, Lyman SJ, Denoble PJ, et al : Consensus factors used by experts in the diagnosis of decompression illness. Aviat Space Environ Med 75 : 1023-1028, 2004.
131. Grover I, Reed W, Neuman T : The SANDHOG criteria and its validation for the diagnosis of DCS arising from bounce diving. Undersea Hyperb Med 34 : 199-210, 2007.
132. Golding F, Griffiths P, Hempleman HV, et al : Decompression sickness during construction of the Dartford Tunnel. Br J Ind Med 17 : 167-180, 1960.
133. Neuman TS, Bove AA : Combined arterial gas embolism and decompression sickness following no-stop dives. Undersea Biomed Res 17 : 429-436, 1990.
134. Dick AP, Massey EW : Neurologic presentation of decompression sickness and air embolism in sport divers. Neurology 35 : 667-671, 1985.
135. Bond JG, Moon RE, Morris DL : Initial table treatment of decompression sickness and arterial gas embolism. Aviat Space Environ Med 61 : 738-743, 1990.
136. Ball R : Effect of severity, time to recompression with oxygen, and retreatment on outcome in forty-nine cases of spinal cord decompression sickness. Undersea Hyperb Med 20 : 133-145, 1993.
137. Boussuges A, Thirion X, Blanc P, et al : Neurologic decompression illness : A gravity score. Undersea Hyperb Med 23 : 151-155, 1996.
138. Kelleher PC, Pethybridge RJ, Francis TJ : Outcome of neurological decompression illness : Development of a manifestation-based model [erratum appears in Aviat Space Environ Med 1997 Mar;68(3) : 246]. Aviat Space Environ Med 67 : 654-658, 1996.
139. Mitchell SJ, Holley T, Gorman DF : A new system for scoring severity and measuring recovery in decompression illness. SPUMS J 28 : 89-94, 1998.
140. Pitkin AD, Benton PJ, Broome JR : Outcome after treatment of neurological decompression illness is predicted by a published clinical scoring system. Aviat Space Environ Med 70 : 517-521, 1999.
141. Holley T : Validation of the RNZN system for scoring severity and measuring recovery in decompression illness. SPUMS J 30 : 75-80, 2000.
142. Woodward CM : A History of the St Louis Bridge. St Louis, GI Jones, 1881.
143. Green RD, Leitch DR : Twenty years of treating decompression sickness. Aviat Space Environ Med 58 : 362-366, 1987.
144. Durant TM, Oppenheimer MS, Webster MR, et al : Arterial air embolism. Am Heart J 38 : 481-500, 1949.
145. Van Allen CM, Hrdina LS, Clark J : Air embolism from the pulmonary vein. Arch Surg 19 : 567-599, 1929.
146. Atkinson JR : Experimental air embolism. Northwest Med 62 : 699-703, 1963.
147. Krivonyak GS, Warren SG : Cerebral arterial air embolism treated by a vertical head-down maneuver. Catheter Cardiovasc Interv 49 : 185-187, 2000.
148. Dutka AJ : Therapy for dysbaric central nervous system ischemia : Adjuncts to recompression. In : Bennett PB, Moon RE (eds): Diving Accident Management. Bethesda, MD, Undersea and Hyperbaric Medical Society, 1990, pp 222-234.
149. Butler BD, Laine GA, Leiman BC, et al : Effects of Trendelenburg position on the distribution of arterial air emboli in dogs. Ann Thorac Surg 45 : 198-202, 1988.
150. Rodriguez RA, Cornel G, Weerasena NA, et al : Effect of Trendelenburg head position during cardiac deairing on cerebral microemboli in children : A randomized controlled trial [erratum appears in J Thorac Cardiovasc Surg 2001 Mar;121 : 433]. J Thorac Cardiovasc Surg 121 : 3-9, 2001.
151. Mehlhorn U, Burke EJ, Butler BD, et al : Body position does not affect the hemodynamic response to venous air embolism in dogs. Anesth Analg 79 : 734-739, 1994.
152. Geissler HJ, Allen SJ, Mehlhorn U, et al : Effect of body repositioning after venous air embolism. An echocardiographic study. Anesthesiology 86 : 710-717, 1997.
153. McCullough D : The Great Bridge. New York, Avon Books, 1972.
154. Moir EW : Tunnelling by compressed air. J Soc Arts 44 : 567-585, 1896.
155. Snell EH : Compressed Air Illness or So-Called Caisson Disease. London, HK Lewis, 1896.
156. Navy Department BoCaR : US Navy Diving Manual. Washington, DC, Government Printing Office, 1924.
157. Acott CA : The development of the minimum pressure oxygen tables. SPUMS J 28 : 138-143, 1998.
158. Thorne IJ : Caisson disease. JAMA 117 : 585-588, 1941.
159. Zuntz N : Zur Pathogenese und Therapie der durch rasche Luftdruckänderungen erzeugten Krankheiten. Fortschr Med 15 : 632-639, 1897.
160. Leitch DR, Green RD : Additional pressurization for treating nonresponding cases of serious air decompression sickness. Aviat Space Environ Med 56 : 1139-1143, 1985.
161. Leitch DR, Greenbaum LJ Jr, Hallenbeck JM : Cerebral arterial air embolism : II. Effect of pressure and time on cortical evoked potential recovery. Undersea Biomed Res 11 : 237-248, 1984.
162. Martin JD, Thom SR : Vascular leukocyte sequestration in decompression sickness and prophylactic hyperbaric oxygen therapy in rats. Aviat Space Environ Med 73 : 565-569, 2002.
163. Yarbrough OD, Behnke AR : The treatment of compressed air illness using oxygen. J Ind Hyg Toxicol 21 : 213-218, 1939.
164. Goodman MW, Workman RD : Minimal recompression oxygen-

breathing approach to treatment of decompression sickness in divers and aviators. Washington, DC, US Navy Experimental Diving Unit Report #5-65, 1965.
165. Douglas JD, Robinson C : Heliox treatment for spinal decompression sickness following air dives. Undersea Biomed Res 15 : 315-319, 1988.
166. Catron PW, Thomas LB, Flynn ET Jr, et al : Effects of He-$O_2$ breathing during experimental decompression sickness following air dives. Undersea Biomed Res 14 : 101-111, 1987.
167. Lillo RS, MacCallum ME, Pitkin RB : Air vs. He-$O_2$ recompression treatment of decompression sickness in guinea pigs. Undersea Biomed Res 15 : 283-300, 1988.
168. Hyldegaard O, Madsen J : Influence of heliox, oxygen, and $N_2O$-$O_2$ breathing on $N_2$ bubbles in adipose tissue. Undersea Biomed Res 16 : 185-193, 1989.
169. Hyldegaard O, Moller M, Madsen J : Effect of He-$O_2$, $O_2$, and $N_2O$-$O_2$ breathing on injected bubbles in spinal white matter. Undersea Biomed Res 18 : 361-371, 1991.
170. Hyldegaard O, Madsen J : Effect of air, heliox, and oxygen breathing on air bubbles in aqueous tissues in the rat. Undersea Hyperb Med 21 : 413-424, 1994.
171. Hyldegaard O, Jensen T : Effect of heliox, oxygen and air breathing on helium bubbles after heliox diving. Undersea Hyperb Med 34 : 107-122, 2007.
172. Thalmann ED : Principles of US Navy recompression treatments for decompression sickness. In : Moon RE, Sheffield PJ (eds): Treatment of Decompression Illness. Kensington, MD, Undersea and Hyperbaric Medical Society, 1996, pp 75-95.
173. Workman RD : Treatment of bends with oxygen at high pressure. Aerosp Med 39 : 1076-1083, 1968.
174. Moon RE, Sheffield PJ : Guidelines for treatment of decompression illness. Aviat Space Environ Med 68 : 234-243, 1997.
175. Pilmanis A : Treatment for air embolism and decompression sickness. SPUMS J 17 : 27-32, 1987.
176. Moon RE, Dear G de L, Stolp BW : Treatment of decompression illness and iatrogenic gas embolism. Respir Care Clin N Am 5 : 93-135, 1999.
177. Hart GB : Treatment of decompression illness and air embolism with hyperbaric oxygen. Aerosp Med 45 : 1190-1193, 1974.
178. Hart GB, Strauss MB, Lennon PA : The treatment of decompression sickness and air embolism in a monoplace chamber. J Hyperb Med 1 : 1-7, 1986.
179. Kindwall EP, Goldman RW, Thombs PA : Use of the monoplace versus multiplace chamber in the treatment of diving diseases. J Hyperb Med 3 : 5-10, 1988.
180. Kindwall EP : Use of short versus long tables in the treatment of decompression sickness and arterial gas embolism. In : Moon RE, Sheffield PJ(eds): Treatment of Decompression Illness. Kensington, MD, Undersea and Hyperbaric Medical Society, 1996, pp 122-126.
181. Cianci P, Slade JB Jr : Delayed treatment of decompression sickness with short, no-air-break tables : Review of 140 cases. Aviat Space Environ Med 77 : 1003-1008, 2006.
182. Elliott DH, Kindwall EP : Decompression sickness. In : Kindwall EP, Whelan HT(eds): Hyperbaric Medicine Practice. Flagstaff, Ariz, Best Publishing, 1999, pp 433-487.
183. Waite CL, Mazzone WF, Greenwood ME, et al : Cerebral air embolism I. Basic studies. US Naval Submarine Medical Center Report No. 493. Panama City, Fla, US Navy Submarine Research Laboratory, 1967.
184. Leitch DR, Greenbaum LJ Jr, Hallenbeck JM : Cerebral arterial air embolism : I. Is there benefit in beginning HBO treatment at 6 bar? Undersea Biomed Res 11 : 221-235, 1984.
185. Smerz RW, Overlock RK, Nakayama H : Hawaiian deep treatments : Efficacy and outcomes, 1983-2003. Undersea Hyperb Med 32 : 363-373, 2005.
186. Thalmann ED : Principles of US Navy recompression treatments for decompression sickness. In : Bennett PB, Moon RE (eds): Diving Accident Management. Bethesda, MD, Undersea and Hyperbaric Medical Society, 1990, pp 194-221.
187. Behnke AR, Shaw LA : The use of oxygen in the treatment of compressed air illness. Navy Med Bull 35 : 1-12, 1937.
188. Miller JN, Fagraeus L, Bennett PB, et al : Nitrogen-oxygen saturation therapy in serious cases of compressed air decompression sickness. Lancet 2 : 169-171, 1978.
189. Gorman DF, Browning DM, Parsons DW : Redistribution of cerebral arterial gas emboli : A comparison of treatment regimens. In : Bove AA, Bachrach AJ, Greenbaum LJ Jr(eds): Underwater and Hyperbaric Physiology IX Proceedings of the Ninth International Symposium on Underwater and Hyperbaric Physiology. Bethesda, MD, Undersea and Hyperbaric Medical Society, 1987, pp 1031-1054.
190. Lee HC, Niu KC, Chen SH, et al : Therapeutic effects of different tables on type II decompression sickness. J Hyperb Med 6 : 11-17, 1991.
191. Barnard EEP, Elliott DH : Decompression sickness : Paradoxical response to recompression therapy. Br Med J 2 : 809-810, 1966.
192. Navy Department. US Navy Diving Manual. Revision 4. Vol 5. Diving Medicine and Recompression Chamber Operations. NAVSEA 0910-LP-708-8000. Washington, DC, Naval Sea Systems Command, 1999.
193. Silbiger A, Halpern P, Melamed Y, et al : Saturation recompression therapy in a diving accident. Aviat Space Environ Med 54 : 932-933, 1983.
194. Farm FP Jr, Hayashi EM, Beckman EL : Diving and decompression sickness treatment practices among Hawaii's diving fisherman. Sea Grant Technical Paper UNIHI-SEAGRANT-TP-86-01. Honolulu, HI, University of Hawaii, 1986.
195. Gold D, Geater A, Aiyarak S, et al : The indigenous fisherman divers of Thailand : In-water recompression. Int Marit Health 50 : 39-48, 1999.
196. Westin AA, Asvall J, Idrovo G, et al : Diving behaviour and decompression sickness among Galapagos underwater harvesters. Undersea Hyperb Med 32 : 175-184, 2005.
197. Navy Department. US Navy Diving Manual. Revision 3. Vol 1. Air Diving. NAVSEA 0994-LP-001-9110. Flagstaff, Ariz, Best, 1993.
198. Edmonds C : Underwater oxygen treatment of DCS. In : Moon RE, Sheffield PJ(eds): Treatment of Decompression Illness. Kensington, MD, Undersea and Hyperbaric Medical Society, 1996, pp 255-265.
199. Kay E, Spencer M(eds): In-Water Recompression. Kensington, MD, Undersea and Hyperbaric Medical Society, 1999.
200. Edmonds C, Lowry C, Pennefather J, et al : Diving and Subaquatic Medicine. London, Hodder Arnold, 2002.
201. Edmonds C : Australian Underwater Oxygen Treatment of DCS. In : Kay E, Spencer MP(eds): In-Water Recompression Proceedings of the 48th Workshop of the Undersea and Hyperbaric Medical Society. Kensington, MD, Undersea and Hyper-

baric Medical Society, 1999, pp 2-15.
202. Green JW, Tichenor J, Curley MD : Treatment of type I decompression sickness using the U.S. Navy treatment algorithm. Undersea Biomed Res 16 : 465-470, 1989.
203. Barnard EEP : The treatment of decompression sickness developing at extreme pressures. In : Lambertsen CJ(ed): Underwater Physiology Proceedings of the Third Symposium on Underwater Physiology. Baltimore, Williams & Wilkins, 1967, pp 156-164.
204. Hanson RdG, Vorosmarti J Jr, Barnard EEP : Decompression sickness following saturation diving. In : Shilling CW, Beckett MW(eds): Underwater Physiology VI Proceedings of the Sixth Symposium on Underwater Physiology. Bethesda, MD, Federation of American Societies for Experimental Biology, 1978, pp 537-545.
205. Berghage TE : Decompression sickness during saturation dives. Undersea Biomed Res 3 : 387-398, 1976.
206. Peterson RE : Guidelines for the Gas-Pressure Management of Decompression Sickness and Gas Embolism Occurring during Nitrox and Air Saturation-Excursion Diving [Report No. : National Undersea Research Program Technical Report 89-2]. Rockville, MD, National Oceanic and Atmospheric Administration, 1989.
207. Bennett PB : The Treatment Offshore of Decompression Sickness : European Undersea Biomedical Society Workshop [Report No. : UMS Report 4-9-76]. Bethesda, MD, Undersea Medical Society, 1976.
208. Davis JC, Elliott DH : Treatment of the decompression disorders. In : Bennett PB, Elliott DH(eds): The Physiology and Medicine of Diving, 3rd ed. San Pedro, Calif, Best, 1982, pp 473-487.
209. Moon RE, Gorman DF : Treatment of the decompression disorders. In : Neuman TS, Brubakk AO(eds): The Physiology and Medicine of Diving. New York, Elsevier Science, 2003, pp 600-650.
210. Peirce EC 2d : Specific therapy for arterial air embolism. Ann Thorac Surg 29 : 300-303, 1980.
211. Greenstein A, Sherman D, Melamed Y : Chokes—favorable response to delayed recompression therapy : A case report. Aviat Space Environ Med 52 : 558-560, 1981.
212. Kizer KW : Delayed treatment of dysbarism : A retrospective review of 50 cases. JAMA 247 : 2555-2558, 1982.
213. Myers RAM, Snyder SK, Emhoff TA : Subacute sequelae of carbon monoxide poisoning. Ann Emerg Med 14 : 1163-1167, 1985.
214. Massey EW, Moon RE, Shelton D, et al : Hyperbaric oxygen therapy of iatrogenic air embolism. J Hyperb Med 5 : 15-21, 1990.
215. Tolsma KA : Efficacy of delayed treatment of dysbaric disease. Undersea Biomed Res 17(suppl): 168, 1990.
216. Dovenbarger JA, Corson K, Moon RE, et al : A review of 33 dive accidents with a delay to treatment of 4 days or greater. Undersea Biomed Res 17(suppl): 169, 1990.
217. Rudge FW, Shafer MR : The effect of delay on treatment outcome in altitude-induced decompression sickness. Aviat Space Environ Med 62 : 687-690, 1991.
218. Ross JAS : Clinical Audit and Outcome Measures in the Treatment of Decompression Illness in Scotland. A report to the National Health Service in Scotland Common Services Agency, National Services Division on the conduct and outcome of treatment for decompression illness in Scotland from 1991-1999. Aberdeen, UK, Department of Environmental and Occupational Medicine, University of Aberdeen Medical School, April 27, 2000.
219. Eckenhoff RG, Osborne SF, Parker JW, et al : Direct ascent from shallow air saturation exposures. Undersea Biomed Res 13 : 305-316, 1986.
220. Miller JD, Ledingham IM, Jennett WB : Effects of hyperbaric oxygen on intracranial pressure and cerebral blood flow in experimental cerebral oedema. J Neurol Neurosurg Psychiatry 33 : 745-755, 1970.
221. Sukoff MH, Ragatz RE : Hyperbaric oxygenation for the treatment of acute cerebral edema. Neurosurgery 10 : 29-38, 1982.
222. Weinstein PR, Anderson GG, Telles DA : Results of hyperbaric oxygen therapy during temporary middle cerebral artery occlusion in unanesthetized cats. Neurosurgery 20 : 518-524, 1987.
223. Thom SR, Mendiguren I, Hardy K, et al : Inhibition of human neutrophil beta2-integrin-dependent adherence by hyperbaric O2. Am J Physiol 272 : C770-C777, 1997.
224. Thom SR : Effects of hyperoxia on neutrophil adhesion. Undersea Hyperb Med 31 : 123-131, 2004.
225. Wilson M, Scheinkestel CD, Tuxen DV : Comparison of 14 and 18 meter tables on the resolution of decompression sickness(DCS)in divers. Undersea Biomed Res 16(suppl): 87-88, 1989.
226. Martin JD, Beck G, Treat JR, et al : Leukocyte sequestration as a consequence of decompression stress. Undersea Hyperb Med 26(suppl): 58, 1999.
227. Zamboni WA, Roth AC, Russell RC, et al : The effect of hyperbaric oxygen on reperfusion of ischemic axial skin flaps : A laser Doppler analysis. Ann Plast Surg 28 : 339-341, 1992.
228. Zamboni WA, Roth AC, Russell RC, et al : Morphological analysis of the microcirculation during reperfusion of ischemic skeletal muscle and the effect of hyperbaric oxygen. Plast Reconstr Surg 91 : 1110-1123, 1993.
229. Berry CA, King AH : Severe dysbarism in actual and simulated flight : A follow-up study of five cases. U S Armed Forces Med J 10 : 1-15, 1959.
230. Smith RM, Van Hoesen KB, Neuman TS : Arterial gas embolism and hemoconcentration. J Emerg Med 12 : 147-153, 1994.
231. Lanier WL, Stangland KJ, Scheithauer BW, et al : The effects of dextrose infusion and head position on neurologic outcome after complete cerebral ischemia in primates : Examination of a model. Anesthesiology 66 : 39-48, 1987.
232. Drummond JC, Moore SS : The influence of dextrose administration on neurologic outcome after temporary spinal cord ischemia in the rabbit. Anesthesiology 70 : 64-70, 1989.
233. Balldin UI, Lundgren CEG, Lundvall J, et al : Changes in the elimination of 133Xe from the anterior tibial muscle in man induced by immersion in water and by shifts in body position. Aerosp Med 42 : 489-493, 1971.
234. Vann RD, Gerth WA : Physiology of decompression sickness. In : Pilmanis AA(ed): Proceedings of the 1990 Hypobaric Decompression Sickness Workshop. San Antonio, TX, Brooks Air Force Base, Air Force Systems Command AL-SR-1992-0005, 1992, pp 35-51.
235. Fructus X : Treatment of serious decompression sickness. In : Davis JC(ed): Treatment of Serious Decompression Illness and Arterial Gas Embolism : Proceedings of the 20th Undersea

Medical Society Workshop. Bethesda, MD, Undersea Medical Society, 1979, pp 37-43.
236. Kizer KW：Corticosteroids in treatment of serious decompression sickness. Ann Emerg Med 10：485-488, 1981.
237. Pearson RR, Goad RF：Delayed cerebral edema complicating cerebral arterial gas embolism：Case histories. Undersea Biomed Res 9：283-296, 1982.
238. Leitch DR, Green RD：Pulmonary barotrauma in divers and the treatment of cerebral arterial gas embolism. Aviat Space Environ Med 57：931-938, 1986.
239. Gorman DF：Arterial gas embolism as a consequence of pulmonary barotrauma. In：Desola J(ed)：Diving and Hyperbaric Medicine. Barcelona, Spain, European Undersea Biomedical Society, 1984, pp 348-368.
240. Dutka AJ, Mink RB, Pearson RR, et al：Effects of treatment with dexamethasone on recovery from experimental cerebral arterial gas embolism. Undersea Biomed Res 19：131-141, 1992.
241. Dromsky DM, Weathersby PK, Fahlman A：Prophylactic high dose methylprednisolone fails to treat severe decompression sickness in swine. Aviat Space Environ Med 74：21-28, 2003.
242. Philp RB, Inwood MJ, Warren BA：Interactions between gas bubbles and components of the blood：Implications in decompression sickness. Aerosp Med 43：946-953, 1972.
243. Warren BA, Philp RB, Inwood MJ：The ultrastructural morphology of air embolism：Platelet adhesion to the interface and endothelial damage. Br J Exp Pathol 54：163-172, 1973.
244. Obrenovitch TP, Kumaroo KK, Hallenbeck JM：Autoradiographic detection of 111indium-labelled platelets in brain tissue sections. Stroke 15：1049-1056, 1984.
245. Boussuges A, Succo E, Juhan-Vague I, et al：Plasma D-dimer in decompression illness. In：Marroni A, Oriani G, Wattel F(eds)：Proceedings of the XII International Joint Meeting on Hyperbaric and Underwater Medicine. Bologna, Grafica Victoria, 1996, pp 247-250.
246. Boussuges A, Succo E, Juhan-Vague I, et al：Activation of coagulation in decompression illness. Aviat Space Environ Med 69：129-132, 1998.
247. Hallenbeck JM, Leitch DR, Dutka AJ, et al：The amount of circumscribed brain edema and the degree of postischemic neuronal recovery do not correlate well. Stroke 13：797-804, 1982.
248. Kochanek PM, Dutka AJ, Kumaroo KK, et al：Effects of prostacyclin, indomethacin, and heparin on cerebral blood flow and platelet adhesion after multifocal ischemia of canine brain. Stroke 19：693-699, 1988.
249. Kochanek PM, Dutka AJ, Hallenbeck JM：Indomethacin, prostacyclin, and heparin improve postischemic cerebral blood flow without affecting early postischemic granulocyte accumulation. Stroke 18：634-637, 1987.
250. Spadaro MV, Moon RE, Fracica PJ, et al：Life threatening pulmonary thromboembolism in neurological decompression illness. Undersea Biomed Res 19(suppl)：41-42, 1992.
251. Undersea & Hyperbaric Medical Society：UHMS Guidelines for Adjunctive Therapy of DCI. In：Moon RE(ed)：Adjunctive Therapy for Decompression Illness. Kensington, MD, Undersea & Hyperbaric Medical Society, 2003, pp 184-189.
252. Mitchell SJ：Lidocaine in the treatment of decompression illness：A review of the literature. Undersea Hyperb Med 28：165-174, 2001.
253. Evans DE, Kobrine AI, LeGrys DC, et al：Protective effect of lidocaine in acute cerebral ischemia induced by air embolism. J Neurosurg 60：257-263, 1984.
254. Evans DE, Catron PW, McDermott JJ, et al：Therapeutic effect of lidocaine in experimental cerebral ischemia induced by air embolism. J Neurosurg 70：97-102, 1989.
255. McDermott JJ, Dutka AJ, Evans DE, et al：Treatment of experimental cerebral air embolism with lidocaine and hyperbaric oxygen. Undersea Biomed Res 17：525-534, 1990.
256. Drewry A, Gorman DF：Lidocaine as an adjunct to hyperbaric therapy in decompression illness：A case report. Undersea Biomed Res 19：187-190, 1992.
257. Cogar WB：Intravenous lidocaine as adjunctive therapy in the treatment of decompression illness. Ann Emerg Med 29：284-286, 1997.
258. Mutzbauer TS, Ermisch J, Tetzlaff K, et al：Low dose lidocaine as adjunct for treatment of decompression illness. Undersea Hyperb Med 26(suppl)：15, 1999.
259. Mitchell SJ, Benson M, Vadlamudi L, et al：Cerebral arterial gas embolism by helium：An unusual case successfully treated with hyperbaric oxygen and lidocaine. Ann Emerg Med 35：300-303, 2000.
260. Mitchell SJ, Pellett O, Gorman DF：Cerebral protection by lidocaine during cardiac operations. Ann Thorac Surg 67：1117-1124, 1999.
261. Wang D, Wu X, Li J, et al：The effect of lidocaine on early postoperative cognitive dysfunction after coronary artery bypass surgery. Anesth Analg 95：1134-1141, table of contents, 2002.
262. Wass CT, Lanier WL：Glucose modulation of ischemic brain injury：Review and clinical recommendations. Mayo Clin Proc 71：801-812, 1996.
263. Prado R, Ginsberg MD, Dietrich WD, et al：Hyperglycemia increases infarct size in collaterally perfused but not end-arterial vascular territories. J Cereb Blood Flow Metab 8：186-192, 1988.
264. Lam AM, Winn HR, Cullen BF, et al：Hyperglycemia and neurological outcome in patients with head injury. J Neurosurg 75：545-551, 1991.
265. Wass CT, Lanier WL, Hofer RE, et al：Temperature changes of ≥ 1°C alter functional neurological outcome and histopathology in a canine model of complete cerebral ischemia. Anesthesiology 83：325-335, 1995.
266. Menasché P, Pinard E, Desroches AM, et al：Fluorocarbons：A potential treatment of cerebral air embolism in open heart surgery. Ann Thorac Surg 40：494-497, 1985.
267. Spiess BD, Braverman B, Woronowicz AW, et al：Protection from cerebral air emboli with perfluorocarbons in rabbits. Stroke 17：1146-1149, 1986.
268. Spiess BD, McCarthy RJ, Tuman KJ, et al：Protection from coronary air embolism by a perfluorocarbon emulsion(FC-43). J Cardiothorac Anesth 1：210-215, 1987.
269. Menasché P, Fleury JP, Piwnica A：1985. Fluorocarbons：A potential treatment of cerebral air embolism in open-heart surgery. 1992 update. Ann Thorac Surg 54：392-393, 1992.
270. Cochran RP, Kunzelman KS, Vocelka CR, et al：Perfluorocarbon emulsion in the cardiopulmonary bypass prime reduces neurologic injury. Ann Thorac Surg 63：1326-1332, 1997.
271. Herren JI, Kunzelman KS, Vocelka C, et al：Angiographic and histological evaluation of porcine retinal vascular damage and protection with perfluorocarbons after massive air embolism.

Stroke 29 : 2396-2403, 1998.
272. Tuman KJ, Spiess BD, McCarthy RJ, et al : Cardiorespiratory effects of venous air embolism in dogs receiving a perfluorocarbon emulsion. J Neurosurg 65 : 238-244, 1986.
273. Spiess BD, McCarthy R, Piotrowski D, et al : Protection from venous air embolism with fluorocarbon emulsion FC-43. J Surg Res 41 : 439-444, 1986.
274. Zhu J, Hullett JB, Somera L, et al : Intravenous perfluorocarbon emulsion increases nitrogen washout after venous gas emboli in rabbits. Undersea Hyperb Med 34 : 7-20, 2007.
275. Novotny JA, Bridgewater BJ, Himm JF, et al : Quantifying the effect of intravascular perfluorocarbon on xenon elimination from canine muscle. J Appl Physiol 74 : 1356-1360, 1993.
276. Lutz J, Herrmann G : Perfluorochemicals as a treatment of decompression sickness in rats. Pflugers Arch 401 : 174-177, 1984.
277. Spiess BD, McCarthy RJ, Tuman KJ : Treatment of decompression sickness with a perfluorocarbon emulsion (FC-43). Undersea Biomed Res 15 : 31-37, 1988.
278. Lynch PR, Krasner LJ, Vinciquerra T, et al : Effects of intravenous perfluorocarbon and oxygen breathing on acute decompression sickness in the hamster. Undersea Biomed Res 16 : 275-281, 1989.
279. Dromsky DM, Spiess BD, Fahlman A : Treatment of decompression sickness in swine with intravenous perfluorocarbon emulsion. Aviat Space Environ Med 75 : 301-305, 2004.
280. Dainer H, Nelson J, Brass K, et al : Short oxygen prebreathing and intravenous perfluorocarbon emulsion reduces morbidity and mortality in a swine saturation model of decompression sickness. J Appl Physiol 102 : 1099-1104, 2007.
281. van Hulst RA, Lameris TW, Hasan D, et al : Effects of cerebral air embolism on brain metabolism in pigs. Acta Neurol Scand 108 : 118-124, 2003.
282. van Hulst RA, Hasan D, Lachmann B : Intracranial pressure, brain $PCO_2$, $PO_2$, and pH during hypo- and hyperventilation at constant mean airway pressure in pigs. Intensive Care Med 28 : 68-73, 2002.
283. van Hulst RA, Haitsma JJ, Lameris TW, et al : Hyperventilation impairs brain function in acute cerebral air embolism in pigs. Intensive Care Med 30 : 944-950, 2004.
284. van Hulst RA, Lameris TW, Haitsma JJ, et al : Brain glucose and lactate levels during ventilator-induced hypo- and hypercapnia. Clin Physiol Funct Imaging 24 : 243-248, 2004.
285. Dovenbarger JA, Uguccioni DM, Sullivan KM, et al : Paralysis in 69 recreational scuba injuries. Undersea Hyperb Med 27 (suppl) : 43, 2000.
286. Elliott DH, Harrison JAB, Barnard EEP : Clinical and radiological features of 88 cases of decompression barotrauma. In : Shilling CW, Beckett MW (eds): Underwater Physiology VI Proceedings of the Sixth Symposium on Underwater Physiology. Bethesda, MD, FASEB, 1978, pp 527-535.
287. Reuter M, Tetzlaff K, Warninghoff V, et al : Computed tomography of the chest in diving-related pulmonary barotrauma. Br J Radiol 70 : 440-445, 1997.
288. Toklu AS, Kiyan E, Aktas S, et al : Should computed chest tomography be recommended in the medical certification of professional divers? A report of three cases with pulmonary air cysts. Occup Environ Med 60 : 606-608, 2003.
289. Cable GG, Keeble T, Wilson G : Pulmonary cyst and cerebral arterial gas embolism in a hypobaric chamber : A case report. Aviat Space Environ Med 71 : 172-176, 2000.
290. Mellem H, Emhjellen S, Horgen O : Pulmonary barotrauma and arterial gas embolism caused by an emphysematous bulla in a SCUBA diver. Aviat Space Environ Med 61 : 559-562, 1990.
291. Gustafsson E, Svedstrom E, Kiuru A, et al : New classification of divers' lungs with HRCT. Undersea Hyperb Med 26 (suppl) : 41, 1999.
292. Colebatch HJH, Smith MM, Ng CKY : Increased elastic recoil as a determinant of pulmonary barotrauma in divers. Respir Physiol 26 : 55-64, 1976.
293. Colebatch HJ, Ng CK : Decreased pulmonary distensibility and pulmonary barotrauma in divers. Respir Physiol 86 : 293-303, 1991.
294. Tetzlaff K, Reuter M, Leplow B, et al : Risk factors for pulmonary barotrauma in divers. Chest 112 : 654-659, 1997.
295. American Thoracic Society : Guidelines for methacholine and exercise challenge testing-1999 : Official statement of the American Thoracic Society. Am J Respir Crit Care Med 161 : 309-329, 2000.
296. Weiss LD, Van Meter KW : Cerebral air embolism in asthmatic scuba divers in a swimming pool. Chest 107 : 1653-1654, 1995.
297. Elliott DH (ed): Are Asthmatics Fit to Dive? Kensington, MD, Undersea and Hyperbaric Medical Society, 1996.
298. Vann RD : Mechanisms and risks of decompression. In : Bove AA (ed): Bove and Davis' Diving Medicine, 4 ed. Philadelphia, Saunders, 2004, pp 127-164.
299. Walsh KP, Wilmshurst PT, Morrison WL : Transcatheter closure of patent foramen ovale using the Amplatzer septal occluder to prevent recurrence of neurological decompression illness in divers. Heart 81 : 257-261, 1999.
300. Moon RE, Bove AA : Transcatheter occlusion of patent foramen ovale : A prevention for decompression illness? Undersea Hyperb Med 31 : 271-274, 2004.
301. Erde A, Edmonds C : Decompression sickness : A clinical series. J Occup Med 17 : 324-328, 1975.
302. Davis JC, Sheffield PJ, Schuknecht L, et al : Altitude decompression sickness : Hyperbaric therapy results in 145 cases. Aviat Space Environ Med 48 : 722-730, 1977.
303. Bayne CG : Acute decompression sickness : 50 cases. JACEP 7 : 351-354, 1978.
304. Pearson RR, Leitch DR : Treatment of air or oxygen/nitrogen mixture decompression illness in the Royal Navy. J Roy Nav Med Serv 65 : 53-62, 1979.
305. Kizer KW : Dysbarism in paradise. Hawaii Med J 39 : 109-116, 1980.
306. Yap CU : Delayed decompression sickness—the Singapore experience. In : Knight J (ed): Proceedings of the Joint SPUMS and the Republic of Singapore Underwater Medicine Conference. SPUMS J11 (suppl): 29-31, 1981.
307. Gray CG : A retrospective evaluation of oxygen recompression procedures within the US Navy. In : Bachrach AJ, Matzen MM (eds): Underwater Physiology VIII Proceedings of the Eighth Symposium on Underwater Physiology. Bethesda, MD, Undersea Medical Society, 1984, pp 225-240.
308. Mitchell SJ, Doolette DJ, Wachholz CJ, et al. (eds): Management of Mild or Marginal Decompression Illness in Remote Locations. Durham, NC, Divers Alert Network, 2005.
309. Moon RE (ed): Adjunctive Therapy for Decompression Illness. Kensington, MD, Undersea and Hyperbaric Medical Society, 2003.
310. Butler BD, Hills BA : Transpulmonary passage of venous air

emboli. J Appl Physiol 59：543-547, 1985.
311. Vik A, Brubakk AO, Hennessy TR, et al：Venous air embolism in swine：Transport of gas bubbles through the pulmonary circulation. J Appl Physiol 69：237-244, 1990.
312. Divers Alert Network：Report on Decompression Illness, Diving Fatalities and Project Dive Exploration. Durham, NC, Divers Alert Network, 2005.

# Chapter 15 一酸化炭素の病態生理学と治療

**この章の概要**

病態生理学
　病態生理学の概要
　一次作用
　　ヘモグロビンとの結合
　　一酸化炭素-一酸化窒素-酸素の競合
　　　血管周囲の酸素交換
　　ミトコンドリアのチトクロームオキシダーゼとの結合
　　一酸化炭素の別の標的蛋白質
　神経伝達と興奮毒性
　　神経伝達
　　興奮毒性
　一酸化炭素の病態カスケード
　　血管内変化

　　心機能障害
　　ニューロンのイベント
　　血管壁の変化
　　脂質の過酸化反応と適応免疫反応
臨床所見
　症状および徴候
　検査
　神経系画像検査
　神経学的後遺症
治療
　高気圧酸素治療のランダム化臨床試験
母-胎児の一酸化炭素中毒
長期間の一酸化炭素曝露

　最近の研究では，一酸化炭素（CO）が健常状態において生理学的な役割を担っていることと，代謝や炎症反応において複雑な効果を有していることがわかっている。これらの観察は，CO曝露による病態生理学的な反応の複雑さを示唆している。同様に高気圧酸素治療（hyperbaric oxygen therapy；HBOT）にかかわる機序も複雑で，HBOTのいくつかの作用は，CO中毒に関連した逆の有害または拮抗作用を有している。炭素含有物質の不完全燃焼から発生するCOガスによる環境汚染は，公衆衛生の大きな問題である。多くの中毒は，その危険性についての情報を強化することで，避けることができる。これは国際的な問題であり，致命的な中毒の半数以上がCOガスによるものである[1-3]。最新のデータは得にくく，特に発展途上国から集めることは難しい[4]。継続的なサーベイランスは，ある地域の入院患者全員をモニターすることによって行われる[2,5]。しかし，CO中毒を有した者は症状が特異的でなく，他の病気の症状と似ているために，COガスに曝露したことに気づかないことがしばしばある。このため，医療の専門家によって多くの症例が誤診されている[6-13]。人口密度に換算したとき，致死率は10万人あたり約0.5～1人である[2,14-23]。CO中毒の発生率は死亡のリスクより高く，臨床マネージメントに大きな課題を呈示している。

# 病態生理学

## ▶ 病態生理学の概要

　図15.1は次に詳しく論じるCOの病態生理学について示している。COは，血液と接する肺を介して体内へ入る。赤血球内で，COはヘモグロビンと結合して一酸化炭素ヘモグロビン（CO-Hb）を産生する。CO-Hbは低酸素ストレスを引き起こす原因となり，さらに体中の組織へCOを拡散させる。COは組織内のヘム蛋白と結合するが，そのなかでも最も重要な蛋白はチトクロームオキシダーゼである。この作用は，アデノシン三リン酸（ATP）の合成障害と活性酸素種の過剰生産，ミトコンドリアの機能障害を引き起こす。同時に，血小板と好中球の凝集・活性化が起こり，組織の損傷を起こす別の反応系を媒介する。心臓や脳の傷害は，低酸素・虚血ストレス，血管周囲損傷，および興奮性中毒作用が組み合わさったものである。

## ▶ 一次作用

### ヘモグロビンとの結合

　COの毒性効果は，COが肺を通して体内に侵入したあとに現れてくる。そのため，COの病態生理学において最も重要なことは，ヘモグロビンとの結合である。Claude Bernard[24]とJohn Haldane[25]はCOの

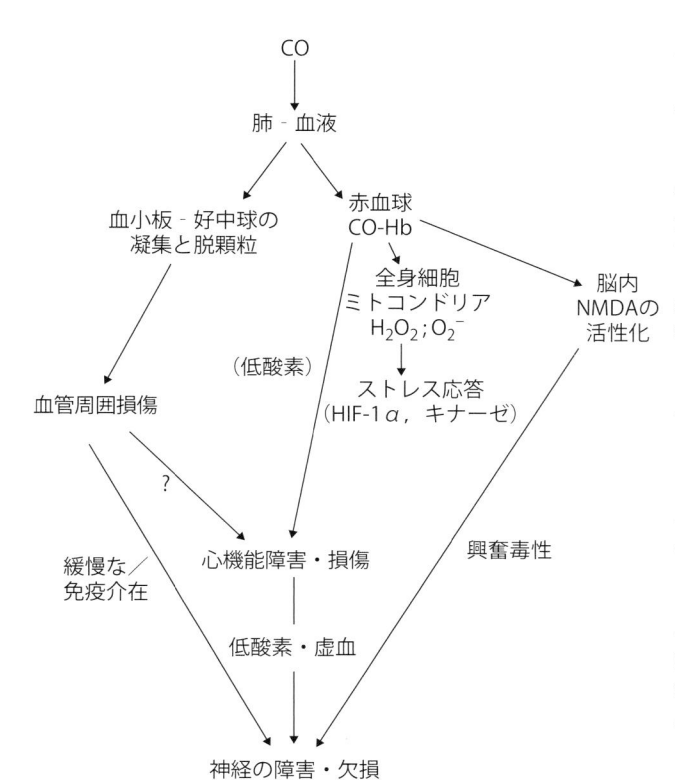

## 図 15.1　一酸化炭素（CO）による傷害の発生機序

今日のデータに基づいた心臓と脳傷害をきたすステップの概観。CO は吸入後に同時に 3 つの作用を引き起こす。CO は赤血球，ヘモグロビン，循環血小板，好中球に作用する。これらの作用は心機能の障害を起こしたり，脳での N-メチル D-アスパラギン酸塩（NMDA）の興奮性ニューロンの活性化を誘導する。CO は赤血球ヘモグロビンと迅速に結合し，循環系へ入っていく。一酸化炭素ヘモグロビン（CO-Hb）による低酸素ストレスは酸素運搬を損ない，すべての臓器に悪影響をもたらす。脳や心臓は最も酸素を必要とする臓器で，最初に機能障害が現れる臓器である。低酸素ストレスは心臓に傷害をもたらす原因となり，神経の損失をも起こす。CO による血小板の活性化は好中球の凝集と脱顆粒を誘導する。ミエロペルオキシダーゼ（MPO）は血漿に放出される。同時に，CO による NMDA ニューロンの活発化は神経性一酸化窒素合成酵素（nNOS）の活発化を引き起こし，脳内亜硝酸塩濃度を高めることとなる。付着 MPO（好中球脱顆粒後に沈着する）が亜硝酸塩増加に作用することにより，脳の内皮細胞は，酸化・ニトロ化ストレスを受ける。これはニトロチロシンの産生によって反映される。MPO を介した酸化ストレスによって内皮細胞は活性化され，接着分子を好中球の付着したものに合成化，発現する。接着した好中球は，キサンチンデヒドロゲナーゼに作用するプロテアーゼを放出する。キサンチンオキシダーゼはキサンチンデヒドロゲナーゼを攻撃するプロテアーゼによって発生し，キサンチンオキシダーゼ活性は脳の脂質過酸化反応を引き起こすオキシダントを発生させる。脂質過酸化反応産生物とミエリン塩基性蛋白質の付加物を形成し，ミエリン塩基性蛋白質を免疫原性のあるものにする。ミエリン塩基性蛋白質の変性により，リンパ球はプライミングされ，脳での免疫応答を始動する。その結果，ミクログリア活性に影響を与え，学習障害を起こす。$H_2O_2$：過酸化水素，HIF-1α：低酸素誘導因子 -1α

低酸素効果について述べている。CO はヘム蛋白との結合に高い親和性をもっており，酸素の供給が損なわれる有害作用が生じることになる。ヘモグロビンの CO 親和性は酸素より 200 倍以上も高く，そのため CO-Hb の形成は CO 曝露によるものと認識される[26]。

肺での CO 摂取と，CO の体内貯留や CO-Hb レベルに影響を及ぼす変数は，Coburn-Forster-Kane の式のような数理モデルを使用して推定することができる（図 15.2）[27]。CO 摂取と分配を正確に推定するには，13 の変数値（表 15.1）を知る必要がある（したがって，Coburn-Forster-Kane の式のような関係を臨床に用いるのは不正確さを伴う）。CO の排出は指数関係を呈している[28-31]。CO は肺胞の毛細血管壁を通過して拡散し，体外へ排出され，少量は直接酸化されて二酸化炭素（$CO_2$）となる。体内への CO 取り込みに影響する生理学的な変動因子は，CO 排出時にも影響している。適時な酸素投与は CO 中毒の治療に必須なものである。酸素吸入はヘモグロビンから CO の分離を促し，組織の酸素化を促進する。ヒトにおける研究で，CO-Hb の平均半減期（$t_{1/2}$）については，妥当な合意を得ているが，測定値は個々でまちまちである[28-34]。これは，おそらく複雑な動態と CO 排泄に影響する変数の違いによるためである（表 15.1 参照）。証明されていないが，CO 曝露のパターン（たとえば，短時間と長時間，連続的または不連続的）が臨床において多様な表現を示す原因と推測されている[29,34-36]。運動をしていないボランティアが空気を呼吸しているときの平均 CO-Hb $t_{1/2}$（半減時間）は 320 分だが，その範囲は 128 〜 409 分であった[29]。100％高流量酸素をマスク呼吸している患者の場合，Burney ら[32] は平均 CO-Hb $t_{1/2}$ を 137 分と報告し，Myers ら[34] は平均 CO-Hb $t_{1/2}$ を 130.5 分と報告している。Myers のグループによって調査された 19 人においては，CO-Hb $t_{1/2}$ は 27 〜 464 分の範囲（平均値の 21 〜 357％）であった[34]。Weaver らは 100％酸素を吸入した 93 人の患者について調査し，平均 CO-Hb $t_{1/2}$ はやや低い 74 分（26 〜 148 分の範囲）であったと報告している[31]。迅速に CO-Hb を除去するという考えは，重症な中毒に HBOT の適応を考えた最初の動機であったため，酸素によって CO-Hb $t_{1/2}$ を減らすということは高気圧療法の分野にとって歴史的な重要性をもっている。3ATA（絶対気圧：atmosphere absolute）で酸素を呼吸した場合，平均 CO-Hb $t_{1/2}$ は約 23 分と短くなる[28]。

静脈血酸素分圧は，正常な生理学的状態下での平均組織酸素分圧の有用な近似値である[37]。CO がヘモグロビンの酸素結合部位を占拠すると，動脈血酸素含量は減少する。

CO 結合も酸素ヘモグロビン解離曲線の S 字曲線に影響を及ぼし，組織への酸素放出を妨げる。酸素ヘモ

$$\exp(-tA/V_bB) = A[CO\text{-}Hb]_t - B\dot{V}_{co} - Pl_{co}/A[CO\text{-}Hb]_o - B\dot{V}_{co} - Pl_{co}$$

$$\text{where:} \quad A = P_{CO_2}/M[HbO_2]$$
$$B = 1/DL_{co} + P_L/\dot{V}_a$$

**図 15.2　Coburn-Forster-Kane の式**
ガス分圧の単位は水銀の mm（mmHg）で測定される。[CO-Hb]$_o$：曝露前の，血液 1mL あたりの一酸化炭素（CO）の一酸化炭素ヘモグロビン量（mL），[CO-Hb]$_t$：曝露後の，t 時間での血液 1mL あたりの CO 量（mL），DLco：水銀 1mm の圧で 1 分間に肺から排出する CO 拡散容量（mL），[HbO$_2$]：血液 1mL あたりの酸素の酸素ヘモグロビン量（mL），M：CO と酸素ヘモグロビンとの反応における平衡定数，Pco$_2$：肺毛細血管における酸素の平均分圧，Pl$_{co}$：吸気時における CO の平均分圧，P$_L$：体温時での大気圧－蒸気圧，t：曝露期間，$\dot{V}_a$：分時肺胞換気回数，V$_b$：血流量（mL），$\dot{V}_{co}$：内因性の CO 産生率

**表 15.1　一酸化炭素（CO）取り込みと排出に関する変数**

1. 呼吸ガス中の CO 濃度と酸素，二酸化炭素および窒素の分圧との関係
2. 呼吸した混合ガスの密度
3. 呼吸したガスの温度と湿度
4. 肺胞換気
5. CO の肺胞-肺の濃度勾配
6. 心拍出量
7. CO の肺での拡散容量
8. ヘモグロビンと CO との反応速度
9. 肺毛細血管での血流量と速度
10. ヘモグロビンとヘマトクリット値
11. 内因性 CO の産生率
12. 代謝 CO 消費量
13. CO の排泄率

グロビン解離曲線の「左方」偏移は静脈血酸素分圧の大きな低下を起こすことになる[38]。これが組織への酸素供給量を減らし，CO 中毒での酸素分圧は静脈血酸素分圧で推察される値よりずっと低くなるであろう。微小循環血流量が増加することにより，低酸素ストレスに対する部分的な代償が起こる[39,40]。実験的 CO 中毒においては，脳内での静脈血酸素分圧の減少が測定されている[41-44]。

ある研究者らは，CO 曝露，低酸素性低酸素症，貧血症を伴う動物に同様の静脈血酸素分圧低下がみられることから，CO の影響は組織への酸素供給障害によるだけのものであるという結論に達している（たとえば，動脈血酸素含量低下と酸素ヘモグロビン解離曲線の偏移）[41-45]。この推察では，組織血流の変化または細胞内代謝における CO 特有の影響といった考察へは踏み込んでいない。代謝以外の機能が測定されたとき，実験的研究では病態効果が CO-Hb による組織低酸素だけでは説明できないと指摘している[46-49]。CO-Hb を約 9% までに上げるくらいの CO 量を呼吸すると，ヒトの網膜や脈絡膜血管の血管拡張が起こると近年報告されている[50]。

## 一酸化炭素-一酸化窒素-酸素の競合

CO がいったん組織に取り込まれると，CO はさまざまなヘム蛋白に作用する。細胞内のヘム蛋白機能はさまざまなリガンド（O$_2$，CO，フリーラジカル一酸化窒素［·NO］）の分圧に影響される。これらのガスはヘム蛋白に競争的に結合し，その効果は相対的な濃度によって決まる。リガンド間のバランスが崩れることにより，病態生理的イベントが生じ，それにより代償反応の出現が可能になるため，これは臨床的に重要である。外因性の発生に加え，CO はヘムオキシゲナーゼ酵素によって生体内でもつくり出される。生体内での ·NO の産生には ·NO 合成酵素（NOS）アイソザイム群が介在し，·NO は細胞間の伝達や代謝活性の広い範囲にかかわっている。

実験的なエビデンスは，CO が ·NO とヘム蛋白の連携を妨げることを示しており，CO は血小板と内皮細胞の両方の中と外の ·NO 定常濃度を増加させる[51-53]。電子常磁性共鳴分光分析は，CO 曝露が生体内で ·NO の濃度を高めるという直接的なエビデンスを示している[54-55]。CO は NOS の活性を直接亢進することはない。また，·NO レベルが増加しているときに，CO に曝露された動物の組織中の NOS 蛋白濃度を上昇させない[51-57]。実際，3,000ppm（約 50% の CO-Hb レベル）の CO に曝露した動物で，CO は NOS の活性を部分的に抑制する[51]。通常では ·NO が結合する細胞内の活性基をめぐって競合するため，CO は ·NO の定常レベルを高める。

·NO または酸素と比較して，CO は多くのヘム蛋白に対して親和性が弱い一方，2 つの化学変数はヘム蛋白結合にかかわる（結合定数と解離定数）。CO は多くの蛋白質に対し比較的遅い解離定数を示し，これは全反応速度に重要な影響を及ぼす。さらに，さまざまなリガンドの相対的な濃度は正しく評価されていないことが多い。本章においてミオグロビンの値は，比較的低い濃度の環境 CO でも影響する可能性があることを説明するのに使われている（**表 15.2**）[58]。

·NO と CO の競合が考えられるとき，CO と ·NO の濃度が同じ場合，$10^4$ の倍数で計算された平衡定数は，·NO が CO より大きい（たとえば，·NO：$1.7 \times 10^7/1.2 \times 10^{-4} = 1.4 \times 10^{11}$，CO：$0.5 \times 10^6/1.9 \times 10^{-2} = 2.6 \times 10^7$）。正常生理学的環境下で，どのリガンドがより大きい濃度であるか予測することは困

表15.2　ミオグロビンにおけるさまざまな気体リガンドの速度定数

| 気体 | 結合速度定数（$M^{-1}SEC^{-1}$） | 解離速度定数（$SEC^{-1}$） |
|---|---|---|
| ·NO | $17 \times 10^6$ | $1.2 \times 10^{-4}$ |
| CO | $0.5 \times 10^6$ | $1.9 \times 10^{-2}$ |
| $O_2$ | $14 \times 10^6$ | 12 |

難である（NOS活性による·NOか，それとも，ヘムオキシゲナーゼ活性によるCOか）。しかし，外因性COはこのバランスで大きな影響を与えるだろう。Coburn[59]は，血中CO-Hbが最大50％に達するまで，組織中CO濃度と血中CO-Hbとのあいだに予測関係が存在することを示した。CO-Hb7％では，血管外液中のCO濃度は約$22 \times 10^{-9}$ Mとなる[59,60]。COは自由に溶解するため，細胞内と同じ濃度になると予測される。内皮細胞（これらの細胞は血液から供給されるCOと物理的に近いため例として用いる）による·NO産生速度は$1.1 \times 10^{-18}$ M/cell/分であると推定されている[61]。したがって，比較的低い濃度のCO-Hbの状態でさえ，CO濃度は·NOの濃度より$10^9$倍以上大きいだろう。したがって，競合が可能となる。

## 血管周囲の酸素交換

血小板-好中球の凝集と血管内好中球の活性化は，図15.3に示すように，·NOに依存したメカニズムによってCO中毒と関係して起こる[62]。COはNOSの活性を亢進させないため，これらの事象はCOと·NO間の競合の結果と思われる[51,61]。·NOが血小板-血小板（同型）の接着を妨げることはよく知られているが，血小板-好中球の相互作用を考慮するとより複雑な相互作用が起こる[63-65]。活性化された血小板が·NOを産生したり，血小板に人工的な·NO供給化合物が加えられるとき，血小板-好中球の相互作用が刺激される[66]。これは，遊離·NOが血中で近くの好中球によって発生したスーパーオキサイドアニオン（$O_2^-·$）と反応して，強力な酸化とニトロ化作用のある過酸化亜硝酸（$ONOO^-$）を生成することによって起こる。

$ONOO^-$は血小板の接着分子を活性化させ，血小板-好中球の凝集体をつくる[67]。この状態は，COの曝露による影響と実によく似ている。なぜならば，COは血小板からの·NO放出を増加させるからである。血小板-好中球凝集体は，CO中毒の動物や患者で認められる[62]。血小板と好中球とのあいだに物理的な連結

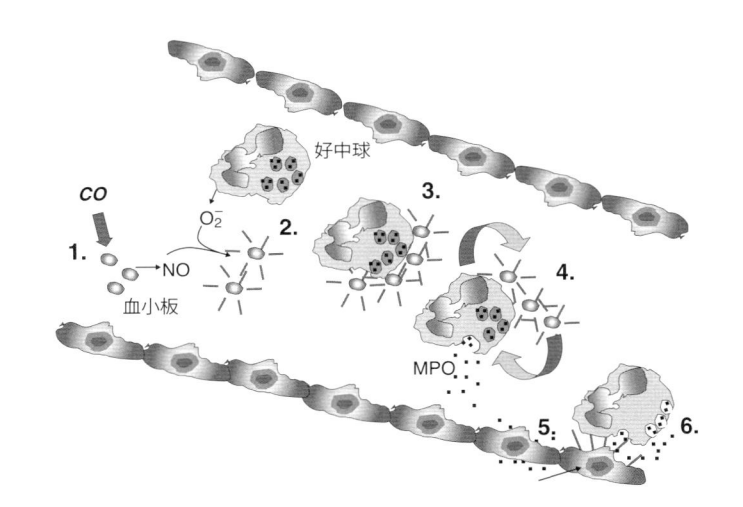

図15.3　一酸化炭素（CO）によって血管内好中球が活性化する機序
1. COが血小板ヘム蛋白へ結合し，血小板内·NOとの競合の結果，血小板から拡散する·NOの流出が増加する。2. 血小板由来の·NOは好中球由来$O_2^-·$と反応し，血小板を活性化する反応物質を産生する。3. その結果が，血小板-好中球凝集体である。4. 血小板と好中球（大きい矢印）の反応物質と接着分子との持続した相互作用により，安定した凝集体が形成され，血管内好中球の脱顆粒を促進し，血流へのミエロペルオキシダーゼ（MPO）放出を促進する。5. 好中球からのMPOは血管の内側に沿って蓄積し，一部は内皮下の細胞間質へ細胞内移動する。6. MPOを介した反応による産生物質は，内皮細胞活性化を起こす。内皮細胞の活性化は，好中球と血管の内側との間の安定した接着を促進し，さらに好中球の脱顆粒を進める。（Thorm SR, Bhopale VM, Han ST, et al: Intravascular neutrophil activation due to carbon monoxide poisoning. Am J Respir Crit Care Med 174:1239-1248, 2006. より）

が一度できあがると，好中球はオキシダティブバースト（急速な活性酸素生成反応系の活性化）とさらなる反応性・NO生成物質の合成を著しく増加させる[68]。好中球が脱顆粒するためには，表面に接着しなければならず，たいていの場合，血小板や内皮細胞の表面に接着する[69]。一次顆粒はエラスターゼ，ミエロペルオキシダーゼ（MPO），およびリパーゼを含んでいる。二次および三次顆粒は多くのメタロプロテアーゼを含み，顆粒は細胞表面に移動した場合に長時間の接着を促す$\beta_2$インテグリンを含んでいる。$ONOO^-$は$\beta_2$インテグリンの発現を刺激できるが，好中球が内皮細胞や血小板に接着しない限り，一次顆粒放出は刺激されない[68]。MPOは一度放出されると，表面の$\beta_2$インテグリンと相互作用し，自動活性化プロセスを始動させる[70]。したがって，循環している好中球が血小板と結合し，$ONOO^-$のような物質によって活性化されると，それらは脱顆粒して自動活性化の連鎖を誘発することになる。COの曝露によって誘発される血小板と好中球間の相互作用は，血管内好中球の脱顆粒とともに，二次性の好中球活性化を起こす。好中球一次顆粒からのMPOレベルは，CO中毒の動物や患者の血漿中でかなり増加している[62]。動物では，放出されたMPOが血管壁に沿って集まるのがみられる[62]。MPOは内皮細胞のグリコサミノグリカンに結合し，細胞間輸送され，内皮下マトリックスに集まる[71]。いったんそこに集まると，MPOは二酸化窒素（$\cdot NO_2$）を構成する亜硝酸塩（・NOの主要酸化産物）と過酸化水素（$H_2O_2$）との反応を触媒し，内皮細胞に酸化ストレスを引き起こす。これは，蛋白質のチロシン残基のニトロ化とE-セレクチンの発現によって明示される[72-76]。少量のCO（50～100ppm以下，4.8～10.6% CO-Hb）でさえ，曝露された動物は血管周囲にニトロチロシンを発現し，大動脈，肺，骨格筋および脳の毛細管漏出を呈する[54-56]。CO中毒は，ミトコンドリア，血漿および脳実質内で蛋白質の酸化を引き起こす原因ともなる[77-80]。・NOによる酸化ストレスはCOによる組織傷害のメカニズムの1つであり，動物実験では，神経学的傷害の発生にCOが重大な役割をなしていると指摘している[62,80]。

## ミトコンドリアのチトクロームオキシダーゼとの結合

チトクロームcオキシダーゼ（CCO）はミトコンドリア電子伝達系の最終酵素であり，$O_2$，・NO，CO，3つすべての気体リガンドとかかわる。酸素の水への還元は，ミトコンドリアでのアデノシン三リン酸塩産生の中心である。・NOとCCOとの結合はミトコンドリアの呼吸を抑制し，・NOは細胞の酸素消費の生理学的な調整装置であると知られている[81]。細胞が大量の・NOを発生させるとき（たとえば，炎症性[II型]NOSが発生したあと），ミトコンドリア機能の障害は重大である[82-84]。最近，細胞内のヘムオキシゲナーゼによって合成されるCOに関しても，同じような観察がみられた。CCOはCOと結合するが，・NOや酸素ほど強くはない。COはミトコンドリア機能を阻害し，細胞が低酸素状態にさらされたときにこの働きは特に著しくなる。この設定では，内因性に合成されたCOは70％ほどに細胞呼吸を減らすことができる[85]。

外因性COは，CCOと結合することによってミトコンドリア呼吸を抑制するため，細胞のエネルギー理論を混乱させることになる[86,87]。COは還元型CCOとだけ結合し，呼吸組織の実験観察では，ミトコンドリアの酸素摂取を50％減少させるには，CO濃度が酸素濃度より12～20倍以上でなければならない[88,89]。正常動物でのCOとCCO結合の分光光度エビデンスは，循環CO-Hbレベルが50％以上のときに証明されるが，CO-Hbレベルが低い場合には評価することは困難である[90]。血液ではなくフルオロカーボンで灌流された動物において，CCOとCOとの結合に反応して起こる二次性チトクロームの変化は，より低いCOレベルで認められる[91,92]。分光光度法と対照的に，ミトコンドリア電子伝達系で産生されるフリーラジカルをCCOと結合するCOの指標として測定すれば，正常動物でもかなり低い環境CO濃度（50ppm以下）でも影響をみることができる[93]。

脳内では，ミトコンドリアのヘム蛋白と結合しているCOは，アデノシン三リン酸合成の障害に加えて，活性酸素種の産生を誘導する[87,90,94,95]。エネルギー産生とミトコンドリア機能はCO-Hbレベル低下後に回復するが，一過性の変化が神経の壊死またはアポトーシス死の原因となる[90,96-98]。臨床的な脳の傷害の時間的変化は，本章の後半で細部にわたって論議する。

COの曝露は，ある種の蛋白質機能を活性化することもできる。COの抗炎症と抗アポトーシス効果は文献でよく記述されており，複数のストレス依存性蛋白質合成過程の活性に基づいているようである[99-101]。新たなデータでは，細胞ストレス反応はCOによるミトコンドリア障害で発生するフリーラジカルの流出によって活性化されることが示されている。活性酸素種はHIF-1$\alpha$（低酸素誘導性因子-1$\alpha$）の活性化や安定化を促進し，それにより，細胞増殖，分化，生存に

かかわる遺伝子を調節する[102]。動物モデルにおいて，これらの結果の一部は，傷害への臓器反応を抑えるために「保護的」と述べられている。たとえば，外的に加えられたCOは，腫瘍壊死因子（TNF-α）を減らし気管支肺胞洗浄細胞数を抑えるという働きにより，実験による人工呼吸器関連の肺傷害を減らすことができる[99]。他の試験では，COはショック，術後腸閉塞，臓器移植，虚血再灌流による傷害を減少させると報告された[103-110]。これらの効果を出すために必要なCOレベルは，血中CO-Hb 20％である。したがって，医原性のCO投与を行う場合には，図15.1に概説しているように，他のメカニズムによって生じうる臓器傷害に備えて調節しなければならない。

### 一酸化炭素の別の標的蛋白質

COは多様なヘム含有蛋白質，銅をもとにした蛋白質へさまざまな親和性で結合する。このトピックスの詳しい議論はCoburnとFormanのレビュー[89]でみることができる。チトクロムP450のような細胞蛋白質は，COとの結合が弱く，その相互作用が病態生理に関係しているとは考えにくい。他の蛋白質は中程度の結合を呈するが，機能の抑制が病態生理学的な効果を有しているのかは定かではない。たとえば，COは筋肉細胞内で酸素の輸送にかかわる蛋白質であるミオグロビンと結合する。これは低いCO濃度に曝露された動物でも認められるが，ミオグロビンのCO阻害が筋肉生理学上で有害作用をもつことは示されていない[59,111]。

## ▶ 神経伝達と興奮毒性

### 神経伝達

COは神経伝達物質として生理学的な役割を有しており，環境汚染と関連している外因性COがこの神経伝達機能を障害しているかどうかは明確でない。神経伝達は，酵素のヘムオキシゲナーゼ-2（HO-2）によって産生されるCOとリンクしている。NOSとHO-2はいずれも神経の伝達経路に認められ，重複している。NOS/·NOの場合，COが存在するための貯蔵細胞小器官はない。リン酸化によって活性化されたHO-2はCOと合成し，その結果，神経伝達が起こる[112]。HO-2により生成されたCOの標的蛋白はグアニレートシクラーゼである。HO-2の豊富な神経伝達経路はグアニレートシクラーゼも豊富で，特に嗅覚神経組織で富んでいる[113]。HO-2/COはまた視床下部からのバソプレッシンの分泌刺激の調整にかかわっており，そ

れが海馬や上位頸神経節における長期増強作用の役割を担っており，末梢的には腸の蠕動に影響を及ぼしている[114-116]。

### 興奮毒性

CO中毒において脳内の興奮性神経伝達物質の増加がみられる[98,117-119]。この反応は，ニューロンと相互作用をしているCOの直接的作用を示すのか，または他のプロセス（たとえば，ミトコンドリアの機能障害／酸化ストレス）の結果であるのかは明らかでない。4つのタイプのレセプターは興奮性アミノ酸によって活性化される（N-メチル-D-アスパラギン酸[NMDA]，メタボトロピック，D-アミノ-3-ヒドロキシ-5-メチル-4-イソキサゾールプロピオン酸，カイニン酸）。グルタミン酸塩は哺乳類の脳の主要な興奮性アミノ酸であり，特にNMDA受容体の活性化は，興奮毒性による神経損傷のほとんどを引き起こす[120]。NMDA受容体の拮抗作用は海馬でのCOによるニューロン変性を減少させ，記憶力欠如の発生を減らす[121-124]。NMDA活性による毒性は，カルシウムの動員と密接に関連しており，カルシウムチャネルブロッカーであるニモジピンの予防投与は，COによる神経細胞の死，学習障害，および海馬の神経病態を防止するであろう[125]。NMDA活性は，NMDAチャネルとニューロンのL型カルシウムチャネルの両方を通じてカルシウムの流入を誘発し，神経性（I型）NOSを刺激する[126-128]。過剰なNMDAの刺激に応じた·NOの産生はCOによるニューロン損傷と関係しており，神経性NOSに必要な機能遺伝子を欠いているノックアウトマウスでは，·NOの産生は少ない[124]。

酸化ストレスは，皮質ニューロンから遊離する基底の（非脱分極性）グルタミン酸塩を増やす[129]。ニューロンと星状神経細胞のグルタミン酸塩再取り込み輸送体は活性酸素種と過酸化亜硝酸によって阻害される[130,131]。したがって，ミトコンドリアの機能障害から起こるような，または血管周囲のCO由来の事象によって誘発されるような酸化ストレスは，グルタミン酸塩の再取り込みが減少することにより，興奮毒性を悪化させるようである。複数の神経病理学的経路の一部として放出されるアラキドン酸も，グルタミン酸塩の再取り込みを阻害するが，活性酸素種とは別のメカニズムによってその効果は付加されることになる[132]。

## ▶ 一酸化炭素の病態カスケード

動物実験は，COの曝露によって進行する病態プロ

セスや CO の曝露によって誘発される一連の事象の証拠を提供してきた。図 15.4 は CO 中毒と判明されるステップを要約し，低酸素性／虚血性，興奮毒性，免疫性脳傷害の重複点を示す。

## 血管内変化

血管内変化は循環血液成分内での CO による変化から始まる。赤血球 CO-Hb，血小板活性，血小板－好中球の相互作用は，同時に起こることを強調し，ひとくくりにして示している（図 15.4 参照）。好中球の脱顆粒に至るプロセスについては前述しており，図 15.3 で示した。

## 心機能障害

CO に最も感受性を示す 2 つの臓器は，心臓と脳である。これらの臓器は最も酸化的代謝を必要とするために，一般的に高い感受性を示すと解釈されている。酸素利用率の高い組織は，細胞内で急な酸素勾配を有しやすく，ミトコンドリアの CO 再取り込みを促進させる[133]。しかし，傷害はただ単に低酸素症と関連しているというよりもずっと複雑であるということを再度述べておく[46-49]。低い CO 濃度（250ppm，CO-Hbで 11％）に 90 分間曝露した動物では，冠動脈灌流圧が上昇し，48 時間にわたって収縮性が障害された[111]。最近の臨床報告では，正常な冠動脈を有する中等度から重度の CO 中毒患者において，高い頻度で心臓傷害が発生すると報告されている[134,135]。CCO との結合によって引き起こされる呼吸障害は，CO による心障害の機序として考えられる。しかし，これは CO 環境下から開放された場合には続かない。フリーラジカル産生に起因する酸化ストレスはほかに考えられる機序であるが，これは立証されていない。血小板－好中球の相互作用による傷害は他の機序の可能性を提供するが，まだ証明されていない。血小板－好中球の相互作用，好中球 MPO 指数（MPO/cell）の低下，血管内 MPO レベルの増加は，急性冠動脈症候群の高いリスクにつながる[136-138]。

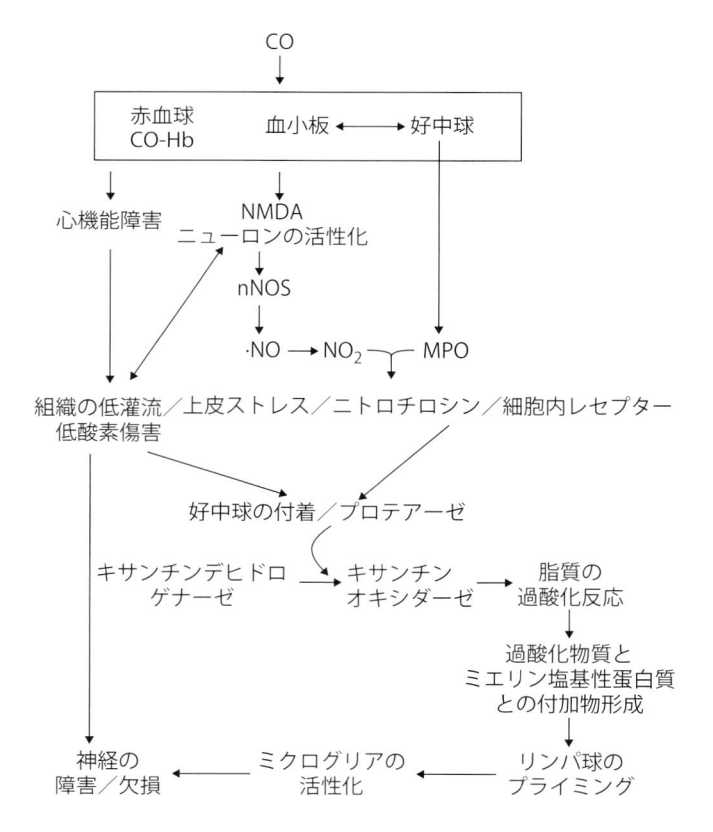

CO-Hb レベルが著しく上昇したときの心機能障害は，虚血傷害を引き起こす全身性の循環不全を引き起こしうる。低酸素性，虚血性ストレスも神経の活性化を引き起こしうる。

## ニューロンのイベント

NMDA ニューロンと神経性 NOS 活性は，CO 中毒の動物モデルで神経性後遺症を引き起こすうえで必ずかかわる[121,124]。CO 中毒によって生じた脳内・NO 合成は高い亜硝酸塩レベルを生じさせ，血管周囲の MPO（前述の血小板－好中球の相互作用の結果）は血管の内側で酸化ストレスを起こすようである[54]。これが，脳が CO 中毒に特に敏感である理由かもしれない。2 つのプロセス（血管周囲 MPO 沈着と興奮毒性）は関連しているようである。なぜなら，血小板減少症と好中球減少症のラットは，CO 中毒により低い NMDA ニューロン活性化を示すからである[124]。これは，MPO の血管周囲沈着を引き起こす早期の血管内イベントがニューロン活性化にかかわり，これが進行性フリーラジカル産生のフィードバックループを作成するのかもしれないということを示している。

## 血管壁の変化

前述したように，血管周囲の酸化ストレスは炎症を導く（図 15.3 参照）。MPO は CO 中毒の動物の脳の微小血管に沿って沈着し，ニトロチロシンと共存

**図 15.4 一酸化炭素（CO）による傷害のメカニズム**
現在のデータに基づく心臓と脳損傷を起こすステップの概要。CO は吸入後に，同時に 3 つのイベントを発生させる。それは，赤血球ヘモグロビン，循環血小板，そして好中球に影響を示す。これらのイベントは心臓障害や脳内の N－メチル－D－アスパラギン酸（NMDA）興奮性ニューロンの活性化に関与している。nNOS：神経性一酸化窒素合成酵素，・NO：一酸化窒素，$NO_2$：二酸化窒素

する[62]。ニトロチロシンのバンドは付着好中球とも共存し，これはMPOによる酸化ストレスが内皮細胞接着分子の発現を刺激し，好中球と相互作用することを示唆している[56,61,77]。過酸化亜硝酸は血管内皮細胞と血小板上でP-セレクチンの発現を誘導し，血管内皮細胞を刺激してE-セレクチンを合成すると示されている[67,139,140]。CO中毒実験では45分後に，好中球は$\beta_2$インテグリンを介して血管にしっかりと付着する[51,77,141,142]。$\beta_2$インテグリンの関与と同時に，好中球は酸化種と同様にエラスターゼのようなプロテアーゼを放出する。COモデルでは，好中球誘導プロテアーゼは血管内皮細胞のキサンチンデヒドロゲナーゼ（XD）に作用し，キサンチンオキシダーゼ（XO）に変換する[141-143]。複数のグループは，付着好中球内の高いエラスターゼの局所濃度がXDをXOに変換すると示している[144,145]。脳では，XDとXOは主として血管内皮細胞に局在している。CO中毒の反応として，XO由来の反応種は脳脂質過酸化を起こす[143]。

アロプリノールまたはタングステン食で育てられたラットでは，脂質過酸化が起こらないことにより，XOの役割が示された。特定のXO阻害剤はないが，タングステン食はXDとXOのようなモリブデン含有酵素を阻害し，アロプリノールはXDとXOを阻害する（しかし，反応性窒素種も除去する）。両作用の組み合わせは，COによる病態生理におけるXOの役割に最も説得力のある証拠を提供している。

### 脂質の過酸化反応と適応免疫反応

アルデヒド脂質過酸化物質は蛋白質と反応して，それらを免疫原性のあるものにすることができる[146,147]。CO中毒は，ミエリン塩基性蛋白質（MBP）とマロニルアルデヒドとで付加物形成を引き起こし，脂質過酸化反応の反応物質をつくる原因となる。MBPの三次元構造はCO中毒により変性し，これが免疫学的反応の誘因となる[80]。CO中毒ラット（コントロールラットではこうならない）のリンパ球はMBPに曝露したときに急増し，CO中毒ラットの脳では，活性化ミクログリアが増殖する。CO中毒を起こす前にMBPに対して免疫学的寛容にしたラットは，脂質過酸化生成物との反応によりMBPに急性の生化学的変化は起こすが，増殖性のリンパ球の応答や脳ミクログリアの活性化は起きない[80]。

脳の炎症の影響は感染プロセスで広く研究されてきたが，炎症は多様な神経変性疾患の病態における役割を担っているとも信じられている[148-152]。炎症細胞は，活性酸素種や窒素種，サイトカインを含むさまざまな細胞毒性分子を放出することにより，隣接細胞に損傷を与える。活性化ミクログリアはオリゴデンドログリア（希突起膠細胞）を攻撃し，ミクログリア活性は脱髄プロセスと関係している。さらに，神経前駆細胞活性の障害は，炎症性傷害への反応としてみられる[153,154]。海馬における活性化ミクログリアは，基礎にあるニューロン新生と損傷由来のニューロン新生の両方を阻害する可能性があり，結果として学習障害をきたす[151]。脳の海馬領域における新しいニューロンの新生は生涯続き，学習や記憶と密接に関係している[155,156]。CO中毒ラットは学習能力の低下を示すが，これは免疫学的に耐性があるラットやXOを枯渇させたラットでは起こらない[80,157]。したがって，急性のCOによる脂質過酸化は，適応免疫反応を促進させることにより，神経病理と関係している。

動物実験は，CO中毒と関連する臨床所見に見解を加えるであろう。CO曝露が遷延すると，神経性後遺症のリスクが高まることが示されている。しかし，多数の因子がこの関係の確実性を疑わしくしている（本章の治療の項を参照）[158-160]。ある実験モデルでは，初めに1,000ppm，その後3,000ppmのCOに曝露させている（曝露の順序は重要である）。もし逆の場合，動物を最初に3,000ppmのCOに曝露させ無意識状態とし，続けて1,000ppmのCOに「浸す」，そうすると，好中球接着，XO形成，脳の脂質過酸化反応は起こらない[161]。著しい酸化・ニトロ化ストレスは，NMDA神経性活性や・NO合成により，3,000ppmのCOの曝露・意識消失の間に起こる。COに「浸かっている」間に，好中球活性によって起こるMPO沈着が，NMDA活性に起因する亜硝酸塩に作用し，これが血管内で酸化ストレスを集中させる。これは，多因子により起きるCOの病態生理の特徴を強調している。

## 臨床所見

### ▶ 症状および徴候

CO曝露による初期症状は微妙で非特異的である。急に高濃度に曝露すると，患者はすぐに意識消失するであろう。しかし，頭痛，悪心，目まいのような非特異的な徴候を訴えるほうが典型的である。明らかに，この所見はウイルス症候群のような多くの疾患に似ており，環境CO汚染源の特定や診断を遅らせるかもしれない[6-13]。頭痛の質や特徴が多様であっても，頭

痛は圧倒的に最もよくみられる症状であり，患者の90％に起こると報告されている[32,162]。

多くの研究において，5～10％ CO-Hb以下の低レベルのCOの曝露による，視覚や聴覚機能，意識レベル，作業能力，および学習の微妙な変化が報告されている[163-173]。これらの報告では，再現性が懸念されたため，相当な議論が行われた[174-176]。聴覚誘発電位のような，より客観的な観察では，低レベルCOが高次機能に副作用をもたらすと示している。これらの効果のメカニズムは，まだわかっていない[177]。

一般的な身体所見は頻脈や頻呼吸であり，血圧の変化はさまざまである[159]。冠動脈疾患を有する患者は，2～6％の低いCO-Hbレベルでさえ，運動能力の低下，期外収縮の頻発，および心筋虚血による症状をきたすことがある[46,178-180]。不整脈，心筋症，心筋梗塞および突然の心停止は，重篤なCO中毒の場合に報告されている[178,181-186]。臨床的観察と動物実験によって，CO中毒での急性死亡が心臓傷害と関連しているのではないかと推測されている[178,179,183,184]。特に冠動脈疾患を有する患者において，心臓損傷の一部は低酸素ストレスによって起こるが，正常な冠動脈を有している人でも広範囲の機能障害がみられることがある[134,135]。慢性閉塞性肺疾患では，COに曝露すると運動耐容能も低下する[187]。身体所見として皮膚の鮮紅色変色は稀である。患者がしばらく昏睡状態でいたときに，接触部分の皮膚表面に水疱を認めることはよくあることとして知られている[188,189]。これは非特異的な所見のようである。

## ▶検　査

分光光度計によるCO-Hbの測定は，CO曝露の診断をつけるための標準的な方法である。非喫煙者の正常なCO-Hbレベルは0.2～0.85％である（ヘムオキシゲナーゼ活性による）。喫煙者は通常約4％のCO-Hbレベルで，ヘビースモーカーは10％になることもある。新生児を評価するときには，胎児ヘモグロビンの吸収特性はCO-Hbの吸収特性に近く，混乱を引き起こすかもしれないことを知っておくことが重要である[190]。パルスオキシメーターはほとんどの装置で酸素ヘモグロビンとCO-Hbの分光特性の違いを検知できないため，すべての患者において，CO曝露を明らかにする信頼できる方法ではないということを臨床医は知っておくべきである[191]。

頭痛やめまいといった症状の発生とCO-Hbレベル（2～10％）には相関関係がある[10,11]。残念ながら，重篤な症状や徴候とCO-Hb値とのあいだに信頼できる相関関係はない。CO中毒の重症度を決めるための客観的な測定法がないということは，臨床評価において最も困難な側面を残している。代謝性アシドーシス，血中乳酸，アミラーゼ，B型ナトリウム利尿ペプチド，脳からのS100蛋白質はすべて検査されているが，どれも中毒の重篤度に対して信頼性の高い評価を提供していない[192-195]。血漿MPOや血小板-好中球凝集体の測定のような新しいテストは，前向き試験においてまだ中毒の重篤度または予後と相関がみられていない[62]。

CO中毒による心臓障害の危険性から，心電図や血漿中の心臓マーカーを得ることは大切である。急性心臓障害にかかった人は，その先10年の循環器関連の死亡のリスクが高くなる[135]。胸部X線検査も緊急評価の1つであるべきである。これは，同時に煙を吸入した患者にとっては明白であるが，COだけに曝露した場合にも，心筋障害により肺うっ血と肺胞浸潤が起こりうる[185,186]。

## ▶神経系画像検査

多数の臨床報告が，CO中毒後に脳のCTとMRIの異常を立証している。病変は淡蒼球，被殻，視床，尾状核，黒質，脳弓，海馬，脳梁，また，皮質全域にわたって報告されている[196-201]。明らかなことであるが，COによる神経の傷害部位は解剖学的に区域分けされていない。白質変化は重篤な中毒患者のおよそ3分の1に認められ，半卵円中心の病変はより悪い認知機能障害と関連している[202]。複数の画像研究では，COの神経毒性が血管傷害にかかわっていることを指摘している。CO中毒の犠牲者には，血管の異常と，脳血流と神経の酸素需要とのあいだの非典型的なカップリングが認められる[203-206]。これらの変化のメカニズムは解明されていないが，前に議論されたように，動物実験での血管周囲のCOの病態生理と所見は一致している。神経学的後遺症からの症状の回復は，2年以上の期間にわたって約50％の患者に起こるであろう。これらの患者において，大脳白質の損傷でも回復が認められる可能性があるという，希少な報告もある[153,207]。

## ▶神経学的後遺症

CO中毒の生存者は，心臓や神経学的機能障害の可能性と向き合っている。前述したように，CO中毒は心機能に急性の障害を起こすこともあり，生存者は曝

露後10年にわたって循環器関連による死亡の高いリスクを負う[134,135]。神経学的な損傷においては，「急性／持続的」と「遅発性」に分類する先例がある。初期段階より，意識レベルの異常や局所神経学的所見を有する間に急性異常を発生し，一生回復しない患者もおり，また，急性中毒から回復するようにみえても，中毒から2日～約5週後まで神経学的なまたは精神神経学的な異常を呈する患者もいる。意識清明か「無症状」期のあとに起こる事象は，「遅発性」神経学的後遺症（delayed neurologic sequelae；DNS）と名づけられている。

動物実験の結果は，「急性／持続性」と「遅発性」後遺症の発生機序に対して明確な区別を提示していない。複数の動物実験では，神経壊死またはアポトーシスによる細胞死によって「急性／持続性」の後遺症が発生するとされているが，興奮毒性，血管周囲酸化ストレス（図15.1, 15.4参照），もしくはまだ解明されていないプロセスに関連する事象に対して，単に低酸素や虚血によって傷害されるということを必ずしも意味しているものではない[61,80,96,97]。さらに，それらは同時に起こるため，「急性／持続性」と「遅発性」後遺症の重複に対して病理学的傷害が考えられるかもしれない。したがって，明らかに違う症候というよりも，一連の臨床障害に近いのかもしれない。発生順序に基づいて神経学的傷害を区別するという現在の方法は，必ずしも根本的な機序が異なっているということを意味しているものではない。

急性／持続性後遺症は広範囲における異常を含んでいる[153,207-210]。患者は昏睡状態からゆっくり意識を回復するかもしれないが，決して神経学的機能が以前のレベルまで戻ることはない。後遺症は，認知症，精神病，舞踏病，失行症，記憶喪失症およびコルサコフ症候群（健忘作話症候群），皮質盲，失禁，末梢神経症を含む。パーキンソン様症候を呈する患者もいるが，これは通常，意識回復後2週間以降に起きる。CO誘発性パーキンソン病の特徴的な症状は，寡動は含むが安静時振戦は含まない[210]。

DNSの臨床的特徴は，急性期のCO中毒に続く無症候期後に出現する神経学的および（または）精神神経学的徴候の出現である。この異常の時間的変化は，呼吸停止，窒息，薬剤性昏睡，痙攣のようなさまざまな低酸素・虚血性障害のあとに起こる[211-213]。同じ機序が，これらすべての傷害に対応するかどうかはわからない。DNSの診断には，通常，神経精神医学的テストを必要とするため，見かけの発生率は検出方法によって左右される。ほとんどの研究では，CO中毒の回復者の10～47％にDNSが認められている[153,214-220]。ある調査は74％の発生を報告しているが，この試験で行われたテストでは能力低下と抑うつ状態を識別できなかった[221,222]。患者の多くは自殺未遂であったため，この調査の結論は疑わしいものである。

遅発性後遺症は通常，判断力欠如，集中力低下，見当識障害，混乱，昏睡，抑うつ，歯車様強直（硬直），後弓反張体位，四肢の弛緩性または痙性麻痺，伸展性足底反応および（または）明らかな神経学的欠損に対する相対的無関心，といったような神経精神医学的徴候とかかわっている[153,208,214-219,223,224]。これらは，迅速かつ適切な緊急処置にもかかわらず起きることがある。遅発性後遺症は，急性中毒の期間に意識の変化がみられなかった患者でも生じうる[217-219]。

## 治　療

気道確保と循環補助の処置を伴う標準的な管理により，患者の病態の緊急な安定化を行われなければならない。酸素の補充投与は，CO中毒の治療の基本である。酸素吸入は，組織の酸素化を高めると同時に，ヘモグロビンから急速にCOを分離させる。一次病理で前述したように，HBOTは海面気圧（加圧していない状態）で100％酸素を吸入させるより高率にヘモグロビンからCOを分離する。さらに動物モデルにみられるように，大気圧での酸素治療ではなくHBOTにおいては，中枢神経系障害と関連した改善につながる病理的イベントに有効であると考えられる複数の作用をもつ。これらには，ミトコンドリアの酸化過程での改善[225]，脂質過酸化反応の阻害[226]，そして障害された微小血管への白血球の接着障害[142]がある。COに曝露され，HBOTで治療された動物は，心血管系病変[227]のより急速な改善，死亡率の低下[228]，そして免疫性の神経学的後遺症の発生率の低下[229]を示している。COによる低酸素性脳障害は曝露時にできあがり，この状態においてはHBOTは予後を変えない[97]。

動物実験では，COによる障害を改善する高気圧酸素に加え，複数の治療法が示されている。死亡率は低体温療法によって低下がみられている[228]。NMDA受容体の拮抗は，海馬においてCOによる神経変性を減らし，遅延性記憶障害を軽減する[121,124]。カルシウムチャネルブロッカーのニモジピンは，COによる神経細胞死，学習障害および海馬の神経病理を抑制する[123]。比較臨床試験で調査された唯一の治療法が，

HBOTである。

## ▶ 高気圧酸素治療のランダム化臨床試験

急性CO中毒に対するHBOTの臨床有効性は、査読つき雑誌に掲載されている5件の前向きランダム化試験で評価されている[203,216-218,221]。ただ1件の臨床試験だけが、最も質の高いランダム化比較試験に必要と考えられているすべての項目を満たしている[230]。

Weaverら[218]によるこの研究では、152人の患者を対象としたランダム化、二重盲検、プラセボ対照臨床試験を報告している。すべての患者は、盲検試験を保つためにHBOTまたは見せかけの加圧をかけた平常圧酸素のどちらかの治療を3セッション受けた。重篤な患者のうち、半数は意識消失が認められ、8％の患者は挿管が必要とされた。訓練された調査者によって評価されたフォローアップ率は95％で、年齢、性別、教育水準が比較された。神経学的後遺症の定義は先験的に定義され、有症状患者においては、6つの神経心理検査の結果の総合の値が予測値より少なくとも1標準偏差を下回るものとされた。無症状患者においては、予測値よりも2標準偏差以下の低い合計スコアとした。中毒後6週目での認知後遺症の発生率は、大気圧酸素投与群が46％だったのに対して、HBOT群では25％であった（$P = 0.007$）。小脳機能障害と層別化を調整したとき、オッズ比は0.45だった（$P = 0.03$；95％信頼区間$0.129 \sim 0.919$）。

年代的に次に新しい試験は、Scheinkestelら[221]が191人のCO中毒患者に対して実施したもので、連日のHBOT後にフェイスマスクで持続酸素投与を3日間行った結果について報告している。重篤な中毒の患者が含まれており、半数以上は昏睡状態であった。盲検試験を維持するため、非HBOT群にランダムに分けられた患者は「見せかけの」圧で治療された。追加のHBOT（最高計6回までの連日セッション）は、神経学的に回復の認められない患者に行われた。この試験のプライマリーアウトカムの測定は治療（3～6日間）が完了した時点で行われたが、長期にわたっての追跡調査は行わなかった。この研究では、治療にかかわらず、すべての患者で高い神経学的な有害事象の発生率が認められた。神経学的後遺症は、HBOTで治療された患者の74％とコントロール群の患者の68％で報告された。これほどの高い神経学的障害を示した臨床試験はほかに例がない。先に述べたように、このような高い発生率は評価ツールと関係しているようであり、真の神経障害を抑うつに関する質の悪い試験実施を判別できない[222]。COを用いた自殺企図はこの試験の69％の症例にみられた。さらに、54％の患者は経過観察されなかった。1カ月後の結果は報告されなかったが、HBOT群と非HBOT群で違いはなかったと述べられている。統計学的な比較の多くは、明確な計画や必要な統計的修正なしに報告されていた。どちらの治療群も高気圧治療（本当のHBOTと「見せかけ」の両方）のあいだにマスクを用いた持続的酸素療法を3日間受け、通常の治療よりも全体的に大量の酸素を受けられるようにした。この研究のデザインと実行における不備は、データから意義のある結論を引き出すことを不可能にしている。

Thomら[217]は、65人のCO中毒患者を1回のHBOTまたは酸素マスク療法にランダムに割りつけた研究で、HBOTのほうが有益であると報告している。これは非盲検試験であり、意識消失患者が含まれていないため、軽症から中等症の中毒の患者が対象となっている。プライマリーアウトカムの判定は、新しい症状が生じているときに行われる6つの神経心理検査のうち少なくとも1つの低下と自己申告による神経学的後遺症を用いた。神経心理検査は、治療の4週間後にすべての患者で行われた。後遺症はHBOTを受けた患者の0％（95％信頼区間0～12％）と、大気圧酸素で治療された患者の23％（95％信頼区間10～42％）に認められた。神経学的後遺症が報告されたすべての患者は、77日目までに改善した。この試験の限界は、盲検法を用いていなかったということと、患者のサブグループの選択があまり重篤でない中毒患者に偏りがちであったということである。

Ducasseら[203]による前向き試験は、26人の急性CO中毒患者を平常圧酸素（6時間の100％酸素、そして6時間の50％酸素）またはHBOT（2.5ATAで2時間、そして100％平常圧酸素で4時間、次に、50％平常圧酸素で6時間）の群にランダムに割りつけた[203]。中毒は、65％の患者で意識消失を伴ったものであった。アウトカムの判定は、症状、脳波図、アセタゾラミド投与に対する脳血流の変化で行われた。3週目に有意な効果がHBOTのグループでみられた（$P \leq 0.02$）。この試験の限界は、小規模試験、不適切な振り分け、代替的アウトカムの測定方法にある。

Raphaelら[216]は、意識消失のない343人のCO中毒患者を1回のHBOT群または同期間のマスク酸素投与群にランダムに割りつけた。これは非盲検試験で、プライマリーアウトカムの測定は、症状質問表に記載された異常をもとに、理学的・神経学的検査で補足を

行ったものであるが，その人数は不明である。治療の1カ月後に，HBOT群の32.2％の患者とコントロール群の33.8％の患者は神経学的徴候を申告し（$P = 0.75$，非有意，カイ二乗検定），各グループの97％の患者は以前の機能状態に回復していた。この研究によるデータは，追加サブグループ解析によっても結果に相違がないと再報告している[231]。この研究は，非常に広い対象患者基準，不適当なHBOT計画，長時間の治療の遅れ，およびお粗末なアウトカム判定について批判されている[232,233]。

結論としては，発表されている臨床試験は質的に広く異なっている。急性CO中毒のHBOTの効果は動物実験でよく実証されており，研究は治療の基本メカニズムを示している。このEBM（evidence based medicine）の時代において，最も重要な点は系統的レビューにある。CO中毒の治療は多くの再検討を経てきたが，分析における信頼性は低かった。たとえば，2つの相次ぐコクランライブラリー・レビューで深刻な問題が認められている[234]。

いくつかの最近の報告は，CO中毒後の神経後遺症の危険性とHBOTの利点について付加的な認識を示している。Weaverら[219]は238人の患者のコホートについて報告し，神経学的後遺症を起こす独立した危険因子は36歳以上の年齢，24時間以上の曝露（断続的な曝露の有無にかかわらず），そして急性の記憶異常であることを示している。これらの結論は単変量解析によるが，いったん，多変量解析にかけると，36歳以上の年齢と24時間以上の曝露だけが独立した危険因子として残った。HBOTが後遺症の発生率を減少させる唯一の危険因子は，36歳以上の年齢群であった。この試験は，CO長期曝露群におけるHBOTの効果を正確に評価するにはパワー不足であるが，24時間以上曝露された5人の患者の誰にも神経学的後遺症が出現しなかった[219]。

Hopkinら[220]は，HBOTがアポ蛋白ε4アレル（対立遺伝子）をもたない患者において神経学的後遺症を減少させることにのみ効果があることを示してきた[220]。遺伝子型は通常わからないため，この報告は治療ガイドラインを提供しないが，これは将来の研究に重要となるであろう。アポ蛋白遺伝子型がさまざまな神経病理学的イベントの危険性に重大な効果をもつことは，よく確証されている[235-238]。アポ蛋白ε4がCOの主要な病態生理学的損傷もしくはHBOTのメカニズムを修飾するかは，現在のところわかっていない。

エビデンスの多くは，HBOTが有意に神経学的後遺症の発生を減らすというものである。後ろ向き比較試験では，HBOTが急性死亡率も低下させることが示されている[239]。中毒の発生からどれだけ時間が経つとHBOTの効果が得られなくなるかは，検討されていない。ある試験は，患者が心停止を起こして蘇生されたとしても，HBOTが予後を変えることはないと述べている[240]。この所見は，HBOTは免疫による神経学的障害を減少させるが，低酸素症による障害は減らないという動物実験と一致している[97,229]。要約すると，現在の結果は，以下の特徴，すなわち意識消失，24時間以上の曝露，25％以上のCO-Hb，年齢36歳以上，のいずれかを満たすCO中毒患者において，認知障害を減らすためにHBOTを用いることを支持している。

# 母-胎児の一酸化炭素中毒

妊婦のCO中毒は特別な臨床状態で，しばしば極めて感情的で，それゆえ追加の論評が必要である。一般の場合と同じように，CO-Hbよりも曝露時の妊婦の症状のほうが胎児の疾病・死亡のリスクを明確に予測している[241]。重症のCO中毒は，19〜24％の母体死亡率と，36〜67％の胎児死亡率を伴う[242]。母と胎児が生き残るとき，多くの胎児は肢の奇形，弛緩性と無反射，持続性痙攣，精神・運動障害，小頭症のような肉体的および神経学的な後遺症を生じる[243,244]。

酸素供給障害に関連した低酸素ストレスは，胎児仮死の明らかな原因となる。正常な胎児の動脈血酸素分圧は，母体動脈血の100mmHgに対して約20mmHgと低い。それゆえに，胎児酸素交換は通常，酸化ヘモグロビン解離曲線の急傾斜の部分で行われている。母体の酸素分圧のわずかな低下は，胎児の酸素分圧の急激な低下をもたらす。この生理学的なストレスは，COと胎児蛋白質との結合に伴うものよりも早く起こる。ヒツジによる研究では，およそ36〜48時間経過するまで，胎児CO-Hbが定常状態に達しないが，母体CO-Hbは7〜8時間で定常状態に達することが証明された[245]。胎児CO-Hbと関連した2つ目の障害は，酸素ヘモグロビンの解離曲線での乱れである。COとの結合は曲線の左方移動を引き起こし，胎児で低酸素ストレスを高める。胎児CO-Hb濃度は母体CO-Hbよりゆっくりと上昇するが，いったん定常値に達すると，胎児のほうが高い濃度を示す。これは，ヘモグロビンAと比較して，胎児ヘモグロビンがCOに高い親和性を有することと関係している。人間の胎児-母

体CO-Hb濃度比率は1.0～1.1で[246]，定常状態では，胎児CO-Hb濃度が母体CO-Hbより10～15％高くなる。反応速度の遅さは胎児にとって保護要因としてみることができるかもしれないが，その動きはCOの排除においては，逆の働きをする。胎児CO-Hbの半減期は，母体CO-Hbのほぼ2倍に近い[245]。したがって，CO中毒の妊婦の治療においては，ごくわずかな母体CO-Hbを検知することに時間をかけるよりも，長い時間大気圧酸素で治療することに生理学的な根拠がある。COによる血小板-好中球凝集のような複雑な血管内プロセスが胎児循環で起こるかどうかは，わかっていない。

ランダムサンプリングの臨床レポートでは，HBOTが胎児の予後を改善するかもしれないと提唱している[242,247-252]。急性CO中毒による胎児のリスクを減らすHBOT効果を取り上げた唯一の実験研究は，妊娠ラットで自然流産を減少させることを示した[253]。治療上のプロトコールに沿ったとき，HBOTによる胎児または母体に対する重大な超過リスクはない[254,255]。妊婦へのHBOTの適応に関する今日の提言は，他の患者に対するものと同じである。

# 長期間の一酸化炭素曝露

長期間のCO曝露は傷害のリスクを高めるはずである，との示唆は直感的なものである。この関係はある臨床研究に支持されているが，すべての研究に支持されているわけではない[158,159,216-219,220,256]。

疫学的な調査は，COの汚染は慢性のストレス因子で，もともと循環器疾患をもつ患者が病院に入院することと関係すると示唆している。残念ながら，これらの研究は複雑であり，多数の交絡変数が，たとえば小さな微粒子や$NO_2$などのCOの増強効果の正確な評価の妨げとなる[257-259]。

これとは別だが関連している問題としては，屋内汚染による持続的なCO曝露が特別なリスクを提起するかどうかということがある。いくつかの出版物は，「慢性」CO中毒の問題について取り上げている。この文献を検討したところ，最初に注目すべき所見は一般的な定義がないということである。1930年代半ばの出版物では，単独の短時間曝露ではおそらく徴候・症状が起こらないくらいの低濃度のCOによる繰り返しまたは持続的な曝露により病態生理学的影響が起こるという考えのもとに長時間のCO曝露が研究されてきた。

動物実験は，齧歯動物，ネコおよびイヌで行われている。50ppmのCOに3カ月から2年の期間（持続的に）曝露されたラットとマウスは，体重，血液学的所見，行動，生殖特性に変化がみられなかった[260]。500ppmのCOに30日ないし62日間持続的に曝露され，CO-Hbを40％に到達させたラットでは，心肥大以外の病理学的変化はみられなかった[261,262]。Supfleら[263,264]は，2,000～6,000ppmのCOに15～20週間毎日曝露させたイヌがより興奮しやすいことを発見した。100ppmのCOに11週間（5.75～7時間／日）曝露させ，およそ20％のCO-Hbレベルに達したイヌは，曝露後3カ月目に心筋障害を表す心電図変化と神経疾患を呈した[265]。著者らは，急性と慢性CO曝露による組織学的な変化の違いは，純粋に量によるようであると述べている。1カ月間，毎日40,000～60,000ppmのCOに曝露させたネコの前庭機能は，片側の頸動脈の結紮によって血流が妨げられない限り，変化しないということがわかった[266]。

長期にわたる，または「慢性」にCO曝露したヒトについて記述する論文は2つのカテゴリーに分かれる。①何年ものあいだ，COに毎日曝露した労働者を扱った大規模な報告書，②偶然の曝露事故後の傷害の個人報告を記載した症例報告もしくは小症例集である。Lindgren[267]によって1960年に報告された非常に詳しい調査は，製鉄所，鉱山，ガス製造所，または自動車修理工場で働く970人のスカンジナビアの労働者に関するものであった。970人の労働者の所見は，COによって汚染された区域で働いていなかった432人のコントロール群と比較している。労働者は「危険」な場所で最大4年間働いていた。労働者のCO-Hbレベルは30％と高く，職場のCO測定値は3.8～887ppmの範囲であった。被験者の症状，神経学的徴候，心電図の結果，血液学的検査（ヘモグロビン，ヘマトクリット），および正規の心理テストについて比較した。著者は，繰り返される急性中毒に起因すると考えられる可逆的な頭痛を除いて，CO曝露を受けた労働者はコントロール群と比べて異常が高頻度でないことを発見していた。

Krugerら[268]は，製鉄所とガス工場で働くCO-Hb値0～10％以上（8割以上の労働者が5％以下の値であった）の従業員833人のグループについて調べた。著者らは，頭痛の発生率は高まるが，永続的障害または機能障害は起こらないことを発見した。CO濃度の測定は仕事環境に取り入れられていなかった。Komatsuら[269]は，測定COレベルが10以下から

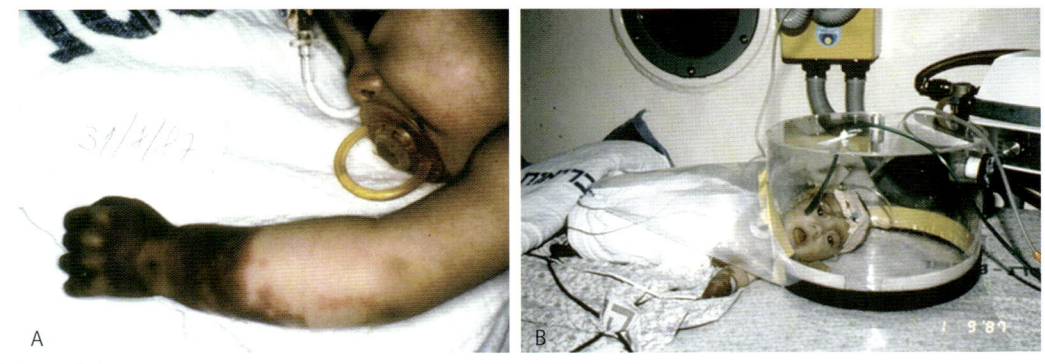

**カラー口絵1**
A：動脈内液体注入によって医原性組織障害を起こした6カ月乳児のケース。1日2回の高気圧酸素治療により徐々に改善し、末節骨の切断でとどまった。B：パースペックス製の酸素フードで治療が行われた。この方法を用いる場合、チャンバー内の酸素濃度が高くならないよう頻繁に空気を入れる必要がある。（イスラエル海軍医療施設およびDr. Yehuda Melamedより）

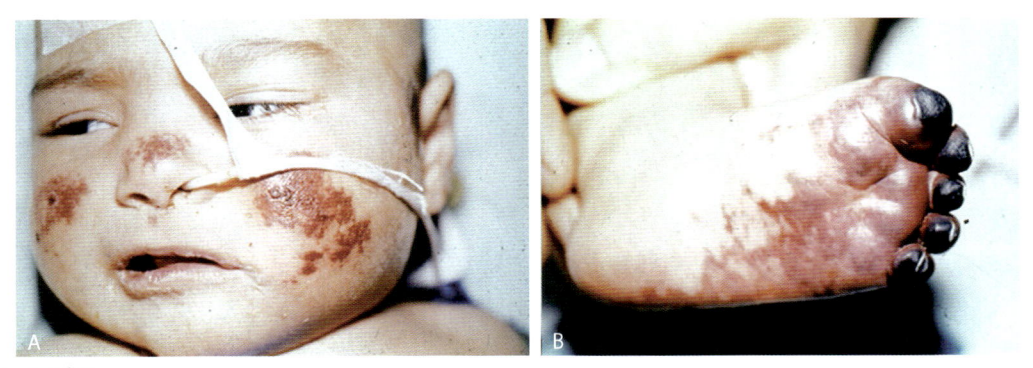

**カラー口絵2**
A／B：劇症型紫斑による顔と下肢の壊死性病変の進行が高気圧酸素治療で大幅に改善した。（イスラエル海軍医療施設およびDr. Yehuda Melamedより）

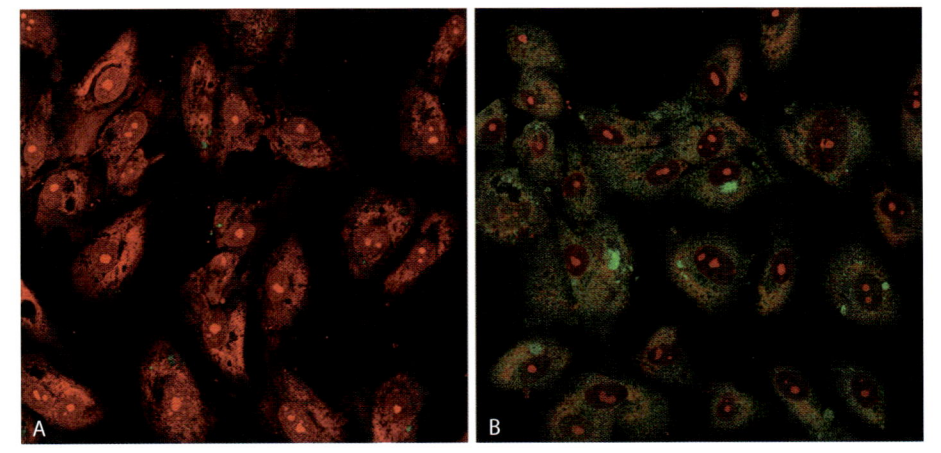

**カラー口絵3**
高気圧酸素は，in vitroにおいて模擬虚血再灌流障害後のNOS Ⅲ型（一酸化窒素合成酵素）産生を誘導する。ヒト臍静脈内皮細胞（HUVEC）を模擬虚血（低酸素／低血糖）に4時間曝露，正常酸素／正常血糖に20時間もしくは2.5ATAの高気圧酸素に1.5時間曝露，18.5時間の正常酸素／正常血糖に曝露した。細胞は固定され，NOS Ⅲの発現を免疫染色し，コンフォーカルレーザー顕微鏡で解析した。高気圧酸素曝露後に増強されたNOS Ⅲ（B）がコントロール群（A）と比較して確認できる。Bを見ると，propidium iodideで赤く染色された核酸と，NOS Ⅲ特異的抗体で緑に染色されたNOS Ⅲの二重染色が確認できる。（Buras JA, Stahl GL, Svoboda KK, Reenstra WR: Hyperbaric oxygen downregulates ICAM-1 expression induced by hypoxia and hypoglycemia: The role of NOS. Am J Physiol Cell Physiol 278:C292-C302, 2000. より）

**カラー口絵4　Marxの再建法**
高気圧酸素治療と切除術後に，死体骨（この症例では2つに割った肋骨）を患者自身から採取した皮質網状骨を入れるための容器として用い，顎の再建を行っている。移植片が骨化するまで，創外固定を行う。口腔内の細菌叢による感染を防ぐために，手術は口腔外から行われる。

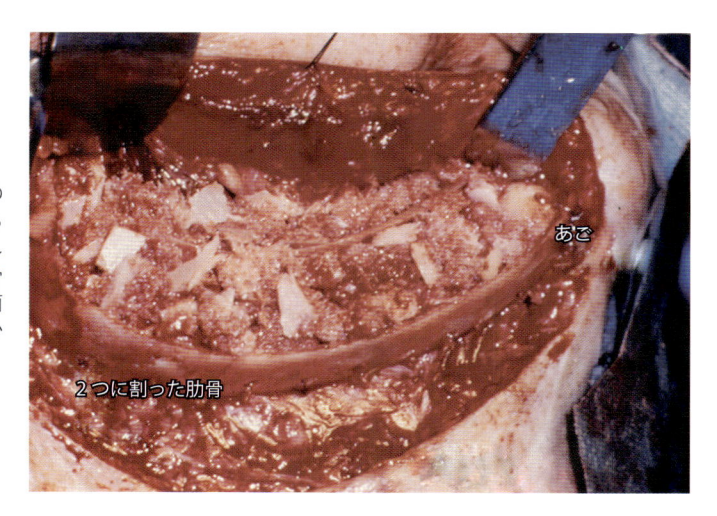

**カラー口絵5　同一症例の下顎骨再建術前（A）と術後（B）**
再建された下顎骨が患者のQOLに与える影響は計り知れず，患者は義歯を装着できるようになり，栄養状態の改善が期待できる。

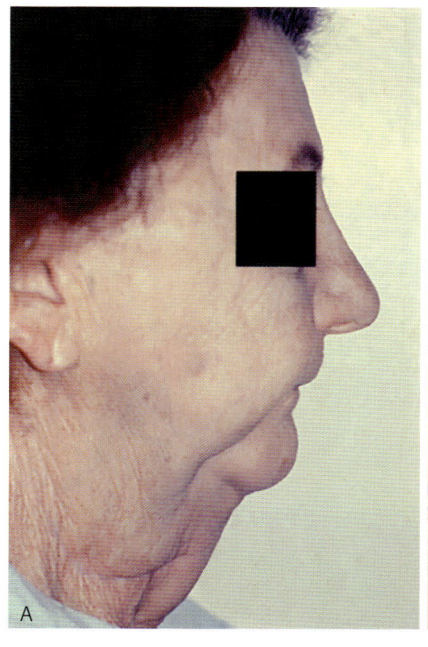

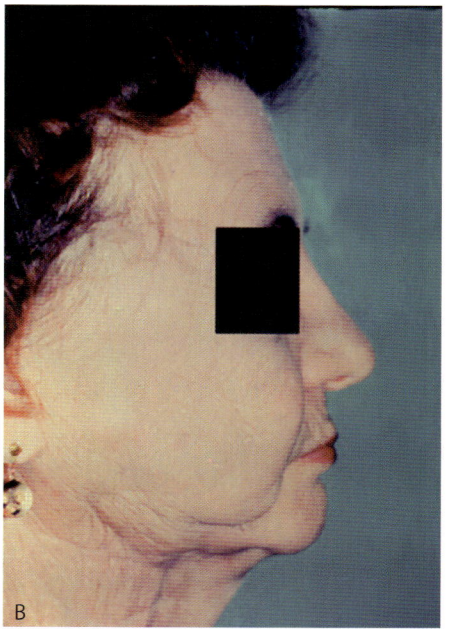

**カラー口絵6**
移植片の生着を促すために，手術後に高気圧酸素治療を追加した。唾液の消化酵素に常にさらされているため，この部位の創傷は特に治療しにくい。内頸動脈が近くにあり，壊死の進行を止めることができなければ，致死的な出血を引き起こす危険性がある。

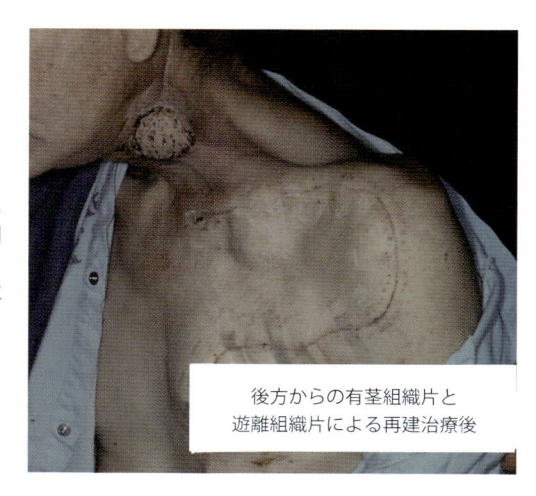

後方からの有茎組織片と遊離組織片による再建治療後

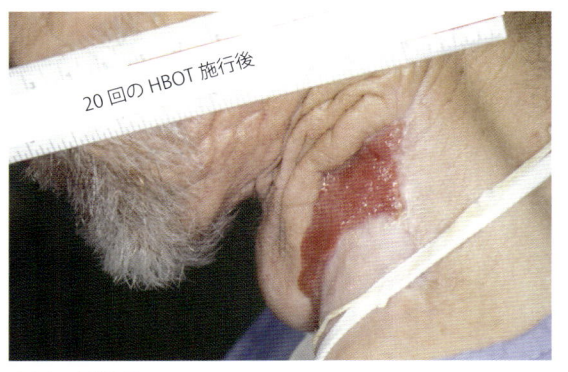

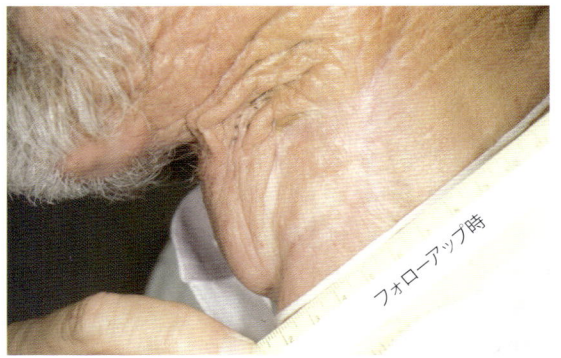

**カラー口絵 7**
左：極めて良好な肉芽組織と上皮化。右：治療終了後 3 カ月目のフォローアップ時。創部はこのあと，手術などの追加治療なしに閉鎖した。

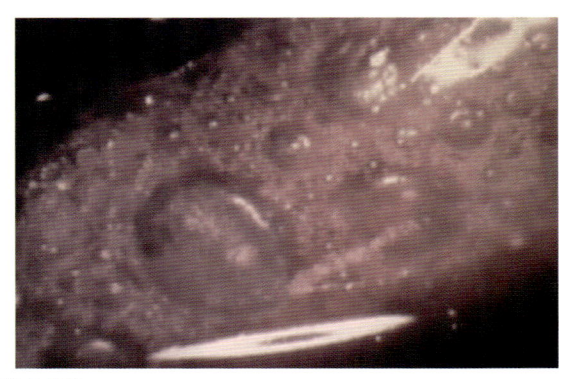

**カラー口絵 8　硬膜外静脈叢の気泡**
(Hallenbeck JM: Cinephotomicrography of dog spinal vessels during cord-damaging decompression sickness. Neurology 26:190-199, 1976. より)

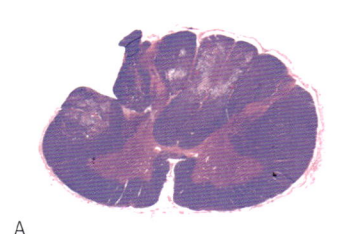

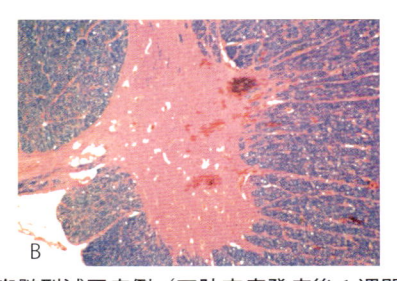

**カラー口絵 9　70 フィート海域潜水での 42 歳男性の脊髄型減圧症例（四肢麻痺発症後 1 週間）**
A：脊髄路での脱髄がみられる。B：より強拡大では灰白質の出血がみられる。(Department of Pathology, Duke University Medical Center, Durham, NC. より)

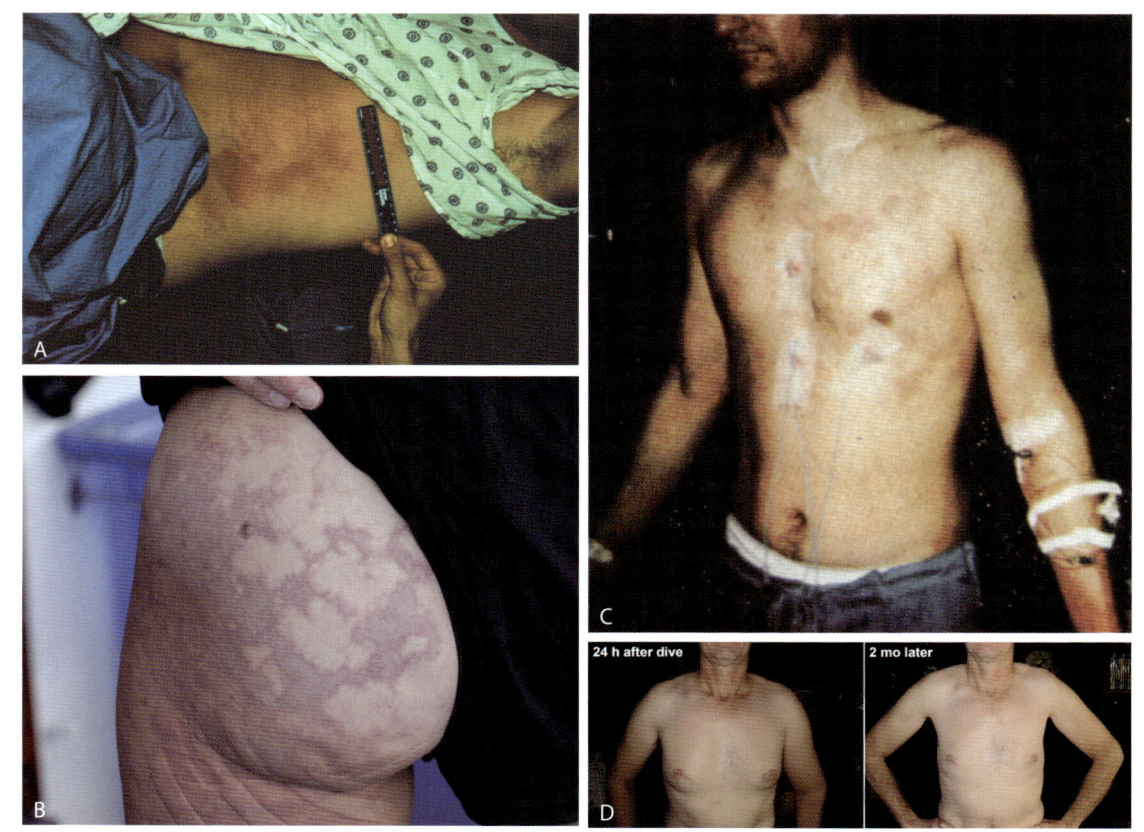

**カラー口絵 10　皮膚型減圧症**
A：レクリエーションダイバーの非特異的皮膚症状。B：レクリエーションダイバーの大理石様皮疹（網状皮斑）。C：水深 200m のヘリウム／酸素環境で 3％酸素，平衡窒素の吸入後に出現したじんま疹。D：減圧症発症 24 時間後にみられたリンパ疹と 2 カ月後の所見。(C: Blenkarn GD, Aquadro C, Hills BA, et al: Urticaria following the sequential breathing of various inert gases at a constant ambient pressure of 7 ATA: A possible manifestation of gas-induced osmo-sis. Aerosp Med 42:141-146, 1971. より)

**カラー口絵 11　足部の多発性，対称性の皮膚潰瘍を有する車いす生活の高齢患者**
この潰瘍の一部は，不適切な履物と車いすの足置きによる持続した圧迫によって生じたものである。

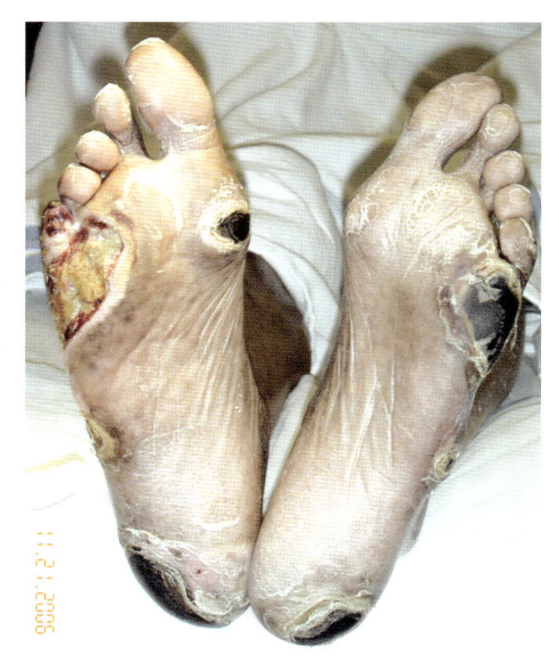

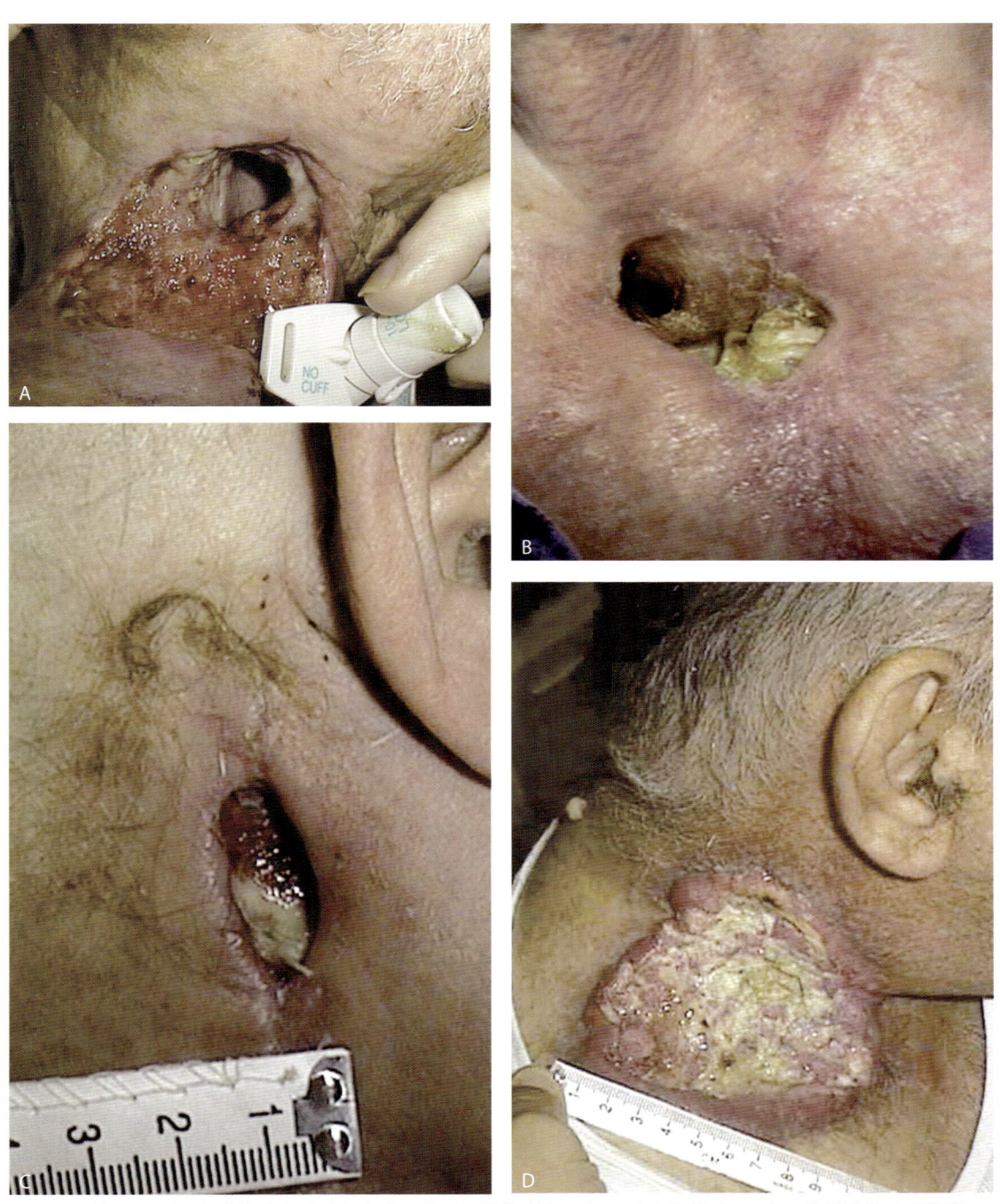

カラー口絵 12　頭頸部癌治療を受けた患者の喉頭切除後瘻孔部（A, B）と頸部（C, D）の放射性軟部組織壊死
頸部には，潰瘍形成と菌状発育変化を認める。

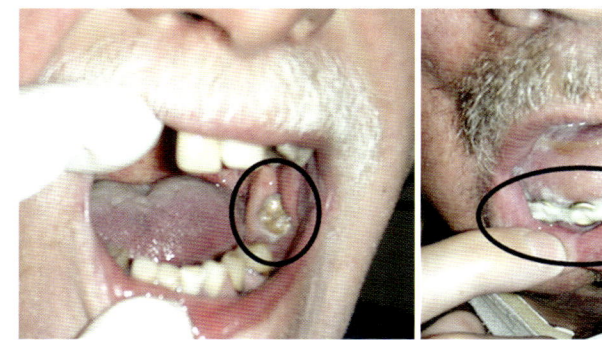

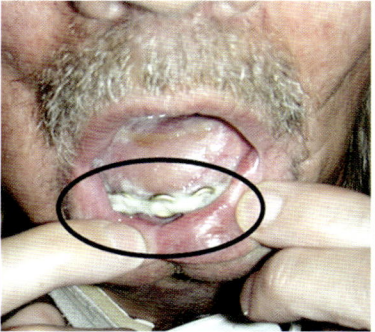

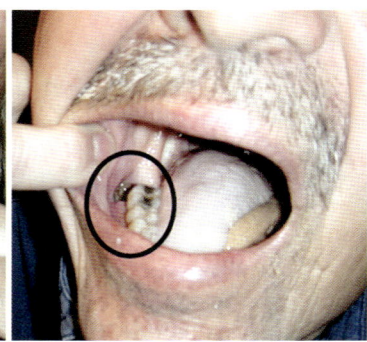

**カラー口絵 13**
頭口腔内に壊死組織に一致した放射性下顎骨壊死を認める。

**カラー口絵 14　足部外側の慢性皮膚潰瘍の一連の写真**
高気圧酸素治療施行期間に繰り返しアセスメントを行った。創縁の肉芽と収縮の進行を認める。

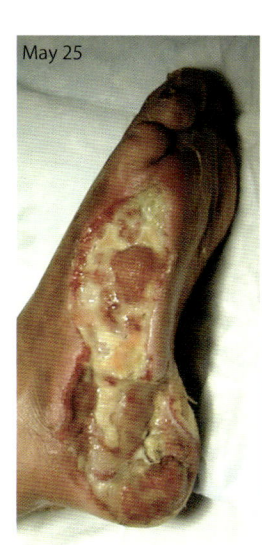

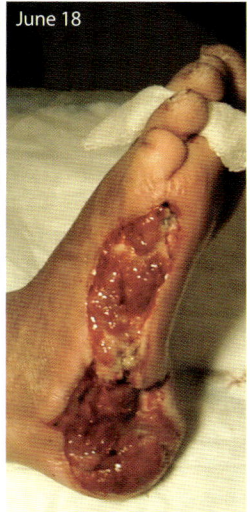

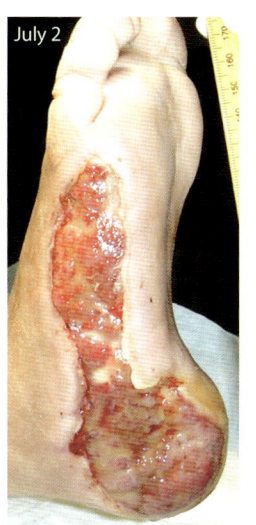

**カラー口絵 15　高気圧酸素治療を行った踵部の慢性皮膚潰瘍**
ぎざぎざのない，収縮中の創縁とともに良好な肉芽床を認める。また創縁には上皮化の所見と一致する淡い真珠色も認める。

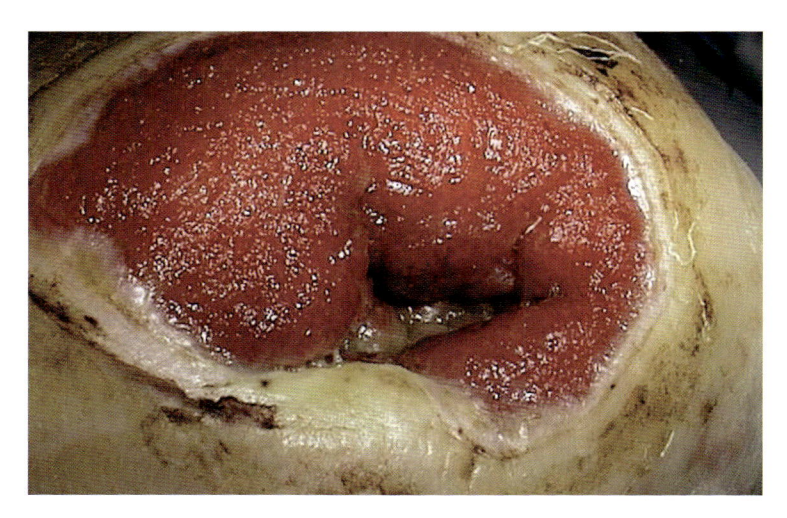

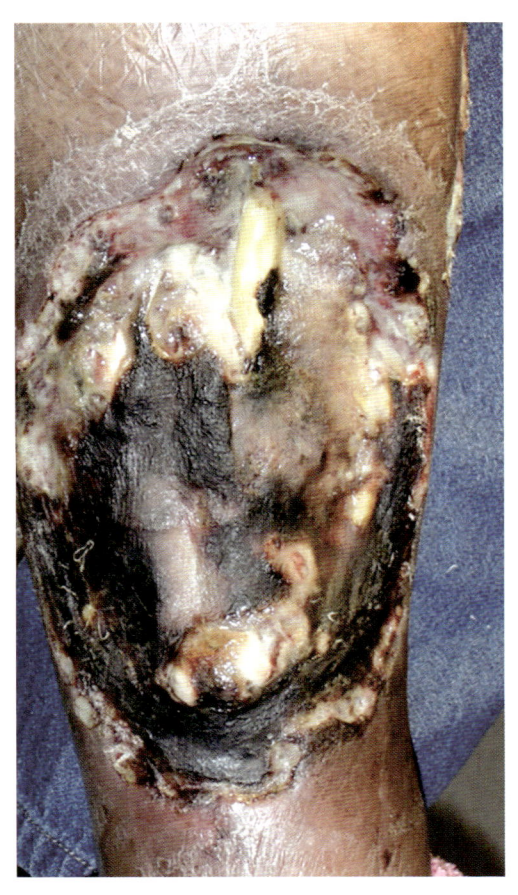

**カラー口絵 16　下腿後面の動脈性潰瘍**
潰瘍は失活組織と蛋白質性滲出液で満たされている。12時方向の腱露出は骨髄炎の可能性があり，さらなる臨床検査の必要性を示唆する。

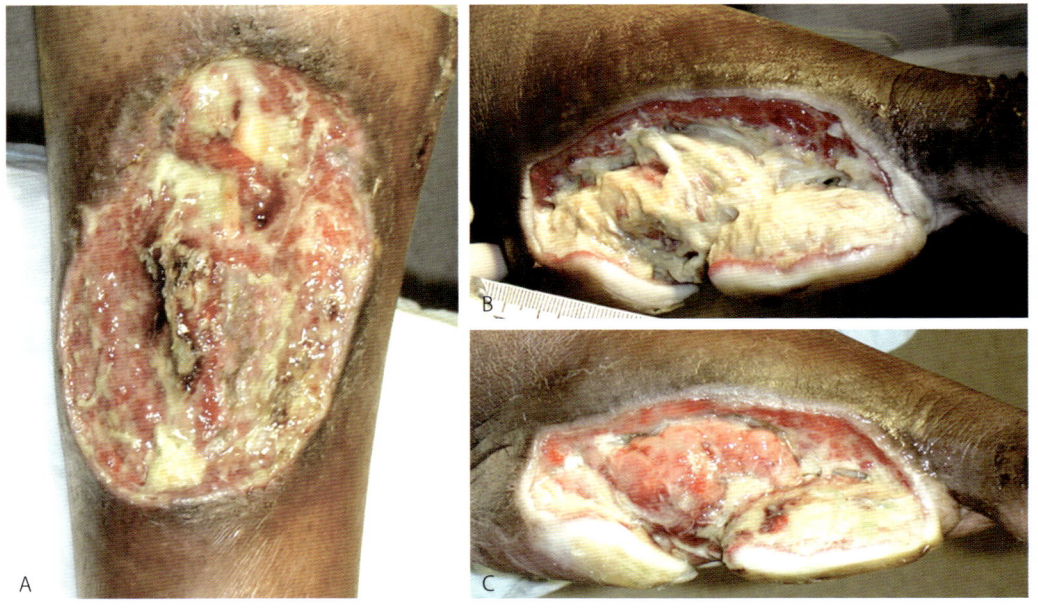

**カラー口絵 17**
黄色の蛋白質性滲出液が著しく蓄積した後頸部の動脈性潰瘍（A）。足部外側の潰瘍の経時的写真（B, C）。蛋白性滲出液を伴う蒼白な失活組織が著明に蓄積している（B）。酵素を用いたデブリードマンで縮小している（C）。

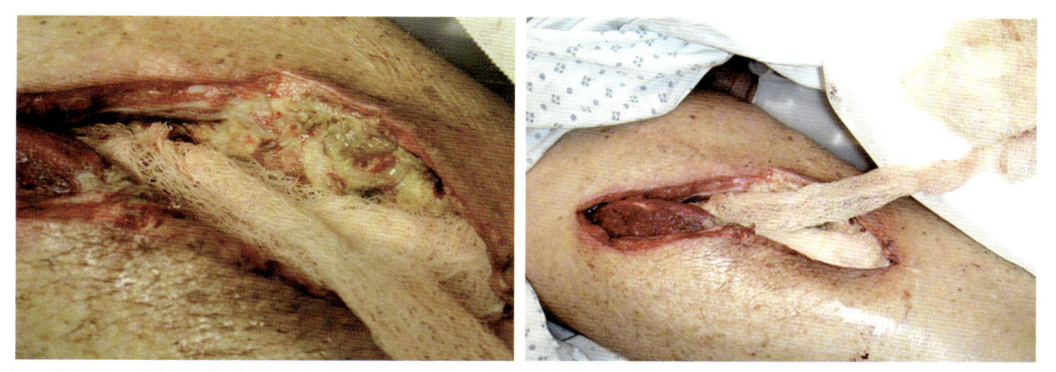

**カラー口絵 18　生理食塩水を含ませたロールガーゼを詰めた足の創**
ガーゼを重ねて詰めていることに注目。これによりガーゼの詰めすぎが予防でき，また，非侵襲的除去が可能である。

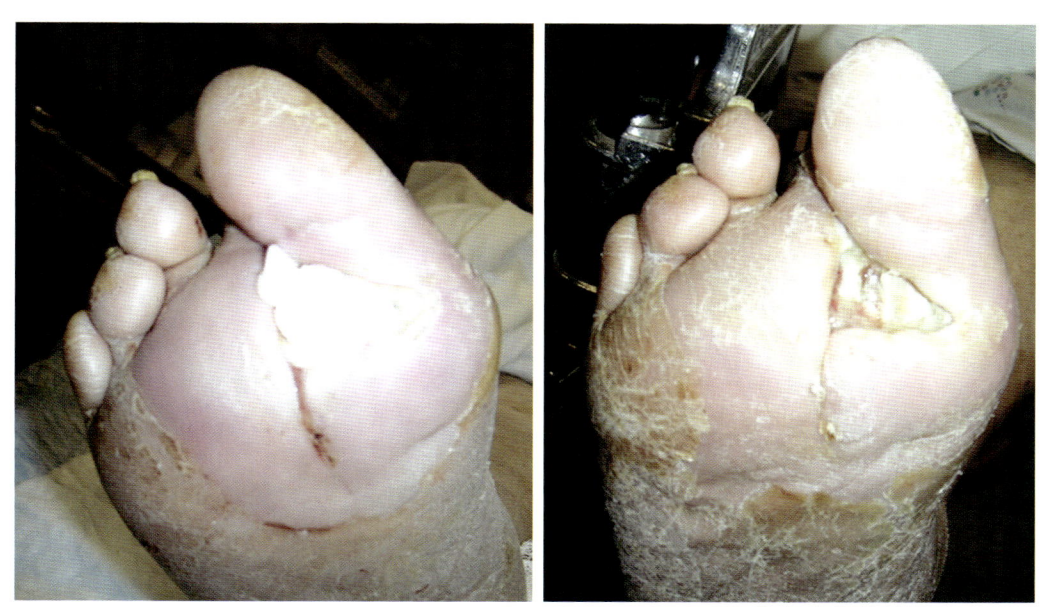

**カラー口絵 19　足底の慢性創傷の患者**
創には生理食塩水を含ませた細かなメッシュガーゼが詰められている。

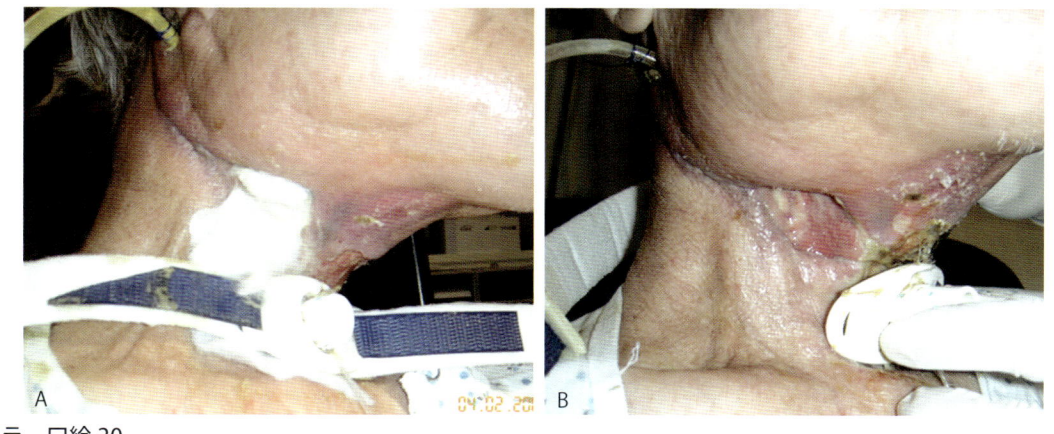

**カラー口絵 20**
頭頸部癌患者の口腔皮膚瘻（A）。瘻孔のドレナージのためカルシウム・アルギン酸塩被覆材が詰められている（B）。

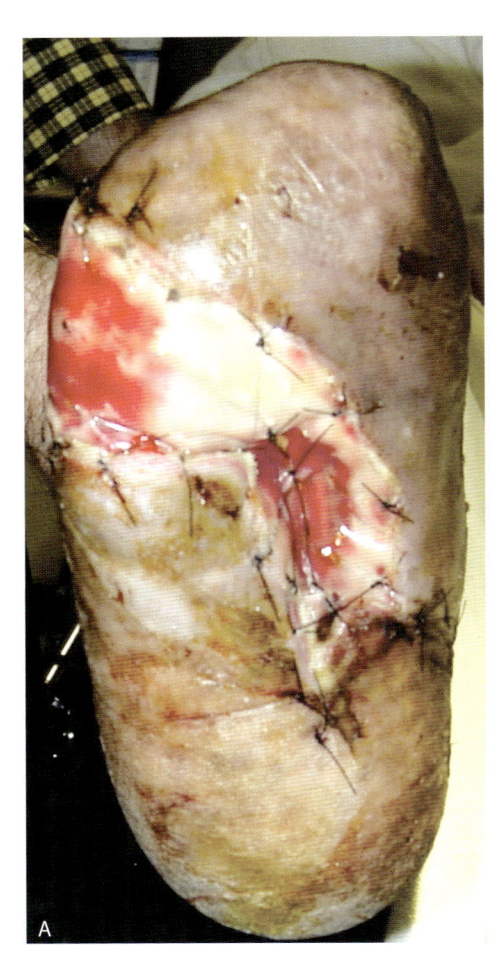

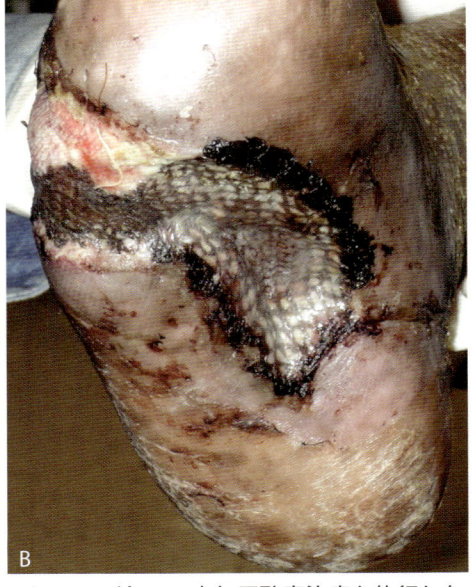

**カラー口絵 21　高気圧酸素治療を施行した広範な足底潰瘍の患者**
生物由来性の創傷被覆材を用いて創の湿潤環境，除痛，組織の位置を維持した（A）。肉芽創となった創床に分層植皮を行い，創は治癒している（B）。

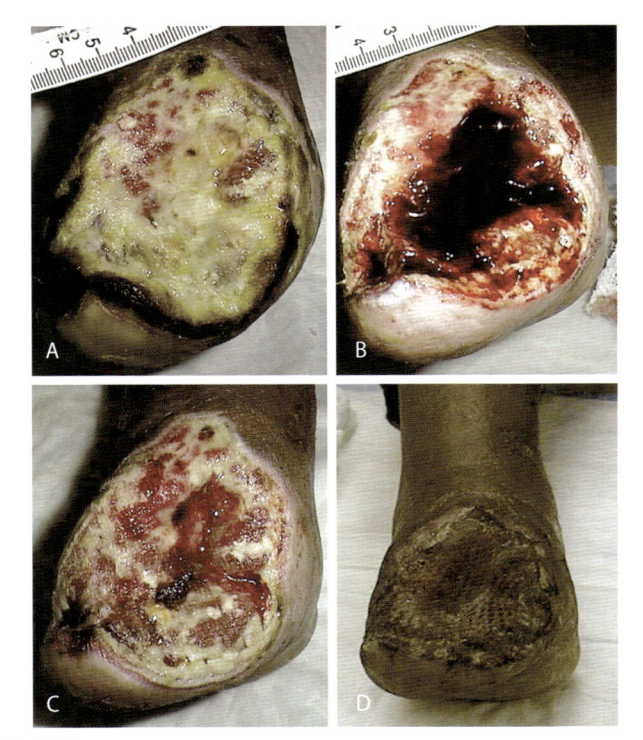

**カラー口絵 22　切断端の創部**
失活した組織，滲出液，壊死組織の堆積を認める（A）。デブリードマンを行ったところ（B）。創床には肉芽組織と蛋白性の滲出液が混在している（C）。分層植皮を行い少し経過したあとの創部（D）。

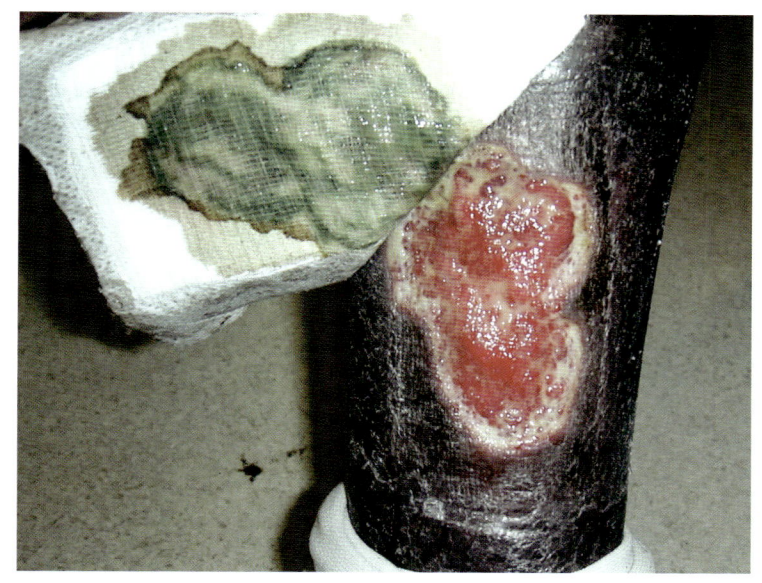

**カラー口絵 23　前脛部の動脈性潰瘍**
高気圧酸素治療を開始するとともに，肉芽増生と壊死組織除去のためにパパイン酵素含有軟膏を使用した．被覆材を除去すると薬剤による緑色付着物を認める．また創の創縁には島状の肉芽を認める．

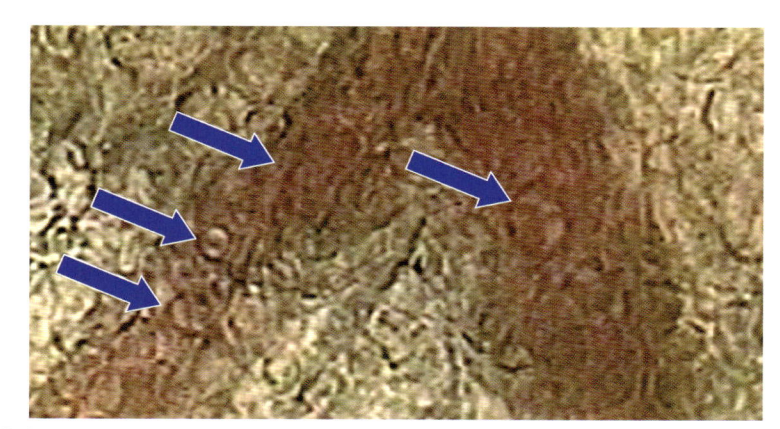

**カラー口絵 24　再灌流後15分における毛細血管後微小血管の内皮細胞への好中球の接着**
矢印で白血球を示している．特徴的な大きさと白っぽい色合いで容易に見分けられる．

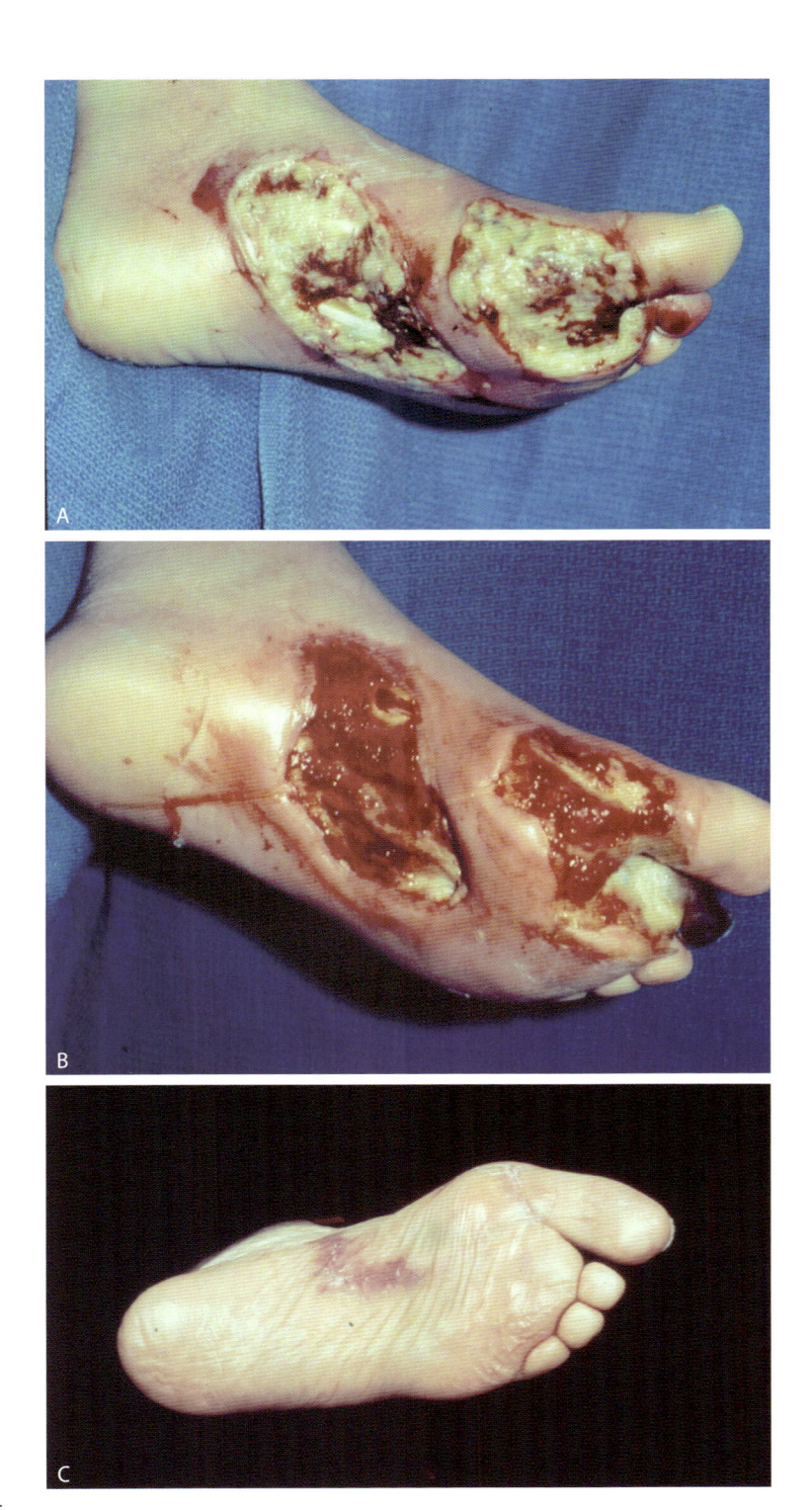

**カラー口絵 25**
A：下肢切断術が必要となる可能性のある糖尿病性足部創をもつ 78 歳症例。治療開始時の足の灌流圧は正常だったが，経皮的に測定した酸素分圧（tcPo$_2$）は低値であった。B：最初の外科的デブリードマンと 15 回の高気圧酸素治療（HBOT）後の創部。C：30 回の HBOT のあと，治癒の得られた創部の術後フォローアップ時。(Zamboni WA: Applications of hyperbaricoxygen therapy in plastic surgery. In: Oriani G, Marroni A, Wattel F [eds]: Handbook on Hyperbaric Medicine. New York, Springer, 1995, pp 443-507. より一部改変)

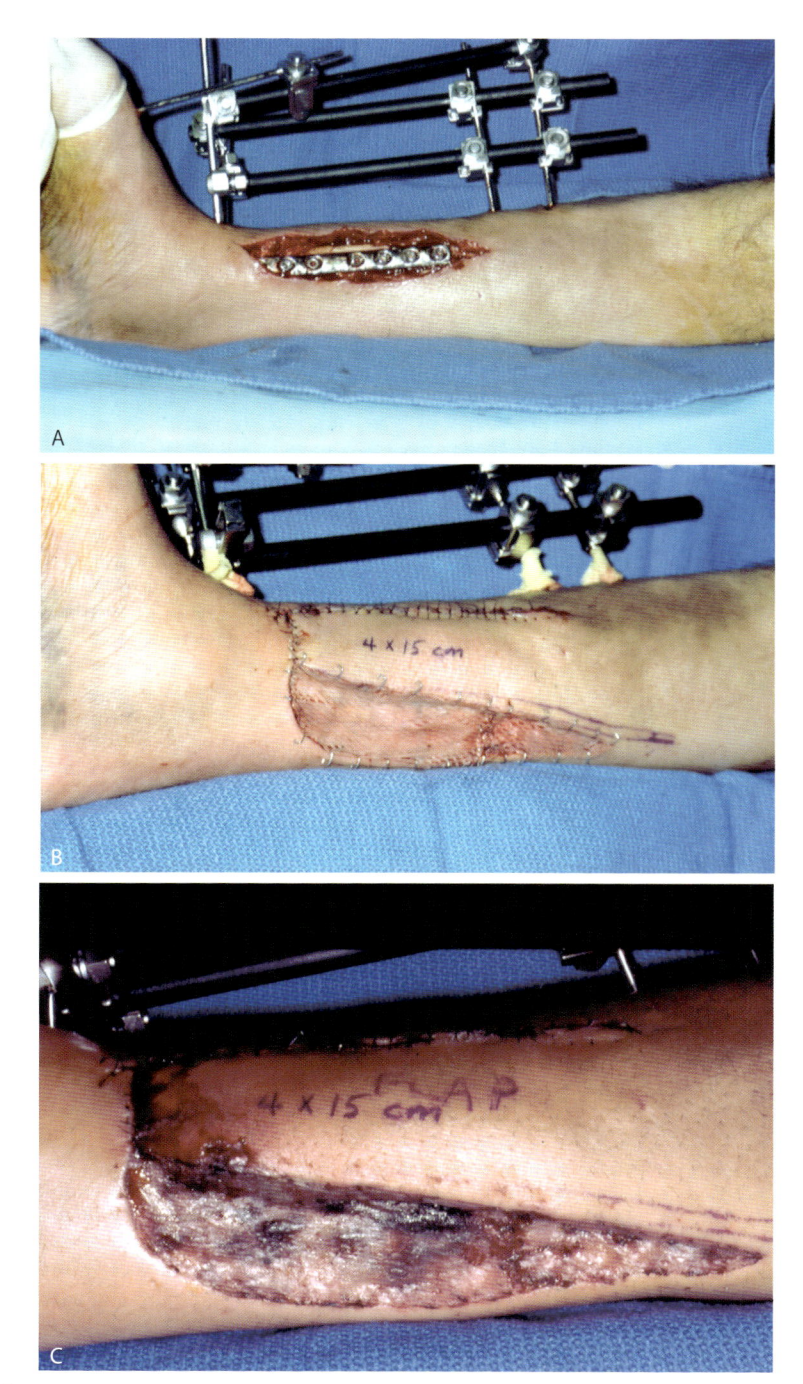

**カラー口絵 26-1**
A：被覆する必要がある固定具が露出している下肢遠位端の創部。B：固定具は局所の筋膜皮弁で覆われた。C：皮弁の遠位ランダム部位に生着不良で壊死を起こしかけている所見。この患者に対し，生着不良皮弁に対する高気圧酸素治療（HBOT）プロトコールに基づいた治療が始められた。

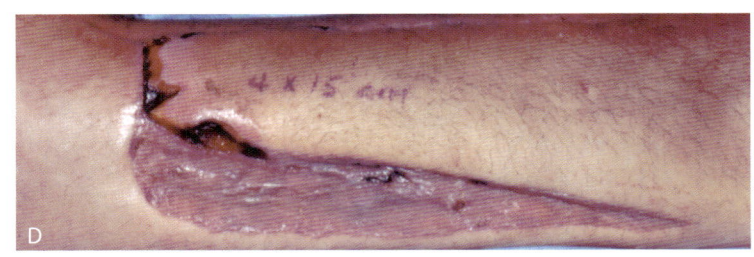

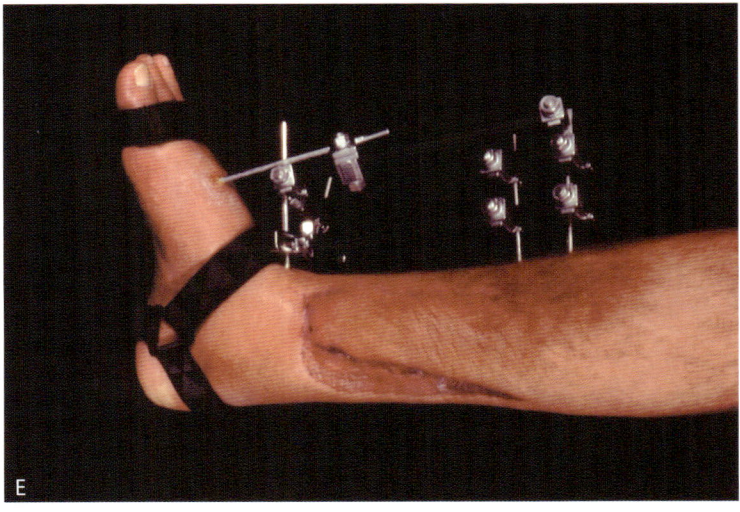

**カラー口絵 26-2**
D：10回の高気圧酸素治療後，生着不良部に改善傾向がみられている皮弁の様子。E：20回のHBOT後，生着不良部が救済され完全な治癒が得られた。(Zamboni WA:Applications of hyperbaric oxygen therapy in plastic surgery. In: Oriani G, Marroni A, Wattel F［eds］：Handbook on Hyperbaric Medicine. New York, Springer, 1995, pp 443-507. より)

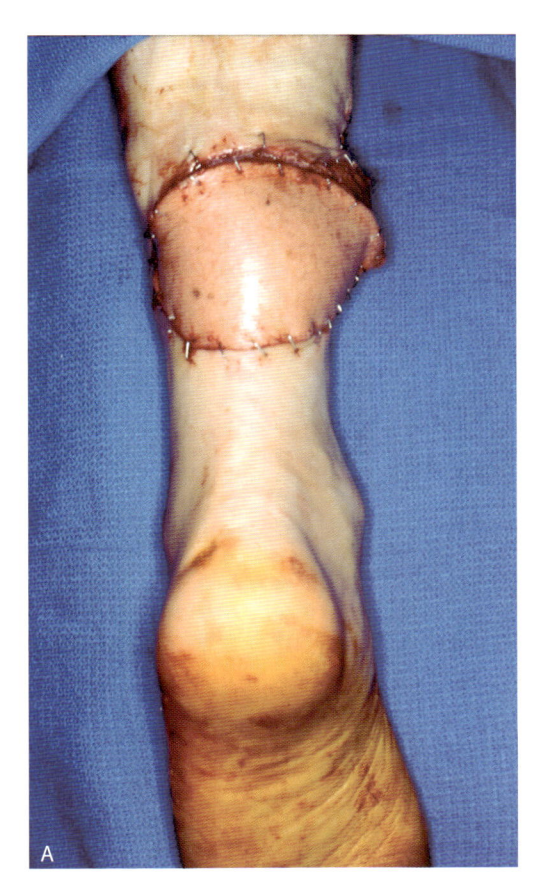

**カラー口絵 27-1**
A：治癒困難な熱傷創の踵骨付着腱を被覆するために，遊離肩甲筋膜皮弁を用いた症例の術直後所見。

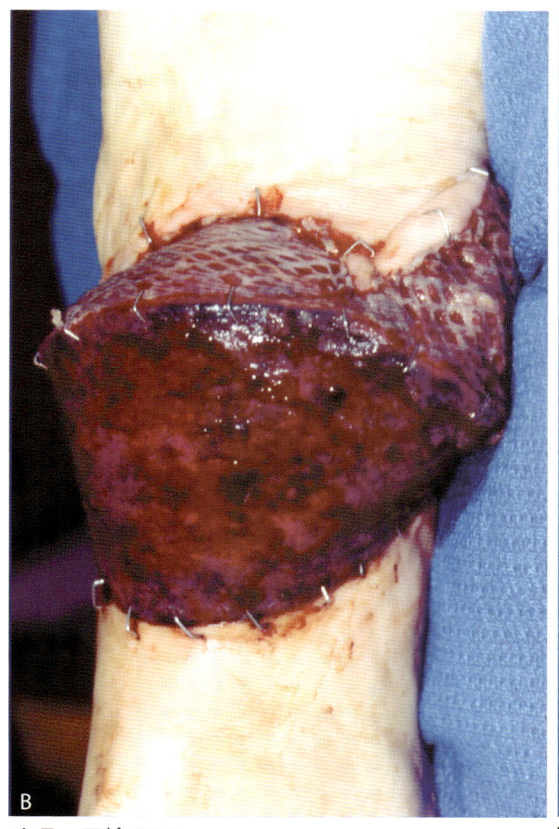

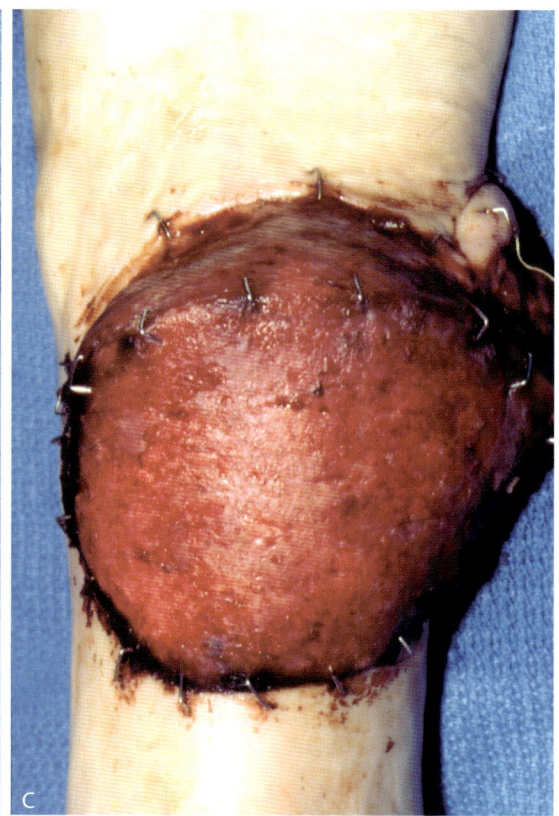

**カラー口絵 27-2**
B：遊離肩甲筋膜皮弁術後 12 時間の完全静脈閉塞。皮弁の暗い色調に注目。患者は手術を拒否し，直ちにヒル療法と高気圧酸素治療（HBOT）が開始された。C：HBOT 施行 6 日目の皮弁，完全な生着と固有の静脈還流路が形成されている。D：6 カ月後のフォローアップでは踵骨腱が血流良好な軟部組織で覆われている。(Zamboni WA: Applications of hyperbaric oxygen therapy in plastic surgery. In: Oriani G, Marroni A, Wattel F [eds]: Handbook on Hyperbaric Medicine. New York, Springer, 1995, pp 443-507. より)

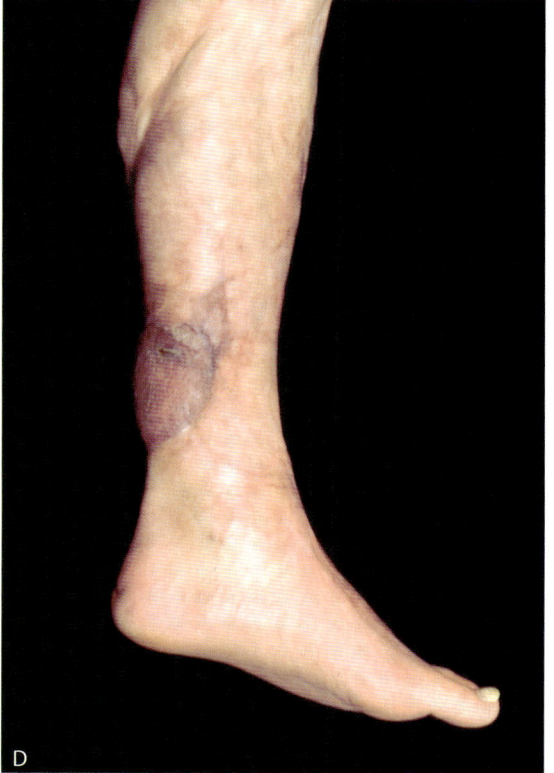

A     A

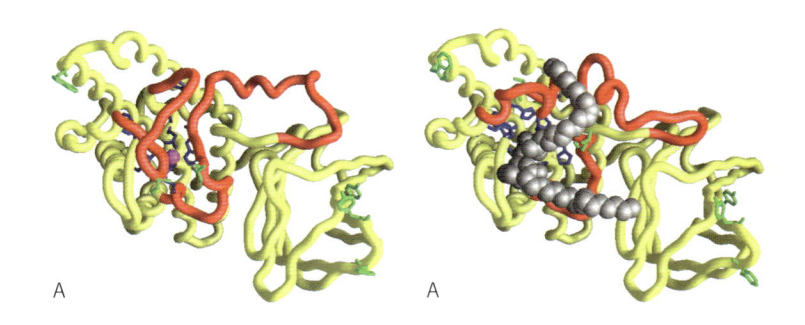

**カラー口絵 28**
α毒素は2つの異なった配置をとるものとして結晶化されている。Aは活発な触媒能を有し,"open form"（開かれた形）として知られている。Bは"closed form"（閉鎖形）であり，2つのループは活性部位が部分的に閉じており，蛋白としては不活性のままである。Birkbeck Toxin Structuerグループのホームページのウェブサイトにあるループの短いアニメーションでは，結合部位を中心としてダイナミックに分子の開放，閉鎖を示している。(Institute of Structural Molecular Biology, Birkbeck College School of Crystallography, University of London, UK. http://people.cryst.bbk.ac.uk/~bcole04/ambrose.html　2007. 10. 30)

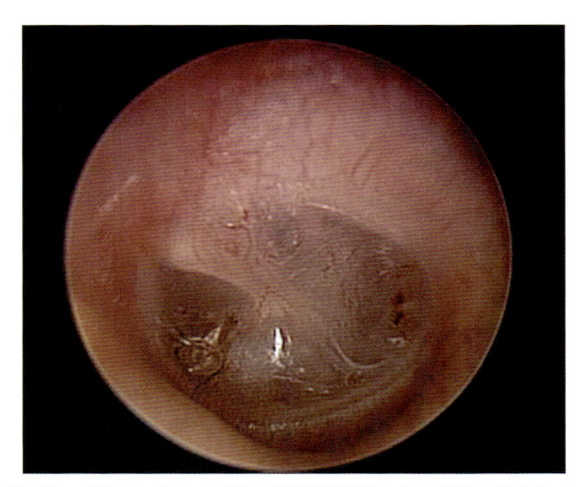

カラー口絵 29　前下4分の1区に鼓膜切開後に換気管を留置した左耳鼓膜

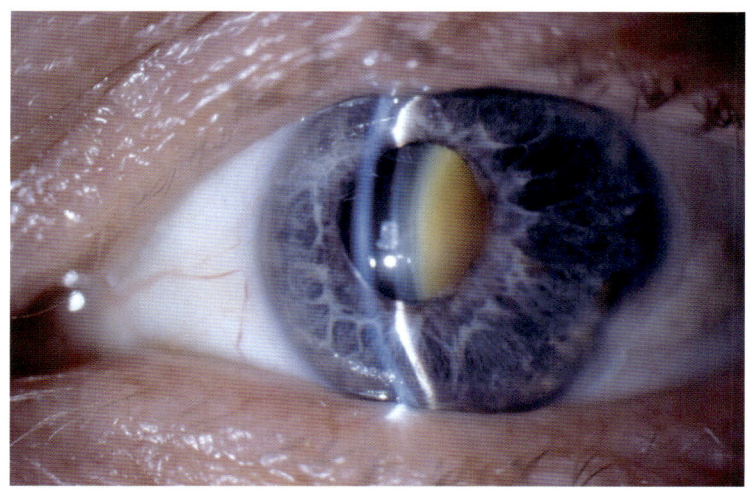

カラー口絵 30　核硬化性白内障の細隙灯の像
(Dr. David Harris より)

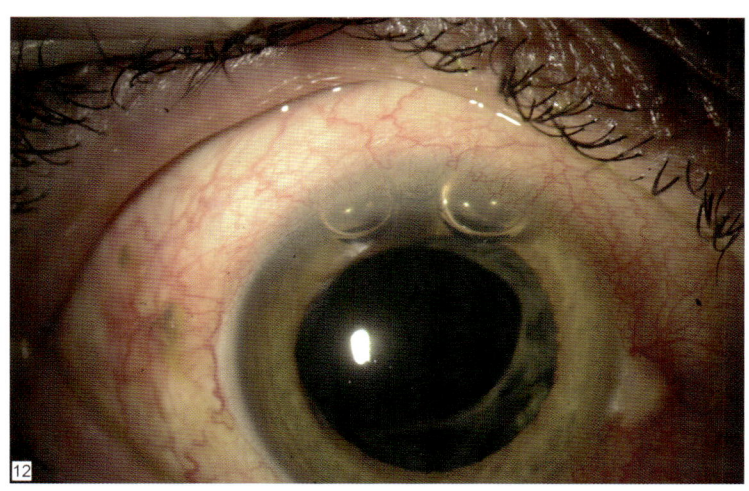

カラー口絵 31　前房内にあるガス泡
(Dr. Steve Chalfin より)

1,370ppm の高い濃度の区域で働いていた，CO-Hb 値 0～30％の153人の労働者について調べた。彼らは，可逆的な頭痛といくつかの自覚症状の高い発生率をみたが，「労働者は頭痛や健忘症のような回復可能な訴えに注意を払わずに健康であると考えていた」と結論づけた。

Ely ら[270] は，労働者のグループが，プロパン動力のフォークリフト車から3カ月にわたり大気 CO レベル 386ppm 以下の CO に曝露されていた事件について記載した。頭痛，目まい，および集中力減退のような急性症状は30症例の93％にあり，30％は2年後に腕，足の痺れといった自己申告の後遺症を有していた。全体の13％は2年後に記憶損失を報告していた。これらの症例で正式な神経心理学的評価は報告されていなかった。

Beck[271,272] は，複数の論文で「慢性」CO 中毒の臨床状況に関して述べている。それらのなかで，97人の患者の一連の CO 曝露（亜致死量での繰り返し・長期間［数カ月から18年］）においての症状は前頭部痛，脱力，そして「機能的な神経および精神症状」であった。以前の論文で，彼は頭痛と多血症を患ったいくつかの症例を示していた。Beck は，ほとんどの症例で症状は3，4日以内に回復したが，回復が遅い場合もあり，3年経っても症状が回復しなかった患者が1人いたと述べている。Kirkpatrick[273] は，家の炉または自動車から1カ月から4年に及ぶ期間に CO の曝露を受けていた26人の患者について報告した。3人の患者には無意識期間があり，1人の患者は完全には回復しなかった（軽度のバランス障害が残った）。他の患者はすべて，CO 発生源を取り除くことで症状が消失した。

また，CO の曝露後の，異常な眼球機能障害，前庭機能不全に注目した報告もある。同じような症状がより急性の中毒でも生じるため，これが本当に低濃度の持続曝露による症状かどうかははっきりしていない[274-277]。Gilbert と Glaser[278] は，「慢性 CO 中毒の治療症例の予後は良好である。ほとんどにおいて，症状は2週間で消失し，患者の95％は3カ月以内に無症状となる」と報告している。Grace と Platt は，炉の不良によって数日から何週間にもわたって繰り返し CO に曝露した4件の症例について述べている。すべての神経学的な徴候や症状は，CO から救い出されたあと数日以内に消失した（意識消失した患者1人を含む）[279]。Pavese ら[280] は，家庭の暖房装置の故障によって12～30日間 CO 曝露を受け，入院時の CO-Hb が 12.5～40.8％だった8人の患者について臨床報告をした。1人の患者は無言，仮面様顔貌，および認知障害を示し，これらの状態は改善しなかった。他の患者では，MRI の異常所見や神経学的後遺症を有する者はいなかった。Webb と Vaitkevicius[281] は，ヒーターの故障によって4カ月間の錯乱と頭痛を呈した73歳の女性について述べている。すべての症状は，ヒーターを修理してから5日間で解消した。Foster ら[282] は，ヒーターの故障で家の CO が 4,300ppm まで上昇し，それが原因で無呼吸とチアノーゼを呈した呼吸不全を起こし，生後2カ月と3カ月に入院したことのある3.5歳の女児について記述している。患者は，6カ月間の追跡検査で，元気にしており，「成長している」と述べられていた。一連の6症例の報告では，2～20年間にわたって存在したであろう環境 CO 汚染から離れたあとに，症状が解消したと述べていた[283]。

これらの報告は「慢性」の CO 曝露はリスクをもたらさないということを示すために取り上げられるべきではなく，それよりもむしろ，現在の経験は，繰り返しまたは持続的な曝露によって相加的もしくは相乗的な傷害が起こるということを支持しないということである。第二次世界大戦中に広範囲に及んだ「慢性」CO 曝露の歴史的記述では，ほとんどの者は曝露が終了したことで症状が改善していたが，すべてではないと述べている[284]。有害結果は複数の報告書や症例集でよく取り上げられている。Ryan[285] は，3年間 180ppm の CO に曝露された48歳の女性が，頭痛，昏睡，記憶障害，および精神混乱を呈していたことを報告した。彼女はこの期間にめまい（失神に近い）のエピソードを経験していたり，故障した炉を交換して3カ月後の心理テストで異常が認められていた。それ以上の長期に及ぶ情報は，この症例では報告されていなかった。別の報告は，最大3日間 CO に曝露し，入院時 CO-Hb 17～29％で，意識消失がなかったとされる4人について述べている。曝露後8年後に行った調査では，各個人は CO によると考えられる精神医学的，神経心理学的，IQ の欠損を有していることがわかった[286]。他の7症例についての報告でも，患者の長期，永久的と思われる障害について記述していた。この論文は，CO による病態と CO 中毒以前より存在する神経心理学的異常との識別が困難なため，評価がとりわけ難しくなることがあると注意している[287]。

結論として，大変な努力にもかかわらず，「慢性」CO 中毒と関連している症候群について，エビデンスはほとんど報告されていなかった。患者のなかには，

永久的な障害や明らかな持続性の障害をもつ患者もいる。しかし，長時間の CO 曝露がもたらす「損傷」の蓄積によって障害が発生すると推察するには，エビデンスは不十分である。

## REFERENCES

1. National Safety Council : How people died in home accidents, 1981. Accident Facts, 1982 ed. Chicago, National Safety Council, 1982, pp 80-84.
2. Cobb N, Etzel RA : Unintentional carbon monoxide-related deaths in the United States, 1979 through 1988. JAMA 266 : 659-663, 1991.
3. Mathieu D, Mathieu-Nolf M, Wattel F : Intoxication par le monoxide de carbone : Aspects actuels [Carbon monoxide poisoning : Present aspects]. Bull Acad Natl Med (Paris) 180 : 965-973, 1996.
4. Chen BH, Hong CJ, Pandey MR, et al : Indoor air pollution in developing countries. World Health Stat Q 43 : 127-138, 1990.
5. Litovitz TL, Holm KC, Bailey KM, et al : 1991 Annual report of the American Association of Poison Control Centers national data collection system. Am J Emerg Med 10 : 452-505, 1992.
6. Barret L, Danel V, Faure J : Carbon monoxide poisoning, a diagnosis frequently overlooked. Clin Toxicol 23 : 309-313, 1985.
7. Dolan MC, Haltom TL, Barrows GH, et al : Carboxyhemoglobin levels in patients with flu-like symptoms. Ann Emerg Med 15 : 653, 1986.
8. Fisher J, Rubin KP : Occult carbon monoxide poisoning. Arch Intern Med 142 : 1270-1271, 1982.
9. Grace TW, Platt FW : Subacute carbon monoxide poisoning. JAMA 246 : 1698-1700, 1981.
10. Heckerling PS, Leikin JB, Maturen A, et al : Predictors of occult carbon monoxide poisoning in patients with headache and dizziness. Ann Intern Med 107 : 174-176, 1987.
11. Heckerling PS, Leikin JB, Maturen A : Occult carbon monoxide poisoning : Validation of a prediction model. Am J Med 84 : 251-256, 1988.
12. Heckerling PS, Leikin JB, Terzian CG, et al : Occult carbon monoxide poisoning in patients with neurologic illness. J Toxicol Clin Toxicol 28 : 29-44, 1990.
13. Kirkpatrick JN : Occult carbon monoxide poisoning. West J Med 146 : 52-56, 1987.
14. Meredith T, Vale A : Carbon monoxide poisoning. Br Med J 296 : 77-79, 1988.
15. Gajdos P, Conso M, Korach JM, et al : Incidence and causes of carbon monoxide intoxication : Results of an epidemiological survey in a French department. Arch Environ Health 46 : 373-376, 1991.
16. Gujer H : Accidental CO poisoning caused by incomplete combustion of liquid gases. Soz Pravantivmed 27 : 39-42, 1982.
17. Hung D, Deng J, Yang C, et al : The climate and the occurrence of carbon monoxide poisoning in Taiwan. Hum Exp Toxicol 13 : 493-495, 1994.
18. Kim Y : Seasonal variation in carbon monoxide poisoning in urban Korea. J Epidemiol Comm Health 39 : 79-81, 1985.
19. Milis L, Lagasse R : Carbon monoxide poisoning in the Brussels metropolitan area. Home survey technics and proposals for action. Arch Belge 47 : 24-28, 1989.
20. Saunders PJ : Surveillance of non-infectious environmental hazards in the West Midlands. Chemical Incident 1 : 1, 1996.
21. Taudorf K, Michelsen K : The danger of CO poisoning from gas water heaters. A study of 124 systems and their uses. Ugeskr Laeger 145 : 3593-3598, 1983.
22. Theilade P : Carbon monoxide poisoning. Five year's experience of a defined population. Am J Forensic Med Pathol 11 : 219-225, 1990.
23. Thomsen JL, Kardel T : Accidents caused by gas water heaters. Fatalities and a non fatal case. Ugeskr Laeger 145 : 3598-3600, 1983.
24. Bernard C : An Introduction to the Study of Experimental Medicine [original publication 1865]. New York : HC Greene Dover Publications, 1957.
25. Haldane J : The action of carbonic oxide on man. J Physiol 18 : 430-462, 1895.
26. Douglas CG, Haldane JS, Haldane JBS : The laws of combination of haemoglobin with carbon monoxide and oxygen. J Physiol (Lond) 44 : 275-304, 1912.
27. Coburn RF, Forster RE, Kane PB : Considerations of the physiological variables that determine the blood carboxyhemoglobin concentration in man. J Clin Invest 44 : 1899-1910, 1965.
28. Pace N, Strajman E, Walken EL : Acceleration of carbon monoxide elimination in man by high pressure oxygen. Science 111 : 652-654, 1950.
29. Peterson JE, Steward RD : Absorption and elimination of carbon monoxide by inactive young men. Arch Environ Health 21 : 165-171, 1970.
30. Root WS : Carbon monoxide. In : Fenn WD, Rahn H (eds): Handbook of Physiology, vol II, Sect 3. Washington, DC, American Physiological Society, 1965, pp 1087-1098.
31. Weaver LK, Howe S, Hopkins R, et al : Carboxyhemoglobin half-life in carbon monoxide-poisoned patients treated with 100% oxygen at atmospheric pressure. Chest 117 : 801-808, 2000.
32. Burney RE, Wu S, Meniroff MJ : Mass carbon monoxide poisoning : Clinical effects and results of treatment in 184 victims. Ann Emerg Med 11 : 394-399, 1982.
33. Jay GD, Tetz DJ, Hartigan CF : Portable hyperbaric oxygen therapy in the emergency department with a modified Gamow bad. Ann Emerg Med 26 : 707-711, 1995.
34. Myers RAM, Jones DW, Britten JS : Carbon monoxide half-life study. In : Kindwall EP (ed): Proceedings of the Eighth International Congress on Hyperbaric Medicine. Flagstaff, Ariz, Best Publishing, 1987, pp 263-266.
35. Britton JS, Myers RAM : Effects of hyperbaric treatment on carbon monoxide elimination in humans. Undersea Biomed Res 12 : 431-438, 1985.
36. Wagner JA, Horvath SM, Dahms TE : Carbon monoxide elimination. Respir Physiol 23 : 41-47, 1975.
37. Forster RE : Carbon monoxide and the partial pressure of oxygen in tissue. Ann NY Acad Sci 174 : 233, 1970.
38. Tenney SM : A theoretical analysis of the relationships between venous blood and mean tissue oxygen pressure. Respir Physiol 20 : 283, 1977.
39. Coburn RF : Mechanisms of carbon monoxide toxicity. Prev Med 8 : 310, 1979.
40. Meilin S, Rogatsky GG, Thom SR, et al : Effects of carbon

40. monoxide on the brain may be mediated by nitric oxide. J Appl Physiol 81：1078-1083, 1996.
41. Doblar DD, Santiago TV, Edelman NJ：Correlation between ventilatory and cerebrovascular responses to inhalation of CO. J Appl Physiol Respir Environ Exercise Physiol 43：455, 1977.
42. Koehler RC, Jones MD, Traystman RJ：Cerebral circulatory response to carbon monoxide and hypoxic hypoxia in the lamb. Am J Physiol 243：H27, 1977.
43. Paulson, OB, Parving HH, Olesen J, et al：Influence of carbon monoxide and of hemodilution on cerebral blood flow and blood gases in man. J Appl Physiol Respir Environ Exercise Physiol 35：111, 1973.
44. Traystman RJ, Fitzgerald RS, Loscutoff SC：Cerebral circulatory responses to arterial hypoxia in normal and chemodenervated dogs. Circ Res 42：649, 1981.
45. Roth RA Jr, Rubin RJ：Comparison of the effect of carbon monoxide and of hypoxic hypoxia. I. In vivo metabolism, distribution and action of hexobarbital. J Pharmacol Exp Ther 199：53, 1976.
46. Arnow WS, Isbell MW：Carbon monoxide effect of exercise-induced angina pectoris. Ann Intern Med 79：392, 1973.
47. Halperin MH, McFarland RA, Niven JI, et al：The time course of the effects of carbon monoxide on visual thresholds. J Physiol 146：583, 1959.
48. Horvath SM, Raven PB, Dahms TE, et al：Maximal aerobic capacity at different levels of carboxyhemoglobin. J Appl Physiol Respir Environ Exercise Physiol 38：300, 1975.
49. Winston JM, Roberts RJ：Influence of carbon monoxide, hypoxic hypoxia or potassium cyanide pretreatment on acute carbon monoxide and hypoxic hypoxia lethality. J Pharm Exp Ther 193：713, 1975.
50. Resch H, Zawinka C, Weigert G, et al：Inhaled carbon monoxide increases retinal and choroidal blood flow in healthy humans. Invest Ophthal Vis Sci 46：4275-4280, 2005.
51. Thom SR, Ohnishi ST, Ischiropoulos H, et al：Nitric oxide released by platelets inhibits neutrophil $B_2$ integrin function following acute carbon monoxide poisoning. Toxicol Appl Pharmacol 128：105-110, 1994.
52. Thom SR, Ischiropoulos H：Mechanism of oxidative stress from low levels of carbon monoxide, Health Effect Institute Research Report 80. Cambridge, Mass, Health Effects Institute, 1997.
53. Thom SR, Xu YA, Ischiropoulos H：Vascular endothelial cells generate peroxynitrite in response to carbon monoxide exposure. Chem Res Toxicol 10：1023-1031, 1997.
54. Ischiropoulos H, Beers MF, Ohnishi ST, et al：Nitric oxide and perivascular tyrosine nitration following carbon monoxide poisoning in the rat. J Clin Invest 97：2260-2267, 1996.
55. Thom SR, Ohnishi ST, Fisher D, et al：Pulmonary vascular stress from carbon monoxide. Toxicol Appl Pharmacol 154：12-19, 1999.
56. Thom SR, Fisher D, Xu YA, et al：Role of nitric oxide-derived oxidants in vascular injury from carbon monoxide in the rat. Am J Physiol 276(3 pt 2) 45：H984-H992, 1999.
57. Thom SR, Fisher D, Xu YA, et al：Adaptive responses and apoptosis in endothelial cells exposed to carbon monoxide. Proc Natl Acad Sci USA 97：1305-1310, 2000.
58. Gibson QH, Olson JS, McKinnie RE, et al：A kinetic description of ligand binding to sperm whale myoglobin. J Biol Chem 261：10228-10239, 1986.
59. Coburn RF：The carbon monoxide body stores. Ann NY Acad Sci 174：11-22, 1970.
60. Gothert M, Lutz F, Malorny G：Carbon monoxide partial pressure in tissue of different animals. Environ Res 3：303-309, 1970.
61. Schmidt HHHW, Nau H, Wittfoht W, et al：Arginine is a physiological precursor of endothelium-derived nitric oxide. Eur J Pharmacol 154：213-216, 1988.
62. Thom SR, Bhopale VM, Han ST, et al：Intravascular neutrophil activation due to carbon monoxide poisoning. Am J Respir Crit Care Med 174：1239-1248, 2006.
63. Dembinska-Kiec A, Zmuda A, Wenhrynowicz O, et al：P-selectin-mediated adherence of platelets to neutrophils is regulated by prostanoids and nitric oxide. Int J Tissue React 15：55-64, 1993.
64. Hirayama A, Noronha-Dutra AA, Gordge MP, et al：S-nitrosothiols are stored by platelets and released during platelet-neutrophil interactions. Nitric Oxide 3：95-104, 1999.
65. Radomski MW, Palmer RM, Moncada S：Comparative pharmacology of endothelium-derived relaxing factor. Nitric oxide and prostacyclin in platelets. Br J Pharmacol 92：181-187, 1987.
66. Hirayama A, Noronha-Dutra AA, Gordge MP, et al：S-nitrosothiols are stored by platelets and released during platelet-neutrophil interactions. Nitric Oxide 3：95-104, 1999.
67. Brown AS, Moro MA, Masse JM, et al：Nitric oxide-dependent and independent effects on human platelets treated with peroxynitrite. Cardiovasc Res 40：380-388, 1998.
68. Hirayama A, Noronha-Dutra AA, Gordge MP, et al：S-nitrosothiols are stored by platelets and released during platelet-neutrophil interactions. Nitric Oxide 3：95-104, 1999.
69. Rainger EE, Rowley AF, Nash GB：Adhesion-dependent release of elastase from human neutrophils in a novel, flow-based model：Specificity of different chemotactic agents. Blood 92：4819-4827, 1998.
70. Lau D, Mollnau H, Eiserich JP, et al：Myeloperoxidase mediates neutrophil activation by association with CD11b/CD18 integrins. Proc Natl Acad Sci USA 102：431-436, 2005.
71. Baldus S, Eiserich JP, Mani A, et al：Endothelial transcytosis of myeloperoxidase confers specificity to vascular ECM proteins as targets of tyrosine nitration. J Clin Invest 108：1759-1770, 2001.
72. Brennan ML, Wu W, Fu X, et al：Defining both the role of peroxidases in nitrotyrosine formation in vivo using eosinophil peroxidase and myeloperoxidase-deficient mice, and the nature of peroxidase-generated reactive nitrogen species. J Biol Chem 277：17415-17427, 2002.
73. Baldus S, Eiserich JP, Brennan ML, et al：Spatial mapping of pulmonary and vascular nitrotyrosine reveals the pivotal role of myeloperoxidase as a catalyst for tyrosine nitration in inflammatory diseases. Free Radic Biol Med 33：1010-1019, 2002.
74. Marletta MA, Yoon PS, Iyengar R, et al：Macrophage oxidation of L-arginine to nitrite and nitrate：Nitric oxide is an intermediate. Biochemistry 27：8706-8711, 1988.
75. Sohn HY, Krotz F, Zahler S, et al：Crucial role of local peroxynitrite formation in neutrophil-induced endothelial cell activation. Cardiovasc Res 57：804-815, 2003.
76. Zouki C, Zhang SL, Chan JS, Filep JG：Peroxynitrite induces integrin-dependent adhesion of human neutrophils to endothelial cells via activation of the Raf-1/MEK/Erk pathway. FASEB J 15：25-27, 2001.

77. Thom SR, Fisher D, Manevich Y : Roles for platelet-activating factor and *NO-derived oxidants causing neutrophil adherence after CO poisoning. Am J Physiol Heart Circ Physiol 281 : H923-H930, 2001.
78. Thom SR, Kang M, Fisher D, et al : Release of glutathione from erythrocytes and other markers of oxidative stress in carbon monoxide poisoning. J Appl Physiol 82 : 1424-1432, 1997.
79. Piantadosi CA, Carraway MS, Suliman HB : Carbon monoxide, oxidative stress, and mitochondrial permeability pore transition. Free Radic Biol Med 40 : 1332-1339, 2006.
80. Thom SR, Bhopale VM, Fisher D, et al : Delayed neuropathology after carbon monoxide poisoning is immune-mediated. Proc Natl Acad Sci USA 101 : 13660-13665, 2004.
81. Clementi E, Brown GC, Foxwell N, et al : On the mechanism by which vascular endothelial cells regulate their oxygen consumption. Proc Natl Acad Sci USA 96 : 1559-1562, 1999.
82. Palacios-Callender M, Quintero M, Hollis VS, et al : Endogenous NO regulates superoxide production at low oxygen concentrations by modifying the redox state of cytochrome c oxidase. Proc Natl Acad Sci USA 101 : 7630-7635, 2004.
83. Koivisto A, Matthias A, Bronnikov G, et al : Kinetics of the inhibition of mitochondrial respiration by NO. FEBS Lett 417 : 75-80, 1997.
84. Xu W, Liu L, Charles IG, et al : Nitric oxide induces coupling of mitochondrial signalling with the endoplasmic reticulum stress response. Nat Cell Biol 6 : 1129-1134, 2004.
85. D'Amico G, Lam F, Hagen T, et al : Inhibition of cellular respiration by endogenously produced carbon monoxide. J Cell Sci 119 : 2291-2298, 2006.
86. Chance B, Williams GR : The respiratory chain and oxidative phosphorylation. Adv Enzymol 17 : 65, 1956.
87. Chance B, Erecinska M, Wagner M : Mitochondrial responses to carbon monoxide toxicity. Ann NY Acad Sci 174 : 193, 1970.
88. Keilin D, Hartree EF : Cytochrome and cytochrome oxidase. Proc R Soc Lond Ser B 27 : 167, 1939.
89. Coburn RF, Forman HJ : Carbon monoxide toxicity. In : Fishman AP, Farki LE, Geiger SR (eds): Handbook of Physiology. Baltimore, Williams & Wilkins, 1987, pp 439-456.
90. Brown SD, Piantadosi CA : In vivo binding of carbon monoxide to cytochrome c oxidase in rat brain. J Appl Physiol 68 : 604, 1990.
91. Piantadosi CA, Sylvia AL, Saltzman HA, et al : Carbon monoxide-cytochrome interactions in the brain of the fluorocarbon-perfused rat. J Appl Physiol 58 : 665, 1985.
92. Piantadosi CA : Spectrophotometry of cytochrome $b$ in rat brain in vivo and in vitro. Am J Physiol 256 : C840, 1989.
93. Piantadosi CA, Carraway MS, Suliman HB : Carbon monoxide, oxidative stress, and mitochondrial permeability pore transition. Free Radic Biol Med 40 : 1332-1339, 2006.
94. Piantadosi CA, Tatro L, Zhang J : Hydroxyl radical production in the brain after CO hypoxia in rats. Free Radic Biol Med 18 : 603-609, 1995.
95. Zhang J, Su Y, Oury TD, et al : Cerebral amino acid, norepinephrine and nitric oxide metabolism in CNS oxygen toxicity. Brain Res 606 : 56-62, 1993.
96. Piantadosi CA, Zhang J, Levin ED, et al : Apoptosis and delayed neuronal damage after carbon monoxide poisoning in the rat. Exp Neurol 147 : 103-114, 1997.
97. Gilmer B, Kilkenny J, Tomaszewski C, et al : Hyperbaric oxygen does not prevent neurologic sequelae after carbon monoxide poisoning. Acad Emerg Med 9 : 1-8, 2002.
98. Okeda R, Funata N, Song SJ, et al : Comparative study pathogenesis of selective cerebral lesions in carbon monoxide poisoning and nitrogen hypoxia in cats. Acta Neuropathol 56 : 265-272, 1982.
99. Dolinay T, Szilasi M, Liu M, et al : Inhaled carbon monoxide confers anti-inflammatory effects against ventilator-induced lung injury. Am J Respir Crit Care Med 170 : 613-120, 2004.
100. Otterbein LE, Bach FH, Alam J, et al : Carbon monoxide has anti-inflammatory effects involving the mitogen-activated protein kinase pathway. Nat Med 6 : 422-428, 2000.
101. Otterbein LE, Zuckerbraun BS, Haga M, et al : Carbon monoxide suppresses arteriosclerotic lesions associated with chronic graft rejection and with balloon injury. Nat Med 9 : 183-190, 2003.
102. Chin BY, Jiang G, Wegiel B, et al : Hypoxia-inducible factor 1α stabilization by carbon monoxide results in cytoprotective preconditioning. Proc Natl Acad Sci USA 104 : 5109-5114, 2007.
103. Mazzola S, Forni M, Albertini M, et al : Carbon monoxide pretreatment prevents respiratory derangement and ameliorates hyperacute endotoxic shock in pigs. FASEB J 14 : 2045-2047, 2005.
104. Moore BA, Overhaus M, Whitcomb J, et al : Brief inhalation of low-dose carbon monoxide protects rodents and swine from postoperative ileus. Crit Care Med 6 : 1317-1326, 2005.
105. Neto JS, Nakao A, Kimizuka K, et al : Protection of transplant-induced renal ischemia-reperfusion injury with carbon monoxide. Am J Physiol 287 : F979-F989, 2004.
106. Ameredes BT, Otterbein LE, Kohut LK, et al : Low-dose carbon monoxide reduces airway hyperresponsiveness in mice. Am J Physiol 285 : L1270-L1276, 2003.
107. Zuckerbraun BS, Otterbein LE, Boyle P, et al : Carbon monoxide protects against the development of experimental necrotizing enterocolitis. Am J Physiol 289 : G607-G613, 2005.
108. Nakao A, Neto JS, Kanno S, et al : Protection against ischemia/reperfusion injury in cardiac and renal transplantation with carbon monoxide, biliverdin and both. Am J Transplant 5 : 282-291, 2005.
109. Taille C, El-Benna J, Lanone S, et al : Mitochondrial respiratory chain and NAD(P)H oxidase are targets for the antiproliferative effect of carbon monoxide in human airway smooth muscle. J Biol Chem 280 : 25350-25360, 2005.
110. Emerling BM, Platanias LC, Black E, et al : Mitochondrial reactive oxygen species activation of p38 mitogen-activated protein kinase is required for hypoxia signaling. Mol Cell Biol 25 : 4853-4862, 2005.
111. Favory R, Lancel S, Tissier S, et al : Myocardial dysfunction and potential cardiac hypoxia in rats induced by carbon monoxide inhalation. Am J Respir Crit Care Med 174 : 320-325, 2006.
112. Boehning D, Moon C, Sharma S, et al : Carbon monoxide neurotransmission activated by CK2 phosphorylation of heme oxygenase-2. Neuron 40 : 129-137, 2003.
113. Verma A, Hirsch DJ, Glatt CE, et al : Carbon monoxide : A putative neural messenger. Science 259 : 381-384, 1993.
114. Alkadhi KA, Al Hijailan RS, Malik K, Hogan YH : Retrograde carbon monoxide is required for induction of long term potentiation in rat superior cervical ganglion. J Neurosci 21 : 3515-3520, 2001.
115. Zhuo M, Small SA, Kandel ER, Hawkins RD : Nitric oxide and

carbon monoxide produce activity-dependent long-term synaptic enhancement in hippocampus. Science 260：1946-1950, 1993.
116. Zakhary R, Poss KD, Jaffrey SR, et al：Targeted gene deletion of hemeoxygenase 2 reveals neural role for carbon monoxide. Proc Natl Acad Sci USA 94：14848-14853, 1997.
117. Hara S, Mukai T, Kurosaki K, et al：Characterization of hydroxyl radical generation in the striatum of free-moving rats due to carbon monoxide poisoning, as determined by in vivo microdialysis. Brain Res 1016：281-284, 2004.
118. Hiramatsu M, Yokoyama S, Nabeshima T, et al：Changes in concentrations of dopamine, serotonin, and their metabolites induced by carbon monoxide (CO) in the rat striatum as determined by in vivo microdialysis. Pharmacol Biochem Behav 48：9-15, 1994.
119. Newby MB, Roberts RJ, Bhatnagar RK：Carbon monoxide- and hypoxia-induced effects on catecholamines in the mature and developing rat brain. J Pharmacol Exp Ther 206：61-68, 1978.
120. Rothman SM, Olney JW：Excitotoxicity and the NMDA receptor. Trends Neurosci 10：299-302, 1987.
121. Ishimaru HA：Effects of n-methyl-d-aspartate receptor antagonists on carbon monoxide-induced brain damage in mice. J Pharmacol Exp Ther 261：349-352, 1992.
122. Maurice T, Hiramatsu M, Kameyama T, et al：Cholecystokinin-related peptides, after systemic or central administration, prevent carbon monoxide-induced amnesia in mice. J Pharmacol Exp Ther 269：665-673, 1994.
123. Nabeshima T, Katoh A, Ishimaru H, et al：Carbon monoxide-induced delayed amnesia. J Pharmacol Exp Ther 256：378-384, 1991.
124. Thom SR, Fisher D, Zhang J, et al：Neuronal nitric oxide synthase and N-methyl-D-aspartate neurons in experimental carbon monoxide poisoning. Toxicol Appl Pharmacol 194：280-295, 2004.
125. Yang JQ, Qi-Xin Z：Protective effect of nimodipine against cerebral injury induced by subacute carbon monoxide intoxication in mice. Acta Pharmacol Sin 22：423-427, 2001.
126. Bredt DS, Snyder SH：Nitric oxide mediates glutamate-linked enhancement of cGMP levels in the cerebellum. Proc Natl Acad Sci USA 86：9030-9033, 1989.
127. Garthwaite J, Charles SL, Chess-Williams R：Endothelium-derived relaxing factor release on activation of NMDA receptors suggests role as intercellular messenger in the brain. Nature 336：385-388, 1988.
128. Rodriguez-Alvarez J, Lafon-Cazal M, Blanco I, et al：Different routes of Ca++ influx in NMDA-mediated generation of nitric oxide and arachidonic acid. Eur J Neurosci 9：867-870, 1997.
129. Gilman SC, Bonner MJ, Pellmar TC：Peroxide effects on [3H] L-glutamate release by synaptosomes isolated from the cerebral cortex. Neurosci Lett 140：157-160, 1992.
130. Trotti D, Rizzini BL, Rossi D, et al：Neuronal and glial glutamate transporters possess an SH-based redox regulatory mechanism. Eur J Neurosci 9：1236-1243, 1997.
131. Trotti D, Rossi D, Gjesdal O, et al：Peroxynitrite inhibits glutamate transporter subtypes. J Biol Chem 271：5976-5979, 1996.
132. Volterra A, Trotti D, Tromba C, et al：Glutamate uptake inhibition by oxygen free radicals in rat cortical astrocytes. J Neurosci 14：2924-2932, 1994.
133. Jones DP, Kennedy FG：Intracellular oxygen supply during hypoxia. Am J Physiol 243：C247, 1982.
134. Satran D, Henry CR, Adkinson C, et al：Cardiovascular manifestations of moderate to severe carbon monoxide poisoning. J Am Coll Cardiol 45：1513-1516, 2005.
135. Henry CR, Satran D, Lindgren B, et al：Myocardial injury and long-term mortality following moderate to severe carbon monoxide poisoning. JAMA 295：398-402, 2006.
136. Biasucci LM, D'Onofrio G, Liuzzo G, et al：Intracellular neutrophil myeloperoxidase is reduced in unstable angina and acute myocardial infarction, but its reduction is not related to ischemia. J Am Coll Cardiol 27：611-616, 1996.
137. Furman MI, Benoit SE, Barnard MR, et al：Increased platelet reactivity and circulating monocyte-platelet aggregates in patients with stable coronary artery disease. J Am Coll Cardiol 31：352-358, 1998.
138. Ott I, Neumann FJ, Gawaz M, et al：Increased neutrophil-platelet adhesion in patients with unstable angina. Circulation 94：1239-1246, 1996.
139. Zhao S, Zhang Y, Gu Y, et al：Heme oxygenase-1 mediates up-regulation of adhesion molecule expression induced by peroxynitrite in endothelial cells. J Soc Gynecol Investig 11：465-471, 2004.
140. Sohn HY, Krotz F, Zahler S, et al：Crucial role of local peroxynitrite formation in neutrophil-induced endothelial cell activation. Cardiovasc Res 57：804-815, 2003.
141. Thom SR：Leukocytes in carbon monoxide-mediated brain oxidative injury. Toxicol Appl Pharmacol 123：234-247, 1993.
142. Thom SR：Functional inhibition of leukocyte B2 integrins by hyperbaric oxygen in carbon monoxide-mediated brain injury in rats. Toxicol Appl Pharmacol 123：248-256, 1993.
143. Thom SR：Dehydrogenase conversion to oxidase and lipid peroxidation in brain after carbon monoxide poisoning. J Appl Physiol 73：1584-1589, 1992.
144. Phan SH, Gannon DE, Ward PA, et al：Mechanism of neutrophil-induced xanthine dehydrogenase to xanthine oxidase conversion in endothelial cells：Evidence of a role for elastase. Am J Respir Cell Mol Biol 6：270-278, 1992.
145. Wakabayashi Y, Fujita H, Morita I, et al：Conversion of xanthine dehydrogenase to xanthine oxidase in bovine carotid artery endothelial cells induced by activated neutrophils：Involvement of adhesion molecules. Biochim Biophys Acta 1265：103-109, 1995.
146. Steinbrecher UP：Oxidation of human low density lipoprotein results in derivatization of lysine residues of apolipoprotein B by lipid peroxide decomposition products. J Biol Chem 262：3603-3608, 1987.
147. Thiele GM, Tuma DJ, Willis MS, et al：Soluble proteins modified with acetaldehyde and malondialdehyde are immunogenic in the absence of adjuvant. Alcohol Clin Exp Res 22：1731-1739, 1998.
148. Fan LW, Pang Y, Lin PG, et al：Minocycline attenuates lipopolysaccharide-induced white matter injury in the neonatal rat brain. J Neurosci 133：159-168, 2005.
149. McGeer PL, Itagaki S, Boyes BE, et al：Reactive microglia are positive for HLA-DR in the substantia nigra of Parkinson's and Alzheimer's disease brains. Neurology 38：1285-1291, 1988.
150. Montague PR, Gancayco CD, Winn MJ, et al：Role of NO production in NMDA receptor-mediated neurotransmitter release in cerebral cortex. Science 263：973-977, 1994.
151. Ballestas ME, Benveniste EN：Interleukin 1β and tumor necro-

151. sis factor α mediated regulation of ICAM-1 gene expression in astrocytes requires protein kinase C. Glia 14：267-278, 1995.
152. Wu DC, Jackson-Lewis V, Vila M, et al：Blockade of microglial activation is neuroprotective in the 1-methyl-4-phenyl-1,2,3,6-tetrahydropyridine mouse model of Parkinson Disease. J Neurosci 22：1763-1771, 2002.
153. Feng R, Rampon C, Tang YP, et al：Deficient neurogenesis in forebrain-specific preseninin-1 knockout mice is associated with reduced clearance of hippocampal memory traces. Neuron 32：911, 2001.
154. Monje ML, Mizumatsu SA, Fike J, et al：Irradiation induces neural precursor-cell dysfunction. Nat Med 8：955-962, 2002.
155. Madsen TM, Kristjansen PEG, Bolwig TG, et al：Arrested neuronal proliferation and impaired hippocampal function following fractionated brain irradiation in the adult rat. Neuroscience 119：635-642, 2003.
156. Shors TJ, Miesegaes G, Beylin A, et al：Neurogenesis in the adult is involved in the formation of trace memories. Nature 410：372-376, 2001.
157. Han S-T, Bhopale VM, Thom SR：Xanthine oxidoreductase and neurological sequelae of carbon monoxide poisoning. Toxicol Lett 170：111-115, 2007.
158. Bogusz M, Cholewa L, Pach J, Mlodkowska KA：Comparison of two types of acute carbon monoxide poisoning. Arch Toxicol 33：141-149, 1975.
159. Choi IS：Delayed neurologic sequelae in carbon monoxide intoxication. Arch Neurol 40：433-435, 1983.
160. Crocker PJ, Walker JS：Pediatric carbon monoxide toxicity. J Emerg Med 3：443-448, 1985.
161. Thom SR：Carbon monoxide-mediated brain lipid peroxidation in the rat. J Appl Physiol 68：997-1003, 1990.
162. Burney RE, Wu S-C, Nemiroff MJ：Mass carbon monoxide poisoning：Clinical effects and results of treatment in 184 victims. Ann Emerg Med 11：394-399, 1982.
163. McFarland RA, Roughton FJW, Halperin MH, Niven JI：The effects of carbon monoxide and altitude on visual thresholds. J Aviat Med 15：381-394, 1944.
164. Halperin MH, McFarland RA, Niven JI, Roughton FJW：The time course of the effects of carbon monoxide on visual thresholds. J Physiol Lond 146：583-593, 1959.
165. McFarland RA：The effects of exposure to small quantities of carbon monoxide on vision. Ann NY Acad Sci 174：301-312, 1970.
166. Abramson E, Heyman T：Dark adaptation and inhalation of carbon monoxide. Acta Physiol Scand 7：303-305, 1944.
167. Luria SM, McKay CL：Effects of low levels of carbon monoxide on visions of smokers and nonsmokers. Arch Environ Health 34：38-44, 1979.
168. Von Restorff W, Hebisch S：Dark adaptation of the eye during carbon monoxide exposure in smokers and nonsmokers. Aviat Space Environ Med 59：928-931, 1988.
169. Hudnell HK, Benignus VA：Carbon monoxide and exposure and visual detection thresholds. Neurotoxicol Teratol 11：363-371, 1989.
170. Beard RR, Wertheim GA：Behavioral impairment associated with small doses of carbon monoxide. Am J Public Health 57：2012-2022, 1967.
171. O'Donnell RD, Chikos P, Theodore J：Effects of carbon monoxide exposure on human sleep and psychomotor performance. J Appl Physiol 31：513-518, 1971.
172. Stewart RD, Newton PE, Hosko MJ, Peterson JE：Effect of carbon monoxide on time perception. Arch Environ Health 27：155-160, 1973.
173. Wright GR, Shephard RJ：Carbon monoxide exposure and auditory duration discrimination. Arch Environ Health 33：226-235, 1978.
174. Otto DA, Benignus VA, Prah JD：Carbon monoxide and human time discrimination：Failure to replicate Beard-Wertheim experiments. Aviat Space Environ Med 50：40-43, 1979.
175. Benignus VA：Importance of experimenter-blind procedure in neurotoxicology. Neurotoxicol Teratol 14：45-49, 1993.
176. Benignus VA：Behavioral effects of carbon monoxide：Meta analyses and extrapolations. J Appl Physiol 76：1310-1316, 1994.
177. Amitai Y, Zlotogorski Z, Golan-Katzav V, et al：Neuropsychological impairment from acute low-level exposure to carbon monoxide. Arch Neurol 55：845-848, 1998.
178. Anderson EW, Andelman RJ, Strauch JM：Effects of low-level carbon monoxide exposure on onset and duration of angina pectoris. Ann Intern Med 79：46-50, 1973.
179. Allred EN, Bleecker ER, Chaitman BR, et al：Short-term effects of carbon monoxide exposure on the exercise performance of subjects with coronary artery disease. N Engl J Med 321：1426-1432, 1989.
180. Sheps DS, Herbst MC, Hinderliter AL, et al：Production of arrhythmias by elevated carboxyhemoglobin in patients with coronary artery disease. Ann Intern Med 113：343-351, 1990.
181. Marek Z, Piejko M：Circulatory failure in acute carbon monoxide poisonings. Forensic Sci 1：419-425, 1972.
182. Hubalewska A, Pach D, Pach J, et al：Clinical status of carbon monoxide poisoned patients and the results of rest 99mTc-MIBI and 99mTc-Amiscan heart scintigraphy performed in the acute phase of intoxication and stress-rest 99mTc-MIBI scintigraphy six months later. Przegl Lek 61：213-216, 2004.
183. Scharf SM, Thames MD, Sargent RK：Transmural myocardial infarction after exposure to carbon monoxide in coronary-artery disease. N Engl J Med 291：85-86, 1974.
184. Cramlet SH, Erickson HH, Gorman HA：Ventricular function following acute carbon monoxide exposure. J Appl Physiol 39：482-486, 1975.
185. Swank G, Jain AC, Morise AP, Schmidt S：Carbon monoxide poisoning：A case report of reversible cardiomyopathy. W V Med J 100：228-231, 2004.
186. Johnson CD：Carbon monoxide toxicity with neurological and cardiac complications. Bol Asoc Med PR 97：315-322, 2005.
187. Kurt TL, Mogielnicki RP, Chandler JE：Association of the frequency of acute cardiorespiratory complaints with ambient levels of carbon monoxide. Chest 74：10-14, 1978.
188. Myers RA, Snyder SK, Emhoff TA：Subacute sequelae of carbon monoxide poisoning. Ann Emerg Med 14：1163-1167, 1985.
189. Torne R, Soyer HP, Leb G, et al：Skin lesions in carbon monoxide intoxication. Dermatologica 183：212-215, 1991.
190. Perrone J, Hoffman RS：Falsely elevated carboxyhemoglobin levels secondary to fetal hemoglobin. Acad Emerg Med 3：287-289, 1996.
191. Hampson NB：Pulse oximetry in severe carbon monoxide poisoning. Chest 114：1036-1041, 1998.
192. Sokal JA, Kralkowska E：The relationship between exposure duration, carboxyhemoglobin, blood glucose, pyruvate and lactate and the severity of intoxication in 39 cases of acute carbon monoxide poisoning in man. Arch Toxicol 57：196-199,

1985.
193. Takahashi M, Maemura K, Swada Y : Hyperamylasemia in acute carbon monoxide poisoning. J Trauma 22 : 311-314, 1982.
194. Brvar M, Mozina H, Osredkar J, et al : S100B protein in carbon monoxide poisoning : A pilot study. Resuscitation 61 : 357-360, 2004.
195. Pach D, Gawlikowski T, Targosz D, et al : B-type natriuretic peptide plasma concentration in acutely poisoned patients. Przegl Lek 62 : 465-467, 2005.
196. Ferrier D, Wallace CJ, Fletcher WA, et al : Magnetic resonance features in carbon monoxide poisoning. Can Assoc Radiol J 45 : 466-468, 1994.
197. Tuchman RF, Moser FG, Moshe SL : Carbon monoxide poisoning : Bilateral lesions in the thalamus on MR imaging of the brain. Pediatr Radiol 20 : 478-479, 1990.
198. Kawanami T, Kato T, Kurita K, et al : The pallidoreticular pattern of brain damage on MRI in a patient with carbon monoxide poisoning. J Neurol Neurosurg Psychiatry 64 : 282, 1998.
199. Porter SS, Hopkins RO, Weaver LK, et al : Corpus callosum atrophy and neuropsychological outcome following carbon monoxide poisoning. Arch Clin Neuropsychol 17 : 195-204, 2002.
200. Kesler SR, Hopkins RO, Weaver LK, et al : Verbal memory deficits associated with fornix atrophy in carbon monoxide. J Int Neuropsychol Soc 7 : 640-646, 2001.
201. Gale SD, Hopkins RO, Weaver LK, et al : MRI, quantitative MRI, SPECT and neuropsychological findings following carbon monoxide poisoning. Brain Injury 13 : 229-243, 1999.
202. Parkinson RB, Hopkins RO, Cleavinger HB, et al : White matter hyperintensities and neuropsychological outcome following carbon monoxide poisoning. Neurology 58 : 1525-1532, 2002.
203. Ducasse JL, Celsis P, Marc-Vergnes JP : Non-comatose patients with acute carbon monoxide poisoning : Hyperbaric or normobaric oxygenation? Undersea Hyperb Med 22 : 9-15, 1995.
204. Maeda Y, Kawasaki Y, Jibiki I, et al : Effect of therapy with oxygen under high pressure on regional cerebral blood flow in the interval form of carbon monoxide poisoning : Observation from subtraction of technetium-99m HMPAOSPECT brain imaging. Eur Neurol 31 : 380-383, 1991.
205. Shimosegawa E, Hatazawa J, Nagata K, et al : Cerebral blood flow and glucose metabolism measurements in a patient surviving one year after carbon monoxide intoxication. J Nucl Med 33 : 1696-1698, 1992.
206. Silverman CS, Brenner J, Murtagh FR : Hemorrhagic necrosis and vascular injury in carbon monoxide poisoning : MR demonstration. AJNR Am J Neuroradiol 14 : 168-170, 1993.
207. Sohn YH, Jeong Y, Kim HS, et al : The brain lesion responsible for parkinsonism after carbon monoxide poisoning. Arch Neurol 57 : 1214-1218, 2000.
208. Ginsberg MD, Myers RE, McDonagh BF : Experimental carbon monoxide encephalopathy in the primate. II. Clinical aspects, neuropathology, and physiologic correlation. Arch Neurol 30 : 209-216, 1974.
209. Lapresle J, Fardeau M : The central nervous system and carbon monoxide poisoning, II. Anatomical study of brain lesions following intoxication with carbon monoxide. Prog Brain Res 24 : 31-74, 1967.
210. Choi IS : Parkinsonism after carbon monoxide poisoning. Eur Neurol 48 : 30-33, 2002.
211. Ginsberg MD : Delayed neurological deterioration following hypoxia. Adv Neurol 26 : 21-44, 1979.
212. Roychowdhury S, Maljian JA, Galetta SL, et al : Postanoxic encephalopathy : Diffusion MR findings. J Comput Assist Tomogr 22 : 992-994, 1998.
213. Dooling EC, Richardson P : Delayed encephalopathy after strangling. Arch Neurol 33 : 196-199, 1976.
214. Gorman DF, Clayton D, Gilligan JE, et al : A longitudinal study of 100 consecutive admissions for carbon monoxide poisoning to the Royal Adelaide Hospital. Anaesth Intensive Care 20 : 311-316, 1992.
215. Mathieu D, Nolf M, Durocher A, et al : Acute carbon monoxide poisoning risk of late sequelae and treatment by hyperbaric oxygen. Clin Toxicol 23 : 315-324, 1985.
216. Raphael JC, Elkharrat D, Guincestre MCJ, et al : Trial of normobaric and hyperbaric oxygen for acute carbon monoxide intoxication. Lancet 1 : 414-419, 1989.
217. Thom SR, Taber RL, Mendiguren II, et al : Delayed neuropsychological sequelae following carbon monoxide poisoning and its prophylaxis by treatment with hyperbaric oxygen. Ann Emerg Med 25 : 474-480, 1995.
218. Weaver LK, Hopkins RO, Chan KJ, et al : Hyperbaric oxygen for acute carbon monoxide poisoning. N Engl J Med 347 : 1057-1067, 2002.
219. Weaver LK, Valentine KJ, Hopkins RO : Carbon monoxide poisoning : Risk factors for cognitive sequelae and the role of hyperbaric oxygen. Am J Resp Crit Care Med 2007;176 : 491-497.
220. Hopkin RO, Weaver LK, Valentine KJ, et al : Apolipoprotein E genotype and outcome with and without hyperbaric oxygen in acute carbon monoxide poisoning. Am J Resp Crit Care Med 176 : 1001-1006, 2007.
221. Scheinkestel CD, Bailey M, Myles PS, et al : Hyperbaric or normobaric oxygen in acute carbon monoxide poisoning : A randomised controlled clinical trial. Med J Australia 170 : 203-210, 1999.
222. Schiltz KL : Failure to assess motivation, need to consider psychiatric variables, and absence of comprehensive examination : A skeptical review of neuropsychologic assessment in carbon monoxide research. Undersea Hyperb Med 27 : 48-50, 2000.
223. Remick RA, Miles JE : Carbon monoxide poisoning : Neurologic and psychiatric sequelae. Can Med Assoc J 117 : 654-657, 1977.
224. Schulte JH : Effects of mild carbon monoxide intoxication. Arch Environ Health 7 : 524-530, 1963.
225. Brown SD, Piantadosi CA : Recovery of energy metabolism in rat brain after carbon monoxide hypoxia. J Clin Invest 89 : 666-672, 1991.
226. Thom SR : Antagonism of carbon monoxide-mediated brain lipid peroxidation by hyperbaric oxygen. Toxicol Appl Pharmacol 105 : 340-344, 1990.
227. End E, Long CW : Oxygen under pressure in carbon monoxide poisoning. J Ind Hyg Toxicol 24 : 302-306, 1942.
228. Peirce EC, Zacharias A, Alday JM Jr, et al : Carbon monoxide poisoning : Experimental hypothermic and hyperbaric studies. Surgery 72 : 229-237, 1972.
229. Thom SR, Bhopale VM, Fisher D : Hyperbaric oxygen reduces delayed immune-mediated neuropathology in experimental carbon monoxide poisoning. Toxicol Appl Pharmacol 213 : 152-159, 2006.

230. Junker C, Egger M, Schneider M, et al : The CONSORT statement. JAMA 276 : 1876-1877, 1996.
231. Raphael JC, Chevret S, Driheme A, et al : Managing carbon monoxide poisoning with hyperbaric oxygen [abstract]. J Toxicol Clin Toxicol 42 : 455-456, 2004.
232. Brown SD, Piantadosi CA : Hyperbaric oxygen for carbon monoxide poisoning [letter]. Lancet 2 : 1032, 1989.
233. Gorman DF, Gilligan JEF, Clayton DG : Hyperbaric oxygen for carbon monoxide poisoning [letter]. Lancet 2 : 1032, 1989.
234. Logue C : The Cochrane Library—Feedback. Available at : http://www.cochranefeedback.com/cf/cda/citation.do?id=9569#9569. Accessed November 27, 2006.
235. Aamar S, Saada A, Rotshenker S : Lesion-induced changes in the production of newly synthesized and secreted apo-E and other molecules are independent of the concomitant recruitment of blood-borne macrophages into injured peripheral nerves. J Neurochem 59 : 1287-1292, 1992.
236. Saunders AM, Strittmatter WJ, Schmechel D : Association of apolipoprotein E allele epsilon 4 with late-onset familial and sporadic Alzheimer's disease. Neurology 43 : 1467-1472, 1993.
237. Friedman G, Froom P, Sazbon L : Apolipotrotein E-epsilon 4 genotype predicts a poor outcome in survivors of traumatic brain injury. Neurology 52 : 244-248, 1999.
238. McCarron MO, Muir KW, Nicoll JA : Prospective study of apolipoprotein E genotype and functional outcome following ischemic stroke. Arch Neurol 57 : 1480-1484, 2000.
239. Goulon MA, Barios M, Rapin M, et al : Intoxication oxy carbonee at anoxie aique par inhalation de gay de charbon et d'hydrocarbures. Ann Med Interne (Paris) 120 : 335-339, 1969 [English translation : J Hyperbaric Med 1 : 23-41, 1986].
240. Hampson NB, Zmaeff JL : Outcome of patients experiencing cardiac arrest with carbon monoxide poisoning treated with hyperbaric oxygen. Ann Emerg Med 38 : 36-41, 2001.
241. Caravati EM, Adams CJ, Joyce SM, et al : Fetal toxicity associated with maternal carbon monoxide poisoning. Ann Emerg Med 17 : 714-717, 1988.
242. Elkharrat D, Raphael JC, Korach JM, et al : Acute carbon monoxide intoxication and hyperbaric oxygen in pregnancy. Intensive Care Med 17 : 289-292, 1991.
243. Norman CA, Halton DM : Is carbon monoxide a workplace teratogen? A review and evaluation of the literature. Ann Occup Hyg 34 : 335-347, 1990.
244. Ginsberg MD, Myers RE : Fetal brain injury after maternal carbon monoxide intoxication. Neurology 26 : 15-23, 1976.
245. Longo LD, Hill EP : Carbon monoxide uptake and elimination in fetal and maternal sheep. Am J Physiol 232 : H324-H330, 1977.
246. Longo LD : The biological effects of carbon monoxide on the pregnant woman, fetus, and newborn infant. Am J Obstet Gynecol 129 : 69-103, 1977.
247. Brown DB, Mueller GL, Golich FC : Hyperbaric oxygen treatment for carbon monoxide poisoning in pregnancy : A case report. Aviat Space Environ Med 63 : 1011-1014, 1992.
248. Gabrielli A, Layon AJ : Carbon monoxide intoxication during pregnancy : A case presentation and pathophysiologic discussion, with emphasis on molecular mechanisms. J Clin Anesth 14 : 876-882, 1995.
249. Hollander DI, Nagey DA, Welch R, et al : Hyperbaric oxygen therapy for the treatment of acute carbon monoxide poisoning in pregnancy. A case report. J Reprod Med 32 : 615-617, 1987.
250. Koren G, Sharav T, Pastusazk A, et al : A multicenter, prospective study of fetal outcome following accidental carbon monoxide poisoning in pregnancy. Reprod Toxicol 5 : 397-403, 1991.
251. Ledingham IM, McBride TI, Jennett WB, et al : Fatal brain damage associated with cardiomyopathy of pregnancy with notes on caesarean section in a hyperbaric chamber. Br Med J 4 : 285-287, 1968.
252. Van Hoesen KB, Camporesi EM, Moon RE, et al : Should hyperbaric oxygen be used to treat the pregnant patient for acute carbon monoxide poisoning? JAMA 261 : 1039-1043, 1989.
253. Cho SH, Yun DR : The experimental study on the effect of hyperbaric oxygen on the pregnancy wastage of rats with acute carbon monoxide poisoning. Seoul J Med 23 : 67-75, 1982.
254. Gilman SC, Greene KM, Bradley ME, et al : Fetal development : Effects of simulated diving and hyperbaric oxygen treatment. Undersea Biomed Res 9 : 297-304, 1982.
255. Jennings RT : Women and the hazardous environment : When the pregnant patient requires hyperbaric oxygen therapy. Aviat Space Environ Med 58 : 370-374, 1987.
256. Pracyk JB, Stolp BW, Fife CE, et al : Brain computerized tomography after hyperbaric oxygen therapy for carbon monoxide poisoning. Undersea Hyperb Med 22 : 1-7, 1995.
257. Yang W, Jennison BL, Omaye ST : Cardiovascular disease hospitalization and ambient levels of carbon monoxide. J Toxicol Environ Health A 55 : 185-196, 1998.
258. Linn WS, Szlachcic Y, Gong H, et al : Air pollution and daily hospital admissions in metropolitan Los Angeles. Environ Health Perspect 108 : 427-434, 2000.
259. Andersen ZJ, Wahlin P, Raaschou-Nielsen O, et al : Ambient particle source apportionment and daily hospital admissions among children and elderly in Copenhagen. J Expo Sci Environ Epidemiol 17 : 625-636, 2007.
260. Stupfel M, Bouley G : Physiological and biochemical effects on rats and mice exposed to small concentrations of carbon monoxide for long periods. Ann NY Acad Sci 174 : 342, 1972.
261. Bambach GA, Penney DG, Negendank WG : In situ assessment of the rat heart during chronic carbon monoxide exposure using nuclear magnetic resonance imaging. J Appl Toxicol 11 : 43-49, 1991.
262. Penney DG, Giraldo AA, Van Egmond EM : Chronic carbon monoxide exposure in young rats alters coronary vessel growth. J Toxicol Environ Health 39 : 207-222, 1993.
263. Supfle K, Hofman P, May J : Hygienische studien uber kohlenoxyd. Zeitschr fur Hyg 115 : 623-633, 1933.
264. Supfle K, Hofman P, May J : Tierexperimentelle untersuchungen uber die chronische wirkung der auspuffgase von kraftfahrzeugen. Arch Hyg 112 : 84-88, 1934.
265. Lewey FH, Drabkin DL : Experimental chronic carbon monoxide poisoning in dogs. Am J Med Sci 208 : 502-511, 1944.
266. Floberg LE : Vestibular symptoms in carbon monoxide poisoning after unilateral ligation of the common carotid artery. Acta Otolaryngol Suppl 106 : 1-55, 1953.
267. Lindgren SA : A study of the effect of protracted occupational exposure to carbon monoxide. Acta Med Scand 167 (suppl 356) : 1-105, 1960.
268. Kruger PD, Zorn O, Portheine F : Probleme akuter und chronischer Kohlenoxyd-Vergiftungen. Arch Gewerbepath 18 : 1-44, 1960.
269. Komatsu FS, Handa S, Ishii H, et al : The effect of prolonged

exposure to carbon monoxide on human health. Med J Shinshu University 3 : 165-177, 1958.
270. Ely EW, Moorehead B, Haponik EF : Warehouse workers' headache : Emergency evaluation and management of 30 patients with carbon monoxide poisoning. Am J Med 98 : 145-155, 1995.
271. Beck HG : The clinical manifestations of chronic carbon monoxide poisoning. Ann Clin Med 5 : 1088-1096, 1926.
272. Beck HG : Slow carbon monoxide asphyxiation. JAMA 107 : 1025-1029, 1936.
273. Kirkpatrick JN : Occult carbon monoxide poisoning. Western J Med 146 : 52-56, 1987.
274. Shahbaz HM, Ray J, Wilson F : Carbon monoxide poisoning and sensorineural hearing loss. J Laryngol Otol 117 : 134-137, 2003.
275. Trese MT, Krohel GB, Hepler RS : Ocular effects of chronic carbon monoxide exposure. Ann Ophthalmol 11 : 536-538, 1980.
276. Stockard-Sullivan JE, Korsak RA, Webber DS, Edmond J : Mild carbon monoxide exposure and auditory function in the developing rat. J Neurosci Res 74 : 644-655, 2003.
277. Harbin TJ, Benignus VA, Muller KE, Barton CN : The effects of low-level carbon monoxide exposure upon evoked cortical potentials in young and elderly men. Neurotoxicol Teratol 10 : 93-100, 1988.
278. Gilbert GJ, Glaser GH : Neurologic manifestations of chronic carbon monoxide poisoning. N Engl J Med 261 : 1217-1220, 1959.
279. Grace TW, Platt FW : Subacute carbon monoxide poisoning. JAMA 246 : 1698-1700, 1981.
280. Pavese N, Mapolitano A, Delaco G, et al : Clinical outcome and magnetic resonance imaging of carbon monoxide intoxication. A long term follow-up study. Ital J Neurol Sci 20 : 171-178, 1999.
281. Webb C, Vaitkevicius PV : Dementia with a seasonal onset secondary to carbon monoxide poisoning. J Am Geriatr Soc 45 : 1281-1282, 1997.
282. Foster M, Goodwin SR, Williams C, Loeffler J : Recurrent acute life-threatening events and lactic acidosis caused by chronic carbon monoxide poisoning in an infant. Pediatrics 104 : e34-e39, 1999.
283. Knobeloch L, Jackson R : Recognition of chronic carbon monoxide poisoning. Wis Med J 98 : 26-29, 1999.
284. Tvedt B, Kjuus H : Chronic CO poisoning. Use of generator gas during the Second World War and recent research. Tidsskr Nor laegeforen 117 : 2454-2457, 1997.
285. Ryan CM : Memory disturbances following chronic, low-level carbon monoxide exposure. Arch Clin Neuropsychol 5 : 59-67, 1990.
286. Dunham M, Johnstone B : Variability of neuropsychological deficits associated with carbon monoxide poisoning : Four case reports. Brain Injury 13 : 917-925, 1999.
287. Myers RAM, DeFazio A, Kelly MP : Chronic carbon monoxide exposure : A clinical syndrome detected by neuropsychological tests. J Clin Psychol 54 : 555-567, 1998.

# Chapter 16 慢性創傷の管理

**この章の概要**

概要
臨床アプローチ
患者のアセスメント
　全身のアセスメント
　創のアセスメント
　　創と創周囲組織の管理
　　臨床検査と画像検査
　　心理社会的関連事項
　　創環境

治療介入
　創の被覆
　創の洗浄とデブリードマン
　抗菌療法
　創の微小環境の取り扱い
　栄養療法
　薬理相互作用と多剤投与について
　心理社会的な医療介入
評価

## 概要

　慢性創傷を有する患者の治療は，複合的な取り組みである。それには患者の身体に対する細かな配慮とともに，ヒトの行動，習性の多様性に対する慎重なアセスメント，つまりは身体面から社会的問題までを包括した対応が必要である。加えて一貫した治療，繰り返しなされる評価も不可欠である。アセスメント，治療介入，効果を判定する方法の根拠となるエビデンスは不十分な面もあり，適用には慎重な判断を要する。創傷の局所治療における医療技術は急成長を遂げており，ときに有意なエビデンスもないまま積極的に市場拡大がなされている。根拠となるエビデンスもないまま，とにかく大量の治療介入を行い，包括的な治療計画のなかにこれらを適用するというやり方では，たとえば高気圧酸素治療（hyperbaric oxygen therapy；HBOT）の治療効果はわかりにくく，また曖昧なものになる。

　本章は，有用なエビデンスをもとに，慢性創傷の管理における最良の臨床アプローチを行うことを目的とする。包括的治療計画を立て，慎重な評価を行い，それに基づく最良の臨床アプローチを行うのがゴールである。創傷治癒における病態生理学の貢献もあり，また治療技術は進化，発展しているため，良好な結果が得られる機会は増えている。しかし，慢性創傷の管理は複雑でリスクも存在し，予期せぬ相互作用や合併症，禁忌も生じる。正確な診断，妥当なゴール設定，賢明な治療，継続した評価を行うことにより，このリスクと好結果とのバランスが保たれる。慢性創傷のアセスメント，治療介入，評価には，全身疾患，局所病理，患者の栄養状態，創傷治癒の各々の過程，創の顕微鏡的，肉眼的環境などの要素が絡む。自己ケアに取り組んでいる患者は，治療計画に参加しやすく，理解もされやすいだろう。このように，評価には患者自身の力量と，自己ケアに対する積極性，家族と地域社会の支援，そして栄養や組織血流，創の再発を左右する患者の生活様式までも考慮すべきである。

## 臨床アプローチ

　慢性創傷の管理と局所ケアには，創傷に対する枝葉の知識のみならず，病態生理学の細かな知識に精神医学，行動学，そして患者の社会的境遇までの幅広い理解を統合した臨床アプローチが不可欠である。「創傷ケア」という言葉は，事の複雑さを間違って表現しており，正確には「慢性創傷を有する個々の総合的なケア」と表現されるべきである。「創傷ケア」という言葉は，創それ自体にのみ注意が集まり全身的問題を見過ごすことになる。そのような考えにより，正確な診断への到達，妥当なゴールの獲得，賢明な治療の提供，継続した評価が行いにくくなる。たとえば，機能の劣る補助具やコントロールされていない病因によって外傷が繰り返されているにもかかわらず，患者の治癒能力を過小評価すれば，そこに非合理的な治療計画が生まれ，その計画は実を結ばないであろう。

　慢性創傷の管理は，創傷を有する個人――すなわち患者――をケアの中心におくことにより適正に構成さ

れる。患者をケアの中心におくことにより患者の権利と責任が確固たるものとなり，患者と多くの専門家チームとのあいだの相互関係を最大限に活用することができる。創ではなく患者を中心におくことによって包括的なアセスメント，治療の介入，評価の重要性が明瞭化する。そして，ケアプランのなかの具体的な要素が明らかとなり，それらが互いに関連するものとなる。さらに治療介入，適応外症例，治療薬の間で生じる可能性のある相互作用，必要な器具，そしてケア計画の実施に必要なものが容易に確認できる。ケアのなかでは，予想できない相対的禁忌に遭遇することもある。創の外観，痛み，精神的苦痛などの合併症により患者のQOLは大きく影響される。また，創ケア計画には人的資源と経済的資源も不可欠である。最終的に，患者を中心におき，創のみを単独に扱わないことによって，多くの専門家チームと各チームメンバーの役割が規定され，患者と医療者の結びつきが明確となるであろう。

　慢性創傷のケアは，複雑で難解な本質を有するため，多くの専門家チームによってこそ最良の管理が可能となる[1]。チームおよび，そのメンバーの種類は多岐にわたる。多くの専門家チームは，全患者群の活動性，文化，仕事，慣習，そしてチームメンバーの共同作業において，そのニーズに合ったものでなければならない。創傷ケアのクリニックを包括的に集めた治療チームや，市場向きの専門家チームも存在し，これには大きな関心が寄せられ，またこれについての文献も存在する。しかしこれらは十分に議論されたものではなく，また念入りに決定されたチーム構成のエビデンスを欠き，討論の継続を成立させるものではない。われわれがここで提言するアプローチは，全患者群のニーズに応えるのに必要な臨床技術をもつメンバーで構成された専門家チームによって行われることを前提としている。表16.1に多くの専門家チームのメンバー一覧を示す。

　集学的な慢性創傷管理において，創傷治癒における包括的なプランを作成するためには，エビデンス，技術，そして相互協力の統合が不可欠である。正確な診断，妥当なゴール，賢明な治療，そして継続した評価という原則を守れば，包括的プランを作成するのは容易である。正確な診断と妥当なゴールは，手に入るデータを解析し，その解析結果によって治療法を順次選択するなかで定められる。また，評価の方法は，科学的エビデンスと矛盾しない解析によって，多くの専門家チームによって作成された手順で行われる。

表16.1　多くの専門家チームのメンバー

| |
|---|
| 高気圧酸素治療医 |
| 高気圧酸素治療の登録看護師 |
| 初療担当医療者 |
| 　・医師，もしくはナースプラクティショナー |
| 公認WOCナース |
| 　・イギリスにおけるティッシュバイアビリティーナース |
| 登録栄養士 |
| 栄養学の専門家 |
| 　・医師もしくは看護師（もし栄養士が専門でなければ） |
| 言語病理学者 |
| 外科系専門医 |
| 　・形成外科医 |
| 　・血管外科医 |
| 　・一般外科医 |
| 皮膚科医 |
| 感染症専門医 |
| 放射線科医 |
| 理学療法医 |
| 老年科専門医/老人専門看護師 |
| 理学療法士 |
| 作業療法士 |
| ソーシャルワーカー |
| 看護および保健士 |
| 牧師，精神科アドバイザー |
| メンタルヘルス専門家 |
| 　・精神科専門看護師 |
| 　・精神科医 |
| 　・心理学者 |

# 患者のアセスメント

　患者のアセスメントは，患者の訴えを余すことなく聴取し，全身の所見を得るところから始めなければならない。創を診る前に，全身にかかわる問題に取りかかることにより，患者がケアの中心であることが再確認される。また正確な診断と妥当なゴール設定のために重要な情報を集めることができる。家族やその他，普段からの介護者からも聞き取りを行うことにより，データの収集プロセスやさらなる支援目標，介入プランが完成される。

## ▶全身のアセスメント

　全身の機能不全と同様に，全身的疾患と全身状態は，慢性創傷の原因，もしくは一因となる。すべての病態，栄養状態，機能状態を考慮に入れることにより，他の原因や関係因子が明らかとなる。これらの因子をどう扱うかが，概して治癒の見込みに影響しうる。結果として，全身のアセスメントは，創のアセスメントを行

ううえで重要であり，さらに診断とゴール設定にも不可欠である。

　全身機能のアセスメントと周囲環境とのかかわりもまた，全身のアセスメントにおける重要な要素である。日常の活動水準を患者に質問し，病院での患者の動きを観察することにより，患者の運動機能を判断できる。装具の使用についても明記しなければならない。たとえば，車いすの使用は物理的な圧迫を生じ（例：足置きによる擦過は動脈性潰瘍の原因となる），それにより慢性創傷の悪化，治癒不能を引き起こすことがある（図16.1）。転倒，転落のリスクも評価に含まれなければならない[2]。転倒，転落の病歴により，その予防策や家庭での安全介入を見極めることができ，さらに，必要であれば，適切な専門家に紹介するきっかけとなる。また精神機能状態のアセスメントは，運動機能がどの程度であるかということを補足してくれる。精神状態に異常を認め，もしこれまでに何もされていなければ，正式にアセスメントすべきである。

　検査データは，全身隅々までのアセスメントには不可欠である。もし，身体所見により疑わしい点があれば，原疾患や併存疾患の状態，栄養状態，免疫能，感染症などを検査すべきである。慢性創傷を有する患者の初期評価において，異論のないスクリーニング一式というものは存在しないが，おそらくは全血血算，血清アルブミン，プレアルブミン，腎機能検査，耐糖能検査が含まれるのが望ましい。アルブミンは半減期が長く，患者の長期の栄養状態の評価に適しており，一方，半減期の短いプレアルブミンは栄養療法の反応を評価するのに適することは覚えておくべきである。他の検査は既知の，もしくは疑われる疾患があれば必要となるであろう。

　これらのデータを解析することにより，原因を究明することが可能となり，必要な治療計画を立てることができる。さらにこれらのデータは心理社会的な関連事項につながるきっかけともなる。全身の検査データにより，局所の創アセスメントを行う前に，病態がより明らかになるであろう。

## ▶ 創のアセスメント

　面積，深さ，組織破壊の程度など，その広がりを詳細に記載した記録は，熟練した創のアセスメントの証である。注意深い創のアセスメントによって，正確な診断に必要な重要事項が，明らかになる。Ayello[3]の論題「What Does the Wound Say？（創部は何を語るのか）」は，まさに至言であり，臨床家は，創の言う

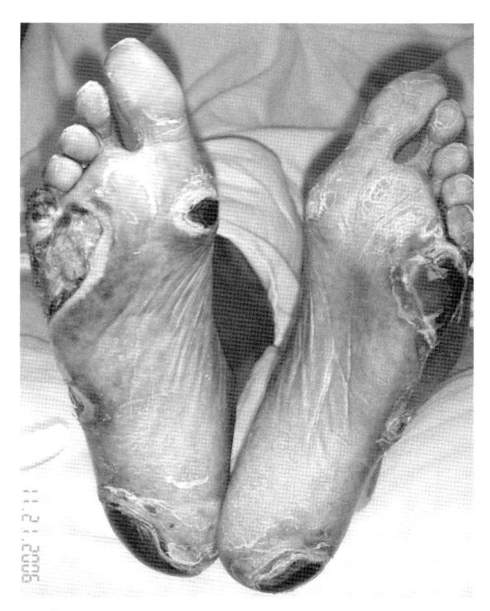

**図16.1　足部の多発性，対称性の皮膚潰瘍を有する車いす生活の高齢患者**
この潰瘍の一部は，不適切な履物と車いすの足置きによる持続した圧迫によって生じたものである。（カラー口絵11参照）

ことによく耳を傾けなければならない。多くの著者が，わかりやすく充実した創アセスメントのガイドラインや図解を提案している[4-7]。これにはアセスメントの要点の根拠，指針，テンプレート，そして覚えやすい頭文字などが幅広く含まれる。このような論文では，統一されたデータの蓄積と詳細な資料の確保という利点が推奨されているが，あるフォーマットが結果の改善につながったという比較エビデンスはほとんどない。むしろ，面積，解剖，外観，滲出液，創周囲組織など核となる要因を体系的に集めることが大切である。創の状態を記録するのに，速記用のカテゴリーシステムを誤用するのは，経験のない人によくあることであるが，避けるべきである。たとえば，創ステージの符号表記やその他の専門語を用いるよりも，創の見た目そのものと，そこに含まれる組織レベルを記載するほうがよい（例：NPUAP Pressure Ulcer Stages/Categories, http://www.npuap.org/resources/educational-and-clinical-resources/npuap-pressure-ulcer-stagescategories/）。というのも，初療での記載が創のステージ報告だけでは，臨床的に関連のある詳細情報が省かれてしまうからである。基本的に，創のアセスメントは創をできるだけ完全に描写した情報がなければならない。また，特殊な慢性創傷の原因となる疾患や状況に精通していることも必要である。加えて，一般的な慢性創傷（例：褥瘡，動脈性潰瘍，静脈うっ滞性皮膚炎，糖尿病性・神経症性の足部潰瘍など）の典型的特徴を理解することも，適切な創アセ

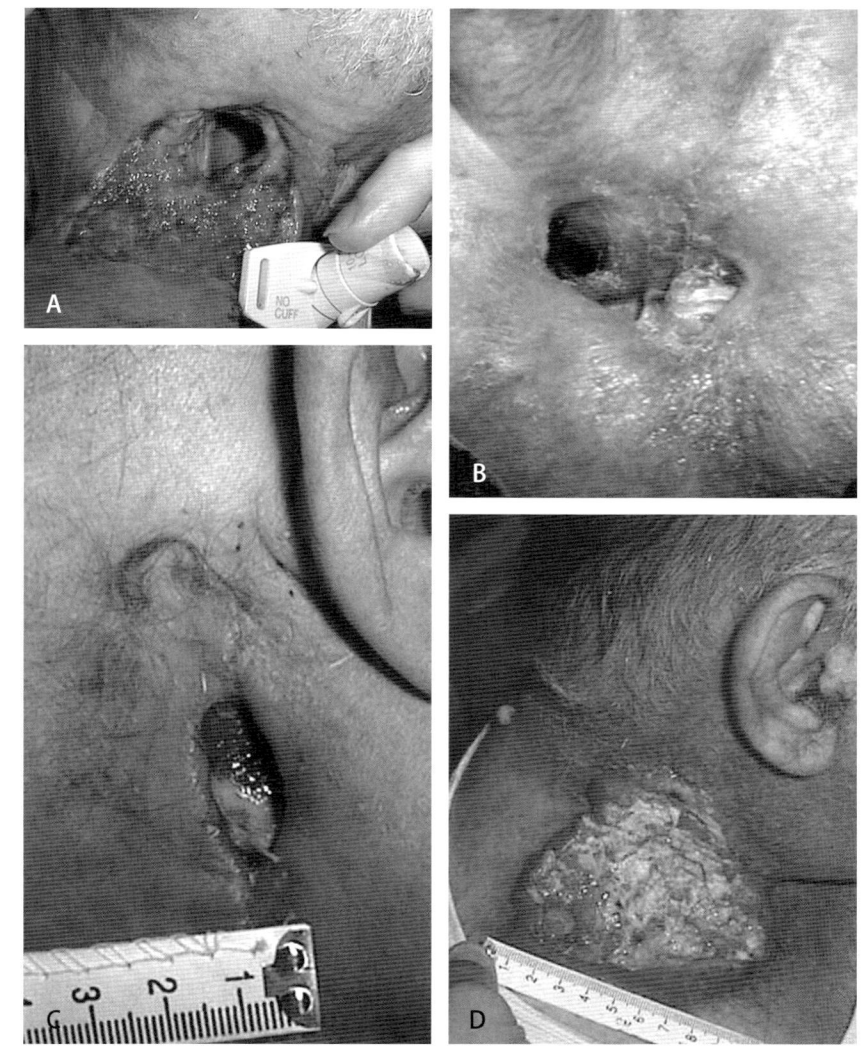

図16.2　頭頸部癌治療を受けた患者の喉頭切除後瘻孔部（A，B）と頸部（C，D）の放射線性軟部組織壊死
頸部には、潰瘍形成と菌状発育変化を認める。（カラー口絵12参照）

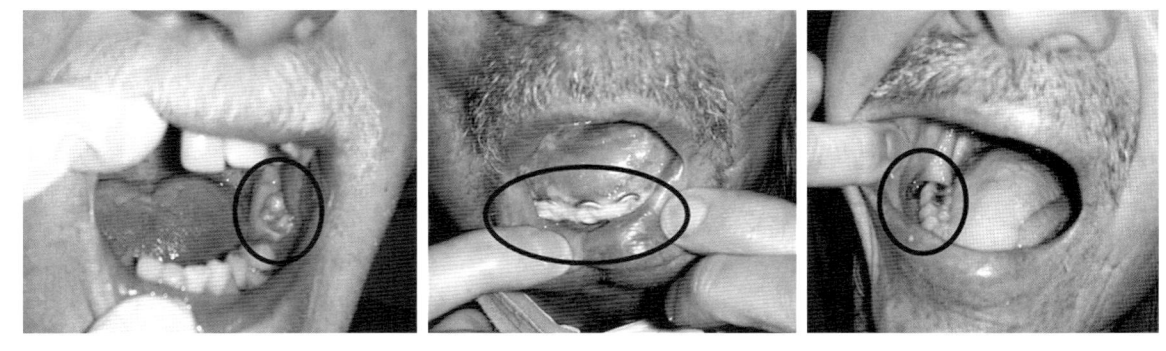

図16.3　口腔内に壊死組織に一致した放射線性下顎骨壊死を認める。（カラー口絵13参照）

スメントには必要である。あまり一般的でない慢性創傷（例：放射線性軟部組織壊死，放射線性骨壊死など[図16.2, 図16.3]）にはHBOTを施行することがよくあるが，HBOT目的での紹介患者のアセスメントでは，これらの特徴に精通していることも必要である。

慢性創傷が治癒しつつあるかどうかは，二次治癒の進行が認められるか否かを含めて慎重に繰り返し評価すべきである（図16.4）。創収縮が起こっているときの創縁はぎざぎざのないなだらかな円形になる。肉芽組織は赤く顆粒状であるが，小範囲の肉芽の急性期には，ときに「島状」と表現される様相を呈する。二次治癒過程での上皮化では，創縁により気を配ることが大切である。上皮化しつつある創縁は一般にふっくらとして，「真珠」のような薄いピンク色か白色で，光

Chapter 16　慢性創傷の管理　277

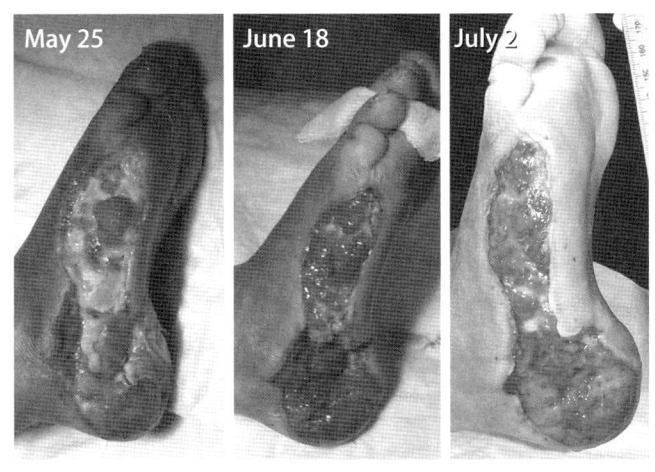

**図 16.4　足部外側の慢性皮膚潰瘍の一連の写真**
高気圧酸素治療施行期間に繰り返しアセスメントを行った。創縁の肉芽と収縮の進行を認める。（カラー口絵 14 参照）

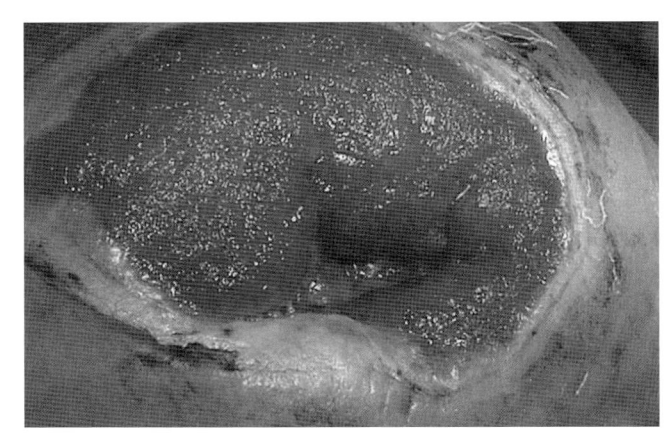

**図 16.5　高気圧酸素治療を行った踵部の慢性皮膚潰瘍**
ぎざぎざのない，収縮中の創縁とともに良好な肉芽床を認める。また創縁には上皮化の所見と一致する淡い真珠色も認める。（カラー口絵 15 参照）

沢のある外観をしている（図 16.5）。そのような特徴がなく，失活した組織が存在し，滲出液が貯留し，その他壊死組織があるのは治癒不良であることを表している（図 16.5 参照）。壊死組織や滲出液の量と性状，さらに創床の色，密度，触感，固着程度を記載することも重要である。また，創の全体評価や創が形成された過程を知るためには，創周囲の色，触感，傷の有無などの性状を観察することが不可欠である。このように，創のアセスメントは明らかな創だけでなくその周囲組織も包括したものでなければならない。さらには，これまでの治療の痕跡，つまり手術痕，二次治癒後の瘢痕，生物学的治療やその他の代替療法の痕跡，被覆材の残り（例：亜鉛華軟膏の残余，銀含有被覆材のしみ，圧迫のあと）などから，初期治療についての重要な情報を得ることができる。またそれらによって，臨床家は患者情報をより理解することができる。

## 創と創周囲組織の管理

慢性創傷の面積を計測するのには，多くのツールが利用できる。現存のツールは研究や実用を目的としているが，面積のみならず表面，体積，組織表面にかかる圧，さらには QOL に対する創の影響までも計測できる[6,8-13]。また，創の質的外観を記録したり分類したりするツールもある[8,14]。これらのツールの使用と患者の予後との関係については包括的で正確な研究はなされていない。さらに，使用には多大なコストがかかる可能性がある。なぜならば，これらは現在のエビデンスに裏づけられたものではなく，また減価償却のしばりがその使い勝手を制限することもあるからである。表 16.2 に測定方法とツール，および現状の調査における長所と短所の概要を示す。

## 臨床検査と画像検査

全身疾患が局所に及ぼす影響を調べるための臨床検査には，脈管学的検査（例：動脈疾患における容積脈波 [pressure wave velocity；PWV] や足関節上腕血圧比 [ankle brachial pressure index；ABPI]，血管造影）や組織生検（例：皮膚や血管，リウマチ類似疾患の診断）などがあるが，これらは専門技術をもつチームメンバーにコンサルトすることが大切である。一方で局所環境を評価する臨床検査は，概して創培養[15-18]や経皮的な酸素濃度の測定[19-23]など，限られたものしかない。これら臨床検査の技術とその有用性における報告は注目に値する。

創の細菌培養は，外科的生検によって得られた組織を用いる場合と局所スワブを用いる場合がある。これまでの臨床研究では，スワブによる検査は，可能性のある病原体の種類と正常細菌叢（flora）もしくは混入（contamination）が明らかになるに過ぎないといわれてきた。しかし，最近の研究では，正しいやり方であれば，この方法も有用であるといわれている[16,17,24]。Sibbald ら[25]と Gardner ら[24]は，スワブによる検査は Levin ら[18]の概説する方法を用いて行い，注意を払わなければならない点を強調している。Levin の方法は半定量的で，1㎠以上の組織採取が必要であり，滲出液培養や Z 字状に創を拭うだけの他の方法とはかなり異なるものである[24]。Gardner ら[24]は，生検による細菌検査は，感染（infection）の定量的な診断と力価閾値に基づく結果が得られ，スワブ検査がこれに匹敵するにはさらなる研究が必要であることを強調してい

表16.2 創の計測法

| タイプ | 方　　法 | 特　徴 |
|---|---|---|
| 二次元計測法 | 直線計測法 | 安価であるが定量的評価のみで信頼性は最も低い[11] |
| | アセテートシートトレーシング法 | 安価で信頼性はあるが定量的評価のみ，平面面積測定を追加すれば改善される[6,8,10,11] |
| | 実物大写真や平面面積測定＋アセテートシートトレーシング法 | カメラなどソフトウェア，ハードウェアの購入が必要，信頼性はある[8,10,11] |
| | 実物大写真＋写真測量法 | カメラなどソフトウェア，ハードウェアの購入が必要，信頼性はある[8,10,11] |
| 三次元計測法 | 実物大写真＋ステレオ写真測量法 | カメラなどソフトウェア，ハードウェアの購入が必要，信頼性はある[8,10,11,13] |
| | ライトパターン解析など実物大写真のデジタルイメージ解析 | カメラなどソフトウェア，ハードウェアの購入が必要[8,9] |

る。しかし細菌検査のための外科的生検は侵襲的であり，患者によっては臨床的なリスクが生じるため，正しく採取されたスワブ検査の潜在的価値はなくなるものではない。細菌検査の方法を考える際には，患者の病歴と身体所見から得られた感染の根拠と，これらの結果をもとにした経験的治療におけるリスクをよく考えるべきである。

創の酸素分圧の測定は，創傷治癒の見込みを予想するうえで有用である[19-21,26-28]。創傷治癒における酸素の重要性はHuntらの行った有名な研究に端を発しており，これによりHBOTの有用性が裏づけられている[29-33]。局所と全身の血流変化，酸素運搬能，そして酸素消費量（全身的な感染症の影響も含めて）はすべて創環境と治癒に影響を及ぼす[19,27,31,34]。創自体の酸素分圧は感染，創哆開などの合併症，そして最終的に創傷治癒が得られるか否かにおいて重要な要因である[19,35,36]。ゆえに，これらの価値と予後との相関を明らかにするために，数多くの研究者が，非侵襲的な方法を用いて創床の酸素分圧を測定してきた[20,21,26-28,37]。動脈灌流不全と臨床上よくある予後（例：切断と創傷治癒）を中心とした病態モデルを用いて行われた研究によると，概して40〜50mmHg以上の経皮的酸素分圧（$tcPO_2$）が，創傷治癒機転が働く閾値であるとされている[19,20,26,28]。$tcPO_2$と原発性の動脈性慢性創傷以外の状態（例：放射線性骨壊死と放射線起因性の組織変性）との関係はいまだ評価されていない。さらに，手術創のような正常に治癒する創の酸素環境と慢性創傷の酸素環境がどう違うのかも不明なままである[27]。たとえば，治癒過程にある急性創傷における計測では，$tcPO_2$は比較的減少することがわかっているが，慢性創傷で同様な変化が起こるかどうかはエビデンスによる裏づけがない[27]。HBOT期間中には，創床の状態を整えるために被覆材やその他の医療装置を用いることがあり，これは$tcPO_2$の変化に影響する可能性があるが，これについての相互作用も調査されていない。ゆえに，慢性創傷管理におけるアセスメントと治療介入のために，経時的な$tcPO_2$測定をどのように行うべきかについての手引きはほとんどない。それにもかかわらず，$tcPO_2$測定は治癒の見込みを予見でき，検査手技上，無侵襲で信頼のおけるデータが得られるという特質があるため，$tcPO_2$測定はおそらく包括的な創傷アセスメントを行ううえで有用である。この検査の有効性とコストは妥当と考えられる。

創における骨露出，湿潤や波動など重篤な創周囲の組織変化，創床の中もしくは創に接する部位への異物の存在は，さまざまな画像検査などの臨床検査を行う根拠となる[38,39]。骨髄炎を示唆する露出骨や骨性組織，その他の臨床所見（例：長期にわたり肉芽組織を認めない部分がある場合，創床を巻き込む広がりと空洞がある場合）は，骨髄炎を示唆する所見であるが，画像検査を含む包括的な検査を行うことで，この可能性を除外できる（図16.6）。またPETの使用により骨髄炎の描出能は高まりつつある。Termaatら[39]の近年のレビューとメタアナリシスによれば，骨髄炎の診断において，PETと白血球シンチグラフィーは，他の画像技術をしのぐ有用性をもつことが明らかとなった。これら最新の検査手技が，より低コストの画像検査と比べて重要な臨床情報をもたらすか否かについてはさらなる協議を要するであろう。

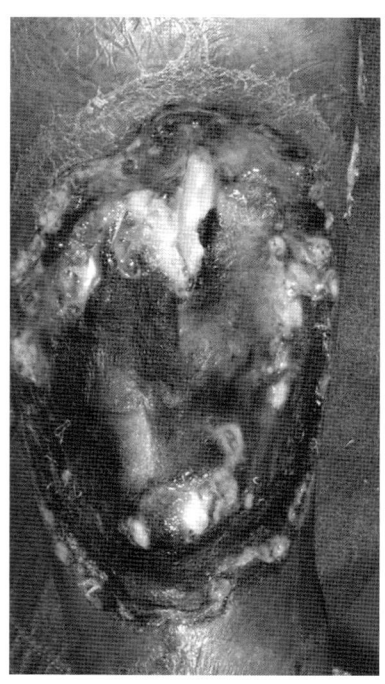

**図16.6　下腿後面の動脈性潰瘍**
潰瘍は失活組織と蛋白質性滲出液で満たされている。12時方向の腱露出は骨髄炎の可能性があり、さらなる臨床検査の必要性を示唆する。（カラー口絵16参照）

## 心理社会的関連事項

　慢性創傷を有するという経験は、本質的に複雑なものである。直接的な意味でも間接的な意味でも、心理社会的状況は創傷治癒を左右するであろう[40-42]。たとえば、喫煙は創治癒に影響することがわかっている[32,43,44]。また患者は痛みやかゆみなどの典型的な不快感を経験するかもしれないし、場合によっては予期せぬ知覚鈍麻や知覚脱失の症状を経験するかもしれない[45]。これらの徴候は内面的、そしてより大きな社会的役割において不利益をもたらす[41,42]。患者の初期アセスメントでは、現在の病状のみならず、患者の行動や心理的社会的関連事項、社会的役割も明らかにすべきである。さらに、故意であろうと偶発的であろうと自傷行為の恐れがある場合は、行動のアセスメントも必要である。患者とその家族が病状経過をどの程度理解しているかは（例：正確な病歴を申告する能力）、目標設定（例：臨床的に現実的なゴールを理解する能力）から介入（例：自己処置能力）を通して、アセスメントからケアのすべてを左右する。患者の家族は、プライマリーケアを担うことが多いが、初期よりその家族も含めて心理社会的なアセスメントを行うべきである。大きな精神保健上の問題があるのなら、基盤となるアセスメントはメンタルヘルスの専門家への紹介やフォローアップのきっかけとして有用かもしれない[46,47]。

　健康関連のQOLを計測する手法や、創痛のようなより局所的な所見を通して慢性創傷が与える心理社会的影響を明らかにする手法は少ない[6,48,49]。なかでもMEASURE systemは、より大きな変数セットにおいては、アセスメントに苦痛の評価が含まれる。Cardiff Wound Impact Schedule[48,49]は、一部の慢性創傷患者で試行されてきたが、いまだ広くは使われていない。

## 創環境

　顕微鏡レベルそして肉眼的レベルでの創環境と、これらが治癒にどう影響するのかについての情報は急増している[25,36,50-56]。創管理における有名な金言に、「保清、保湿、保護」というものがあるが、これは治癒を促すためには創環境が重要であることを示している[57,58]。保清、保湿、保護の原則は個別に考証され、治癒促進因子、有益因子、障害因子、そして細胞や分子レベルでのバランスが解明されてきた[59]。とりわけ、創床に堆積する大きな壊死組織の影響に関する報告は数多い[60-62]（図16.7）。創環境とそれを左右する個々の要素、創傷治癒の生理、慢性創傷の治癒遅延もしくは治癒不良の病態生理に関して、今日ではよく理解され、慢性創傷管理における臨床現場において重要視されている[25,51,54,55,59-61,63-67]。

　慢性創傷の管理は、創環境をどう考えるかにかかっている。創の正常な治癒過程（Chapter 11参照）と慢性皮膚創傷の病態生理を理解することにより、顕微鏡レベルおよび肉眼レベルでの創環境を考慮した創傷管理の基礎準備が敷かれる。治療にあたっては、エビデンスをもとに、もし直接のエビデンスを欠けば臨床仮説に基づき、また最良の実務に裏づけられた臨床評価も加味して計画される。創傷治癒の各々の相（phase）は、創肉眼所見、つまり色調などの創床の特徴や滲出液の量、悪臭によって判別できる。一方で顕微鏡的な創環境の臨床評価は感度、特異度を欠く。サイトカイン、各種プロテアーゼ、そして細菌量は、創傷治癒の3つのphaseにおける細胞群の活性とともに、顕微鏡的創環境の主要な要素である。その他、創の病歴より得られる不定要因も、顕微鏡的創環境を特徴づけるかもしれない。たとえば、患者の年代、合併症、食事（蛋白質の不足や蛋白カロリー性栄養失調症、そして特定栄養素の不足など）、外傷、治癒の臨床徴候を認めない期間、治癒不全、そして治癒が一進一退している臨床所見などがそれである[50]。細胞複製中の変異に伴う細胞老化や高濃度のマトリックスメタ

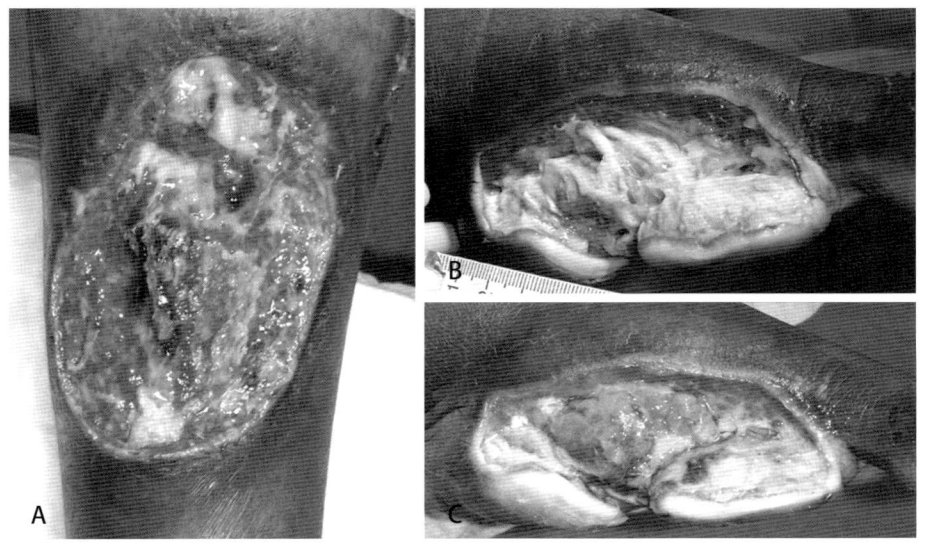

図16.7 黄色の蛋白質性滲出液が著しく蓄積した後頸部の動脈性潰瘍（A）。足部外側の潰瘍の経時的写真（B，C）。蛋白性滲出液を伴う蒼白な失活組織が著明に蓄積している（B）。酵素を用いたデブリードマンで縮小している（C）。（カラー口絵17参照）。

ロプロテアーゼ（MMP）といった病態生理学的な要素は，創傷治癒においては宿命的な脅威であるが，これらは，創の微小環境を形成し，治癒過程を大きく変化させると考えられている[50,59]。

創環境の臨床評価は，さらなる調査とより洗練された仮説を生み出すきっかけとなるかもしれない。たとえば感染徴候のない手術創が，ほぼ完全に上皮化したあとに哆開したとすれば，それは低栄養が考えられる。この仮説を確かめるために，さらなるアセスメントと調査を行えば，肝代謝性薬剤の長期使用や直接的な栄養補給に起因するビタミンA不足の可能性が明らかになるかもしれない[36]。同様に，慢性創傷から悪臭がするとき，特に壊死組織の蓄積があるときはなおさらよくないが，これは病理学的な細菌定着や細菌感染が考えられる[25,66]。この仮説を確かめるために，さらなるアセスメントや調査を行えば，創床の血流不良と嫌気性菌感染の可能性が明らかになるかもしれない。さらに踏み込んで考証すれば，局所および全身の感染徴候があるときの治療法の選択と考慮が導かれる。つまり，耐性菌の問題だけでなく，創の血流不良を認めるときに全身投与された薬剤分布の問題を考慮し，殺菌的効果を有する濃度の銀を含有した被覆材を使用するなど，非薬理学的な治療の選択につながる[25]。このように，臨床データとエビデンスを用いて，創環境についての仮説を発展させていくと，慢性創傷の管理における医療介入の仕方が導かれる。

## 治療介入

慢性創傷の治療介入は全身的，局所的，そして心理社会的な技量すべてを包括して行われる。伝統的な西洋医学の範疇を逸脱した健康・医療概念にも関心が集まり，これまでの医療ではほとんど知られていないさまざまな技術も試行されようになってきた。心理社会的手法により，患者やその介護者を支援することも大切であり，これにより全身的そして局所的な医療介入は充実したものとなる。患者とその家族の教育は，最も重要な心理社会的介入の1つである。管理計画の一環としての治療介入はいくつかの標準的手法に合わせて行うべきである。第一に，医療介入は，保清，保湿，保護の原則から始まり，創環境の病態生理学的性状を是正するに至るまで，創環境を最大限に考慮しなければならない。第二に，多くの科学的エビデンスと客観的な評価データを調和させて行うべきである。第三に，もし科学的根拠に欠く場合は，その時点でのベストな処置と臨床評価にこだわるべきである。最後に，患者中心の創傷管理の原則を遵守して介入すべきである。表16.3にこれらの原則と理論的根拠を概説した。

局所への治療介入は創の「保清，保湿，保護」の原則に従って始めなければならない。たとえば，「保清」という原則によれば，創は壊死組織がない状態でなければならない。さらに，顕微鏡レベルでの創の微小環境を考えると，創傷治癒の炎症期に合わせた微生物学的バランスを保ち，菌過剰状態を制御することが必要

表16.3 局所創傷ケア製品の選択基準

| 基　準 | 根　拠 |
|---|---|
| 快適さ | 解剖学的に，機能的にまた個々の好みに合わせて融通が利く |
| 一般的に利用できるか否か | 家庭や施設に継続した供給が可能<br>長期に探し回ることなく，低コストで，業者，薬局，卸問屋を通して入手可能 |
| 使いやすさ | 煩雑な手技や不快感，患者に対する苦痛がなく，医療者や家族による効率的なケアが可能<br>必要な治療介入によって課せられる仕事量，不快感，苦痛を軽減するためのサポートがある |
| 費用対効果 | 患者とその家族に過度な経済的負担を課すことがない<br>病院，施設にとって，財源使用価値があり，収支が適切である |

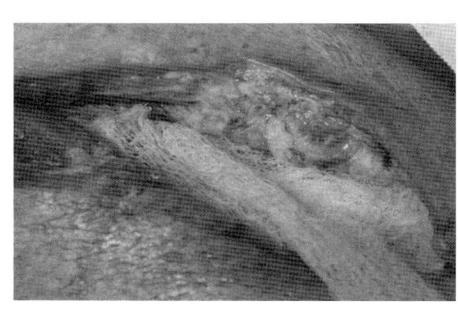

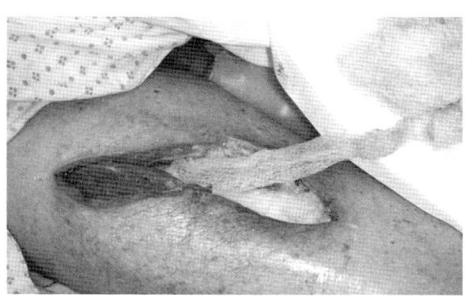

図16.8　生理食塩水を含ませたロールガーゼを詰めた足の創
ガーゼを重ねて詰めていることに注目。これによりガーゼの詰めすぎが予防でき，また，非侵襲的除去が可能である。（カラー口絵18参照）

である[25,36,59]。保湿に関しては，創傷治癒過程における炎症期，増殖期，修復期を通してこれを保ち，細胞活動の需要を満たさねばならない。同様に，創部を保護することによって，細胞活性を維持し，物理的な力による損傷を避けるべきである。

「保清，保湿，保護」の原則は，ほとんどの創傷治癒に当てはまることであるが，これらと各創傷治癒のphaseとを照らし合わせることで，臨床で役立つ局所ケアの指標が得られる。ケア製品や装置は，それらの有用性を裏づけるデータの解析によってではなく，慣れ親しんで使いやすいからという理由で選択されることがある。これらは，肉眼レベル，顕微鏡レベルで創環境に影響を与える。たとえば，生食ガーゼは，効果は持続的でなく，創自体の湿潤によって影響されるが，創に潤いを与える（図16.8）。またこれは創を擦過したり，創床のバイオフィルムといった顕微鏡的構造物を傷害したりもする[25,59]。生食ガーゼは簡単に行うことができ，何の技巧もいらないが，適切なやり方で，繰り返し行うならば慢性創傷の保清と保湿を保つために理論的には有用であろう（図16.8参照）。このように，生食ガーゼは，創傷治癒のすべてのphaseを通じて潜在的な効用を有し，保清，保湿，保護という効果もある。しかしこれらの目的を確実に成し遂げるのは比較的難しく，費用がかかる[68]。患者中心の創傷管理の原則のもとでは，その他の方法も考慮される。バシトラシン亜鉛や硫酸ポリミキシンB軟膏（ネオマイシンが含有されているものと含有されていないものもある）などの局所抗菌薬は，生食ガーゼと同じように，創の保湿維持，創床のスラフや固着した壊死組織除去のために広く使用されている。これらは，しばしば膿と紛らわしいスラフを除去し，感染を予防するという観点から使用される。しかし，これら薬剤中の抗生物質は局所過敏性を誘発し，Candida albicansなどの微生物を過剰繁殖させる可能性もある。これらの薬剤では，ワセリンなどの鉱物油性基剤が，抗生物質それ自体と同様に感染を防ぐ働きがある。さらに，ある種の自己融解のもとで創のバリアとしても働く[69-71]。同様に，局所陰圧療法のような医療器械は，創環境を顕微鏡的にも肉眼的にも左右する。局所陰圧療法は局所血流を改善し，創滲出液を調節し，滲出液中の細菌叢を除去することによって顕微鏡的な微小創環境を改善する[29]。また，創を一般的な湿潤レベルに保ち，創床を物理的に保護する働きもある。

創環境改善のための薬剤と医療器械の組み合わせは，医療業者により急増する商品によって複雑化している。臨床医が市場に支配されることもあれば，商品

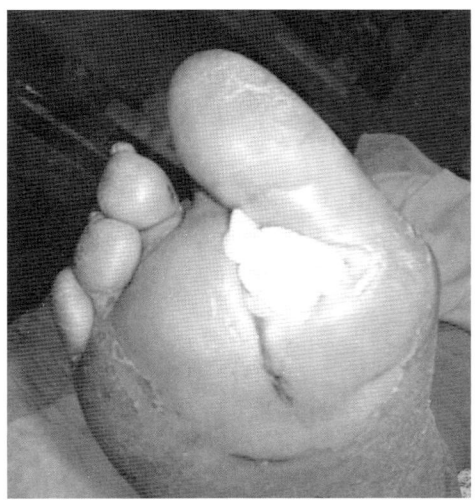

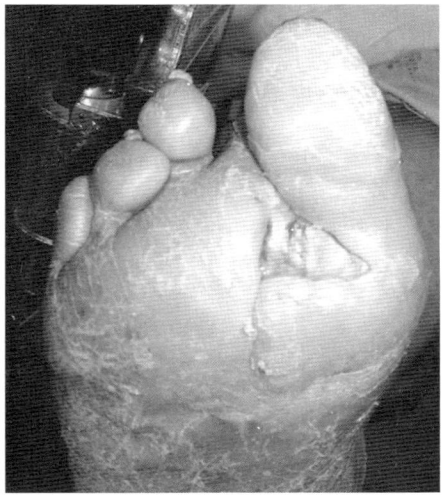

**図 16.9　足底の慢性創傷の患者**
創には生理食塩水を含ませた細かなメッシュガーゼが詰められている。（カラー口絵 19 参照）

の過剰演出や企業の担当者からの情報に影響されることもある。商品のエビデンスが不十分であったり，エビデンスより先に新商品が登場したりアップデートされたりすることもある。よい結果を得るためには，製品と器械，創の評価データ，患者の特性を吟味することが不可欠である。

## ▶ 創の被覆

慢性創傷の処置では，通常，何らかの物理的な創被覆が必要となり，これにより局所の湿潤が保たれる。また局所薬やその他創の微小環境を調節する手法も用いて，創やその周囲の組織を保護する。慢性創傷の創被覆は通常，清潔操作により多様な製品を用いて行われる。ガーゼやワセリンガーゼなどの以前から使用されてきた被覆材は安価で，吸水性や触感，さまざまな用途に融通が利くなど，数多くの特徴を有する（図16.9）。より新しい被覆材としては，プロテアーゼを吸収する合成素材や吸水性ハイドロファイバー，カルシウム・アルギニン含有被覆材などがあり，これらは高価ではあるが，明確な特性があるので魅力的な製剤である。製剤の構成，構想，容認された用途，そして有用性を裏づけるエビデンスなどを考慮すると，創の特徴にふさわしい被覆材が選択できるものと考える。

創の保湿の管理には，創の滲出液とそのドレナージのアセスメントも必要である。滲出液の性状と，どの程度の量をどのような方法でドレナージするかのアセスメントを行い，創が湿潤環境にあるかどうか，もしくは湿潤になりすぎていないか，過剰なドレナージにより創周囲の組織が浸軟していないかなどを判定する。興味深いことに，臨床の場では創の湿潤は質的な計測しかできない。極端なものは加減が必要であるが，いかなる特殊な方法を用いても，最適な創湿度である根拠を得ることはできない。

創に潤いを与えるためには，洗浄液（例：生理食塩水や乳酸リンゲル液）やゲル状被覆材が広く使用されている。ハイドロゲル被覆材は，製剤の水分蒸発を防ぐためにグリセリンなどの基剤が用いられている。さらに，粘度が生じることで，創部への接着，維持が容易になる。たとえば，ゲル状被覆材は，速やかに蒸発してしまう保湿液とは異なり，ガーゼなどで被覆しなくとも，難なく創にとどまる。親水性および吸水性軟膏も創の水分蒸発を防ぐバリアフィルムを形成し，創床の湿潤環境を改善するために役立つであろう。これらの軟膏で最も一般的なものはグリセリンやラノリン，尿素である。これらは放射線性皮膚炎の乾燥した落屑の処置をはじめ，結痂組織を自己融解させて除去する働きまでも有する[72]。ただし，きれいで乾燥した創の水分維持のためには使用されることはほとんどなく，そのような創には通常ハイドロゲル被覆材が用いられる。創に接着して物理的なバリアをつくる被覆材は，創の水分蒸発を防ぐが，同時に乾燥した創床の水分を維持するためにも使用することができる。これらの被覆材は，過度な蒸発を防ぎ，同時に過剰な滲出液も吸収し，湿潤した創環境が培われる期間にわたって創部で長期にもちこたえるかどうかが鍵である。ハイドロコロイド被覆材と，透明フィルム被覆材は，ほとんどの臨床現場で見かけるものであり，臨床家には馴染みのあるものである。

乾燥した創床を有する創とは対照的に，湿潤した創においては，創は湿潤でありしかし乾いても浸軟して

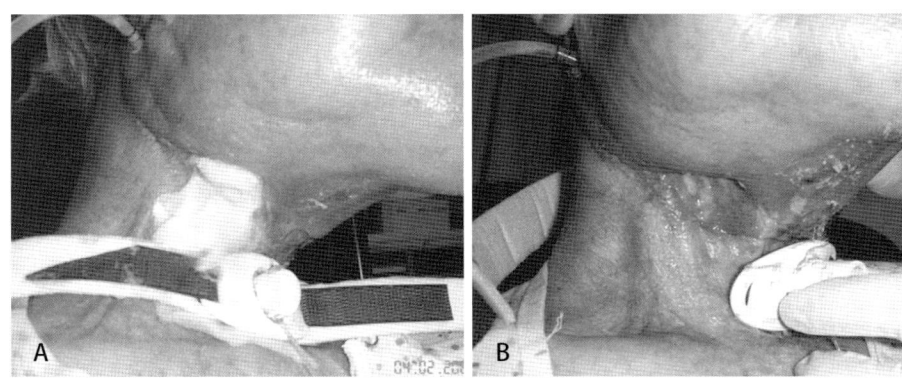

図 16.10　頭頸部癌患者の口腔皮膚瘻（A）。瘻孔のドレナージのためカルシウム・アルギン酸塩被覆材が詰められている（B）。（カラー口絵 20 参照）

もいけないという状態にしなければならないので，吸収と過剰滲出液のドレナージの維持という互いに相反する問題が生じる。これを解決するためには，吸収素材は，創床や創周囲に滲出液を再び戻すことなく，滲出液を吸収し，ドレナージを維持しなければならない。ガーゼは，滲出液を吸収するが，それを長時間保持する能力を欠く。カルシウム・アルギン酸塩被覆材やハイドロファイバードレッシングなどの被覆材は，ガーゼよりも長時間にわたり滲出液を吸収し湿潤を維持し，幅広く使える利便性を有する（図 16.10）。親水フォーム被覆材は，吸収素材としてはより新しいものである。これらの製材は，慢性創傷の処置の多くの現場で利用されている。

　創滲出液およびそこに潜在する浮腫の管理においては，機械的な医療器具も有用である。浮腫やリンパ浮腫の管理については本章の範疇からは離れるが，こうした医療器具についても少し触れておくと，短く伸縮性のバンデージやウンナブーツのような圧迫療法を主眼とした医療具，そして陰圧療法は浮腫の軽減や長期にわたる滲出液管理に有用であろう。圧迫療法も陰圧吸引も，治療の初期には滲出液やドレナージ量が増加する。これは予想されうることではあるが，患者に苦痛を強いるという点で一時的に治療が困難になることがある。治療の一環としてこれらの器具を用いるのであれば，患者のサポートと指導はより重要である。

　被覆材を用いて創の微小環境を整える際には，局所治療介入におけるその他の合目的的な治療の選択も勧められる。外用抗菌薬などの外用薬は局所創管理に一役買ってきたが，幅広いエビデンスはなく，臨床現場での慣習と定着病原体の経験的知識に依存して使用されてきた[73]。臨床報告のレビューに関しては，Howell-Jones[73] が，局所抗菌薬のエビデンスをまとめている。これによれば多くのエビデンスによってスルファチアジン銀製剤の有用性が裏づけられている。スルファチアジン銀製剤は広く活用されており，多くの病原体に活性をもち，そのうえ安価である。ただし Cho[74] は，in vitro の先行実験モデルを用いて，創治癒遅延の可能性について警告している。生物学的活性を有する銀を創部に溶出する被覆材は，殺菌効果を目的として登場したが，その後多く銀製剤が出現する結果となった。Warriner と Burrell[75]，Sibbald ら[25] は，被覆材の銀が溶出し組織に行きわたる機序や経済的な有用性をまとめている。さらに Sibbald ら[25] は持続性や細胞毒性，使用しやすさなどの考えをまとめている。Warriner と Burrell[75] は論議の定まらぬ諸文献の解析を行い，製剤の効果には銀イオン濃度が重要であるという結論に基づき，どの製品を使用するかの臨床指標を提示している。これらの文献によれば，定評のある銀含有製剤，スルファチアジン銀，硝酸銀，ナノ結晶性銀含有被覆材（例：アクチコート）などは，局所濃度が 35mg/L の閾値を超えるとされている[75]。またこれらはその他のものよりも安価であるという利点も有する。その他，考慮すべきこととして費用対効果や細胞毒性などがあり，これについては Sibbald ら[25] が概説している。さらに耐性に関する問題などもあり，この製剤がより身近になっているがゆえになおさら注意深い気配りも必要である[75,76]。

　創床を物理的な力から保護するためには，使用する被覆材の作用機序と特性を考えるとよい。主な創傷被覆材は正常な創周囲組織に貼付，もしくは固定されて創を覆うが，これらは摩擦などの微細な外傷に抗してある種の緩衝作用を有するとともに，予定された期間にわたり固定される（図 16.11）。新しく高価な製剤だけでなく，ありふれていて安価なものもこれらの特徴を有し，創保護のための被覆材として使用可能である。さらに製剤によっては局所処置を目的として使用でき

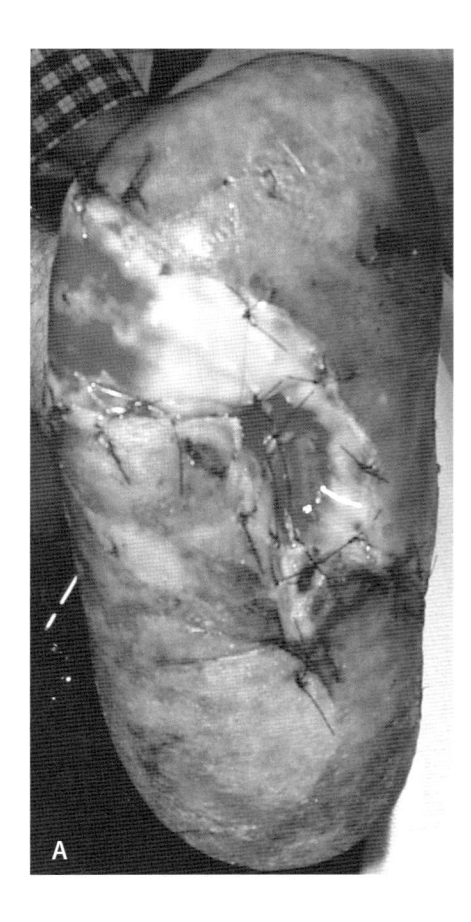

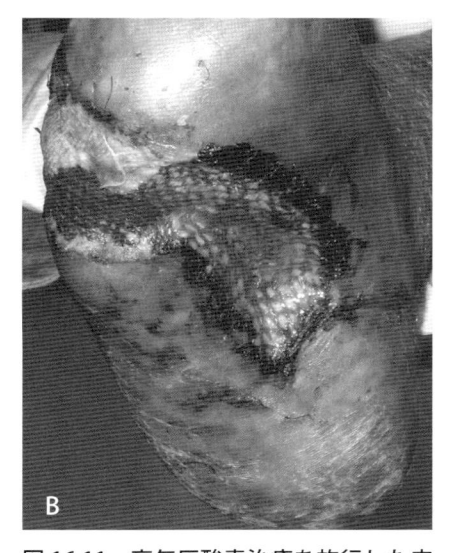

**図 16.11　高気圧酸素治療を施行した広範な足底潰瘍の患者**
生物由来性の創傷被覆材を用いて創の湿潤環境，除痛，組織の位置を維持した（A）。肉芽創となった創床に分層植皮を行い，創は治癒している（B）。（カラー口絵 21 参照）

るものもある。このように耐湿性素材にパッドが組み合わされた製品（例：保健医療業界では ABD pad という名で知られる）は粘着テープによって安定性を得ることで，効果的な創保護材としての役目を果たしている。また，接着剤を使用せず，シリコンを用いて皮膚への接着力を得るソフトシリコン被覆材（例：メピレックス［Mepilex／Mölnlycke 社，スウェーデン，ヨーテボリ］）もある。ABD pad は比較的非固着性であり，使用感がよいが，創に合わせてカットすると辺縁がほつれるため小範囲の被覆には使いにくい。しかし，ABD pad は局所外用薬の乗りがよく，それがパッドにうまく広がり，"no-touch" technique による創面への薬剤塗布が可能である。"no-touch" technique は，患者が処置時に著明な疼痛を訴えているときによい。同様にソフトシリコン製の被覆材は，さまざまなタイプの創に使用でき，湿潤創においては滲出液を吸収し，乾燥した創では湿度を維持するための密閉被覆材として働く。この使用は，創処置時の痛みも少なく，創の微小環境改善にも有用である。

## ▶ 創の洗浄とデブリードマン

慢性創傷における創洗浄については，かねてより相当な論争が生まれている。1980 年代には洗浄液の細胞障害が問題となり，創処置の臨床現場では細胞毒性のない薬剤で日々定期的に行う洗浄が標準化した[63,66]。希釈したポビドンヨードや酢酸，次亜塩素酸ナトリウム溶液，過酸化水素などの薬剤は創傷ケアの分野では副次的に研究されてきた。しかし，生理食塩水や乳酸リンゲルと比べ，標準的な創洗浄としてこれらを使用する優位性を裏づけるエビデンスはほとんどない[63,77-81]。洗浄液の使用法は，洗浄液の到達度合いや灌流機序に左右され，わかりにくい。局所の高圧洗浄は組織を傷つけるので，一般的に慢性創傷にとって有用だとは考えられていない。また，対象組織に合わせた容器を用いた振動噴射洗浄を行うこともほとんどない。しかし，水治療は，その治療を裏づける研究がないにもかかわらず幾分かの注目を受け続けている[82,83]。創洗浄の適用に関する臨床的判断は，なかには特殊な患者もいるため一定しない（例：水圧に耐えられない，洗浄液の温度に敏感など）。しかし，文献によれば，生理食塩水や乳酸リンゲル液を用いた日々定期的な洗浄以外に勧められる手引きはない。家庭での水道水の使用や，過酸化水素水，石鹸の使用は，痂皮化していない創および周囲組織に対して，直後に大量の無毒性洗浄液で洗い流せば，控えめな機械的デブリードマンとして認められている[63]。

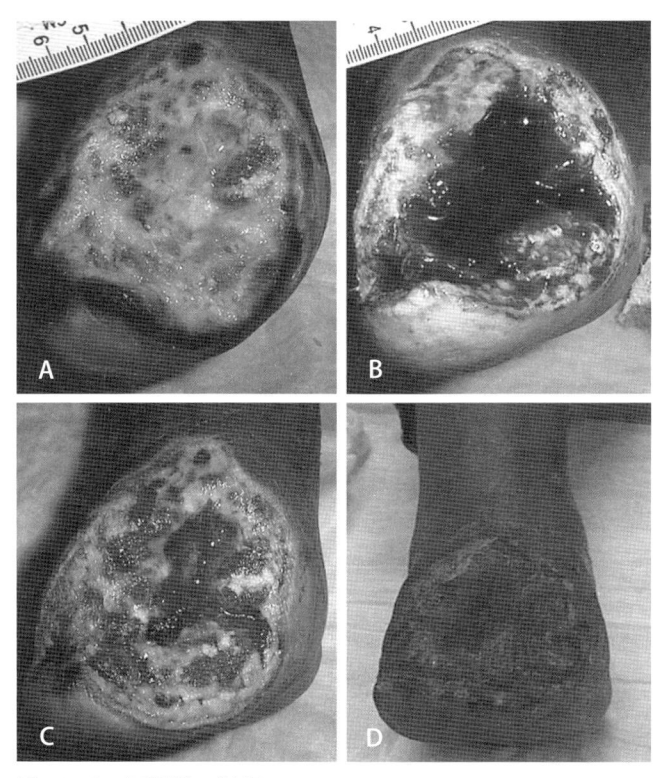

**図 16.12　切断端の創部**
失活した組織，滲出液，壊死組織の堆積を認める（A）。デブリードマンを行ったところ（B）。創床には肉芽組織と蛋白性の滲出液が混在している（C）。分層植皮を行い少し経過したあとの創部（D）。（カラー口絵 22 参照）

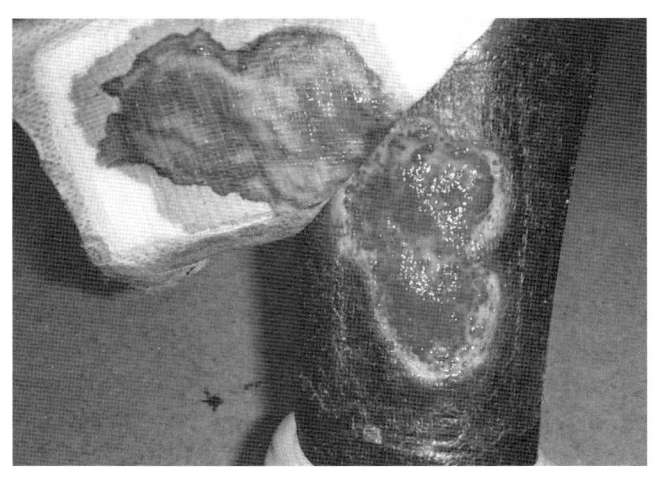

**図 16.13　前脛部の動脈性潰瘍**
高気圧酸素治療を開始するとともに，肉芽増生と壊死組織除去のためにパパイン酵素含有軟膏を使用した。被覆材を除去すると薬剤による緑色付着物を認める。また創の創縁には島状の肉芽を認める。（カラー口絵 23 参照）

　デブリードマンは，慢性創傷の管理において他のいかなる事柄にも比肩するほどの物議を醸している話題である。そして臨床医の経験，専門性，技術と好みの問題を融合し拡大する話題でもある（図16.12）。デブリードマンには鋭的，鈍的，酵素や浸透による融解，自己融解，水治療そして生物学的な方法などがあるが，これらを比較した研究は，その研究範囲や質的な点で不十分である[60-63,84-87]。鋭的デブリードマンは他の方法と比べて極めて標準的と考えられるが[60]，すべての慢性創傷の管理における普遍的なやり方として，この方法が標準的かどうかを裏づけるエビデンスはほとんどない[63]。しかし鋭的デブリードマンは，大量の不良組織を選択的にすばやく除去できる。この特性があるがゆえに生理学的な脅威や微生物による汚染（すなわち感染や膿瘍），感染による疼痛，経過の長い方法では耐えられない場合（たとえば酵素軟膏に対するアレルギー，自己処置がうまくいかない，局所薬剤を購入する資金が限られるなど）などの状況では役立つ方法である。鋭的デブリードマンには，適切に訓練された臨床医であれば容易に行うことができるという長所もある。一方で近年，一部の社会で伝統的とされてきた方法や，西洋医療の分野では副次的で代替的とみられていた方法が，検証されている[86,88]。これらの方法は，西洋医療と容易に同化されたもの（パパイン酵素など）もあれば，ハチミツや砂糖，ウジムシ（これらはbiotherapy とも呼ばれる）など一般化していないものある。これら昔からの副次的な方法を裏づけるエビデンスは，西洋的な臨床研究の概念とは，噛み合ったり合わなかったりする。しかしながら，これについての研究はデブリードマンの方法を組み合わせながら，幾度となく行われている。顕微鏡レベル，および肉眼レベルでの創環境を考え，患者中心のケアの原則のうえで，効果を注意深く判定することこそが，さまざまなやり方のなかでどれを選択するかの道標となる。たとえば，常にスラフの蓄積を認め，アレルギーがなく，創の痛みが自制内，もしくは痛みがわずかであり，自己処置に対し強い積極性をもち，処方範囲内であれば，パパイン酵素含有軟膏によるデブリードマンはよい適応である（図16.13）。対して，ウジムシの使用は，生理学的に根拠のあるデブリードマンの選択の1つであるが，ほとんどの西洋医療の臨床現場では個人的，社会的に受け入れられないであろう[86]。

## ▶ 抗菌療法

　感染の制御は，全身，および局所のデータと，施行する治療法とそのリスク評価とを慎重に考慮して行われる。治療の選択肢としては，鋭的なデブリードマン，局所抗菌薬，生物学的活性を有する銀含有被覆材，そして全身の抗菌薬投与などがあげられる。鋭的デブリードマンは，生命活性のない不良組織や壊死組織を除去することにより，細菌による負荷を早期に軽減す

ることができる[89]。局所抗菌薬はバシトラシン亜鉛軟膏，ポリミキシン B 軟膏などよく知られた OTC 薬品からスルファチアジン銀製剤やムピロシン（バクトロバン）軟膏など処方箋が必要な薬剤まで多岐にわたる。これらの副作用については，皮膚の過敏性，菌の耐性，これらの薬剤による創治癒遅延などに気を配らなければならない[74,90]。生物学的活性を有する銀製剤は，本質的に価値ある抗菌療法であり，感染に対する抵抗力が弱く，頻回に慢性創傷を繰り返すハイリスク患者においては特に有用である。局所抗菌薬の選択は，全身の抗菌薬投与に比べて不適当に軽視されているかもしれない。しかし，その数は多く，個々の患者の評価結果に合わせて選択されなければならない。さらに感受性，耐性，そして疫学について，学術的データとも比較され熟考されなければならない[53,66,76,91,92]。

経口薬，注射薬を問わず，抗菌薬の全身投与は，明確な解析と時宜にかなった治療が必要であり，特に免疫不全患者ではなおさらである[53,66]。しかしながら，特異的な抗菌薬の有用性を裏づける治験報告は多数あるものの，慢性創傷治療において，どの薬剤を選択するかを裏づけるエビデンスは極めて限られている[93]。調べたエビデンスによれば，黄色ブドウ球菌（*Staphylococcus aureus*）と緑膿菌（*Pseudomonas aeruginosa*）などのありふれたものから，あまり一般的でないものまでさまざまな細菌が指摘されている[94]。Howell-Jones ら[95] は，慢性創傷の初療時における抗菌薬の処方基準について，重要な研究を報告している。予想どおり，慢性創傷のある患者は，創のない患者に比べてより多く抗菌薬を処方されていた。しかし，Howell-Jones ら[95] の指摘によれば，処方の微生物学的な理論的根拠はエビデンスの裏づけがなく，治療の仕方には個人差があり，明らかに不適切なエビデンスに左右されている。また，耐性菌についての報告がかねてから増加傾向であることも踏まえ，（明らかな感染と菌汚染とを区別し，その前後関係のなかで）個々の患者へ処方する際の注意を促している。処方とそれに対する患者の反応にも気を配る必要がある[94,96]。さらに，創の血流は薬剤の分布を左右するが，創床組織中の薬剤濃度は感染源を治療するには不十分かもしれない。Hernandez[96] は，慢性創傷における全身抗菌薬投与についてのエビデンスをまとめている。彼が発表したのは，管理指針の詳細な解析であるが，これによると，近年，感染症に対する伝統ある西洋医療からは外れた副次的療法に関心が集まりつつある。しかしこれらの治療介入が，多くのデータの積み重ねに証された抗菌薬に勝るというエビデンスは少ない[88,97-99]。

## ▶ 創の微小環境の取り扱い

顕微鏡的な微小創環境を扱う医療技術は，近年，分子生物学的な治療戦略に移行しつつある。外因性の組織増殖因子を補充する局所外用薬（レグラネックス［Regranex／Ortho-McNeil Pharmaceutical社，ニュージャージー州ラリタン］はハイドロゲル基剤に血小板由来成長因子［PDGF］のホモダイマー BB を含有した製剤）や過剰なマトリックスメタロプロテアーゼ（MMP）を吸収する被覆材（例：プロモグラン［Promogran／Ethicon社，ニュージャージー州ソマーヴィル］）は，高価であり保険適応の問題があるにもかかわらず，今日では臨床で幅広く使用されている。しかしながらこれらの製品に関する橋渡し研究では，分野間での結果の相違がある。Cross と Mustoe[54] が力説するには，創治癒における PDGF の役割を明らかにした試験と，商業的に製造された PDGF のホモダイマー BB の間には一致しない部分や，実現されていない作用もある。にもかかわらず，この薬剤が広く使用されるのは，生体での創傷治癒の研究を先導し，体系化された標準的創傷治療プロトコールをつくるための試みという一面もあるからである[54]。創部のプロテアーゼ濃度を整える被覆材は，PDGF-BB 製剤と比べると，臨床現場での注目度はかなり低い。局所陰圧療法（V.A.C.［KCI社，テキサス州サンアントニオ］）もまた，その効果を裏づけるエビデンスがなく，細菌増殖を促す可能性があるにもかかわらず，広く行われている治療である[55,100]。局所陰圧療法は，作用機序についての初期の仮説，早期の好結果，そして印象的な臨床症例の数々を根拠として，ときには企業の資金に支えられて急速に臨床採用されてきた[83,101]。この機械は，治癒遅延もしくは治癒困難と思われるさまざまな創を治療するなかで，急速に人気を得た[83,102]。こうした好結果は重要であるが，この機械は臨床的に複雑で，高価な治療であるなど多くの問題があり，これについての答えは残されたままである。この方法は，Cross と Mustoe[54] が避けた生体での創傷研究には不可避であるジレンマを浮き彫りにする。

全身にかかわる治療は，慢性創傷の管理において大きな部分を占め，それにはいくつかの構成要素がある。病気の発症，栄養の問題，行動，そして心理社会的障害は，直接的にも間接的にも創治癒を左右する。慢性創傷の背後にある病態を治療し，管理するためには，

疾患の全身的，局所的影響を扱うことが必須であり，これが創管理に好結果をもたらすこととなる[23,103-105]。これらの治療介入は多岐にわたり，たとえば糖尿病の管理では血糖や体重コントロール，運動療法を組み合わせ，末梢静脈疾患では血栓予防薬の投与から末梢リンパ浮腫を改善する機械的治療までも含めて介入することが重要である[3,23,103-106]。

### ▶ 栄養療法

多量栄養素と微量栄養素を維持し，蛋白質とカロリー失調，脱水を補正するには，臨床評価を慎重に進め，検査データを適切に解析することが不可欠である。創傷治癒と患者の全身状態を脅かすさまざまな脅威から逃れるためには，これに配慮することが必須である。蛋白不足を補正する際には，やや不明確な滲出液からの蛋白損失と，失活した組織から被る悪影響も考慮すべきである。それに付随し，水分の損失と潜在的な脱水に関しては，被覆材中に失われた滲出液の質的な評価と，患者の補水状況に対する検査上の評価も必要である。脂質，蛋白，水分の補給も考慮し，カロリーの需要と消費を補正することにより，栄養療法における多量栄養素についての概要が整えられる。また標準的な栄養投与の公式を使用し，慢性創傷を有する患者のケアに精通した登録栄養士のサポートがあれば，多量栄養素の治療介入はより正確なものとなる[7,107-112]。一方で微量栄養素（ミネラル）の不足とそのサポート，補給に関しては，栄養面，創傷治癒面での研究は不十分である[109]。現在のエビデンスによれば，亜鉛およびビタミンCは，腎機能に問題がなければ，栄養不足の患者に効果的である[109,113-115]。アルギニンはかなりの注目を集めてはいるが，臨床実施上は，その補給を裏づけるエビデンスは限られる[108,109,113,116]。ビタミンAの補給はある一定の環境（すなわち，炎症期の遅延，不十分な修復期，肝代謝性薬剤の慢性使用などの臨床症状に基づいて診断されたビタミンAの不足）では効果的である[108]。ビタミンEの補給は，空疎なエビデンスもあり，また，大量投与によって創傷治癒の炎症相が中断する可能性があるので懐疑的にみるべきである[108,111]。他の微量栄養素に関しては，なかには称賛されるものもあるが，実際は，臨床導入する前にさらなるエビデンスが必要である[109,117]。

### ▶ 薬理相互作用と多剤投与について

薬剤やその副作用は創傷治癒の反応を変化させることがあるため，患者の服薬状況を綿密に調べることは重要である。それには創傷の治療に直接かかわる局所薬や内服薬も例外ではない。というのも慢性創傷を有する患者の多くは高齢であり，多薬剤間の相互作用や副作用の危険にさらされているためである[30,118]。特に除痛薬に関しては，慢性創傷管理の薬剤投与の概要において，常に特別に考慮されなければならない[40,45,119]。高齢者のなかには，緩和されない，もしくは不十分に治療された痛みがすでに生活の一部になっている患者もおり，不十分な疼痛管理からこのような患者を守るべくケアしなければならない。さらに，局所投与の鎮痛薬や非薬物的医療介入も考慮すべきである[45,120]。

### ▶ 心理社会的な医療介入

慢性創傷の管理において，これを構成する要素の多くは，行動学的，精神社会学的側面も有しており，創傷それ自体に対するケアと並行して，これらにも対処しなければならない。たとえば，創痛に対して冷静であったり，除痛薬の依存性を恐れたりする患者もいるが，もしもこれらを創痛のみの問題ととらえて不適切に対処すると，治療がうまくいかない可能性もある。これらの問題を解決するには機敏なアセスメントと，適時の治療介入が不可欠である。投薬は心理社会的ケアとカウンセリングをサポートするのに効果的である。特に，喫煙や精神的反応，つまり創治療に対する反応や創それ自体に対する反応など，常習的行動を制御するうえで有用である。閉所恐怖症や不安神経症（HBOTで起こりうる），気分障害も同様に扱うべきである。創傷治癒と喫煙特有の分子生物学的影響との関係はあまり理解されていないが，禁煙には明確なプランが不可欠である。調べたエビデンスと喫煙の生理的影響を考慮すると，創傷管理をより改善するためには，禁煙指導は特に勧められる医療介入である[31,32,43,44]。ただし創傷治療のために生活指導を推し進めるのは，メンタルヘルスカウンセリングや行動療法の妨げとなるかもしれない。というのも，カウンセリングや行動療法においてすでに過度の負担を感じ，狼狽している患者もいるからである。心理社会的な医療介入は，患者のアセスメントと並行して進めなければならず，また利用しうるすべての医療資源を導入しなければならない。

## 評　価

慢性創傷の管理を効果的に評価するには，頻回の再

アセスメントが不可欠である。ゴールは，系統的な見通しと予後の予想に基づいて決定される。系統的なアプローチのない，矛盾した創傷ケアを行うと，評価の過程や質が保証されない。同様に，臨床医は自身の臨床経験を認識し，各症例にまたがる系統的アプローチを確実にすべきである。もし，ゴールへなかなか近づかない，もしくは全く前進がなく，不満足な見通ししか立たないのであれば，そこに疑問が生じるであろう。ある患者において，臨床医を悩ませる疑問が生じた場合は，再検査が勧められる。調査すべき課題は，概してこのような経過から生まれ，これが質の監視，計画の評価，そして利用可能な資源に基づいた臨床研究や基礎研究へとつながる。

## REFERENCES

1. Mostow EN : Wound healing : A multidisciplinary approach for dermatologists. Dermatol Clin 21 : 371-387, 2003.
2. Rubenstein LZ : Falls in older people : Epidemiology, risk factors and strategies for prevention. Age Ageing 35 : ii37-ii41, 2006.
3. Ayello EA : What does the wound say? Why determining etiology is essential for appropriate wound care. Adv Skin Wound Care 18 : 98-111, 2005.
4. Fleck CA : Wound assessment parameters and dressing selection. Adv Skin Wound Care 19 : 364-370, 2006.
5. Grey JE, Enoch S, Harding KG : Wound assessment. BMJ 332 : 285-288, 2006.
6. Keast DH, Bowering CK, Evans AW, et al : MEASURE : A proposed assessment framework for developing best practice recommendations for wound assessment. Wound Repair Regen 12 : S1-S17, 2004.
7. Kagan SH, Baum ED, Chalian AA : An algorithm for local non-surgical management of complicated wounds in head and neck cancer patients. ORL Head Neck Nurs 23 : 13-19, 2005.
8. Goldman RJ, Salcido R : More than one way to measure a wound : An overview of tools and techniques. Adv Skin Wound Care 15 : 236-243, 2002.
9. Krouskop TA, Baker R, Wilson MS : A noncontact wound measurement system. J Rehabil Res Dev 39 : 337-345, 2002.
10. Gethin G, Cowman S : Wound measurement comparing the use of acetate tracings and Visitrak digital planimetry. J Clin Nurs 15 : 422-427, 2006.
11. Haghpanah S, Bogie K, Wang X, et al : Reliability of electronic versus manual wound measurement techniques. Arch Phys Med Rehabil 87 : 1396-1402, 2006.
12. Lucas C, Classen J, Harrison D, De H : Pressure ulcer surface area measurement using instant full-scale photography and transparency tracings. Adv Skin Wound Care 15 : 17-23, 2002.
13. Langemo DK, Melland H, Olson B, et al : Comparison of 2 wound volume measurement methods. Adv Skin Wound Care 14 : 190-196, 2001.
14. Localio RA, Margolis DJ, Kagan SH, et al : Use of photographs for the identification of pressure ulcers in elderly hospitalized patients : Validity and reliability. Wound Repair Regen 14 : 506-513, 2006.
15. Miller PL, Matthey FC : A cost-benefit analysis of initial burn cultures in the management of acute burns. J Burn Care Rehabil 21 : 300-303, 2000.
16. Slater RA, Lazarovitch T, Boldur I, et al : Swab cultures accurately identify bacterial pathogens in diabetic foot wounds not involving bone. Diabet Med 21 : 705-709, 2004.
17. Bill TJ, Ratliff CR, Donovan AM, et al : Quantitative swab culture versus tissue biopsy : A comparison in chronic wounds. Ostomy Wound Manage 47 : 34-37, 2001.
18. Levine NS, Lindberg RB, Mason AD Jr, Pruitt BA Jr : The quantitative swab culture and smear : A quick, simple method for determining the number of viable aerobic bacteria on open wounds. J Trauma 16 : 89-94, 1976.
19. Niinikoski JHA : Clinical hyperbaric oxygen therapy, wound perfusion, and transcutaneous oximetry. World J Surg 28 : 307-311, 2004.
20. Niinikoski J : Hyperbaric oxygen therapy of diabetic foot ulcers, transcutaneous oxymetry in clinical decision making. Wound Repair Regen 11 : 458-461, 2003.
21. Grolman RE, Wilkerson DK, Taylor J, et al : Transcutaneous oxygen measurements predict a beneficial response to hyperbaric oxygen therapy in patients with nonhealing wounds and critical limb ischemia. Am Surg 67 : 1072-1080, 2001.
22. Hopf HW, Hunt TK, West JM, et al : Wound tissue oxygen tension predicts the risk of wound infection in surgical patients. Arch Surg 132 : 997-1005, 1997.
23. Hopf HW, Ueno C, Aslam R, et al : Guidelines for the treatment of arterial insufficiency ulcers. Wound Repair Regen 14 : 693-710, 2006.
24. Gardner SE, Frantz RA, Saltzman CL, et al : Diagnostic validity of three swab techniques for identifying chronic wound infection. Wound Repair Regen 14 : 548-557, 2006.
25. Sibbald RG, Woo K, Ayello EA : Increased bacterial burden and infection : The story of NERDS and STONES. Adv Skin Wound Care 19 : 447-463, 2006.
26. Smith BM, Desvigne LD, Slade JB, et al : Transcutaneous oxygen measurements predict healing of leg wounds with hyperbaric therapy. Wound Repair Regen 4 : 224-229, 1996.
27. McPhail IR, Cooper LT, Hodge DO, et al : Transcutaneous partial pressure of oxygen after surgical wounds. Vasc Med 9 : 125-127, 2004.
28. Ballard JL, Eke CC, Bunt TJ, Killeen JD : A prospective evaluation of transcutaneous oxygen measurements in the management of diabetic foot problems. J Vasc Surg 22 : 485-492, 1995.
29. Hopf HW, Humphrey LM, Puzziferri N, et al : Adjuncts to preparing wounds for closure : Hyperbaric oxygen, growth factors, skin substitutes, negative pressure wound therapy (vacuum-assisted closure). Foot Ankle Clin 6 : 661-682, 2001.
30. Wicke C, Halliday B, Allen D, et al : Effects of steroids and retinoids on wound healing. Arch Surg 135 : 1265-1270, 2000.
31. Jonsson K, Jensen JA, Goodson WH 3rd, et al : Tissue oxygenation, anemia, and perfusion in relation to wound healing in surgical patients. Ann Surg 214 : 605-613, 1991.
32. Jensen JA, Goodson WH, Hopf HW, Hunt TK : Cigarette smoking decreases tissue oxygen. Arch Surg 126 : 1131-1134, 1991.
33. Hunt TK, Linsey M, Grislis H, et al : The effect of differing ambient oxygen tensions on wound infection. Ann Surg 181 : 35-39, 1975.

34. Whitney JD : Supplemental perioperative oxygen and fluids to improve surgical wound outcomes : Translating evidence into practice. Wound Repair Regen 11 : 462-467, 2003.
35. Tandara AA, Mustoe TA : Oxygen in wound healing—more than a nutrient. World J Surg 28 : 294-300, 2004.
36. Ueno C, Hunt TK, Hopf HW : Using physiology to improve surgical wound outcomes. Plast Reconstr Surg 117 : 59S-71S, 2006.
37. Rich K : Transcutaneous oxygen measurements : Implications for nursing. J Vasc Nurs 19 : 55-61, 2001.
38. Ertugrul MB, Baktiroglu S, Salman S, et al : The diagnosis of osteomyelitis of the foot in diabetes : Microbiological examination vs. magnetic resonance imaging and labelled leucocyte scanning. Diabet Med 23 : 649-653, 2006.
39. Termaat MF, Raijmakers PGHM, Scholten HJ, et al : The accuracy of diagnostic imaging for the assessment of chronic osteomyelitis : A systematic review and meta-analysis. J Bone Joint Surg Am 87 : 2464-2471, 2005.
40. Broadbent E, Petrie KJ, Alley PG, Booth RJ : Psychological stress impairs early wound repair following surgery. Psychosom Med 65 : 865-869, 2003.
41. Rudge T : Skin as cover : The discursive effects of 'covering' metaphors on wound care practices. Nurs Inq 5 : 228-237, 1998.
42. Rudge T : Situating wound management : Technoscience, dressings and 'other' skins. Nurs Inq 6 : 167-177, 1999.
43. Kuri M, Nakagawa M, Tanaka H, et al : Determination of the duration of preoperative smoking cessation to improve wound healing after head and neck surgery. Anesthesiology 102 : 892-896, 2005.
44. Manassa EH, Hertl CH, Olbrisch R-R : Wound healing problems in smokers and nonsmokers after 132 abdominoplasties. Plast Reconstr Surg 111 : 2082-2089, 2003.
45. Stotts NA, Puntillo K, Bonham Morris A, et al : Wound care pain in hospitalized adult patients. Heart Lung 33 : 321-332, 2004.
46. Ventura J, Liberman RP, Green MF, et al : Training and quality assurance with the structured clinical interview for DSM-IV (SCID-I/P). Psychiatry Res 79 : 163-173, 1998.
47. Steiner JL, Tebes JK, Sledge WH, Walker ML : A comparison of the Structured Clinical Interview for DSM-III-R and clinical diagnoses. J Nerv Ment Dis 183 : 365-369, 1995.
48. Acquadro C, Price P, Wollina U : Linguistic validation of the Cardiff Wound Impact Schedule into French, German and US English. J Wound Care 14 : 14-17, 2005.
49. Price P, Harding K : Cardiff Wound Impact Schedule : The development of a condition-specific questionnaire to assess health-related quality of life in patients with chronic wounds of the lower limb. Int Wound J 1 : 10-17, 2004.
50. Medina A, Scott PG, Ghahary A, Tredget EE : Pathophysiology of chronic nonhealing wounds. J Burn Care Rehabil 26 : 306-319, 2005.
51. Lobmann R, Zemlin C, Motzkau M, et al : Expression of matrix metalloproteinases and growth factors in diabetic foot wounds treated with a protease absorbent dressing. J Diabetes Complicat 20 : 329-335, 2006.
52. Chandan KS, Khanna S, Gordillo G, et al : Oxygen, oxidants, and antioxidants in wound healing. An emerging paradigm. Ann N Y Acad Sci 957 : 239-249, 2002.
53. McGuckin M, Goldman R, Bolton L, Salcido R : The clinical relevance of microbiology in acute and chronic wounds. Adv Skin Wound Care 16 : 12-25, 2003.
54. Cross KJ, Mustoe TA : Growth factors in wound healing. Surg Clin North Am 83 : 531-545, 2003.
55. Weed T, Ratliff C, Drake DB : Quantifying bacterial bioburden during negative pressure wound therapy : Does the wound VAC enhance bacterial clearance? Ann Plast Surg 52 : 276-280, 2004.
56. Toy LW : Matrix metalloproteinases : Their function in tissue repair. J Wound Care 14 : 20-22, 2005.
57. Dyson M, Young S, Pendle CL, et al : Comparison of the effects of moist and dry conditions on dermal repair. J Investig Dermatol 91 : 434-439, 1988.
58. Chen WYJ, Rogers AA, Lydon MJ : Characterization of biologic properties of wound fluid collected during early stages of wound healing. J Investig Dermatol 99 : 559-564, 1992.
59. Fleck CA : Differentiating MMPs, biofilm, endotoxins, exotoxins, and cytokines. Adv Skin Wound Care 19 : 77-81, 2006.
60. Granick M, Boykin J, Gamelli R, et al : Toward a common language : Surgical wound bed preparation and debridement. Wound Repair Regen 14 : S1-S10, 2006.
61. Attinger CE, Janis JE, Steinberg J, et al : Clinical approach to wounds : Debridement and wound bed preparation including the use of dressings and wound-healing adjuvants. Plast Reconstr Surg 117 : 72S-109S, 2006.
62. Williams D, Enoch S, Miller D, et al : Effect of sharp debridement using curette on recalcitrant nonhealing venous leg ulcers : A concurrently controlled, prospective cohort study. Wound Repair Regen 13 : 131-137, 2005.
63. Ayello EA, Cuddigan JE : Debridement : Controlling the necrotic/cellular burden. Adv Skin Wound Care 17 : 66-78, 2004.
64. Stotts NA, Hunt TK : Managing bacterial colonization and infection. Clin Geriatr Med 13 : 565-573, 1997.
65. Mertz PM, Ovington LG : Wound healing microbiology. Dermatol Clin 11 : 739-747, 1993.
66. Wysocki AB : Evaluating and managing open skin wounds : Colonization versus infection. AACN Clin Issues 13 : 382-397, 2002.
67. Edwards R, Harding KG : Bacteria and wound healing. Curr Opin Infect Dis 17 : 91-96, 2004.
68. Armstrong MH, Price P : Wet-to-dry gauze dressings : Fact and fiction. Wounds : A Compendium of Clinical Research and Practice 16 : 56-62, 2004.
69. Smack DP, Harrington AC, Dunn C, et al : Infection and allergy incidence in ambulatory surgery patients using white petrolatum vs bacitracin ointment. A randomized controlled trial. JAMA 276 : 972-977, 1996.
70. Campbell RM, Perlis CS, Fisher E, Gloster HM : Gentamicin ointment versus petrolatum for management of auricular wounds. Dermatol Surg 31 : 664-669, 2005.
71. James WD : Use of antibiotic-containing ointment versus plain petrolatum during and after clean cutaneous surgery. J Am Acad Dermatol 55 : 915-916, 2006.
72. Pelle MT, Miller OF 3rd : Debridement of necrotic eschar with 40% urea paste speeds healing of residual limbs and avoids further surgery. Arch Dermatol 137 : 1288-1290, 2001.
73. Howell-Jones RS, Wilson MJ, Hill KE, et al : A review of the microbiology, antibiotic usage and resistance in chronic skin wounds. J Antimicrob Chemother 55 : 143-149, 2005.
74. Cho Lee A-R, Leem H, Lee J, Chan Park K : Reversal of silver sulfadiazine-impaired wound healing by epidermal growth factor. Biomaterials 26 : 4670-4676, 2005.
75. Warriner R, Burrell R : Infection and the chronic wound : A fo-

cus on silver. Adv Skin Wound Care 18 (suppl 1): 2-12, 2005.
76. Percival SL, Bowler PG, Russell D: Bacterial resistance to silver in wound care. J Hosp Infect 60: 1-7, 2005.
77. Burks RI: Povidone-iodine solution in wound treatment. Phys Ther 78: 212-218, 1998.
78. Kozol RA, Gillies C, Elgebaly SA: Effects of sodium hypochlorite (Dakin's solution) on cells of the wound module. Arch Surg 123: 420-423, 1988.
79. Lawrence JC: The use of iodine as an antiseptic agent. J Wound Care 7: 421-425, 1998.
80. Niedner R: Cytotoxicity and sensitization of povidone-iodine and other frequently used anti-infective agents. Dermatology 195: 89-92, 1997.
81. Wilson JR, Mills JG, Prather ID, Dimitrijevich SD: A toxicity index of skin and wound cleansers used on in vitro fibroblasts and keratinocytes. Adv Skin Wound Care 18: 373-378, 2005.
82. Burke DT, Ho C, Bchir MB, et al: Effects of hydrotherapy on pressure ulcer healing. Am J Phys Med Rehabil 77: 394-398, 1998.
83. Hess CL, Howard MA, Attinger CE: A review of mechanical adjuncts in wound healing: Hydrotherapy, ultrasound, negative pressure therapy, hyperbaric oxygen, and electrostimulation. Ann Plast Surg 51: 210-218, 2003.
84. Bale S: A guide to wound debridement. J Wound Care 6: 179-182, 1997.
85. Alvarez OM, Fernandez-Obregon A, Rogers RS, et al: Chemical debridement of pressure ulcers: A prospective, randomized, comparative trial of collagenase and papain/urea formulations. Wounds: A Compendium of Clinical Research and Practice 12: 15-25, 2000.
86. Mumcuoglu KY: Clinical applications for maggots in wound care. Am J Clin Dermatol 2: 219-227, 2001.
87. Steed DL: Debridement. Am J Surg 187: S71-S74, 2004.
88. Pieper B, Caliri MHL: Nontraditional wound care: A review of the evidence for the use of sugar, papaya/papain, and fatty acids. J Wound Ostomy Continence Nurs 30: 175-183, 2003.
89. Falabella AF: Debridement and wound bed preparation. Dermatol Ther 19: 317-325, 2006.
90. Kresken M, Hafner D, Schmitz F-J, Wichelhaus TA: Prevalence of mupirocin resistance in clinical isolates of Staphylococcus aureus and Staphylococcus epidermidis: Results of the Antimicrobial Resistance Surveillance Study of the Paul-Ehrlich-Society for Chemotherapy, 2001. Int J Antimicrob Agents 23: 577-581, 2004.
91. Kallehave F, Gottrup F: Topical antibiotics used in the treatment of complex wounds. J Wound Care 5: 158-160, 1996.
92. Spann CT, Tutrone WD, Weinberg JM, et al: Topical antibacterial agents for wound care: A primer. Dermatol Surg 29: 620-626, 2003.
93. Jeffcoate WJ: The evidence base to guide the use of antibiotics in foot ulcers in people with diabetes is thin, but what are we going to do about it? Diabet Med 23: 339-340, 2006.
94. Abdulrazak A, Ibrahim Bitar Z, Ayesh Al-Shamali A, Ahmed Mobasher L: Bacteriological study of diabetic foot infections. J Diabet Complicat 19: 138-141, 2005.
95. Howell-Jones RS, Price PE, Howard AJ, Thomas DW: Antibiotic prescribing for chronic skin wounds in primary care. Wound Repair Regen 14: 387-393, 2006.
96. Hernandez R: The use of systemic antibiotics in the treatment of chronic wounds. Dermatol Ther 19: 326-337, 2006.
97. Gregory SR, Piccolo N, Piccolo MT, et al: Comparison of propolis skin cream to silver sulfadiazine: A naturopathic alternative to antibiotics in treatment of minor burns. J Altern Complement Med 8: 77-83, 2002.
98. Molan PC: The role of honey in the management of wounds. J Wound Care 8: 415-418, 1999.
99. Subrahmanyam M: A prospective randomised clinical and histological study of superficial burn wound healing with honey and silver sulfadiazine. Burns 24: 157-161, 1998.
100. Page JC, Newswander B, Schwenke DC, et al: Retrospective analysis of negative pressure wound therapy in open foot wounds with significant soft tissue defects. Adv Skin Wound Care 17: 354-364, 2004.
101. Philbeck TE, Whittington KT, Millsap MH, et al: The clinical and cost effectiveness of externally applied negative pressure wound therapy in the treatment of wounds in home healthcare Medicare patients. Ostomy Wound Manage 45: 41-50, 1999.
102. Leininger BE, Rasmussen TE, Smith DL, et al: Experience with wound VAC and delayed primary closure of contaminated soft tissue injuries in Iraq. J Trauma 61: 1207-1211, 2006.
103. Whitney J, Phillips L, Aslam R, et al: Guidelines for the treatment of pressure ulcers. Wound Repair Regen 14: 663-679, 2006.
104. Steed DL, Attinger C, Colaizzi T, et al: Guidelines for the treatment of diabetic ulcers. Wound Repair Regen 14: 680-692, 2006.
105. Robson MC, Cooper DM, Aslam R, et al: Guidelines for the treatment of venous ulcers. Wound Repair Regen 14: 649-662, 2006.
106. Jeffcoate WJ, Price P, Harding KG, International Working Group on Wound Healing and Treatments for People with Diabetic Foot Ulcers: Wound healing and treatments for people with diabetic foot ulcers. Diabetes Metab Res Rev 20: S78-S89, 2004.
107. Whitney JD, Heitkemper MM: Modifying perfusion, nutrition, and stress to promote wound healing in patients with acute wounds. Heart Lung 28: 123-133, 1999.
108. Scholl D, Langkamp-Henken B: Nutrient recommendations for wound healing. J Intraven Nurs 24: 124-132, 2001.
109. Arnold M, Barbul A: Nutrition and wound healing. Plast Reconstr Surg 117: 42S-58S, 2006.
110. Langemo D, Anderson J, Hanson D, et al: Nutritional considerations in wound care. Adv Skin Wound Care 19: 297-298, 2006.
111. Posthauer ME: The role of nutrition in wound care. Adv Skin Wound Care 19: 43-54, 2006.
112. Williams JZ, Barbul A: Nutrition and wound healing. Surg Clin North Am 83: 571-596, 2003.
113. Desneves KJ, Todorovic BE, Cassar A, Crowe TC: Treatment with supplementary arginine, vitamin C and zinc in patients with pressure ulcers: A randomised controlled trial. Clin Nutr 24: 979-987, 2005.
114. Berger MM, Shenkin A: Update on clinical micronutrient supplementation studies in the critically ill. Curr Opin Clin Nutr Metab Care 9: 711-716, 2006.
115. Doerr TD, Marks SC, Shamsa FH, et al: Effects of zinc and nutritional status on clinical outcomes in head and neck cancer. Nutrition 14: 489-495, 1998.
116. Stechmiller JK, Childress B, Cowan L: Arginine supplementation and wound healing. Nutr Clin Pract 20: 52-61, 2005.
117. Alleva R, Nasole E, Di Donato F, et al: alpha-Lipoic acid supplementation inhibits oxidative damage, accelerating chronic

wound healing in patients undergoing hyperbaric oxygen therapy. Biochem Biophys Res Commun 333 : 404-410, 2005.
118. Enoch S, Grey JE, Harding KG : Non-surgical and drug treatments. BMJ 332 : 900-903, 2006.
119. Jorgensen B, Friis GJ, Gottrup F : Pain and quality of life for patients with venous leg ulcers : Proof of concept of the efficacy of Biatain-Ibu, a new pain reducing wound dressing. Wound Repair Regen 14 : 233-239, 2006.
120. Blanke W, Hallern BV : Sharp wound debridement in local anaesthesia using EMLA cream : 6 years' experience in 1084 patients. Eur J Emerg Med 10 : 229-231, 2003.

# Chapter 17 生着不良の移植片や皮弁

### この章の概要

定義，分類，病態生理
　単純移植片と複合移植片
　血液の供給に基づいた皮弁の分類
　組織の種類に基づいた皮弁の分類
　虚血，虚血再灌流，および微小循環
生着不良の移植片に対する診断と治療
　問題のある創床の見極め
　低酸素に陥った血流不良の創床に対する治療
　生着不良の移植片の治療に高気圧酸素を使用する理論的根拠
生着不良の移植片の診断とそれに対する高気圧酸素治療の適応基準

生着不良皮弁の臨床症状
　散在性虚血
　動脈の低灌流
　動脈の完全閉塞
　静脈の部分うっ滞
　静脈の完全閉塞
虚血再灌流障害
生着不良の移植片や皮弁に高気圧酸素治療を使用することの理論的根拠
まとめ

　皮弁や植皮の使用は再建外科医の治療手技のなかで必要不可欠な方法となっている。単純植皮や皮弁はもともとは形成外科医の領域であったが，最近では一般外科や頭頸部外科などさまざまな外科系各科のあいだで普及してきている。植皮や皮弁形成が多く経験されるにつれて，外科医にとって高気圧酸素治療（hyperbaric oxygen therapy；HBOT）の使用は手術の成功を導くために不可欠で有用な役割を担っていくこととなる。形成外科医の多くは再建のための植皮および皮弁を専門家として行うが，HBOTについて十分な知識をもつ者は少ない。それに対して，HBOTを行う医師はHBOTについての適応と実際の治療に関しては十分な知識をもっているであろうが，再建術に伴う植皮や皮弁の定義，分類，原理について精通していないかもしれない。本章の目的は，生着不良の植皮や皮弁に対する集学的治療の1つとして実施するHBOTについて概要を説明することである。

　HBOTは生着不良でない植皮および皮弁にルーチンとして行うことは不要であるが，生着不良な植皮および皮弁に対して適切に使用すれば，その生着を改善する治療として非常に有用であることが確かめられている[1-3]。生着不良な植皮および皮弁に対して適切にHBOTを行うことの理論的根拠は，常に科学的，臨床的な研究に基づくべきである。本章では生着不良な植皮および皮弁の定義，分類，診断について解説する。加えて，利用可能な科学的，臨床的な文献に基づいて，適切にHBOTを使用する適応疾患についても解説する。本章の内容は，外科医とHBOT医の両者にとって，植皮や皮弁の生着を計画的かつ集学的な治療で改善させる目的でHBOTを利用する際に必要な知識を得るのに役立つであろう。

## 定義，分類，病態生理

### ▶単純移植片と複合移植片

　移植片は，ドナー側の組織とすべての血管から分離された組織である。この定義によれば，もともと血流のない移植片が必要な血流を得るためには，レシピエントから新生血管が成長してくる必要がある。血管新生が起こるまでの数日間，移植片は必要な代謝を行うために，レシピエント側の組織に存在する栄養と成長因子に依存している。この初期段階においては，移植片では酸素濃度が少ない状況になる。そのため，移植片がうまく生着するためには，レシピエント側の移植床は最適な状態であることが必須である。

　移植片は単純か複合かで分類される。複合移植片は2つ以上の種類の組織で構成されるのに対し，単純移植片は単一の組織によって構成される。皮膚移植片がその典型的な例であり，ほかに軟骨，骨，脂肪組織などがある。一方，複合移植片は2つ以上の組織から成り立ち，たとえば皮下組織，軟骨，全層皮膚などが含まれていることがある。このように複合組織片はさまざまな種類の組織を含むために，単純移植片よりも高い

代謝需要があり，虚血状態による悪影響を受けやすい．

## ▶血液の供給に基づいた皮弁の分類

定義によれば，皮弁とはドナー側からの血流を伴ったままの組織，もしくは遊離組織移植の際に，マイクロサージャリーによる血管吻合でレシピエント側からの血流が再建したあとの組織とされる．皮弁は血流のある組織であるから，血流の供給源に基づいて分類することができる．このように血流源から分類すると，皮弁は乱走皮弁あるいは軸走皮弁のいずれかに分類される．生着不良の皮弁に対するHBOTの治療効果には，悪化した循環血流に対する酸素化の増強が含まれるため，その皮弁に対する血流の供給源についてよく理解することはとても重要である．

乱走皮弁は間接的に真皮下血管叢から血液供給を受け，ある特定の血管から直接の血流供給は受けない（図17.1）．伝統的に，乱走皮弁は2：1の長さ・幅比に基づき採取され移植される[4]．乱走皮弁は血流があまり豊富でないために，軸走皮弁よりも虚血に対して脆弱である．乱走皮弁の弱点は，過度の緊張が加わると皮弁への血流が阻害されるために，皮弁の回転半径が制限されることである．乱走皮弁の生着不良や遠位の壊死は，不適切な皮弁デザインの結果として起こる．

一方，軸走皮弁は，名前がついているような比較的大きな血管からの血液供給を受ける．このことから，軸走皮弁は乱走皮弁よりも長く狭くデザインすることができる．加えて，軸走皮弁の場合，柄のように突き出た動静脈を残して遊離することができるため，十分な血流供給を受けたまま，通常乱走皮弁よりも大きな回転半径をもつことができる．このように血流を供給する動静脈だけを残して遊離された皮弁を柄付き皮弁と呼ぶ．軸走皮弁の遠位の生着不良や壊死は，皮弁柄の動脈の灌流域外の組織を移植したり，柄の動脈の屈曲や外からの圧迫閉塞が起こったりする皮弁柄固有の問題から生じる．

局所の柄付き皮弁に加えて，遠隔皮弁には柄を有するものと遊離皮弁の両方がある．遠隔皮弁は軸走皮弁に分類され，移植部がドナー部位より遠隔部に位置するため，そのような名称で呼ばれる．この皮弁のユニークな特徴としては，ドナーの近位側の血管柄の切り離しより先に，レシピエント側から皮弁の遠位側に十分な新生血管の増生が必要であるということである．レシピエント側から十分な血流が供給されるように，十分な血管新生が起こらなければ皮弁の生着が得られないという点で，近位側の血管柄の切り離し時期は，非常に重要である．この時期は一般的にはおよそ3〜4週間とされている．この皮弁の典型的な例は，表層の辺縁腸骨動脈を利用した鼠径部の皮弁である．遊離皮弁も軸走皮弁の一種で，移植先の場所はドナーの場所の遠位に位置するものである．しかし遠隔皮弁とは対照的に，ドナー側の血管は分離，横切され，そして移植先の創部の近くの血管に再吻合される．この方法の利点は頑強な血流，一期的な手術手技，個々の欠損部に対してドナーの候補が多いという点である．一方の欠点は手技がより難しいこと，血管縫合部の合併症の可能性があるということである．長時間の虚血状態にさらされた遊離皮弁は，虚血再灌流障害のリスクともなりうる（表17.1）．

## ▶組織の種類に基づいた皮弁の分類

皮弁はそれらの組織構成によっても分類される．皮弁は皮膚，筋肉，筋膜，骨などによって構成されるが，これらの混合によって形成されることもある．たとえば筋皮弁，筋膜皮弁，骨筋膜皮弁などである．皮弁を構成する組織に対する知識をもてば，その皮弁の虚血寛容性に対する理解が深まる．皮膚は虚血に対して極端に高い寛容性を有しているが，筋肉は虚血に対してより敏感である．加えて，骨格筋は循環が回復したあとに，虚血再灌流障害の危険性が高いという性質をもつ．

前述したように，HBOTは通常，適切に計画された移植片や皮弁の生着促進には不要であるし推奨されない．Thouraniら[5]は，2年間以上にわたる連続233人の患者において，さまざまな状況下の移植床に

A 乱走皮弁

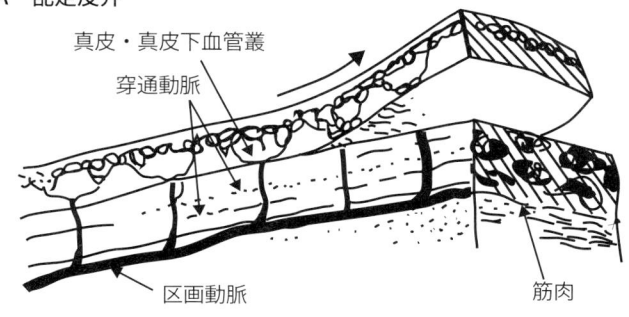

真皮・真皮下血管叢
穿通動脈
区画動脈
筋肉

B 軸走皮弁

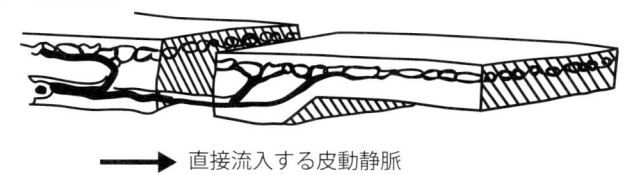

→ 直接流入する皮動静脈

図17.1　皮弁の典型的な分類

表 17.1 血流の供給に基づいた皮弁の分類

| 皮弁の種類 | 解　説 |
| --- | --- |
| 乱走皮弁 | 直接的な動脈からの血流はない，血流は真皮や真皮下の血管叢から |
| 軸走皮弁 | 血流は特定の動脈から直接流入 |
| 局所皮弁 | 皮弁として近接部の組織を利用する |
| 遠隔皮弁 | 皮弁として遠隔部の組織を利用する |
| 柄付き皮弁 | 動静脈からの血流を温存して作製された皮弁のこと |
| 遊離皮弁 | 動静脈の血流がいったん切離されたあとに，マイクロサージャリーで別の場所に血管吻合された皮弁のこと |

対する合計 599 の皮膚移植の成功率は 90％を超えると報告した．適切な技術を有する外科医が適切に計画された皮弁を用いれば，同様の成績が期待できる．Podrecca ら[6]は 14 年を超える期間において，頭頸部腫瘍の摘出後の再建に遊離皮弁を移植した 346 人，平均 57 歳の患者群の皮弁の生着率は 95％を超えると示した．皮弁を温存するための補助療法として HBOT の使用が考慮されるのは，皮弁が生着不良になってからのことである．そのため，生着不良の移植片や皮弁の病態生理や臨床所見をよく理解することは，外科医や高気圧医学を行う医師などにとって，HBOT の応用を厳密に評価し適切に使用するために非常に重要である．

## ▶虚血，虚血再灌流，および微小循環

虚血は植皮片および皮弁の生着不良の原因として多い．虚血は植皮片や皮弁の代謝需要に対し不十分な酸素供給を招くからである．そして組織低酸素はさまざまな要因に引き続く創傷治癒遅延の原因になる．好中球とマクロファージはともに，細菌を駆逐し感染を防ぐのに重要な役割を果たす創傷治癒の炎症期に十分に機能するために，酸素を必要とする[7]．加えて，創傷治癒の修復期および再構築（リモデリング）期においては，線維芽細胞が膠原線維合成のために酸素を必要とし，また酸素は創傷部の再構築と膠原線維架橋のためにも非常に重要である[8]．低酸素状態の創部において，酸素の欠乏は慢性感染の問題と創傷治癒遅延を引き起こす．HBOT は創傷部を適切な臨床状態に引き戻す効果があると考えられる．

組織への酸素運搬は以下の式で定義される．

酸素運搬能：
$D_{O_2} = CO \times [(1.34 \times Hb \times S_{aO_2}) + (0.003 \times P_{aO_2})]$
CO：心拍出量，Hb：ヘモグロビン濃度，$S_{aO_2}$：動脈血酸素飽和度，$P_{aO_2}$：動脈血酸素分圧

式中の $1.34 \times Hb \times S_{aO_2}$ は，含有酸素量に対するヘモグロビンの寄与を表している．上記の式において，0.003 は正常体温の 37℃での酸素の血漿への溶存率を表している．したがって $0.003 \times P_{aO_2}$ は予測溶存酸素量を表している[9]．通常の呼吸では，血漿に溶存している酸素量は注目に値しない程度である．HBOT では，酸素濃度は正常の 10 〜 13 倍に上昇するため，血漿溶存酸素による血液の酸素運搬能は 25％も増加する[10]．この増加は正常組織には重要ではない．しかし，難治性の創部や生着不良な植皮・皮弁では，赤血球の通過を制限する微小血栓に引き続いて毛細血管が部分的に閉塞していることが多いが[11]，血漿はこれらの毛細血管を通過することができるため，血漿中の溶存酸素が重要となる．Krogh ら[12]は，血漿しか含まないこれらの毛細血管において，2ATA（絶対気圧：atmosphere absolute）条件下では通常の大気下と比較して動脈側の酸素濃度が 4 倍に，静脈側では 2 倍に増加することを示している．このことから，虚血組織の酸素需要を満たすのに十分な酸素をヘモグロビン結合酸素の関与なしに血漿だけで供給できることがわかる[13]．

虚血再灌流障害は，遊離皮弁への長時間虚血，あるいは完全動脈閉塞を起こした皮弁への血流再開のあとに発生する．虚血再灌流障害の機序は，酸素由来のフリーラジカル産生に関係しているといわれる[14,15]．これらのフリーラジカルはすべての生体物質に対して極めて強い毒性があり，脂質過酸化とさらなるフリーラジカル産生に引き続いて細胞死を引き起こす．虚血再灌流障害において，好中球はフリーラジカルの主要な産生源である．骨格筋の微小循環に対する虚血再灌流障害の影響についての研究では，再灌流の際に，毛細血管より末梢の静脈への著しい好中球接着が生じていた[16-18]（図 17.2）．これらの接着した白血球はフリーラジカルを放出し，血管内皮細胞を傷害し，組織の浮腫を引き起こす．それに加えて，フリーラジカルは毛

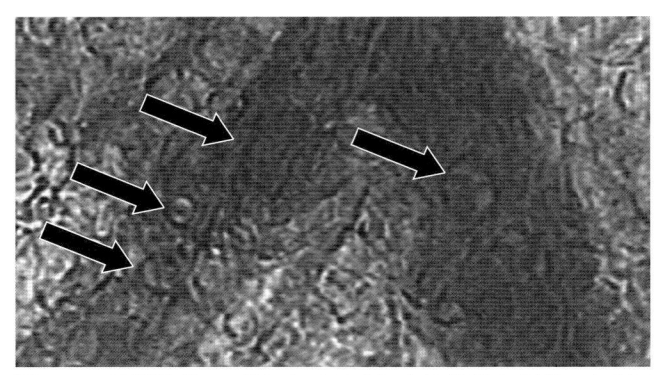

**図17.2 再灌流後15分における毛細血管後微小血管の内皮細胞への好中球の接着**
矢印で白血球を示している。特徴的な大きさと白っぽい色合いで容易に見分けられる。（カラー口絵24参照）

細血管前動脈の高度の血管収縮を引き起こし，低灌流状態をさらに悪化させる[19,20,23]。結果として生じる組織の浮腫と虚血は進行性の組織低酸素の原因となり，最終的に皮弁壊死，生着不良を引き起こす。

実験でHBOTは虚血再灌流障害の影響を軽減し，皮弁および骨格筋の両方での組織壊死を軽減させた[1,21,22]。Zamboniら[23]は，ラット薄筋を使用したモデルで微小循環動態におけるHBOTの効果を研究した。この研究では，特に白血球・血管内皮細胞接着を評価し，また毛細血管前動脈径測定を用いて血管の活動性を評価した。著者らはこのモデルで薄筋の微小循環を調べ，HBOTを虚血の最中および4時間後の2回行った場合，毛細血管後静脈への白血球接着が明らかに減少したことを報告した。さらに，再灌流の初めから1時間後までHBOTを行った場合，進行性の動脈攣縮も抑制されることがわかった。続けて行われた研究では，虚血再灌流障害に関連した好中球接着が，好中球の細胞膜表面にある$\beta_2$インテグリン（CD18）を介していることが示された[24,25]。さらに最近の研究では，虚血再灌流障害に対するHBOTの有効性は一酸化窒素（NO）産生経路によって産生されるNOを介しており，血管内皮細胞成長因子（VEGF）がこの作用の初期において重要な因子となっていることが明らかになった[26-30]。虚血と虚血再灌流障害の病態生理については，Chapter 9でさらに詳述している。

## 生着不良の移植片に対する診断と治療

皮膚移植片と多層性移植片は生着不良皮弁としばしば一緒に分類されているが，これらの2つは生理学的見地からは異なっている。前述したように，定義からするとすべての皮弁は固有の血流をもつが，皮膚と多層性植皮片はもともと血管のない組織で，その血管再生はレシピエントの移植床の状態に依存する。それゆえに生着不良の移植片の診断は，レシピエントの移植床の適正な評価から始まる。結局，生着不良の移植片の最も効果的な対策は予防である。HBOTによって状態を改善できるかもしれない外科手術後の生着不良植皮片の治療とは異なり，良好な移植術の目標は，移植術前に，低酸素で状態の悪い移植床を治療することにある。

### ▶ 問題のある創床の見極め

問題のある移植床を適切に診断するためには，治療医は治癒しない原因を突き止めなければならない。さまざまな因子が創傷治癒を遅延させる。ここでは，適切な補助的治療なしでは生着不良を引き起こすような問題のある移植床を診断することに焦点をあてる。

前述したように，移植片の生着不良の最も重要な原因は虚血である。低組織灌流，低組織酸素があると，移植床は適切な植皮片生着のためには不十分な低酸素状態になってしまう。低酸素状態の移植床の診断は，完全な病歴と理学的所見の聴取から始まる。病歴聴取において必須の要素は欠損の期間，創傷サイズの変化，外傷や感染との関連，放射線曝露の既往，手術の既往，現時点での創傷管理，そして罹患病変（糖尿病，末梢血管疾患，膠原病，免疫抑制剤およびステロイド使用歴）である。理学的所見は創傷の場所，大きさ，深達度（関連する組織の種類あるいは骨曝露の有無），周囲の血流，感染徴候に焦点をあてるべきである。感染が疑われる創傷あるいは再感染を起こしたことがある慢性的な創傷では，定量的組織培養を行う必要がある。組織1gあたり$10^5$コロニー以上の創傷は，定義上感染とみなされ，植皮生着は望めない[31]。足関節上腕血圧比（ankle brachial index；ABI）の決定は，迅速で確実に信頼できる下肢血流の評価法である。ABIの低値は四肢遠位側の乏しい血流を示唆し，そのような場合には再建可能な部位を血管外科に評価してもらう必要がある。肉芽組織の有無もまた創傷灌流が適正かどうかを知るための1つのカギとなる。酸素豊富で健康な創傷は鮮紅色の肉芽組織の存在を認めるが，低酸素状態の創傷では肉芽が蒼白で脆弱であるか，もしくは肉芽が存在しない。

下肢の創傷は臨床上頻度が高く，組織灌流と組織酸素代謝の両方を評価する必要がある。虚血の評価は非侵襲的な動脈血流ドップラー（ABIを含む）から行

われる。これらの評価には，経皮的酸素分圧（tcPo$_2$）測定とともに分節的および足趾血圧測定も含んでいる。分節的および足趾血圧は組織灌流を反映するが，tcPo$_2$ は組織酸素化を評価する指標である。一般的に，未治癒創傷にはルーチンでこれらの計測がなされるべきである。通常の創傷は，正常に治癒し植皮片が生着するために，少なくとも50mmHgの足趾血圧とtcPo$_2$ が必要となる。30～50mmHgの間の値は境界域と考えられ，30mmHg以下の場合は移植床が補助的治療なしには治癒せず，移植片は生着しないと判断される[32]。酸素化と血流の双方の評価の必要性は，足の虚血性糖尿病性病変について考えればよくわかる。糖尿病性の下肢病変では，同時に測定したtcPo$_2$ が低値であるのに，分節的および足趾血圧の値が正常かやや上昇することは珍しくない。このことは，糖尿病を伴った患者に特徴的な圧迫でつぶれない石灰化を伴った血管や，血流の悪い微小循環の存在など，さまざまな因子で生理学的に説明することができる[2,33]。事実上これらの測定値は，大血管の血流は十分であるが，おそらく微小循環が障害を受けているために創傷母床が低酸素状態を示しており，治癒が困難であることを示唆しているのではないかと思われる。

創床が低酸素状態に陥る創傷治癒機転障害の他の原因として，放射線治療がある。放射線は皮膚と皮下組織に急性，慢性両方の影響を及ぼしうる。急性作用としては紅斑，落屑，潰瘍化など，晩期および慢性期の作用としては影響を受けた組織の肥厚化と線維化，末梢血管拡張，壊死，腫瘍新生などである。放射線障害は曝露された皮膚の血管に影響し，最終的に創床は低酸素に陥る。加えて酸素供給の程度が創縁から放射線障害を受けた中心へ向かって減少し，その減少割合が非常に緩やかなために，血管新生を促す典型的な低酸素刺激が発動されない[34]。放射線を受けた組織における微小循環に関する研究では，組織学的には動脈内膜炎が生じていることが証明された[35,36]。これらすべての因子は，創床の低酸素状態を招き，特徴的に肉芽組織の形成が抑制される。

## ▶低酸素に陥った血流不良の創床に対する治療

移植に対する準備段階での創床の低酸素状態の治療には，感染のコントロールと血流および酸素欠乏の是正が含まれる。感染のコントロールとしては，すべての壊死および感染性組織に対して必要時に外科的デブリードマンを施行するとともに，抗菌剤軟膏を使用した適切なドレッシングを行う。定量的創部培養が確実に組織1gあたり$10^5$CFU以下を示す場合，その創傷には感染はなく，移植術に適しているといってよい。組織灌流の評価のうち，有用であると認められている動脈造影や磁気共鳴血管造影（MRA）を施行したうえでの血管外科へのコンサルテーションは，バイパス術あるいは拡張術，ステント挿入術で治療できる可能性のある血管病変を除外するために有効であろう。もし，その患者に再建可能な血管病変が全くないような場合に，HBOTの有効性を評価することが必要となる。

HBOTによって組織に含まれる酸素濃度を治療域まで増加させることが可能であれば，HBOTは移植における血流の悪い創床の治療に有効な補助療法となる可能性がある[2,32,37,38]。HBOTが血流の悪い創床の治療に有効かどうか決定するために，酸素負荷を行う必要がある。多くの研究者が，大気圧100％酸素の酸素負荷を用いて研究を行っている。創が治癒するために最低限必要なtcPo$_2$ の測定値は，100％酸素を吸入したあと，50～100mmHgになるか，もしくは10mmHg以上増加するかなど，幅をもって報告されている[37,39-42]。このように100％酸素を使用した際の検査値の幅が広くなってしまったことで，この検査法は理想的とはいえないものとなっている。実際のところ，100％酸素マスク使用下でほとんどtcPo$_2$ の上昇がみられなかった患者が，HBOTチャンバーのなかで著明なtcPo$_2$ の上昇を認めることはありうる。Straussら[43]はHBOT中のtcPo$_2$ の測定値と創傷治癒の関係を研究し，2.5ATAのHBOTの施行中200mmHg以上のtcPo$_2$ の上昇があった場合，大気圧下の検査データにかかわらず，治癒遅延のある創傷の80％以上において治癒を認めることを発見した。QuigleyとFaris[44]は末梢血管病変の重症度と臨床的増悪を評価するためにtcPo$_2$ を利用し，糖尿病患者において40mmHg以下の値では潰瘍治癒が乏しいことを示した。そのため再建すべき血管病変がない場合において，創傷のtcPo$_2$ が40mmHg以下ならば，その創傷は低酸素と考えられ，HBOTが推奨される[32]。HBOTを施行してtcPo$_2$ が200mmHg以上に増加するならば，その創傷は移植片を支持するために十分な肉芽組織形成が行われていることが期待でき，完全な治癒が見込めるかもしれない[45]（図17.3）。これらの患者においては，HBOTはできれば外来で週に5回90分間，100％酸素2.4ATAで続行すべきである。週に一度はルーチンに，HBOT後12時間以上経ってか

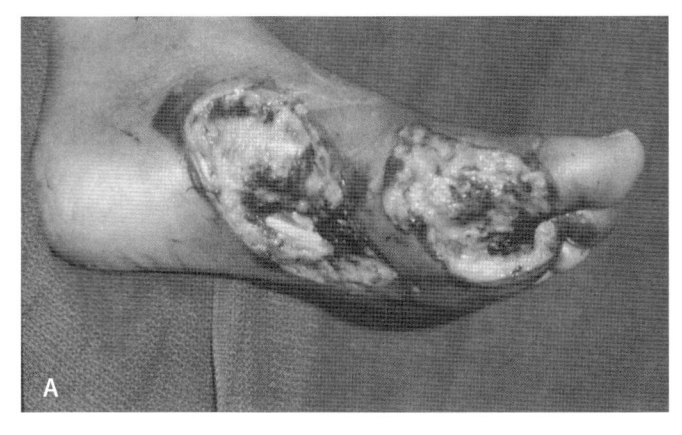

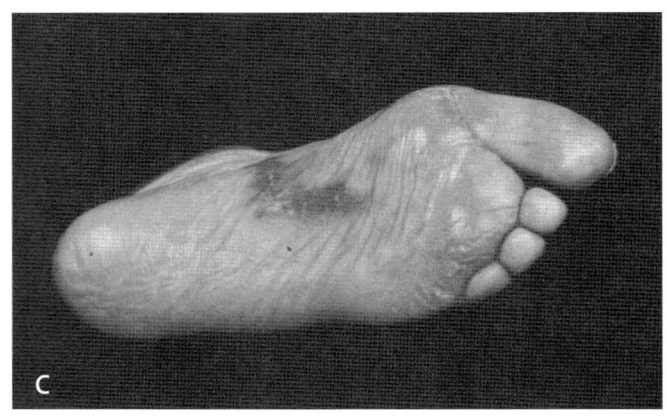

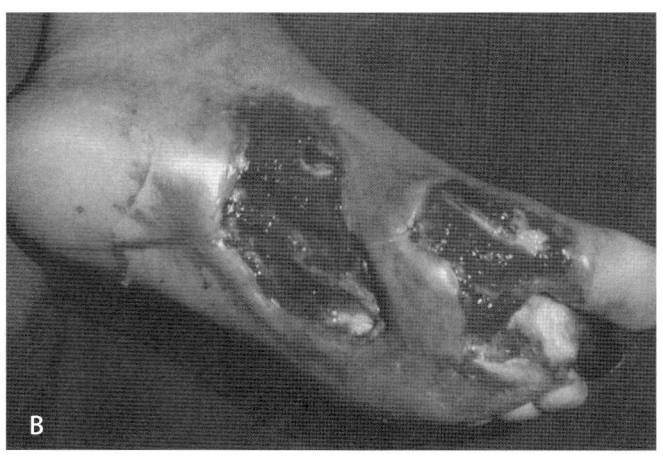

図17.3　A：下肢切断術が必要となる可能性のある糖尿病性足部創をもつ78歳症例。治療開始時の足の灌流圧は正常だったが，経皮的に測定した酸素分圧（tcPO₂）は低値であった。B：最初の外科的デブリードマンと15回の高気圧酸素治療（HBOT）後の創部。C：30回のHBOTのあと，治癒の得られた創部の術後フォローアップ時。（カラー口絵25参照）(Zamboni WA: Applications of hyperbaric oxygen therapy in plastic surgery. In: Oriani G, Marroni A, Wattel F [eds]: Handbook on Hyperbaric Medicine. New York, Springer, 1995, pp 443-507. より一部改変)

ら室内空気呼吸下に創部tcPO₂を測定し記録するべきである。ひとたびtcPO₂レベルが40mmHgを超えるようならば，HBOTは中止することができるが，通常の創傷管理は移植術が計画されるまで続けるべきである。

## ▶生着不良の移植片の治療に高気圧酸素を使用する理論的根拠

生着不良の移植片に対する最も効果的な対処法は，外科処置をよく計画して行うことと，適切な創床の準備をすることなどの予防的処置である。しかし，レシピエントの創床の虚血状態が術前に認識されていなかったり，多層組織移植片の採取面積がレシピエントの創床に十分生着すると考えられるより大きくなってしまうといった状況は起こりうる。こういった状況をよしとするわけではないし，正確な外科的判断や術前準備で避けられるものではあるが，HBOTは生着不良の移植片に対する治療法として専門家の一部には受け入れられている[1-3,37]。生着不良移植片に対するHBOTの使用についての研究文献を以下に示す。

1967年にPerrinsとCantab[46]が，この領域では唯一の比較対象を設けた臨床試験を行っている。それは分層植皮術の生着率に対するHBOTの効果を検討したものである。彼らの研究は分層植皮術を行った48人に対する前向きのランダム化二重盲検試験であり，半分の患者に手術後にHBOTを施行し，残りの半分の患者はコントロールとした。HBOTは手術当日の夕方に2ATAで2時間施行し，その後1日2回，3日間施行した。ここでは完全な植皮片生着は移植部の95％以上の生着と定義した。植皮片の生着に関して，HBOT群はコントロール群と比較して29％の有意な改善を示した。HBOT群は完全生着率が64％であったが，コントロール群はわずか17％であった。さらにHBOT群ではすべての患者において60％以上の分層植皮の生着率が得られたのに対し，コントロール群では64％の患者においてのみであった。通常，形成外科医が行う分層植皮術では90％以上の生着率が期待できるが，この研究の全体的な生着率の悪さの理由は明らかではない。このように植皮片の生着不良の原因は明らかではないが，この研究は植皮術後に行うHBOTの有効性をはっきりと示している。

植皮術とは対照的に，生着不良な多層組織植皮片に関するHBOTの効果を検討した前向きのランダム化研究の報告はない。しかしながら，多数の症例報告や動物を対象とした比較対照試験の報告はあり，それらが参考になる。3件の症例報告における計8人の

患者では，完全な生着に至るまで1日2回，2ATAのHBOTを施行し，厚さ1.7～2.2cmもあるような大きな複合組織植皮片の良好な生着が報告されている[47-49]。Friedmanら[50]は6人の患者の症例報告を行っており，鼻の再建術において，耳介部の厚さ1.5cm以上の大きな複合組織移植片を使用したものであった。複合組織片の形状が植皮片の正常な血管構築に悪い影響をもたらすという考えから，HBOTが行われた。最終的にすべての組織移植片が，完全生着を示したという。

　動物を使った何件かの比較対照試験では，解釈に論争が生じるような結果が出ている。McFarlaneとWermuth[51]は，3ATA 1日2時間のHBOTで治療されたラットにおいて，筋肉と皮膚を含む大きな複合組織移植片が生着しうることを示した。HBOTを行った群の移植片の半分は部分的な壊死に陥ったが，残りの半分は完全な生着を示した。一方，コントロール群では全例で完全な壊死となった。Zhangら[52]は，HBOTで治療されたラットの1.0×0.5cmの耳の複合組織片で，コントロール群と比較して有意に57%生着率が改善したことを報告している。その他の研究では，これほど肯定的な結果は得られていない。Rubinら[53]やLimら[54]は，ウサギを使って4×2cmの大きな皮膚および軟骨組織の複合組織片に対するHBOTの効果を調べた。双方の研究はともに，HBOT群はコントロール群に比較してわずかながら優れた生着率を示したが，最終的な生着率に関しては統計学的有意差がなく，臨床的には意味をなさないものと考えられた（Rubinらの研究30.5%，Limらの研究15.4%）。Mazolewskiら[55]は，ラットにおいて耳の複合組織片生着率に対するHBOTの使用効果を検討したが，1cm以上の大きさの植皮片に関して有意な効果を見出すことができなかった。これらの相反的な結果から明白なことは，複合組織片移植の生着率に対するHBOTの効果を示すためには，さらなる研究と臨床試験が必要であるということである。

# 生着不良の移植片の診断とそれに対する高気圧酸素治療の適応基準

　生着不良の移植片は，適切で有効な治療のために正確な診断が必要とされる特異な状況である。不幸にも，あまりにもありふれた以下のようなシナリオは，生着不良植皮片の状態が確実に悪化し，壊死徴候を示す段階になって初めて明らかとなる。つまり，外科医がHBOTが皮弁を救済するかもしれないという希望をもってHBOT医に相談するのは，たいていの場合この段階になってからである。残念なことに，HBOTは壊死組織を救済することはできないため，皮弁がひとたび壊死の徴候を示せばHBOTは使えない。この失望する悪い結果を防ぐためには，生着不良皮弁を扱うにあたって，3つの重要なポイントを考慮しなければならない。表17.2にその3つのキーポイントをあげておく。

表17.2　生着不良の皮弁の有効な治療のためのポイント

| |
|---|
| 1. その皮弁に特異的な問題の正確な診断 |
| 2. 高気圧酸素治療の適切な導入 |
| 3. 外科医と高気圧酸素治療医の良好で自由な連携関係 |

　形成外科医にとって，皮弁の生着不良の徴候を直ちに認識すること，その原因を正確に評価すること，そしてHBOT医に迅速に相談することが，非常に重要である。一方のHBOT医は，皮弁救済のための適切な治療戦略を開始するために，皮弁の生着不良の原因を正確に診断できなければならない。

## ▶ 生着不良皮弁の臨床症状

　皮弁の状態をモニターする技術は，芸術的であり科学的である。同様に，医師が皮弁の生着不良を診断する方法には，臨床的なものと非臨床的なものの両方がある。理学的所見に付随する非臨床的補助検査にはドップラー法（内部あるいは外部から），レーザードップラー法，経皮的酸素分圧測定（tcPO$_2$），温度計やpH計，蛍光物質の注入とマッピング，カラードップラー法，微小透析法を用いた乳酸モニタリング，フォトプレチスモグラフィ（光学容積変化曲線）がある[56]。多くの研究者がこれらの検査法が手術後の創部に有用であることを発見し，異常な所見をとらえて皮弁の救済ができた，また臨床的徴候が出現する以前にも異常を見つけられることがあると報告している[57-66]。しかしながら，これらの手法は疑いなく有用なものであるが，当然，偽陰性や偽陽性のような欠点もある。さらに，これらの方法のうち，普遍的に認められているものは1つもない。循環障害，皮弁の浮腫，組織やプローブの動きや振動，部分的にプローブが接着しないこと，プローブへの血餅の付着，あるいは機器そのものの故障などがすべて信頼性の問題となったり，不必要な再手術を招いたりしている[67-70]。

　一般的に，臨床的評価が生着不良皮弁のモニタリン

**表 17.3　皮弁救済における高気圧酸素治療の適切な使用基準**

| 1. 皮弁の問題が明らかにされていること |
| --- |
| 2. 皮弁に何らかの血流が確認されていること |
| 3. その治療に生理学的意味があり，これまでに発表された研究や臨床の文献に基づいていること |
| 4. 皮弁救済に対する適切な外科的治療が考慮されてから始めること |
| 5. できる限り早期に治療を開始すること |

(Zamboni WA：Applications of hyperbaric oxygen therapy in plastic surgery. In: Oriani G, Marroni A [eds]：Handbook on Hyperbaric Medicine. New York, Springer, 1995, pp 443-507. より)

グや診断に最も優れた手法である[71]。術後のすべての皮弁に対する注意深い臨床的評価には，色調，毛細血管再充満，温度，ピンプリックテストに対する出血の評価などが含まれる。これら4つの指標は，皮弁の大部分の問題を診断することに役立ち，皮弁の救済に明らかに役立つものである。メモリアル・スローン・ケタリング記念癌センターにおける150人の継続的な患者のレビューのなかで，HidalgoとJones[72]は臨床的評価を行い，積極的に早期に外科的な再処置を行うことで，皮弁の救済率が90％から98％に引き上げられたと報告している。多くの臨床的および実験的研究(他項のレビューを参照)が，HBOTは生着不良皮弁の救済において，ある一定の条件下では有効な補助治療法であると示している。HBOT施行に対する推奨される臨床的基準を表17.3に示す。

皮弁生着不良の原因は，手技的か非手技的因子かで分類することができる。手技的な問題は不適切な皮弁デザイン，張力がかかっている創閉鎖，皮弁柄あるいは組織の障害，外的圧迫を引き起こす血腫の形成，術中の長時間の虚血等の因子によって起こる。皮弁生着不良の非手技的な問題は動脈攣縮，皮弁浮腫，術後感染，患者の全身状態悪化があげられる。皮弁の生着不良は，一般的に次の5つのカテゴリーに分類することが可能である。

①散在性虚血
②動脈の低灌流
③動脈の完全閉塞
④部分的な静脈うっ滞
⑤静脈の完全閉塞

このあとの項では，これらの各カテゴリーに対して，生着不良皮弁の治療にHBOTを使用することの実験的，臨床的な理論的裏づけと，病態生理，臨床症状，治療について概説する。

## 散在性虚血

乱走皮弁は，虚血に対して最も脆弱である間接的な血流供給を受けている。しかしながら，皮弁のデザインの技術が進歩したことと，穿通枝を含む皮膚血流の知識が継続的に増していることにより，再建のための皮弁の選択技術は明らかな進歩を遂げている。軸走皮弁が利用できることと，マイクロサージャリーや遊離組織移植の継続的な技術進歩により，ランダムな血流に頼ることなしに，ほとんどすべての欠損部の再建が可能になってきている。

とはいえ，デザインされた皮弁が，すべて計画されたようにうまくいかないこともある。軸走皮弁が結果的に動脈によって血流が供給される領域を越えるくらいに挙上されたとき，軸走皮弁が乱走皮弁様に延長された状態となる。その乱走皮弁の生着不良と壊死が，皮弁の遠位端に間違いなく起こることになる。可能性のある別のシナリオとして，遠隔柄付き皮弁の早過ぎる血管柄の分離がある。前述したように，遠隔皮弁は，近位の血管柄を切離する前に，皮弁の遠位端に周囲組織からの新たな血液流入路の発育を必要としている。十分な血流発達の前の早過ぎる時期に分離した場合，この皮弁は生着不良の乱走皮弁になってしまう。臨床的に，散在性虚血は手術後24時間以内に発生し[71]，最終的に境界が鮮明となり，ときに表皮溶解を伴う，進行性に浅黒い皮膚所見を認める（図17.4）。

多くの研究論文が，生着不良の乱走皮弁に対するHBOTの使用効果について報告している[73-91]。これらの実験的研究の大部分はHBOT使用による皮弁救済効果について，治療しないコントロール群と比較して15〜30％の改善と報告している。またHBOTは，いくつかの実験的モデルにおいてペントキシフィリン，トコフェロール，スーパーオキサイドジスムターゼ，ニコチンアミド，カタラーゼなどの補助的治療法と協同的に作用し，コントロール群との比較で，45〜65％の皮弁救済改善効果を示したとしている[92-94]。

動物実験に加えていくつかの後ろ向き臨床研究では，HBOTを用いた皮弁救済の有効性を示している[95,96]。これらの研究では，治療群の約50％の患者において100％の皮弁救済がみられ，その他の多くの患者でも劇的な皮弁状態の改善がみられたとしている。それらのうちの1つであるUedaら[97]による研究では，軸走皮弁の遠位生着不良部分だけでなく，虚血に陥った前額部皮弁のような遠隔皮弁でもまたHBOTは有効性を示した。HBOTの有効性は治療開始のタイミングに関連しており，早期に治療を開始すれば最も効果が上がるとされている。

これまでに発表されている実験的・臨床的研究に示されているように，乱走皮弁における生着不良部分の欠損は，HBOTを適切な時期に用いることで最小にすることができる。乱走皮弁の生着不良は手術後24～48時間までは認められないかもしれないが，虚血の徴候が認められればHBOTは可能な限り迅速に導入されなければならない。推奨される臨床的治療の計画は，HBOTを48～72時間のあいだに，1日2回，2.0～2.5ATA，90～120分間行うもので，最近出版されたHyperbaric Oxygen Therapy Committee Report[98]に説明されている。このスケジュールに引き続いて，完全治癒が得られるまで毎日HBOTを行う必要がある。このプロトコールでは，満足できる皮弁救済が得られるまでに計20～30回の治療が必要になることが多い。そして，有効性の確認を20回の治療後に行う必要がある。

## 動脈の低灌流

動脈の低灌流はいくつかの異なる原因により，柄付き皮弁や遊離皮弁に起こりうる。柄付き皮弁周囲の組織浮腫が部分的に動脈血流の流入を妨げているような場合に，この状況は発生しうる。部分的な動脈閉塞は，柄付き皮弁周囲の術後の血腫に伴う二次的な変化とし

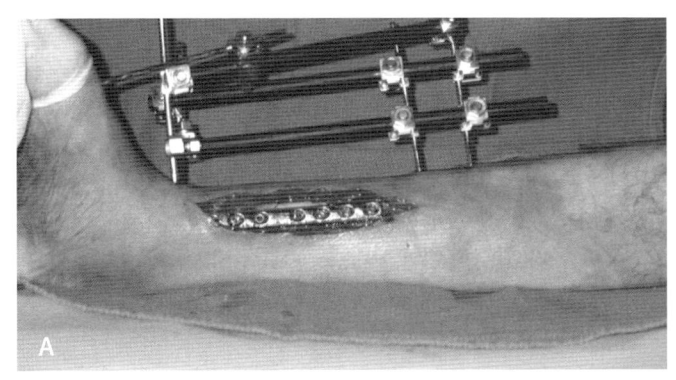

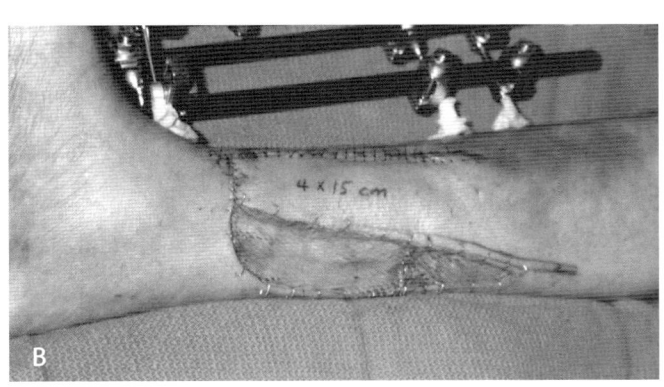

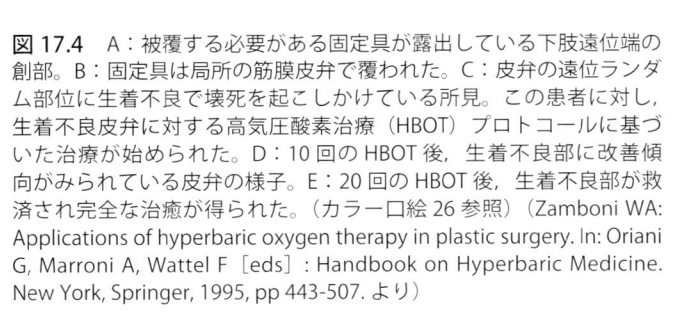

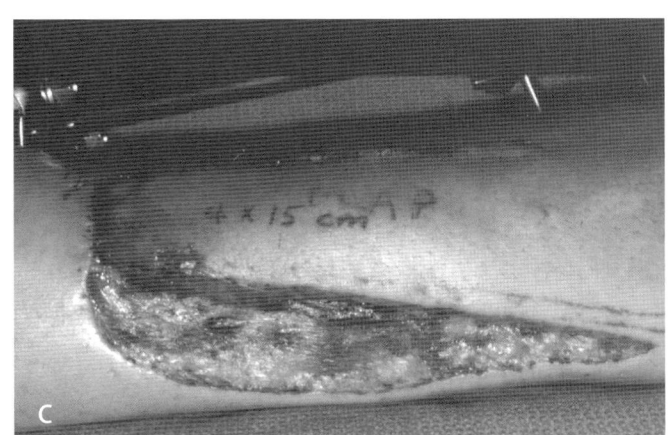

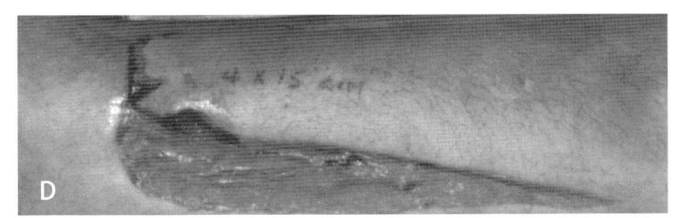

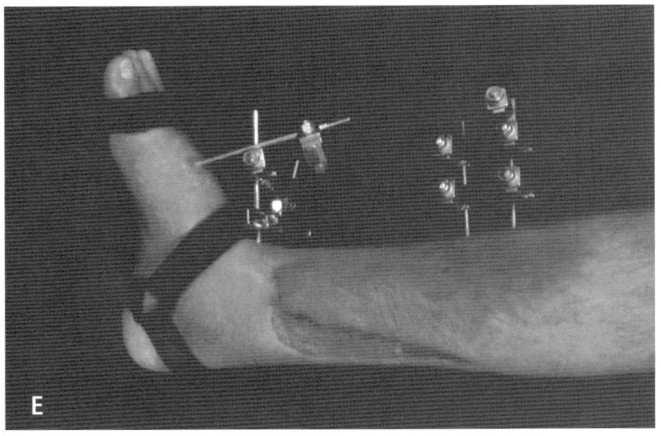

図17.4　A：被覆する必要がある固定具が露出している下肢遠位端の創部。B：固定具は局所の筋膜皮弁で覆われた。C：皮弁の遠位ランダム部位に生着不良で壊死を起こしかけている所見。この患者に対し，生着不良皮弁に対する高気圧酸素治療（HBOT）プロトコールに基づいた治療が始められた。D：10回のHBOT後，生着不良部に改善傾向がみられている皮弁の様子。E：20回のHBOT後，生着不良部が救済され完全な治癒が得られた。（カラー口絵26参照）（Zamboni WA: Applications of hyperbaric oxygen therapy in plastic surgery. In: Oriani G, Marroni A, Wattel F［eds］: Handbook on Hyperbaric Medicine. New York, Springer, 1995, pp 443-507. より）

ても起こりうる。3番目の原因は血管柄の動脈で間欠的な血管攣縮が起こったときである。動脈低灌流の正確な診断は主に臨床的に行われる。動脈低灌流と他の血管柄に関係する皮弁の生着不良原因を鑑別する最も明らかな身体所見は，皮弁の色，温度，毛細血管再充満である[71,99]（表17.4）。

生着不良皮弁における動脈低灌流の臨床的所見は，ほとんどが緩慢な毛細血管再充満を呈する蒼白な皮弁である。この緩慢な毛細血管再充満は，原因が散発的な血管攣縮の場合，間歇的であることもある。その皮弁は組織への血液流入が障害されていることから，触ると冷たく感じられることもある。動脈低灌流に対する最初の治療は，再手術を行うことである。手術的介入の目的は血腫，解剖学的ねじれ，血管柄のよれなどがないことを確認することである。加えて，浮腫や，動脈灌流障害を招く創閉鎖の際の過剰な緊張が見つかるかもしれない。もし診断において外科的に治療可能な状態を見つけられず，動脈低灌流状態が続くのであれば，HBOTが適応となる。その際の治療法は，必要であれば多角的なアプローチを行うべきである。もし動脈攣縮が疑われるのであれば，血管拡張薬が投与されるべきである。それに加えてデキストランやペントキシフィリンが血管内の流動維持目的に使用されることもある[71,100-102]。推奨されるHBOTの臨床的プロトコールは散在性虚血に対するものと似ており，48～72時間のあいだに1日2回行われ，その後皮弁生着不良が解決されるまで連日行うものである[98]（表17.5）。

## 動脈の完全閉塞

完全動脈閉塞は皮弁の術後合併症であり，状況を著しく悪化させ，容易に認識できるものである。臨床的所見として，動脈流入が欠損した皮弁は蒼白で，完全に毛細血管の再充満が失われる。この皮弁を触ると冷たく感じられる。さらに，皮弁はピンプリックテストでも出血を認めない。動脈閉塞の原因としては多くの可能性がある。動脈低灌流状態は，皮弁柄を圧迫する進行性の浮腫の増大や血腫により，動脈の完全閉塞へと進展することがある。皮弁への血流を妨げるような非常に深刻な皮弁柄の解剖学的折れ，ねじれがあることもある。また，手術中に皮弁の流入動脈に直接のダメージが加わっているかもしれない。皮弁が遊離皮弁の場合，動脈吻合部の塞栓により完全動脈閉塞となることがある。皮弁生着不良の原因診断がなされたあと，まず最初の治療として迅速な再手術が選択される。HBOTの初期治療は再手術より前には適応とならない。また，外科的処置によっても血流が再開されない場合，血漿への溶存酸素分圧の上昇が微小循環へ達することができず，HBOTは有効でないと思われる[2]。

しかしながら，動脈の問題が外科的に解消され，皮弁が血流のある虚血状態に一定時間とどまるような場合，外科処置による動脈灌流の再開後にHBOTの適応となる。もし，回復室での患者の術後状態が落ち着いているのであれば，最初のHBOTは外科的処置後すぐに導入されるべきである。この状況下での生着不良皮弁に対するHBOTの臨床的根拠は，血流再開後に起こる虚血再灌流障害によってさらに皮弁にダメージが加わるのを防ぐことである。それゆえに推奨される臨床治療プロトコールは，急性外傷に伴う虚血に対するものと同様となる。HBOTは最初の24時間に8時間ごと2.0～2.5ATA，90～120分間で開始される。さらに次の48時間は8～12時間ごとに続行する[98]。皮弁の生着が完全に回復したと思われれば，HBOTは中止してもよい。臨床経験からいえることとして，多くのケースでは，生着不良皮弁に対する血流再開後に予想される虚血再灌流障害は，早期のHBOT導入で回避できると考えられる。さらにわれわれの経験では，もし皮弁の生着不良が軽快し，術後4時間以内に

**表17.4 生着不良皮弁の臨床所見**

| 動脈低灌流 | 部分静脈うっ滞 | 散在性虚血 |
|---|---|---|
| 青ざめたピンク色 | 暗いピンク色 | 進行性に黒っぽい |
| 毛細血管再充満遅い | 毛細血管再充満正常 | 表皮融解 |
| 冷感あり | 冷感あり | |
| **完全動脈閉塞** | **完全静脈閉塞** | **虚血再灌流障害** |
| 青白い | 濃い青色 | 遅れて出現する斑状の暗い領域 |
| 毛細血管再充満欠如 | 毛細血管再充満欠如 | ランダムな場所に出現 |
| 冷たい | 冷たい | |

表 17.5　推奨される治療プロトコール

| 生着不良の原因 | 高気圧酸素治療のプロトコール | 必要となる補助治療 |
| --- | --- | --- |
| 散在性虚血 | 48〜72時間のあいだに1日2回, 2.0〜2.5ATA, 90〜120分間, その後, 完全な治癒が得られるまで連日施行[*] | 血管拡張薬, デキストラン, ペントキシフィリンの使用を考慮 |
| 動脈低灌流 | 48〜72時間のあいだに1日2回, 2.0〜2.5ATA, 90〜120分間, その後, 完全な治癒が得られるまで連日施行 | 最初に考慮すべき治療は再手術, もし外科的治療を要するところがなければ, HBOTを開始する<br>血管拡張薬, デキストラン, ペントキシフィリンの使用を考慮 |
| 動脈の完全閉塞 | 最初の24時間に8時間ごと2.0〜2.5ATA, 90〜120分間, 次の48時間に8〜12時間ごとに施行 | 再手術は動脈灌流を再開させるために不可欠である<br>HBOTは血流再開が認められたあとに開始すること |
| 静脈の部分うっ滞 | 静脈灌流が回復するまで7〜10日間, 1日2回, 2.0〜2.5ATA, 90〜120分間 | 初期治療は医学的もしくは化学的ヒル療法（ヒルに吸血させること）<br>HBOTは皮弁救済の補助として使用可 |
| 静脈の完全閉塞 | 最初の24時間に8時間ごと2.0〜2.5ATA, 90〜120分間, その後, 静脈灌流が回復するまで12時間ごとに施行 | 最初に考慮すべき治療は, 静脈の閉塞を解除するための再手術<br>手術が不可能ならば, 皮弁救済のためにHBOTにヒル療法を組み合わせて行ってもよい |
| 虚血再灌流障害 | 最初の24時間に8時間ごと2.0〜2.5ATA, 90〜120分間, 次の48時間に8〜12時間ごとに施行 | 血管拡張薬, ペントキシフィリン, デキストラン, アスピリンの使用を考慮 |

[*] 治療時間や圧力は使用する高気圧酸素治療装置の種類や患者の状態, その他さまざまな因子で変わりうる.

HBOTの導入が行われているような場合は, 72時間以上のHBOTの治療継続はほとんど必要ないといえる.

多くの動物を用いた実験的研究が, 完全動脈閉塞とその後の再灌流の状況に似せて行われている. ラットの筋皮弁を使った研究では, 血管柄のクランプにより筋皮弁に完全動脈閉塞を起こしているが, HBOTで治療した群では, コントロール群と比較して皮弁の生着率が明らかに増加していた[103-105]. Zamboniら[105]のレーザードップラーを使った微小循環の研究では, 8時間の虚血後のラットの皮弁において, HBOTが微小循環灌流を有意に増加させることが示された.

## 静脈の部分うっ滞

部分的静脈うっ滞は, 柄付き軸走皮弁の生着不良の最も多い原因の1つである. これまで述べてきた状況と同様, その診断は臨床所見から行われる. 部分的静脈うっ滞を起こした皮弁は, 触診上冷たく暗いピンク色を呈する. 動脈の問題と対照的に, 静脈うっ滞の皮弁では迅速な毛細血管再充満が認められる. しかしながら, うっ滞の原因は動脈の障害の場合と同様, 機械的な原因であることが多い. たとえば, 血腫や浮腫に伴う血管柄の圧迫, 柄の静脈の解剖学的な折れ・ねじれ, 血管の圧迫を引き起こすような過度の緊張のある創閉鎖などである. 機械的な原因に加えて, 静脈のうっ滞を引き起こす他の内的要因もありうる.

軸走皮弁の場合, 毛細血管床内の「チョークシステム」と静脈枝の架橋が欠損していることによって, もともと静脈の灌流が不十分である[106-108].「チョークシステム」とは, 血管径が狭くなる（「チョーク」する）動脈および細動脈から由来している. それらの動脈は毛細血管床につながっており, そこで弁のない静脈で静脈系と出合うことになる. そこでは双方向性の血流があり, 毛細血管床を出入りする血流量や血圧の均一化が図られる[109]. 皮弁挙上の際に, このシステムの静脈部分が破綻すれば, 静脈灌流が不十分となり血液のうっ滞が生じる. 加えて皮弁を手術的に作製する際に, 逆行性橈骨前腕皮弁などのように, 逆行性に静脈のドレナージが形成されることがある. これらの症例では, 伴行静脈の枝や弁の逆流などを介して静脈灌流路が再形成されるまでのあいだは, 皮弁での一時的な静脈うっ滞が生じる. これらの症例は特異的な治療的介入なしに改善する. 静脈うっ滞の他の原因に対しては, 初期治療として医学的, もしくは化学的療法を行う. 適当な静脈灌流路が再形成された場合, HBOTを皮弁救済のための補助療法として使用することができる. この時期は, 通常7〜10日以内である. 推奨される臨床的プロトコールは, HBOTを静脈うっ滞

が認められてから4時間以内に開始し，静脈うっ滞が解消するまでの7〜10日間，12時間ごとに90〜120分，2.0〜2.5ATAの条件下で行う[98]。

### 静脈の完全閉塞

完全静脈閉塞は動脈の完全閉塞と同様の原因から，柄付き皮弁に起こりうる。これらの原因には血腫による圧迫や，血管柄のねじれ，折れなどが含まれる。遊離皮弁の場合，静脈吻合部の血栓は動脈の血栓よりも頻度が高い[71]。動脈原性と静脈原性による虚血を比較する実験的なモデルでは，静脈性虚血は皮弁の生着に対してより悪影響を与えることが示された[110-112]。静脈閉塞は微小循環全体をうっ滞させ，最終的に動脈塞栓，皮弁の完全壊死を引き起こす。完全静脈閉塞を起こした皮弁は，毛細血管再充満が認められない暗青色を呈する。その組織は，血液の流入がないために触診上は冷たい。これまでに述べてきた皮弁生着不良の原因に対するものと同様，初期治療としては血栓の原因を取り除く緊急の外科的処置が行われる。

完全静脈閉塞に対するHBOTの単独使用は推奨されておらず，無効であるとされている[113]。ラットの軸走皮弁を用いた完全静脈閉塞モデルの実験において，HBOTの使用はコントロール群の皮弁の完全壊死に対して改善効果を示すことができなかった[113,114]。しかし，これらの実験的研究の結果から，HBOTは適切な臨床的状況下で，適切な補助的療法と組み合わせることにより何らかの治療的役割を果たす可能性があることが示された（図17.5）。患者の状態の悪さや患者の拒否にあって外科的介入ができなかった症例に関する主幹著者（Zamboni WA）の臨床的経験では，医学的ヒル療法とHBOTを組み合わせた治療プロトコールにより，皮弁を救済することは可能であると考える（図17.6）。もし皮弁の生着不良が十分早期に診断され，動脈灌流が保たれている状態であれば，医学的ヒル療法の使用により十分な静脈流出を期待できる。この治療にHBOTによる酸素化の改善効果を加えることにより，皮弁の救済に相加的な改善効果がみられることが実験的に示されている[114]。推奨される臨床的なHBOTプロトコールは，48時間のあいだ，90〜120分間，2.0〜2.5ATA環境下で8時間ごとのHBOTを行い，その後は皮弁の静脈灌流が回復するまでの7〜10日間，12時間ごとに行うものである[98]。

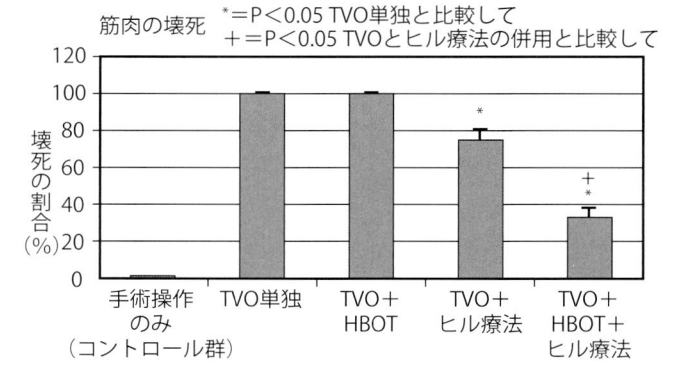

図17.5 完全静脈閉塞（TVO）による生着不良皮弁のコントロール群と，高気圧酸素治療（HBOT）を併用した群のあいだで壊死の割合に変化がないことを示した実験データ。しかし，ヒル療法とHBOTを組み合わせると，HBOT単独やヒル療法単独群と比較して，有意に壊死の割合の減少がみられた。*$P < 0.05$ TVO単独と比較して，+$P < 0.05$ TVOとヒル療法の併用と比較して

## ▶ 虚血再灌流障害

遊離皮弁は特殊であり，最初の24〜72時間は血流不良な状態へ極めて移行しやすい。これらの再建術を行うには技術的に困難を伴い，正確なマイクロサージャリーが必要とされるため，組織は初期には虚血状態となることが多い。レシピエント側の血管に新生血管が伸びるまでの時間が長くなれば，長時間の初期の虚血と続発して起こる虚血再灌流障害のために，移植遊離皮弁は生着不良を起こすことになる。この虚血再灌流障害は全体には起こらず典型的にはまだらに生じ，臨床的には，遅発性の，暗い，ランダムな分布を示す斑状の病変となる。前述したように，虚血再灌流障害は早期の段階であれば，迅速なHBOT開始により回復可能である。Kaelinら[115]は動物の遊離皮弁モデルを用いた実験で，血流再開前に18〜24時間虚血となる皮弁の救済率をHBOT施行により40〜60％増加させられることを示した。

術後の動静脈の血流不全および閉塞を含む病態は，移植遊離皮弁へ二次的な虚血を引き起こすことにより，さらに問題を複雑化させる。たとえ最初の手術が長時間の一次虚血もなく成功したとしても，二次的な虚血は皮弁の生着に悪影響を与えるであろう。二次的な虚血は予後を悪化させ，皮弁生着不良の重要な因子であることはよく知られている[71]。また，二次的な虚血を生じたあとの遊離皮弁に血流再開が起これば，その組織における虚血再灌流障害の危険性は増大する。加えて，二次的な虚血においては一次虚血よりも再灌流障害が重くなる傾向がある[71,116]。遊離皮弁の壊死と生着不良が起これば，当初から存在する治療すべき欠損部はそのままで，ドナー側の合併症も加わり，ま

た手術の不成功に対する心理的，社会的な影響もあり，マイクロサージャリー医と患者の両者の落胆は大きなものになる。幸運にも多くの実験的臨床的研究において，HBOT は遊離皮弁の二次的な虚血後の皮弁救済に効果があることが報告されている。動物実験においても，HBOT が二次的な虚血を起こした皮弁の治療において有効であったことが示されている[117-119]。Waterhouse らの臨床研究[120]は，二次的な虚血を起こした再移植片や遊離皮弁の治療において，HBOT が有用であることを示した。この後ろ向き比較対照試験では，6 時間以上の一次虚血あるいはあらゆる程度の二次虚血を起こした患者が調査対象となった。遊離皮弁の救済率は，コントロール群の 46％に対して HBOT 群では 75％に増加した。この研究において，HBOT の時期は皮弁の救済率に対して特に有意な因子であった。血流再開の 24 時間以内に HBOT が行われた患者では 100％の皮弁救済率であり，72 時間以上経過した患者では 0％であった。これらの結果は虚血

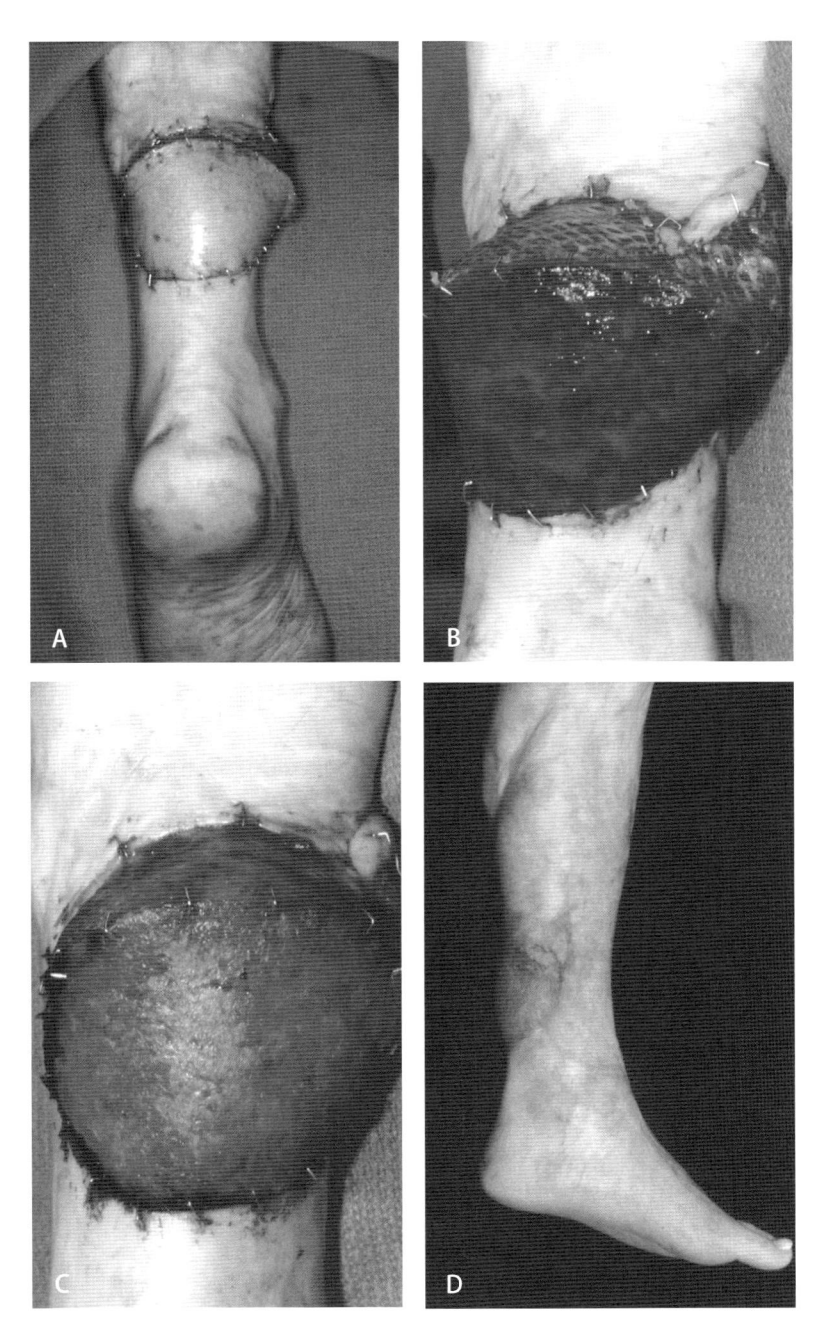

**図 17.6** A：治癒困難な熱傷創の踵骨付着腱を被覆するために，遊離肩甲筋膜皮弁を用いた症例の術直後所見。B：遊離肩甲筋膜皮弁術後 12 時間の完全静脈閉塞。皮弁の暗い色調に注目。患者は手術を拒否し，直ちにヒル療法と高気圧酸素治療（HBOT）が開始された。C：HBOT 施行 6 日目の皮弁，完全な生着と固有の静脈灌流路が形成されている。D：6 カ月後のフォローアップでは踵骨腱が血流良好な軟部組織で覆われている。（カラー口絵 27 参照）（Zamboni WA: Applications of hyperbaric oxygen therapy in plastic surgery. In: Oriani G, Marroni A, Wattel F ［eds］: Handbook on Hyperbaric Medicine. New York, Springer, 1995, pp 443-507. より）

再灌流障害の多くの合併症が，再灌流後の最初の7時間に起こるという知見と関係している[121,122]。この期間を過ぎると，回復不可能な損傷部位が出てくることは明らかである。遷延した虚血や二次虚血が起こり，その後血流が再開したあとのHBOTのタイミングは，これらの皮弁の生着や虚血再灌流障害の発生予防において大変重要である。

臨床的経験は，実験的・臨床的研究の結果に矛盾しないものである。われわれの経験からも，遷延した一次虚血あるいは二次虚血により生着不良となった遊離皮弁でも，もし治療開始のタイミングがよければたいていのケースでHBOTの効果が劇的に現れ，皮弁の完全な救済が可能であった。それゆえに迅速な病態の診断と，HBOTが有効に働くであろう患者を選択することが重要となる。遊離皮弁の移植を受け，4時間以上の一次虚血を起こした患者はすべて，迅速な術後HBOT導入の適応となる。複合多層組織片や，筋肉を含んだ遊離皮弁に関しては特にそうである。加えて，すでに述べたような動静脈柄の問題のために再手術が必要な遊離皮弁においては，二次的な虚血を引き起こすため，良好な血流再開後にHBOTを考慮すべきである。推奨されるプロトコールは，24時間のうちに8時間ごとに90～120分間，2.0～2.5ATAでHBOTを行い，次の48時間で8～12時間ごとに続行する[98]。持続的な臨床評価は，治療に対する適切な反応を確認し，さらなる動静脈吻合部の問題を除外するために必須である。もしHBOTが迅速に開始されれば，重篤な虚血再灌流障害は回避され，72時間以降の治療が必要となることはめったにない。

## 生着不良の移植片や皮弁に高気圧酸素治療を使用することの理論的根拠

これまでに述べたように，生着不良の移植片や皮弁に対する予防や，その救済に対するHBOTの効果を評価した論文は大変多い。これらの論文は，さまざまな異なる状況における実験的な基礎研究および臨床的試験の両方を含んでいる。最近HBOTに関した論文は急速に科学的になり，経験的なものは少なくなってきている。全般的にいえば，これらの論文の大部分はHBOTの有効性を報告している。加えて，これらのエビデンスの科学的な部分が，HBOTの有効な利用に向けて，HBOTの適応・非適応，臨床プロトコールに関する進歩に貢献している。

しかしEBM（evidence-based medicine）が重視される新しい時代においては，治療戦略決定のために，メタアナリシスやランダム化，二重盲検，比較対照臨床研究がますます重視されてきている。糖尿病患者の足の慢性創部の治癒をめざしたものや，放射線照射組織に対する補助療法としてHBOTの効果を調べた前向きランダム化試験がある。コクランレビューにおいては，糖尿病患者の足の皮膚潰瘍や遅発性の放射線障害に対して，HBOTの使用は推奨されるとしている[38,123]。これらの研究は，植皮に関して問題がある創床に対して，HBOTの使用意義を証明するものである。

しかしながら，生着不良移植片や皮弁に対してHBOTの使用効果を検討した，コントロール群のあるランダム化臨床研究は存在しない。これらの臨床試験を始めることを支持する多くのエビデンスがあるにもかかわらず，HBOTの効果が期待できる臨床的な状況の発生予測がつきにくく，バリエーションも多いため，単一施設では意味のあるランダム化試験が行いにくくなっている。ランダム化対照試験に裏づけされた治療法のみに標準治療の推奨を行うような考え方をもつ人たちからは，生着不良の移植片や皮弁に対するHBOTの使用は，まだまだ議論の余地があると考えられるだろう。しかし，多くの研究者はこれらの狭い了見を批判し，治療の効果は治療を行わなかった症例の結果を考慮して判断すべきであると主張している[124]。実際に，*New England Journal of Medicine*に掲載されたConcatoら[125]とBensonとHartz[126]の2件の各論文をみると，この適切に計画された観察的研究において，それぞれの推奨治療に有意な違いがないことがわかる。クリアカットな臨床のデータが発表されるまでは，われわれはHBOTのリスクと有益性，および経費を考慮しながら，圧倒的にHBOTの効果に肯定的な，対照のあるランダム化された動物実験や，臨床研究のデータに基づいて，臨床の治療法の推奨を行う必要がある。一般的にHBOTは，適切に選ばれた患者を対象とする場合には，低リスクで比較的安全に行える治療法である。HBOTを行ってはいけない疾患とHBOTの危険性についてはChapter 26にまとめてあり，臨床的に使用する前に参照してもらいたい。

生着不良の移植片や皮弁の予防と治療に対するHBOTの多くの有効性は明らかであり，前述したとおりである。まだ議論されていないHBOTの利点の1つは，生着不良の移植片や皮弁に対するほかの治療法との比較における有効性である。多くの代替療法が移植片や皮弁を救済するために行われたにもかかわらず，臨床においてルーチンで有用なものとして使える

治療はほとんどない．いくつかのフリーラジカルスカベンジャー，抗酸化剤，抗凝固剤を使用した動物実験では，それら単独で，もしくはHBOTとの併用でさまざまな程度の結果を残している[127-130]．しかしながら，これらの基礎実験結果は臨床適応性がなく，効果も保証されていない．それゆえに，植皮片や皮弁のための代替療法がほとんどない状況である．危険性が少なく，有効性が確認されており，ほかに効果が確認された代替療法がないという点を考えると，前向きでランダム化された臨床試験データがないというだけの理由で，適切に選択された患者に対してHBOTを行わないのは疑問である．

HBOTのコストについて，治療の失敗に対する社会心理学的コストはいうまでもなく，移植片や皮弁の生着不良，再手術，入院期間の遷延のコストと比較すると，移植片や皮弁の救済にはHBOTが明らかに有利である．Nemiroffら[131]が皮弁の生着不全と生着のコストを比較した1つの試算では，HBOTのコスト節約効果は顕著であった．この1999年の時点でのNemiroffら[131]の試算では，皮弁の生着不全のコストは，外科医やアシスタントの報酬だけで5,000〜1万ドルの追加となり，また術後早期ICUのモニタリング下における1〜2週間の入院治療の延長が必要になると仮定すると，延長した入院期間とモニタリング費用としてさらに1〜2万ドルの追加費用が必要となる．これには皮弁の生着不良の再発の可能性や，余計に加わった採皮部の合併症，患者に対する精神的社会的影響は含まれていない．入院費用と手術費用のコスト上昇とインフレを考えると，これらの費用は，現在の臨床においてはさらに高額になる．比較してみると，HBOT1回あたりにかかる費用が約500ドルとして，皮弁救済に伴う10〜20回のHBOTの費用はだいたい5,000〜1万ドルになるであろう．リスクと有益性，可能な治療法やコストを検討すれば，HBOTが生着不良の移植片や皮弁の救済に関して現実的で費用対効果のよい補助的療法であることは明らかである．

# まとめ

本章で述べた情報は，HBOT医や形成外科医，さらには臨床において移植片や皮弁の生着不良に遭遇する他の分野の外科医のガイドとして役に立つであろう．本章の初めで強調したように，適切に計画された移植片や皮弁に対しては，HBOTはルーチンとしては適応とならない．HBOTの臨床上の有効性は，生着不良の移植片や皮弁の治療においてのみ検討される．強調したいこととしては，生着不良の移植片や皮弁を救済し良好な結果を得るためには，移植片や皮弁に生じた問題を正確かつ迅速に診断し，早期のHBOTを組み合わせることが鍵になるということである．現在までに動物を使った実験的研究や臨床研究から得られたエビデンスに，リスクと有益性，および費用節約効果を加味して考えると，HBOTは適応を適切に選べば，移植片や皮弁の生着不良のリスクにさらされた患者には推奨されるであろう．しかしながら，生着不良の移植片や皮弁の予防や治療におけるHBOTの推奨度を確実なものとするためには，今後，前向きのランダム化臨床試験および系統的レビューがまだまだ必要である．

## REFERENCES

1. Friedman HI, Fitzmaurice M, Lefaivre JF, et al：An evidence-based appraisal of the use of hyperbaric oxygen on flaps and grafts. Plast Reconstr Surg 117(suppl)：175S-190S, 2006.
2. Zamboni WA：Applications of hyperbaric oxygen therapy in plastic surgery. In：Oriani G, Marroni A(eds)：Handbook on Hyperbaric Medicine. New York, Springer, 1995, pp 443-507.
3. Nemirof PM：HBO in skin grafts and flaps. In：Kindwall EP, Whelan HT(eds)：Hyperbaric Medicine Practice, 2nd ed. Flagstaff, Ariz, Best Publishing, 1999, pp 795-811.
4. Mathes SJ, Hansen SL：Flap classification and applications. In：Mathes SJ(ed)：Plastic Surgery：General Principles, vol 1, 2nd ed. Philadelphia, Saunders/Elsevier, 2006, pp 365-482.
5. Thourani VH, Ingram WL, Feliciano DV：Factors affecting success of split-thickness skin grafts in the modern burn unit. J Trauma 54：562-568, 2003.
6. Podrecca S, Salvatori P, Squadrelli Saraceno M, et al：Review of 346 patients with free-flap reconstruction following head and neck surgery for neoplasm. J Plast Reconstr Aesthet Surg 59：122-129, 2006.
7. Johsson K, Hunt TK, Mathes SJ：Oxygen as an isolated variable influences resistance to infection. Ann Surg 208：783-787, 1988.
8. Niinikoski J, Hunt TK：Oxygen and healing wounds：Tissue-bone repair enhancement. In：Oriani G, Marroni A(eds)：Handbook on Hyperbaric Medicine. New York, Springer, 1995, pp 485-508.
9. Marino PD：Respiratory gas transport. In：Marino PD(ed)：The ICU Book. Baltimore, Md, Lippincott Williams & Wilkins, 1998, pp 19-31.
10. Bassett BE, Bennett PB：Introduction to the physical and physiological bases of hyperbaric therapy. In：Hunt TK, Davis JC(eds)：Hyperbaric Oxygen Therapy. Durham, NC, Undersea Medical Society, 1977, pp 11-24.
11. Bigelow WG：The microcirculation. Some physiological and philosophical observations concerning the peripheral vascular system. Can J Surg 7：237-250, 1964.
12. Krogh A：The number and distribution of capillaries in muscle

with calculations of oxygen pressure head necessary for supplying the tissue. J Physiol 52 : 409, 1919.
13. Boerema I, Meijne NG, Brummelkamp WK, et al : Life without blood. A study of the influence of high atmospheric pressure and hypothermia on dilution of the blood. J Cardiovasc Surg 1 : 133-146, 1960.
14. Angel MF, Ramasastry SS, Swartz WM, et al : Free radicals : Basic concepts concerning their chemistry, pathophysiology, and relevance to plastic surgery. Plast Reconstr Surg 79 : 990-997, 1987.
15. Russel RC, Roth AC, Kucan JO, et al : Reperfusion injury and oxygen free radicals. A review. J Reconstr Microsurg 5 : 79-84, 1989.
16. Granger DN, Benoit JN, Suzuki M, et al : Leukocyte adherence to venular endothelium during ischemia-reperfusion. Am J Physiol 257 : G683-G688, 1989.
17. Goldbeg M, Serafin D, Klitzman B : Quantification of neutrophil adhesion to skeletal muscle venules following ischemia-reperfusion. J Reconstr Microsurg 6 : 267-270, 1990.
18. Messina LM : In vivo assessment of acute microvascular injury after reperfusion of ischemic tibialis anterior muscle of the hamster. J Surg Res 48 : 615-621, 1990.
19. Wang WZ, Anderson G, Firrell JC : Arteriole constriction following ischemia in denervated skeletal muscle. J Reconstr Microsurg 11 : 99-106, 1995.
20. Siemionow M, Wang WZ, Anderson G, et al : Leukocyte-endothelial interaction and capillary perfusion in ischemia/reperfusion of the rat cremaster muscle. Microcirc Endothelium Lymphatics 7 : 183-197, 1991.
21. Kaelin CM, Im MJ, Myers RA, et al : The effects of hyperbaric oxygen on free flaps in rats. Arch Surg 125 : 607-609, 1990.
22. Nylander G, Lewis D, Nordstrom H, et al : Reduction of postischemic edema with hyperbaric oxygen. Plast Reconstr Surg 76 : 596-603, 1990.
23. Zamboni WA, Roth AC, Russell RC, et al : Morphological analysis of the microcirculation during reperfusion of ischemic skeletal muscle and the effect of hyperbaric oxygen. Plast Reconstr Surg 91 : 1110-1123, 1993.
24. Thom SR : Functional inhibition of leukocyte $B^2$ integrins by hyperbaric oxygen in carbon monoxide-mediated brain injury. Toxicol Appl Pharm 123 : 248-256, 1993.
25. Zamboni WA, Stephenson LL, Roth AC, et al : Ischemia-reperfusion injury in skeletal muscle : CD18-dependent neutrophil-endothelial adhesion and arteriolar vasoconstriction. Plast Reconstr Surg 99 : 2002-2007, 1997.
26. Jones S, Wang WZ, Nataraj C, et al : HBO inhibits IR-induced neutrophil CD18 polarization by a nitric oxide mechanism. Undersea Hyperb Med 35(suppl): 75, 2002.
27. Baynosa RC, Khiabani KT, Stephenson LL, et al : The effect of hyperbaric oxygen on nitric oxide synthase and vascular endothelial growth factor expression in ischemia reperfusion injury. J Am Coll Surg 199(suppl): S65, 2004.
28. Baynosa RC, Naig AL, Murphy PS, et al : The effect of hyperbaric oxygen on NOS activity and transcription in ischemia reperfusion injury. J Am Coll Surg 200(suppl): S57-S58, 2005.
29. Ellis CM, Hansen BK, Baynosa RC, et al : Hyperbaric oxygen decreases neutrophil adherence in ischemia reperfusion by a VEGF-dependent mechanism. J Am Coll Surg 200(suppl): S57, 2005.
30. Zhang Q, Gould L, Chang Q : Mechanism of hyperbaric oxygen on ischemic tissue healing. J Am Coll Surg 200(suppl): S58, 2005.
31. Heggers JP : Defining infection in chronic wounds : Methodology. J Wound Care 7 : 452-456, 1998.
32. Zamboni WA, Browder LK, Martinez J : Hyperbaric oxygen and wound healing. In : Phillips LG(ed): Clinics in Plastic Surgery—Wound Healing. Philadelphia, Saunders, 2003, pp 67-75.
33. Clark MG, Barrett EJ, Wallis MG, et al : The microvasculature in insulin resistance and type 2 diabetes. Semin Vasc Med 2 : 21-31, 2002.
34. Burns JL, Mancoll JS, Phillips LG : Impairments to wound healing. Clin Plast Surg 30 : 47-56, 2003.
35. Reinisch JF, Puckett CL : Management of radiation wounds. Surg Clin North Am 64 : 795-802, 1984.
36. Rudolph R, Utley J, Woodard N, et al : The ultrastructure of chronic radiation damage in rat skin. Surg Gynecol Obstet 151 : 171-178, 1981.
37. Niinikoski JH : Clinical hyperbaric oxygen therapy, wound perfusion, and transcutaneous oximetry. World J Surg 28 : 307-311, 2004.
38. Kranke P, Bennett M, Roeckl-Wiedmann I, et al : Hyperbaric oxygen therapy for chronic wounds. Cochrane Database Syst Rev 1 : CD004123, 2004.
39. Sheffield PJ : Tissue oxygen measurements. In : Davis JC, Hunt TK(eds): Problem Wounds : The Role of Oxygen. New York, Elsevier, 1988, pp 17-51.
40. Sheffield PJ : Measuring tissue oxygen tension : A review. Undersea Hyperb Med 25 : 179-188, 1998.
41. Hayward TR, Volny J, Golbranson F, et al : Oxygen inhalation-induced transcutaneous PO2 changes as a predictor of amputation level. J Vasc Surg 2 : 220-227, 1985.
42. Matos LA, Nunez AA : Enhancement of healing in selected problem wounds. In : Kindwall EP, Whelan HT(eds): Hyperbaric Medicine Practice, 2nd ed. Flagstaff, Ariz, Best Publishing, 1999, pp 813-849.
43. Strauss MB, Bryant BJ, Hart GB : Transcutaneous oxygen measurements under hyperbaric oxygen conditions as a predictor for healing of problem wounds. Foot Ankle Int 23 : 933-937, 2002.
44. Quigley FG, Faris IB : Transcutaneous oxygen tension measurements in the assessment of limb ischemia. Clin Physiol 11 : 315-320, 1991.
45. Niinikoski J : Hyperbaric oxygen therapy of diabetic foot ulcers, transcutaneous oximetry in clinical decision making. Wound Repair Regen 11 : 458-461, 2003.
46. Perrins DJ, Cantab MB : Influence of hyperbaric oxygen on the survival of split skin grafts. Lancet 1 : 868-871, 1967.
47. Gonnering RS, Kindwall EP, Goldmann RW : Adjunct hyperbaric oxygen therapy in periorbital reconstruction. Arch Ophthalmol 104 : 439-443, 1986.
48. Nichter LS, Morwood DT, Williams GS, et al : Expanding the limits of composite grafting : A case report of a successful nose replantation assisted by hyperbaric oxygen therapy. Plast Reconstr Surg 87 : 337-340, 1991.
49. Rapley JH, Lawrence WT, Witt PD : Composite grafting and hyperbaric oxygen therapy in pediatric nasal tip reconstruction after avulsive dog-bite injury. Ann Plast Surg 46 : 434-438, 2001.
50. Friedman HI, Stonerock C, Brill A : Composite ear-lobe grafts to reconstruct the lateral nasal ala and sill. Ann Plast Surg 50

: 275-281, 2003.
51. McFarlane RM, Wermuth RE : The use of hyperbaric oxygen to prevent necrosis in experimental pedicle flaps and composite skin grafts. Plast Reconstr Surg 37 : 422-430, 1966.
52. Zhang F, Cheng C, Gerlach T, et al : Effect of hyperbaric oxygen on survival of the composite ear graft in rats. Ann Plast Surg 41 : 530-534, 1998.
53. Rubin JS, Marzella L, Myers RA, et al : Effect of hyperbaric oxygen on the take of composite skin grafts in rabbit ears. J Hyperb Med 3 : 79, 1988.
54. Lim AA, Wall MP, Greinwald JH : Effects of dimethylthiourea, melatonin, and hyperbaric oxygen therapy on the survival of reimplanted rabbit auricular composite grafts. Otolaryngol Head Neck Surg 121 : 231-237, 1999.
55. Mazolewski MC, Zamboni WA, Haws MJ, et al : Effect of hyperbaric oxygen on composite graft survival in a rat ear model. Undersea Hyperb Med 22 : 50, 1995.
56. Furnas H, Rosen JM : Monitoring in microvascular surgery. Ann Plast Surg 26 : 265-272, 1991.
57. De la Torre J, Hedden W, Grant JH, et al : Retrospective review of the internal Doppler probe for intra- and postoperative microvascular surveillance. J Reconstr Microsurg 19 : 287-290, 2003.
58. Yuen JC, Feng Z : Monitoring free flaps using the laser Doppler flowmeter : A five-year experience. Plast Reconstr Surg 105 : 55-61, 2000.
59. Mathieu D, Neviere R, Pellerin P, et al : Pedicle musculocutaneous flap transplantation : Prediction of final outcome by transcutaneous oxygen measurements in hyperbaric oxygen. Plast Reconstr Surg 91 : 329-334, 1993.
60. Smith AR, Sonneveld GJ, Kort WJ, et al : Clinical applications of transcutaneous oxygen measurements in replantation surgery and free tissue transfer. J Hand Surg 8 : 139-145, 1983.
61. Khouri RK, Shaw WW : Monitoring of free flaps with surface-temperature recordings : Is it reliable? Plast Reconstr Surg 89 : 495-499, 1992.
62. Dunn RM, Kaplan IB, Mancoll J, et al : Experimental and clinical use of pH monitoring of free tissue transfers. Ann Plast Surg 31 : 539-545, 1993.
63. Denneny JC, Weisman RA, Silverman DG : Monitoring free flap perfusion by serial fluorometry. Otolaryngol Head Neck Surg 91 : 372-376, 1983.
64. Schon R, Schramm A, Gellrich NC, et al : Color duplex sonography for the monitoring of vascularized free bone flaps. Otolaryngol Head Neck Surg 129 : 71-76, 2003.
65. Udesen A, Lontoft E, Kristensen SR : Monitoring of free flaps with microdialysis. J Reconstr Microsurg 16 : 101-106, 2000.
66. Futran ND, Stack BC, Hollenbeak C, et al : Green light photoplethysmography monitoring of free flaps. Arch Otolaryngol Head Neck Surg 126 : 659-662, 2000.
67. Hallock GG : A "true" false-negative misadventure in free flap monitoring using laser Doppler flowmetry. Plast Reconstr Surg 110 : 1609-1611, 2002.
68. Heller L, Levin LS, Klitzman B : Laser Doppler flowmeter monitoring of free-tissue transfers : Blood flow in normal and complicated cases. Plast Reconstr Surg 107 : 1739-1745, 2001.
69. Kaufman T, Granick MS, Hurwitz DJ, et al : Is experimental muscle flap temperature a reliable indicator of its viability? Ann Plast Surg 19 : 34-41, 1987.
70. Raskin DJ, Nathan R, Erk Y, et al : Critical comparison of transcutaneous pO2 and tissue pH as indices of perfusion. Microsurgery 4 : 29-33, 1983.
71. Vedder NB : Flap physiology. In : Mathes SJ (ed) : Plastic Surgery : General Principles, vol 1, 2nd ed. Philadelphia, Saunders/Elsevier, 2006, pp 483-506.
72. Hidalgo DA, Jones CS : The role of emergent exploration in free-tissue transfer : A review of 150 consecutive cases. Plast Reconstr Surg 86 : 492-498, 1990.
73. Kernahan DA, Zingg W, Kay CW : The effect of hyperbaric oxygen on the survival of experimental skin flaps. Plast Reconstr Surg 36 : 19-25, 1965.
74. McFarlane RM, Wermuth RE : The use of hyperbaric oxygen to prevent necrosis in experimental pedicle flaps and composite skin grafts. Plast Reconstr Surg 37 : 422-430, 1966.
75. McFarlane RM, DeYoung G, Henry RA : Prevention of necrosis in experimental pedicle flaps with hyperbaric oxygen. Surg Forum 16 : 481-482, 1965.
76. Wald HI, Georgiade HG, Angelollo J, et al : Effect of intensive hyperbaric oxygen therapy on the survival of experimental skin flaps in rats. Surg Forum 19 : 497-499, 1968.
77. Champion WM, McSherry CK, Goulian D : Effect of hyperbaric oxygen on the survival of pedicled skin flaps. J Surg Res 7 : 583-586, 1967.
78. Niinikoski J : Viability of ischemic skin in hyperbaric oxygen. Acta Chir Scand 136 : 567-568, 1970.
79. Niinikoski J : Viability of ischemic skin flaps in hyperbaric oxygen. Proceedings of the 5th International Hyperbaric Conference 1 : 244, 1974.
80. Arturson G, Khanna NN : The effects of hyperbaric oxygen, dimethyl sulfoxide and complamin on the survival of experimental skin flaps. Scand J Plast Reconstr Surg 4 : 8-10, 1970.
81. Jurell G, Kaijser L : Influence of varying pressure and duration of treatment with hyperbaric oxygen on the survival of skin flaps. Scand J Plast Reconstr Surg 7 : 25-28, 1973.
82. Manson PN, Im MJ, Myers RA, et al : Improved capillaries by hyperbaric oxygen in skin flaps. Surg Forum 31 : 564-566, 1980.
83. Tan CM, Im MJ, Myer RA, et al : Effects of hyperbaric oxygen and hyperbaric air on the survival of island skin flaps. Plast Reconstr Surg 73 : 27-30, 1984.
84. Nemiroff PM, Merwin GE, Brant T : Effects of hyperbaric oxygen and irradiation on experimental skin flaps in rats. Otolaryngol Head Neck Surg 93 : 485-491, 1985.
85. Caffee HH, Gallagher TJ : Experiments on the effects of hyperbaric oxygen on flap survival in the pig. Plast Reconstr Surg 81 : 751-754, 1988.
86. Esclamado RM, Larrabee WF, Zel GE : Efficacy of steroids and hyperbaric oxygen on survival of dorsal skin flaps in rats. Otolaryngol Head Neck Surg 102 : 41-44, 1990.
87. Frigerio D, Lovisetti G, Lovisetti L : Effect of hyperbaric oxygenation on the survival of experimental skin flaps in rats. Proceedings of the 10th International Congress of Hyperbaric Medicine, p. 199, 1990.
88. Zamboni WA, Roth AC, Russell RC, et al : The effect of hyperbaric oxygen therapy on axial pattern skin flap survival when administered during and after total ischemia. J Reconstr Microsurg 5 : 343-347, 1989.
89. Ramon Y, Abramovich A, Shupak A, et al : Effect of hyperbaric oxygen on a rat transverse rectus abdominis myocutaneous flap model. Plast Reconstr Surg 102 : 416-422, 1998.
90. Pellitteri PK, Kennedy TL, Youn BA : The influence of invasive hyperbaric oxygen therapy on skin flap survival in a swine

model. Arch Otolaryngol Head Neck Surg 118 : 1050-1054, 1992.
91. Champion WM, McSherry CK, Goulian D : Effect of hyperbaric oxygen on the survival of pedicled skin flaps. J Surg Res 7 : 583-586, 1967.
92. Nemiroff PM : Synergistic effects of pentoxifylline and hyperbaric oxygen on skin flaps. Arch Otolaryngol Head Neck Surg 114 : 977-981, 1988.
93. Stewart RJ, Moore T, Bennett B, et al : Effect of free-radical scavengers and hyperbaric oxygen on random-pattern skin flaps. Arch Surg 129 : 982-987, 1994.
94. Collins TM, Caimi R, Lynch PR, et al : The effects of nicotinamide and hyperbaric oxygen on skin flap survival. Scand J Plast Surg 25 : 5-7, 1991.
95. Perrins DJD : The effect of hyperbaric oxygen on ischemic skin flaps. In : Grabb WC, Myers MB (eds) : Skin Flaps. Boston, Little, Brown, 1975, pp 53-63.
96. Bowersox JC, Strauss MB, Hart GB : Clinical experience with hyperbaric oxygen therapy in the salvage of ischemic skin flaps and grafts. J Hyperb Med 1 : 141, 1986.
97. Ueda M, Kaneda T, Takahashi H, et al : Hyperbaric oxygen therapy of ischemic skin flaps : Clinical and experimental study. Proceedings of the 9th International Symposium on Underwater Hyperbaric Physiology by the Undersea and Hyperbaric Medical Society, p. 823, 1987.
98. Zamboni WA, Shah HR : Skin grafts and flaps (compromised). In : Feldmeier JJ (ed) : Hyperbaric Oxygen 2003. Indications and Results—The Hyperbaric Oxygen Therapy Committee Report. Dunkirk, Md, Undersea and Hyperbaric Medical Society, 2003, pp 101-108.
99. Alizadeh K, Disa JJ : Flap loss, infections, and other complications. In : Greer SE, Benhaim P, Lorenz HP, et al. (eds) : Handbook of Plastic Surgery. New York, Marcel Dekker, 2004, pp 15-18.
100. Rothkopf DM, Chu B, Bern S, et al : The effect of dextran on microvascular thrombosis in an experimental rabbit model. Plast Reconstr Surg 92 : 511-515, 1993.
101. Pomerance J, Truppa K, Bilos ZJ, et al : Replantation and revascularization of the digits in a community microsurgical practice. J Reconstr Microsurg 13 : 163-170, 1997.
102. Takayanagi S, Ogawa Y : Effects of pentoxifylline on flap survival. Plast Reconstr Surg 65 : 763-767, 1980.
103. Tomur A, Etlik O, Gundogan NU : Hyperbaric oxygenation and antioxidant combination reduces ischemia-reperfusion injury in a rat epigastric island skin-flap model. J Basic Clin Physiol Pharmacol 16 : 275-285, 2005.
104. Hong JP, Kwon H, Chung YK, et al : The effect of hyperbaric oxygen on ischemia-reperfusion injury : An experimental study in a rat musculocutaneous flap. Ann Plast Surg 51 : 478-487, 2003.
105. Zamboni WA, Roth AC, Russell RC, et al : The effect of hyperbaric oxygen on reperfusion of ischemic axial skin flaps : A laser Doppler analysis. Ann Plast Surg 28 : 339-341, 1992.
106. Boyd JB, Taylor GI, Corlett R : The vascular territories of the superior epigastric and the deep inferior epigastric systems. Plast Reconstr Surg 73 : 1-16, 1984.
107. Carramenha E, Costa MA : An anatomic study of the venous drainage of the transverse rectus abdominis myocutaneous flap. Plast Reconstr Surg 79 : 208-213, 1987.
108. Blondeel PN, Arnstein M, Verstraete K : Venous congestion and blood flow in free transverse rectus abdominis myocutaneous and deep inferior epigastric perforator flaps. Plast Reconstr Surg 106 : 1295-1299, 2000.
109. Taylor GI, Ives A, Dhar S : Vascular territories. In : Mathes SJ (ed) : Plastic Surgery : General Principles, vol 1, 2nd ed. Philadelphia, Saunders/Elsevier, 2006, pp 317-364.
110. Hjortdal VE, Hauge E, Hansen ES : Differential effects of venous stasis and arterial insufficiency on tissue oxygenation in myocutaneous island flaps : An experimental study in pigs. Plast Reconstr Surg 93 : 375-385, 1992.
111. Hjortdal VE, Sinclair T, Kerrigan CL, et al : Arterial ischemia in skin flaps : Microcirculatory intravascular thrombosis. Plast Reconstr Surg 93 : 375-385, 1994.
112. Hjortdal VE, Sinclair T, Kerrigan CL, et al : Venous ischemia in skin flaps : Microcirculatory intravascular thrombosis. Plast Reconstr Surg 93 : 366-374, 1994.
113. Kenneaster DG, Zamboni WA, Stephenson LL : Effect of hyperbaric oxygen on axial skin flaps subjected to total venous occlusion. Undersea Hyperb Med 21 (suppl) : 53, 1994.
114. Lozano DD, Stephenson LL, Zamboni WA : Effect of hyperbaric oxygen and medicinal leeching on survival of axial skin flaps subjected to total venous occlusion. Plast Reconstr Surg 104 : 1029-1032, 1999.
115. Kaelin CM, Im MJ, Myers RA, et al : The effects of hyperbaric oxygen on free flaps in rats. Arch Surg 125 : 607-609, 1990.
116. Angel MF, Mellow CG, Knight KR, et al : Secondary ischemia time in rodents : Contrasting complete pedicle interruption with venous obstruction. Plast Reconstr Surg 85 : 789-793, 1990.
117. Stevens DM, Weiss DD, Koller WA, et al : Survival of normothermic microvascular flaps after prolonged secondary ischemia : Effects of hyperbaric oxygen. Otolaryngol Head Neck Surg 115 : 360-364, 1996.
118. Gampper TJ, Zhang F, Mofakhami NF, et al : Beneficial effect of hyperbaric oxygen on island flaps subjected to secondary venous ischemia. Microsurgery 22 : 49-52, 2002.
119. Wong HP, Zamboni WA, Stephenson LL : Effect of hyperbaric oxygen on skeletal muscle necrosis following primary and secondary ischemia in a rat model. Surg Forum 47 : 705-707, 1996.
120. Waterhouse MA, Brown R, Zamboni WA, et al : The use of HBO in compromised free tissue transfer and replantation : A clinical review. Undersea Hyperb Med 20 (suppl) : 64, 1993.
121. Zamboni WA : The microcirculation and ischemia-reperfusion : Basic mechanisms of hyperbaric oxygen. In : Kindwall EP, Whelan HT (eds) : Hyperbaric Medicine Practice, 2nd ed. Flagstaff, Ariz, Best Publishing, 1999, pp 779-794.
122. Olivas TP, Saylor TF, Wong HP, et al : Timing of microcirculatory injury from ischemia reperfusion. Plast Reconstr Surg 107 : 785-788, 2001.
123. Bennett MH, Feldmeier J, Hampson N, et al : Hyperbaric oxygen therapy for late radiation tissue injury. Cochrane Database Syst Rev 3 : CD005005, 2005.
124. Smith GCS, Pell JP : Parachute use to prevent death and major trauma related to gravitational challenge : Systematic review of randomized controlled trials. Br Med J 327 : 1459-1461, 2003.
125. Concato J, Shah N, Horwitz RI : Randomized, controlled trials, observational studies, and the hierarchy of research designs. N Engl J Med 342 : 1887-1892, 2000.
126. Benson K, Hartz AJ : A comparison of observational studies and randomized, controlled trials. N Engl J Med 342 : 1878-

1886, 2000.
127. Gurlek A, Celik M, Parlakpinar H, et al : The protective effect of melatonin on ischemia-reperfusion injury in the groin (inferior epigastric) flap model in rats. J Pineal Res 40 : 312-317, 2006.
128. Hirigoyen MB, Prabhat A, Zhang WX, et al : Thrombolysis at a controlled pressure prolongs the survival of skin flaps treated with superoxide dismutase. J Reconstr Microsurg 12 : 195-199, 1996.
129. Suzuki S, Yoshioka N, Isshiki N, et al : Involvement of reactive oxygen species in post-ischaemic flap necrosis and its prevention by antioxidants. Br J Plast Surg 44 : 130-134, 1991.
130. Stewart RJ, Moore T, Bennett B, et al : Effect of free-radical scavengers and hyperbaric oxygen of random pattern skin flaps. Arch Surg 129 : 982-987, 1994.
131. Nemiroff PM : HBO in skin grafts and flaps. In : Kindwall EP, Whelan HT (eds) : Hyperbaric Medicine Practice, 2nd ed. Flagstaff, Ariz, Best Publishing, 1999, pp 795-811

# Chapter 18 クロストリジウム性筋炎, 壊死性筋膜炎, 接合菌性感染症

### この章の概要

クロストリジウム性筋炎, 筋壊死
  原因
  危険因子
  臨床症状
  鑑別診断
  治療
  高気圧酸素治療の論理的根拠
壊死性筋膜炎
  原因
  危険因子
  臨床症状
  鑑別診断

高気圧酸素治療の論理的根拠
その他の壊死性細菌感染症
  非クロストリジウム性筋壊死
  捻髪音性嫌気性蜂窩織炎
  進行性細菌性壊疽
接合菌性壊疽性蜂窩織炎
  原因
  危険因子
  臨床症状
  鑑別診断
  高気圧酸素治療の論理的根拠
  治療

## クロストリジウム性筋炎, 筋壊死

クロストリジウム性筋炎, それに続く筋壊死は「ガス壊疽」として知られており, 患肢切断の可能性や生命に危険を及ぼす壊死性感染症である. 劇的に急速進行する軟部組織感染症であり, Clostridium による毒素により細胞が傷害され, 全身性に障害が波及し, 急速に筋壊死が拡大する[1]. クロストリジウム性筋炎, 筋壊死は古典的な毒素起因性の感染症であり, 急速に進行する壊死性感染症の1つである.

### ▶原因

クロストリジウム性筋炎は嫌気性, 芽胞形成性のグラム陽性桿菌が原因となり, 通常土壌中の腐敗した有機体や哺乳類の消化管に存在し, 時には海中の堆積物中に存在する. 古典的に筋炎, 筋壊死を引き起こす微生物は Clostridium perfringens (C. perfringens) と定義される. 歴史的には Bacillus perfringens (1898), Bacterium welchii, Bacterium emphysematosa, Clostridium welchii (1900) と名づけられていた. Clostridium 属は芽胞形成性, グラム陽性の嫌気性菌からなる. C. perfringens は生成される4つの主な毒素 ($\alpha, \beta, \varepsilon, \iota$) の組み合わせにより5つの生物型 (A, B, C, D, E) に分類される[2]. これら5つの型は人間や動物に異なった病気を引き起こす. どの型も α 毒素

を生成するが, 特にA型菌は毒素を多量に生成する. 臨床症状の多くは α 毒素の作用により引き起こされるが, 感染症発症時は12もの数の毒素が放出され, 相互作用を示す. その他, C. perfringens 以外の毒素産生ガス壊疽の原因菌としては C. novyi, C. septicum, C. histolyticum, C. fallax, C. sordellii, C. bifermentans があげられる.

C. perfringens は嫌気性菌に分類されているが, 末梢組織の酸素分圧と同値である 30mmHg までなら発育可能であり, さらに酸素分圧 70mmHg までの環境においてでさえ発育可能である. 一般的に嫌気性菌は酸素が存在する環境下では発育できず, これはフリーラジカルを除去, 分解する酵素活性が低下しているためである. これらの酵素は抗酸化酵素であり, 過酸化水素分解酵素であるスーパーオキサイドジスムターゼ, カタラーゼを含んでいる. 2〜3ATA (絶対気圧: atmosphere absolute) による高気圧酸素治療 (hyperbaric oxygen therapy; HBOT) により, 組織酸素分圧は 30mmHg 以上に上昇し, 芽胞からの発芽や細菌の増殖が抑制される. 高濃度酸素は殺菌性ではあるが, HBOT 単独では α 毒素に効果はなく, 本毒素は腎臓によって代謝される.

ガス産生は細菌による糖分解により起きると考えられており, 好気性代謝の結果, 二酸化炭素と水が生成される. 理論的には, 二酸化炭素は急速に組織間液に溶解し, 組織にはほとんど蓄積されない. しかし嫌

気性菌や通性菌による不完全な酸素代謝により水に溶けにくいガスが産生され，組織に蓄積していく。C. septicum に感染した糖尿病患者の感染筋組織のガスを測定したところ，水素5.9%，二酸化炭素3.4%，窒素74.5%，酸素16.1%であった[3]。組織間内に生成されたガスはX線やCT検査によって描出可能であり，報告された症例のおよそ半数程度にみられる。

## ▶ 危険因子

歴史的に，ガス壊疽は戦場における創感染にみられる。戦場における創は直接，筋肉やその栄養血管を損傷し，異物などによる汚染の可能性が高い。高速度の弾丸やミサイルによる爆発は，低速度の弾丸，転落，交通事故による外傷と異なり，衝撃波を起こし弾丸や異物により貫通した組織の周囲に障害を与える。その結果，周囲組織の血流の灌流障害を引き起こす危険性が増す。戦闘で歩兵が被る創傷には泥や衣服の破片が混入し，さらに土壌や動物の堆肥などが混入する可能性がある。戦場における創傷感染の合併症を防ぐ予防としては早期の治療が最も大切であり[4]，ガス壊疽の発症に関しては，アメリカの戦争の歴史のなかでよく言及されている[5]。

都会における，クロストリジウム性筋炎，筋壊死は外傷後に発症しやすく，特に筋肉への血液灌流が乏しい創部をもつ患者に発症する。よく起こりうる外傷の種類としては交通事故，開放骨折を伴う農場での事故があり，挫滅創，工場での事故，銃創がこれに続く[3]。また，糖尿病患者や血管炎の患者で創部が慢性化し癒えず，足部潰瘍や仙骨褥瘡感染がみられる場合にも起きる。他の危険因子としては，腹部が原因の敗血症による腹部手術後の患者である。これは腸管内に微生物が存在しているからである。腹部手術後のガス壊疽をきたす最も一般的な外科術式は大腸切除と胆道外科である。Clostridium が手術創から分離される場合のほとんどで，他の菌との混合感染が起こっており，これが二次的な侵襲を起こしている。この場合，毒素は産生していないようである。消化器癌患者はC. septicum 感染の危険因子であり，特に毒力が強い種である。熱傷[6]や薬物静脈注射が原因のガス壊疽の報告もある。子宮でのガス壊疽は，不潔な中絶操作[7]だけでなく，出産[8]や外科的手技後[9]に起きるという報告もある。

C. perfringens の産生する毒素により，病気は特徴づけられる（表18.1）。これらの毒素は細胞外酵素である。これらのなかで最も重要なものはα毒素で，これは$Zn^{2+}$を必要とする金属酵素で，真核細胞膜の中

**表18.1** *Clostridium perfringens* による主な毒とそれらの生物学的効果

| |
|---|
| α毒素：致死的[*]，レシチナーゼ，壊疽性，溶血性，心毒性 |
| β毒素：致死的[*]，壊疽性 |
| δ毒素：致死的[*]，溶血毒 |
| ε毒素：致死的[*]，パーミアーゼ |
| θ毒素：致死的[*]，溶血毒，細胞溶解毒，白血球障害 |
| ι毒素：致死的[*]，壊疽性 |
| κ毒素：致死的[*]，コラーゲナーゼ，ゲラチナーゼ，壊疽性 |
| λ毒素：プロテアーゼ |
| μ毒素：ヒアルロニダーゼ |
| ν毒素：致死的[*]，DNA分解酵素，溶血性，壊疽性 |
| φ毒素：溶血毒，細胞溶解毒 |

[*]「致死的」は，マウスへの注射に基づく。
（Modified from Gas gangrene. http://www.emedicine.com/med/topic843.htm）

にあるレシチンとコリンのリン酸グリセリド，エタノールアミン，セリンを分解するホスホリパーゼCである[10]。そしてθ毒素はperfringolysin O として知られる溶血毒である。1940年代以降，C. perfringens に感染した検体から抽出した上澄み液体の研究により，α毒素はガス壊疽の主要な要因であると疑われてきた。1990年代半ば，C. perfringens の毒性を特徴づける遺伝子鎖の組換変異体がつくられ，毒性が欠損することが証明された。マウスガス壊疽モデルによる試験では，毒性が消失していた[11]。変異体は毒性の欠如を示し，対照マウスでは下肢の腫脹，黒色化，筋壊死が通常みられるところ，α毒素を欠失した変異体を感染させたマウスではこれらの症状ほとんど完全に消失していた。このような変異体にα毒素遺伝子を再挿入すると，毒性は回復する。毒素蛋白質は2つの機能的な領域により決定される。①ホスホリパーゼC活性をもつN末端領域，②真核細胞の細胞膜へ結合するC末端[12]である（図18.1）。

α毒素はミセルや単分散に構成されているリン脂質に作用する。生体のなかで最もリン脂質を含む組織は細胞膜であり，十分なα毒素に曝されると細胞膜は溶解してしまう[13]。またα毒素による他の影響も証明されており，細胞膜を溶解しない程度の量のα毒素はアラキドン酸カスケードを活発化し[14]，炎症反応の過程としてプロスタグランジン，トロンボキサン，ロイコトリエンなどを産生する。トロンボキサンは炎症反応の進行により血小板の凝集を亢進させ[15]，その結果，組織への血流量が低下する[16]。Titballは次のように

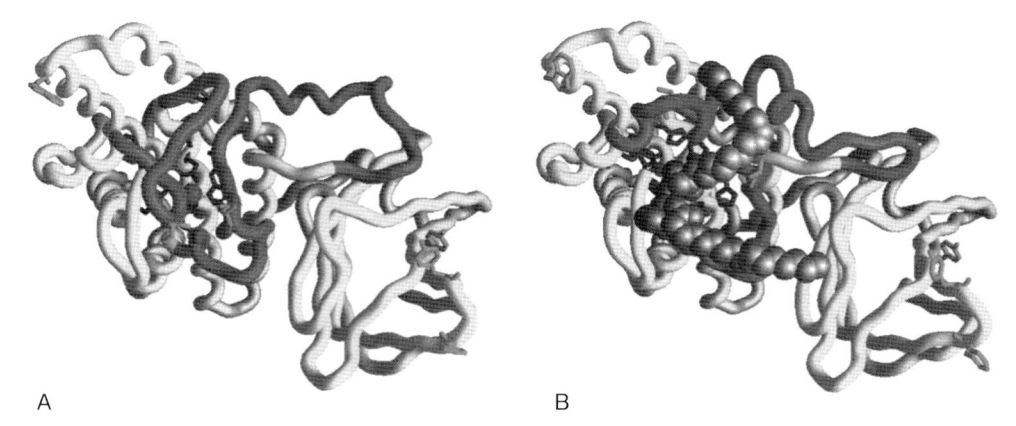

図 18.1　α毒素は 2 つの異なった配置をとるものとして結晶化されている。Aは活発な触媒能を有し，"open form"（開かれた形）として知られている。Bは "closed form"（閉鎖形）であり，2 つのループは活性部位が部分的に閉じており，蛋白としては不活性のままである。Birkbeck Toxin Structuer グループのホームページのウェブサイトにあるループの短いアニメーションでは，結合部位を中心としてダイナミックに分子の開放，閉鎖を示している。（カラー口絵 28 参照）
（Institute of Structural Molecular Biology, Birkbeck College School of Crystallography, University of London, UK. http://people.cryst.bbk.ac.uk/~bcole04/ambrose.html　2007. 10. 30）

理論づけた。α毒素は最初の感染巣から隣接した正常組織へ影響を及ぼし，隣接したこれらの組織への血流を低下させることにより，感染巣が広がる素地を形成している[17]。

α毒素のその他の臨床的に重要な性質としては，白血球の溶解による炎症への応答の抑制と，組織への白血球の遊走の防止があげられ，血管壁に沿って白血球は蓄積されてしまう[9]。ガス壊疽感染巣における白血球の減少化は，1917 年に 2 人の軍医による観察によって発見された。第一次世界大戦時の戦場におけるガス壊疽患者で，感染した筋組織に著明な白血球の減少を認めている[18]。同様の報告が臨床例も繰り返されている。Bryant ら[19]によれば，ホスホリパーゼCにより大きな血小板凝集が起こり，それにより好中球の血管漏出が障害される。さらに，血管内皮細胞内ではα毒素への反応とそれに引き続くプロテインキナーゼCの活性化が起こり，血小板活性化因子とプロスタサイクリンという 2 つの血管刺激脂質の合成が刺激されることが示されている。α毒素に反応したこれらの内皮細胞は血小板活性化因子レセプターと P-セレクチンを介し，好中球の接着を強める[20]。P-セレクチンや $\beta_2$ インテグリンなどの接着分子に対する高気圧酸素の効果は，一酸化炭素中毒[21]や減圧症[22]から再灌流障害[23]に至るまでの話のなかで証明されている。それゆえα毒素による白血球凝集のさらなる研究を行って，HBOT の有効メカニズムを評価すべきである。α毒素に対するこれらの反応は，血管透過性の亢進，限局化した好中球の蓄積，痙攣，心機能不全などガス壊疽の局所ならびに全身症状の形成に寄与している。

ウサギのモデルではα毒素は心筋の収縮を直接抑制することにより心血管系の虚脱を引き起こす[24]。

ホスホリパーゼCによる別の効果として，クロストリジウムによる菌血症で，溶血が報告されている。細胞毒性や溶血の効果は分子構造と関係することが報告され，Naylor ら[25]は毒素の分子構造を記述している。εトキシンは血管透過性の亢進と浮腫を助長させる。

## ▶ 臨床症状

受傷してから発症するまでの潜伏期間は通常 1 ～ 4 日程度であるが，早ければ 6 時間から遅ければ 3 週間後に発症することもある[26]。通常患者が訴える最初の症状は創部の突然の容赦ない痛みであるが，重量感や圧迫感を訴える患者もいる。これらは顕著な臨床所見を欠くこともある。数時間以内に腫脹，蒼白，圧痛が急速に現れて進行する。典型的には圧痛は身体所見に比べ不釣り合いに強い。皮膚色は進行性に変化し銅色から赤紫色へ変化する。出血性水疱や皮下気腫があれば診断は確実であるが，半数の症例ではこのような所見がみられない。ガス壊疽に対する放射線学的診断は推奨されるが，それがクロストリジウム性筋炎であるかどうかの診断要件とはならない。他の細菌でもガスを産生するからである。経過するにつれて淡白でうすいで茶色，緑色，黄色，黒色が混ざったような滲出液が出現し，「ほのかに甘く」「くすんだ」臭気を伴うが，通常の嫌気性菌の感染で腐敗した臭気よりは強くない。感染した筋は収縮能を失う。滲出液のグラム染色では特徴的なグラム陽性桿菌が示されることもある

が，時折うすく染色されないこともあり，グラム陽性と陰性の桿菌が混ざったように見えることもある。グラム染色の特徴は，白血球が少ないことである。それは α，θ もしくは他の毒素により溶解された白血球が顕微鏡下で抜け殻のような汚点と見えてしまうか，もしくは α 毒素による作用で遊出能がないために白血球が全く認められないこともある。Stevens ら[27]は非外傷性の C. septicum 感染の水疱内液について研究し，典型的なグラム染色所見は白血球のみられない多数のグラム陽性桿菌像であると報告している。α もしくは θ 毒素は液体内に検出されていないが，その液体が好中球の遊走や貪食能を減少させ，生存，外見，機能に負の働きをすることが示されている。

感染範囲は急速に拡大する可能性があり，劇症型では 1 時間ごとに数インチずつ拡大することがある。患者は中毒様を呈し，著しい頻脈を伴い血圧は進行性に低下するが，感染後期まで意識は保たれる。発熱は軽度もしくはみられない。感染した組織は虚血のために容易には出血しない。体幹まで及んだ感染例では，致死率は高率となるので注意が必要である。四肢単独の感染とは異なり，非常に複雑なデブリードマンが必要となる。15％に菌血症が発症し，感染後期に，大量溶血，低血圧，急性腎不全，代謝性アシドーシスを合併する。すべての循環赤血球が溶血した症例も報告されている[28]。

### ▶ 鑑別診断

その他の重要な壊死性病変を含むガス壊疽に似た臨床症状を呈する疾患としては，捻髪音性の蜂窩織炎，好気性，嫌気性菌の混合感染した壊死性蜂窩織炎，通常好気性と嫌気性菌の混合感染か A 群 β 溶連菌による非クロストリジウム性筋炎や筋壊死，壊死性筋膜炎，特に既往に肝機能障害があり，海水に触れた患者に起こりやすい Vibrio vulnificus 感染による二次的な壊死性筋膜炎，ムコール目やハエカビ目科による真菌感染による二次的な接合菌症による壊疽性蜂窩織炎などがある。臍炎を伴った新生児ではクロストリジウム性筋炎か壊死性筋膜炎かは鑑別が困難であるが，生後 5 〜 7 日という早期においても HBOT を考慮すべきである[29]。

### ▶ 治　療

標準的治療は抗生剤投与と外科的治療である。抗生剤の選択は，ガス壊疽感染の主な感染菌であるクロストリジウムに感受性が高い薬剤が選択される。高用量のペニシリン G の静脈投与は，長年，標準的治療の抗生剤として推奨されてきた。しかし近年，ペニシリンのみの使用では生存率に変化はなく，Clostridium による毒素産生はペニシリンでは減少しないことが証明されている。毒素生成に必要な蛋白の合成を阻害する機能をもつ抗生剤の使用は，生理学的にガス壊疽感染症に関して有利である。Steven ら[30]は α 毒素を抑制する抗生剤の研究においてクリンダマイシン，メトロニダゾール，テトラサイクリン，リファンピシン，クロラムフェニコールは有効であったが，ペニシリンには抑制効果がなかったと報告している。推奨されているペニシリンナトリウムの投与量は 1 日 2,400 万単位である。筋組織の破壊と，引き続く腎障害による高カリウム血症の恐れがあるため，ペニシリンカリウムは推奨されない。2,400 万単位は，2 時間ごとに 200 万単位，もしくは 4 時間ごとに 400 万単位ずつ経静脈投与施行し，これにクリンダマイシンを 6 時間ごとに 600mg ないしは 8 時間ごとに 900mg 経静脈に追加投与する。さらにグラム陰性桿菌などの細菌の重複感染も考慮し，さらなる広域スペクトラムの抗生剤使用が必要となることもある。クリンダマイシンを使用することは，リボゾームでの蛋白合成の阻害や抑制の面からみても理にかなっている。

外科的デブリードマンは，ガス壊疽管理において大変重要な治療である。感染壊死組織を除去することは組織を空気に触れさせ，毒素源を除去するためには重要である。HBOT はさらなる α 毒素産生を抑制し，体内に蓄積した毒素を除去することを助長する。ただし，どのような順序で治療を施行すべきかは議論の余地があるところである。広範な外科的デブリードマンを施行するためにできるだけ早く患者を手術室へ搬送すべきであるとする意見がある一方で，まず HBOT を施行すべきであるという意見がある。後者は中毒の効果を減弱させるためであり，必要最小限のデブリードマンにするため，生残組織の境界を決定するためであり，また手術室への搬入が遅れ，その間に HBOT を完遂できる状況にある場合もある。初期に保存的な外科治療とともに HBOT を施行することが，臨床的に早期に改善する傾向にあると文献に掲載されている。HBOT が遅れると進行性に結果は悪化する。アムステルダムにおいて Bakker ら[31]は，1960 〜 1985 年のあいだにみた 409 人のガス壊疽患者のうち，急性期を乗り切った 361 人を経験した。致死率は 11.1％（48/409）であり，325 人は長期生存が確認された。ほかの 36 人の死亡原因はガス壊疽以外のもので，肺

塞栓症，心筋梗塞，転移性大腸癌などが主な原因であった。非常に致死率の高い群（8/28）は来院時すでに敗血症性ショックであった。主に四肢外傷を契機としたガス壊疽群257人は，致死率は全体としてわずか7.0%であった。そしてもし生存中に，4回のHBOTを施行できたならば致死率は4.3%と減少した。四肢近位部もしくは外科手術後の体幹の感染は124人であり，ガス壊疽の致死率は全体として17.7%であるが，4回のHBOTを施行できたならば，致死率は13.7%へと減少した。死亡した48人は全員，HBOTを開始して最初の24時間以内に死亡しており，4回施行することはできなかった。もし患者が最初の治療から24〜28時間のあいだに生存していて4回のHBOTを受けることができたならば，それ以上の死亡はなかった。これが致死率が50〜90%と際立った差のある歴史的な要因である。

## ▶ 高気圧酸素治療の論理的根拠

HBOTは，Brummelkampら[32]により1960年に嫌気性ガス壊疽感染症の治療法として登場した。1964年，Van Unnik[33]は4例のC. perfringens臨床分離株においてHBOTによりα毒素の産生が抑制されることを報告し，Kaye[34]は1,400mmHgレベルでの酸素による殺菌効果を証明した。Demelloら[35]は，高気圧酸素下において熱活動性芽胞の発芽が抑制されることを示した。またDemelloら[36]はHBOTの効果を評価するため，初期の動物実験の1つを施行した。彼らは既知量のClostridiumを注入し，外傷性のガス壊疽の足趾をつくった。それから治療を行ったが，抗生剤，外科的デブリードマン，HBOTの単一治療，いずれか2つの組み合わせ，または3つ全部を行うかにより比較した。最もよい成績は3つ組み合わせる治療であり，95%の生存率を示した。一方で次に成績がよかったのは外科的デブリードマンと抗生剤との組み合わせでHBOTは含まれていない場合であったが，70%の生存率しか示さなかった。追加の動物実験でも，Clostridium感染後にHBOTを予防的もしくは治療的いずれかで使用した場合，罹患率や致死率の実質的な低下を認めるという報告がされている[37-40]。

ヒトでの臨床研究においても，罹患率や致死率の低下が世界中で証明されている。UnsworthやSharpら[41]は，オーストラリアやパプアニューギニヤで11年間に73人にHBOTを施行した。ガス壊疽により7人の患者が死亡し，致死率は9.6%であった。保存的な外科治療とHBOTによりできる限り四肢や組織を残すことが可能であると結論している。Rudge[42]はHBOTを施行した患者数が計1,200人以上にも上る20の臨床論文をレヴューし，累積死亡率が23%であると報告している。バルセロナのDesolaら[43]は85症例の報告において，下肢感染は71.8%，会陰感染は8.2%，腹部感染は18.8%であったとしている。全体の44.7%は入院時にショックを呈していた。ガス壊疽が直接原因で死亡した症例は12.9%のみであった。ガス壊疽に関係した死亡は症状が発現してから3日以内に起きた。治療は3ATAで施行していた。Korhonenら[44]はフィンランドで多施設の53例の症例報告をし，ほとんどが2.5ATAで行われており，HBOTにより全身的な中毒症状を減じ，感染の拡大を予防していると報告している。

臨床試験を比較するときは，細部に関しても言及することが重要である。1つは使用した治療表を明確にすることである。なぜなら，細菌を死滅させることや毒素産生の停止に関して，酸素分圧のレベルは大変重要だからである。通常の創部に行う2.0〜2.4ATA下で行うルーチンの治療プロトコールよりは，ガス壊疽感染症の場合はより高い治療圧である2.8〜3.0ATA下で治療したほうがよい。ガス壊疽の罹患した場所に関して，四肢に限局しているのか，体幹に及んでいるのか，もしくは両方であるのかは，統計学的に罹患率や致死率を比較するうえで大変重要である。体幹が巻き込まれている場合は非常に致死率が高くなる。そしてそれを部分症状としているときにはデータをねじ曲げることになる。それゆえ，体幹が巻き込まれているような症例は別に比較しなければならない。AltemeierとFullen[45]の報告はこのよい例である。抗生剤と積極的な外科手術のみの治療による致死率は14.7%であった。積極的外科手術では高位切断も含まれ，HBOTを行った群の死亡率と同様に良好であった。しかし症例のタイプを解析したところ，彼の症例は全例が四肢の外傷性ガス壊疽であるが，その結果を体幹も含まれたガス壊疽の結果と比較していた。四肢のガス壊疽のみの症例で比較検討したところ，致死率は7%に減少し，Altemeier[45]の報告より半減した。切断率も同様に半減した。

HBOTの機序でガス壊疽感染症に効果があるものとしては，そのほかに高酸素による血管収縮があり，浮腫を軽減させ，腫脹した虚血組織の血流を改善させ，感染巣に接する境界領域は高酸素の曝露によって保護され，進行するアシドーシスを減少，終焉させ，毒素形成を抑える。それゆえ，筋炎の周囲にはリング状の

組織灌流が形成され，感染巣の拡大を限局化する。貪食は高気圧酸素状況では活発化し，C. perfringens に対する防御を増強する傾向にある。

最近のHBOTの動向としては，1回の治療で3ATAの100%酸素投与を90分間施行し，酸素吸入は30分間隔に5分のエアブレイク（空気呼吸）を施行する。初期の24時間に3回治療を施行する。その後2～5日間は感染の進行が停止し，創部の境界領域が明瞭化し，臨床的な中毒症状が消失するまで[46,47]，1日2回試行する。初日，もしくは第2病日に繰り返しHBOTを施行する理論的根拠は，最初のHBOTのみでは細菌に対して致死的ではなく，HBOT間に再び増殖し，α毒素や他の毒素産生の上昇を認めるからである。それゆえ，繰り返し治療を施行することにより再燃の予防をしている。

HBOTの利点としては，患者を中毒状態から早期に離脱させ，それにより致死率が減少し，四肢のガス壊疽に対して大関節まで救うことができ，患肢の切断率の減少が認められることである。これらの利点の費用対効果は，関連の費用や労力をはるかにしのぐものである。

HBOTの有効性にはまだ議論の余地は残されているという者もいる。なぜなら，HBOTに関してHBOT群，非HBOT群でのランダム化コントロール試験が行われていないからである。その一方で，ある者はランダム化試験を行うために過去に行われたようなHBOTを施行されない未治療群と比較することは非倫理的であるとしている。それゆえ高い罹患率や致死率のガス壊疽患者に対しよく確立された付加治療としてのHBOTが有効だったとしても，否定されてしまう[48]ことは問題であり，それが治療としてすぐに利用可能な施設においてはなおさらである。これに加えて実際にHBOTを施行しない外科的デブリードマンと抗生剤投与のみによるランダム化試験も存在しない。であるならば，ランダム化試験が行われていないというだけの理由でHBOTの効果に議論の余地が残るとするのは妥当ではない。チャンバーのない施設でクロストリジウム性筋炎，筋壊死と診断された患者に対し，HBOTのチャンバーのある施設へまず搬送して外科的処置を遅らせるか，あるいは外科的処置を施行したあとで，おそらくは代償不全になっている患者を搬送するというシナリオになるが，チャンバーのある施設へ搬送するかはほんとうにジレンマである。そのような場合はケースバイケースで個々に取り扱い，紹介センターの外科チーム，HBOTチームに相談して判断すべきであり，搬送時間を極力短くし，HBOTや感染巣に対する外科処置に時間を割くべきである。

# 壊死性筋膜炎

壊死性筋膜炎は急性の経過をとり，致命的となる可能性が高い皮膚の浅深筋膜と軟部組織の感染症である。進行すると筋膜を横断する栄養血管を侵し，皮膚が虚血，壊死となる。一般向けメディアは「人食いバクテリア」感染症と呼んでいる。

## ▶ 原　因

壊死性筋膜炎は1924年に，Meleney[49]によって溶血性連鎖球菌性壊疽と名づけられ報告された。皮下組織の壊死によって特徴づけられ，覆っている皮膚からそれに栄養している血管までも含んだ進行する壊死であり，病変は筋膜層に及ぶ。培養からは溶血性連鎖球菌が検出され，患者はすべて重症であった。外科的に切除することが治療方法として考慮された。壊死性筋膜炎としてこのような内容が紹介されたのは，Wilsonの報告[50]の頃である。壊死性筋膜炎は深筋膜に感染し，壊死を伴った感染は表層に沿って広がる。皮膚を覆っている血管は筋膜を通って走行し，感染は血管をも巻き込むため急速な皮膚壊死が引き起こされる。微生物学的にはA，C，もしくはG群β溶血性連鎖球菌が組織標本から50～90%で検出され，ほかの1つもしくは2つの微生物が連鎖球菌とともにほぼ半分の症例で検出される。黄色ブドウ球菌と嫌気性連鎖球菌の出現は，Melenyの相乗壊死として知られている。壊死性筋膜炎は市中感染のメチシリン耐性黄色ブドウ球菌単独で引き起こされるとも報告されている[51]。

## ▶ 危険因子

壊死性筋膜炎において最も一般的な危険因子は外傷による皮膚の破綻であり，切創，昆虫による刺し傷，熱傷，挫傷（深い糜爛），もしくは外科的処置であるが，特に腸管穿孔の手術である。糖尿病は非常に強い危険因子であり，肥満，アルコール中毒，喫煙，経静脈的薬物の乱用も同様である。典型的な水痘症の経過中にほかの細菌に感染し，壊死性筋膜炎になった報告があった[52]。非ステロイド性抗炎症薬の使用の結果，発症したとの報告もある[53,54]。非ステロイド性抗炎症薬はシクロオキシゲナーゼ抑制薬であり，好中球の殺菌，細胞性免疫の効果と反対に作用する。非ステロイド性抗炎症薬は単球のスーパーオキサイド産生

を抑制する[55]。

壊死性筋膜炎の最も一般的な部位は下肢であるが、一方で、非経口の薬物の乱用者では上肢に多くみられる傾向にある。しかし壊死性筋膜炎は体のどの部分にも発症する危険はあり、臍炎による新生児の腹壁にも発症する[56]。男性の陰嚢や会陰に発症した壊死性筋膜炎をフルニエ症候群という。発症部位は会陰の表層性の筋膜である Colles 筋膜である。Buck 筋膜、Darto 筋膜、Scarpa 筋膜を経由して陰茎や陰嚢に感染は波及し、腹壁にも到達する。肛門周囲や直腸周囲の感染は周囲に波及し、ドレナージしていなかったりドレナージが不十分な肛門周囲膿瘍は、しばしば壊死性筋膜炎の原因となる。会陰における壊死性筋膜炎は女性にも発症する。このような特殊な感染では糖尿病は強い危険因子になる。フルニエ症候群ではさまざまな細菌の混合感染がみられ、特に腸内細菌科の菌、D 群溶連菌、*Bacteroides fragilis* のような嫌気性菌などが問題となる。

## ▶ 臨床症状

壊死性筋膜炎は通常、急性の疼痛と腫脹が一緒に出現し、発熱と悪寒戦慄を伴うこともあれば伴わないこともある。すでに蜂窩織炎の状態であることが多いが、なかには早期において皮膚所見がほとんど表れていない患者もいる。医師にとっては疼痛を訴える患者に対して、所見なくそれ以上何もできない状況になることがある。皮膚所見には合わない疼痛を訴える患者もいるが、それは感染の初期は筋膜のレベルであり、必ずしも皮膚ではないからである。また、患者によっては大きなフレグモーネがはっきりと認められるが、そのときはフレグモーネが単なる蜂窩織炎であって、より重症な形態の感染ではないとみなされることもある。痛みは時間経過により知覚麻痺へと移る。それは筋膜を横切っている神経が圧迫されるからである。しかしながら、時間とともに感染は急速に進行し、水疱・嚢胞形成へ進展する。皮膚の黒色化は皮膚への組織灌流の減少が原因であり、虚血の境界がはっきりするまで、皮膚は薄黒く、灰色もしくは黒色へ変化する。この過程を調べることにより、バイオプシー（生検）やデブリードマンの時期に臨床診断を逸することなく行うことができる。外科医の視診では筋膜が壊死しており、指やサージカルクランプにより容易に剥離が可能であり、密着してパリパリしている感覚ではなく、下の筋層に対して皮膚がズブズブとした感じである。壊死性筋膜炎に罹患した四肢は、蜂窩織炎のみの四肢と比較すると、組織酸素飽和度の極度の低下を認め、罹患部全域の組織酸素飽和度は近赤外線測定法によると、非罹患部のコントロールでは 86 ± 11% の範囲にあるのに対し、52 ± 18% の範囲にある[57]。

新生児における腹壁の壊死性筋膜炎は臍炎の合併症として発症し、10 ～ 16% の割合である[58]。積極的に感染した皮膚や皮下組織、筋膜をデブリードマンしたとしても致死率は 50% を超える[59]。

壊死性筋膜炎の診断を確定するために、いくつかの観察項目がある。軟部組織の生検による凍結標本は進展早期に確定診断を可能とする[60]。CT スキャンも診断価値がある。対側の少なくとも 2 倍以上に及ぶ非対称性の筋膜肥厚と脂肪の不整像は 20 例の壊死性筋膜炎患者のうち 80% に認められた。筋膜に沿ったガス像は 55% の患者に認められ、特徴的な所見ではあるが筋肉には及ばず、また膿瘍形成もない[61]。黒色に変化した壊疽性皮膚に比べると、感染は下層の筋膜上でさらに拡大している。CT スキャンで 20 例中 7 例に早急なドレナージを必要とする深部膿瘍が確認され、治療に反応しない患者に対しては特に CT スキャンが必要と思われる。

MRI もまた感染した組織の広がりをよく写し出し、異なる信号強度により滲出液とガスとの鑑別を行い、ガドリウム造影により蜂窩織炎と壊死性筋膜炎を鑑別するのに有用である。しかし 15 例中 1 例であるが、過大評価されたものがあり、肩関節の三角筋への筋注後に、ただの蜂窩織炎を浅深筋膜炎と診断されたことがあった[62]。

外科的デブリードマン時に採取した深組織の培養は絶対に必要であり、症例の 75% で複数の菌が原因病原微生物であることが示されている。

HBOT を施行しない症例では、切断率が 50% に上るという報告がある。致死率に至っては、HBOT なしで 30 ～ 66% に至る。ただし、その致死率に関しては診断の遅れ、免疫不全のある患者、敗血症性ショック、重度の代謝性障害のある患者が含まれている。臍炎からの腹壁の壊死性筋膜炎に関しては、7 例中 5 例死亡し、致死率 71% との報告がある。ここで生き残った 2 例は HBOT を施行されており、全身的な敗血症症状は速やかに改善し外科的デブリードマンを施行した縁から健康な肉芽造成が確認された。HBOT を施行し、生存したいずれもそれ以上の外科的デブリードマンは必要としなかった。

Gozal ら[63] は抗生剤投与、積極的な外科的デブリードマン、HBOT の 3 つの組み合わせにより患者を治

療し，過去において38％であった致死率を12.5％にまで減少させた。Risemanら[64]は29例の患者を後ろ向きに考察し，結果，12例は外科的デブリードマンと抗生剤投与のみ，残りの17例はそれにHBOTを組み合わせた治療であった。両群ともに年齢，人種，性別，病原となった微生物，抗生剤投与に関しては同様の群である。体表面積は似かよっていた。しかし，会陰感染が53％に対し12％，敗血症ショックは29％に対し8％と，HBOT群で高かったにもかかわらず，全体の死亡率は23％であり，非HBOT群の66％に比べて有意に低かった。さらに外科的デブリードマンの回数はHBOT群が1.2回，外科処置と抗生剤のみの群では3.3回であった。

### ▶ 鑑別診断

目的は単純明快である。できるだけ早く壊死性筋膜炎と診断し，それに対し適切な治療を行い，感染の拡大や敗血症の発症を防ぐことにある。時は金なりではないが，鍵は組織である。主要な鑑別診断としては，まずは標準的な蜂窩織炎であり，壊死性筋膜炎に移行する可能性がある。丹毒は紅斑を伴い境界明瞭である。さらにクロストリジウム性筋炎・筋壊死，非クロストリジウム性筋炎・筋壊死，壊死性筋膜炎を伴うこともある中毒性ショック症候群，藻菌による壊疽性蜂窩織炎，好気性菌と嫌気性菌の混合による壊死性蜂窩織炎，ライエル症候群として知られ，通常，特定の薬剤の曝露により起きる中毒性表皮壊死，リッター病として知られブドウ球菌が産生する表皮剥離毒によるブドウ球菌性熱傷様皮膚症候群などがある。上記の後者2疾病は新生児や5歳以下の小児に一般的な疾患である。臍炎の新生児では，皮膚がスミレ色に退色したら壊死性筋膜炎の発症を強く疑うべきである。皮膚炭疽は中心部が黒色に変化し，周囲は浮腫状になる。

### ▶ 高気圧酸素治療の論理的根拠

低酸素血症により，多核白血球の貪食能が減じられることは知られている[65]。感染後，好気性また嫌気性菌による代謝産物により組織の酸化還元電位は減少し，pHも低下する。その結果，厳格な嫌気性菌や通性嫌気性菌が増殖できる環境を形成する。蜂窩織炎の波及により皮膚への血流が影響される。それは深部の筋膜と平行に血管が走行しており，筋膜の浮腫や壊死により影響されるからである。それにより組織の灌流圧の低下や虚血が起こり，皮膚や皮下組織の感染の進行を助長する。ガス壊疽もしくは壊死性筋膜炎においてしばしば組織内に多量のガスがみられる。

HBOTは，感染した組織で起きる低酸素性の白血球の機能低下を減じ，虚血組織への酸素化を促す。それゆえ感染の拡大や進行が抑えられる。抗生剤は細胞壁を超えるために酸素を必要とするが，HBOTは目標としている細菌で抗生剤の通過を増強する。これはアミノグリコシド系抗生剤と緑膿菌において証明されている。

壊死性筋膜炎に対するHBOTの有効性に関して数多くの研究が行われている。WilkinsonとDoolette[66]は1994〜1999年の5年間の後ろ向きコホート研究をオーストラリアで行い，44例の壊死性軟部組織感染症の患者を観察した。初期の効果として病院からの生存退院，それに引き続く効果として退院後の患肢の温存（救済）と長期生存について解析した。ロジスティック回帰分析を施行し，その結果生存に関する最も強い因子はHBOTの介入であった（P＝00.2）。HBOTによりオッズ比8.9（95％信頼区間，1.3〜58.0）で生存は増加し，効果を得るための治療回数は3回を必要とした。HBOTはまた切断頻度を減少し（P＝0.05），長期生存も改善した（P＝0.002）。Escobarら[67]によると，42人の患者に対していったんHBOTを開始すれば，搬送前に行った以上の切断はなかった。Brownら[68]による陰性データもあり，これは12年間，3施設における54症例の多施設後ろ向き研究であるとされるが，2群の症例分けには大きな違いがある。HBOT施行群の30例は，すべて1施設からの抽出であり，クロストリジウム性感染症であった。一方，HBOT非施行群は24例中わずか4例（17％）のみがクロストリジウム性感染症であった。HBOT施行群30例のうち6例はクロストリジウム性筋炎もしくは筋壊死と診断され，一方，HBOT非施行群では，そう診断されたのはたった1例であった。それゆえ両群間で同じ病気を比較しているのではないことは明白である。さらに「編集者への手紙」では次のことが指摘されている[69]。それは80％の患者はHBOTを4回もしくはそれ以下の回数で治療されているが，残りの20％では5〜7回施行されており，HBOTの治療時間が定まっていない。ガイドラインに沿うのであれば，初期の24時間に3回のHBOTを施行し，その後患者の病状が安定し，治療間に中毒症状の再発がなくなるまで1日2回施行する。しかし，この研究ではガス壊疽に対し治療は1日半以下であり，他のほとんどの研究よりもより短く，ほかの患者もおよそ2日間しか治療されていない。Wilkinsonの研究[66]では，患者

が受けた治療回数の中央値は平均8回であり，Brownらの研究[68]での最も多いHBOT回数よりも多い。著者らはHBOT施行群 vs. 非施行群間の2群間おける致死率（9/30・30% vs. 10/24・42%）の差は統計学的に有意ではないと主張している。このように，体幹の壊死性筋膜炎へのHBOTの使用に関しては議論の余地の残るところであるとういう命題において，Brownらの研究[68]は参照にすべきではない。なぜならば，これらの致死率の統計学的処理は比較できないからである。というのは2群間では異なった診断の症例が混在していること，また症例数自体が少ないことがあげられる。それ以上にこの研究は四肢やその他の体幹以外の壊死性筋膜炎の文献を加えていない。

幸いにして，文献でのフルニエ壊疽に関する症例は別のグループとして研究され，報告されている。Hollabaughら[70]は，テネシー大学の5つの病院の26症例を後ろ向きに研究した。感染源が特定できた15例のうち8例は尿路の疾患か外傷であり，5例は大腸直腸疾患，2例は人工陰茎によるものであった。すべての患者は迅速に外科的デブリードマンを施行され，広範囲な抗生剤投与をされた。尿管瘻や直腸瘻などを形成し，さまざまなデブリードマンを施された。26症例中14例はさらにHBOTを施行された。HBOT施行群と非施行群との致死率は7% vs. 42%（$P = 0.04$）であり，全体の致死率は23%であった。HBOT中に死亡した1人の患者は感染の悪化はなく改善傾向であったが，急性心筋梗塞を併発したものであり，原疾患の進行とは関係のないものであった。HBOT非施行群では通常，進行もしくは劇症化する敗血症により死亡した。HBOT施行群では生存に対する相対危険度は11倍であった。この研究では，HBOT施行が外科的デブリードマンの回数を減らすことは示していない。しかし多くの患者が死亡し，さらなるデブリードマンが施行できなかったため，実際，結論は混乱している。治療の遅延は2つの群で比較の因子とはなっていない。

ほかの研究では，イタリアのジェノヴァ[71]から11人の症例報告がある。その報告では死亡症例はなく，矯正手技を遅らせた者も全例感染性の合併症なく治癒した。またフィンランドのトゥルク[72]から33症例の報告がある。抗生剤と外科的治療に加え，HBOTを2.5ATAで実施した。致死率は9%であり，HBOTは全身的な中毒症状を減じ，壊死の進行を防ぎ，生存できる（組織の）境界を増加させ，余後を改善させた。死亡した3症例のうち2症例は病院到着時，瀕死の状態であり，手の施しようがなかった。会陰部およびその周囲が起源の壊死性筋膜炎の場合，結腸瘻や精巣摘出が施行されたが，精巣摘出に関してはルーチンとして全例に施行すべきではない。精巣は精巣動脈により血流を受けるが，陰嚢や陰茎には血流を供給していないからである。恥骨上の膀胱瘻造設は泌尿生殖器系に感染源が考慮されるときに適応があった。

臨床研究を直接，比較検討することには難点があるため，フルニエ壊疽の現症自体を評価するのではなく，種々の要因を評価する重症度スコアが開発された[73]。このスコアは生理学的変数の正常値からの偏移の程度を使用し，患者の致死率と相関するものとなっている。体表面積のうちどの程度侵されているかを計測することは，感染している量を測ることであり，明らかに重要な変数であろう。Duke大学において15年間で50症例を経験し，20%の致死率であった[74]。その研究によると，単変量解析で予後を示唆する統計学的に3つの重要な素因が解明された。それは感染の範囲，壊死部の深度，HBOTの施行の3つであった。しかし同じデータを多変量回帰分析で解析すると，他の変数があるなかで，感染の範囲のみが統計学的に独立した予後に関する指標であると結論された。感染の範囲が体表面積の3%もしくはそれ以下の症例は全員生存し，3%を超える症例では，HBOTによる感染範囲を縮小する効果が期待される。症例数が少なく，その研究が統計学的に有意であるとはいえない。多変量解析ではHBOTの統計的有意は$P = 0.06$である。

このような壊死性筋膜炎やフルニエ壊疽の罹患率や致死率を減少させる事実を強く支持する臨床研究があるが，HBOTのコントロール二重盲検試験を実現するのは困難である。

壊死性筋膜炎において推奨されるHBOTのプロトコールは，軽度から中等度の症例では2.0～2.5ATA，90分間，1日2回を，最初の外科的デブリードマンから壊死範囲の拡大がなく，感染のコントロールがつくまで施行する[75]。いったん患者の状態が安定し治療が完全に終了するまで感染の再燃がないとわかれば，HBOTを1日1回施行に変更する専門家もいる。HBOTは標準的創傷処置，壊死部のデブリードマン，抗生剤の使用，目的達成のための敗血症の管理などの代替とはなりえない。

# その他の壊死性細菌感染症

## ▶非クロストリジウム性筋壊死

　非クロストリジウム性筋壊死は，臨床的にはクロストリジウム性筋炎と同様に特に進行性の軟部組織感染症であり，筋肉と筋膜を侵襲する。「相乗的な壊死性蜂窩織炎」とも呼ばれている[76]。壊死性筋膜炎との相違は病変が筋肉にまで及んでいることであるが，壊死性筋膜炎からの感染でも，放置して進行すれば最終的には筋肉内に侵襲し，非クロストリジウム性筋炎と区別できなくなるかもしれない。原因となる感染微生物は嫌気性のPetococcus種，Peptostreptococcus種，そしてBacteroides種で，これにしばしば腸内細菌科の好気性菌が混合感染する[77]。臨床的には鋭い局所の疼痛，極少の皮膚変化，皮膚表面の潰瘍から食器を洗ったあとの汚れた水のような膿が流出する。その後青から灰色の壊疽に覆われる。多くの患者で全身状態が悪くなり，半数の患者は菌血症になる。ガスもまた臨床的にみられる。これはフルニエ壊疽が腹壁や骨盤に進展し，筋肉や筋膜を侵襲するときによくみられる記載である。（今なお有効な）治療は外科的デブリードマンである。嫌気性菌による感染症が多く，壊死性筋膜炎の治療と同じ治療指針で，同様のプロトコールを用いるのが妥当である。

## ▶捻髪音性嫌気性蜂窩織炎

　捻髪音性嫌気性蜂窩織炎の領域としてはクロストリジウム性，非クロストリジウム性皮膚感染の両方を含む。組織内に豊富なガスを産生するが，筋膜や筋肉へは及んでいない。Clostridium種が存在するときには毒素産生へとつながりにくく，著しい全身的な中毒症状は出現しない。血流障害を伴った患者で下肢の外傷後に最もよく報告されている。病因微生物としてはClostridium種，Petococcus種，Peptostreptococcus種，Bacteroides種，そして腸内細菌科の菌が報告されている。ガス産生により，典型的な捻髪音が感じられる。抗生剤投与や外科的治療で通常は十分であるが，抵抗力が弱く治療に反応しない患者にはHBOTを考慮すべきである。致死率は10％程度である。

## ▶進行性細菌性壊疽

　進行性細菌性壊疽は亜急性であり，通常，腹壁や胸壁にみられるゆっくり進行する皮膚潰瘍が特徴である。虫垂膿瘍をドレナージしたあとの患者に併発した例が，Cullen[78]により最初に報告された。本症は深筋膜へは進展しない。通常，結腸瘻や回腸瘻などの術創より進展する。創部周囲は発赤し，腫脹，疼痛があり，進行すると硬結となる。創部中心部の紫色の領域が進展し，創部の拡大とともにはがれ落ち，中心部には肉芽が増殖する。周囲は壊死領域である。病理学的には好気性菌と嫌気性菌および微好気性菌による相乗的な感染であり，進行し拡大する感染症である。メレニー潰瘍に類似するもの，あるいは同一のものと思われており，進行性のゆっくりと広がる環状の壊死が特徴で，皮下トンネルを形成し，知らないうちに感染が拡大する。頸部，腋窩，鼠径のリンパ節切除後にみられることもある。（抗生剤や外科的デブリードマンによる）創部の標準治療が失敗した場合はHBOTの出番であり，創部の状態を改善する[79]。

# 接合菌性壊疽性蜂窩織炎

　免疫不全患者においては，日和見感染は稀な出来事ではない。正常免疫能をもつ患者に日和見菌が感染することは一般的ではない。しかし，多様な免疫反応において特定の欠損があるので，易感染宿主ではこれらの独特の菌があたり前に日和見菌感染症を引き起こすことになる。

　これまでは細菌による感染症や細菌の毒素による疾病に重点をおいて議論をしてきたが，真菌もこれら免疫不全患者にとっては重要な病原菌である。これらの重要な病原因子は血管侵襲性であり，組織の虚血，低酸素症，壊死の原因となる。それゆえHBOTを用いることにより生理学的に変化させることのできる分野である。

## ▶原　因

　接合菌症（zygomycosis）は接合菌門，接合菌綱に属するカビが原因菌となっている真菌感染症である。藻菌症（phycomycosis）という用語が使われてきたが，今日では徐々に使われなくなっている。接合菌綱はケカビ目とハエカビ目の2つに分類される。ケカビ目の感染症は急性発症，急速進行性であり血管侵襲性である。これらの感染症は通常，ムコール菌症と呼ばれている。ケカビ目ケカビ科はアブシディア（ユミケカビ）属，アポフィソミセス属，ムコール属，リゾムコール属，クモノスカビ属に分かれる。頻度は低いが，このほかにもケカビ目のなかにクスダマカビ科クスダマカ

ビ属とサクセネア科サクセネア属などがある[80]。ハエカビ目はコニディオボラス属とバシディオボラス属に分けられ、これらの感染症は遅発性ではあるが、明らかな病変をつくり慢性的に進行する。通常血管侵襲性はないが、最近では報告例が散見される。

## ▶ 危険因子

接合菌症の危険因子は多数あるが、糖尿病が第一の危険因子であり、特に糖尿病性ケトアシドーシス、コントロール不良な高血糖症があげられる。鼻脳型接合菌症の70%が糖尿病性ケトアシドーシス患者に発症している[81]。アシドーシス環境は真菌が生育するには最適な環境である一方で、高血糖が存在すれば白血球の活動は抑制される[82-84]。アシドーシスにより血清鉄の輸送担体であるトランスフェリンの鉄結合能が低下する。それにより血清が真菌の生育を阻害する機能が破綻する[85]。接合菌症の危険に曝されているその他の患者として、鉄過剰症候群がある。このような患者はさらに顕著な感染のリスクを有している。血清鉄過剰は、内因性の金属キレート物質やシデロフォアの産生能をもつ大半の細菌や真菌の成長因子として働く。また、アルミニウム除去のためにデフェロキサミンを投与されている透析患者のように、キレート剤を使用している患者に関しても同様である[86,87]。デフェロキサミンは通常腎臓により濾過され代謝されるが、人工透析患者では濾過されず血中濃度が高いままである。デフェロキサミンは血清鉄と結合し、真菌に取り込まれ生育に利用される。その他の感受性をもつ者としては担癌患者がある。特に白血病患者、好中球減少患者、固形臓器移植や骨髄移植患者、能動免疫もしくは受動免疫が抑制されている患者である。また、広域抗生剤を投与されている患者も真菌の過剰増殖を招き、危険因子となる。真菌は遍在し、通常、庭園の土壌のような腐敗しているものに存在する。外傷を契機としてよく感染が引き起こされる[88]。農場での事故や庭園での外傷で真菌に曝露されることも珍しくない。胃腸への感染の背景には極度の栄養障害があり、真菌胞子の経口感染が関係している。真菌感染症患者の約5%では、危険因子は一切存在していない。

## ▶ 臨床症状

接合菌症の最も一般的な臨床症状は副鼻腔炎、鼻脳型感染、軟部感染症、肺炎、胃腸障害、播種性感染である。接合菌症による副鼻腔炎、鼻脳型感染の初期症状は通常の副鼻腔炎と同様であり、副鼻腔の痛み、膿のうっ滞、膿汁の流出である。その後、感染は急速に進行し周囲の組織や構造物に波及する。発赤が拡大進行し、鼻孔、鼻甲介、口蓋、眼窩に進展し暗紫色に壊死する。接合菌は動脈、リンパ管、神経への浸潤を好み、なかでも血管への侵襲により、フィブリン反応が促進し、真菌血栓を形成し梗塞症を引き起こす。梗塞に陥った組織はアシドーシスとなり真菌のさらなる成長と増殖を促す。さらに血流障害により感染組織への抗生物質の到達が困難となる。隣接組織である眼窩周囲や眼窩内組織への進展は早期からよくみられ、臨床症状としては眼窩周囲の浮腫、流涙、眼球突出、視神経への浸潤によってぼやけて見えるなどの視力の低下、喪失がある。眼球運動障害は脳神経への浸潤、障害を示唆し、さらに下方に拡散すると上顎洞を経由して硬口蓋へ浸潤する。口蓋は黒色の壊死性潰瘍を形成し、鼻甲介も壊死性に変化し黒化する。感染が篩骨洞や篩板もしくは眼窩尖のどちらかを経由し頭蓋底に拡大すると海綿静脈洞へ炎症が波及し、眼窩尖症候群を起こす。すなわち、外眼筋麻痺や三叉神経障害を併発し、海綿静脈洞血栓症や、内頸動脈血栓症へと進展する。結果として、大脳半球に及ぶ大きな脳梗塞を引き起こし意識障害となる。血管侵襲性があるため、真菌血症が起こり、全身播種性感染となりうる。鼻脳型ムコール症は高い致死率である。標準治療は抗真菌薬であるアムホテリシンB脂質複合体とアムホテリシンBリポソーム製剤であり、投与量は5mg/kg/日である。適応であれば外科的デブリードマンが行われる。生存者は一般に早期診断と早期外科的デブリードマンを施行されている。

肺障害は接合菌症全体のなかで2番目に多くみられる型であり、特に白血病、リンパ腫の患者に起きる[89]。孤立結節性病変、肺葉性障害、空洞病変、播種性病変などさまざま報告されている[90]。真菌の縦隔への浸潤では、特に肺動脈を侵し、大量喀血を引き起こし致死的となる。また血管侵襲性により肺血管に塞栓をもたらし、くさび状肺梗塞を引き起こす[91]。

接合菌による皮膚感染の症状の1つは急速進行性、かつ上向性の壊死性感染であって、四肢、体幹に及ぶ壊死性筋膜炎となる。気性菌糸が接合菌の感染した創部で顕在化することがあり、遊離する白い綿花のような滲出液が創部表面に付着する。皮膚や皮下への感染に進展する危険因子としては、いろいろな形で皮膚の防護が壊されることによる。すなわち刺傷やその他の外傷、熱傷などである。これら接合菌症による壊死性筋膜炎の致死率は30～70%と報告されており、感

染した際の健康状態に左右される。糖尿病性ケトアシドーシスは治療可能であるため，アシドーシスの改善は，宿主反応を再構築することになる。したがって，アシドーシスが改善されない患者と比較すると致死率は改善することになる。

接合菌症による胃腸症候群は腹痛，腹部膨満が特徴で，嘔気，嘔吐の症状を伴う。発熱，血便が出現することもある。胃，回腸，結腸に感染するが，ほとんどの場合，死後の解剖で診断される。しかし，もし疑わしければ，消化管梗塞の治療のため開腹術が必要になることがある[92]。

## ▶ 鑑別診断

冒頭にも述べたが，鼻脳型ムコール症は通常のグラム陽性菌や嫌気性菌による普通の細菌性副鼻腔炎として誤認されることがある。もっとも，それらの症例では壊死性病変がみられることはない。しかし，いったん壊死の事実が明らかになったり，確かな臨床背景を有するのであれば，躊躇なく生検を施行し，さまざまな真菌形態を模索すべきである。それらの形態は多岐にわたり，直角に分岐する中隔をもたない菌糸は血管侵襲過程の現れであり，（ムコール症では）これを見つけ出さなければならない。感染した組織は通常，好中球の浸潤と動脈，静脈ともに炎症性血管炎の所見がみられる。通常の好気性，嫌気性菌と真菌の培養を行うべきである。海綿静脈洞血栓症は通常，化膿性疾患である黄色ブドウ球菌による顔面の蜂窩織炎もしくは膿瘍から進展した結果として発症する。しかし，このような例では鼻や副鼻腔には典型的な病変はない。単純X線撮影やCTによる放射線学的診断では，予想よりも骨壊死が進展していることがわかる。眼内蜂窩織炎や前頭骨もしくは眼窩の化膿性骨髄炎は接合菌症と臨床的に似ているが，別の病態である。

肺での病変は非特異的であり，無気肺，肺炎，肉芽腫性病変もしくは特に肺癌患者における *Aspergillus* 種の感染などとよく似ている。放射線学的検索により診断を早めることができる。テキサス大学MDアンダーソン癌センターでの後ろ向き研究[93]において，16例の肺接合菌症と29例の侵襲的肺アスペルギルス症とをロジスティック回帰分析した結果，肺接合菌症での臨床的特徴は随伴する副鼻腔炎とボリコナゾールの予防的投与であり，胸部CTにおいては10個以上の結節影と胸水が各々単独で肺接合菌症の予測因子となりうることを示している。このことは，2つのタイプの感染症を区別する潜在的な候補となる。肺ムコール菌症はまた，通常の肺塞栓症と鑑別が困難なことがある。胃腸の疾患では，その他の感染性腸疾患，穿孔，幼児にみられるブドウ球菌による壊死性腸炎などとの鑑別が必要である。

## ▶ 高気圧酸素治療の論理的根拠

生理学的観点から，機械的段階のみが疾患の原因において菌糸状真菌の毒性や，侵襲性を説明するものとしてみつかってきている。真菌症の病原性や侵襲性の病態が解明されつつある。真菌症におけるHBOTの効果を評価するために，高気圧酸素下においてこれらのメカニズム個々を試験する価値がある。菌糸状真菌は好気性であり，その点からすると臨床的な高気圧酸素下での直接的効果は期待できない。

接合菌症におけるHBOTはさまざまな点で利点がある。接合菌症による血管侵襲により，組織は低酸素から虚血，それに続く壊死となり，好中球の貪食能に直接影響し，その結果貪食能は低下する。低灌流により虚血となった組織はHBOTの間，通常の酸素状態となり，低酸素により機能低下した免疫能が回復する。

菌糸状真菌は好中球より大きな菌糸を有するが，菌糸状真菌症の防御において好中球は非常に重要な役割を果たしている。好中球による貪食と菌糸へのダメージは感染への応答に関係する。免疫異常のない健康なヒトであれば，単球や多核白血球が酸化代謝物と陽イオンペプチドであるデフェンシンを生成してクモノスカビを死滅させる[94-96]。最も頻度の高い接合菌である *Rhizopus oryzae* もしくは *Rhizopus microsporus* の菌糸と *Absidia corymbifera* の菌糸に対するヒト多核白血球の抗真菌機能を比較すると，多核白血球による酸化バースト反応と多核白血球により生じた菌糸へのダメージは，*Absidia* 種より *Rhizopus* 種のほうがかなり低く，また多核白血球をインターフェロン-$\gamma$やGM-CSF（顆粒球-マクロファージコロニー刺激因子）と一緒に培養した場合，菌糸へのダメージは大きくなる[97]。ネズミのモデルにおいてマウスの気管支肺胞マクロファージはin vitroもしくはin vivoで胞子の発芽を抑制し，この能力はステロイド治療によりブロックされる。このような重要な細胞での低酸素の是正により，真菌に対する酸化的殺菌を増強する。接合菌症における重要な特徴は血管侵襲性にあり，血管炎を引き起こし，血栓症を併発し多くの異なる組織が壊死になる。それに引き続き血行播種的に多臓器に拡大する。血管を裏打ちする血管内皮細胞を貫通することが，接合菌症において病態生理学的の鍵となるステッ

プである。これらのステップを研究することは，真菌播種を予防し，真菌症を治療する次へのステップを決定づけるのに大変重要である。Rhizopus oryzae の胞子は菌糸よりも内皮下の蛋白質基質と結合しやすいが，ヒトの臍静脈内皮細胞への結合のしやすさは菌糸も胞子も同等である[98]。内皮細胞による Rhizopus oryzae の貪食作用もまた内皮細胞にダメージを与えるが，そのような過程が血栓症へと進展することに関連しているのかという疑問を投げかけている。高気圧酸素の研究が，このような好中球と真菌／内皮細胞間の相互作用を徹底的に調べはじめたとはいえない。しかし，この研究は非常に必要とされている。

副鼻腔，眼窩，頭蓋骨を巻き込むような壊死性感染創の管理を必要とする外科処置の多くは極めて外観を損なうものであり，HBOT の付加的治療により，組織の肉芽形成，上皮化また骨の治癒を促進させる。さらに，敗血症のいくつかの形態に関し，今なお考慮中である非特異的な機序が存在するが，それらについても HBOT はより治癒促進的に影響しているように思われる[99,100]。

標準的治療は抗真菌薬の投与と壊死組織のデブリードマンである。今日までの HBOT の臨床研究は概ね単一の症例報告か後ろ向き研究，もしくは論文のレビューである。John ら[101] は HBOT を施行した 28 の論文についてのレビューを報告した。ムコール症における分離真菌の内訳としては Rhizopus 種が 11 例，Apophysomyces 種が 3 例，Mucor 種，Absidia 種がそれぞれ 2 例ずつであった。ハエカビ目からの分離真菌は 3 例の Conidiobolus 種を認めた。これらの患者の危険因子は典型的であり，28 症例中 17 例（61%）に糖尿病を認め，そのうち 10 例にケトアシドーシス，5 例（18%）は外傷後の感染，1 例は全身性のステロイド投与中，3 例（11%）は血液悪性疾患もしくは，骨髄移植患者，3 例（11%）は接合菌症に特異的な危険因子はなかった。全体の生存率は 86% であり，糖尿病罹患患者では 94% であり，血液悪性疾患もしくは骨髄移植患者ではわずか 33% であった。2 例以外すべての患者でアムホテリシン B の投与を施行されている。症例は多岐にわたるものの，すべてのグループは少人数であり，いずれも症例の反応を比較するための対照症例がない。

1885 年以降，接合菌症に関するより大規模な研究としては，Roden ら[102] により 929 例の接合菌症が報告，解析されている。生存率は治療の種類により異る。44 人の患者は HBOT を受けており，64% の生存率を示している。その他の治療と生存率の関係は以下のとおりである。アムホテリシン B デオキシコール酸を受けた患者の場合，532 例中 324 例（61%）の生存，アムホテリシン B 脂質製剤の場合，116 例中 80 例（69%）の生存，イトラコナゾール，ケトコナゾール，ポサコナゾールの場合，15 例中 10 例（67%）の生存，抗真菌薬の未使用群では 333 例中 59 例（18%）の生存，外科的治療のみの群では 90 例中 51 例（57%）の生存，外科的治療と抗真菌薬投与群では 470 例中 328 例（70%）の生存，G-CSF（顆粒球コロニー刺激因子）投与群では 18 例中 15 例（83%）の生存，白血球輸血群では 7 例中 2 例（29%）の生存，未治療群では 241 例中 8 例（3%）の生存となっている。ただしこれらのデータは標準的治療から逸脱した場合，抗生剤の使用や外科的療法，または HBOT など，それが計画的な治療であったのか，救命のため未計画な治療であったのかの区別はつきにくい。多数の報告例について個々の症例を研究・解釈するためには，このような困難がある[103]。Bentur ら[104] によるケトアシドーシスを伴った糖尿病患者における環指のムコール菌症の報告は，まさしくそのような例である。HBOT は他の治療を施行したあとに開始された。アムホテリシン B の投与，手の広範のデブリードマン，前腕の筋膜切開，その後の患指の切断，以上の治療を施行してもなお病状は進行しており，ようやく HBOT が施行されたのである。29 回の HBOT が施行され，感染は改善傾向を示し，創部は治癒した。同様に救命のための HBOT 使用[105] の他の症例として，18 カ月の幼児における眼窩内側のエントモフトラ症の症例が報告されている。培養された菌が使用可能なすべての抗真菌薬に耐性であることが判明し，広範な外科療法とともに HBOT が施行された。それゆえ，今後の接合菌症における HBOT のデータベースは，最初の治療の際に補助的に施行するのか，もしくは救命のための後療法とするのかの分類を明記すべきである。さらに，HBOT が抗生剤使用や外科的治療の補助療法として通常考えられるようになるべきである。Roden ら[102] の報告ではそのような補助療法としての HBOT の使用に関するグループ分け解析はなされていない。抗生剤を使用し，外科療法を施行しても，なおかつ病状が進行した難治性感染症の救命のために施行した HBOT の結果のみで，HBOT の是非を問うのは公正ではない。各々異なった研究において生ずるこのような違い，すなわち補助療法的な使用かもしくは救命的な使用かの違いに関しては十分議論されるべき

である。なぜならば，抗生剤の新薬の使用のように，HBOTを救命的もしくは最後の治療法として使用した場合，それがどの程度治療に影響しているのか，また使用したことによりどの程度病状に影響しているのか区別できなくなるからである[106]。稀な状況において，比較的頻度の高くない感染症であるため，ランダム化研究は現実的ではない。それゆえ代替的に，症例を十分注意して選定，照合し，同時期に比較することが最も有益であると思われる。新しい抗真菌薬の使用に関し上記提言は参照されるが，HBOTの使用に関しても同様である。

## ▶治療

抗生剤投与はアムホテリシンBの調合で開始すべきである。真菌は標準的な治療に対して比較的抵抗性である。それゆえアムホテリシンBデオキシコール酸の最大投与量を使用すべきである。通常1.0〜1.5mg/kg/日である。アムホテリシンB脂質複合体は投与耐性がよく，より高容量の投与が可能である。アムホテリシンB脂質複合体（Abelcet）やアムホテリシンBリポソーム製剤（AmBisome）は5mg/kg/日の投与が可能である。造血幹細胞の移植を受けた患者に真菌感染症予防薬としてボリコナゾールが投与されているが，接合菌症の危険因子であるため[107]避けたほうがよい。他方，現在用いられているアゾール系抗真菌薬であるケトコナゾール，イトラコナゾール，フルコナゾール，ミコナゾールはいずれも有効ではない。新しい広域スペクトラムの経口抗真菌薬であるポサコナゾールはin vitroもしくはin vivoで接合菌症に効果があり，通常の抗真菌治療に抵抗性の接合菌症24人の患者に対し最終の治療として投与されている[108]。感染した範囲をもとに外科的デブリードマンは考慮されるべきであり，拡大していく感染に関しても順次デブリードマンが必要となるかもしれない。凍結標本を参考にしたデブリードマンを行う際には，十分な境界領域を確保することが推奨される[109]。いったん感染が治まれば，再建外科が必要となる。感染の原因となっている既往歴などに対する集学的治療は，接合菌症治療の成功の鍵でもある。アシドーシス改善余地のある糖尿病患者の感染症は，悪性腫瘍や免疫抑制状態の患者よりも回復率は高い。免疫抑制剤使用に関しては，可能であるならば，感染のコントロールがつくまで減量もしくは中止すべきである。

HBOTは補助的治療として考慮されるべきであり，真菌に対する適切な治療に置き換わるものではない。接合菌症に対して用いる特別の治療圧を示唆する臨床データはない。治療経過においてHBOTは最後の治療もしくは救命治療のために施行するというよりは，早期に開始するほうが適切であると思われる。急性期症状の間，1日2回2.4〜3.0ATAで加療し，真菌菌糸に対する免疫力を増強し，虚血から壊死になることを防ぐために組織の虚血範囲の拡大を防御する。治療経過や治療圧の参考となる対照研究はないが，治療が成功した多くはHBOTを30回以上施行している。接合菌症は稀であり，単一施設における前向き対照研究は困難である。それゆえ適切なデータを得るためには多施設にまたがる研究が必要であり，HBOTが計画的に施行されるか，もしくは最後の救命のための治療として扱われるかの開始時期を判明させるとともに，また診断時の感染の広がり，デブリードマンの必要量，既往歴等の因子の分類，他の因子の解析などと同様，治療の気圧設定，時間設定を明らかにすることができる。

### REFERENCES

1. Bakker DJ：Clostridial myonecrosis. In：Davis JC, Hunt TK(eds): Problem Wounds：The Role of Oxygen. New York, Elsevier Science Publishing, 1988, pp 153-172.
2. Smith LDS, Williams BL：The Pathogenic Anaerobic Bacteria, 3rd ed. Springfield, IL, Charles C. Thomas Publishers, 1984, pp 101-114.
3. Chi CH, Chen KW, Huang JJ, et al：Gas composition in Clostridium septicum gas gangrene. J Formosa Med Assoc 94：757-759, 1995.
4. Brown PW, Kinman PR：Gas gangrene in a metropolitan community. J Bone Joint Surg 56A：1445-1451, 1974.
5. Bellamy RF, Zajtchuk R：The management of ballistic wounds of soft tissue. In：Zajtchuk R, Jenkins DP, Bellamy RF, Quick CM(eds)：Textbook of Military Medicine, Part I：Warfare, Weaponry and the Casualty：Conventional Warfare-Ballistic, Blast and Burn Injuries. Washington, DC, Office of the Surgeon General, Department of the Army, United States of America, 1991, pp 163-220.
6. Davies DM：Gas gangrene as a complication of burns. Scand J Plastic Reconstruct Surg 13：73-75, 1979.
7. Decker WH, Hall WH：Treatment of abortions infected with Clostridium welchii. Am J Obstet Gynecol 95：394-399, 1966.
8. Browne JT, Van Derhor AH, McConnell TS, Wiggins JW：Clostridium perfringens myometritis complicating Cesarean section：Report of 2 cases. Obstet Gynecol 28：64-69, 1966.
9. Lorber B：Gas gangrene and other Clostridium-associated diseases. In：Mandell GL, Bennett JE, Dolin R(eds)：Mandell, Douglas and Bennett's Principles and Practice of Infectious Diseases, 6th ed. Philadelphia, Elsevier/Churchill Livingston, 2005, pp 2828-2838.
10. Stevens DL, Bryant AE：The role of Clostridial toxins in the pathogenesis of gas gangrene. Clin Infect Dis 35(suppl 1)：

S93-S100, 2002.
11. Awad MM, Bryant AE, Stevens DL, Rood JI : Virulence studies on chromosomal alpha-toxin and theta-toxin mutants constructed by allelic exchange provide genetic evidence for the essential role of alpha-toxin in Clostridium perfringens-mediated gas-gangrene. Mol Microbiol 15 : 191-202, 1995.
12. Titball RW, Rubidge T : The role of histidine residues in the alpha toxin of Clostridium perfringens. FEMS Microbiol Lett 56 : 261-265, 1990.
13. Titball RW : Gas gangrene : An open and shut case. Microbiology 151 : 2821-2828, 2005.
14. Gustafson C, Tagesson C : Phopholipase-C from Clostridium perfringens stimulates phopholipase-A2-mediated arachidonic acid release in cultured intestinal epithelial cells. Scand J Gastroenterol 25 : 363-371, 1990.
15. Bryant AE, Chen RY, Nagata Y, et al : Clostridial gas gangrene. II. Phospholipase C-induced activation of platelet gpIbIIIa mediates vascular occlusion and myonecrosis in Clostridium perfringens gas gangrene. J Infect Dis 182 : 808-815, 2000.
16. Bryant AE, Chen RY, Nagata Y, et al : Clostridial gas gangrene. I. Cellular and molecular mechanisms of microvascular dysfunction induced by exotoxins of Clostridium perfringens. J Infect Dis 182 : 799-807, 2000.
17. Titball RW : Gas gangrene : An open and shut case. Microbiology 151 : 2822, 2005.
18. McNee JW, Dunn JS : The method of spread of gas gangrene into living muscle. Br Med J 1 : 727-729, 1917.
19. Bryant AE, Bayer CR, Aldape MJ, et al : Clostridium perfringens phospholipase C-induced platelet/leukocyte interactions impede neutrophil diapedesis. J Med Microbiol 55 : 495-504, 2006.
20. Bunting M, Lorant DE, Bryant AE, et al : Alpha toxin from Clostridium perfringens induces proinflammatory changes in endothelial cells. J Clin Invest 100 : 565-574, 1997.
21. Thom SR : Functional inhibition of neutrophil $\beta2$ integrins by hyperbaric oxygen in carbon monoxide mediated brain injury. Toxicol Appl Pharmacol 123 : 248-256, 1993.
22. Martin JD, Thom SR : Vascular leukocyte sequestration in decompression sickness and prophylactic hyperbaric oxygen therapy in rats. Aviat Space Environ Med 73 : 565-569, 2002.
23. Thom SR, Mendiguren I, Hardy KR, et al : Inhibition of human neutrophil $\beta2$ integrin-dependent adherence by hyperbaric oxygen. Am J Physiol 272 : C770-C777, 1997.
24. Stevens DL, Troyer BE, Merrick DT, et al : Lethal effects and cardiovascular effects of purified a- and q-toxins from Clostridium perfringens. J Infect Dis 157 : 272-279, 1988.
25. Naylor CE, Eaton JT, Howells A, et al : Structure of the key toxin in gas gangrene. Nat Struct Biol 5 : 738-746, 1998.
26. Weinstein L, Barza MA : Gas gangrene. N Engl J Med 289 : 1129-1131, 1973.
27. Stevens DL, Musher DM, Watson DA, et al : Spontaneous, nontraumatic gangrene due to Clostridium septicum. Rev Infect Dis 12 : 286-296, 1990.
28. Dean HM, Decker CL, Baker LD : Temporary survival in Clostridial hemolysis with absence of circulating red cells. N Engl J Med 277 : 700-701, 1967.
29. Powers AT, Jacoby I, Lynch FP, et al : Adjunctive use of HBO for Clostridial myonecrosis in the newborn. Underwater and Hyperbaric Physiology IX : Proceedings of the 9th International Symposium on Underwater and Hyperbaric Physiology. Kobe, Japan September 1986. Bethesda, MD, Undersea and Hyperbaric Medical Society, 1987, pp 1087-1092.
30. Stevens DL, Maier KA, Mitten JE : Effect of antibiotics on toxin production and viability of Clostridium perfringens. Antimicrob Agents Chemother 31 : 213-218, 1987.
31. Bakker DJ : Clostridial myonecrosis. In : Davis JC, Hunt TK (eds) : Problem Wounds : The Role of Oxygen. New York : Elsevier Science Publishing, 1988, pp 168-170.
32. Brummelkamp WH, Hogendijk J, Boerema I : Treatment of anaerobic infections (Clostridial myonecrosis) by drenching the tissues with oxygen under high atmospheric pressure. Surgery 49 : 299-302, 1961.
33. Van Unnik AJM : Inhibition of toxin production in Clostridium perfringens in vitro by hyperbaric oxygen. Antonie van Leeuwenhoek 31 : 181-186, 1965.
34. Kaye D : Effect of hyperbaric oxygen on Clostridia in vitro and in vivo. Proc Soc Exp Biol Med 124 : 360-366, 1967.
35. Demello FJ, Hashimoto T, Hitchcock CR, Haglin JJ : The effect of hyperbaric oxygen on the germination and toxin production of Clostridium perfringens spores. In : Wada J, Iwa JT (eds) : Proceedings of the 4th International Congress on Hyperbaric Medicine. Baltimore, Williams & Wilkins, 1970, p 270.
36. Demello FJ, Haglin JJ, Hitchcock CR : Comparative study of experimental Clostridium perfringens infection in dogs treated with antibiotics, surgery, and hyperbaric oxygen. Surgery 73 : 936-941, 1973.
37. Kelley HG, Pace WG : Treatment of anaerobic infections in mice with hyperpressure oxygen. Surg Forum 14 : 46-47, 1963.
38. Klopper PJ : Hyperbaric oxygen treatment after ligation of the hepatic artery in rabbits. In : Boerema I, Brummelkamp WH, Meijne NG (eds) : Clinical Application of Hyperbaric Oxygen. Amsterdam, Elsevier, 1964, pp 31-35.
39. Hill GB, Osterhout S : Experimental effects of hyperbaric oxygen on selected clostridial species I. in vitro and II. In vivo studies in mice. J Infect Dis 125 : 17-35, 1972.
40. Muhvich KH, Anderson LH, Mehm WJ : Evaluation of antimicrobials combined with hyperbaric oxygen in a mouse model of clostridial myonecrosis. J Trauma 36 : 7-10, 1994.
41. Unsworth IP, Sharp PA : Gas gangrene : An 11-year review of 73 cases managed with hyperbaric oxygen. Med J Austr 140 : 256-260, 1984.
42. Rudge FW : The role of hyperbaric oxygenation in the treatment of clostridial myonecrosis. Mil Med 158 : 80?83, 1993.
43. Desola J, Escolé E, Moreno E, et al : Combined treatment of gaseous gangrene with hyperbaric oxygen therapy, surgery and antibiotics. A national cooperative multicenter study. Med Clin (Barcelona) 94 : 641-650, 1990.
44. Korhonen K, Klossner J, Hirn M, Niinikowski J : Management of clostridial gas gangrene and the role of hyperbaric oxygen. Ann Chir Gynaecol 88 : 139-142, 1999.
45. Altemeier WA, Fullen WD : Prevention and treatment of gas gangrene. JAMA 217 : 806-813, 1971.
46. Heimbach RD, Boerema I, Brummelkamp WH, Wolfe WG : Current therapy of gas gangrene. In : Davis JC, Hunt TK (eds) : Hyperbaric Oxygen Therapy. Bethesda, MD, Undersea Medical Society, 1977, pp 153-165.
47. Bakker DJ : Clostridial myonecrosis. In : Feldmeier J (ed) : Hyperbaric Oxygen 2003. Indications and Results—The Hyperbaric Oxygen Therapy Committee Report. Kensington, MD, Undersea and Hyperbaric Medical Society, 2003, pp 19-25.
48. Peirce EC : Gas gangrene : Review and update. Surg Rounds

7 : 17-25, 1984.
49. Meleney FL : Hemolytic streptococcus gangrene. Arch Surg 9 : 317-364, 1924.
50. Wilson B : Necrotizing fasciitis. Am Surg 18 : 426-431, 1952.
51. Miller LG, Perdreau-Remington F, Rieg G, et al : Necrotizing fasciitis caused by community-associated methicillin-resistant Staphylococcus aureus in Los Angeles. N Engl J Med 352 : 1445-1453, 2005.
52. Brogan TV, Nizet V, Waldhausen JHT, et al : Group A streptococcal necrotizing fasciitis complicating primary varicella : A series of fourteen patients. Pediatr Infect Dis J 14 : 588-594, 1995.
53. Rimailho A, Riou B, Richard C, Auzepy P : Fulminant necrotizing fasciitis and nonsteroidal anti-inflammatory drugs. J Infect Dis 155 : 143-146, 1987.
54. Zerr DM, Alexander ER, Duchin JS, et al : A case-control study of necrotizing fasciitis during primary varicella. Pediatrics 103 : 783-790, 1999.
55. Bell AL, Adamson H, Kirk F, et al : Diclofenac inhibits monocyte superoxide production ex vivo in rheumatoid arthritis. Rheumatol Int 11 : 27-30, 1991.
56. Sawin RS, Schaller RT, Tapper D, et al : Early recognition of neonatal abdominal wall necrotizing fasciitis. Am J Surg 167 : 481-484, 1994.
57. Wang T-L, Hung C-R : Role of tissue oxygen saturation monitoring in diagnosing necrotizing fasciitis of the lower limbs. Ann Emerg Med 44 : 222-228, 2004.
58. Lally KP, Atkinson JB, Wooley MM, Mahour GH : Necrotizing fasciitis : A serious sequela of omphalitis in the newborn. Ann Surg 199 : 101-103, 1984.
59. Sawin RS, Schaller RT, Tapper D, et al : Early recognition of neonatal abdominal wall necrotizing fasciitis. Am J Surg 167 : 481-484, 1994.
60. Stamenkovic I, Lew PD : Early recognition of potentially fatal necrotizing fasciitis : The use of frozen-section biopsy. N Engl J Med 310 : 1689-1693, 1984.
61. Wysoki MG, Santora TA, Shah RM, Friedman AC : Necrotizing fasciitis : CT characteristics. Radiology 203 : 859-863, 1997.
62. Schmid MR, Kossman T, Duewell S : Differentiation of necrotizing fasciitis and cellulitis using MR imaging. Am J Roentgenol 170 : 615-620, 1998.
63. Gozal D, Ziser A, Shupak A, et al : Necrotizing fasciitis. Arch Surg 121 : 233-235, 1986.
64. Riseman JA, Zamboni WA, Curtis A, et al : Hyperbaric oxygen therapy for necrotizing fasciitis reduces mortality and the need for debridements. Surgery 108 : 847-850, 1990.
65. Mandell G : Bactericidal activity of aerobic and anaerobic polymorphonuclear neutrophils. Infect Immun 9 : 337-341, 1974.
66. Wilkinson D, Doolette D : Hyperbaric oxygen treatment and survival from necrotizing soft tissue infection. Arch Surg 139 : 1339-1345, 2004.
67. Escobar SJ, Slade JB, Hunt TK, Cianci P : Adjuvant hyperbaric oxygen therapy(HBO2) for treatment of necrotizing fasciitis reduces mortality and amputation rate. Undersea Hyperb Med 32 : 437-443, 2006.
68. Brown DR, Davis NL, Lepawsky M, et al : A multicenter review of the treatment of major truncal necrotizing infections with and without hyperbaric oxygen therapy. Am J Surg 167 : 485-489, 1994.
69. Monestersky JH, Myers RAM : Hyperbaric oxygen treatment of necrotizing fasciitis [letter]. Am J Surg 169 : 187-188, 1995.
70. Hollabaugh RS, Dmochowski RR, Hickerson WL : Fournier's gangrene : Therapeutic impact of hyperbaric oxygen. Plast Reconstr Surg 101 : 94-100, 1998.
71. Pizzorno R, Bonini F, Donelli A, et al : Hyperbaric oxygen therapy in the treatment of Fournier's disease in 11 male patients. J Urol 158 : 837-840, 1997.
72. Korhonen K, Him M, Niinikoski J : Hyperbaric oxygen in the treatment of Fournier's gangrene. Eur J Surg 164 : 251-255, 1998.
73. Laor E, Palmer LS, Tolia BM : Outcome prediction in patients with Fournier's gangrene. J Urol 154 : 89-92, 1995.
74. Dahm P, Roland FH, Vaslef SN, et al : Outcome analysis in patients with primary necrotizing fasciitis of the male genitalia. Urology 56 : 31-36, 2000.
75. Lepawsky M : Necrotizing soft tissue infections. In : Feldmeier JJ(Chair and Ed.) : Hyperbaric Oxygen 2003. Indications and Results—The Hyperbaric Oxygen Therapy Committee Report. Kensington, MD, Undersea and Hyperbaric Medical Society, 2003, pp 69-78.
76. Stone HH, Martin JD : Synergistic necrotizing cellulitis. Ann Surg 175 : 702-711, 1972.
77. Bessman AN, Wagner W : Nonclostridial gas gangrene. JAMA 233 : 958, 1975.
78. Cullen TS : A progressively enlarging ulcer of abdominal wall involving the skin and fat, following drainage of an abdominal abscess, apparently of appendiceal origin. Surg Gynecol Obstet 38 : 579-582, 1924.
79. Ledingham IM, Tehrani MA : Diagnosis, clinical course and treatment of acute dermal gangrene. Br J Surg 62 : 364-372, 1975.
80. Chayakulkeeree M, Ghannoum MA, Perfect JR : Zygomycosis : The re-emerging fungal infection. Eur J Clin Microbiol Infect Dis 25 : 215-229, 2006.
81. McNulty JS : Rhinocerebral mucormycosis : Predisposing factors. Laryngoscope 92 : 1140-1143, 1982.
82. Bagdade JD, Root RK, Bulger RJ : Impaired leukocyte function in patients with poorly controlled diabetes. Diabetes 23 : 9-15, 1974.
83. Nielson CP, Hindson DA : Inhibition of polymorphonuclear leukocyte respiratory burst by elevated glucose concentration. Diabetes 38 : 1031-1035, 1989.
84. Alexiewicz JM, Kumar D, Smogorzewski M, et al : Polymorphonuclear leukocytes in non-insulin dependent diabetes mellitus : Abnormalities in metabolism and function. Ann Intern Med 123 : 919-924, 1995.
85. Artis WM, Fountain JA, Delcher HK, Jones HE : A mechanism of susceptibility to mucormycosis in diabetic ketoacidosis : Transferrin and iron availability. Diabetes 31 : 1109-1114, 1982.
86. Windus DW, Stokes TJ, Julian BA, Fenves AZ : Fatal Rhizopus infections in hemodialysis patients receiving deferoxamine. Ann Intern Med 107 : 678-680, 1987.
87. Boelaert JR, Van Roost GF, Vergauwe PL, et al : The roled of deferoxamine in dialysis-associated mucormycosis : Report of three cases and review of the literature. Clin Nephrol 29 : 261-266, 1988.
88. Cocanour CS, Miller-Crouchett P, Reed RL, et al : Mucormycosis in trauma patients. J Trauma 32 : 12-15, 1992.
89. Tedder MJ, Spratt JA, Anstadt MP, et al : Pulmonary mucormycosis : Results of medical and surgical therapy. Ann Thorac

Surg 57 : 1044-1050, 1994.
90. Ribes JA, Vanover-Sams CL, Baker DJ : Zygomycetes in human disease. Clin Microbiol Revs 13 : 236-301, 2000.
91. Murray HW : Pulmonary mucormycosis with massive fatal hemoptysis. Chest 68 : 65-68, 1975.
92. Michalak DM, Cooney DR, Rhodes KH, et al : Gastrointestinal mucormycosis in infants and children : A cause of gangrenous intestinal cellulitis and perforation. J Pediatr Surg 15 : 320-324, 1980.
93. Chamilos G, Marom EM, Lewis RE, et al : Predictors of pulmonary zygomycosis versus invasive pulmonary aspergillosis in patients with cancer. Clin Infect Dis 41 : 60-66, 2005.
94. Diamond RD, Haudenschild CC, Erickson III NF : Monocyte-mediated damage to Rhizopus oryzae hyphae in vitro. Infect Immun 38 : 292-297, 1982.
95. Waldorf AR : Pulmonary defense mechanisms against opportunistic fungal pathogens. Immunol Ser 47 : 243-271, 1989.
96. Waldorf AR, Ruderman N, Diamond RD : Specific susceptibility to mucormycosis in murine diabetes and bronchoalveolar macrophage defense against Rhizopus. J Clin Invest 74 : 150-160, 1984.
97. Gil-Lamaignere C, Simitsopoulou M, Rollides E, et al : Interferon-g and granulocyte-macrophage colony-stimulating factor augment the activity of polymorphonuclear leukocytes against medically important zygomycetes. J Infect Dis 191 : 1180-1187, 2005.
98. Ibrahim AS, Spellberg B, Avanessian V, et al : Rhizopus oryzae adheres to, is phagocytosed by, and damages endothelial cells in vitro. Infect Immun 73 : 778-783, 2005.
99. Imperatore F, Cuzzocrea S, De Lucia D, et al : Hyperbaric oxygen therapy prevents coagulation disorders in an experimental model of multiple organ failure syndrome. Intensive Care Med 32 : 1881-1888, 2006.
100. Buras JA, Holt D, Orlow D, et al : Hyperbaric oxygen protects from sepsis mortality via an interleukin-10-dependent mechanism. Crit Care Med 34 : 2624-2629, 2006.
101. John BV, Camilos G, Kontoyiannis DP : Hyperbaric oxygen as an adjunctive treatment for Zygomycosis. Clin Microbiol Infect 11 : 515-517, 2005.
102. Roden MM, Zaoutis TE, Buchanan WL, et al : Epidemiology and outcome of Zygomycosis : A review of 929 reported cases. Clin Infect Dis 41 : 634-653, 2005.
103. Almyroudis NG, Konoyiannis DP, Sepkowitz KA, et al : Issues related to the design and interpretation of clinical trials of salvage therapy for invasive mold infection. Clin Infect Dis 43 : 1449-1455, 2006.
104. Bentur Y, Shupak A, Ramon Y, et al : Hyperbaric oxygen therapy for cutaneous/soft-tissue Zygomycosis complicating diabetes mellitus. Plast Reconstr Surg 102 : 822-824, 1998.
105. Temple ME, Brady MT, Koranyi KI, Nahata MC : Periorbital cellulitis secondary to Conidiobolus incongruous. Pharmacotherapy 21 : 351-354, 2001.
106. Powers JH : Salvage therapy trials in fungal disease : Challenges and opportunities. Clin Infect Dis 43 : 1456-1459, 2006.
107. Trifilio SM, Bennett CL, Yarnold PR, et al : Breakthrough Zygomycosis after voriconazole administration among patients with hematologic malignancies who receive hematopoietic stem-cell transplants or intensive chemotherapy. Bone Marrow Transplant 39 : 425-429, 2007.
108. Greenberg RN, Mullane K, van Burick J-AH, et al : Posaconazole as salvage therapy for Zygomycosis. Antimicrob Agents Chemother 50 : 126-133, 2006.
109. Langford JD, McCartney DL, Wang RC : Frozen section-guided surgical debridement for management of rhino-orbital mucormycosis. Am J Ophthalmol 124 : 265-267, 1997.

# Chapter 19 慢性骨髄炎における高気圧酸素治療

**この章の概要**

基礎研究
　骨酸素分圧
　酸素と殺菌機序
　酸素と骨修復

酸素と抗生物質
臨床研究
費用対効果
結論

　高気圧酸素治療（hyperbaric oxygen therapy；HBOT）は，慢性治療抵抗性の骨髄炎に対する補助治療として，多くのグループにおいて行われてきた[1-9]。骨髄炎の治療には，根治的外科的創清浄化（以下，デブリードマン），局所抗生剤ビーズ挿入，全身への抗生剤投与がある[2,5,7,8]。骨移植もデブリードマンによって生じた欠損部の補填として行われる。「治療抵抗性骨髄炎」という用語は，適切な外科的治療もしくは抗生剤投与にも反応のみられない骨感染に対して用いられる。慢性治療抵抗性骨髄炎の治療には，古典的には経験豊富な整形外科医および感染性疾患の専門家が必要とされる。外科医は，あらゆる壊死，虚血，その他の変性組織を取り除き，感染巣のデブリードマンを行う。組織欠損やデブリードマン後の組織を微小血管柄付きの軟部組織皮弁で覆うため，極めて頻繁に形成外科医や再建外科医が必要とされる。外科的介入の間には，感染した骨の細菌培養を行うべきである。培養結果は，病原微生物をカバーする適切な抗生剤使用選択の際の一助となる[10,11]。

　補助的HBOTは，治療抵抗性骨髄炎の管理において不可欠な役割を担う。Cierny-Mader分類システム（**表19.1**）は，HBOT候補患者決定の指標として近年広く用いられている[5,10,11]。このシステムにおいて，骨髄炎は4つのステージに分類されている。すなわち，ステージ1（骨髄内骨髄炎），ステージ2（表在化骨髄炎），ステージ3（局所性骨髄炎），ステージ4（び漫性骨髄炎）である。患者の宿主としての状態もこのシステムに含まれる。患者は次のように分類される。健常宿主（A），易感染性宿主（B），治療により疾患が悪化した（治療が不十分な）群（C）である。HBOTの適切な対象は，クラス3Bもしくは4Bである。補助的HBOTの効果がある患者には，糖尿病，末梢血管障害，適切な創被覆を妨げるような広範囲の軟部組織瘢痕のある患者など，既存の背景因子を有する者が含まれる。免疫抑制患者や，低栄養患者もまたHBOTの効果があるかもしれない。いくつかのエビデンスは，不適当なデブリードマン，乏しい血流，軟部組織再生の乏しい患者，もしくは同様の症例で追加外科手術を拒否する患者に，補助的HBOTを用いることによる改善効果を示唆している[10]。

## 基礎研究

### ▶ 骨酸素分圧

　早期の臨床研究において，骨髄炎の重症例に対するHBOTの効果[1]が示されて以降，多くの動物による比較試験がその臨床効果を確認し，理解を広げてきた。NiinikoskiとHunt[12]は，ウサギの実験的黄色ブドウ球菌（*Staphylococcus aureus*）骨髄炎において，埋め込んだシリコン製チューブ圧力計で，骨の酸素分圧を測定した。感染した脛骨の髄腔における酸素分圧は10〜20mmHgと，コントロール群の脛骨の酸素分圧30〜45mmHgと比較し明らかに低く，このことは骨髄炎過程の治癒が少なくとも部分的には極めて好ましくない酸素環境により遷延することを示唆している。感染骨への酸素供給は，1ATA（絶対気圧：atmosphere absolute）下での純酸素呼吸による全身性の高酸素状態によって，基準範囲まで増加させることができた。最近の研究では，骨感染に伴う典型的な酸素分圧の減少を，HBOTによって基準範囲ないし正常以上まで増加させることが可能なことが示された。Esterhaiら[13]は，大気圧を下回る条件下で，骨髄炎ウサギ脛骨の酸素分圧が，正常側である反対側骨の32mmHgに対して，17mmHgまでしか到達しないことを示した。通常酸素分圧下の呼吸において

表19.1 Cierny-Mader 分類システム

| 解剖型 |
| --- |
| Stage1 －骨髄内骨髄炎 |
| Stage2 －表在化骨髄炎 |
| Stage3 －局所性骨髄炎 |
| Stage4 －び漫性骨髄炎 |
| 生理学的分類 |
| A．宿主－正常宿主 |
| B．宿主－全身性易感染性（Bs） |
| 　　　　局所性易感染性（Bl） |
| 　　　　全身性および局所性易感染性（Bls） |
| C．宿主－治療が不十分 |
| 免疫学的監視，代謝，局所血管に影響を与える全身および局所的因子 |

| 全身的(Bs) | 局所的(Bl) |
| --- | --- |
| 糖尿病 | 主要血管合併症 |
| 腎・肝不全 | 中小血管疾患 |
| 栄養不良 | 高度な瘢痕 |
| 慢性低酸素 | 動脈炎 |
| 免疫抑制および免疫不全 | 放射線線維症 |
| 悪性疾患 | 慢性リンパ浮腫 |
| 免疫疾患 | 静脈うっ滞 |
| 高齢 | 神経障害 |
|  | たばこ乱用（2箱/日） |

（Mader J, Shirtliff M, Calhoun J: The use of hyperbaric oxygen in the treatment of osteomyelitis. In: Kindwall EP, Whelan HT ［eds］：Hyperbaric Medicine Practice, 2nd ed. rev. Flagstaff, Ariz, Best Publishing Company, 1999, pp 603–616. より）

は，正常骨の100mmHg酸素分圧に対して，感染骨では18mmHgまでしか到達しなかった。2ATA下のHBOTを用いることによって，感染および非感染骨における酸素分圧をいずれも200mmHgまで到達させることができた。Maderらの研究[14,15]では，一般的な黄色ブドウ球菌骨髄炎ウサギ脛骨モデルが用いられた。動物は2ATAの酸素分圧下で治療された。酸素分圧は，HBOT前および経過中に質量分析器を用いて正常および感染脛骨において測定された。大気圧下では，正常骨の45mmHgに対し，骨髄炎骨の酸素分圧は23mmHgであった。HBOTは，骨髄炎骨の酸素分圧を104mmHgまで上昇させ，正常骨においては322mmHgまで上昇させた。感染骨の低酸素分圧は，おそらく感染巣における低灌流と炎症による二次的なものと考えられる。低灌流は，上昇した骨髄内圧の直接的な影響である。骨髄内圧の上昇は，膿や挫滅組織片によるハバース管系，髄腔の閉塞によって起こる[10]。

## ▶酸素と殺菌機序

酸素は生体内の細胞の防御機構において必須のものである。なぜなら，酸素分子から誘導される活性酸素は，殺菌において重要な因子だからである。多形核白血球は，細菌貪食の際に活性化されるNADP関連オキシゲナーゼ（酸素添加酵素）を含んでいる。この酵素は，さまざまな強酸化物質が大気中の酸素より産生されるサイクルの第一段階で作用する。活性化後，酸素分子が大量にスーパーオキサイドラジカル（活性酸素）へと変わる間に，「呼吸性バースト」（白血球の貪食に伴う代謝性変化）もしくは「酸化的バースト」

（食細胞における活性酸素発生）が続いて起こる。これらの活性酸素は食小体に取り込まれ，そこで，活性酸素もしくは誘導された酸化物が，菌の細胞膜を酸化させることによって殺菌する[16]。多形核白血球内における食細胞の好気性殺菌作用は，低い酸素分圧下では減弱される[17]（Chapter 11 参照）。Maderら[15]は，黄色ブドウ球菌モデルを用いて酸素分圧と食細胞的殺菌機能の比例的な相関性を示した。骨髄炎モデル骨の23mmHgという分圧下では，正常骨の45mmHgという分圧下における殺菌機能と比較し，食細胞の殺菌能力は減少していた。骨髄炎モデル骨でHBOTを用いて得られた109mmHgという上昇した分圧下においては，食細胞の殺菌能力はより増大していた。さらに，150mmHgおよび760mmHgに上昇した酸素分圧は，大量の黄色ブドウ球菌に殺菌作用を示した。これらの結果は，他の研究によっても確認された。また他の細菌，たとえば大腸菌（Esherichia coli），プロテウス属，緑膿菌（Pseudomonas aeruginosa）といった細菌における効果も証明された[18-20]。要約すると，HBOTはいくつかの慢性骨髄炎の動物モデルにおいて効果的な補助手段であることが示されている[14,15,21]。

### ▶ 酸素と骨修復

酸素が治癒における必須の栄養要素であることが発見されて以降，適切な酸素供給の重要性が強調されてきた。酸素分圧が20mmHg以下では，線維芽細胞はコラーゲン合成および損傷部位への移行ができない。反対に，組織酸素分圧が100mmHg以上に上昇すると，正常機能に回復する[16,22]。線維芽細胞はそのときになってコラーゲンを合成することができ，それが組織修復のための防御基質を形成する。それらが線維芽細胞様間葉細胞より分化したあと，骨芽細胞は未熟な粗線維骨層に置かれる。この未熟骨組織はその後，破骨細胞と骨芽細胞による骨吸収および骨沈着による機能的な再構築により，成熟層板骨へと置き換わる。BassetとHerrmann[23]は，多能性間葉細胞が試験管内で酸素供給の変化により，培地において分化する組織の型を変えることができることを示した。過酸素は骨組織の分化を起こし，一方，低酸素は軟骨組織を形成した。Makleyら[24]は，空気0.5気圧下における骨折治癒は，順応していない動物において著しく低下することを発見した。Penttinenら[25]による研究は，急性の組織低酸素は，コラーゲン基質の合成および石灰化の両方を低下させることにより骨再生を遅らせることを示した。HBOTは，骨折治癒を刺激することがわかってきている。Coulsonら[26]は，ラット大腿骨骨折に対して3ATAの酸素下で1日1回2時間治療することにより，通常気圧下におけるコントロールラットと比較し，より多くの放射性カルシウムの取り込みおよびより高い破壊強度を示すことを観察した。YablonとCruess[27]は，トリチウム化チミジンを用いたオートラジオグラフィーにより，HBOT影響下で骨修復のすべての段階が促進されることを示した。これとは対照的に，WrayとRogers[28]は，1日の高気圧処置を2ATA下で4〜6時間に延長した際，破壊強度は減少したと記述している。Penttienら[29]は，ラット脛骨骨折治癒における仮骨の化学組成における間欠的な高気圧酸素の影響を報告した。ラットに2.5ATA下純酸素2時間を1日2回曝露した結果，仮骨形成の増加が認められた（カルシウム，マグネシウム，リン，ナトリウム，カリウム，亜鉛の蓄積の強調）。また，通常気圧下コントロールラットと比較して，骨折仮骨におけるコラーゲンおよびその他の蛋白質形成促進が認められた。しかしながら，HBOT治療群における骨折治癒後の骨の機械的な強度に関しては，コントロールラットと比較して差がないことが示された。Barthら[30]はラットを用い，2ATA下90分の1日1回のHBOTにより，大腿骨皮質の骨幹端欠損が一次骨化（一次治癒）（訳者注：直接骨のリモデリングが起きる骨折治癒様式）することを示し，HBOTの有益な効果も示した。この群のラットはまた，コントロールラットと比較して，骨修復および血管新生も促進された。HBOTが1日2回施行された際，欠損部は軟骨内骨形成により治癒した——骨修復および血管新生は遅延し，破骨細胞の活動は活性化された——。よって最終的に，過酸素状態の継続はコラーゲンが豊富ではあるが，構造的に弱い骨修復の過程を発展させることがわかった[10,22]。したがって，動物モデルに基づくならば，最大限の骨修復はHBOTが適切な範囲で行われた際（2〜3ATA下90〜120分を1日1回）に達成できるのではないだろうか[10,11]。

### ▶ 酸素と抗生物質

アミノグリコシドは好気性のグラム陰性桿菌感染症に用いられてきた[10]。この種の抗生剤には，ゲンタマイシン，トブラマイシン，アミカシン，ネチルミシンが含まれる。しかしながら，他の抗生剤同様，壊死もしくは失活組織への移行ができなくなり，その効力に限界が生じ，それは低酸素分圧下においても同様である[31,32]。低酸素環境は，バンコマイシン，キノ

ロン，ST合剤，ニトロフラントインのような他の抗生剤の活性にも悪影響を与える[33]。Maderら[15,34]は，HBOTと併用することでアミノグリコシドの殺菌能力が増強することを示した。トブラマイシンの緑膿菌に対する殺菌能は，酸素分圧が低酸素レベルを超えて上昇した際に改善した。トブラマイシン単独，HBOT単独，両者併用で比較すると，併用療法により骨髄炎骨における緑膿菌の根絶度が高まった[34]。ST合剤とニトロフラントインもまた，上昇した酸素環境において抗菌能力の増強を示した[33]。Mendelら[35]は，黄色ブドウ球菌骨髄炎の標準ラットモデルを用い，HBOT，局所抗生剤担体（ゲンタマイシン含有コラーゲンスポンジ），および両者の併用療法をそれぞれ比較した。骨髄炎の誘発のために，分離した黄色ブドウ球菌の懸濁液を髄腔に注入し，アラキドン酸を硬化剤として使用した。この方法により95％以上の感染率を達成した。それぞれの治療法において，脛骨の微生物の減少を認め，治療効果を示す結果となった。その効果は，ゲンタマイシン含有スポンジにHBOT付加の併用を4週間使用したもので著しかった。11例中9例の動物では，もはや骨の中に細菌を認めなかった。

## 臨床研究

慢性治療抵抗性骨髄炎に対するHBOTの使用に関して，生理学的および病態生理学的基礎についてはよく確立されているが，この慢性感染症がかかえる臨床的な多様性により，エビデンスに基づいた臨床研究は困難，もしくはほとんど不可能に近いものになっている。感染骨の部位と広がり，その周囲組織の状態，関与する原因微生物，抗生剤治療，並存疾患，外科介入の時期や様式，そしてこの疾患の予測できない経過といったすべての個々の多様性が，ランダム化比較試験を実行不可能なものにさせていた[10,11]。

1965年という早期に，Slackら[1]は，慢性骨髄炎患者5人に対し2ATAのHBOTを行い，その臨床的な改善を報告した。彼らは，高気圧酸素が慢性骨髄炎の持続的な瘻孔の経過に好ましい影響を与えたことを認め，少なくともほとんどの病変部位が一時的に治癒したことに気がついた。このことが感染巣の酸素分圧の上昇によるものなのか，微生物の発育抑制によるものなのか，抗生剤の効果の増強によるものなのか，はたまたそれらすべての結果なのか結論づけることはできなかった。

Morreyら[3]もまた，慢性治療抵抗性骨髄炎患者の研究を行った。すべての患者が少なくとも1カ月間の感染期間を認め，1回の外科的処置では望んだような結果が得られず，2週間の経静脈的抗生剤投与を受け，そして1年間管理された者たちであった。これらの患者は追加的な外科処置，抗生剤投与，そしてHBOTを受け，その成功率は85％に達した。15％の不成功例は，不適切な外科処置によるものであった。補助的HBOTを受けた治療抵抗性骨髄炎のその他の症例調査では，成功率は60〜89％であった[4,6,36,37]。

Chenら[38]は，大腿骨における治療抵抗性骨髄炎に対するHBOTの臨床結果を調査した。この後ろ向き研究において，13例の大腿骨治療抵抗性骨髄炎患者がHBOTを受けていた。最も多い原因微生物は黄色ブドウ球菌であった。すべての症例は，Cierny-Mader分類によるとステージ3〜4の骨髄炎であった。適切な外科的デブリードマンおよび経静脈的抗生剤投与が導入された。HBOT前の手術数（1人あたり平均）は4.6であった。すべての患者に2.5ATA・120分間のHBOTが週5日，平均50日間行われた。高気圧処置の数は平均32.2回であった。平均のフォローアップ期間は22カ月で，12〜42カ月の範囲であった。13例のうち12例で感染の再燃が起こらず，完全に根治したことは注目に値した。1例では治療に反応せず，したがって，この治療計画の成功率は92％であった。著者らは，適切な外科的デブリードマンおよび抗生剤投与を受けている大腿骨慢性治療抵抗性骨髄炎患者において，HBOTは効果的かつ安全な補助的手段であると結論づけている。

Kemmerら[11]の研究では，四肢慢性治療抵抗性骨髄炎患者で24カ月以上フォローアップ（24〜60カ月）した79人のうち，54人（68％）が継続的に治療抵抗性慢性骨髄炎の寛解を示した。これらの患者のほとんどは，他のクリニックで多岐にわたる不成功の治療を3年以上（なかには20年間も）受けていた。患者本人が追加の外科治療や約15回以上のHBOTを拒んだりしたための途中脱落率は約20％であった。

Davis[37]は，慢性治療抵抗性骨髄炎38例のうち89％の継続寛解を提示した。Aitasaloら[39]は下顎骨の骨髄炎における同様の成功率を報告した。

Esterhaiら[6]は28例を集め，両グループで適切なデブリードマンおよび抗生剤投与をし，1つのグループでは補助的HBOTを行うといった対照試験を実施した。これらのグループ間で結果に違いは認められなかった。しかしながら，外科的管理における患者コン

表19.2 慢性治療抵抗性骨髄炎に対する補助的高気圧酸素治療の臨床研究

| 文献 | 年 | 成功率 |
|---|---|---|
| Slackら[1] | 1965 | 5/5 |
| Depenbuschら[36] | 1972 | 35/50 |
| Davis[37] | 1977 | 63/89 |
| Morreyら[3] | 1979 | 34/40 |
| Davisら[4] | 1986 | 34/48 |
| Aitasaloら[39] | 1998 | 26/33 |
| Maynorら[40] | 1998 | 21/26 |
| Chenら[38] | 2004 | 12/13 |
| Kemmerら[11] | 2006 | 54/79 |

プライアンスの問題から，補助的HBOTの効果についての評価はできなかった。

Maynorら[40]は，脛骨骨髄炎に対する併用療法の成功率を明示するため，デューク大学メディカルセンターにおいて1974～1991年の間に外科手術および抗生剤投与およびHBOTを受けた同感染症の全症例を調査した。骨髄炎診断からHBOT導入までの平均遅延時間は12.5カ月であった。フォローアップのデータが完全であった34例のうち27例が男性で，7例が女性，平均年齢は27.9歳であった。患者は平均8.3回の外科処置を受け，35回のHBOTを受けた。20例では治療の一環として血管柄付き遊離筋皮弁を受けた。治療を受け24カ月フォローアップした26例のうち，21例は排膿がない状態であった。処置後60カ月および84カ月において，それぞれ15例のうち12例，8例のうち5例は，排膿がない状態であった。84カ月以降では，筋皮弁を受けた者のほうがデブリードマンしか受けなかった者と比べ，より排膿がない状態であり，この違いは有意であった。慢性治療抵抗性骨髄炎に対するHBOTに焦点を当てた文献の一覧を表19.2に示す。

## 費用対効果

入院が長期間に及んだ際の抗生剤投与や追加的外科処置の高額な費用と比較すると，HBOTは相応な費用対効果を示した。1987年，Strauss[41]は，複雑な治療抵抗性骨髄炎のほとんどの患者で，HBOTを行う以前の外科処置および入院にかかる費用が1人あたり平均11万5,000ドルかかることを報告した。一度外科処置および抗生剤投与に併せてHBOTを使用すると，これらのそれまでの治療に反応しなかった患者にかかる費用は1人につき総費用として2万ドルも減少した。この費用対効果は，HBOTの専門家，外科医，感染症コンサルタントが規定のプロトコールに同意して初めて達成することができる[10]。ヨーロッパでは，現在の慢性治療抵抗性骨髄炎患者にかかる平均費用は1人あたりおよそ80万ユーロと見積もられている[11]。したがって，この種の感染症治療および制御を行うにあたってのすべての治療選択は，重大な対価を考慮する必要がある。

## 結論

慢性治療抵抗性骨髄炎に対する補助的HBOT使用に関しては，世界規模の主たる高気圧医学会の間で一定のコンセンサスがある。この疾患においてはランダム化比較臨床試験を行うことが困難であるということを熟慮し，そして基礎研究，臨床経験双方より得られるエビデンスに基づくと，HBOTは慢性治療抵抗性骨髄炎において，少なくとも6週間の抗生剤治療および1回の外科的介入を行っても治療反応に乏しいときに補助的治療として推奨される。動物モデルに基づいたHBOTの治療プロトコールは，2.0～2.5ATA下90～120分を1日1回である。

### REFERENCES

1. Slack WK, Thomas DA, Perrins DJD：Hyperbaric oxygenation in chronic osteomyelitis. Lancet 1：1093-1094, 1965.
2. Waldvogel FA, Medoff G, Schwartz MN：Osteomyelitis：A review of clinical features, therapeutic considerations and unusual aspects. N Engl J Med 282：198-206, 1970.
3. Morrey BF, Dunn JM, Heimbach RD, et al：Hyperbaric oxygen and chronic osteomyelitis. Clin Orthop 144：121-127, 1979.
4. Davis JC, Heckman JD, DeLee JC, et al：Chronic nonhaematogenous osteomyelitis treated with adjuvant hyperbaric oxygen. J Bone Joint Surg 68A：1210-1217, 1986.
5. Cierny G, Mader JT：Approach to adult osteomyelitis. Orthop Rev 16：259-270, 1987.
6. Esterhai JL Jr, Pisarello J, Brighton CT, et al：Adjunctive HBOT in the treatment of chronic refractory osteomyelitis. J Trauma 27：763-768, 1987.
7. Mader JT, Hicks SA, Calhoun J：Bacterial osteomyelitis. Adjunctive HBOT. Orthop Rev 18：581-585, 1989.
8. Mader JT, Adams KR, Wallace WR, et al：Hyperbaric oxygen as adjunctive therapy for osteomyelitis. Infect Dis Clin North Am 4：433-440, 1990.

9. Calhoun JH, Cobos JA, Mader JT : Does hyperbaric oxygen have a place in the treatment of osteomyelitis? Orthop Clin North Am 22 : 467-471, 1991.
10. Mader J, Shirtliff M, Calhoun J : The use of hyperbaric oxygen in the treatment of osteomyelitis. In : Kindwall EP, Whelan HT(eds) : Hyperbaric Medicine Practice, 2nd ed. rev. Flagstaff, Ariz, Best Publishing Company, 1999, pp 603-616.
11. Kemmer A, Stein T, Hierholzer C : Persistent osteomyelitis. In : Mathieu D(ed): Handbook on Hyperbaric Medicine. Dordrecht, The Netherlands, Springer, 2006, pp 429-449.
12. Niinikoski J, Hunt TK : Oxygen tensions in healing bone. Surg Gynecol Obstet 134 : 746-750, 1972.
13. Esterhai JL Jr, Clark J, Morton HE, et al : The effect of hyperbaric oxygen on oxygen tension within the medullary canal in the rabbit tibia osteomyelitis model. J Orthop Res 4 : 330-336, 1986.
14. Mader JT, Guckian JC, Glass DL, et al : Therapy with hyperbaric oxygen of experimental osteomyelitis due to Staphylococcus aureus in rabbits. J Infect Dis 138 : 312-318, 1978.
15. Mader JT, Brown GL, Guckian JC, et al : A mechanism for the amelioration by hyperbaric oxygen of experimental staphylococcal osteomyelitis in rabbits. J Infect Dis 142 : 915-922, 1980.
16. Niinikoski J : Physiologic effects of hyperbaric oxygen on wound healing processes. In : Mathieu D(ed): Handbook on Hyperbaric Medicine. Dordrecht, The Netherlands, Springer, 2006, pp 135-145.
17. Hohn DC, MacKay RK, Halliday B, et al : The effect of oxygen tension on the microbicidal function of leukocytes in wounds and in vitro. Surg Forum 27 : 18-20, 1976.
18. McRipley RJ, Sbarra AJ : Role of phagocyte in host-parasite interactions. J Bacteriol 94 : 1417-1424, 1967.
19. Mandell G : Bactericidal activity of aerobic and anaerobic polymorphonuclear neutrophils. Infect Immun 9 : 337-341, 1974.
20. Knighton DR, Halliday B, Hunt TK : Oxygen as an antibiotic. A comparison of inspired oxygen concentration and antibiotic administration on in vivo bacterial clearance. Arch Surg 121 : 191-195, 1986.
21. Hart GB : Refractory osteomyelitis. In : Feldmeier JJ(ed): The HBOT committee report 2003. Kensington, Md, Undersea and Hyperbaric Medical Society, 2003, pp 79-85.
22. Mainous EG : Osteogenesis enhancement utilizing HBOT. HBO Rev 3 : 181-185, 1982.
23. Basset CAL, Herrmann I : Influence of oxygen concentration and mechanical factors on differentiation of connective tissues in vitro. Nature 190 : 460-461, 1961.
24. Makley JT, Heiple KG, Chase SW, et al : The effects of reduced barometric pressure on fracture healing in rats. J Bone Joint Surg 49A : 903-914, 1967.
25. Penttinen R, Rantanen J, Kulonen E : Fracture healing at reduced atmospheric pressure. A biochemical study with rats. Acta Chir Scand 138 : 147-151, 1972.
26. Coulson DB, Ferguson AB Jr, Diehl RC Jr : Effect of hyperbaric oxygen on the healing femur of the rat. Surg Forum 17 : 449-450, 1966.
27. Yablon IG, Cruess RL : Effect of hyperbaric oxygenation on fracture healing in rats. J Trauma 8 : 186-202, 1968.
28. Wray JB, Rogers LS : Effect of hyperbaric oxygenation upon fracture healing in the rat. J Surg Res 8 : 373-378, 1968.
29. Penttinen R, Niinikoski J, Kulonen E : Hyperbaric oxygenation and fracture healing. A biochemical study with rats. Acta Chir Scand 138 : 39-44, 1972.
30. Barth E, Sullivan T, Berg E : Animal model for evaluating bone repair with and without adjunctive HBOT : Comparing dose schedules. J Invest Surg 3 : 387-392, 1990.
31. Sheffield PJ : Tissue oxygen measurements with respect to soft-tissue wound healing with normobaric and hyperbaric oxygen. HBO Rev 6 : 18-46, 1985.
32. Cierny G : Classification and treatment of adult osteomyelitis. In : Evarts CM(ed): Surgery of the Musculoskeletal System. New York, Churchill Livingstone, 1990, pp 4337-4379.
33. Park MK, Myers RAM, Marzella L : Oxygen tensions and infections : Modulation of microbial growth, activity of antibiotics, and immunologic responses. Clin Infect Dis 14 : 720-740, 1992.
34. Mader JT, Adams KR, Couch LA, et al : Potentiation of tobramycin by hyperbaric oxygen in experimental Pseudomonas aeruginosa osteomyelitis. Presented at the 27th Interscience Conference on Antimicrobial Agents and Chemotherapy, 1987, New York.
35. Mendel V, Simanowski HJ, Scholz HC : Synergy of HBO2 and a local antibiotic carrier for experimental osteomyelitis due to Staphylococcus aureus in rats. Undersea Hyperb Med 31 : 407-416, 2004.
36. Depenbusch PL, Thompson RE, Hart GB : Use of hyperbaric oxygen in the treatment of refractory osteomyelitis : A preliminary report. J Trauma 12 : 807-812, 1972.
37. Davis JC : Refractory osteomyelitis of the extremities and axial skeleton. In : Davis JC, Hunt TK(eds): Hyperbaric Oxygen Therapy. Bethesda, Md, Undersea Medical Society, 1977, pp 217-227.
38. Chen CE, Ko JY, Fu TH, Wang CJ : Results of chronic osteomyelitis of the femur treated with hyperbaric oxygen : A preliminary report. Chang Gung Med J 27 : 91-97, 2004.
39. Aitasalo K, Niinikoski J, Grenman R, et al : A modified protocol for early treatment of osteomyelitis and osteoradionecrosis of the mandible. Head Neck 20 : 411-417, 1998.
40. Maynor ML, Moon RE, Camporesi EM, et al : Chronic osteomyelitis of the tibia : Treatment with hyperbaric oxygen and autogenous microsurgical muscle transplantation. J South Orthop Assoc 7 : 43-57, 1998.
41. Strauss MB : Refractory osteomyelitis. J Hyperb Med 2 : 147, 1987.

# Chapter 20 クラッシュ損傷
## 高気圧酸素治療の正当性と適応

### この章の概要

背景
　クラッシュ損傷の範囲
　クラッシュ損傷の問題点
　高気圧酸素とクラッシュ損傷
　クラッシュ損傷に高気圧酸素治療を用いることについての疑問
クラッシュ損傷の分類体系
　臨床的判定
　開放性骨折のガスティログレード
　圧壊肢の重症度スコア
　宿主の状態
クラッシュ損傷の病態生理
　組織に対する肉眼的損傷
　運動エネルギーの移動
　損傷の重篤度
　微小循環の病態生理
　　直接損傷
　　間接的損傷
　生化学，細胞および分子の側面
　虚血再灌流障害
　　血管内皮および血管の機能不全
　　　細動脈
　　　毛細血管
　　　毛細血管後細静脈
　　接着分子
　　　セレクチン
　　活性酸素種

　　炎症誘発性サイトカインとシグナル経路
　　補体系
　　ユビキチン-プロテアソーム系
クラッシュ損傷に適用可能な高気圧酸素治療の機序
　高酸素化
　高酸素化の効果
　高酸素化の二次効果
　　血管収縮
　　宿主の創傷治癒の要素
　　創傷治癒のための酸素の役割
　　虚血再灌流障害
　　赤血球細胞の変形能
クラッシュ損傷の管理における高気圧酸素を用いた臨床経験
　イントロダクションと文献レビュー
　再接着：中国の経験
　血管損傷
　クラッシュ損傷：穿通性および鈍的外傷
　コンパートメント症候群
　穿通性の血管損傷
　クラッシュ損傷と骨折
　再接着：日本の経験
　骨折-クラッシュ損傷
　結論
　外傷性虚血に対する高気圧酸素の関連した応用

## 背 景

### ▶ クラッシュ損傷の範囲

　クラッシュ損傷は，肉体への傷害の範囲を表現するために使用される用語である．傷害は主として軟部組織あるいは骨要素を含み，しばしばその2者の組み合わさったものである．筋骨格系のその他の傷害からクラッシュ損傷を鑑別するものは，その重症度である．損傷の重症度は，関与する骨折の有無を問わない軟部組織の軽微な挫傷程度の軽症から，生育不可能な軟部組織や複雑骨折を伴い切断の脅威に瀕した四肢の重篤な損傷まで，広い範囲に及んでいる（表20.1）．損傷の重症度が増大するにつれて，転帰良好の可能性は低下する．あるポイントにおいては，組織損傷が極めて重篤となるので回復の望みはなくなり，四肢の切断が必要となる．不幸なことには，クラッシュ損傷の範囲を包含するために用いることができる，広く受け入れられた分類体系はない．GustiloとWilliams[1]およびJohansenら[2]は，開放性骨折の転帰，四肢の生育を予測する分類法をそれぞれ考案した（次の項の議論を参照）が，クラッシュ損傷の管理についての意志決定はいまだに，いわば公約数的に行われているままである．

### ▶ クラッシュ損傷の問題点

　クラッシュ損傷は，われわれの医療制度にとって，患者管理と費用という両方の点からまさに難題である．外傷治療関係の病院への入院理由として，「クラッ

表 20.1 クラッシュ損傷と関連骨折の重症度

| 損傷組織 | 重症度 | | | |
|---|---|---|---|---|
| | Mild | Moderate | Severe | Limb threatening[*1] |
| 皮膚と皮下組織 | 無傷，ただし挫傷 | 重度の挫傷 | 裂傷，辺縁の疑わしい生存率 | 裂離，生育不能 |
| 筋 | 挫傷 | 重度の挫傷[*2] | 裂傷，断裂，疑わしい生存 | 裂離，生育不能 |
| 神経血管組織 | 無傷 | 知覚低下，異常知覚 | 損傷，ただし無傷または修復可能[*3] | 裂傷および（または）裂離，重度の神経学的欠損 |
| 骨 | 無傷または非変位型骨折 | 非開放性，粉砕，軽微な変位骨折 | 著しく粉砕，変位 | 重度の粉砕と変位，部分欠損 |

[*1] 圧壊肢と呼ぶのが適当（さらなる議論は Johansen ら[2] を参照）
[*2] 骨格筋コンパートメント症候群の症状
[*3] 筋虚血の血行再建後の腫脹に対する予防的筋膜切開

シュ損傷」の診断は，レベルⅠの外傷センターへの入院の約5分の1に及ぶ。複雑なクラッシュ損傷のために，初回の入院は典型的に長引き，残存する合併症管理のために再入院もしばしば必要となる。健康回復までの期間と費用は，医療体制に対して深刻な課題であり，患者を困惑させる。クラッシュ損傷の主要な原因は，自動車事故，銃創／戦時下における負傷，および墜落である[3]。たとえ最善の管理が行われたとしても，クラッシュ損傷の予後は，損傷の重症度と良好な転帰とが逆相関し，望ましくないことがしばしばある。このことは，予後不良が予測されるほど重症なクラッシュ損傷の患者の転帰を最先端の外科的，整形外科的治療が改善しうるかどうかという疑問を提起する。

## ▶ 高気圧酸素とクラッシュ損傷

高気圧酸素治療（hyperbaric oxygen therapy；HBOT）は30年以上にわたってクラッシュ損傷管理の補助手段の1つとして使用されてきたが，頻度は少なく，一貫性も低く，ほとんどの場合，外傷管理の「主流」ではなかった。主にクラッシュ損傷においてHBOTは，皮弁の衰弱やクラッシュ損傷部位に難治性の感染が起こったときなどに，「最後の手段」として使用され，しかも，もしHBOT装置がすぐ近くにあればというときに限られる。整形外科的および外科的治療は標準的な治療であることから，もし合併症が起これば，それは外傷の重症度のためと考えられる。外科的および整形外科的治療の適応は，通常，患者の検査や画像診断に基づいて明確に定義されている。一方で，HBOTの適応は主観的になりがちで，不幸なことにほとんどが対症的である。このため，HBOTは合併症が生じたあとから利用されるに過ぎない。ありがたくないもう1つの問題点は，たとえばその他の要因のなかで，加齢，ショック状態，末梢動脈の循環不全，喫煙などによって宿主の状態がより損なわれているほど，同様の重症度の外傷でもより高頻度に合併症が起こりやすくなるのである[2]。

## ▶ クラッシュ損傷に高気圧酸素治療を用いることについての疑問

このような背景から，クラッシュ損傷の管理にHBOTを用いることに関して2つの疑問が生ずる。まず第1は，基礎科学と臨床医学の両方で，クラッシュ損傷管理にHBOTを使用することを正当化する根拠に基づいた情報があるかということ。2つ目は，既存の分類体系は，損傷の重症度と宿主の能力の両方に対して，クラッシュ損傷に対するHBOT使用の適応を客観化しうるかということである。本章では両方の疑問に答える。それはクラッシュ損傷におけるHBOTの使用を具体化し，その特異的な適応を明らかにすることである。

# クラッシュ損傷の分類体系

## ▶ 臨床的判定

クラッシュ損傷の管理のために3つの分類体系が指針を提供している。経験に基づいた「臨床的判定」が最も頻繁に外傷外科医や整形外科医によって使用されている。内容は，mild（軽症）からmoderate（中等症）さらに severe（重症），limb threatening（切迫廃絶）状態に至る，連続する用語に沿ったクラッシュ損傷の分類である（表20.1参照）。mild injury（軽度損傷群）は最小限度の治療で治癒が期待され，合併症はない。moderate injury（中程度損傷群）においては適切な

外科的および整形外科的治療により一様に良好な結果が予測される。しかし宿主の状態をこのグループの要因の1つとして含める必要があり、もし合併症が生じた場合には、それらは通常、宿主の損なわれた状態が原因とみなされる。最後にsevere injury（重度損傷群）は、合併症の起こる可能性が高い状態である。このグループの臨床所見は以下のものを含む。①軟部組織の欠損、②生育困難な軟部組織、③主要な動脈の損傷、④骨の欠損、⑤著しく粉砕された、および（または）変位した骨折、そして⑥多量の汚染、あるいはこれらの所見の組み合わせ。これらの所見が外傷により多く付随するほど、接合不全、反復する骨髄炎、機能廃絶、患肢の切断といった合併症が、予想どおりに増加する。悪化したケース（limb threatening）では、一次的あるいは待機的な患肢切断が必要となる。この転帰は宿主の障害の程度に比例して増加する。

## ▶ 開放性骨折のガスティログレード

　ガスティロ分類は外傷医によって広く用いられている。それは開放性骨折に関係した軟部組織損傷の総量に基づいている。グレードⅠの骨折では、（開放）創は「内側から外」へ生じ、関連した軟部組織損傷はわずかである。Gustiloら[4]はのちに、合併症は同様のタイプの閉鎖性骨折よりごくわずか多いに過ぎないと報告した。グレードⅡの骨折は裂創、皮膚剝離型の軟部組織損傷を伴い、健康な宿主では治癒過程の合併症は同様の閉鎖性骨折におけるものよりわずかに多いに過ぎない[4]。ガスティロタイプⅢの開放性骨折は、クラッシュ損傷の構成要素をもつ。最初の報告を再検討後、ガスティロは、タイプⅢの骨折をさらにA、BおよびC群に細分類する必要があることを見出した。なぜなら、それぞれで転帰が異なるからである[4]。グレードⅢ-Aの開放骨折では、完全にデブリードマンが行われたあとでも、骨あるいは骨折部位を覆うのに十分な軟部組織が存在する。グレードⅢ-Bの開放骨折では、最初のデブリードマンのあとに骨は露出したままであり、そのために二次的な被覆もしくは、閉創を必要とするか、あるいは二次癒合による創治癒が許容される。グレードⅢ-Cの開放骨折では、肢への主要な血液供給に対する付随損傷が存在する。健康な宿主において、ガスティロタイプⅢ-BとⅢ-Cの開放性骨折–クラッシュ損傷では、外科的、整形外科的に標準的で最善の治療がなされたとしても、合併症の頻度は50％の範囲で観察されている[4]。ガスティロ分類に対する批判は、観察者間における信頼性が乏しいことで、

血管損傷の有無によらず重症のクラッシュ損傷と骨折は開放創なしにも起こりうるし、実際しばしば閉鎖性骨折や関節の脱臼で認められることである。

## ▶ 圧壊肢の重症度スコア

　クラッシュ損傷に対するもう1つの分類は、圧壊肢の一次的な切断を正当化する客観的な診断基準を提供するために、Johansenら[2]によって考案された。4つの評価——（A）骨格／軟部組織損傷、（B）四肢の虚血、（C）ショック、そして（D）年齢——はすべて数値によるスケールで、たとえばショックでは0～2、骨格／軟部組織損傷では1～4のように等級がつけられる。数値が大きくなるほどそれぞれの評価項目の問題はより深刻になる。著者らは圧壊肢の重症度スコア（Mangled Extremity Severity Score；MESS）が7もしくはそれより大きければ、一次的肢切断を正当化し客観的な診断基準を提供すると提言している。MESSの使用は2、3の大学の外傷センターに限られているようだが、外傷の範囲のみならず、ショック、循環、年齢などによって影響を受ける宿主の状態等も考慮する際に現実に用いられている。MESSスコアが7より大きいものは、最も重篤な損傷と考えられる。すなわち「臨床判定」分類ではlimb threatening（切迫廃絶）状態に至っており、ガスティロ分類では「重症」のタイプⅢ-Bおよび（または）Ⅲ-Cの損傷に合致する。

## ▶ 宿主の状態

　転帰の予測因子としての宿主の状態は、損傷の重症度および行われる治療の質と同じくらい重要である。Cierneyら[5]は、骨髄炎の標準的分類に宿主の状態の細分類を追加する際にこのことを評価している。彼らは3段階の宿主分類を提唱しており、それはA＝正常な宿主、B＝易感染性宿主（細分類として"S"：全身的、"L"：局所的）、C＝外科的処置を行うことが不適切な宿主、すなわち感染が非常に軽微であるかまたは外科処置を行うと現病より悪い状態となりうる。残念ながら範囲が狭いためにクラッシュ損傷への応用は非常に限られたものである。にもかかわらず、実際に難治性の骨髄炎へのHBOT適用に関し、この分類は多少の客観的診断基準を提供した。たとえば、もし宿主が易感染性で（B宿主）かつ腐骨が存在すれば、彼らは感染管理と外科治療の補助としてHBOTの適用を推奨した。この先例により、著者らは宿主の状態スコアを考案した。それは、使用が簡単（新生児の生命力を評価する際に用いられる、5つの診断基準1～

表 20.2　宿主機能スコア（Strauss）

| 評　価 | グレード[*1] | | |
|---|---|---|---|
| | 2ポイント | 1ポイント | 0ポイント |
| 年齢（歳）[*2] | ＜40 | 40〜60 | ＞60 |
| 歩行[*3] | 地域社会 | 家庭内 | なし |
| 心臓／腎臓の状態<br>（どちらでもより低いスコアを適用） | 正常と認められる | 障害あり | 非代償性／<br>エンドステージ |
| 喫煙／ステロイド使用<br>（どちらでもより低いスコアを適用） | なし | 過去にあり | 現在継続 |
| 神経性の障害 | なし | 軽度あり | 重度 |

宿主機能スコアを測定，各評価のためにポイントを合計する。スコアの解釈は次のとおり。健康な宿主：8〜10ポイント，障害された，ただし代償性の宿主：4〜7ポイント，非代償性の宿主：0〜3ポイント
[*1] 各グレード間で内容に追加条件があったり，中間的なものを示す際には2分の1ポイントを使用してもよい。
[*2] 糖尿病または膠原病が併存する場合，2分の1ポイント減じる。
[*3] 歩行補助具を用いている場合，2分の1ポイント減じる。

10ポイントのApgarスコアに類似）で，客観的，かつクラッシュ損傷のみならず，再発性骨髄炎および難治創を含む種々の外科的および整形外科的状況に対し応用できる（表20-2）。クラッシュ損傷の分類体系と宿主機能スコアとの統合は，HBOTがクラッシュ損傷に適応かどうかを決定するための診断基準を提供する（図20.1）。

# クラッシュ損傷の病態生理

## ▶ 組織に対する肉眼的損傷

クラッシュ損傷には肉眼的，顕微鏡的，生化学的な要素がある。この要素は相互に関係し，特に顕微鏡的および生化学的要素においては，予測可能な一連の事象が発生する。浮腫と低酸素の2つの因子は，その病態生理を一体化させている（図20.2）。クラッシュ損傷の肉眼的要素は，軟部組織の障害，神経および血液供給の途絶，骨折などである。肉眼的な損傷の広がりおよび損傷を前述のどのタイプ（図20.1参照）に分類するかを明らかにするには，通常は画像診断を加えた臨床検査を行えば十分である。組織のそれぞれのレベルは損傷の重症度への手がかりを与えてくれる（表20.1参照）。たとえば，皮膚の様子から，挫傷，虚血および剥離創などはたやすく評価される。触診を行うことで，軟部組織深部の腫脹，空洞，血腫形成ばかりでなく損傷四肢末梢の神経血管の状態の情報が得られる。アラインメントの視診や安定性のテストおよびX線検査は，骨折の部位，粉砕の程度，および（または）変位などを明らかにする。さらに付加すべき情報が求

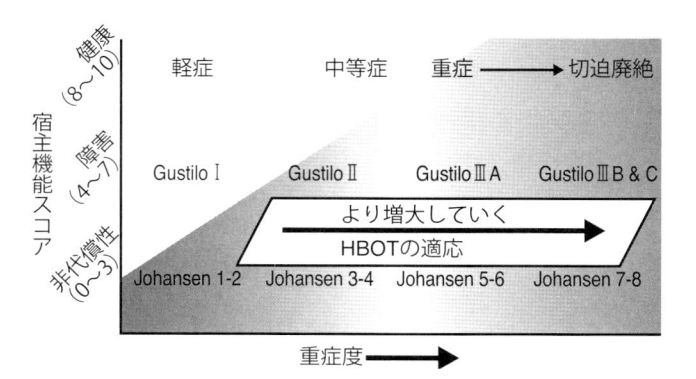

図20.1　高気圧酸素治療（HBOT）の適応としての宿主機能スコアとクラッシュ損傷分類体系の統合
宿主の易感染性が高くなるほど，クラッシュ損傷の管理の補助としてHBOTの適応がより増大する。影を付けた部分は，クラッシュ損傷で著者がHBOTの使用を推奨する範囲である。損傷の重症度が増すほど（図の右方向へ移行），適応はより増大していく。なぜなら，標準的な外科的技法，医学的処置だけでは，予測される合併症の割合が非常に高いからである。

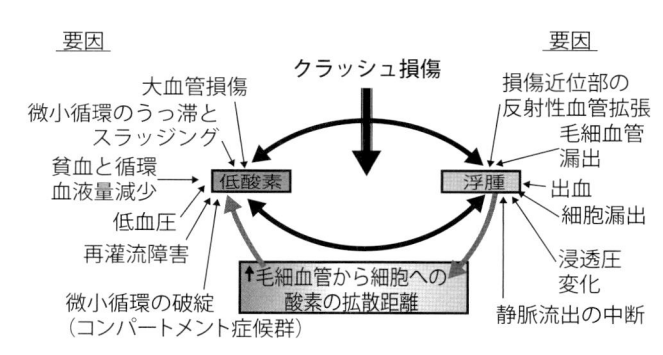

図20.2　低酸素と浮腫がクラッシュ損傷の病態生理学に持続的に与える影響
低酸素と浮腫は一般に，クラッシュ損傷における病態生理の最終的な共通因子である。多くの要因がそれぞれに影響する。低酸素は，毛細血管から細胞への酸素の拡散距離が限られていることで生じる。サイクルが持続中は損傷，特に高気圧酸素治療使用の強い根拠となる創の低酸素状態も進行する。

められるときには，理学的検査と単純 X 線写真の補助として，より複雑な画像技術（CT, MRI, 血管撮影，MRA および［または］核医学検査）も必要になることがある。

### ▶ 運動エネルギーの移動

クラッシュ損傷による障害は，物体から組織への運動エネルギーの移動によって生じる。たとえばバイクから投げ出され，道路にたたきつけられるように，物体が静止していて身体部位が運動エネルギーの原因になることもあれば，逆に，動いている自動車が静止した歩行者の脚にぶつかるバンパー損傷のような場合もある。運動エネルギーの移動量は莫大なものになりうる。比較のために，1 フィート高の縁石を踏み外して股関節を骨折する場合の運動エネルギーの移動量は，50 フィート重量ポンド程度である。歩行者対自動車のバンパーによる損傷では，組織への運動エネルギーの移動は 200 倍大きくなりうる。すなわち 10,000 フィート重量ポンドである。この莫大な運動エネルギーの移動は，エネルギー移動を受け止める軟部組織を直ちに破壊する。一般的には，損傷程度の勾配は無傷から組織の死滅にわたる（図 20.1 参照）。この範囲内で組織はさまざまな程度の損傷を呈する。転帰は主としてこれら中程度に損傷された組織（次の項で議論される HBOT の標的領域）をどのように取り扱うかにかかっている。

### ▶ 損傷の重篤度

損傷部位における皮膚が無傷であっても，必ずしも深部組織が重篤な障害を受けていないという徴候ではない。ある損傷は判断を誤らせる。特に，膝関節周囲では脱臼，骨片の移動，および（または）空洞化が，外表からの視診が示唆するよりはるかに重篤な損傷を引き起こしうる。これらは神経血管障害が起こりやすいタイプの損傷である。血管や神経は保護された鞘やトンネルに入った状態で関節と交差しており，関節の可動範囲内で折れ曲がることはできるが，変位はほとんどできない。一般的に，神経血管損傷は診察によって評価できるが，その厳密な部位は，どのような治療が必要かを決定するために，たとえば血管撮影のような画像診断で確かめなければならない。損傷部位の外表所見が判断を誤らせ，かつ損傷の重篤度を反映しないもう 1 つの病態が，骨格と筋肉のコンパートメント症候群である。これは特に，脚や前腕の閉鎖性骨折の状況下で起こる。

### ▶ 微小循環の病態生理

#### 直接損傷

クラッシュ損傷におけるよく知られた病理学的現象は微小循環のレベルで起こる。損傷は直接的，間接的あるいはその 2 者の組み合わせもありうる。直接損傷は，損傷からのエネルギー変換により微小循環の物理的破壊を引き起こす。このことは組織間隙への出血および浮腫を生じ，かつ微小循環により確保されていた組織への血液供給を途絶させる。もし組織が直ちにエネルギー変換により破壊されなかったとしても，最終的に血液供給の不足から虚血死に至る。このことは，確実に評価するには数日から数週間を要するが，生存している組織と死滅した組織の間の境界により明らかとなる。また，直接損傷による身体の外傷は，電解質と体液の細胞内外への流入流出の変換といった，生化学レベルで生じる事象原因となりうる。

#### 間接的損傷

間接的な顕微鏡的事象は，微小循環と組織それ自体（図 20.2 参照）の双方に生じる。微小循環においては，出血やショックによる血流速度の低下，腫脹および再灌流障害による血管壁への外部からの圧迫といった，物理的な血管壁に対する外傷により，血小板のみならず血球成分の沈殿および血流停止が生じる[6,7]。血管壁への外部からの圧迫，その結果としての微小循環の虚脱が，筋-骨格コンパートメント症候群の病態生理を説明する。浮腫は虚血に対する組織の反応に伴う損傷のために増強する。組織を構成する細胞はもはや細胞内の水分を保持することができず，結果的に細胞外組織への液体漏出に至る。

虚血に対する物理的な反応は，損傷より近位の無傷な血管系における部分的な血管拡張である。一見，虚血領域への血流の増加は望ましいように思われるが，もし微小循環が損傷されていれば，それは 2 つの理由で逆効果となりうる。まず第 1 に，もし血管の連続性が破綻したならば，組織内に出血が起こる。第 2 に，もし微小循環に停滞が生じれば，血管内の血液は基本的にその行き場を失う。結果的に，血管内圧が上昇し滲出と浮腫が発生する。いったん血流停滞が生ずれば，凝血，赤血球のルロー（連銭）形成，およびさまざまの生化学的事象の開始が生じる[8]。本質的には，顕微鏡的な損傷を統合する因子は，組織に対する低酸素侵襲である。したがって，組織酸素化の補強は望ましい介入であり，HBOT がもたらす効果は重要である。

## ▶ 生化学，細胞および分子の側面

これらのレベルにおけるクラッシュ損傷の病態生理は，直接の機械的圧迫によって引き起こされる事象，および組織の再灌流が引き金となる事象を含む。もし筋肉に対する直接の外傷が重篤であれば，横紋筋融解が生じる[7]。正常の筋組織内では，ナトリウム濃度は低く，カルシウム濃度は高い。細胞の機械的な破壊（クラッシュ損傷にみられるような直接の外傷による）は筋細胞膜の伸展活性化チャネルを開き，結果的に水分およびナトリウムとカルシウムを含む電解質の流入が起こる[6]。細胞は浮腫を生じ，細胞内のカルシウム濃度の上昇は細胞質プロテアーゼを活性化する。それは筋原線維蛋白を変性し，かつ細胞呼吸を阻害するためATP産生が減少する[7]。ナトリウムポンプを駆動するためのエネルギー源が喪失すれば，細胞は膨化し破裂に至る[7]。このことが微小循環の病態生理に及ぼすその先の影響は前述のとおりである。

## ▶ 虚血再灌流障害

虚血再灌流障害は生化学的損傷である。それはさまざまな細胞や炎症誘発性化合物を含む複雑なメカニズムによって仲介される（表20.3）。それは局所かつ全身に，虚血時間と障害を受けた組織の量に比例した影響を及ぼす[8,9]。損傷の程度はまた，傷害された組織の特異性に依存し，ある組織は明らかに他よりも虚血に対しより耐性が強い[10]。たとえば，虚血2時間後では，骨格筋は血液供給が再開されれば，最小の損害でその構造を保持し，かつ代謝機能を完全に回復する。しかし，虚血7時間後では，重篤で不可逆的な筋の障害が転帰となる[11]。虚血再灌流障害は，高度な有機体においては，組織に一過性の血流の途絶が持続するときに予測可能な反応である。それは，表面上は破壊的にみえるが，目的論的な効果は，残存する有機体から不可逆的に損傷された組織を分離する，すなわち，虚血再灌流障害という代価で有機体を保存する効果ともいえる。虚血再灌流障害は，それが特にクラッシュ損傷に関連し，また一般的にあらゆる虚血障害に関連することから以下の構成要素をもつ。すなわち，内皮，血管の機能不全，接着分子，活性酸素種，炎症誘発性サイトカイン，シグナル経路，補体系，ユビキチン-プロテアソーム系である。

## 血管内皮および血管の機能不全

虚血再灌流障害における血管内皮の重要な役割が，より明らかになりつつある[12,13]。血管内皮は多機能で活動的な構造をもち，血流，透過性，（血球）細胞の通行機能を静止および活動状態という2相において調節する[14]。静止状態の血管内皮細胞は抗凝固，抗接着，血管拡張の表現型をもつ。活動状態の内皮細胞は，凝固誘発，接着誘発，血管収縮の特性を現す[15]。内皮は正常では血液の流れを浴び，下層の実質細胞に囲まれ，循環する血球，pH，圧力，含有酸素，および可溶性の血漿蛋白にさらされている。微小循環血管内皮の生理的および機能不全反応は，血管構造のレベルにより変化する[16,17]。

### 細動脈

障害された内皮依存性の血管拡張は，虚血-低酸素侵襲後に二次的に生じる[18,19]。再灌流後の血管収縮は，一酸化窒素（·NO）産生の障害によって引き起こされると考えられている[20]。活性酸素種は障害された内皮依存性の血管拡張の原因とはなりにくい[21]。

### 毛細血管

虚血筋への血液灌流の不適切な復元いわゆる「無再灌流現象」は，赤血球の泥化（連銭形成），白血球の動員，かつ（または）活性化された血小板によって生ずる[22-25]。血流の余剰は，正常な毛細血管の濾過および，最終的な影響である間質の浮腫形成を伴って組織の水分再吸収バランスを破壊する[25]。組織間液の圧が毛細血管の灌流圧を上回ると微小循環は虚脱する。これが筋-骨格コンパートメント症候群の病態生理を定義づけている[25]。

表20.3　炎症を起こす仲介物質

| 細胞の要素 | 生理学的活性物質 | 酸素とホルモン用物質 | 元素と分子 |
|---|---|---|---|
| 内皮 | 接着分子 | サイトカイン（炎症誘発） | カルシウム |
| 白血球 | 補体（別経路） | ロイコトリエン | 活性酸素種（スーパーオキサイド，過酸化水素，ペルオキシナイトライト） |
| マクロファージ | プロスタグランジン | ホスホリパーゼ | |
| 血小板 | | プロテアソーム | |
| | | トロンボキサン | 一酸化窒素 |

表 20.4　虚血再灌流障害に関連した接着分子

| 系統群 | 構造 | タイプ | 場所 | リガンド | 作用 |
|---|---|---|---|---|---|
| 免疫グロブリン | 免疫グロブリン様 | ICAM-1, ICAM-2, PECAM-1, VCAM-1 | 内皮 | CD11／CD18 | 接着, 遊出 |
| インテグリン | 2つのサブユニット（α, β）をもつ糖蛋白質 | CD11／CD18 | 白血球 | ICAM-1, ICAM-2 | 接着 |
| セレクチン | レクチン様 | E-セレクチン, L-セレクチン, P-セレクチン | 内皮, 白血球, 血小板 | E-セレクチン, L-セレクチン, P-セレクチン | ローリング |

CD：白血球分化抗原, E：内皮性, ICAM：細胞間接着分子, L：白血球, P：血小板, PECAM：血小板内皮細胞接着分子, VCAM：血管細胞接着分子

### 毛細血管後細静脈

活性酸素種の放出は，好中球，血小板および内皮接着分子の相互作用により仲介される[26]。

## 接着分子

細胞接着分子，主としてセレクチン，インテグリン，免疫グロブリンは，微小血管系における白血球（および血小板）-内皮細胞の相互作用を仲介し，虚血再灌流障害と密接に関連する[27]（表20.4）。

### セレクチン

虚血侵襲のあと，セレクチンは白血球のローリングを妨げる[26]。さらに活性化は強固な接着をもたらし，結果として活性酸素の放出を伴う好中球の内皮経由の移動が起こる[28]。これはインテグリンと細胞接着分子免疫グロブリンとの相互作用によって仲介される[27]。モノクロナール抗体を用いたヒト試験においては，細胞接着分子の妨害作用は，動物モデルとは反対に，外傷，脳梗塞，心筋梗塞，新生児心肺バイパスでは効果がなかった[29]。

### 活性酸素種

活性酸素種はラジカルであり，また酸素フリーラジカルとして知られている。それはその最外殻に不対電子をもつことによって識別される。このことはそれらに生物分子，たとえば脂質，蛋白質，リボ核酸を酸化する能力を与えている[30]。それらはまた，有機体における多数の生理学的反応に含まれる[31]。活性酸素種に関しては，1954年にそれらが放射線障害の仲介物質であることが判明して以来，多くのことがわかってきた[32-38]。

スーパーオキサイドアニオン（$\cdot O_2^-$）は一次活性酸素種である。それは他の分子と相互に作用して二次活性酸素種を生ずる[39]。二次活性酸素種は一重項酸素，スーパーオキサイド，ヒドロキシルラジカルである。活性酸素種の特徴は以下のとおりである[30-39]。

・高い不安定性と高い反応性
・連鎖反応の促進（例：脂質過酸化）
・多くの活性酸素種生成
・短い半減期（ミリ秒～数秒）
・細胞膜を通って拡散しにくい

酸素ラジカルに加えて，塩素および窒素ラジカルも虚血再灌流障害を含む多数の生化学的反応に含まれる[40]。$\cdot NO$はこのグループのなかで最も重要な分子の1つであると思われる。それは一酸化窒素合成酵素（NOS群）という酵素群によって合成され，アルギニンを$\cdot NO$とシトルリンに変換する。$\cdot NO$は血管拡張因子であり，この作用は再灌流中に内皮を保護する。最終的には2つの型の酵素が内皮細胞に存在し，①内皮型NOS（eNOS），こちらが本質的な表現型であり，および②誘導型（iNOS）である。誘導型は，炎症中および（または）免疫防御反応において大量の$\cdot NO$を放出し，かつ宿主の組織損傷に含まれる[41]。それは，たとえばエンドトキシン，サイトカインおよび脂質メディエーターのような炎症刺激により産生が高まる[42]。

内皮細胞においては，NOS群はL-アルギニンに対しアルギナーゼと競合する。アルギナーゼ活性は虚血再灌流障害後に増加し，潜在的には$\cdot NO$産生に必要なL-アルギニン蓄積を枯渇させる[43]。このことが，なぜ骨格筋の虚血再灌流障害後に血管拡張が損なわれるかの説明になるであろう[18,19]。逆説的に言えば，iNOSの阻害はある状況下の損傷を悪化させると報告されてきたが，この型のNOSはなおその上に保護的でもあると示唆される[44]。骨格筋の虚血再灌流障害と関連する活性酸素種の源はキサンチンオキシダーゼ酵素群，および好中球由来のニコチンアミドアデニンジヌクレオチドリン酸（NADPH）オキシダーゼで

ある[45]。キサンチンオキシダーゼは，通常虚血に陥っていない健康な細胞に，主として酸化ニコチンアミドアデニンジヌクレオチド（$NAD^+$）-依存性デヒドロゲナーゼとして存在する[45]。虚血は，キサンチンデヒドロゲナーゼのキサンチンオキシダーゼへの変換を付随するATPを利用することで促進し，結果として分解産物であるキサンチンおよびヒポキサンチンを蓄積する[45]。これらの分解産物はキサンチンオキシダーゼの基質として働き，分子酸素が導入される再灌流中に活性酸素種を産生する[45]。キサンチンオキシダーゼは筋線維鞘や好気性の筋線維ミトコンドリアに偏在し，また骨格筋の毛細血管内皮細胞中に大量に見出される[46,47]。

虚血再灌流障害において，関連するその他の活性酸素種の源は好中球結合型NADPHオキシダーゼである。この酵素は細胞質のNADPHを酸化して$NADP^+$にする。これは分子酸素を還元してスーパーオキサイドにし，スーパーオキサイドは不均化（dismutate）で好中球の「呼吸性バースト（respiratory burst）」を引き起こす反応を伴って，過酸化水素を形成しうる[48]。活性化された好中球はまた，種々の顆粒状の酵素を含み，それらのあるものは，病的な状況以外では放出されないミエロペルオキシダーゼのように活性酸素種の生成過程に関与する[49]。

活性酸素種の効果は，いくつかの抗酸化機構により相殺，および（または）調節される。酵素的メカニズムはスーパーオキサイドジスムターゼ，カタラーゼ，およびグルタチオンペルオキシダーゼを介して行われる。酵素以外の物質としてはビタミンE，ビタミンC，βカロチン，セルロプラスミン，ヘパトグロビン，アルブミンなどのヘム結合蛋白があげられる[49]。

### 炎症誘発性サイトカインとシグナル経路

ほとんどのサイトカインは，正常では健康な個体には検出されない。重篤な疾病や外傷後の経過中にサイトカインのレベルが上昇するのが一般的である[50]。再灌流後数分から数時間以内に，たとえば腫瘍壊死因子（TNF）-α，インターロイキン（IL）-1およびIL-6等の炎症誘発分子の能動転写が始まる。ほとんどの細胞から生成されるIL-6は，TNF-αおよびIL-1によって誘導される。好中球は組織障害の広がりに直接比例して損傷の経過中にIL-6によって活性化される[50]。それゆえにIL-6は予後判定因子となりうる[51,52]。マクロファージと好中球はTNF-αとIL-1の主たる発生源である。これらのサイトカインは虚血により上方制御（発現量が増加）される[53,54]。細胞質内の出来事は，アポトーシスに導く細胞核因子の活性化を含むTNF-αのレセプターによって引き金が引かれる[55]。この細胞核因子は，多数の炎症性メディエーターの遺伝子発現の転写係として作用する[56]。

活性酸素種やその他の炎症性化合物によって誘導された細胞障害は，アポトーシスを引き起こすカスパーゼ（細胞内システインプロテアーゼ）によって伝達される複雑な細胞内経路を活性化する[57]。カスパーゼの抑制は虚血に対する耐性を増大し，アポトーシスによる細胞死を減少させることが実験的に観察されている[58,59]。

### 補体系

補体系は固有の宿主防御であり，虚血再灌流障害におけるその役割は十分に確立されている[60]。補体成分の産生は炎症誘発性サイトカイン，主としてTNF-αとIL-6によって制御されている。

補体系は，①古典的な抗原抗体依存性の経路，②レクチン経路，③代替経路の3つの経路により活性化される。これら3経路のすべては補体成分のC3に収束する[60,61]。その抑制は補体活性の完全な停止をもたらす[61]。虚血再灌流障害の経過中，補体系のいくつかの活性化された成分は，細胞接着分子を上方制御（発現量が増加）し，炎症細胞を動員する[60]。これら活性化された成分の封鎖は虚血再灌流障害の改善に試みられてきた戦略であるが，利害相反する結果をもたらした[62]。

### ユビキチン-プロテアソーム系

ユビキチン-プロテアソーム系は，細胞内蛋白の分解において中心的役割をもつ非ライソゾーム，多段階触媒作用の蛋白分解経路である[63]。それはユビキチン-プロテアソーム系の抑制が，アポトーシスを導く核因子の上位制御を切断することを仮定しており，脳，心臓，肝臓，骨格筋の虚血再灌流障害において研究されてきた[64-68]。

## クラッシュ損傷に適用可能な高気圧酸素治療の機序

### ▶ 高酸素化

HBOTの定義である1ATA（絶対気圧：atmosphere absolute）以上での純酸素吸入により一次，二次機序が生じる。一次機序とは高酸素化，一過性効

表20.5　高酸素化の二次的効果（図20.3参照）

| クラッシュ損傷に関連して | | 他の二次的効果 | |
|---|---|---|---|
| 効　果 | 注 | 効　果 | 注 |
| 1．血管収縮 | α-アドレナリン様効果 | 5．不活性ガスと一酸化炭素の洗い出し | 高酸素化は迅速に血液中のこれらのガスを浄化する |
| 2．創傷治癒における宿主細胞因子の機能 | 必要な組織水の酸素圧30〜40mmHg | 6．微生物学的 | HBOTは殺菌（嫌気性菌）と毒素産生（ガス壊疽）の停止に直接的な効果を有する |
| 3．虚血再灌流障害の改善 | 虚血再灌流障害はクラッシュ損傷の組織障害において，おそらく最終的な共通経路である | 7．血液-脳関門の変換 | 脳と脊髄への抗生物質と他の薬剤の運搬量を増加させうる機序 |
| 4．赤血球変形能の維持 | 7μm幅の赤血球は5μm幅の毛細血管を通るために細長くならなければならない | 8．等圧相互拡散 | 気泡でのガス交換（酸素入る，不活性ガス出る） |

果，気泡サイズの縮小である。二次機序は，高酸素化の結果，血漿および組織液中で増加する酸素分圧に対する組織反応の帰結として起こる（表20.5）。一次機序の効果は通常迅速に起こるが，二次機序の効果は生じるまでに時間がかかり，長時間持続する傾向がある繰り返し行う酸素治療を正当化し，HBOTで認められる良好な転帰に大きく貢献する。にもかかわらず，HBOTが行われる際には，この治療装置の使用を正当化するための意思決定で優位を占めるのは高酸素化の機序である。

　酸素分圧を上昇させる呼吸の効果は，生理学的基盤をもつ。それは吸入する酸素の圧に比例して，血漿中の酸素の増加をもたらす。このことはヘモグロビンの組織への酸素運搬を補い，血流中に物理的に溶解したその他の物質の運搬と同様，血流に依存しない。低血流状態，微小循環における細胞成分の停滞・沈殿，あるいは重度の貧血において，高気圧酸素を付与された血漿は，微小循環の流れを維持し，毛細血管からの拡散によって周辺組織液に酸素を供給する[69]。組織の酸素需要が最大になり，かつ組織の生育能力が最も危機に瀕するクラッシュ損傷後の早い時期には，微小循環の血流障害により酸素利用能が低下する。このことがクラッシュ損傷における迅速なHBOT使用の重要な適応要因であり，かつ理論的根拠を与えている。

### ▶高酸素化の効果

　HBOTの高酸素化効果は3つの要素がある[69]（図20.3）。典型的な2ATAの治療圧では，血漿と組織の酸素分圧はそれぞれ100mmHg・30mmHgから血漿では1,000mmHg以上に，組織液では300mmHg以

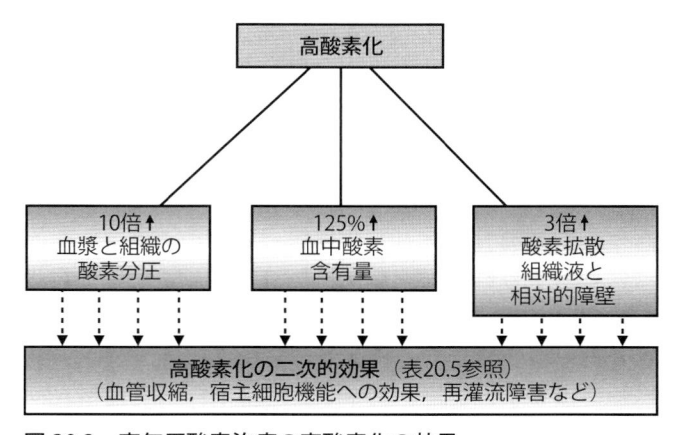

図20.3　高気圧酸素治療の高酸素化の効果
図の上部に示した3つの効果は，高気圧酸素による加圧中に直ちに始まる。それらは二次的効果を惹起する。高酸素化効果が一時的であるのに対し，二次的効果は持続し，組織の修復と傷の治癒を最終的に担う傾向にある。

上へと10倍上昇する。2番目は，血漿の高酸素化の結果として血液の酸素運搬能が25％，およそ20〜25vol％増加する。高酸素化の3番目の効果は，組織液や関連した障害としての浮腫，瘢痕，滲出物，成育しない骨，軟骨および創の虚血境界などを通過する酸素の拡散距離が3倍増加する。これらの高酸素化効果は一過性のもので，HBOT期間中持続し，皮下組織内では4時間，筋肉内では1.5時間継続する[70]。高酸素化の結果として2つの重要な効果が生じる。最初に，標準的治療圧を使用した一過性の高酸素血症の時期に，組織の酸素需要をほとんど十分に満たす酸素が（たとえ赤血球がなくても）血漿中に物理的に溶解して運搬される[71]。2つ目は，組織における一過性の酸素の増加は，HBOTの第2の機序の作用発現に十分な酸素化された環境を提供する。

## ▶ 高酸素化の二次効果

### 血管収縮

　低酸素血症のもとでは，創傷治癒や感染のコントロールに必要な組織の機能は空転している[72]。高酸素化は，これらの機能を取り戻すために十分酸素化された組織内環境を提供する潜在能力を有する[69,72]。高酸素化の二次メカニズムは多様であり，クラッシュ損傷に密接に関係する4つの要件がある。1つ目は，血管収縮である。これはα-アドレナリン作動性物質によってみられるものと類似した，脈管系の血管反応要因のうちの一般的な効果である。高酸素化による血管収縮は流入量を20％減少させる一方で，酸素化は高酸素化を介して維持される[73]。流入量は減少するが，静脈からの流出は維持されることにより浮腫が軽減する[74,75]。浮腫軽減の利点は2つある。まず最初に，毛細血管から細胞への組織液を介した酸素の拡散距離の減少により，酸素利用率が上昇する。そして第2に，微小循環に対する外部からの圧力の減少が血流を改善する[75]。HBOTによりこれらの効果が起こるためには，たとえ毛細血管床を介した血漿のみであっても，灌流は保たれなければならない。たとえば，完全に顕在化した骨格筋コンパートメント症候群においては，閉じ込められた損傷部位における浮腫液の圧力は，毛細血管の灌流圧を上回っているために，微小循環の血流は消失する。

### 宿主の創傷治癒の要素

　宿主因子，すなわち線維芽細胞機能，好中球の酸化殺菌作用および骨形成能などは酸素依存性である[72]。もし，重症のクラッシュ損傷で想定されるように，創環境における酸素分圧が30mmHg以下であれば，その創傷治癒細胞や感染制御細胞は機能することができない[72,76]。前述したように，創部の酸素需要が最大になる時点で，酸素分圧は創傷治癒過程のあらゆる時期のうちで最も低くなりやすい。これは，宿主因子が創部に移動し，創傷治癒と感染制御機能を開始する時期である[72]。パルスオキシメーターによってモニターされる血液の酸素飽和度を高めるための措置が標準的である一方で，クラッシュ損傷部位に対する酸素利用能を改善させ，創近傍の経皮的酸素測定によって検証可能なHBOTの使用が標準的ではないというのは逆説的である。

### 創傷治癒のための酸素の役割

　酸素はこれらの創傷治癒因子がその機能を果たすために必要である。創の境界に十分な酸素分圧がなければ，線維芽細胞は創部に移動，増殖し，基質物質を産生することができない[72]。この後者の機能は，コラーゲン形成を開始し創傷を治癒させるための基質，たとえばリジンや水酸化リジンなどの創傷治癒アミノ酸前駆物質を供給することである[72]。基質物質の他の重要な機能は，損傷によって破壊された血液供給を復元するための血管形成の足場を提供することである[72]。もしこの活動がなければ創の中心は低酸素のままで，創は非治癒状態に至るであろう。好中球は同様に，細菌を殺すために使われるスーパーオキサイド種，過酸化種およびハロゲン種を生成するために30～40mmHgの範囲の組織酸素分圧を必要とする[76]。論理的には，負傷時にもたらされる汚染の制御のための手術と感染予防処置を補完する至適時間は，微生物が指数関数的に増殖を開始する以前である。この時間は創の境界が最も低酸素になりやすく，好中球にとって細菌を殺すためには不十分な酸素分圧しかない時間帯である。機能する好中球がなければ，抗生物質の投与と外科的なデブリードマンはしばしば感染制御にとって不十分となる。骨の治癒に必要な細胞，特に死んだ骨を再吸収し再構築する破骨細胞もまた，機能を果たすためには高い酸素分圧を必要とする[69]。

### 虚血再灌流障害

　さまざまな組織における虚血再灌流障害にHBOTを適用したin vitro，および動物モデルのほとんどが肯定的な結果を示している[77]。いくつかの研究は，HBOTに伴う好中球の血管内皮接着の減少と，有軸皮弁，脳，筋肉および肺組織の生存改善を証明している[78-84]。ラットの一酸化炭素中毒モデルでは，上記で観察されたメカニズムが細胞接着分子，特にβインテグリンの発現抑制であると考えられた[85-87]。他の研究では，HBOTに伴う好中球接着の乱れは，内皮の細胞間接着分子によるものであると示唆している[88-90]。炎症誘発性サイトカインの減少に関するHBOTの有益な効果を動物とヒト双方において明らかにしている研究もある[91,92]。ラットの出血性ショックと腸管の虚血モデルでは，HBOTはmRNA発現とIL-6，TNF-αの血漿中レベルを減じた。高濃度酸素は酸化ストレスを生ずるが，これらに順応する機序は，HO-1の産生，誘導性熱ショック蛋白質，カタラーゼおよびスーパーオキサイドジスムターゼが確認されている[93-102]。

HBOTのアポトーシスにおける効果の報告は肯否混合である[103-107]。

### 赤血球細胞の変形能

赤血球の直径は7.5μmであるため，5μm幅の毛細血管を通過するためには変形（伸長）せねばならない。赤血球は老化につれてその変形能を失う。その際，赤血球は細網内皮系により除去され，その成分は再利用される[108]。微小循環の低酸素や敗血症に伴うルロー（連銭）形成は，赤血球の変形能を妨害する状態である[109,110]。変形不能になった赤血球は毛細血管を通過できず，組織に酸素の「荷下ろし」ができなくなる。その結果，組織の低酸素化と開放骨折に伴ってもたらされる微生物繁殖を除く能力に障害が起きる。膜の機能を含む赤血球細胞代謝の維持は酸素依存性であり，HBOTは赤血球の変形能を改善するという報告があることから，HBOTは有用である[111]。このHBOTの第2の機序は，動物の敗血症モデルで報告された生存の増加に貢献しているかもしれない[112]。

# クラッシュ損傷の管理における高気圧酸素を用いた臨床経験

## ▶ イントロダクションと文献レビュー

クラッシュ損傷にHBOTを用いた症例経験は1,000件に及ぶ報告があるが，ほとんどすべてがレトロスペクティブ（後ろ向き）に報告されたものである。HBOTの有効症例の最初の報告は，1961年に発表された[113]。のちに2本の文献レビューが発表されている。最初のレビューは1981年に刊行され，その時点までに上梓されたすべての報告の文献検索であり[114]（**表20.6**），2005年に出版された2番目は，evidentiary review（根拠に基づく論評：エビデンシャリーレビュー）である[115]（**表20.7**）。1981年のレビューでは，症例は表に示され，英語による文献（63症例）[116-121]およびソビエトの文献（634症例）[122-126]に分けられた。症例の大半（87%）がソビエトからの文献であるという事実は，当時のソビエトがこの主題に強い興味を抱いており，戦場で発生した圧壊肢タイプのクラッシュ損傷に対し（HBOTを）直接適用していたことを反映している。もっと最近のレビューでは，原著を評価したEastern Association for the Surgery of Trauma (EAST)の推奨が利用された[127]。8本の報告がエビデンス情報の基準に合致していたが，1981年以前のもので（この頃は，転帰は主として主観的な用語たとえば，useful［有用］，improved［改善］，beneficial［有益］，effective［有効］等で表現されていた），エビデンシャリーレビューに含めるに十分な統計学的データを有していたものは1本のみしかなかった[119]。1981年のレビューからの注目すべき観察報告は，治療回数の増加に伴い転帰が改善するというものであった（表20.6参照）。

以下に述べるのは，エビデンシャリーレビューに含まれ，関連問題を伴うクラッシュ損傷の研究の要約である。1973年，Szekelyら[119]は上肢および下肢の重度の損傷，血管外傷，広範な皮膚欠損，および開放性骨折に関連した嫌気性菌による感染を含む，19例のクラッシュタイプ損傷を報告した。5例はエビデンシャリーレビューに含まれるべき十分な情報を有していたが，著者らは全般的な転帰におけるHBOTの役割の評価は困難であることを認めた。損傷肢と健常肢の皮膚温度は計測記録され，比較された。もし，HBOT中に皮膚温が上昇し，治療が完了したあと著明に低下しなければ，それは予後良好の徴候であった。著者らはこの観察結果が，HBOTにより酸素の可用性がより増大したことで，傷害された組織の代謝が増加したためであるとした。著者らは，HBOTは重度の四肢損傷の症例のうち，あるものには役割をもつと結論した。しかしながら，完全な情報をもつ5症例に基づく評価は，HBOTの明かな有益性を証明するものではない。

## ▶ 再接着：中国の経験

1975年の上海第六人民医院の研究では，21例の外傷による四肢および手指の切断，もしくは不完全切断が含まれていた[128]。18例は上肢，2例は1指，1例は下肢が損傷されていた。再接着前の患肢の平均虚血時間は16時間で，範囲は6～36時間であった。すべての症例は手術後HBOTを施行された。切断肢の生育は，虚血が10時間以下であった2指を含め，15例中10例に認められ，虚血が20時間以上であった6例中4例でも起こった。虚血時間が遷延した症例に高い生着率が観察されたこの研究は注目に値する。

## ▶ 血管損傷

1977年，Monies-Chassら[129]は，下肢に重篤な血管外傷を受け，その後にHBOTを受けた7例の若く健康な患者の転帰について報告した。外傷から血管修復までの平均時間は9時間（範囲は4～20時間）で

あった。すべての患者は標準的な血管修復術を受けたが，手術後に患肢はチアノーゼと腫脹を伴い重度の虚血のままであった。HBOTは手術完了後1〜2日目より開始され，治療は平均9.5回であった。虚血は6例で回復し，1例でHBOT後につま先の初期の壊疽の進行が停止した。後述の症例では，切断はつま先に限局した。7例の機能的予後はこの報告では言及されなかった。HBOTによるとされた有益性は，危機に瀕した患肢における虚血変化の回復と，壊死したつま先の境界限局化の加速であった。

## ▶ クラッシュ損傷：穿通性および鈍的外傷

1987年のIsrael Naval Hyperbaric Institute（イスラエル海軍高気圧研究所）からのShupakら[130]の報告では，HBOTを四肢のクラッシュ損傷管理の補助として用いた経験を記述している。穿通性外傷は5例，鈍的外傷は8例であった。すべての症例は広範な軟部組織損傷と末梢神経障害を合併していた。13例のうち10例は主要血管損傷を伴っていた。すべての患者はHBOT開始前に筋膜切開を含む手術を受けた。手術からHBOT開始までの平均時間は11.5（範囲は0.5

表20.6 クラッシュ損傷に関し出版された英語による文献とソビエト連邦の文献—1981年のレビュー[114]

| 筆頭著者(年) | 損傷のタイプ | 被験者数 | 結果,注 |
|---|---|---|---|
| クラッシュ損傷について出版されたソビエトの引用文献（N＝71） | | | |
| Illingworth (1961)[116] | 四肢虚血 | 2 | 100％有効，壊疽防止，HBOTの情報なし |
| Maudsley (1963)[117] | クラッシュ損傷，開放性骨折 | 1 | 明白な有効性，コンパートメント症候群の可能性，HBOTの情報なし |
| Slack (1966)[118] | 下肢の外傷性虚血 | 22 | 2.5ATA，1日1〜2時間のHBOT*<br>59％が「反応良好，HBOT有効」 |
| Székely (1973)[119] | 四肢の重症損傷 | 19 | 2〜2.5ATA，2時間のHBOTを10回施行<br>68％で有用<br>過去の経験からは切断が必要となっていただろう |
| Schramek (1977)[120] | 戦傷による動脈損傷 | 7 | 2.8ATA，2時間のHBOTを1日6回施行*<br>100％救助<br>HBOTは動脈修復後に虚血を好転させ，大切断術を防いだ |
| Loder (1979)[121] | クラッシュ損傷 | 20 | 2.5ATA，1時間のHBOTを1日3回施行*<br>50％で完全に回復，30％で部分的に回復，20％で失敗<br>HBOTは不確実なケースで境界決定を速め，生存を高めた |
| クラッシュ損傷について出版されたソビエトの引用文献（N＝634） | | | |
| Lukich (1976)[122] | 末梢性虚血，急性動脈閉塞，壊疽，術後創の治癒遅延 | 325 | HBOTで69％で好結果，21％で中程度の効果，10％は有用性なし<br>患者1人につき平均12回施行 |
| Davidkin (1977)[123] | 開放性骨折を含む急性外傷性虚血，四肢切断，凍傷 | 134 | HBOTは，外傷の結果としての全般的または局所低酸素に治療効果あり<br>局所の修復過程を促進させる |
| Gismondi (1978)[124] | 動脈疾患 | 22 | 半数以上のケースで組織損傷の抑制または限局にHBOTは効果あり |
| Isakov (1979)[125] | 四肢の開放性骨折 | 91 | 全身または局所いずれにおいても多様な有益性<br>①好中球の貪食能回復の促進，②浮腫のより速い減少，③骨折の治癒，④断端創の化膿予防 |
| Lukich (1979)[126] | 局所虚血 | 62 | HBOTはさまざまな，主に有利な反応を示した |

*1日に治療頻度の増加で，どう結果が改善したか。Schramek（100％救助）：1日6回の治療＞Loder（80％完全または部分的な回復）：1日3回の治療＞Slack（59％好反応）：1日1回治療
HBOT：高気圧酸素治療

〜36）時間であった。HBOT の適応は手術完了後の虚血症状の悪化であった。受傷から HBOT 開始までの遅延時間は記載がない。損傷肢における，皮膚の色調，腫脹，運動および感覚機能，脈拍，虚血と健常組織境界線の皮膚温度測定検査が HBOT 前後にそれぞれ行われた。HBOT は，連続する 2 回の治療後に効果が認められないときには中止された。患肢の完全な救済は 8 例で達成された。損傷が鈍的か穿通性かで転帰は変わらなかった。著者らは，クラッシュ損傷の手術治療後に損傷肢の生育が疑わしい場合には，HBOT の適応があると結論づけた。

表 20.7　HBOT 付加で管理したクラッシュ損傷のエビデンシャリーレビュー

| 著者 | 研究デザイン／データレベル[*1] | 損傷のタイプ | HBOTプロトコール | 結果[*2] | HBOTの有用性 |
|---|---|---|---|---|---|
| Székely ら[119] | 症例集積研究，コントロール群なし／エビデンスレベルIII | 5 例四肢重症損傷，3 例関連骨折 | 2ATA，継続期間はさまざま | 2 人死亡，3 人一次切断術，HBOT から重大な合併症 | 不明確 |
| 著者なし[128] | 症例集積研究，コントロール群なし／エビデンスレベルIII | 患者 21 人外傷性四肢／指切断 | 2〜3ATA，毎日または 1 日 2 回，1 週間 | 14 人（67％）再移植術成功 | あり |
| Monies-Chass ら[129] | 症例集積研究，コントロール群なし／エビデンスレベルIII | 患者 7 人外傷性血管外傷と下肢骨折，全員外科的処置，全員手術後虚血あり | 2.8ATA，2 時間治療，外科的処置後 4〜20 時間，HBOT 平均 9.5 回施行 | 6 例（86.7％）で虚血回復，患者 1 人でつま先の乾性壊疽切断手術，HBOT による合併症なし | あり |
| Shupak ら[130] | 症例集積研究，コントロール群なし／エビデンスレベルIII | 患者 13 人四肢外傷損傷，10 人で骨折を伴う主要血管損傷 | 外科的処置後 2.4ATA，1 日 2 回，平均 5 回施行 | 8 人（61.5％）は四肢温存，4 人（30.8％）は遠位で虚血レベルでより低値，酸素中毒なし | あり |
| Strauss と Hart[131] | 症例集積研究，コントロール群なし／エビデンスレベルIII | 患者 20 人コンパートメント症候群，10 人は筋膜切開前に HBOT，10 人は筋膜切開後 HBOT | 2ATA，1 日 2・3 回，平均 12 回施行，第 2 群平均 36 回施行 | 第 1 群は全員進行停止，筋膜切開なし，第 2 群は切迫した皮弁の維持，浮腫減少，血管新生の促進，機能回復を観察 | あり |
| Radonic ら[132] | 後ろ向き研究／エビデンスレベルIII | 患者 13 人下腿動脈損傷，10 人骨折，全員外科的処置と HBOT，コントロール患者 17 人 | 2.18ATA，7〜21 回施行，1〜2 時間 | HBOT 施行の 12 人（92％）で結果良好，HBOT 未施行患者 68.8％は同様の結果 | あり |
| Bouachour ら[133] | 前向きランダム化比較試験 | 患者 36 人骨折とクラッシュ損傷，全員受傷 6 時間以内に外科的処置，半数は HBOT | 2.5ATA，1 日 90 分 6 日間 | HBOT で治療の 17/18（94％）対コントロール群 10/18（55.5％） | あり |
| Kiyoshige[135] | 小規模試験，コントロール群なし／エビデンスレベルIII | 患者 6 人，10 指切断，全員再移植術と HBOT | 2ATA1 時間 5 日間 | 7 人（70％）生存 | あり |
| Matos ら[137] | 症例集積研究，コントロール群なし／エビデンスレベルIII | 患者 23 人ガスティロ分類タイプIII骨折とクラッシュ損傷，全員 24 時間以内に外科的処置，72 時間以内に HBOT | 2.36ATA1 日 2 回 90 分，平均 12 回施行 | 20 人（86.9％）切迫廃絶肢生存，治癒 | あり |

[*1] エビデンスレベルは Eastern Association for the Surgery of Trauma [127] に基づく。レビューの基準は，①最低 5 人の被験者，② 1966〜2003 年に発表，③アメリカの異なるレベル I 外傷センターの最低 2 人の外傷の専門家による評価を受けていること。エビデンスのレベルは以下のとおり。レベル I：前向きランダム化比較試験，レベル II：前向き非対称臨床研究または信頼できるデータの後ろ向き分析，レベル III：後ろ向き症例研究またはデータベースレビュー
[*2] これらのレポートにおける高気圧酸素治療結果と有用性は本文でさらに論じる。
HBOT：高気圧酸素治療

### ▶コンパートメント症候群

HBOTを20症例の骨格筋コンパートメント症候群管理の補助として用いた経験報告が，1989年，StraussとHart[131]によって発表された。コンパートメント症候群の原因に関しては特定されていない。症例は筋膜切開の施行がHBOTの前か後かを基準にして2群に分けられた。診断は臨床症状に基づいていたが，電子式圧測定装置による補足情報が研究の後半部分で利用できるようになった。測定が行われた患者のコンパートメント内圧は，15〜48mmHgの範囲であった。コンパートメントの外科的減圧術の前にHBOTが開始された10例のうち，筋膜切開が必要になった症例はなかった。著者らは，ラグフェーズ（Lag phase：すなわち，受傷から筋膜切開が必要とされるまでの症状が進行する時間）におけるHBOTの開始は，遷延する虚血-浮腫のサイクルの進行を停止し，筋膜切開を不要にすると結論した。

第2の患者グループでは，HBOTは筋膜切開が行われたあとに開始された。このグループで筋膜切開を施行する決断は，主として付随する問題，すなわち骨折，血管損傷，および（または）急性動脈閉塞などの管理のために手術室に入る時点での臨床症状に基づいて行われた。このグループのHBOTは，術前もしくは術中の観察により組織虚血に関する問題点が予測されたために開始された。このグループに対するHBOTの客観的な効果を定量化するのは困難であった。HBOTの作用機序に合致する所見は，迅速な浮腫の軽減，生育が危惧された組織の生存能の改善，生育／死滅組織の境界形成の迅速化，血管形成の加速化，および予期せぬ神経症状の改善（2症例に認められた）が報告された。HBOT開始の「ソフトな」適応は（臨床症状とは）反対に，患者の宿主機能に関係していた。すなわち，患者の宿主機能が悪いほど，後遺症としての骨格筋コンパートメント症候群の管理の補助としてHBOTの使用を相談されることが多かったのである。このことは，筋膜切開を施行した患者の予後不良を外科医が予測したときに，合併症の緩和と筋膜切開創の被覆／閉鎖を迅速化するためにHBOTに着手するのだと推測される。

### ▶穿通性の血管損傷

Radonicら[132]は，クロアチア紛争中の戦闘関連の脚（下肢）の血管損傷を伴う28症例における管理の補助としてのHBOTの使用経験について報告した。すべての損傷は穿通性であった。すべての患者は筋膜切開に加えて，血管外科，整形外科および形成外科的管理を必要とする損傷を有していた。広範な骨と軟部組織の損傷に6時間以上の虚血を伴った13症例は，管理の補助としてHBOTを受けた。HBOTに伴った良好な転帰の徴候は，血圧の上昇，皮膚色調の改善，損傷側の温度の上昇とその保持であった。転帰は退院時に評価され，「very good（大変良好）」「good（良好）」もしくは「fair（程々）」と記述された。著者らはHBOTは患肢切断率の減少に寄与すると結論した。

### ▶クラッシュ損傷と骨折

脚のクラッシュ損傷と関連した骨折を含む前向きのランダム化比較試験が，1996年にBouachourら[133]によって報告された。36例の患者は無作為にそれぞれ18人ずつ，通常の整形外科および外科的治療を行ったものを第1群に，同様の管理に加え補助的なHBOTを用いたものを第2群に分けた。末梢血管疾患の既往をもつ患者は除外された。HBOTの恩恵が3つの所見で確実となった。①骨折の一次治癒，②追加手術の必要性，③40歳以上の患者における骨折治癒はすべてHBOT群で統計学的有意差をもって良好であった。前向きのランダム化臨床試験の妥当性尺度をあてはめてみると[134]，この研究には，設計／方法論の不備（すなわち，無作為過程の記述の誤り，損傷の重症度にグレーディングシステムを使用している，取り下げ症例もしくは脱落症例に言及している）があった。それにもかかわらず，データは，HBOTは重度の下肢損傷患者の治癒率を改善し，追加手術の必要性を減少させるという著者らの結論を支持している。

Bouachourらの研究[133]の2つ目の発見は，治癒のための適切な酸素化の重要性を確認したことであった。損傷脚と対側脚の経皮的酸素測定によって，1つの指標（すなわち，$PtcO_2$［損傷肢］／$PtcO_2$［対側肢］）が考案された。すべての治癒した骨折では，この指標は統計学的有意差をもって0.9以上であった。HBOTを受けたすべての患者が，0.9以上の比率を示していた。このことは，適切な組織の酸素化は骨折治癒において重要であり，HBOTは組織の酸素化を改善し，かつHBOTがこの研究のコントロール群とHBOT群の間で，治癒において有意差をもって有用な処置であることを示唆した。

### ▶再接着：日本の経験

Kiyoshige[135]は，クラッシュ，引き抜き，皮膚剝

奪切断を負った6症例9指の再接着経験を報告した。Kiyoshigeら[136]はHBOT前後に，再接着後循環の評価のためにカラーモニタリングシステムを用いた。観察結果は以下の4グループに分けられた。①変化なし，②うっ血から生育，③うっ血から壊死，そして④壊死であった。7例の再接着は生育し，3例は失敗した。失敗した3指はHBOT中に著明な色調の悪化を呈した。7例の生育指中6例は，HBOT中にも色調の悪化は起こらなかった。Kiyoshigeは，HBOTに対する色調反応の相違は，生育の危機に瀕した皮弁に対して救済処置を施行するための早期の意思決定に有益であろうと結論した。

### ▶ 骨折-クラッシュ損傷

完全を期すために，Matosら[137]による抄録がこのレビューに含まれている。なぜならば，それが，クラッシュ損傷に対するHBOT使用に関する根拠に基づいた証拠を統合し，整形外科の文献で典型的と報告された転帰と比較しうるからである。ガスティロ分類グレードⅢの開放性骨折-クラッシュ損傷を伴う23症例が，通常の整形外科処置に加えて補助的なHBOTによって2年間（1977～1998年）管理された。クラッシュ損傷の細分類では，7例（30.4％）がガスティロ分類タイプⅢ-A（完全にデブリードマンが行われたあとでも骨や骨折部位を覆うのに十分な軟部組織が存在する），13例（56.5％）がガスティロ分類タイプⅢ-B（デブリードマン後も露出したままの骨），そして3例（13％）がガスティロ分類タイプⅢ-C（血管損傷の合併）であった。ほとんどの症例は受傷24時間以内に整形外科および外科的処置を受け，かつ72時間以内にHBOTを受けた。20例（91.3％）は患肢が温存され良好な転帰とった。3例（13％）は切断が必要であった。細分類に基づいた転帰は示されなかった。整形外科領域の文献で発表された，管理の補助としてHBOTが使用されなかった同じタイプの骨折-クラッシュ損傷の論文を比較すると，患肢の切断率は22.6％（62例中14例），その他の不良の転帰が21％（62例中13例）で，全体としての合併症出現率は43.5％であった[138]。

### ▶ 結 論

クラッシュ損傷に対するHBOTの使用を支持する根拠に基づく証拠は乏しいが，結論は変わらない。すなわち，HBOTは有益である。その効果は，鈍的外傷から穿通性損傷へ，コンパートメント症候群から開放性骨折へ，および血管外傷から再接着へとさまざまなタイプのクラッシュ損傷で示された。クラッシュ損傷と他の外傷性虚血に適用できるHBOTの作用機序は，これらの損傷の病態生理を理解することでうまく合致する。したがって，臨床経験と実験結果を組み合わせたとき，HBOTをクラッシュ損傷の補助治療として使用することの正当性は強固になる。しかし，外科的，整形外科的および内科的治療の代替として使用しうる状況にはない。

最も重篤なクラッシュ損傷のタイプから予測される合併症の頻度によって，合併症が生じる基本的機序に的を絞った治療を用いて転帰の改善を試みることは合理的である。このことはクラッシュ損傷に対するHBOTの役割を明確にしている。HBOTを使用するという意思決定がなされたとき，現在のエビデンスは，受傷後可及的早期に，もしできれば手術後直ちに開始されるべきと示唆している。もし手術が遅延するならば，HBOTは手術待機中に行われることが望ましい。HBOTの副作用や合併症は非常に少なく，かつ（もしくは）ごく軽微なので，この治療をクラッシュ損傷の管理において補助として用いることへの禁忌はほとんど存在しない[139]。

### ▶ 外傷性虚血に対する高気圧酸素の関連した応用

クラッシュ損傷にとって有用なHBOTの機序はまた，関連外傷に低酸素症を伴う状況にもあてはまる。これらは骨格筋コンパートメント症候群，熱傷，凍傷，生育が危惧される皮弁や移植片，および脆弱な再接着を含む。本章を通じてこれらの状況は，エビデンシャリーレビューを含むさまざまな立場において参照されてきた。骨格筋コンパートメント症候群におけるHBOT使用の最も強力な支援情報は，方法論的にしっかりとした実験研究からもたらされている[75,140-144]。これらの研究はHBOTが，コンパートメント症候群の経時的な症状進行の原因である遷延する浮腫-虚血サイクルを中断することを明示している。骨格筋コンパートメント症候群に対するHBOT使用の臨床経験は実験研究からの予測と一致するが，クラッシュ損傷に応用できるようなランダム化コントロール試験はいまだに行われていない[131,145-147]。

# REFERENCES

1. Gustilo RB, Williams DN : The use of antibiotics in the management of open fractures. Orthopedics 7 : 1617-1619, 1984.
2. Johansen K, Daines M, Howey T, et al : Objective criteria accurately predict amputation following lower extremity trauma. J Trauma 30 : 568-572, 1990.
3. Bondurant FJ, Cotler HB, Buckle R, et al : The medical and economic impact of severely injured lower extremities. J Trauma 28 : 1270-1273, 1988.
4. Gustilo RB, Mendoza RM, Williams DN : Problems in the management of type III (severe) open fractures : A new classification of type III open fractures. J Trauma 24 : 742-746, 1984.
5. Cierney G II, Mader JT, Penninck JJ : A clinical staging system for adult osteomyelitis. Contemp Orthop 10 : 17-37, 1985.
6. Christensen O : Mediation of cell volume regulation by $Ca^{2+}$ influx through stretch-activated channels. Nature 330 : 66-68, 1987.
7. Malinoski DJ, Slater MS, Mullins RJ : Crush injury and rhabdomyolysis. Crit Care Clin 20 : 171-192, 2004.
8. Gonzalez D : Crush syndrome. Crit Care Med 33 : S34-S41, 2005.
9. Gammie JS, Stukus DR, Pham SM, et al : Effect of ischemic time on survival in clinical lung transplantation. Ann Thorac Surg 68 : 2015-2019, 1999.
10. Pasupathy S, Homer-Vanniasinkam S : Surgical implications of ischemic preconditioning. Arch Surg 140 : 405-409, 2005.
11. Harris K, Walker PM, Mickel DA, et al : Metabolic response of skeletal muscle to ischemia. Am J Physiol 250 : H213-H220, 1986.
12. Ward BJ, McCarthy A : Endothelial cell "swelling" in ischemia and reperfusion. J Mol Cell Cardiol 27 : 1293-1300, 1995.
13. Bychkov R, Pieper K, Ried C, et al : Hydrogen peroxide, potassium currents, and membrane potential in human endothelial cells. Circulation 99 : 1719-1725, 1999.
14. Cines DB, Pollak ES, Buck CA, et al : Endothelial cells in physiology and in the pathophysiology of vascular disorders. Blood 91 : 3527-3561, 1998.
15. Aird WC : Endothelial cell dynamics and complexity theory. Crit Care Med 30 (suppl) : S180-S185, 2002.
16. Rosenberg RD, Aird WC : Vascular-bed-specific hemostasis and hypercoagulable states. N Engl J Med 340 : 1555-1564, 1999.
17. Seal JB, Gewertz BL : Vascular dysfunction in ischemia-reperfusion injury. Ann Vasc Surg 19 : 572-584, 2005.
18. Meredith IT, Currie KE, Anderson TJ, et al : Postischemic vasodilation in human forearms is dependent on endothelium-derived nitric oxide. Am J Physiol Heart Circ Physiol 270 : 1435-1440, 1996.
19. Sternbergh WC, Makhoul RG, Adelman B : Nitric oxide mediated, endothelium-dependent vasodilation is selectively attenuated in the postischemic extremity. Surgery 114 : 960-967, 1993.
20. Seccombe JF, Pearson PJ, Schaff HV : Oxygen radical-mediated vascular injury selectively inhibits receptor-dependent release of nitric oxide from canine coronary arteries. J Thorac Cardiovasc Surg 107 : 505-509, 1994.
21. Shah KA, Samson SE, Grover AK, et al : Effects of peroxide on endothelial nitric oxide synthase in coronary arteries. Mol Cell Biochem 183 : 147-152, 1998.
22. Ames A, Wright RL, Kowada M, et al : Cerebral ischemia : The no-reflow phenomenon. Am J Pathol 52 : 437-453, 1968.
23. Jerome SN, Smith CW, Korthuis RJ : CD-18-dependent adherence reactions play an important role in the development of the no-reflow phenomenon. Am J Physiol 264 : H479-H483, 1993.
24. Xu Y, Huo Y, Toufektsian MC, et al : Activated platelets contribute importantly to myocardial reperfusion injury. Am J Physiol Heart Circ Physiol 290 : H692-H699, 2006.
25. Kurose I, Anderson DC, Miyasaka M, et al : Molecular determinants of reperfusion-induced leukocyte adhesion and vascular protein leakage. Circ Res 74 : 336-343, 1994.
26. Cooper D, Russell J, Chitman D, et al : Leukocyte dependence of platelet adhesion in postcapillary venules. Am J Physiol Heart Circ Physiol 286 : H1895-H1900, 2004.
27. Krieglstein CF, Granger DN : Adhesion molecules and their role in vascular disease. Am J Hypertens 14 : 44-54, 2001.
28. Bulkley GB : The role of oxygen free radicals in human disease processes. Surgery 94 : 407-411, 1983.
29. Harlan JM, Winn RK : Leukocyte-endothelial interactions : Clinical trials of anti-adhesion therapy. Crit Care Med 30 (suppl) : 214-219, 2002.
30. Southorn PA, Powis G : Free radicals in medicine. II. Involvement in human disease. Mayo Clin Proc 63 : 390-408, 1988.
31. Haddad JJ : Oxygen sensing and oxidant/redox-related pathways. Biochem Biophys Res Commun 316 : 969-977, 2004.
32. Gerschman R, Gilbert DL, Nye SW, et al : Oxygen poisoning and x-irradiation : A mechanism in common. Science 119 : 623-626, 1954.
33. McCord JM, Fridovich I : The utility of superoxide dismutase in studying free radical reactions. I. Radicals generated by the interaction of sulfite, dimethyl sulfoxide, and oxygen. J Biol Chem 244 : 6056-6063, 1969.
34. McCord JM, Fridovich I : The utility of superoxide dismutase in studying free radical reactions. II. The mechanism of the mediation of cytochrome c reduction by a variety of electron carriers. J Biol Chem 245 : 1374-1377, 1970.
35. Babior BM, Kipnes RS, Curnutte JT : Biological defense mechanisms. The production by leukocytes of superoxide, a potential bactericidal agent. J Clin Invest 52 : 741-744, 1973.
36. Granger DN, Sennett M, McElearney P, et al : Effect of local arterial hypotension on cat intestinal capillary permeability. Gastroenterology 79 : 474-480, 1980.
37. Granger DN, Rutili G, McCord JM : Superoxide radicals in feline intestinal ischemia. Gastroenterology 81 : 22-29, 1981.
38. Crimi E, Sica V, Williams-Ignarro S, et al : The role of oxidative stress in adult critical care. Free Radic Biol Med 40 : 398-406, 2006.
39. Bergamini CM, Gambetti S, Dondi A, et al : Oxygen, reactive oxygen species and tissue damage. Curr Pharm Design 10 : 1611-1626, 2004.
40. Kurose I, Wolf R, Grisham MB, et al : Modulation of ischemia/reperfusion-induced microvascular dysfunction by nitric oxide. Circ Res 74 : 376-382, 1994.
41. Tinker AC, Wallace AV : Selective inhibitors of inducible nitric oxide synthase : Potential agents for the treatment of inflammatory diseases? Curr Top Med Chem 6 : 77-92, 2006.
42. Laroux FS, Pavlick KP, Hines IN, et al : Role of nitric oxide in inflammation. Acta Physiol Scand 173 : 113-118, 2001.
43. Hein TW, Zhang C, Wang W, et al : Ischemia-reperfusion se-

lectively impairs nitric oxide-mediated dilation in coronary arterioles: Counter-acting role of arginase. FASEB J 17: 2328-2330, 2003.
44. Grisham MB, Jourd'Heuil D, Wink DA: Nitric oxide. I. Physiological chemistry of nitric oxide and its metabolites: Implications in inflammation. Am J Physiol 276: G315-G321, 1999.
45. Gute DC, Ishida T, Yarimizu K, et al: Inflammatory responses to ischemia and reperfusion in skeletal muscle. Mol Cell Biochem 179: 169-187, 1998.
46. Ibrahim B, Stoward PJ: The histochemical localization of xanthine oxidase. J Histochem 10: 615-617, 1978.
47. Jarasch ED, Bruder G, Heid HW: Significance of xanthine oxidase in capillary endothelial cells. Acta Physiol Scand 548(suppl): 39-46, 1986.
48. Weiss SJ: Tissue destruction by neutrophils. N Engl J Med 320: 365-376, 1989.
49. Bast A, Haenen GR, Doelman CJ: Oxidants and antioxidants: State of the art. Am J Med 91(suppl): 2-13, 1991.
50. Brown MJ, Nicholson ML, Bell P, et al: Cytokines and inflammatory pathways in the pathogenesis of multiple organ failure following abdominal aortic aneurysm repair. Eur J Vasc Surg 22: 485-495, 2001.
51. Roumen RM, Hendriks T, Van der Ven-Jongekrijg J, et al: Cytokine patterns in patients alter major vascular surgery, hemorrhagic shock, and severe blunt trauma. Relation with subsequent adult respiratory distress syndrome and multiple organ failure. Ann Surg 218: 769-776, 1993.
52. Soda K, Kano Y, Kawakami M, et al: Excessive increase of serum interleukin 6 jeopardizes host defense against multibacterial infection. Cytokine 21: 295-302, 2003.
53. Zhang F, Hu EC, Gerzenshtein J, et al: The expression of proinflammatory cytokines in the rat muscle flap with ischemia-reperfusion injury. Ann Plast Surg 54: 313-317, 2005.
54. Germann G, Drucke D, Steinau HU: Adhesion receptors and cytokine profiles in controlled tourniquet ischaemia in the upper extremity. J Hand Surg 22B: 778-782, 1997.
55. Chen G, Goeddel DV: TNF-R1 signaling: A beautiful pathway. Science 296: 1634-1635, 2002.
56. Senftleben U, Karin M: The IKK/NF-kB pathway. Crit Care Med 30(suppl): 18-26, 2002.
57. Fliss H, Gattinger D: Apoptosis in ischemic and reperfused rat myocardium. Circ Res 79: 949-956, 1996.
58. Sumer BD, Gastman BR, Gao F, et al: Caspase inhibition enhances ischemic tolerance of fasciocutaneous flaps. Laryngoscope 115: 1358-1361, 2005.
59. Quadri SM, Segall L, de Perrot M, et al: Caspase inhibition improves ischemia-reperfusion injury alter lung transplantation. Am J Transplant 5: 292-299, 2005.
60. Kyriakides C, Austern W Jr, Wang Y, et al: Skeletal muscle reperfusion injury is mediated by neutrophils and the complement membrane attack complex. Am J Physiol 277: C1263-C1268, 1999.
61. Chan RK, Ibrahim SI, Verna N, et al: Ischaemia-reperfusion is an event triggered by immune complexes and complement. Br J Surg 90: 1470-1478, 2003.
62. Arumugam TV, Magnus T, Woodruff TM, et al: Complement mediators in ischemia-reperfusion injury. Clin Chim Acta 374: 33-45, 2006.
63. Ciechanover A: Intracellular protein degradation: From a vague idea thru the lysosome and the ubiquitin-proteasome system and onto human disease and drug targeting. Cell Death Differ 12: 1178-1190, 2005.
64. Kukan M: Emerging roles of proteasomes in ischemia-reperfusion injury of organs. J Physiol Pharmacol 55: 3-15, 2004.
65. Seiffert M, Gosenca D, Ponelies N, et al: Regulation of the ubiquitin proteasome system in mechanically injured human skeletal muscle. Physiol Res 56: 227-233, 2007.
66. Pye J, Ardeshirpour F, McCain A, et al: Proteasome inhibition ablates activation of NF-κB in myocardial reperfusion and reduces reperfusion injury. Am J Physiol Heart Circ Physiol 284: H919-H926, 2003.
67. Elliot PJ, Zollner TM, Boehncke WH: Proteasome inhibition: A new anti-inflammatory strategy. J Mol Med 81: 235-245, 2003.
68. Di Napoli M, McLaughlin B: The ubiquitin-proteasome system as a drug target in cerebrovascular disease: Therapeutic potential of proteasome inhibitors. Curr Opin Investig Drugs 6: 686-699, 2005.
69. Strauss M: Crush injury, compartment syndrome and other acute traumatic peripheral ischemias. In: Kindwall EP (ed): Hyperbaric Medicine Practice, 2nd ed. rev. Flagstaff, Ariz, Best Publishing Company, 2004, pp 753-771.
70. Wells CH, Goodpasture JE, Horrigan DJ, et al: Tissue gas measurements during hyperbaric oxygen exposure. In: Smith G (ed): Proceed Sixth International Congress on Hyperbaric Medicine. Aberdeen, United Kingdom, Aberdeen University Press, 1977, pp 118-124.
71. Boerema I, Meijne NG, Brummelkamp WK, et al: Life without blood. A study of the influence of high atmospheric pressure and hypothermia on dilution of the blood. J Cardiovasc Surg 1: 136-143, 1960.
72. Hunt TK, Linsey M, Grislis G, et al: The effect of differing ambient oxygen tensions on wound infection. Ann Surg 181: 35-39, 1975.
73. Bird AD, Telfer ABM: Effect of hyperbaric oxygen on limb circulation. Lancet 1: 355-356, 1965.
74. Nylander G, Lewis D, Nordstrom H, et al: Reduction of postischemic edema with hyperbaric oxygen. Plast Reconstr Surg 76: 596-603, 1985.
75. Strauss MB, Hargens AR, Gershuni DH, et al: Reduction of skeletal muscle necrosis using intermittent hyperbaric oxygen in a model compartment syndrome. J Bone Joint Surg 65A: 656-662, 1983.
76. Hohn DC: Oxygen and leukocyte microbial killing. In: Davis JC, Hunt TK, eds. Hyperbaric oxygen therapy. Bethesda, Md, Undersea Medical Society, 1977, pp 101-110.
77. Buras J: Basic mechanisms of hyperbaric oxygen in the treatment of ischemia-reperfusion injury. Int Anesthesiol Clin 38: 91-108, 2000.
78. Zamboni WA, Roth AC, Rusell RC, et al: The effect of acute hyperbaric oxygen therapy on axial pattern skin flap survival when administered during and after total ischemia. J Reconstr Microsurg 5: 343-347, 1989.
79. Zamboni WA, Roth AC, Russell RC, et al: The effect of hyperbaric oxygen on reperfusion of ischemic axial skin flaps: A laser Doppler analysis. Ann Plast Surg 28: 339-341, 1992.
80. Zamboni WA, Roth AC, Russell RC, et al: Morphologic analysis of the microcirculation during reperfusion of ischemic skeletal muscle and the effect of hyperbaric oxygen. Plast Reconstr Surg 91: 1110-1123, 1993.
81. Atochin DN, Fisher D, Demchenko IT, et al: Neutrophil sequestration and the effect of hyperbaric oxygen in a rat model

of temporary middle cerebral artery occlusion. Undersea Hyperb Med 27 : 185-190, 2000.
82. Steinberg H, Das DK, Cerreta JM, et al : Neutrophil kinetics in O2-exposed rabbits. J Appl Physiol 61 : 775-779, 1986.
83. Zamboni WA, Wong HP, Stephenson LL : Effect of hyperbaric oxygen on neutrophil concentration and pulmonary sequestration in reperfusion injury. Arch Surg 131 : 756-760, 1996.
84. Tjarnstrom J, Wikstrom T, Bagge U, et al : Effects of hyperbaric oxygen treatment on neutrophil activation and pulmonary sequestration in intestinal ischemia-reperfusion in rats. Eur Surg Res 31 : 147-154, 1999.
85. Thom SR : Functional inhibition of leukocyte B2 integrins by hyperbaric oxygen in carbon monoxide-mediated brain injury in rats. Toxicol Appl Pharmacol 123 : 248-256, 1993.
86. Thom S : Leukocytes in carbon monoxide-mediated brain oxidative injury. Toxicol Appl Pharmacol 123 : 234-247, 1993.
87. Thom SR : Effects of hyperoxia on neutrophil adhesion. Undersea Hyperb Med 31 : 123-131, 2004.
88. Larson JL, Stephenson LL, Zamboni WA : Effects of hyperbaric oxygen on neutrophil CD18 expression. Plast Reconstr Surg 105 : 1375-1381, 2000.
89. Hong JP, Kwon H, Chung YK, et al : The effect of hyperbaric oxygen on ischemia-reperfusion injury. An experimental study in a rat musculocutaneous flap. Ann Plast Surg 51 : 478-487, 2003.
90. Buras JA, Stahl GL, Svoboda K, et al : Hyperbaric oxygen downregulates ICAM-1 expression induced by hypoxia and hypoglycemia : The role of NOS. Am J Physiol Cell Physiol 278 : C292-C302, 2000.
91. Yamashita M, Yamashita M : Hyperbaric oxygen treatment attenuates cytokine induction after massive hemorrhage. Am J Physiol Endocrinol Metab 278 : E811-E816, 2000.
92. Yang Z, Bosco G, Montante A, et al : Hyperbaric O2 reduces intestinal ischemia-reperfusion-induced TNF-α production and lung neutrophil sequestration. Eur J Appl Physiol 85 : 96-103, 2001.
93. Mickel HS, Vaishnav YN, Kempski O, et al : Breathing 100% oxygen after global brain ischemia in Mongolian gerbils results in increased lipid peroxidation and increased mortality. Stroke 18 : 426-430, 1987.
94. Bernareggi M, Radice S, Rossoni G, et al : Hyperbaric oxygen increases plasma exudation in rat trachea : Involvement of nitric oxide. Br J Pharmacol 126 : 794-800, 1999.
95. Dennog C, Hartmann A, Frey G, et al : Detection of DNA damage after hyperbaric oxygen (HBO) therapy. Mutagenesis 11 : 605-609, 1996.
96. Speit G, Dennog C, Lampi L : Biological significance of DNA damage induced by hyperbaric oxygen. Mutagenesis 13 : 85-87, 1998.
97. Rothfuss A, Radermacher P, Speit G : Involvement of heme oxygenase-1 (HO-1) in the adaptive protection of human lymphocytes after hyperbaric oxygen (HBO) treatment. Carcinogenesis 22 : 1979-1985, 2001.
98. Speit G, Bonzheim I : Genotoxic and protective effects of hyperbaric oxygen in A549 lung cells. Mutagenesis 18 : 545-548, 2003.
99. Clark JE, Foresti R, Green CJ, et al : Dynamics of haem oxygenase-1 expression and bilirubin production in cellular protection against oxidative stress. Biochem J 34 : 615-619, 2000.
100. Dennog C, Radermacher P, Barnett YA, et al : Antioxidant status in humans after exposure to hyperbaric oxygen. Mutat Res 428 : 83-89, 1999.
101. Chang-Hyung K, Hong C, Yang-Sook C, et al : Hyperbaric oxygenation pretreatment induces catalase and reduces infarct size in ischemic rat myocardium. Eur J Physiol 442 : 519-525, 2001.
102. Gregorevic P, Lynch GS, Williams DA : Hyperbaric oxygen modulates antioxidant enzyme activity in rat skeletal muscles. Eur J Appl Physiol 86 : 24-27, 2001.
103. Vlodavsky E, Palzur E, Feinsod M, et al : Evaluation of the apoptosis-related proteins of the BCL-2 family in the traumatic penumbra area of the rat model of cerebral contusion, treated by hyperbaric oxygen : A quantitative immunohistochemical study. Acta Neuropathol 110 : 120-126, 2005.
104. Guimaraes FA, Taha MO, Simoes MJ, et al : Apoptosis and nuclear proliferation in rat small bowel submitted to hypothermic hyperbaric oxygenation for preservation.
105. Yuan LJ, Ueng S, Lin SS, et al : Attenuation of apoptosis and enhancement of proteoglycan synthesis in rabbit cartilage defects by hyperbaric oxygen treatment are related to the suppression of nitric oxide production. J Orthop Res 22 : 1126-1134, 2004.
106. Ganguly BJ, Tonomura N, Benson RM, et al : Hyperbaric oxygen enhances apoptosis in hematopoietic cells. Apoptosis 7 : 499-510, 2002.
107. Conconi MT, Baiguera S, Guidolin D, et al : Effects of hyperbaric oxygen on proliferative and apoptotic activities and reactive oxygen species generation in Mouse fibroblast 3T3/J2 cell line. J Investig Med 51 : 227-232, 2003.
108. Guyton AC, Hall JE : Medical Textbook of Physiology, 10th ed. Philadelphia, WB Saunders, 2000, p 389.
109. Hurd TC, Dasmhapatra KS, Rush BF, Machiedo GW : Red blood cell deformability in human and experimental sepsis. Arch Surg 123 : 217-220, 1988.
110. Powell RJ, Machiedo GW, Rush BF : Decreased red blood cell deformability and impaired oxygen utilization during human sepsis. Am Surg 59 : 65-68, 1993.
111. Mathieu D, Coget J, Vinkier L, et al : Red blood cell deformability and hyperbaric oxygen therapy [abstract]. HBO Review 6 : 280, 1985.
112. Thom SR, Lauermann MW, Hart GB : Intermittent hyperbaric oxygen therapy for reduction of mortality in experimental polymicrobial sepsis. J Infect Dis 154 : 504-510, 1986.
113. Smith G, Stevens J, Griffiths JC, et al : Near-avulsion of foot treated by replacement and subsequent prolonged exposure of patients to oxygen at two atmospheres pressure. Lancet 2 : 1122-1123, 1961.
114. Strauss MB : Role of hyperbaric oxygen in acute ischemias and crush injuries—an orthopedic perspective. HBO Rev 2 : 87-106, 1981.
115. Garcia-Covarrubias L, McSwain NE, Van Meter K, et al : Adjuvant hyperbaric oxygen therapy in the management of crush injury and traumatic ischemia : An evidenced-based approach. Am Surg 71 : 144-151, 2005.
116. Illingworth CFW, Smith G, Lawson DD, et al : Surgical and physiological observations in an experimental pressure chamber. Br J Surg 49 : 222-227, 1961.
117. Maudsley RH, Hopkinson WI, Williams KG : Vascular injury treated with high pressure oxygen in a mobile chamber. J Bone Joint Surg 2 : 346-350, 1963.
118. Slack WK, Thomas DA, De Jode LRJ : Hyperbaric oxygen in

118. the treatment of trauma, ischemic disease of limbs and varicose ulceration. In : Brown IW, Cox BG (eds): Proceedings of the Third International Conference Hyperbaric Medicine. Washington, DC, National Academy of Science, National Research Council, Publication 1404, 1966. pp 621-624.
119. Székely O, Szántó G, Takats A : Hyperbaric oxygen therapy in injured subjects. Injury 4 : 294-300, 1973.
120. Schramek A, Hashmonai M : Vascular injuries in the extremities in battle casualties. Br J Surg 64 : 644-648, 1977.
121. Loder RE : Hyperbaric oxygen therapy in acute trauma. Ann R Coll Surg Engl 61 : 472-473, 1979.
122. Lukich VL, Fillimonova TS, Fokina LL, et al : Employment of hyperbaric oxygenation in out-patients. Khirurgiia 2 : 82-86, 1976.
123. Davidkin NF : Experience with clinical use of hyperbaric oxygenation in trauma and their complications. Ortop Traumatol Protez 9 : 33-35, 1977.
124. Gismondi AG, Colonna SS : Possible use of hyperbaric oxygen in the treatment of certain vascular diseases. Ann Med Nav 83 : 547-558, 1978.
125. Isakov YV, Atroschenko ZB, Bailik IF, et al : Hyperbaric oxygenation in the prophylaxis of wound infection in the open trauma of the locomotor system. Vestn Khir 123 : 117-121, 1979.
126. Lukich VL, Filimonova MV, Bazarova VS : Changes of the gaseous exchange in hyperbaric oxygenation in patients with regional ischemia. Vrach Delo 3 : 39-43, 1979.
127. EAST Ad Hoc Committee on Practice Management Guideline Development 2000. Utilizing Evidence Based Outcome Measures to Develop Practice Management Guidelines : A Primer. EAST Web site, 1998. Available at : http://www.east.org/tpg.html. Accessed April 12, 2003.
128. Hyperbaric oxygen therapy in replantation of severed limbs. A report of 21 cases. Chin Med J 1 : 197-204, 1975.
129. Monies-Chass I, Hashmonai M, Hoerer D, et al : Hyperbaric oxygen treatment as an adjuvant to reconstructive vascular surgery in trauma. Injury 8 : 274-277, 1977.
130. Shupak A, Gozal D, Ariel A, et al : Hyperbaric oxygenation in acute peripheral posttraumatic ischemia. J Hyperb Med 2 : 7-14, 1987.
131. Strauss MB, Hart GB : Hyperbaric oxygen and the skeletal muscle-compartment syndrome. Contemp Orthop 18 : 167-174, 1989.
132. Radonic V, Baric D, Petricevic A, et al : War injuries of the crural arteries. Br J Surg 82 : 777-783, 1995.
133. Bouachour G, Cronier P, Gouello JP, et al : Hyperbaric oxygen therapy in the management of crush injuries : A randomized double-blind placebo-controlled clinical trial. J Trauma 41 : 333-339, 1996.
134. Jadad AR, Moore RA, Carroll D, et al : Assessing the quality of reports of randomized clinical trials : Is blinding necessary? Controlled Clin Trials 17 : 1-12, 1996.
135. Kiyoshige Y : Effect of hyperbaric oxygen therapy as a monitoring technique for digital replantation survival. J Reconstr Microsurg 15 : 327-330, 1999.
136. Kiyoshige Y, Tsuchida H, Watanabe Y : Color monitoring after replantation. Plast Reconstr Surg 97 : 463-468, 1996.
137. Matos LA, Hutson JJ, Bonet H, et al : HBO as an adjunct treatment for limb salvage in crush injuries of the extremities [abstract]. Undersea Hyperb Med 26(suppl): 66-67, 1999.
138. Caudle RJ, Stern PJ : Severe open fractures of the tibia. J Bone Joint Surg Am 69 : 801-807, 1987.
139. Kindwall EP : Contraindications and side effects to hyperbaric oxygen treatment. In : Kindwall EP, Whelan HT (eds): Hyperbaric Medicine Practice, 2nd ed. Flagstaff, Ariz, Best Publishing, 1999, pp 83-98.
140. Bartlett RL, Stroman RT, Nickels M, et al : Rabbit model of the use of fasciotomy and hyperbaric oxygen in the treatment of compartment syndrome. Undersea Hyperb Med 25(suppl): 29, 1998.
141. Nylander G, Nordstr H, Granzen I, et al : Effects of hyperbaric oxygen in post-ischemic muscle. Scand J Plast Reconstr Surg 22 : 31-39, 1988.
142. Nylander, G, Otamiri DH, Larsson J : Lipid products in postischemic skeletal muscle and after treatment with hyperbaric oxygen. Sand J Plast Reconstr Surg 23 : 97-103, 1989.
143. Skyhar MJ, Hargens AR, Strauss MB, et al : Hyperbaric oxygen reduces edema and necrosis of skeletal muscle in compartment syndromes associate with hemorrhagic hypotension. J Bone Joint Surg 68A : 1218-1224, 1986.
144. Strauss MB, Hargens AR, Gershuni DH, et al : Delayed use of hyperbaric oxygen for treatment of a model compartment syndrome. J Orthop Res 4 : 108-111, 1986.
145. Fitzpatrick DT, Murphy PT, Bryce M : Adjunctive treatment of compartment syndrome with hyperbaric oxygen. Mil Med 163 : 577-579, 1998.
146. Oriani G : Acute indications of HBO therapy-final report. In : Oriani G, Marroni A, Wattel F (eds): Handbook on Hyperbaric Medicine. New York, Springer, 1996, pp 93-103.
147. Strauss MB : Hyperbaric oxygen for crush injuries and compartment syndromes : Surgical considerations. In : Bakker DJ, Cramer FS (eds): Hyperbaric Surgery : Perioperative Care. Flagstaff, Ariz, Best Publishing, 2002, pp 341-359.

# Chapter 21 エビデンスおよび高気圧酸素治療
## 文献の要約および新たな適応のレビュー

### この章の概要

臨床的エビデンスの要約
  系統的レビュー
  メタアナリシス
  本章におけるレビュー
高気圧酸素治療の潜在的な選択的適応
  文献の要約
  急性冠動脈症候群
    治療
    エビデンス
    コクランレビュー
    結論
  急性外傷性脳損傷
    治療
    エビデンス
    コクランレビュー
    結論
  新生児低酸素性脳症
    治療
    エビデンス
    結論
  脳性麻痺
    治療
    エビデンス
    結論
  多発性硬化症
    多発性硬化症の臨床評価
    治療
    エビデンス
    コクランレビュー
    結論
  急性虚血性脳卒中
    治療
    エビデンス
    コクランレビュー
    結論
  特発性突発性感音難聴および耳鳴
    治療
    エビデンス
    コクランレビュー
    結論
  スポーツによる軟部組織損傷および遅発性筋肉痛
    治療
    エビデンス
    コクランレビュー
    結論
  熱傷
    治療
    エビデンス
    コクランレビュー
    結論
  不妊症
    病態生理
    エビデンス
    結論

これまでの章では，高気圧酸素治療（hyperbaric oxygen therapy；HBOT）の一般に認められた適応の生理学，医学，そして臨床的エビデンスについて詳述してきた。本章では，広く認められているわけではないが，HBOTの使用を支持するエビデンスが増加している適応，または一部の医療従事者がすでにHBOTのルーチン使用を推奨している適応のいくつかを紹介する。これらの適応のなかには，HBOTの有効性を支持するエビデンスが蓄積し続けると思われるものもあれば，HBOTが重要な臨床転帰を改善しないことを示すエビデンスが追加される可能性が高いと考えられるものもある。

本章では，これらの適応の多くについての臨床的エビデンスの状況を要約するために，最近発表されたHBOT使用に関する系統的レビュー（systematic review）を利用する。特に，コクラン共同計画の活動は活発で，2002～2007年の間に完全なレビューが14件発表されている。したがって，本章ではまず系統的レビューの性質，目的および作成方法の詳細の一部を考察する。次に，10の個々の適応を支持する主張および支持しない主張を詳しく検討する。

## 臨床的エビデンスの要約

### ▶ 系統的レビュー

正式なエビデンスに基づく医療が広く受け入れられるようになったことから，文献を要約するための明確な方法が策定された。系統的レビューとは，特定の問題に焦点を当て，その問題に関連する質の高いすべて

の臨床研究エビデンスの特定，評価，選択および統合を試みる文献レビューであると定義することができる[1]。医学文献に掲載される「独立した」系統的レビューの数は増加しつつあるが，何千人もの研究者および医師がかかわる世界的な非営利国際組織であるコクラン共同計画は，系統的レビューに関する具体的な方法を発表している。そのデータベースには，現在10万件を超える個々のレビューが掲載されている（www.thecochranelibrary.com）。「系統的」レビューが一般的な文献レビューと大きく違う点は，その定義に，各手順に対する系統的で明確な方法が含まれていることである。系統的レビューには，そのレビューで取り扱う問題に対する明確な表現，明確な選択基準および除外基準，適切な文献を高感度で検索するための明確な方法，ならびに含まれる情報を批判的に評価し統合するための明確な方法が含まれる。その結果，これらのレビューは，特定の評価されたエビデンスと一致する明確な結論および推奨を提示するはずである。

系統的レビューの目的は「質の高いすべての研究エビデンス」の評価を含めることであるが，それらは特定の方法を用いた臨床試験に限定される必要はない。真に質の高い臨床試験がない場合は，入手可能ななかで最も質の高いエビデンスをレビューで詳細に検討することが望ましい。しかし，そのようなレビューは，臨床現場に対して弱い推奨しか提示することができない可能性が高い。

### ▶ メタアナリシス

メタアナリシスは系統的レビューに含まれる結果の定量解析である。これは実際には，複数の個々の臨床試験の結果を専門的な統計学的方法を使用して統合することを意味する。メタアナリシスは基本的に観察に基づくものであり，臨床試験を個々の症例ごとではなく1つの単位として使用する。議論の余地はあるものの，ほとんどの機関は個々の臨床試験がランダム化比較試験である場合にのみ，メタアナリシスが高い有効性を示すという考えに同意している。コホート研究のメタアナリシスは珍しくないが，そのようなレビューが提示する結論は依然として不確かなものである[2-4]。組み入れた臨床試験がバイアスの影響を受ければ，どのようなメタアナリシスも同様にバイアスの影響を受ける。メタアナリシスの利点は，大量の文献を要約して1つの出版物に収め，臨床的に意義のある結論を出すことができる点である。メタアナリシスは，比較的小規模な一連の臨床試験から，重要な臨床的問題に回答するのに十分な信頼性を引き出すことができる。メタアナリシスを使用せずに，個々の信頼性が低い一連の小規模臨床試験を統合すると，適切な治療決定に混乱が生じる恐れがある。

過去の経験から，メタアナリシスを使用するとエビデンスがわかりやすく明確になるだけでなく，「真実」がまだ明らかになっていないという信念で行う研究の不必要で無駄な繰り返しを回避できると考えられる。そのよい例は，心筋梗塞の予防にストレプトキナーゼを使用した臨床試験に関する，Lauら[5]の報告である。Lauは，1959～1988年の間に該当する臨床試験が33件実施されたことを確認した。そして，各臨床試験を発表日順に解析して累積メタアナリシスを行った結果，1973年にはすでにストレプトキナーゼの使用による死亡率の一貫した有意な低下が認められていたことを明らかにした（オッズ比［OR］0.74，95％信頼区間［CI］0.59～0.92）。その時点で解析に使用できた臨床試験は，患者2,432例を含む8件のみであった。その後1988年までに行われたさらに3万4,542例を含む臨床試験25件の結果は，そのORにほとんどまたは全く影響を及ぼさなかった。これらの臨床試験の被験者は，ストレプトキナーゼの有効性に関するわずかな情報を提供しただけであった。

### ▶ 本章におけるレビュー

本章では，臨床管理においてHBOTの使用が一般的ではない10の身体状態をレビューする。これらの身体状態のなかには，HBOTの適応ではないという妥当な合意が存在するものもあれば，今後の研究によってHBOTの位置づけが明らかになると考えられるものもある。

われわれは，可能な場合はメタアナリシスを含む既発表のコクラン系統的レビューを使用した。これらの適応のより詳細なレビューに関心のある方は，当該レビューを参照願いたい。系統的レビューが発表されていない場合は，入手可能なデータを系統的な方法で提示するよう努めた。

## 高気圧酸素治療の潜在的な選択的適応

### ▶ 文献の要約

この要約で参照するコクランレビューは，コクランライブラリー（イギリス，チチェスター，John Wiley

& Sons社：www.thecochranelibrary.com）で発表されたものである。その関連資料を，許可を得て転載する。コクランレビューは，新たなエビデンスの追加，コメントおよび批評に対応するために，定期的に更新されている。コクランライブラリにおいては，これらのレビューの最新版を参照すべきである。ただし，コクランレビューの結果は観点および状況によってさまざまな解釈が可能である。その結論はその著者の意見であり，コクラン共同計画が必ずしも同じ意見を共有しているわけではない。

## ▶ 急性冠動脈症候群

心血管疾患は依然として先進国における死因の第1位であり，2020年までに世界で最も負担の大きい疾患になることが予測される[6]。イギリスでは冠動脈心疾患が早死の最大原因であり，2000年には約27万4,000件のエピソードから12万5,000例が死亡しているが，それに伴う社会的費用は約100億ポンドである[7,8]。心筋梗塞（胸痛，心電図の変化および心筋逸脱酵素上昇の3つの症状のうち2つが存在）は，急性期では必ずしも診断が可能とは限らないため，不安定で持続的な虚血性の狭心痛（狭心症）は，梗塞の有無にかかわらずすべて急性冠動脈症候群（acute coronary syndrome；ACS）と呼ばれている。

冠動脈心疾患の大きな原因はアテローム性動脈硬化症であり，これは血管腔内における血小板，細胞，細胞間質の線維，脂質，および組織片からなるプラークの形成を特徴とする変性過程である。このようなプラークによる血管壁の肥厚によって血流が悪化し閉塞をきたすことが多いが，プラークにおいて問題となるのはこのような潰瘍だけではない[9]。不安定プラーク（破裂および亀裂が生じやすい冠動脈アテロームで，血栓形成に関連する）は動脈の完全閉塞を伴わないACSを引き起こし，そのあとで梗塞が発症することがある[10]。急性心筋梗塞で入院した患者は，閉塞を解消させるために血栓溶解または血管形成が行われた場合でも，高い割合で重篤化または死亡する[11]。

### 治療

ACSの急性治療の目的は，生命にかかわる不整脈（一般に心室細動および徐脈／心停止）の治療と，心筋梗塞がみられる場合はその範囲の最小化による心不全の予防である。これらの症状の初期管理については，欧州およびアメリカのどちらにおいても，エビデンスに基づく包括的なガイドラインが発表されている[12,13]。急性の処置には，酸素，ニトログリセリン，モルヒネの投与がある。全体的な目的は，疼痛の緩和，冠動脈の拡張による心筋の酸素化の改善および静脈系血管の拡張による肺うっ血の軽減である。

このほか有効であることがわかっている処置には，アスピリン，血栓溶解薬，ヘパリン，抗血小板薬（クロピドグレルなど）の併用投与および経皮的冠動脈ステント留置術がある。これらの介入の多くは時期が重要であることがわかっており，たとえば血栓溶解薬は，症状発現の3時間以内が最も有効である。最近では，ステント留置の有無にかかわらず，初診から90分間以内に実施できる場合は冠動脈形成術がSTセグメント上昇型心筋梗塞の一次治療になっている。予防的介入も早期に開始すべきであり，それには$\beta$遮断薬，スタチン系薬剤およびアンジオテンシン変換酵素阻害剤などがある。

HBOTはACS後の転帰を改善するための補助的処置として提案されている。HBOTを行う根拠は，心筋が低酸素状態にあり，HBOTはかろうじて灌流された部分のその低酸素状態を回復させることができる，という主張である。この効果は，酸素が血液から筋細胞に移動するときの拡散勾配を著しく増加させることによって得られる。酸素は組織修復の調節因子として作用することから，酸素利用能が向上すると転帰も改善する可能性がある。酸素は組織および血漿の両方において，グルタチオン濃度を上昇させて抗酸化酵素の発現を増加させ[14,15]，脂質過酸化反応の減少[16]および内皮障害に対する好中球の活性化を阻害することによって，虚血再灌流障害を改善することがわかっている[17]。

### エビデンス

1958年にイヌ実験モデルにおいて最初に報告された高気圧酸素は，短期的な生存率の著しい改善と関連し（2時間目で10％ vs. 60％）[18]，その後の数年間に同様のモデルを使用して行われた一連の実験において，全体的に肯定的な所見が確認された[19-21]。HBOTを血栓溶解薬と併用すると，予防効果が高まることを示すエビデンスもある。1990年にはThomasら[22]がイヌモデルを使用して，遺伝子組み換え型組織プラスミノゲン活性化因子と2ATA（絶対気圧：atmosphere absolute）のHBOTの併用療法は，どちらかの単独療法よりも梗塞サイズの縮小に有効であることを証明した。しかし，すべての臨床試験がHBOTを支持していたわけではない[23,24]。これらの

動物モデルにおいては，冠動脈の構造に種間差があること，アテローム性動脈硬化症が存在しないこと，また，全体的に治療開始に短期間の遅延がみられることから，その妥当性が疑問視された[25]。

HBOTがヒト被験者の急性心筋梗塞の治療処置として最初に報告されたのは，1964年であった[26]。それ以降，ヒトにおけるいくつかの非比較試験が発表され，そのほとんどにおいて死亡率の低下または血行動態パラメータもしくは代謝パラメータの改善という利益があることが示唆された[27,28]。これらの初期の臨床報告書を表21.1に示す。

ACS後にHBOTが行われた1973年以降のランダム化比較試験の報告書は，Dekleva（2004）[31]，Sharifi（2004）[31a]，Stavitsky（1998）[31b]，Shandling（1997）[31c]，Swift（1992）[31d]およびThurston（1973）[31e]の6本であった。Dekleva（2004）を除くすべてがコクラン系統的レビューで評価されていた[32]。以下の要約は，既発表のレビューに新たなデータを組み入れたものである。

## コクランレビュー

検索の結果，ACSに対するHBOTの臨床試験6件からの報告書7本が特定された。Shandling（1997）およびStavitsky（1998）は同じHyperbaric Oxygen Therapy for Myocardial Infarction（心筋梗塞に対する高気圧酸素治療：HOTMI）試験からの報告書であるが，報告された転帰が異なるため両方を組み入れた。これらの臨床試験の合計被験者数は計499例で，そのうち247例がHBOT群，252例がコントロール群であった（表21.2にこれらの臨床試験の特性を要約する）。

すべての臨床試験において，2ATAの100％酸素が30〜120分間投与されていたが，治療の総セッション数は臨床試験によってさまざまであった。投与回数が最も少なかったものではセッションが1回であったが（Stavitsky, 1998／Swift, 1992／Dekleva, 2004），最も多かったものでは48時間以内に最高16回の治療が行われていた（Thurston, 1973）。すべての臨床試験は急性心筋梗塞患者を組み入れており，Sharifi（2004）は不安定狭心症患者も組み入れている。Swift（1992）のみが，HBOTの偽セッションを用いて割付けの隠匿および患者に対する割付けの盲検化を行っている。発症から登録までの時間は，1週間以内（Swift, 1992）から24時間以内（Thurston, 1973／Dekleva, 2004），6時間以内（Stavitsky, 1998／Shandling, 1997）までさまざまであった。Sharifi（2004）は時間について記述していない。これらの報告書の主要な目的は，3本においてはHBOTによる急性心筋梗塞の治療であるが，Swift（1992）においては，急性心筋梗塞患者にHBOTを使用することによって機能改善の可能性のある心筋セグメントを特定することであり，Sharifi（2004）においては，経皮的冠動脈インターベンション後にHBOTが再狭窄に及ぼす影響を調査することである。

Stavitsky（1998），Shandling（1997）およびDekleva（2004）は血栓溶解療法に適さない（脳卒中の発症直後など）患者および心原性ショック患者を除外し，Swift（1992）およびDekleva（2004）はコントロール不良の心不全患者または重度の進行性狭心症患者を除外している。比較治療も臨床試験によって異なり，その詳細が必ずしも明記されているわけではなかった。どの臨床試験も，「標準的」治療に対する補助的処置としてHBOTを使用していた。

登録後のいずれかの時点での死亡被験者数を報告した臨床試験報告書は3本（Sharifi, 2004／Stavitsky,

表21.1　急性冠動脈症候群治療のための高気圧酸素治療使用に関する非ランダム化臨床報告書の要約

| 臨床試験 | 方法 | 治療 | 転帰 |
| --- | --- | --- | --- |
| Cameronら（1965）[27] | 24時間以内のAMI男性患者10例 | 2ATAの100％酸素，エアブレイク30分間，治療は1回のみ | 心拍出量の低下，SVRおよびSBPの増加 |
| Ashfieldら（1969）[28] | 24時間以内のAMIおよび「重症」患者40例 | 2ATAで2時間のあとに1ATAの空気，これを最長4日間繰り返す | 死亡率15％，疼痛および呼吸困難の改善 |
| Veselkaら（1999）[29] | MI既往患者17例 | ドブタミン負荷心エコー後に2ATAのHBOTを90分間およびTOE | 高気圧酸素はドブタミン同程度の割合で生存心筋を検出可能 |
| Moonら（1964）[26] | 心原性ショック患者1例 | HBOT 48時間 | 転帰は良好 |
| Hood（1968）[30] | 前側壁MIの3週間後の難治性VT患者1例 | 3ATAの100％酸素を15分間のあとに2ATAで7時間，このセッションを2回 | 頻拍性不整脈の改善，25日目に退院 |

翻訳を入手できなかったロシア語文献は除外した。
AMI：急性心筋梗塞，MI：心筋梗塞，HBOT：高気圧酸素治療，SBP：収縮期血圧，SVR：全身血管抵抗，TOE：経食道心エコー，VT：心室頻拍

**表 21.2　急性冠動脈症候群に対する高気圧酸素治療のレビューに組み入れられた臨床試験の特性**

| 臨床試験 | 方法 | 被験者 | 介入 | 転帰 |
|---|---|---|---|---|
| Stavitsky（1998）[31b] | 多施設共同 RCT，非盲検，ランダム化のあとに 16 例を除外 | AMI との臨床的診断を受け，血栓溶解療法の適応となる救急科の患者 138 例を組み入れた | コントロール：血栓溶解薬，アスピリン，ヘパリンおよびニトログリセリンの IVI<br>HBOT：上記に加えて 2ATA の酸素を 2 時間 | 死亡，疼痛軽減までの時間，酵素変化，LVEF |
| Shandling（1997）[31c] | Stavitsky，1998 と同様 | 患者 82 例（HBOT 41 例，コントロール 41 例） | Stavitsky，1998 と同様 | 入院期間 |
| Sharifi（2004）[31a] | RCT，非盲検，5 例は割付けを変更 | AMI または不安定狭心症の患者 69 例（HBOT 33 例，コントロール 36 例），30 分後に疼痛または ST セグメントの異常が解消しなければ除外 | コントロール：ステント留置およびアスピリン，ヘパリン，クロピドグレル<br>HBOT：上記に加えて 1 時間目および 18 時間目に 2 ATA の酸素を 90 分間 | MACE，有害事象 |
| Swift（1992）[31d] | RCT（コントロール患者 1 例に対して HBOT 患者 2 例），追跡不能患者なし，被験者および評価者を盲検化 | 直近 1 週間以内に AMI との臨床的診断を受け，TOE で壁運動に異常のある患者 34 例（HBOT 24 例，コントロール 10 例） | コントロール：エコー，2ATA の空気吸入を 30 分間，再エコー<br>HBOT：エコーとエコーの間に 2 ATA の酸素 | 心エコー上の左心室機能の改善 |
| Thurston（1973）[31e] | RCT，群への割付け後非盲検 | 入院時に臨床的に AMI が強く疑われる患者 221 例（HBOT 110 例，コントロール 111 例），のちに 13 例を除外 | コントロール：「マスクによる酸素吸入を含む冠動脈治療」<br>HBOT：2ATA の酸素を 2 時間のあとに 1ATA の空気を 1 時間，これを 48 時間 | 死亡，重篤な不整脈，有害事象 |
| Dekleva（2004）[31] | 乱数表を用いた RCT，転帰の評価者を盲検化 | 24 時間以内の AMI 患者 74 例（各群 37 例） | コントロール：ストレプトキナーゼ 1.5 mU/L<br>HBOT：上記に加えて 2ATA の酸素を 60 分間 | 酵素変化，LVEF |

AMI：急性心筋梗塞，IVI：静脈内投与，LVEF：左心室駆出率，MACE：主要有害冠動脈事象，RCT：ランダム化比較試験，TOE：経食道心エコー

1998／Thurston，1973）であった．死亡被験者数は HBOT 群のほうが少なかったが，その差は統計学的に有意ではなく（9.7% vs. 14.1%，死亡の相対リスク［RR］0.64，95% CI 0.38 〜 1.06，$P = 0.08$），心原性ショック患者のサブグループ解析でも統計学的に有意な減少はみられなかった（心原性ショック：RR 0.57，95% CI 0.3 〜 1.09，$P = 0.09$，非心原性ショック：RR 0.65，95% CI 0.35 〜 1.2，$P = 0.17$）（図 21.1）．

Sharifi（2004）は 8 カ月目の主要有害冠動脈事象（major adverse coronary event；MACE）の発現リスクを報告しており，MACE が発現した患者は HBOT 群で 1 例（4.2%），コントロール群で 8 例（35.1%）であった（RR 0.12，95% CI 0.01 〜 0.61，$P = 0.01$）．MACE 発現を 1 例回避するための治療必要数（NNT）は 4 例であった（95% CI 3 〜 10）．

Thurston（1973）は重度不整脈（完全房室ブロック，心室細動または心停止）の発現率を報告している．これらの事象は HBOT 群で 25 例，コントロール群で 43 例に発現しており，これらの不整脈のいずれかの発現率は，HBOT 群のほうが有意に低かった（RR 0.59，95% CI 0.39 〜 0.89，$P = 0.01$，NNT = 6，95% CI 3 〜 24）．3 つの不整脈それぞれを個々に解析したところ，HBOT 患者の完全心ブロックの発現率は有意に低かったが（RR 0.32，95% CI 0.12 〜 0.84，$P = 0.02$），心室細動（RR 0.78，95% CI 0.36 〜 1.71，$P = 0.54$）または心停止（RR 0.73，95% CI 0.73 〜 1.56，$P = 0.42$）に有意差はなかった．

Stavitsky（1998）は，疼痛軽減までの平均時間は HBOT 群のほうが有意に短いことを報告し（261 vs. 614 分間，95% CI 219 〜 488，$P < 0.0001$），Stavitsky（1998）および Dekleva（2004）はどちらも，クレアチンホスホキナーゼの最高濃度は HBOT 群のほうが低いが，それは有意ではないことを報告している．左心室機能の改善について報告した臨床試験報告書は 3 本ある．Swift（1992）は HBOT 後に心エコー図で機能改善が認められた患者の数を報告し（1 つ以上のセグメントで機能改善が認められた患者は HBOT 群 12 例，コントロール群 0 例．RR 0.09，95% CI 0.01 〜 1.4，$P = 0.09$），Stavitsky（1998）および Dekleva（2004）はどちらも，左心室駆出率の非有意な改善を報告して

レビュー：急性冠動脈症候群に対する HBOT
比較：01 死亡
転帰：01 いずれかの時点での死亡

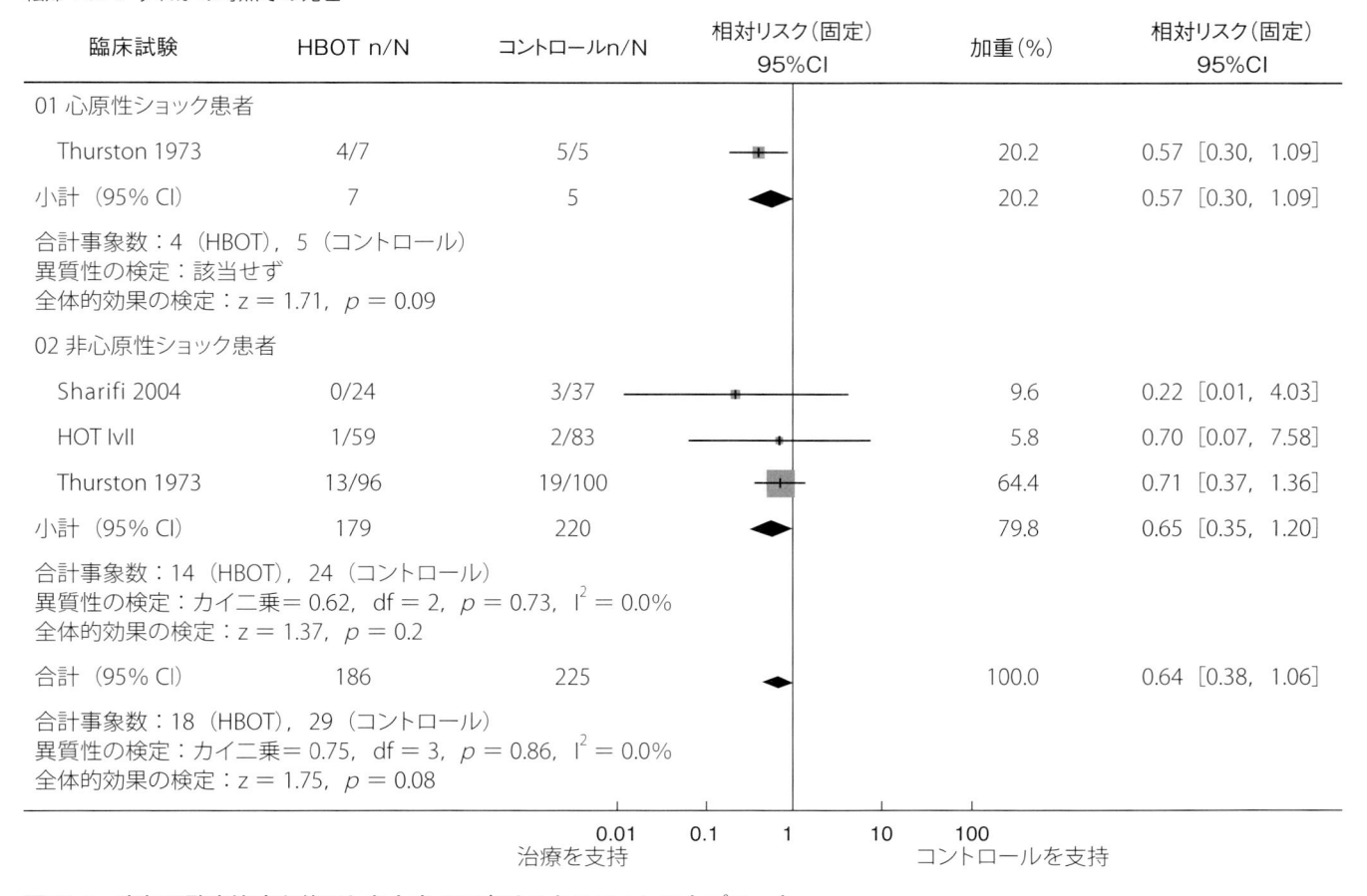

| 臨床試験 | HBOT n/N | コントロール n/N | 相対リスク(固定) 95%CI | 加重(%) | 相対リスク(固定) 95%CI |
|---|---|---|---|---|---|
| 01 心原性ショック患者 | | | | | |
| Thurston 1973 | 4/7 | 5/5 | | 20.2 | 0.57 [0.30, 1.09] |
| 小計（95% CI） | 7 | 5 | | 20.2 | 0.57 [0.30, 1.09] |
| 合計事象数：4（HBOT），5（コントロール） | | | | | |
| 異質性の検定：該当せず | | | | | |
| 全体的効果の検定：z = 1.71, p = 0.09 | | | | | |
| 02 非心原性ショック患者 | | | | | |
| Sharifi 2004 | 0/24 | 3/37 | | 9.6 | 0.22 [0.01, 4.03] |
| HOT IvlI | 1/59 | 2/83 | | 5.8 | 0.70 [0.07, 7.58] |
| Thurston 1973 | 13/96 | 19/100 | | 64.4 | 0.71 [0.37, 1.36] |
| 小計（95% CI） | 179 | 220 | | 79.8 | 0.65 [0.35, 1.20] |
| 合計事象数：14（HBOT），24（コントロール） | | | | | |
| 異質性の検定：カイ二乗 = 0.62, df = 2, p = 0.73, $I^2$ = 0.0% | | | | | |
| 全体的効果の検定：z = 1.37, p = 0.2 | | | | | |
| 合計（95% CI） | 186 | 225 | | 100.0 | 0.64 [0.38, 1.06] |
| 合計事象数：18（HBOT），29（コントロール） | | | | | |
| 異質性の検定：カイ二乗 = 0.75, df = 3, p = 0.86, $I^2$ = 0.0% | | | | | |
| 全体的効果の検定：z = 1.75, p = 0.08 | | | | | |

0.01　0.1　1　10　100
治療を支持　　　コントロールを支持

**図 21.1　高気圧酸素治療を使用したときの死亡リスクのフォレストプロット**
心原性ショックの有無によるサブグループ解析。CI：信頼区間，HBOT：高気圧酸素治療（Bennett MH, Jepson N, Lehm JP：Hyperbaric oxygen therapy for acute coronary syndrome. Chichester, United Kingdom, John Wiley & Sons, Ltd. Cochrane Database Syst Rev（2）: CD004818, 2005. より。著作権はコクラン共同計画に帰属，許可を得て転載）

いる。

　Shandling（1997）は，HOTM 試験の最初の被験者 63 例の入院期間を報告した。入院期間の平均は HBOT 群で 7.4 日間，コントロール群で 9.2 日間であった。この差は統計学的に有意ではなかった（加重平均差［MD］1.8 日間，95% CI 3.7 ～ − 0.1 日間，P = 0.06）。

## 結　論

　ACS に HBOT を使用する根拠は明確であり，動物データおよびヒトの非比較データのいずれもが，主要事象および血行再建術のどちらのあとでも，治療が有効となる機会を得られる可能性があることを示している。エビデンスの数は限られているが，HBOT を ACS 患者に行うと MACE および完全房室ブロックの両方の発現率が低下し，狭心症の疼痛軽減までの時間が短縮することが報告されている。傾向として転帰は良好であるが，これらの臨床試験からは，HBOT が死亡率，入院期間，または左心室の収縮性に及ぼす効果を裏づけるまたは否定する信頼性のあるデータは得られない。これらの小規模臨床試験への登録時に心筋損傷の解剖学的位置および程度に差があったこと，また，Swift（1992）を除くすべての臨床試験が非盲検で行われたことから，バイアスが生じた可能性がある。患者の選択基準は標準的なものではなく，一部の臨床試験では十分に報告されていない。すべての臨床試験は，最良の転帰を得るために専用の設備を用いて何らかの「標準的な」心臓治療を使用しているが，これらの比較治療は十分に報告されていないことが多い。

　重要な臨床転帰データのプールは，死亡および有害事象のリスクに関してのみ行うことができた。HBOT 群に死亡リスクの有意な改善はみられないが，いくらか改善する傾向がみられ（RR 0.64, P = 0.08），3.2% という絶対リスク差は，HBOT の追加によって死亡 1 例を回避するための NNT が約 31 例となることを示している。心原性ショック患者の転帰を報告した臨床試験は 1 件のみ（Thurston, 1973）であり，この小

規模サンプルでは両群間に統計学的有意差はみられないが，生存者がすべてHBOT群であること（7例のうち3例 vs. 5例のうち0例）は注目に値する。死亡のみでなくMACEを報告した小規模臨床試験1件（Sharifi, 2004）も，HBOTを使用したほうが良好な転帰が得られることを示している。この治療の潜在的な有効性は臨床的に非常に重要なものであり，さらに研究を進めるに値すると考えられる。小規模であることならびに中止例の割付けに対する死亡およびMACEの両リスクを考慮すると，現在ではこの結果は十分慎重に解釈すべきである。この臨床的エビデンスからは，依然としてこれらの患者に対するHBOTのルーチンでの補助的使用の妥当性を証明することはできない。

しかし，これらの患者にHBOTを使用したときに転帰の改善を示す所見が得られたことから，HBOTの使用による利益（もしあるとすれば）の真の程度を明らかにするために，厳密な方法を用いた大規模なランダム化試験を行うことが提唱される。特に，この治療が最も有効であると考えられる疾患の重症度および治療の時期のサブセットに関しては，より多くの情報が必要である。HBOTが虚血再灌流障害の改善に及ぼす効果を考慮すると，急性冠動脈事象の初期治療およびステント留置後の再狭窄の予防においては，HBOTと血栓溶解療法との併用に注目すべきである。

## ▶ 急性外傷性脳損傷

外傷性脳損傷（traumatic brain injury；TBI）は，早死および身体障害の重大な原因である。脳損傷の発生数は世界中で毎年1,000万例を超えており，これは若年成人の死因の高い割合を占めている[33,34]。アメリカでは，TBIによる死亡は毎年5万例を超える。主な原因は，自動車事故，転倒，暴力（自殺未遂を含む）である。現在では，多くの国で運転者の自制などの法的な予防措置が実施されている。しかし，自動車事故による死亡率はほとんどの先進国では減少しているが，自動車の普及が急速に進んでいる多くの国，特にアジアでは増加している。たとえば，中国の自動車事故による死亡率はすでにアメリカと同程度である[35]。脳損傷は多くの患者に長期的な身体障害をもたらす。たとえばアメリカでは，人口の2％（530万人）がTBIによる身体障害を有しており[33]，これは家族にとっても医療制度にとっても，かなりの医学的，社会的および経済的な負担となっている[36]。

脳損傷には一次損傷と二次損傷がある。衝撃時，神経組織はさまざまな程度の不可逆的損傷を受ける（一次損傷）。この後，組織圧または頭蓋内圧（intracranial pressure；ICP）の上昇，興奮性神経伝達物質（グルタミン酸など）の毒性レベルの放出，カルシウム恒常性の障害によって，浮腫，低酸素症，虚血が生じ，これらの一連の事象において脳の損傷が進行する（二次損傷）[37,38]。

## 治療

TBIの治療では，適切な酸素化，血行動態，頭蓋内高血圧のコントロールを確保し，細胞損傷の軽減策をとることによって，二次損傷の予防もしくは最小化またはその両方を行うことに焦点がおかれる。バルビツール酸系催眠薬，カルシウムチャネル拮抗薬，ステロイド剤，過換気，マンニトール，低体温法および抗痙攣薬などの数多くの治療法が検討されてきたが，不良な転帰の減少に明らかに有効なものはなかった[39-43]。

HBOTは，急性脳損傷の転帰を改善するために提案されたさらに補助的な治療である。1960年代以降に，HBOTによって脳外傷後の転帰が改善したという報告がある[44]。HBOTを行う根拠としては，閉鎖性頭部外傷後の低酸素症は，上述の二次損傷に不可欠な要素であるという見解である。低酸素状態の神経細胞は嫌気的代謝を行うため，アシドーシスおよび細胞の代謝予備能の著しい低下が生じる[45]。低酸素状態が持続すると，神経細胞はイオン恒常性の維持能力を失い，酸素遊離基が蓄積して細胞膜を分解する[46,47]。最終的には，不可逆的変化が生じて細胞死を回避することができない。重度の虚血ではこのような変化が急速に起こるが，これらの作用が数日間かけて生じる可能性があることを示すエビデンスもある[48]。このことは，TBI後早期に酸素利用能の改善を目的とした治療を行うと，長期的転帰が改善する可能性があるという考えをある程度裏づけるものである。HBOTは浸透作用によって組織浮腫を軽減させるとも考えられ[49]，外傷後の脳浮腫に有効であり，転帰の改善にも寄与する可能性がある。一方，高用量の酸素は正常に灌流された組織には有害となる可能性があり，特に脳においてはリスクが高い[50]。このため，TBI患者にHBOTを行う場合は，嫌気的代謝の回復がもたらす利益よりも，増加した酸素遊離基による損傷作用がもたらす危害のほうが大きくなる可能性があることを，あらかじめ理解しておくべきであろう。

## エビデンス

いくつかの脳損傷動物モデルは，さまざまな圧力

のHBOTが，損傷組織の酸素化の回復または虚血再灌流障害の炎症調節によって有効となる可能性があるという仮説を裏づけている。Daughertyら[51]は外側液体衝撃によるラット脳損傷モデルにおいて，損傷の1時間後から1時間1.5ATAのHBOTを行い，脳の酸素分圧の増加およびミトコンドリアの酸化還元電位の改善を示し，1ATAの30％酸素または100％酸素に曝露した動物よりもこの群のほうが嫌気的代謝の回復が早かったことを示唆した。Niklasら[52]はウサギの凍結脳損傷モデルにおいて，損傷の1時間後から90分間2.5ATAのHBOTを3回行い，酸素分圧の同様の増加，顕微鏡下での脳の壊死部分の減少および死亡率の低下（0％ vs. 20％）を確認している。Palzurら[53]もラットの脳挫傷モデルに2.8ATAのHBOTを行い，同様の結論を提示している。Rogatskyら[54]はDaughertyらと同様のモデルを使用して明快な実験を行い，外傷後のICP上昇の発生率，ICPの最高値，および死亡率の低下において，1.5ATAのHBOTが予防効果を示すことを証明している。

最近ではVlodavskyら[55]が，2.8ATAのHBOTのあと，損傷した脳への好中球浸潤が減少したこと，また，TBIの転帰不良と関連する酵素ファミリーであるマトリックスメタロプロテアーゼの発現が減少したことを証明し，有効性の重要な機序として炎症調節が考えられることを示した。直接的な関係においては，少なくともこの高用量では，HBOTはTBI後の二次損傷および細胞死を減少させ，反応性の神経炎症を抑制する。

これらの肯定的な所見の多くとヒトの脳損傷との関連性については，依然明らかになっていない。これらの動物モデルのなかに，臨床的外傷後の時間の遅延および潜在的な有害事象の再現を目的としたものはなかった。たとえば，これらのモデルでは，損傷からHBOT開始までの遅延は最長で3時間である[55]。このように肯定的な所見が示され，40年間にわたって脳損傷患者へのHBOT実施が注目されているにもかかわらず，有効性を示す臨床的エビデンスは残念ながらほとんど存在しない。

HBOTは脳損傷患者のICPおよび脳脊髄液圧の両方を低下させ[56,57]，シングルフォトエミッションCT（SPECT）画像上での灰白質の代謝活性を改善し[58]，グルコース代謝を改善することがわかっている[59]。一部の臨床試験は，HBOTの効果がすべての脳損傷患者で一様ではない可能性があることを示している。たとえば，Hayakawaら[57]は，HBOT後の脳脊髄液圧が治療前の予想よりも高い値に再度上昇した患者もいたが，持続的な低下を示す患者もいたと報告している。HBOTは損傷が中等度の患者のサブグループには有効であるが，脳損傷が広範囲に及ぶ患者には有効ではない可能性がある。また，一貫した変化を得るためには，HBOTへの反復曝露を要することがある[60]。臨床報告書は，認知能力および運動能力，注意持続時間の延長ならびに言語化の改善などのさまざまな改善は，HBOTによるものであるとしている[56,58]。しかし，HBOTは標準的な集中治療およびリハビリテーション療法と併用されることがほとんどであるため，これらの改善を単一の治療法によるものと考えるのは難しい。

これらの理由から，HBOTの追加は重度の脳損傷からの生存率を改善するが，有用な機能レベルを維持した状態で生存している患者の割合を改善することはなく，同時に全体的な治療費用を増加させる可能性があると考えられる。コクランレビューでは，真の利益または危害を追求するために，ランダム化臨床的エビデンスを検討した[61]。

## コクランレビュー

コクランレビューにおいて特定された，患者が急性TBI後にHBOTを受けたランダム化臨床試験は，Ren（2001）[61a]，Rockswold（1992）[61b]，Artru（1976）[61c]，Holbach（1974）[61d]の4件である。これらの臨床試験には，HBOT群199例，コントロール群183例の計382例の患者データが含まれる。最大規模の臨床試験（Rockswold, 1992）が症例の44％を占めている。個々の臨床試験の特性を**表21.3**に示す。

4件の臨床試験はすべて閉鎖性頭部外傷患者を登録していたが，選択基準はさまざまであった。Rockswold（1992）は6～24時間にグラスゴーコーマスケール（glasgow coma scale；GCS）が10未満の患者を組み入れ，Ren（2001）は外傷後3日以内でGCSが9未満の患者を組み入れた。時期がやや古い残りの2件では，選択基準については「閉鎖性頭部外傷および昏睡状態」としか記述されていない。HBOTの治療圧（1.5～2.5ATAまたは152～253.3kPa），時間（60～90分間）およびセッションの回数（10～40回）は臨床試験によって異なる。同様に，比較治療および最終評価の時期にも多少の違いがある。ランダム化の方法について報告した臨床試験や，ランダム化関与者からの明確な割付けの隠匿または偽治療を行った臨床試験はない。

表21.3　外傷性脳損傷のコクランレビューに組み入れられた臨床試験の特性

| 臨床試験 | 方法 | 被験者 | 介入 | 転帰 |
| --- | --- | --- | --- | --- |
| Artru（1976）[61c] | 非盲検，患者60例，組み入れは高気圧チャンバーの使用可能性に依存 | 閉鎖性頭部外傷および昏睡，重症度および病状による9のサブグループに層別 | HBOT（n = 31）：2.5 ATAで1時間を10日間毎日，その後4日間休止し，反応がなければこれを繰り返す<br>コントロール（n = 29）：過換気およびフロセミドなどの標準的治療 | 死亡，不良な転帰，有害事象 |
| Holbach（1974）[61d] | 準ランダム化，非盲検，患者99例 | 「急性中脳症候群」を伴う閉鎖性頭部外傷および昏睡 | HBOT（n = 31）：1.5 ATAを毎日，治療計画は不明<br>コントロール（n = 29）：「標準的な集中治療計画」 | 完治，死亡率 |
| Ren（2001）[61a] | 非盲検，患者55例 | 閉鎖性頭部外傷，GCSスコア<9，安定後3日目にランダム化 | HBOT（n = 31）：2.5 ATAを4日ごとに計400〜600分間，これを3回または4回繰り返す<br>コントロール（n = 20）：脱水，ステロイド剤および抗生物質 | 良好なGOS，GCSの変化 |
| Rockswold（1992）[61b] | 評価者を盲検化，患者または治療者は非盲検化 | 6時間超かつ24時間未満にGCSが10未満の閉鎖性頭部外傷 | HBOT：8時間おきに1.5 ATAで1時間，これを2週間または死亡もしくは覚醒まで（平均治療回数21回）<br>コントロール：「集中的な脳神経外科治療」 | 良好な転帰（GOSが1または2），死亡率，頭蓋内圧，有害事象 |

GCS：グラスゴーコーマスケール，GOS：グラスゴーアウトカムスケール

レビューの主要複合転帰は，良好な機能的転帰の達成である。この定義は，これらの臨床試験においては，グラスゴーアウトカムスケール（glasgow outcome scale；GOS）が3未満，「意識の回復」，「完治」または「自立」への分類のいずれか1つに該当することである。早期の転帰（0〜4週間）が良好であった患者はHBOT群で36%，コントロール群で14%であった。しかし，プール解析では両群間に有意差はみられなかった（HBOT群のRR 2.66，95% CI 0.73〜9.69，$P = 0.06$）。最終転帰ですべての臨床試験を統合すると，良好な転帰が得られた患者はHBOT群で109例（51%），コントロール群で61例（34%）であったが，この差は統計学的に有意ではなかった（RR 1.94，95% CI 0.92〜4.08，$P = 0.08$）。この結果は臨床試験間の重大な異質性の影響を受けている可能性が高いため（$I^2 = 81\%$），慎重に解釈すべきである（図21.2）。これは，さまざまな臨床試験に組み入れられた患者の実際の病状の差および1970年代から1990年代にかけての一般的治療の発展を反映していると考えられる。

これらの臨床試験のうち，患者327例を含む3件はいずれかの時点での死亡率を報告している（Holbachは12日目，ArtruおよびRockswoldは12カ月目）。コントロール群においては，死亡率の有意な増加がみられた（RR 1.46，95% CI 1.13〜1.87，$P = 0.003$）。臨床試験間の異質性は低かった（$I^2 = 0\%$）。HBOTの使用による死亡1例を回避するためのNNTは，7例であった（95% CI 4〜22）（図21.3）。

治療がICPに及ぼす効果を報告したのはRockswoldのみである。HBOTの効果は，登録期間中の試験プロトコールの変更によってわかりにくくなった。全体では，両群間の最高ICPの平均値に差はなかったが（平均偏差［MD］はHBOT群のほうが3.1mmHg低く，95% CIは−9.6〜＋3.4mmHg），Rockswoldは早期のHBOT患者のICPが予想より高かったことに注目した。これは中耳気圧外傷による疼痛を表していた可能性が高かったため，後期にHBOT群に登録した46例には，加圧前に鼓膜切開およびチューブ挿入を行い，中耳圧の均等化を促進した。標準的治療群をHBOT群の鼓膜切開被験者および非鼓膜切開被験者と比較すると，HBOT群の鼓膜切開被験者のICPには有意な低下がみられたが，非鼓膜切開被験者では差はみられなかった（鼓膜切開被験者のMD −8.2mmHg，95% CI −14.7〜−1.7mmHg，$P = 0.01$，非鼓膜切開被験者のMD ＋2.7mmHg，95% CI −5.9〜＋11.3mmHg，$P = 0.54$）。

Rockswoldは有害事象について，全身性痙攣発作が

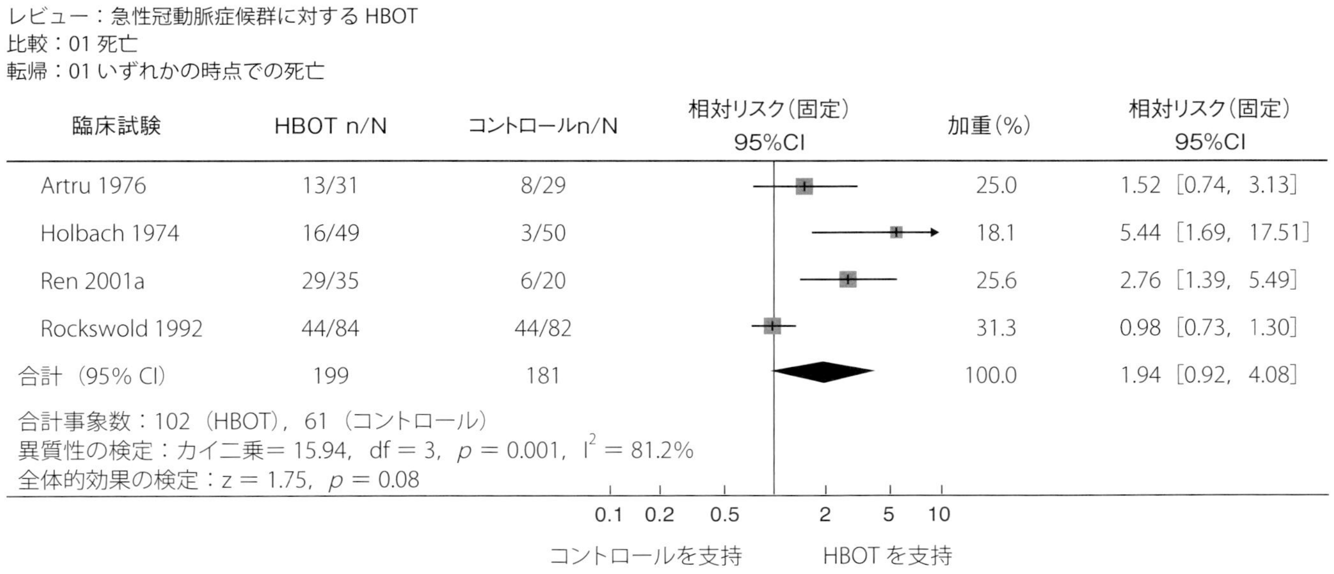

レビュー：急性冠動脈症候群に対するHBOT
比較：01 死亡
転帰：01 いずれかの時点での死亡

| 臨床試験 | HBOT n/N | コントロールn/N | 相対リスク(固定)95%CI | 加重(%) | 相対リスク(固定)95%CI |
|---|---|---|---|---|---|
| Artru 1976 | 13/31 | 8/29 | | 25.0 | 1.52 [0.74, 3.13] |
| Holbach 1974 | 16/49 | 3/50 | | 18.1 | 5.44 [1.69, 17.51] |
| Ren 2001a | 29/35 | 6/20 | | 25.6 | 2.76 [1.39, 5.49] |
| Rockswold 1992 | 44/84 | 44/82 | | 31.3 | 0.98 [0.73, 1.30] |
| 合計 (95% CI) | 199 | 181 | | 100.0 | 1.94 [0.92, 4.08] |

合計事象数：102（HBOT），61（コントロール）
異質性の検定：カイ二乗＝15.94, df＝3, $p$＝0.001, $I^2$＝81.2%
全体的効果の検定：z＝1.75, $p$＝0.08

0.1　0.2　0.5　　2　5　10
コントロールを支持　　HBOTを支持

**図21.2　最終評価での良好な機能的転帰のフォレストプロット**
著しい異質性（$I^2$＝81%）が存在するため，この結果は十分慎重に解釈すべきである。CI：信頼区間，GOS：グラスゴーアウトカムスケール，HBOT：高気圧酸素治療（Bennett MH, Trytko BE, Jonker B: Hyperbaric oxygen therapy for the adjunctive treatment of traumatic brain injury [Cochrane review]. Cochrane Database Syst Rev (4): CD004609, 2004. より。著作権はコクラン共同計画に帰属，許可を得て転載）

レビュー：外傷性脳損傷の補助的治療に対するHBOT
比較：02 最終追跡調査での死亡
転帰：01 最終追跡調査での死亡

| 臨床試験 | HBOT n/N | コントロールn/N | 相対リスク(固定)95%CI | 加重(%) | 相対リスク(固定)95%CI |
|---|---|---|---|---|---|
| Artru 1976 | 16/29 | 15/31 | | 26.6 | 1.14 [0.70, 1.86] |
| Holbach 1974 | 37/50 | 26/49 | | 48.1 | 1.39 [1.02, 1.90] |
| Rockswold 1992 | 26/82 | 14/84 | | 25.3 | 1.90 [1.07, 3.38] |
| 合計 (95% CI) | 161 | 164 | | 100.0 | 1.46 [1.13, 1.87] |

合計事象数：79（コントロール），55（HBOT）
異質性の検定：カイ二乗＝1.86, df＝2, $p$＝0.39, $I^2$＝0.0%
全体的効果の検定：z＝2.95, $p$＝0.003

0.1　0.2　0.5　1　2　5　10
コントロールを支持　　HBOTを支持

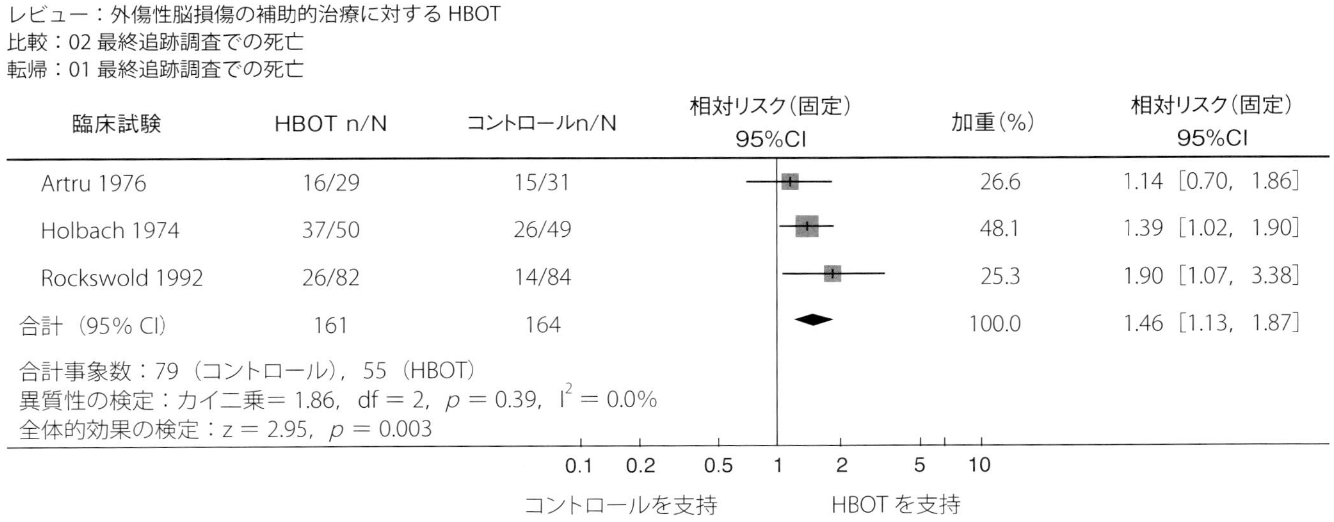

**図21.3　各臨床試験の最終追跡調査での死亡のフォレストプロット**
HBOT：高気圧酸素治療（Bennett MH, Trytko BE, Jonker B: Hyperbaric oxygen therapy for the adjunctive treatment of traumatic brain injury [Cochrane review]. Cochrane Database Syst Rev (4): CD004609, 2004. より。著作権はコクラン共同計画に帰属，許可を得て転載）

HBOT群で2例，コントロール群で0例にみられ（RR 0.2, $P$＝0.3），さらに2例に中耳気圧外傷による鼓室内出血がみられた（RR 0.2, $P$＝0.03）と報告している。2件の臨床試験は，肺に重大な副作用がみられた患者を報告している。Rockswoldは10例に酸素要求の増加および胸部X線写真上の浸潤影がみられたと報告し，Artruら[60]は5例において，チアノーゼおよび過呼吸などの呼吸器症状が非常に重度であったため，「高酸素による肺炎が起こりそうな状態」であったと報告している。したがって，15例（HBOT群の13%）は重度の肺合併症を呈したが，このような合併症は標準的治療群では報告されなかった。この差は統計学的に有意である（RR 0.06, 95% CI 0.01～0.47, $P$＝0.007）。臨床試験間に異質性はみられず（$I^2$＝0%），この解析から，この有害事象を1例発現させるために必要なHBOTによる治療数は8例であることが予測できる（有害必要数8例，95% CI 5～15）。

### 結論

TBIに対するHBOTの使用には十分な生物学的妥当性が存在し，この見方は多くの小規模な動物実験およびいくつかの独立した症例報告書によって広く裏づ

けられている。しかし，HBOTによる閉鎖性頭部外傷後の死亡率低下を示すランダム化比較試験からのエビデンスがいくつか報告されてはいるが，標準的治療にHBOTを追加すると自立への回復の可能性が高くなることを示すには信頼性が不十分である。

有益な効果の代用としてICPを調査した単一のランダム化臨床試験では，中耳換気チューブを留置した患者のほうがHBOT直後のICPが低いことが示された。中耳気圧外傷は強い疼痛および刺激を伴う症状であり，脳損傷の存在の有無にかかわらずICPを上昇させると考えられるが，このようなチューブを使用すると，加圧時の中耳気圧外傷が予防される。何らかの臨床的利益は，重大な肺合併症と引き換えに得られるのではないかと考えられる。肺合併症は通常のHBOTでは稀であり[62]，これらの患者に生じた頭部損傷と特に関連する可能性がある。

利益を示す実験エビデンスおよび事例エビデンスはあるが，ランダム化エビデンスの系統的レビューにおいて評価に使用できた患者はわずか382例であった。これらの臨床試験のなかには方法の質が低いものもあり，登録基準ならびに転帰の性質および時期にはばらつきがみられ，それらの報告も不十分であった。特に，これらの小規模試験において登録時期がさまざまであること，また，すべての臨床試験が非盲検で行われたことから，バイアスが存在する可能性がある。使用可能なデータから，年齢，酸素の用量，比較治療の性質，および損傷の重症度がHBOTの有効性に及ぼす影響を推測することはできない。

要約すると，HBOTが急性TBI患者の死亡率を低下させるというエビデンスはわずかに存在するが，機能的転帰の改善を示す明確なエビデンスはない。臨床試験の数が少ないこと，患者数が十分でないことおよびこのレビューに組み入れられた主要な臨床試験では方法の質や報告が不十分であることから，慎重な解釈が必要である。この臨床的エビデンスからはまだ，これらの患者に対するHBOTのルーチン使用の妥当性を証明することはできない。

HBOTが有効となる可能性のある正確な機序は，まだ明らかになっていない。研究を継続することによって，外傷後に最も有効と考えられるHBOTの時期および用量を解明することが望ましい。HBOTの使用による利益（もしあるならば）の真の程度を明らかにするために，厳密な方法を用いた大規模なランダム化試験を行うことが提唱される。

## ▶ 新生児低酸素性脳症

新生児脳症は，満期産またはほぼ満期産の新生児において，生後数日以内に検出される神経機能異常の臨床的症候群である。周産期低酸素症のエピソードを特定できる場合，その新生児脳症を新生児低酸素性脳症（neonatal hypoxic encephalopathy；NHE）と呼ぶ。新生児脳症の症例の多くは低酸素症とは関連しないため，この区別は重要である[63,64]。NHEの特徴は，皮質機能異常（傾眠，昏睡または痙攣発作），脳幹機能異常（脳神経異常），筋緊張異常（筋緊張低下），または反射異常（無反射または過反射）である[65]。NHE，脳性麻痺，および発達遅延の関連性は文献では必ずしも明らかではないが，それは損傷時に病態生理および診断を必ずしも特定できるわけではないからであろう。NHEと脳性麻痺の関連性に関するわれわれの見解は図21.4に要約するとおりであり，本章を通してこの図を使用する。正確な機序がどのようなものであれ，NHEと診断された新生児には，長期にわたって発達遅延，脳性麻痺，てんかん，またはこれら3つの症状の併発がみられる。NHEの標準的治療は迅速な蘇生および心肺補助であるが，多くの補助的治療も提案されている。HBOTはそのような補助的治療の1つであり，中国で広く導入されている。

胎児および新生児の出産時仮死の発生率は，生児出

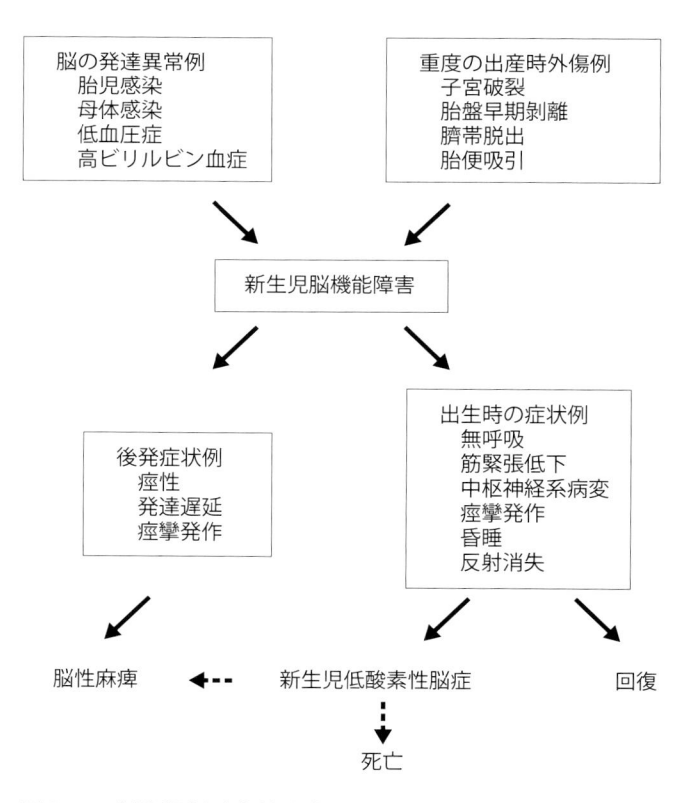

図21.4 新生児低酸素性脳症と脳性麻痺の臨床的関連性を示す簡易図

生1,000例あたり約25例である[66]。これらの乳児のほとんどには永久的障害は発生せず，NHEの発生率はこれより著しく低い出生1,000例あたり0.5～1例である。NHEによる永久的脳障害は，数はあまり多くはないものの，多額の医学的および社会的な費用を伴う重大な健康上の負担である[67]。

NHEの原因はさまざまであるが，胎児虚血を示す事象が周産期に起これば，NHEが生じる可能性がある。原因となることがわかっている事象は，臍帯脱出，子宮破裂，胎盤早期剥離，母体の心停止および胎児の大量出血などの出生時異常である。依然として原因が不明な症例もある[65]。周産期における胎児の心拍異常およびアプガースコア低値（5分後で0～3）などの所見は，NHEが生じる可能性のある事象を示す。NHEが生じるほど重度の胎児の脳低酸素症では，ほとんどの場合において，出生後数日間に他の低酸素性臓器障害が併発する。NHEの診断は臨床的所見および周産期事象に基づいて行われ，出生時の胎児低酸素症の徴候，なかでも頭皮血pHの低値または胎児の臍帯動脈血ガス分析値による代謝性アシドーシスによって裏づけられることが多い[65,68]。

## 治 療

NHEは予防が最も重要であり，新生児仮死が生じる可能性のある状態を迅速に治療することが重視される。このような治療の目的は，母体の最適な血行動態および酸素化を維持することによって，胎児に最大限の酸素を供給することである。NHEが特定された場合の治療は，可能であれば迅速な出産であり，次に新生児の迅速な蘇生である。死亡または障害に関する転帰を明らかに改善することがわかっている介入はないが[67]，副腎皮質ホルモンおよびマグネシウムなどの数多くの治療法が提案されている[69,70]。2005年には治療的低体温の臨床試験が2件発表され，そのどちらもが，この治療方法がいくらか有効である可能性があることを示している[71,72]。このような症例のルーチン治療における低体温法の位置づけを確立するためには，さらに研究を進める必要がある。

HBOTもNHEの治療法として推奨されている。HBOTの最初の報告は，1966年に発表されたHutchisonら[73]の臨床試験であった。この非盲検ランダム化臨床試験は，出生時に無呼吸または呼吸不良を呈した新生児218例の死亡率を調査したものであった。コントロール群（新生児111例）は気管挿管および陽圧換気による標準的治療を受けたが，治療群（新生児107例）は30分間のHBOT（最高4ATAまで）のみを受け，心肺蘇生時にその他の治療は受けなかった。両群間の死亡率に有意差はなく（コントロール13.5% vs. HBOT 17.8%），新生児仮死の治療において，HBOTが挿管および換気と同様に有効である可能性が示唆されている。積極的な介入を行わないことを提言するのは難しいが，その場合の死亡率がこれらの両治療選択肢と比較してどのようになるかがわかれば興味深いであろう。

NHEにおけるHBOT使用の生理学的根拠は，まだ十分には解明されていない。考えられる可能性としては，虚血辺縁領域の酸素化の改善，シクロオキシゲナーゼ-2の下方制御，線条体ドーパミン放出の減少，線条体の代謝の回復，虚血後の血管透過性亢進の減少および多形核好中球を介した脳の二次損傷の減少などがある[74]。

## エビデンス

いくつかのエビデンスは，虚血性脳損傷後の成体動物において，HBOTが有効である可能性を示している。HBOTが局所脳虚血障害および全脳虚血障害による脳損傷を軽減させることを証明した動物モデルもいくつかある[75-82]。

最初の臨床試験報告書[73]以降，欧米の文献において追加データの発表はほとんどなく，比較臨床試験もそれ以降は行われていないことは明らかである。HBOTによるNHE治療は欧米ではあまり報告されていないが，中国では多くの報告書が発表されている。これらの報告書は，方法，選択基準，治療プロトコール，および転帰指標が大きく異なる。これらの中国の臨床試験の結果は，Liuら[83]によってレビューされている。彼らはこの論文で中国文献の系統的レビューを行い，HBOTがNHEに及ぼす臨床的影響を調査している。脳損傷に対するHBOTに関する引用は合計126件特定されたが，「低酸素性虚血性脳症を呈し周産期仮死の既往のある満期産児（妊娠期間36週間超）において，HBOTによる治療と『標準的治療』を比較したランダム化または準ランダム化比較臨床試験」という選択基準を満たした臨床試験はわずか20件であった[83]。これらの臨床試験はすべて中国で行われたものである。

Liuら[83]は，ほとんどすべての臨床試験において，HBOTによる治療を受けた新生児はコントロール群と比較して良好な転帰を示すと考えられると報告している。コントロール群と比較したときのHBOT群

の全体的な OR は，死亡については 0.26（95% CI 0.14～0.46），神経学的後遺症の発現については 0.41（95% CI 0.27～0.61）であった。レビューの結論は，HBOT による治療は「低酸素性虚血性脳症を呈する満期産の新生児において，死亡および神経学的後遺症を減少させる可能性がある」というものである[83]。残念ながら，これらの臨床試験のほとんどは方法の質および報告が不十分なものであるため，著者らは，全体としては有効性を示す信頼性のある証拠とみなすことができない，という結論を出した。彼らは，信頼性のあるエビデンスを得るには，大規模ランダム化比較試験が必要であると提言している。

### 結 論

NHE は新生児仮死の重度の合併症である。管理の中心は，予防措置，迅速な蘇生および最近では低体温法である。HBOT は NHE の治療に提案されているが，最近の報告のほとんどは中国の臨床試験のものであり，その臨床試験の厳密さにはばらつきがある。HBOT が NHE に有効な治療法であることはある程度示唆されていると考えられるが，信頼できる推奨を行うためには，今後質のよいランダム化比較試験を実施する必要がある。

## ▶ 脳性麻痺

脳性麻痺は特定の診断名ではなく，生後 1 年以内の小児にみられる非進行性運動障害の臨床症状を表す包括的用語であり，その原因は多岐にわたる[84]。知的異常もみられることがあるが，身体的異常が必ずみられるという場合に脳性麻痺という用語があてはまる[85]。小児脳性麻痺患者は発達遅滞および静的な（すなわち非進行性の）運動障害を呈する（図 21.4 参照）[84]。運動障害にはさまざまなものがあり，虚弱，協調不全，痙直，クローヌス，固縮，筋痙攣が含まれる。痙直は身体の著しい衰弱を引き起こす可能性があるため，治療しなければ，筋線維症，筋骨格の変形および拘縮が生じる可能性がある。また，一部の患者には，アテトーシス，舞踏病，ジストニーなどの運動異常がみられる。脳性麻痺と関連しうるその他の臨床的特徴には，てんかん，腸・膀胱機能障害，難聴，視力障害，仮性球麻痺による栄養不良がある。てんかんは，全体として脳性麻痺患者の約 36% にみられ，同患者集団の 3 分の 2 超で生後 1 年以内に発現している[86]。

脳性麻痺は最もよくみられる小児の重度身体障害で，有病率は学齢児童 1,000 人あたり 2～3 人であり，早産児および低体重児に最も多い[87,88]。有病率および発生率は最近増加しているが，その理由はおそらく報告率の向上および低体重児の生存率の改善であろう[87,89]。現在では出生時体重が 1,500g 未満の新生児の約 85% が生存し，これらの生存児の最高 15% に重大な痙性運動障害が生じやすい[85,90]。これらの患者の 2002 年の年間治療費は，推定 82 億ドルである[88]。症例の約 50% では脳性麻痺の決定的な原因を特定することができないが，残りの症例の原因は，低酸素性虚血，脳卒中，外傷，感染症，染色体症候群，遺伝子症候群など多岐にわたると考えられる[91-94]。神経病理もさまざまであるが，脳室周囲白質軟化症，胚芽層出血（脳室周囲白質軟化症と関連することが多い），大脳動脈梗塞，視床および大脳基底核の灰白質の虚血病変のうち，1 つ以上の症状がみられることが多い[95]。発達中の白質の未熟なオリゴデンドロサイトは，遊離基，興奮毒性の過剰刺激および炎症性サイトカインによる損傷を受けやすいと考えられるが[95]，これらのうちのいずれかまたはすべては低酸素性虚血性事象と関連する可能性がある[96-98]。未熟な細胞は，抗酸化物質であるスーパーオキサイドジスムターゼの濃度が低いために遊離基損傷の影響を受けやすいが[96]，発達中のオリゴデンドロサイトは AMPA カイニン酸受容体を過度に発現し，それが低酸素性虚血性事象中に放出されたカイニン酸によって刺激されるため，興奮毒性による損傷がさらに生じやすくなる可能性がある[97]。インターフェロン-$\gamma$，腫瘍壊死因子(TNF)-$\alpha$，インターロイキン-2 およびインターロイキン-6 などの炎症性サイトカインは，低酸素状態および虚血状態中に生成され，脳室周囲白質軟化症の領域に存在することが明らかになっている[95]。インターフェロン-$\gamma$ および TNF-$\alpha$ は，いずれも発達中のオリゴデンドロサイトに毒性作用をもたらす[99]。

脳性麻痺の臨床診断を行うには，MRI による神経画像検査などの広範な精密検査が必要である[96]。MRI は，脳性麻痺を引き起こす恐れのある胎児および乳児の脳損傷（脳室周囲白質軟化症など）に対する感度が高い。新生児では，臨床的な低酸素性損傷から臨床症状の発現までに短い間隔があることが多い。このことは，脳損傷を改善またはさらには回復させるための治療機会が短期間とはいえ得られる可能性があることを示唆している[85,100]。したがって，早期診断が強く望まれる。

残念ながら，新生児の診断は困難な場合がある。妊娠中や出産中に明確な事象が特定されれば臨床的な疑

いが生じるが，このような事象は認識されないことが多いため，診断は主に臨床検査，神経生理学的モニタリング，神経画像によって行われる。痙攣発作は非特異的であり，明白な動作ではなく自律神経系の変化，無呼吸，心拍数の変化によってのみ発現する場合がある。その場合は見過ごされることがある[101]。

驚くべきことに，HBOTの潜在的な利益についての文献はほとんど存在しない。治療の根拠のほとんどは，明確な科学的根拠の展開ではなく，比較臨床試験および非比較臨床試験の臨床成績に基づくものである。Neubauer[102]は，血流の改善を示すSPECT画像の治療前後の変化を報告している。このような所見は機能の改善およびそれによる臨床的状態の改善を示すものであり，Neubauerはこれらの変化を，特に親からみた改善と関連づけている。HBOTが不活性だが生存可能なニューロンへの血流を改善しうるという仮定とともに，臨床所見を説明するための「アイドリングニューロン」の仮説が提唱されている[103]。

2001年に発表されたランダム化比較試験[103a]の著者らの一部は，高酸素状態とは関係なく，圧力が治療効果に及ぼす可能性があることを示唆している[104]。この示唆を裏づけるエビデンスはほとんどない。MaroisおよびVanasseは，急性脳血管損傷のラットモデルおよび「慢性中毒性脳症」の治療のために1.3ATAの24％酸素が10回投与された11例の集積症例を引用している[105]。当時，脳性麻痺における虚血辺縁領域の存在および低圧空気の投与による利益は，いずれも一般には認められていなかった。

## 治　療

脳性麻痺の治療は，急性期では損傷の予防または改善が，症状が固定した症例では機能の改善が中心になると考えられる。新生児では，低酸素性損傷から臨床症状の発現までに6～48時間の潜伏期があることが多く，脳損傷を改善またはさらには回復させるための治療機会が短期間とはいえ得られる可能性があることが示唆されている[85,100]。HBOTはいずれの状況においても推奨されているが，臨床報告書で扱われているHBOTのほとんどは，年齢3～12歳の小児に対するものである。

従来の治療選択肢には，理学療法および作業療法，痙直に対する薬物療法，整形外科手術（矯正装置，腱延長術など），一部の症例では脳神経外科的介入（背部神経根切断術，末梢神経縮小術など）がある[84,106,107]。痙直の治療（すなわち筋肉の緊張緩和）は，機能，体位，治療または快適さが妨げられていることが明確な場合は行うべきである。薬物療法では，バクロフェン（最も多く使用されている），ジアゼパム，ダントロレン，チザニジンが使用されている。経口投与が不可能または無効な小児には，バクロフェンの髄腔内投与の検討が可能である。

ステロイド剤は以前から行われている予防的治療法である。実験的エビデンスによって，神経学的転帰を改善するには，何らかの低酸素性損傷の24時間以上前にステロイド剤を投与する必要があることが示されている。

HBOTは，機能的能力および認知能力の両方の改善に対して推奨されている。出産時の急性的なHBOTの使用については，本章の他の項で考察している（本章前述の新生児低酸素性脳症の項を参照）。用量が高くなると脳に毒性作用を及ぼす可能性が高くなるため，最も推奨されるHBOTは，通常1.3～1.75ATAの「低用量」である[102,104,108]。小児には60分間の加圧を1日に1回または2回行うことが多く，治療セッションは数週間から数ヵ月間に20～70回である。

## エビデンス

脳性麻痺に対するHBOTの使用が実質的に最初に報告されたのは，Undersea and Hyperbaric Medical Societyの1989年年次総会であり，そこでMachado[109]は，サンパウロで10年間にわたって小児230例を治療した経験を報告した。Machadoは，1.5ATAのセッションを1日に1回または2回で計20回という投与計画を使用したとき，患者集団の218例（94.8％）に痙直の「明らかな減少」がみられ，6ヵ月間の追跡調査が可能であった患者の約75％において，その効果が持続した，と報告した。また，同集団のほとんどの患者において，全体的な健康状態および注意力が改善したことも報告した。

3件のランダム化比較試験を含むその後の報告で，症例数は合計約710例となったが[102,103a,108,111-114]，HBOTの役割をめぐる論争は続き，これらの報告は発表されるたびに活発な議論を呼んだ（表21.4）。

これらの報告は，全体として臨床的に重要な粗大運動能力尺度の改善を示している。この包括的な評価尺度は脳性麻痺のために作成され検証されたもので，88項目からなり（最近では66項目の短縮版も使用可能），寝転び，回転，跳躍，歩行などの運動機能の変化を証明するためのものである[117]。たとえば，小児25例の

表 21.4 脳性麻痺に対する高気圧酸素治療使用の臨床的エビデンスの要約

| 臨床試験 | 方法 | 被験者 | 介入 | 転帰 |
|---|---|---|---|---|
| Machado (1989)[109][*1] | 症例集積研究 | 小児脳性麻痺患者（全タイプ）230例 | 1.5ATAの100%酸素を1時間，これを1日1回または2回毎日で計20回 | 痙性が減少，注意力が改善，痙攣が減少 |
| Montgomeryら (1999)[108] | 症例集積研究 | 年齢3〜8歳の痙性両麻痺患者25例 | 1.75ATAの95%酸素を1時間，これを1日1回または2回毎日で計20回 | GMFMが5.3%改善，歩行が改善，親からみた覚醒およびコミュニケーションが改善 |
| Nuthallら (2000)[111] | 2症例 | 小児脳性麻痺患者 | HBOT後にICUへの収容が必要 | 1例は食べた物を嘔吐，1例は急性呼吸不全および痙攣発作を発症 |
| Packard (2000)[113][*1] | RCT・非盲検，偽治療なし | 年齢1〜5歳の中等度〜重度の小児脳性麻痺患者26例 | 1.5ATAの100%酸素を1時間，これを1日2回毎日で計40回，早期治療と6カ月後の後期治療を比較 | 親からみた運動，注意力および構音が改善，Peabodyスコアの盲検評価では変化なし |
| Colletら (2001)[103a][*2] | RCT・盲検化，偽治療あり | 年齢3〜12歳の小児患者111例 | 1.75ATAの100%酸素または1.3ATAの空気を1時間，これを毎日で計40回 | 両群の約3%でGMFMが改善，神経心理学的転帰に差はなし |
| Neubauer (2001)[102][*1] | 症例集積研究 | 生後6週間〜14歳の小児患者約250例 | 最高1.5ATAの100%酸素を1時間，引用例の治療回数は77回 | 90%でSPECTおよび親からみた機能が改善 |
| Chavdarov (2002)[114][*1] | 症例集積研究 | さまざまなタイプの小児患者50例 | 1.5〜1.7ATAで30分間を毎日で計20回 | 4例は有害事象により中止，13%で運動機能が改善，6%で精神機能が改善 |
| Mathaiら (2005)[112][*1] | RCT・盲検化，偽治療あり | 全タイプの年齢1〜10歳の小児患者20例 | 1.5ATAの100%酸素を1時間，これを30日間毎日行ったあと1カ月休止，これを3サイクル（計90回），偽治療では空気吸入 | HBOTによってGMFMが改善，SPECTまたは痙性に差はなし，構音が多少改善 |

[*1] 査読文献には発表されていない．
[*2] 別の神経心理学的転帰の報告（Hardyら，2002[115]）および治療の有害事象の報告（Muller-Bollaら，2006[116]）も含む．
GMFM：粗大運動能力尺度，RCT：ランダム化比較試験，SPECT：シングルフォトエミッションCT

集積症例の最初の査読報告書では，粗大運動能力尺度が平均5.3%改善したが，これは臨床的に重要であるとともに，認められているその他の治療手段と同等である[108]。これらの報告の多くは，親からみた運動技能および認知技能の改善も示しており，これらの有望な結果は，2000年に患者の登録を開始した，ケベックの質のよいランダム化臨床試験の根拠として使用された[103a]。

既発表のランダム化臨床試験の報告書3本も，全体的に肯定的である。残念ながら，これらのうち2本は査読文献に発表されたものではないため，完全な評価を行うことが難しい[112,113]。Maurine Packard医師は，2000年にオーストリア，グラーツの総会で「Cornell試験」について発表した。同医師の報告は，障害児のケアを扱った親向けの国営ウェブサイトに転載されたが，その他では発表されていないようである。この試験は，年齢15カ月〜5歳の小児26例を登録し，早期HBOT（1.5ATAで1時間を40回）または6カ月後に同じスケジュールで行う後期HBOTのいずれかにランダムに割り付けたものである。被験者の盲検化または偽治療は行われなかった。その後，登録患者のうち6例はさまざまな理由により治療を中止したため，解析に含まれたのは20例であった。ほとんどの親は，治療期間中の運動（83%），注意力（78%），言語（87%）の改善を報告した（治療後の両群の結果を統合）。しかし，早期群の治療終了後または2カ月後に検査した認知機能または運動技能については，観察者を盲検化して行った評価のいずれにおいても，両群間に統計学的な有意差はみられなかった。Packard医師は，HBOTは一部の小児の運動技能，注意力，言語，随意運動を改善することが可能であり，変化がみられた原因は，酸素の増加もしくは親子の集中的な接触のいずれかまたはその組み合わせではないかと結論づけている。

Mathaiら[112]は，2005年にバルセロナで開催されたEuropean Underwater and Biomedical SocietyとInternational Congress on Hyperbaric Medicineの共同総会の会報に記載された臨床試験において，1.5ATAの100％酸素または空気による治療90回にランダム化された小児20例の結果を報告している。集中的な投与計画を用いたこの小規模臨床試験では，酸素群の粗大運動能力尺度は偽治療群と比較して統計学的に有意に改善したが（4.9％），言語，SPECT画像，または痙性スコアに有意な変化はみられなかった。この著者は，HBOTにはいくらかの利益があると考えられると結論づけている。

これまでに発表されたなかで最も質の高い方法を用いた臨床試験は，Lancetに発表されたColletらのものである[103a]。Colletらは，111例の小児患者を1.75ATAの100％酸素または1.3ATAの空気による偽治療のいずれかの40回のセッションにランダム化した。この臨床試験では，粗大運動能力尺度は両群とも改善しているが（3ヵ月後で酸素群3.4％，空気群3.1％），運動または認知の転帰については，この臨床試験の3本の報告書のいずれにおいても両群間に有意差はみられない。鼓膜の検査は，1.75ATAの酸素スケジュールが軽度の気圧外傷と関連していることを示している[103a,115,116]。著者らは，両群のスケジュールがいずれも同等に有効であるか，学習効果が存在したか，またはある種の参加効果が存在したかのいずれかである，と結論づけている。彼らは，これらの可能性のうち参加効果が最も妥当と考えられると述べている。

ケベックのランダム化比較試験は，発表前からすでに議論を呼んでいた。科学的諮問委員会は，同試験の妥当性を評価し，結果を説明するために設定された仮説を批判的に調査するよう依頼された[118]。委員会は，その結果の科学的妥当性に懸念はないという結論を下したが，HBOTの作用機序には疑問を呈し，「今後の臨床試験デザインの指針となる，より基本的な科学的データがない限り」，小児を対象とした臨床試験をそれ以上行うべきではない，と勧告した[119]。

同委員会は，潜在的な機序をそれぞれ詳細に検討した。1.3ATAの空気吸入中の，酸素による治療効果の科学的な裏づけは確認されなかった。この用量は1ATAの28％酸素吸入に相当し，これが心肺機能低下という状況以外で重大な影響を及ぼすことはこれまでに証明されていない。委員会は，熱傷モデルにおいて高圧管理が治癒を阻害することを考慮すると[119]，圧力が治療効果をもたらす可能性はさらに低いと考えている。また，臨床試験の方法を考慮すると，学習効果が生じた可能性はあるもののそれは低く，この若年群における改善は時間の経過に伴う正常な発達の結果であった可能性があるが，所見の比較に使用できるデータが不十分であるとも結論づけている。

したがって，委員会は，これらの所見について最も妥当と考えられる解釈は参加効果であり，盲検化された臨床試験の両群において親および研究者が非常に意欲的であったことが，機能および認知能力の両方に肯定的な影響を及ぼしたと考えた。同様の効果はこの分野のあらゆる非盲検臨床試験において生じる可能性があり[120]，小児を含む広範囲の患者において，臨床試験への参加と転帰の改善との関連性を示すエビデンスがある[121,122]。肯定的な影響は，選択効果（最も意欲的な集団が臨床試験に登録される），プラセボ効果，治療コンプライアンスの改善，またはこれら3つの組み合わせからも生じることがある。非常に意欲的な集団を，数週間に及ぶ反復加圧および意欲的な他の家族との持続的な接触を伴う集中的なプロトコールに組み入れると，改善に対する認識が積極的に強化される可能性が高くなるようである。

## 結 論

より多くのデータを入手するまでは，これらの結果について確実な解釈を行うことはできない。参加効果のほうが，想定される圧力の効果または1ATAの28％酸素相当の投与に伴う効果よりも高くなる可能性は十分に考えられる。もし後者に効果があったとしても，データを適切に解釈すれば，1.75ATAの100％酸素よりも安全で安価な1.3ATAの空気を投与することになるであろう。われわれが知る限りでは，チャンバー外で28％酸素を投与するという治療を行った例はない。

それでは，今後はどうすればよいのだろうか。研究を進める必要があることは明白だが，最も生産的な方向に進むのは困難である。非盲検の症例集積を継続してもこれ以上得られるものはほとんどないが，生産的な手段として考えられることは2つある。まず，HBOT（または実際には圧力のみ）の作用機序の実証および解明のために，基本的な科学的レベルで研究が継続されることは，すべての慢性脳障害患者にとって重要だということである。若く発達中の脳ではより大きな利益が得られる可能性があるため，これは小児において非常に重要なことである。成人の急性低酸素性虚血性脳損傷に対する効果は，以前から動物モデルに

よって全体的に支持されているが，慢性または小児の損傷についての研究はほとんど行われていない。また，虚血辺縁領域という概念には依然として議論があり，この概念におけるSPECT画像の正しい解釈も明らかになっていない。

次に，できるだけ厳密な方法を用いた臨床試験が必要だということである。ケベック試験の発表後の経験は，今後の臨床試験がいかに厳しく評価されるかを示している。臨床試験において，HBOT（1.3～2.0 ATAで1時間を4～6週間毎日）の有効性を，空気による偽治療および100％酸素による偽治療（いずれも一時的なわずかな加圧を用いる）と比較するのが最も適切であると考えられる。今後の臨床試験に必要なものは，すべての被験者および治験担当医師の適切で有効なランダム化および盲検化，臨床的に重要な差を検出するための検出力をもつ適切なサンプルサイズ，さまざまな脳性麻痺タイプの層別化を伴う対象患者の慎重な定義および選択，適切で慎重な比較治療の定義，過去に報告されたものを含む適切な転帰指標，あらゆる有害事象の慎重な解明，ならびに治療の費用効用であろう。

これは研究グループ，特に臨床的なHBOT施設にとっては非常に困難な課題であり，小児神経学関連団体の支援がなければ実施は不可能である。脳性麻痺に対するHBOTの有効性をすでに確信している推進派は，懐疑派を説得したいのであれば，これらの臨床試験を奨励し実施しなければならない。懐疑派は，希少な資源を合理的かつ費用効果的に使用することを積極的に支援すべきであるが，成功をほとんど期待していない議題の推進は望ましくない。

## ▶ 多発性硬化症

多発性硬化症は，中枢神経系に斑状の炎症，脱髄，およびグリオーシスが生じる慢性神経疾患である。多発性硬化症の有病率は人種および地域によって大きく異なるが，北欧系の人種に最も多く発症し（30～150/100,000）[123]，それらの諸国における慢性神経障害の最多原因である。この疾患は若年成人に発症することが多く，発症時の平均年齢は20歳代後半である[124,125]。

多発性硬化症では，みられる臨床的特徴も障害の進行も多種多様である。確定診断は困難であることがわかっているが，患者にとっては非常に重要なことである。多発性硬化症の診断においては，多発性硬化症に似ている可能性のある他の疾患の除外が必要であり，診断を下す際には依然として臨床的考察が非常に重要である。従来からの方法によると，患者に神経機能障害（視神経炎，横断性脊髄炎，複視，または脚のしびれおよび刺痛など）の「発作」が2回起これば，診断が確定する。これらの発作は数年間の間隔をおいて起きることがあり，発作を1回経験した患者全員がその後に多発性硬化症を発症するわけではない。Murray[126]は，多発性硬化症の診断および分類についての現状の概要を提示している。患者の約85％は，不連続的で一時的な再発のあとで部分的または完全に回復することを特徴とする「再発寛解型」多発性硬化症である。残りの15％は，一連の神経障害が緩徐に進行する「一次性進行型」多発性硬化症である。再発寛解型多発性硬化症患者の症状が時間の経過とともに進行することもあれば（二次性進行型），ほとんど進行せず緩やかな経過をとる場合もあり（良性），一次性進行型多発性硬化症患者が不連続的な再発を呈することもある（進行再発型）。臨床現場では，これらのカテゴリーの重複も多くみられる。

さらなる問題は，MRI技術の発達により，典型的な多発性硬化症病変は臨床症状の発現のずっと前から存在し，それまで考えられていたよりも広範囲に及ぶことが明らかになったことである[127]。エビデンスは，早期の白質病変の数および大きさと，その後発現した少なくとも15年間の障害の程度との間に相関関係があることを示している[128]。リスクのある患者を早期に特定すれば治療を行う機会が得られるが，この段階で積極的な免疫調節療法を開始すべきか，または2回目の発作によって診断が確定されるまで待つべきかは依然明らかになっていない。

近年，免疫学，遺伝学，分子生物学および関連分野が多くの発展を遂げているにもかかわらず，多発性硬化症の原因は依然として明らかになっていない[129]。多発性硬化症は遺伝子的影響を受けやすい患者に生じる炎症性および脱髄性の自己免疫疾患であるという見解は，何年もの間疑問視されているものの，依然として広く受け入れられているモデルである[129,130]。現在有力な仮説は，遺伝子的影響を受けやすい患者が未知の環境抗原に曝露されることによって，ミエリン蛋白質とプロテオリピドの複合体に対して特定のT細胞集団が活性化するというものである。これによって大規模な炎症過程が生じ，その結果，中枢神経系内の組織が破壊される。

多発性硬化症にみられる組織学的変化は，非常に一定している[131]。離散性の炎症領域が中枢神経系内に

出現して拡大し，細静脈周囲に顕著な分布を示す。病変は主に白質内に存在するが，灰白質にも拡大し，大脳半球，小脳，脊髄，視神経にも生じることがある。血管周囲のリンパ球浸潤，血液脳関門の破壊および血管内コンパートメントからの炎症細胞の放出に続いて，連鎖的な炎症の活性化が生じる。これらの一連の事象が起こっている領域は，プラークとして知られている。ミエリン鞘およびオリゴデンドロサイトの損傷ならびに軸索の変性が神経障害をもたらし，それによってこの疾患が明らかになる。一部の慢性病変に存在する薄い有髄鞘は，部分的に再ミエリン化が起こっている可能性があることを示している。MRIのデータは，血液脳関門の破壊が多発性硬化症の炎症病変の進展における非常に初期の事象であることも示している[127]。

この過程およびその後のプラークの進展は，一般に免疫介在性であると考えられている。その症例は，Frohmanら[132]によって要約されている。急性病変の最も明らかな特徴は活発な炎症反応であり，それは大量のリンパ球およびマクロファージならびにいくらかの形質細胞および好酸球を伴う。病変内の細胞には，炎症性サイトカインであるTNF-α，インターフェロン-γ，インターロイキン-2がみられる。遺伝子的な影響を受けやすい動物にミエリンおよびミエリンペプチドを投与して作成したさまざまなアレルギー性脳炎の実験モデルを使用すると，ヒトの多発性硬化症の特徴の多くを再現することができる。しかし，現在多発性硬化症において免疫抑制療法（副腎皮質ホルモン，インターフェロン-β，ガラティラメル酢酸）が広く使用され成功しているにもかかわらず，免疫学的過程のエビデンスは依然として付随的なものであり，これらの実験モデルの妥当性が疑問視されている。

一部の著者は，炎症が中枢神経系の神経変性疾患の特徴であることに注目し，上述の炎症変化は原因ではなく反応であると提唱している。たとえばChaudhuriは，免疫細胞は脳卒中などの多くの神経疾患の特徴であり，血液および脳脊髄液中のミエリン抗原反応性T細胞の7倍の増加は，急性脳損傷の原因ではなく反応として認められていることを指摘している[133-135]。また，多発性硬化症のいくつかの特徴は，日光照射や妊娠中の性ステロイドの保護作用などの代謝調節の障害を強く示唆している。BarnettおよびPrineas[136]も，一連の初期病変の病理組織学的分析を行ったあとで，すべての多発性硬化症病変の発現要因は主要事象である炎症ではなく，まだ確認されていない虚血性または代謝性の損傷によるオリゴデンドロサイトのアポトーシスかもしれないと述べている。多発性硬化症が感染性因子によって起こるという可能性は依然として残っているが，広範な研究が行われているにもかかわらず，これまでに推定される微生物が分離されたことはない。

HBOTの潜在的有効性に関して，多発性硬化症が実際には血管虚血事象であることが提唱されている[130]。ガス塞栓症および減圧症に伴う広範囲の神経学的異常と多発性硬化症との間の類似性は，血管と関連している可能性があることを示している。関連する特徴には，細静脈周囲の病変の所見[137]，多発性硬化症における血管透過性の異常[138]および血管反応の異常[139]がある。多発性硬化症のプラークと中枢神経系の小静脈との密接な解剖学的関連性が初めて報告されたのは，1863年であった[140]。急性病変は血管に沿って袖状に拡大することが多く，血栓形成および血管周囲の出血の両方が報告されている[137]。

James[141]は1982年のレビューにおいて，全身性疾患がない場合の神経学的症状の突然の発現は，塞栓現象として説明できるとしている。JamesはDowおよびBerglundが1942年に生成したデータ[142]に一部基づき，外傷後の脂肪塞栓症に類似した，血液脳関門の損傷に関連する亜急性型の脂肪塞栓症が関与している可能性を主張した。このような塞栓はさまざまな刺激によって生じうるものであり，少なくとも理論上は血管下流の低酸素症，内皮損傷，活性酸素種および加水分解された脂肪の間質への漏出を引き起こす可能性がある。その後，ミエリンの損傷によって，時間の経過とともに典型的なプラークが形成される可能性がある。白質と比較したときの大脳皮質の血管分布の減少は，病変の解剖学的分布を示していると考えられた。この機序の概要を図21.5に示す。

GottliebおよびNeubauer[130]はこの「血管虚血モデル」をさらに発展させ，多発性硬化症は血管機能不全および虚血再灌流事象から生じた中枢神経系の外傷と考えることができると提唱した。彼らは，報告されている免疫学的変化はこの臨床的症候群の主原因ではなく，この機能不全の結果であると述べた。

多発性硬化症の一般的な病因に免疫学的過程および血管過程の両方を含めるために，血管の仮説を修正したものが再び提唱された[143]。Minagarら[143]は，血液脳関門の損傷は，白血球と内皮の相互作用によって次々にもたらされる内皮機能障害の結果であるとした。この過程では，白血球または脳血管内皮細胞のいずれかが主要な抗原提示細胞として作用する可能性が

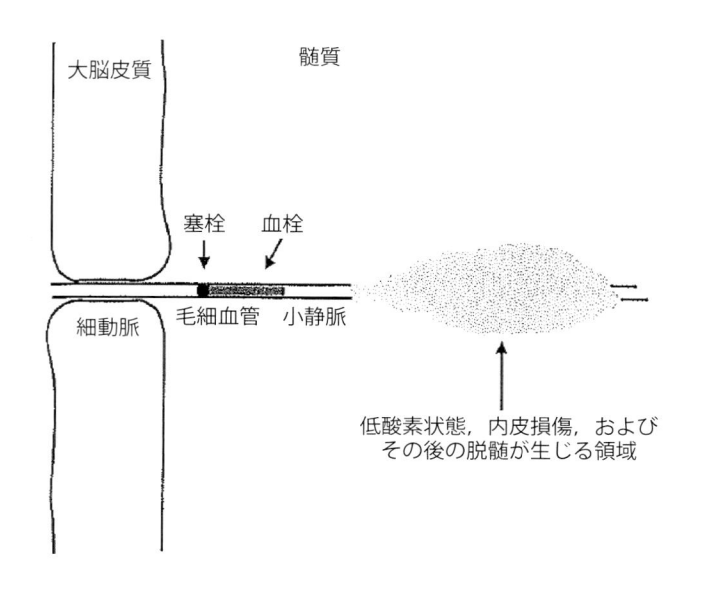

**図 21.5** James（1982）[141] が Dow および Berglund（1942）[142] のデータに基づいて示したプラーク形成の理論的な病理
脂肪塞栓症が血管下流の低酸素症，血栓形成および内皮損傷を引き起こす。反応種の間質への漏出がミエリンを損傷し，プラーク形成を促進する。

あるが，その結果，それらのあいだに走化性が生じて血液脳関門の特徴である内皮の密着結合を開口し，活性化したT細胞およびマクロファージを脳間質に侵入させる。それによって生じる一連の炎症反応が，細胞要素およびミエリンの両方を損傷する。血液脳関門に沿った接着分子を特異的な標的とする薬剤はすでに臨床現場に導入されているが，その最初の薬剤であるナタリズマブは，服用中の患者に進行性多巣性白質脳症が発症したことが報告されたため使用中止となった[144,145]。

## 多発性硬化症の臨床評価

現在では，MRI所見が疾患の程度および進行の転帰の代用として広く認められているが，少なくとも1990年代前半までは，臨床転帰が治療介入の成否の標準的な判断基準であった。これには，多発性硬化症に対するHBOTの使用が著しく注目された時期が含まれている。臨床的な評価計画はいくつか提案されているが，そのうち最もよく使用されているのは，Kurtzke[146,147]が策定したものである。Kurtzke Extended Disability Status Scale（総合障害度：EDSS）および Kurtzke Functional Status Scale（機能別障害度：FSS）は，併用することによって7つの系統の機能障害の程度（FSS）および全体的な障害のスコア（EDSS）を再現可能な方法で表すためのものであった[146,147]。これらの評価尺度の概要を**表 21.5**に示す。多発性硬化症に対するHBOTの有効性を調査した臨床文献のほとんどは，治療の利益または不利益を測定するために，これらの評価尺度の一方または両方を使用して，登録時および各転帰評価時期の機能障害および全体障害を比較していた。その結果については，本章の後半で考察する。

## 治療

多発性硬化症は現在でも不治の疾患である。一般的な治療方法は，疾患の進行の予防および再発率の低下，急性増悪の治療，慢性症状の治療の3つである。HBOTは疾患の進行を抑制し，再発率を低下させると考えられているが，急性増悪や慢性症状の管理には推奨されていない。

ほとんどの場合，疾患の進行および再発の抑制を目的とした方法は，免疫抑制もしくは免疫調節またはその両方である。多発性硬化症に使用される薬剤は，インターフェロン-$\beta$，ガラティラメル酢酸，免疫グロブリンの静脈内投与，ミトキサントロン，メトトレキサート，副腎皮質ホルモンである。最もよく使用されている選択肢をアメリカ神経学会（American Academy of Neurology）および MS Council for Clinical Practice Guidelines（多発性硬化症診療ガイドライン協議会）が評価している[148]。現在の治療では，適切な患者に対し，ある程度有効な疾患修飾性の治療を1つまたは複数行っている。非応答者の特定は困難であり，新たな治療や追加治療を行う時期を計画するための絶対的な基準はない。

インターフェロン-$\beta$は有効性を示す最良のエビデンスが得られている薬剤であり，1998～2006年の間にいくつかの大規模プラセボ対照ランダム化比較試験が発表されている[149-157]。これらの臨床試験にはいずれも方法的な限界があるが，再発寛解型および二次性進行型の多発性硬化症において示された利益はわずかである。再発率および重症度の低下に関する利益を得るためには，1年間に患者1人あたり高額の費用がかかる（イギリスの推定では1～2万ポンド）[158]。有害な副作用，特にインフルエンザ様症状や投与部位反応が多くみられる。

一部の臨床状況においては，ガラティラメル酢酸，酢酸アザチオプリン，シクロスポリン，免疫グロブリンの静脈内投与，メトトレキサート，ミトキサントロンの有効性に関するランダム化エビデンスも存在するが，これらの薬剤の位置づけは依然としてあまり明らかになっていない。

James[141]は多発性硬化症が血管虚血事象であるこ

表 21.5　Kurtzke Extended Disability Status Scale および Kurtzke Functional Status Scale の各スコアの記述の要約 [146,147]

| EDSS |
| --- |
| 0 ＝神経学的検査正常 |
| 1.0 ＝障害なし，1 つの FS にごく軽い徴候 |
| 1.5 ＝障害なし，2 つ以上の FS にごく軽い徴候 |
| 2.0 ＝ 1 つの FS に軽度障害 |
| 2.5 ＝ 2 つの FS に軽度障害 |
| 3.0 ＝ 1 つの FS に中等度障害または 3 〜 4 つの FS に軽度障害，歩行可能 |
| 3.5 ＝歩行可能，3 〜 4 つの FS に中等度障害 |
| 4.0 ＝歩行可能，補助なし歩行可動域 500 m，比較的高度障害だが約 12 時間／日，起きて活動できる |
| 4.5 ＝歩行可能，補助なし歩行可動域 300 m，1 日の大半は起きて活動できる，終日の活動は可能だが十分な活動をするには何らかの制限があること，または最小限の補助が必要なことがある |
| 5.0 ＝補助なし歩行可動域 200 m，障害のため終日の十分な活動は困難 |
| 5.5 ＝歩行可動域 100 m，障害のため終日の十分な活動はできない |
| 6.0 ＝休みの有無にかかわらず 100 m 歩行するために断続的，または片側の持続的な補助具の使用が必要 |
| 6.5 ＝休みなく 20 m 歩行するために持続的な両側の補助具の使用が必要 |
| 7.0 ＝補助があっても 5 m 以上歩けず，基本的に車椅子生活，手動自走および乗降は 1 人でできる |
| 7.5 ＝ 2，3 歩以上歩けず，車椅子生活，乗降に助けが必要，手動自走はできるが終日の十分な活動には電動車椅子が必要なことがある |
| 8.0 ＝基本的にベッド，椅子または車椅子生活，1 日の大半はベッド外で過ごすことができる，身の回りのことはできる，両腕を有効に使用できることが多い |
| 8.5 ＝基本的に 1 日の大半はベッド生活，両腕をある程度有効に使用できる，身の回りのことはある程度できる |
| 9.0 ＝体の自由がきかずベッドで寝たきり，意思伝達および飲食はできる |
| 9.5 ＝有効な意思伝達，飲食または嚥下ができない |
| 10 ＝死亡 |
| **FSS** |
| 錐体路：0 ＝正常，1 ＝異常所見あるが障害なし，2 ＝ごく軽い障害，…6 ＝四肢麻痺，…9 ＝不明 |
| 小脳：0 ＝正常，1 ＝異常所見あるが障害なし，2 ＝軽度の失調，…5 ＝失調のため協調運動不能，…9 ＝不明 |
| 脳幹：0 ＝正常，1 ＝異常所見のみ，2 ＝中等度の眼振，…5 ＝嚥下または構音不能，…9 ＝不明 |
| 感覚：0 ＝正常，1 ＝ 1 〜 2 肢で振動覚または描字覚の低下，2 ＝軽度の触・痛・位置覚の低下，…6 ＝顎以下の感覚喪失，…9 ＝不明 |
| 視覚：0 ＝正常，1 ＝暗点があり，矯正視力＞ 20/30，2 ＝悪いほうの眼に暗点があり，矯正視力 20/30 〜 20/59，…6 ＝悪いほうの眼の矯正視力＜ 20/200 で良いほうの眼の矯正視力＜ 20/60，…9 ＝正常 |
| 精神：0 ＝正常，1 ＝情動の変化，2 ＝軽度の知能低下，…5 ＝重度の認知症または無能力，…9 ＝不明 |
| 膀胱・腸：0 ＝正常，1 ＝軽度の遅延・切迫・尿閉，2 ＝中等度の遅延・切迫・尿閉または稀に尿失禁，…6 ＝膀胱・腸の機能喪失，…9 ＝不明 |
| その他 |

EDSS：総合障害度，FS：機能スコア，FSS：機能障害度

とを示した 1982 年の論文において，酸素供給の増加によって血管を収縮させるという HBOT の証明済みの効能および有効性を示すいくつかの事例エビデンスに基づき [159-161]，HBOT を治療として使用することを提唱している。仮定された病態生理に関する疑念が広まっているにもかかわらず，イギリス，アメリカ，オーストラリア，欧州では，その後 10 年間に，活発な研究活動によって多くのランダム化比較試験が実施された。これらの臨床試験は，Bennett および Heard の 2001 年のレビュー文献において要約されている [162]。非ランダム化臨床的エビデンスの概要を表 21.6 に示す。

## エビデンス

初期の報告のほとんどは，多発性硬化症の進行の予防における HBOT の役割を支持するものであり，実際にさまざまな患者において障害が減少していた。この方法については，神経科医も HBOT 専門医も推進派または強力な反対派のいずれかに分かれる傾向があり，HBOT の位置づけは依然論争中であった。Kindwall ら [163] は 1980 年代後半に，HBOT を受ける多発性硬化症患者の国内データ登録を開始した。アメリカの 22 施設の神経科医計 170 人がこの 2 年間の縦断的研究に貢献し，計 312 例の患者が登録された。Kindwall ら [163] の報告によると，中止率が高く（治療 20 回の初期コースの完了率はわずか 76％），2 年間の

表21.6 高気圧酸素治療（HBOT）による多発性硬化症治療に関する臨床的エビデンスの要約

| 方　法 | 著　者 | 被験者数（N） | 結　論 |
|---|---|---|---|
| 非ランダム化クロスオーバーデザインの比較臨床試験 | Worthingtonら（1987）[165] | 51 | HBOTによる利益はごくわずか |
| 比較，非ランダム化 | Pallotta（1982）[166a] | 22 | 再発が減少 |
| 症例集積研究 | BoschettyおよびCernoch（1970）[159] | 26 | 一時的に症状が改善（15/26例） |
| 症例集積研究：査読レビューなし* | 著者なし（2006）[164] | 703 | 障害スコアおよび症状が改善 |
| 質的レビュー | GottliebおよびNeubauer（1988）[130] | 臨床試験14件 | 臨床試験の質の悪さおよびデータの解釈の間違いを指摘 |

*インターネットでの発表のみ．著者は正式には不明だが，JamesおよびPerrinによる助言があったとされる．

試験期間終了時に治療を継続していたのは，最初の312例のうちわずか28例（9%）であった．治療開始から最終評価までに，Kurtzke EDSSスコアは平均で0.93またはほぼ1段階悪化していた．これらの残念な結果から，Undersea and Hyperbaric Medical Societyは，多発性硬化症を適応として承認すべきではないという考えを支持している．

この分野に携わる多くの神経科医は，依然としてHBOTによる治療が有効である可能性は低いと考えているため，多くの国において，HBOTをこの適応に広く使用することができない．インターネットのみで発表された非公式の縦断的症例集積は，さまざまな症状を呈する多発性硬化症患者にHBOTを使用したときの有意な利益を示している[164]．このグループは，定期的な維持療法による長期的悪化の予防において，HBOTは有意な利益をもたらすと主張している．100万回を超える治療機会から入手したMultiple Sclerosis National Therapy Centres（多発性硬化症国立治療センター）のデータは，症状および可動性の両方の広範囲な改善を示している．その主張の一部を表21.7に要約する．これらのデータにおいては，後期の評価が行われた患者のみが数年間治療を継続した患者となっているため，明らかな有効性を支持する有意なバイアスが存在する可能性が高い．Kindwallらの臨床試験[163]と同様，中止例はHBOTによる利益がほとんどまたは全くなかった患者である可能性が高い．

比較臨床試験から得られるエビデンスは，このイギリスの研究と比較するとはるかに否定的である．Worthingtonは慢性進行型および再発寛解型の症例51例を組み入れた非ランダム化クロスオーバー臨床試験において，プラセボのセッション後に歩行および運動性が改善したが，HBOTの20回のセッション後にみられた利益はわずかであった（最大流量および指タップ運動動作が改善）と報告した．各群の身の回りの動作能力は，臨床試験期間中に低下した[165]．

GottliebおよびNeubauer[130]は，文献の質的レビューにおいて，実施されたランダム化比較試験の多くは方法に不備があり，著者らは臨床試験データを誤って解釈した可能性があると指摘している．彼らが特に懸念したのは，酸素の用量が多すぎた可能性があること，また，HBOTの初期コース後に継続して「追加」治療を行った臨床試験がほとんどなかったことであった．Neubauer[166]は，開始圧を1.5ATAとし，患者の反応に合わせて徐々に圧力を増加させることを推奨している．しかし，注目すべき点は，最初の肯定的なランダム化比較試験では，2ATAの酸素を使用して「追加」治療を行わなかったにもかかわらず，1年後の追跡調査で肯定的な結果が示されたことである[167]．NeubauerおよびGottliebは，この臨床試験では，使用したマスクによる酸素供給が不十分であったために

表21.7 Multiple Sclerosis National Therapy Centresデータからの縦断的データ[164]

| 症　状 | 改　善（%） | 変化なし（%） | 悪　化（%） |
|---|---|---|---|
| 疲労感 | 70 | 22 | 8 |
| 構音 | 64 | 34 | 1 |
| 平衡 | 59 | 37 | 4 |
| 膀胱制御 | 68 | 30 | 0 |
| 歩行 | 77 | 19 | 4 |

有効用量が減少したと主張し，自身の血管虚血病理モデルという観点からみると，全体的な結果は良好ではないものの，これらの臨床試験はHBOT使用の妥当性を示していると結論づけている。KleijnenおよびKnipschild[168]は，ランダム化臨床試験がさらに発表されたあとで半定量分析を行い，「比較臨床試験の大半は肯定的な効果を示すことができなかった」と結論づけた。彼らは，質が高いと考えるのが妥当な臨床試験は14件のうち8件であり，これらのうちHBOTを支持する結果を示した臨床試験は1件のみ（Fischerら[167]）であると考えた。BennettおよびHeard[169]は2004年に，メタアナリシスを含む正式なコクラン系統的レビューを発表した。

## コクランレビュー

多発性硬化症に関するコクランレビューでは，1983〜1990年の間に発表されたランダム化比較試験9件の報告書10本，すなわちFischerら（1983）[167]，Barnes（1985）[169a]，Neiman（1985）[169b]，Wood（1985）[169c]，Confavreux（1986）[169d]，L'Hermitte（1986）[169e]，Harpur（1986）[169f]，Wiles（1986）[169g]，Barnes（1987）[169h]，Oriani（1990）[169i]が特定されている。これらの臨床試験には，HBOT群260例，コントロール群または偽治療群244例の合計504例の患者データが含まれる。その詳細を表21.8に要約する。

治療セッション1回あたりの酸素の用量は，臨床試験によって1.75ATAで90分間（Harpur, 1986）から2.5ATAで90分間（Confavreux, 1986／Oriani, 1990）まで差があった。その他ではすべて，2ATAで90分間が使用されていた。一方，すべての臨床試験は治療セッションを4週間に20回行うという初期コースを使用していたが，2件（Harpur, 1986／Oriani, 1990）は引き続き「追加」治療を行っていた。同様に，偽治療，選択基準，除外基準にも差があった（表21.8参照）。登録時に最も軽症であったのはOriani（1990）の症例で，選択基準はEDSSスコアが5未満，平均スコアは治療群3.39（標準偏差1.16），コントロール群2.97（標準偏差0.84）であったが，最も重症であったのはConfavreux（1986）の登録症例であった（治療群：平均EDSSスコア6.2，標準偏差0.7，コントロール群：平均EDSSスコア6.9，標準偏差1.4）。臨床試験のほとんどにおいて，登録症例のスコアは3〜8であった。

被験者および転帰の評価者はすべての臨床試験において盲検化されていたが，質問票によって患者の盲検化の成功を評価したのはHarpur（1986）のみであった（数値結果の報告なし）。全体として，これらの臨床試験に登録された患者のうち31例（7.7％）は追跡不能であり，適切な場合は重要な潜在的影響を調査するために，ベストケースおよびワーストケースの転帰解析を用いた感度解析が行われていた。

これらの臨床試験のほとんどは，障害の改善の報告にEDSSを使用していた。20回の治療終了時（偽治療群と比較したときの治療群の平均変化：$-0.07$，95％CI $-0.23$〜0.09，$P=0.4$）または6カ月後（$-0.22$，95％CI $-0.54$〜0.09，$P=0.17$）の平均EDSSに利益はみられなかったが，初期コース終了から1年後に統計学的に有意な利益がみられた（$-0.85$，95％CI $-1.28$〜$-0.42$，$P=0.0001$）。1年後の平均EDSSを報告した臨床試験は9件のうちの2件のみであり，全体的に肯定的な臨床試験もこの2件のみであった（図21.6，21.7）。同様に，EDSSが1ポイント以上改善した被験者の割合は，20回の治療終了時（HBOT群の非改善のOR 0.33，95％CI 0.09〜1.18，$P=0.09$）においても6カ月後（OR 0.42，95％CI 0.16〜1.08，$P=0.07$）においても差はなかったが，ここでもHBOT群で有意な利益がみられたのは1年後であった（OR 0.2，95％CI 0.06〜$-0.72$，$P=0.01$）。改善例はHBOT群では13例（14.3％），偽治療群では4例（4.5％）であった。この解析は，加重の84.7％に寄与するOriani（1990）の臨床試験を大きく反映している。その結果は中止例の割付けに対する感度が高く，ワーストケースの想定では，HBOT実施による有意な利益が失われた（OR 1.34，95％CI 0.08〜21.75，$P=0.21$）。この解析は，1年後にEDSSスコアが1ポイント改善する患者を新たに1例発生させるためのHBOTによる治療必要数が10例であることを示唆しているが，71例に上る可能性もあることを示している（NNT = 10，95％CI 5〜71）。

いくつかの臨床試験は，HBOTは障害を改善するのではなく悪化を予防する可能性があるという前提で，悪化した患者の割合を記録していた。しかし，悪化のOR比は，HBOTの初期コース終了時（OR 0.31，95％CI 0.01〜7.80，$P=0.5$），6カ月後（OR 0.74，95％CI 0.25〜2.22，$P=0.6$），または1年後（OR 0.38，95％CI 0.04〜3.22，$P=0.4$）に有意に低下することはなかった。最終追跡調査時に悪化を示した患者は，HBOT群では25.9％，偽治療群では36.9％であった。

多くの臨床試験では，FSSを使用した機能的転帰に関する情報も記録していた。全体的なFSSスコアの

表21.8 多発性硬化症に対する高気圧酸素治療のコクランレビューに組み入れられた臨床試験の特性

| 臨床試験 | 方法 | 被験者 | 介入 | 転帰 |
|---|---|---|---|---|
| Barnes（1985）[169a] | 被験者および観察者を盲検化，6/12の転帰 | EDSSスコア＜8の患者120例：偽治療群60例，HBOT群60例 | 治療群：2ATAで90分間のHBOTセッションを毎日で計20回<br>コントロール群：1.1ATAの空気 | EDSS，括約筋，錐体路機能，再発，有害事象 |
| Barnes（1987）[169h] | 1年転帰 | 上記に同じ | 上記に同じ | EDSS，括約筋，錐体路機能，再発 |
| Confavreux（1986）[169d] | 被験者および観察者を盲検化，一部にステロイド剤 | EDSSスコア3〜8の多発性硬化症患者17例：偽治療群9例，HBOT群8例 | 治療群：2.5ATAで90分間のHBOTセッションを毎日で計20回<br>コントロール群：1.1ATAまたは1.2ATAの空気 | EDSS，括約筋，錐体路機能，有害事象 |
| Fischer（1983）[167] | 被験者および観察者を盲検化 | EDSSスコア＜6の多発性硬化症患者40例：偽治療群20例，HBOT群20例 | 治療群：2ATAで90分間のHBOTセッションを毎日で計20回<br>コントロール群：2ATAの10％酸素 | EDSS，括約筋，錐体路機能，再発，有害事象 |
| Harpur（1986）[169f] | 被験者および観察者を盲検化 | EDSSスコア3〜7.5の多発性硬化症患者82例：偽治療群41例，HBOT群41例 | 治療群：1.75ATAで90分間のHBOTセッションを毎日で計20回，6ヵ月間に「追加」セッションを7回<br>コントロール群：1.75ATAの12.5％酸素＋「追加」セッション7回 | EDSS，括約筋機能，再発，FSS |
| L'Hermitte（1986）[169e] | 被験者および観察者を盲検化，治療群2群に対しコントロール群1群 | EDSSスコアの群平均が約5.25の多発性硬化症患者49例：偽治療群15例，HBOT群34例 | 治療群：① 2.3ATA＋ジアゼパム5mgで90分間のHBOTセッションを毎日で計20回，② 2ATAのHBOT<br>コントロール群：2ATAまたは2.3ATAの10.5％酸素 | EDSS，再発，FSS，治療中の有害事象 |
| Neiman（1985）[169b] | 被験者および観察者を盲検化 | 平均EDSSスコアが6（治療群）および6.1（コントロール群）の多発性硬化症患者24例：偽治療群12例，HBOT群12例 | 治療群：2ATAで90分間のHBOTセッションを毎日で計20回<br>コントロール群：1.2ATAで5分間の空気 | EDSS，膀胱括約筋機能，FSS |
| Oriani（1990）[169i] | 被験者および観察者を盲検化 | EDSSスコア＜5，平均EDSSスコアが3.39（治療群）および2.97（コントロール群）の多発性硬化症患者44例：偽治療群22例，HBOT群22例 | 治療群：2.5ATAで90分間のHBOTセッションを毎日で計20回，各月5回の「追加」セッションを1年間<br>コントロール群：2.5ATAの空気＋「追加」セッション5回 | EDSS，括約筋，錐体路機能，FSS |
| Wiles（1986）[169g] | 被験者および観察者を盲検化 | 平均EDSSスコアが5.4（治療群）および5.9（コントロール群）の多発性硬化症患者84例：偽治療群42例，HBOT群42例 | 治療群：2ATAで90分間のHBOTセッションを毎日で計20回<br>コントロール群：1.1ATAの空気 | 膀胱括約筋機能，治療中の有害事象 |
| Wood（1985）[169c] | 被験者および観察者を盲検化 | EDSSスコア＜3〜8の多発性硬化症患者44例：偽治療群23例，HBOT群21例 | 治療群：2ATAで90分間のHBOTセッションを毎日で計20回<br>コントロール群：2ATAの10％酸素 | EDSS，括約筋，錐体路機能，治療中の有害事象 |

EDSS：総合障害度，FSS：機能障害度，HBOT：高気圧酸素治療

改善のORは，HBOTの治療終了時（OR 1.17, 95％ CI 0.59〜2.33, $P = 0.65$）または6ヵ月後（OR 1.09, 95％ CI 0.55〜2.18, $P = 0.8$）に有意に上昇することはなかった。1年後のこの転帰を報告したのはOriani（1990）のみであり，両群の患者の41％がFSSスコアの改善を示していた。同様に，膀胱および腸の括約筋の機能にも，HBOTによる有意な利益はみられなかった（HBOT群の6ヵ月後の非改善のOR 0.50, 95％

レビュー：多発性硬化症に対する HBOT
比較：01 HBOT とプラセボとの比較
転帰：02 治療 20 回後の平均 EDSS の変化，酸素の用量によるサブグループ解析

| 臨床試験または<br>サブカテゴリー | N | HBOT 平均(SD) | N | プラセボ平均<br>(SD) | WMD(変量)<br>95%CI | 加重<br>(%) | WMD(変量)<br>95%CI |
|---|---|---|---|---|---|---|---|
| 01 高用量酸素 | | | | | | | |
| Fischer 1983 | 17 | −1.00 (1.00) | 20 | 0.00 (1.00) | | 12.45 | −1.00 [−1.65, −0.35] |
| Neiman 1985 | 12 | 0.00 (0.20) | 12 | 0.00 (0.30) | | 30.87 | 0.00 [−0.20, 0.20] |
| Harpur 1986 | 41 | 0.00 (1.06) | 41 | −0.16 (1.13) | | 17.95 | 0.16 [−0.31, 0.63] |
| Wiles 1986 | 42 | 0.01 (1.16) | 42 | 0.16 (0.42) | | 22.31 | −0.15 [−0.52, 0.22] |
| 小計（95% CI） | 112 | | 115 | | | 83.59 | −0.17 [0.52, 0.18] |
| 異質性の検定：カイ二乗＝ 9.48, df = 3（p = 0.02），$I^2$ = 68.4% | | | | | | | |
| 全体的効果の検定：z = 0.96（p = 0.34） | | | | | | | |
| 02 低用量酸素 | | | | | | | |
| Oriani 1990 | 22 | 0.05 (1.16) | 22 | 0.16 (0.42) | | 16.41 | −0.11 [−0.63, 0.41] |
| 小計（95% CI） | 22 | | 22 | | | 16.41 | −0.11 [−0.63, 0.41] |
| 異質性の検定：該当せず | | | | | | | |
| 全体的効果の検定：z = 0.42（p = 0.68） | | | | | | | |
| 合計（95% CI） | 134 | | 137 | | | 100.0 | −0.15 [−0.43, 0.13] |
| 異質性の検定：カイ二乗＝ 9.50, df = 4（p = 0.05），$I^2$ = 57.9% | | | | | | | |
| 全体的効果の検定：z = 1.03（p = 0.30） | | | | | | | |

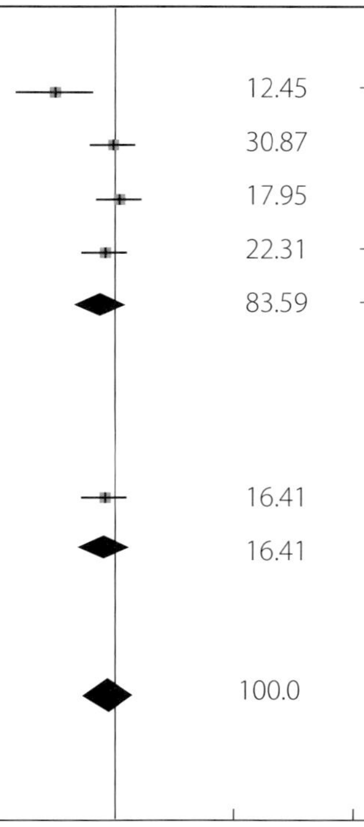

−4　−2　0　2　4
治療を支持　　コントロールを支持

**図 21.6　治療 20 回後の Extended Disability Status Scale（EDSS）の改善のフォレストプロット**
酸素の用量によるサブグループ解析。CI：信頼区間，HBOT：高気圧酸素治療，SD：標準偏差，WMD：加重平均差（Bennett M, Heard R: Hyperbaric oxygen therapy for multiple sclerosis. Chichester, United Kingdom, John Wiley & Sons, Ltd. Cochrane Database Syst Rev (1): CD003057, 2004. より。著作権はコクラン共同計画に帰属，許可を得て転載）

レビュー：多発性硬化症に対する HBOT
比較：01 HBOT とプラセボとの比較
転帰：02 12 カ月後の平均 EDSS の変化

| 臨床試験または<br>サブカテゴリー | N | HBOT 平均(SD) | N | プラセボ平均<br>(SD) | WMD(固定)<br>95%CI | 加重<br>(%) | WMD(固定)<br>95%CI |
|---|---|---|---|---|---|---|---|
| Fischer 1983 | 17 | −0.59 (1.06) | 20 | 0.35 (0.81) | | 48.53 | −0.94 [−1.56, −0.32] |
| Oriani 1990 | 22 | −0.98 (1.16) | 22 | −0.21 (0.84) | | 51.47 | −0.77 [−1.37, −0.17] |
| 合計（95% CI） | 39 | | 42 | | | 100.00 | −0.85 [−1.28, −0.42] |
| 異質性の検定：カイ二乗＝ 0.15, df = 1（p = 0.70），$I^2$ = 0% | | | | | | | |
| 全体的効果の検定：z = 3.89（p < 0.0001） | | | | | | | |

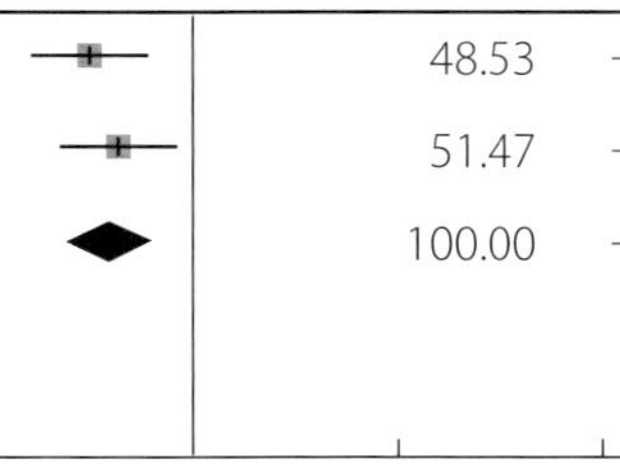

−4　−2　0　2　4
治療を支持　　コントロールを支持

**図 21.7　12 カ月後の Extended Disability Status Scale（EDSS）の改善のフォレストプロット**
CI：信頼区間，HBOT：高気圧酸素治療，SD：標準偏差，WMD：加重平均差（Bennett M, Heard R: Hyperbaric oxygen therapy for multiple sclerosis. Chichester, United Kingdom, John Wiley & Sons, Ltd. Cochrane Database Syst Rev (1): CD003057, 2004. より。著作権はコクラン共同計画に帰属，許可を得て転載）

CI 0.08 〜 2.94，$P$ = 0.4)。1 年後に改善を示した患者は，HBOT 群では 17.2%，偽治療群では 5.7% であった（$P$ = 0.09）。

一方，錐体路機能に関しては，治療直後の利益を示すエビデンスはなかったが，6 カ月後および 1 年後の両方の評価において，統計学的に有意な利益が認められた（たとえば，HBOT 群の 1 年後の非改善の OR 0.13，95% CI 0.03 〜 0.58，$P$ = 0.007）。この時期に改善を

示した患者は，HBOT 群では 13.2％，偽治療群は 4.5％ であった。これらの結果は，1 件の臨床試験（Oriani, 1990）の転帰を大きく反映したものであり，改善を示す患者を新たに 1 例発生させるための HBOT による治療必要数（NNT）は，少なくとも 6 例であると考えられるが，197 例に上る可能性もあることを示している（NNT = 11，95％ CI 6〜197）。

これらの臨床試験は，HBOT 実施後に視力の悪化の OR が有意に上昇したことを示している（OR 24.87，95％ CI 1.44〜428.50，$P = 0.03$）。この解析によると，新たに視力障害を呈する患者を 1 例発生させるための HBOT による NNT は少ない（NNT = 1，95％ CI 1〜2）。悪化を示した患者は，HBOT 群では約 55％ であったが，偽治療群では 3 例（2.3％）であった。HBOT 施行後，耳の気圧外傷の OR に統計学的に有意な上昇はみられず（OR 2.94，95％ CI 0.62〜13.91，$P = 0.17$），治療のその他の有害事象についてはデータがなかった。

## 結　論

多発性硬化症の病態生理は依然として不明であり，これは積極的な研究が必要な分野である。この臨床的症候群の進行の中心は，やはり免疫機序である可能性が高いと考えられ，高濃度酸素状態は免疫学的作用をもつことがわかっているため，HBOT が疾患の緩和に関与できるという考え方は依然として可能である。多発性硬化症の動物モデルは問題を含んでおり，広く認められていないため，HBOT の前臨床エビデンスは少ない。一方，治療推奨の根拠となる臨床的エビデンスは多い。

文献では有望な報告がなされているが，Bennett および Heard[169] はランダム化エビデンスのメタアナリシスを含む正式な系統的レビューにおいて，HBOT の実施について有意な効果を示すエビデンスはほとんどないと結論づけた。重要な臨床転帰に関して，HBOT の実施による臨床的に重要で明らかな利益はみられなかった。12 カ月後の平均 EDSS スコアはわずかな利益を示したが，12 カ月後のこの転帰を報告した臨床試験はわずか 2 件であり（レビューの合計被験者の 16％），これより早期の評価時期で利益を示した臨床試験が 9 件のうちこの 2 件のみであったことを考慮すると，この結果は信頼性に欠ける。同様に，12 カ月後に EDSS スコアが改善した被験者の割合にみられたわずかな利益も，1 件の臨床試験（Oriani, 1990）を反映したものであり，その臨床試験は解析における加重の 84.7％ に寄与し，中止例の割付けに対する感度が高いものであった。6 カ月後のこの転帰を報告したその他の臨床試験は，いずれも臨床的に有用な利益を示しておらず，治療の 6 カ月後に利益がないのに 12 カ月後に利益があるということは生物学的に考えにくい。また，12 カ月後の HBOT 群の平均 EDSS 減少はわずか 0.84 ポイントであり，この差は臨床検査ではほとんど検出できないものである。

メタアナリシスが可能であった 20 の個々の転帰因子で，有意な利益がみられたのはわずか 3 つであった。実施されたサブグループ解析（酸素コース，偽治療の性質および酸素治療圧）はいずれも，Fischer（1983）および Oriani（1990）の結果（利益を示唆）とその他 7 件の臨床試験（利益のエビデンスなし）の結果との間の異質性を説明することができなかった。

HBOT の支持者は，利益を示すには長期間の治療コースが必要となる可能性があり[170]，20 回しか治療を行っていない臨床試験は，この点において不備がある，としている。また，2ATA を超える治療は有害であり，有効ではないという意見もある[130,166]。しかし，この有意な結果を示した 2 件の臨床試験のうち，1 件は 2ATA のみの短期間のコースを行ったものであり（Fischer, 1983），もう 1 件は 12 カ月間追加治療を継続し，2.5ATA を使用していたが（Oriani, 1990），いずれも治療 20 回後および 6 カ月後に利益を示していることから，これらの主張はいずれも支持し難い。また，これより長期間の治療コースを行った唯一の臨床試験（Harpur, 1986）は，治療 20 回後および 6 カ月後に EDSS における利益を示すことができなかった（12 カ月後のデータなし）。初期の解析で利益を示さなかった Harpur（1986）など他の臨床試験のデータが，12 カ月後の利益を裏づけるものになったとは考えられない。

要約すると，多発性硬化症の治療において HBOT が有益な作用をもたらすことを裏づける一貫性のあるエビデンスはなく，入手可能なエビデンスからは，ルーチン使用が妥当であるとは考えられない。コクランのメタアナリシスにおいて利益を示した少数の解析は孤立しており，生物学的妥当性の証明が困難であるため，今後のよくデザインされた臨床試験による裏づけが必要となるだろう。何らかの利益を得るには，高額な費用がかかると考えられる。

既発表の臨床的エビデンスは時代遅れであり，現在の研究と比較して解釈するのは困難である。さらに研究を進める必要はあるが，強力で臨床的に有効な治療

効果がみられる可能性を示すものはほとんどない。しかし，疾患の重症度または分類のサブセットにおいては，ある程度の治療効果がみられる可能性はある。たとえば，いくらかの利益を示した2件の臨床試験のうち1件（Oriani，1990）は比較的軽度の障害をもつ患者を登録したものであり，HBOTが軽度の疾患には有効であるとも考えられる。今後臨床試験を行う場合は，慎重に計画し，MRIデータおよび検証済みの生活の質の評価尺度を含める必要があろう。最後に，今後の臨床試験では，治療の安全性および費用の両方を評価すべきである。このような調査を進んで行うのは，強力な支持者のみではないかと考えられる。

## ▶ 急性虚血性脳卒中

脳卒中は，血管性と推定される突発性神経障害と定義することができる[171]。これは，2001年の推定死亡数が540万人（全死亡例の9.6%）に上る世界的な死亡の最大原因であり，先進国では障害期間調整後の生存年数の6%を占める障害の最大原因でもある[172]。生存者の約3分の1は，事象の1年後に日常生活において多くの介助を必要とする[171,173]。

脳卒中は大きく虚血性と出血性の2つに分類され，前者が全症例の73～86%を占める[174]。平均すると，虚血性脳卒中のほうが出血性脳卒中よりも致死率が低い（1年後で23% vs. 62%）。虚血性脳卒中に認められている治療は抗凝固療法および血栓溶解療法であるが，出血性脳卒中にこのような治療を行うと，出血がさらに促進される可能性が高くなる[171,173]。したがって，早期に正確な診断を行うことが望ましい[171]。脳卒中の種類を決定する際に臨床的評価は信頼できないため，最適な管理には神経画像（CTスキャンの使用が望ましい）が必要である[175]。

脳虚血事象の間，神経組織は低酸素状態になる。低酸素状態が長引くと，ニューロンはイオン恒常性の維持能力を失う。酸素遊離基が蓄積して細胞膜を分解すると[46,47]，不可逆的変化が生じて細胞死を回避することができない。このような変化は，急速に，また治療が開始できるようになる前に起こることもあるが，症状が数時間または数日間かけて徐々にまたは段階的に悪化することもある[48]。この後者の所見は，酸素化の維持を目的とした血行動態因子，呼吸因子および代謝因子の綿密な管理が有効である可能性を示している。

### 治　療

脳虚血性事象においては，全体的な心血管リスクの低下を目的とした，生活様式の改善および薬物療法による予防に大きな重点がおかれている。危険因子の認識および修正は継続的な課題であり，本章の範囲を超えているが，拡散強調法を用いたMRIから得られるエビデンスは，臨床的に明らかな虚血エピソードの前にも後にも無症状の虚血性事象が多くみられることを示しているため，この方法は何らかの介入の影響下で有効である可能性がある[176,177]。

急性事象後の転帰には，脳卒中の集中的な管理プロトコール，血栓溶解療法および抗凝固療法がよい影響を及ぼすことが明らかになっている[178-180]。これらのプロトコールの範囲内で，急性脳卒中からの回復を助けるための補助的手段として認められているものは，経鼻胃チューブを使用した経腸栄養剤による栄養補給[181]，血糖値の厳密な管理[182]，動脈圧の管理である[183]。最も重要な治療決定は血栓溶解薬を投与するかどうかであり，この決定は時期および脳画像による出血性脳卒中の除外に基づいて行われる。

HBOTは1960年代から，虚血性脳卒中の補助的治療として提案されている[184,185]。HBOTの潜在的な利益は，酸素供給の増加および脳浮腫の減少による低酸素症からの回復である[49,56]。高酸素状態の特異的および潜在的な効果は，脂質過酸化反応の減少，白血球活性化の阻害，および血液脳関門の機能回復である[76,77,186]。HBOTは異常な細胞代謝の調整作用というメカニズムによって，かろうじて生存している脳（「虚血辺縁領域」と呼ばれることが多い）を再灌流時の損傷から保護すると提唱されている[187,188]。一方，高用量の酸素は，酸素の遊離基種の生成による酸化ストレスの増加によって，有害となる可能性がある[189]。実際に，脳においては特にリスクが高い[50]。また，HBOTは脳の血流に作用するため，高酸素による血管攣縮および盗血の逆現象の両方による脳血流量の減少をもたらすなど，神経損傷をさらに促進する可能性がある[190]。これらの理由から，一部の脳卒中患者に対しては，HBOTは利益よりも害のほうが大きい可能性がある。

### エビデンス

動物実験のほとんどはHBOTの使用を支持しており，これらについては，Helmsら[191]が2005年に徹底的な調査を行った。使用されたモデルは，脳動脈をひもまたは血管内フィラメントで永続的または一時的に閉塞させたものであり，これらの動物にHBOTを開始するまでの時間は，数分間から24時間までさまざ

**表 21.9 高気圧酸素治療と常圧の空気または酸素を比較した局所的脳虚血の動物実験の概要**

| 臨床試験,動物,閉塞血管 | HBOTまでの時間 | 酸素の用量 | 転　帰 |
|---|---|---|---|
| Weinstein (1987)[192], スナネズミ, 両側のCCAを20分間 | 0 | 1.5ATAで15分間を1回 | 生存率が改善 |
| Yang (2002)[192a], ラット, MCAを1時間 | 0 | 2.8ATAで15分間を1回 | 細胞外ドーパミンの減少が神経保護作用を示唆 |
| Miljkovic-Lolicら(2003)[74], ラット, MCAを1時間 | 0 | 3ATAで1時間を1回 | 梗塞体積, 白血球浸潤, ミエロペルオキシダーゼが減少 |
| Sunami (2000)[192b], ラット, 右MCAおよび右CCAを永続的 | 10分間 | 3ATAで2時間を1回 | 梗塞体積が減少 |
| Hjelde (2002)[192c], ラット, MCAを永続的[*1] | 10分間 | 2ATAで3時間50分を1回 | 虚血体積またはミエロペルオキシダーゼに差なし |
| Veltkampら(2000)[81], ラット, MCAを1時間15分 | 15分間 | 1.5ATAで1時間または2ATAで1時間 | 2.5ATAの高気圧酸素で梗塞体積が減少し, 動作が改善 |
| Burt (1987)[192d], スナネズミ, CCAを永続的 | <30分間 | 1.5ATAで36時間または18時間で, 長いエアブレイクを伴うものを1回[*2] | 断続的な短時間のほうの高気圧酸素で梗塞が減少 |
| Reitan (1990)[78], スナネズミ, CCAを永続的 | 40分間 | 2.5ATAで2時間または4時間[*2] | 生存率が改善 |
| Veltkamp (2005)[192e], ラット, MCAを2時間 | 40分間 | 3ATAで1時間を1回 | 血液脳関門の透過性が減少, 梗塞サイズが減少 |
| Veltkampら(2006)[82], ラット, MCAを2時間 | 45分間 | 3ATAで1時間を1回 | 虚血による生化学的変性の徴候が減少 |
| Corkill (1985)[192f], スナネズミ, CCAを永続的 | 1時間 | 1または1.5ATAで1時間までを1回[*2] | 高気圧酸素が増加すると両側間の色濃度の差が減少 |
| Günther (2005)[192g], ラット, MCAを永続的 | 15分間〜6時間[*1] | 2.5ATAで90分間を1回または1日目に4回[*1] | 早期の高気圧酸素で梗塞サイズが減少, 6時間後の後期および2回目以降の高気圧酸素では減少なし[*1] |
| Roos (1998)[192h], ラット, MCAを3〜90分間[*1] | 記述なし, おそらく閉塞直後 | 2ATAで30分間を1回または4日間毎日 | 利益なし |
| Schabitz (2004)[79], ラット, MCAを永続的 | 2時間 | 2ATAで1時間を1回 | 梗塞体積および障害が減少 |
| Calvert (2006)[192i], ラット, CCAを永続的[*1] | 2時間 | 2.5ATAで2時間を1回対常圧空気対照 | 低酸素症誘導因子の減少に差なし |
| Kawamura (1990)[192j], ラット, MCAを4時間 | 3時間 | 2ATAで30分間を1回 | 梗塞体積および浮腫が減少 |
| Lou (2006)[192k], ラット, MCAを90分間 | 3時間 | 3ATAで1時間を1回 | 梗塞部位が減少し障害が改善 |
| Louら(2004)[193], ラット, MCAを90分間およびMCAを永続的[*1] | 3, 6, 12時間 | 3ATAで1時間を1回 | 一時的:早期では転帰が改善, 後期では転帰が悪化[*1]<br>永続的:転帰が悪化[*1] |
| Weinsteinら(1987)[193a], ネコ, MCAを6時間および24時間 | 6時間までさまざま | 6または24時間後に1.5ATAで40分間を1回[*2] | 6時間閉塞の3時間目までは高気圧酸素で機能が改善し梗塞サイズが減少, 12時間閉塞の4時間目では改善なし[*1] |
| Badrら(2001)[187], ラット, MCAを2時間 | 6時間 | 3ATAで1時間を1回 | 虚血の生化学的徴候が減少 |
| Yin (2005)[193b], ラット, MCAを2時間 | 6または24時間 | 2.5ATAで2時間を6日間毎日 | 両時間で転帰が改善 |
| Yin (2002)[193c], ラット, MCAを2時間 | 8時間 | 3ATAで1時間を1回 | 梗塞部位が減少 |
| Yin (2003)[193d], ラット, MCAを2時間閉塞 | 8時間 | 2.5ATAで2時間を1回 | 梗塞部位, 神経学的スコア, アポトーシスが減少 |

閉塞から高気圧酸素治療開始までの時間順
[*1] HBOTによる利益なし。
[*2] 複合治療スケジュール(詳細は引用論文を参照)
CCA:総頚動脈, HBOT:高気圧酸素治療, MCA:中大脳動脈

まであった（表21.9）。全体としては，虚血再灌流モデルおよび永続的閉塞モデルの両方においてHBOTによって転帰が改善し，最も多い推定転帰は梗塞サイズの減少であった。永続的閉塞後のほうが結果にばらつきが多かったが，これらのほとんどの臨床試験において，治療の遅延が数時間以下であれば，一時的閉塞後のHBOTは有効であると考えられた。しかし，治療の遅延が長引くと利益が減少することを示すエビデンスが存在し[192,193]，遅延が12時間ではHBOT使用後の転帰が（憂慮されるほど）悪化する[193]。

このように動物のエビデンスは全体的に肯定的であり，40年間にわたって脳卒中患者へのHBOT実施が注目されているにもかかわらず，有効性を示す相対的なエビデンスは1990年代までほとんど存在しない。ほとんどの報告は単一または複数の症例のものであり，最大規模の臨床試験は，1980年に報告された122例の症例集積であった[194]。これらの臨床試験のレビューは，患者の半分以上がHBOTによって臨床的または電気生理学的な改善を示したと評価し，比較臨床試験を実施することが望ましいと結論づけた[190]。1991年以降，該当するランダム化比較試験は文献において3件報告されており，これらは最近コクランレビューに組み入れられた[195]。

## コクランレビュー

急性虚血性脳卒中のコクランレビューには，急性虚血性脳卒中であることが確認され，標準的治療の補助としてHBOTが使用された患者を登録したランダム化臨床試験が組み入れられている。HBOT群52例，コントロール群54例の計106例の転帰が報告されている。個々の臨床試験の特性を表21.10に要約する。

これらの臨床試験においては，方法に大きなばらつきがみられる。Rusyniak（2003）およびNighoghossian（1995）は脳卒中の発症から24時間以内の患者を登録したが，Anderson（1991）は最長で2週間後の患者を登録した。Rusyniakは2.5ATAで60分間という治療セッションを1回行ったが，NighoghossianおよびAndersonは1.5ATAの治療を複数回行った。

これらの臨床試験はすべて小規模であり，群間の有効な臨床的差異を検出するための検出力が低かった。登録時の障害の程度および重症度は十分に報告されておらず，3件がベースライン時の状態を明らかにするために使用した神経および健康状態の評価尺度はすべて異なるものであったため，臨床試験の比較が困難であった。

しかし，3～6カ月後の死亡はすべての臨床試験において報告されている（図21.8）。その時期の死亡率に有意差はなく（死亡例はHBOT群3例［6％］，偽治療群5例［10％］），HBOT施行後の死亡の相対リ

表21.10 コクランレビューに組み入れられた急性虚血性脳卒中に対する高気圧酸素治療臨床試験の特性

| 臨床試験 | 方 法 | 被験者 | 介 入 | 転 帰 |
|---|---|---|---|---|
| Anderson (1991)[195a] | 疾患の重症度で層別化し，盲検化したRCT，各群45例でHBOT群の相対改善30％の検出力をもつ（早期中止） | 2週間以内の虚血性脳卒中の成人患者39例，重症度スコアは100のうち20超，内頚動脈領域 | 神経学的集中治療<br>コントロール：1.5ATAで60分間の偽治療を6時間以内に，その後は8時間ごとに実施し，5日間で計15回<br>HBOT：100％酸素を上記と同様に | 5日後，6週間後，1年後の神経学的検査：4カ月後のCTスキャンによる梗塞体積 |
| Nighoghossian (1995)[195b] | 偽治療ありのRCT，各群17例，中止例7例 | 24時間以内にCTで脳卒中が確認され，中大脳動脈の閉塞の徴候があり，Orgogozo Scaleのスコアが80未満（100が正常）の成人患者34例 | 低用量ヘパリンおよび支持療法<br>コントロール：1.2ATAで40分間の偽治療を毎日10日間<br>HBOT：1.5ATAの100％酸素を同じスケジュールで | Orgogozo Scale（100～0），Trouillas Scale（0～10），Rankin Disability Scaleの3つの評価尺度による神経学的検査：HBOTによる有害事象 |
| Rusyniak (2003)[195c] | 24時間までの時間で層別化し，割付けの隠匿を行い，被験者および治験担当医師を盲検化したRCT | 神経障害の発現から24時間以内に受診した虚血性脳卒中の成人患者33例，NIHSSのスコアは全員23ポイント未満 | コントロール：1.14ATAで60分間の偽治療<br>HBOT：2.5ATAの100％酸素をコントロールと同じスケジュールで | 24時間後および90日後のNIHSS<br>90日後のBarthel Index，Rankin Scale，Glasgow Outcome Scale 死亡率：有害事象 |

HBOT：高気圧酸素治療，NIHSS：アメリカ国立衛生研究所脳卒中評価尺度（National Institutes of Health Storke Scale），RCT：ランダム化比較試験

レビュー：急性虚血性脳卒中に対する HBOT
比較：01 死亡
転帰：01 3～6カ月後の死亡

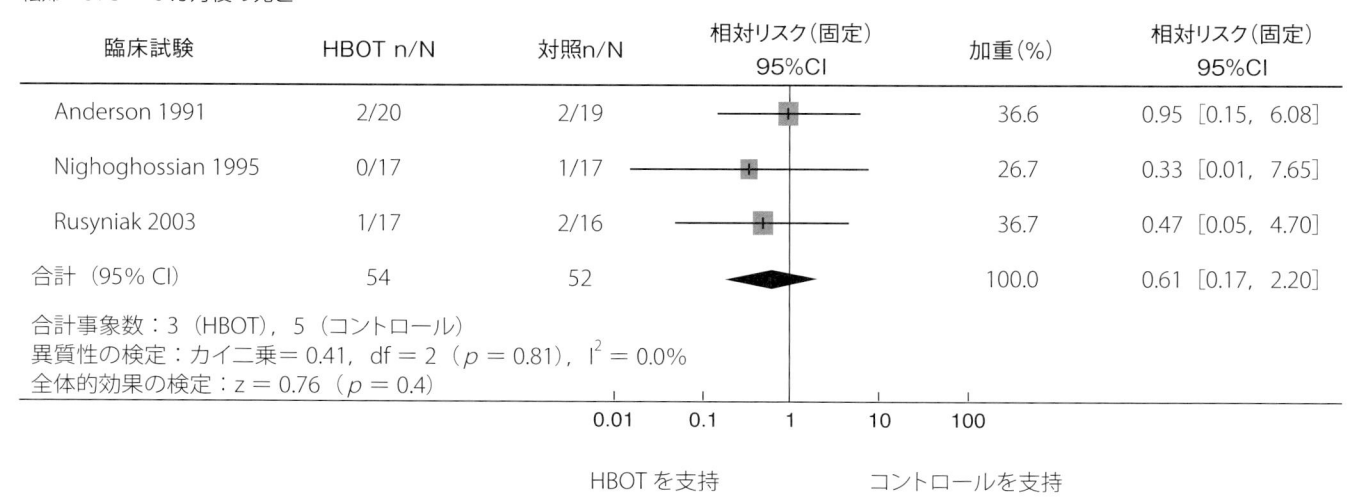

| 臨床試験 | HBOT n/N | 対照n/N | 相対リスク(固定) 95%CI | 加重(%) | 相対リスク(固定) 95%CI |
|---|---|---|---|---|---|
| Anderson 1991 | 2/20 | 2/19 |  | 36.6 | 0.95 [0.15, 6.08] |
| Nighoghossian 1995 | 0/17 | 1/17 |  | 26.7 | 0.33 [0.01, 7.65] |
| Rusyniak 2003 | 1/17 | 2/16 |  | 36.7 | 0.47 [0.05, 4.70] |
| 合計 (95% CI) | 54 | 52 |  | 100.0 | 0.61 [0.17, 2.20] |

合計事象数：3（HBOT），5（コントロール）
異質性の検定：カイ二乗＝ 0.41, df ＝ 2（$p$ ＝ 0.81），$I^2$ ＝ 0.0%
全体的効果の検定：$z$ ＝ 0.76（$p$ ＝ 0.4）

0.01　0.1　1　10　100
HBOTを支持　　　コントロールを支持

**図 21.8　虚血性脳卒中の 3～6 カ月後の死亡フォレストプロット**
CI：信頼区間，HBOT：高気圧酸素治療，SD：標準偏差（Bennett MH, Wasiak J, Schnabel A, et al: Hyperbaric oxygen therapy for acute ischaemic stroke. Chichester, United Kingdom, John Wiley & Sons, Ltd. Cochrane Database Syst Rev (3): CD004954, 2005. より。著作権はコクラン共同計画に帰属，許可を得て転載）

**表 21.11　虚血性脳卒中に対する高気圧酸素治療のランダム化比較臨床試験において転帰として使用された機能および日常生活動作の評価尺度の概要**

| 機能評価尺度 | 臨床試験 | コントロール | HBOT | 差(95%CI) | $P$値 |
|---|---|---|---|---|---|
| 神経学的スコアの平均[*1]（低スコア＝転帰良好） | Anderson (1991)：1年後 | 25.8 | 31.4 | 5.6（－15.1～26.2） | 0.59 |
| Orgogozo Scale の平均（高スコア＝転帰良好） | Nighoghossian (1995)：1年後 | 78.2 | 50.3 | 27.9（4.0～51.8）[*2] | 0.02 |
| Trouillas Disability Scale の平均（低スコア＝転帰良好） | Nighoghossian (1995)：1年後 | 4.1 | 6.3 | 2.2（0.15～4.3）[*2] | 0.04 |
| Rankin Functional Assessment Scale を修正したものの平均（低スコア＝転帰良好） | Nighoghossian (1995)：1年後 | 2.4 | 3.0 | 0.6（－0.18～1.4） | 0.13 |
| 転帰が良好な被験者の数[*3] | Rusyniak (2003)：90日後 | 10.0 | 6.0 | RR 1.8（0.8～3.7） | 0.13 |
| Barthel Index：95 または 100（転帰良好） | Rusyniak (2003)：90日後 | 9.0 | 8.0 | RR 0.8（0.43～1.6） | 0.6 |

[*1] Anderson (1991)[195a] が独自に設定したスコア
[*2] 有意差
[*3] アメリカ国立衛生研究所脳卒中評価尺度＜ 2，Rankin Scale のスコア＜ 2，または Glasgow Outcome Scale のスコア＝ 5 のいずれか
CI：信頼区間，HBOT：高気圧酸素治療，RR：相対リスク

スク（RR）は 0.61 であった（95% CI 0.17～2.2，$P$ ＝ 0.45）。臨床試験間に有意な異質性は認められなかった（$I^2$ ＝ 0%）。

3 件の臨床試験はそれぞれが機能的評価尺度スコアを使用しており，最終追跡調査時のそれらの転帰の概要を表 21.11 に示す。Anderson (1991) は，4 カ月後の平均梗塞体積はコントロール群のほうが小さいが（29.0 cm³ vs. 49.2 cm³），それは有意ではないということも報告している（MD 20.2 cm³，95% CI 13.4～53.8，$P$ ＝ 0.24）。

すべての臨床試験が両群で使用していた 1 人用チャンバーでは，閉所恐怖症が大きな問題であった。たとえば，Anderson (1991) が使用した集中的な治療プロトコールでは，被験者の 39% が予定されていた治療を完了することができなかった。

### 結論

事象の虚血性およびほとんどの動物のエビデンスは，脳卒中に対する HBOT 使用が合理的であると考えられることを示している。動物データおよび未調整

のヒトデータは，早期の治療は利益を与える可能性が高く，後期（約24時間後）の治療は有害である可能性があることを示している。しかし，HBOTが転帰を改善することを示す説得力のあるエビデンスは，ランダム化比較試験からは得られていない。プールしたデータは，受診から6カ月後の死亡率における有意な利益を示していない。1件の臨床試験（Nighoghossian, 1995）は，1つの障害評価尺度（Trouillas）および1つの臨床的記述的評価尺度（Orgogozo）の改善をある程度示唆したが，これらの改善は他の臨床試験または機能評価尺度には反映されておらず，治療完了から1年後にはみられたが，6カ月後にはみられなかった。この明らかな作用の遅延を説明する妥当な理由は見当たらない。また，これらの順序評価尺度の平均スコアを算出して群間比較を行うという解析は適切ではない可能性がある[196]。あるレビューは，検証した9つの脳卒中評価尺度のうち，アメリカ国立衛生研究所脳卒中評価尺度（National Institutes of Health Stroke Scale）は最も信頼性の高い3つのうちの1つであり，最も信頼性の高い障害評価尺度はバーセルインデックス（Barthel Index）であると結論づけた[197]。

治療推奨の根拠となる臨床データはほとんどない。今のところ，ランダム化臨床試験の結果から，脳卒中患者に対するHBOTのルーチン使用の妥当性を証明することはできない。しかし，組み入れられた臨床試験の被験者が少数であったことから，HBOTによる利益が除外されたと確信することもできない。疾患の重症度が及ぼす影響，適切な酸素の用量および治療の時期に関する情報を提供するために，今後の臨床試験を慎重に計画すべきである。

## ▶ 特発性突発性感音難聴および耳鳴

特発性突発性感音難聴（idiopathic sudden sensorineural hearing loss；ISSHL）は，年間10万人あたりおよそ8～15人に発症する急性聴覚障害である[198]。その原因および病態生理は依然として明らかになっていないが[199]，ISSHLの最も一般的な定義は，連続する3つ以上の聴力の周波数における，30dBを超える感音難聴の72時間以内の発症である[200]。耳鳴は，外部からの音刺激がないのに音が知覚されるものと定義することができる。その発生率は，先進国の成人のおそらく10～20％程度である[201-202]。短時間の耳鳴は正常であることが多く，臨床的に重大な耳鳴は，提案されているいくつかの分類法の1つを適用することによって定義されることが多い[204,205]。

ISSHLは多くの患者において突然発症するため，血管性の疾患であることが指摘されているが[206]，その他の可能性としては，ウイルス感染，自己免疫疾患および内耳膜破裂がある[201,207]。組織学的には，検死標本では蝸牛の萎縮およびニューロンの消失がみられるが，所見は多種多様である[207]。耳鳴の原因も同じく不明であるが，これはISSHLと関連することが多く，ISSHL患者の最高90％に耳鳴がみられる[208]。最も広く議論されている仮説は，聴覚系および関連する脳領域における過剰または異常な自発活動[209]ならびに「フィードバック」を伴う異常な信号処理である[210,211]。

### 治療

ISSHLの治療は内耳の酸素化の改善を目的としたものが多く，血管拡張薬，血漿増量剤，ステロイド剤，抗凝固薬，利尿薬，抗ウイルス薬が使用されている。大規模なランダム化臨床試験またはメタアナリシスにおいて利益が証明されたものはない。ステロイド剤の使用に関するコクランレビューでは結論が出ず[212]，血管拡張薬の使用に関するコクランレビューは撤回された[213]。自然回復率が高く一部の試験[214]ではそれが65％にも上ること，また，治療開始前の難聴の罹病期間がさまざまであることから，治療の有効性の評価は困難である。耳鳴の特異的治療では，その音が生活の質および気分に及ぼす影響を重視した抗うつ薬，鎮痙剤，ベンゾジアゼピン系薬剤の投与，またはその音自体を遮断する試みを重視したホワイトノイズジェネレータの使用が行われることが多い。患者が耳鳴に対処するのを助けるための，さまざまな精神療法プログラムおよび「習慣」プログラムも提唱されている[215]。イチョウの使用に関するコクランレビューは，いずれにしても信頼できるエビデンスを示さなかったが[216]，抗うつ薬に関するレビューは進行中である[217]。

難聴および耳鳴は蝸牛器官の低酸素事象から生じる可能性があり，HBOTはその酸素欠乏を回復させる可能性があるという考えに基づき，HBOTは1960年代後半からISSHLおよび耳鳴の両方の改善に推奨されている[218]。感覚器官（有毛細胞）は外リンパの中では酸素の拡散に依存するが，HBOT中に血漿の酸素分圧が著しく増加すると，外リンパへの酸素の拡散が促進される。治療後しばらくは酸素の高圧が持続することがあり，高酸素環境を出てから1時間後の外リンパの酸素分圧は，通常より58％高いことが報告されている[218]。

表 21.12　急性突発性感音難聴の治療における高気圧酸素治療使用の非ランダム化臨床試験の概要

| 臨床試験 | 被験者 | 方　法 | 転　帰 |
|---|---|---|---|
| Goto（1979）[223a] | ISSHL 患者 91 例 | 第 1 群（21 例）：血管拡張薬，ステロイド剤，ビタミン B<br>第 2 群（49 例）：2.4ATA で 90 分間の高気圧酸素を 20 回および星状神経節ブロック<br>第 3 群（20 例）：上記すべて | 発症 2 週間以内の併用治療で著しく改善 |
| Nakashima ら（1998）[219] | SSHL 患者 692 例，非反応患者 149 例に HBOT を追加（発症 2 週間以内） | 全患者：ビタミン B 複合体，血管拡張薬，「代謝活性剤」<br>HBOT：2ATA で 60 分間を 14〜20 回 | HBOT 後に多少回復 |
| Aslan（2002）[223b] | 突発性難聴患者 50 例 | 25 例：ベタヒスチン，プレドニゾン，星状神経節ブロックで 5 日間治療<br>25 例：上記に加えて 2.4ATA で 90 分間の HBOT を 7 日間は 1 日 2 回，その後 6 日間は 1 日 1 回（計 20 回） | HBOT の追加によって閾値が改善 |
| Sparacia（2003）[223c] | SSHL 患者 24 例 | 2 週間以内の 16 例と 15〜30 日間の 8 例を比較，HBOT は 2.2ATA で 120 分間を 20〜40 日間 | 第 1 群では 75% が良好な回復を示し，第 2 群では良好な結果なし |
| Racic（2003）[223d] | 発症 7 日間以内の ISSHL 患者 115 例 | 64 例：ペントキシフィリン 50〜300 mg/ 日の静脈内投与<br>51 例：2.8ATA で 60 分間の HBOT を 1 日 2 回で最高 30 回 | HBOT のほうが聴力改善の平均が大きく，その差は 9 カ月間持続 |
| Hom（2005）[223e] | 2 週間の薬物療法が無効であった ISSHL 患者 9 例 | 2ATA で 90 分間の HBOT を 10 日間毎日 | 3 例が「著しく改善」 |
| Satar（2006）[223f] | ISSHL の連続患者 54 例 | 薬物療法 17 例：抗炎症薬，ビタミン B 複合体，ニコチンアミド，ステロイド剤，ビタミン C などの複合剤を 1 日 2 回で 7 日間（発症から 15 日以内）<br>37 例：上記に加えて 2.5ATA の HBOT を 3 日間は 90 分間で 1 日 2 回，その後 2 週間は 75 分間で 1 日 1 回（発症から 5 日以内） | 回復に群間差なし |

HBOT：高気圧酸素治療，ISSHL：特発性突発性感音難聴，SSHL：突発性感音難聴

## エビデンス

1970 年代前半以降，さまざまな薬物療法および HBOT の両方の治療計画を比較するコホート臨床試験において，多くの患者が報告された。Lamm[218] は 1998 年のレビューにおいて，薬物治療が不成功に終わったあとで HBOT を受けた 4,000 例を超える患者を含む 50 件の臨床試験について記録している。多くの報告はドイツ語または日本語でしか入手することができない[219]。英語の文献とともに，ほとんどの場合で薬物療法を併用した難聴後早期の HBOT の使用を調査した，ごく最近の臨床試験の概要を表 21.12 に示す。これらの臨床試験は全体として，聴覚が著しく回復した患者の割合は HBOT 群のほうが高く，聴力改善の平均も HBOT 群のほうが大きいことを示している。また，これらの患者においては，どの治療を行ったかにかかわらず自然回復率の高さによってバイアスが生じた可能性があるが，治療の開始が早いほうが成功する可能性が高くなることが強く示唆されている。

耳鳴の治療に特化した報告はさらに少ない。Gul ら[220] は急性耳鳴患者を治療し，静脈内投与による多剤療法と HBOT の併用は，薬物療法のみより有効性が低いことを報告した（改善の報告率 80% vs. 66%）。Tan ら[221] は慢性耳鳴の治療に HBOT を使用し，さまざまな結果を報告している。20% は加圧に耐えられず，10% は耳鳴の悪化を呈し，30% は改善を示した。

1999 年以降，この分野では 6 件のランダム化臨床試験が発表されている。5 件はコクランレビュー[222] に含まれ，6 件目もそのレビューのあとの要約[223] に含まれている。その結果および結論を次の項で要約する。

表 21.13　特発性突発性感音難聴または耳鳴に対する高気圧酸素治療のコクランレビューに組み入れられた臨床試験の特性

| 臨床試験 | 方法 | 被験者 | 介入 | 転帰 |
|---|---|---|---|---|
| Cavallazzi（1996）[223g] | 割付けの方法は不明，非盲検 | ISSHL患者64例，時間コースは不明軽度，中等度，重度，「非常に重度」に層別化 | コントロール：ヘパリン，ベタメタゾン，ニコチン酸，フルナリジン，抗ウイルス薬，シチジンホスホコリン，デキストラン，ビタミンの多剤療法<br>HBOT：上記に加えて2.5ATAで60分間の酸素を毎日，3週間で15回 | PTAの回復（%） |
| Fattori（2001）[223h] | ランダム化の方法は不明，非盲検 | 48時間以内に受診したISSHL患者50例軽度，中等度，重度に層別化 | コントロール：血管拡張療法，ブフロメジル200mg/日の静脈内投与を10日間<br>HBOT：2.2ATAで90分間の酸素を毎日で10日間 | PTAの回復（%）<br>PTA回復の平均（%） |
| Hoffmann（1995）[223k] | ランダム化の方法は不明，患者および評価者を盲検化 | ＞6カ月間のISSHL患者44例 | コントロール：1.5ATAで45分間の空気吸入を各週5日間毎日で3週間<br>HBOT：100%酸素をコントロール群と同じスケジュールで | 聴力の改善（%）<br>耳鳴（%） |
| Hoffmann（1995）[223j] | ランダム化の方法は不明，非盲検 | ヒドロキシエチルスターチ，ペントキシフィリン，コルチゾンによる14日間の薬物療法で改善しなかったISSHL患者20例 | コントロール：治療なし<br>HBOT：1.5ATAで45分間の酸素を各週5日間毎日で2〜4週間（10〜20回） | PTA回復の平均（dB）<br>耳鳴（%） |
| Schwab（1998）[223i] | ランダム化の方法は不明，非盲検 | 2週間以内に受診し，それまでに治療歴のないISSHL患者75例 | コントロール：治療なし<br>HBOT：1.5ATAで45分間の酸素を毎日で2〜4週間（10〜20回） | PTAの回復の平均（dB）<br>耳鳴（0〜10） |
| Topuz（2004）[223l] | ランダム化の方法は不明，非盲検 | 2週間以内に受診し，それまでに治療歴のないISSHL患者51例 | コントロール：プレドニゾン，レオマクロデックス，ジアゼパム，ペントキシフィリン<br>HBOT：上記に加えて2.5ATAで90分間の酸素を3週間で25回 | PTA回復の平均（dB） |

HBOT：高気圧酸素治療，ISSHL：特発性突発性感音難聴，PTA：純音聴力閾値

## コクランレビュー

　ISSHLまたは耳鳴のいずれかの治療に対するHBOTの臨床試験を広範囲に検索したところ16件の関連文献が特定され，そのうち関連ランダム化比較試験として正式なレビューに組み入れられたのは，Cavallazzi（1996）[223g]，Fattori（2001）[223h]，Schwab（1998）[223i]，Hoffmann（1995，臨床試験2件）[223j,223k]，Topuz（2004）[223l]の6件であった。これらのうち5件は，耳鳴の有無を問わずISSHLの急性症状を呈する患者を組み入れたが，1件はISSHL，耳鳴，またはその両方を6カ月間以上呈する患者を組み入れた（Hoffmann［1995，慢性］。2件の臨床試験報告書を発表し，1件は急性難聴，もう1件は慢性難聴に関するもの）。登録患者数は，HBOT群が163例，コントロール群が141例の合計304例であった。これらの臨床試験の特性を表21.13に要約する。

　急性症状を対象とした5件の臨床試験の選択基準はさまざまであった。Hoffmann（1995，急性）は2週間の薬物療法で改善しなかった患者のみを，Fattori（2001）は難聴発症の48時間以内で未治療の患者を，Schwab（1998）およびTopuz（2004）は難聴発症から2週間以内の患者を組み入れた。Cavallazzi（1996）は選択基準を明らかにしなかった。HBOTの治療圧（1.5〜2.5ATA），時間（45〜90分間），セッション数（10〜25回）は，臨床試験によって多少違いがあった。同様に，比較治療にも違いがあった。

　統計学的なプールは，適切なデータがなかったため，事前に計画した転帰指標のほとんどについて行うことができなかった（表21.14）。Cavallazzi（1996）およびFattori（2001）は，治療コースの直後に聴力が50%超改善した患者の割合を報告している。HBOT群の55%，コントロール群の36%が改善を示したが，

表 21.14 特発性突発性感音難聴および耳鳴に対する高気圧酸素治療のランダム化比較試験からプールした転帰の概要

| 転帰 | 臨床試験 | 有効性データ | | |
|---|---|---|---|---|
| | | RRまたはWMD（95%CI） | P | NNT |
| **急性症状** | | | | |
| 聴力の改善＞50%（PTAによる割合） | Cavallazzi (1996) [223g]<br>Fattori (2001) [223h] | RR：1.53（0.85〜2.78） | 0.16 | |
| 聴力の改善＞25%（PTAによる割合） | Cavallazzi (1996) [223g]<br>Fattori (2001) [223h] | RR：1.39（1.05〜1.84）* | 0.02 | 5（3〜20） |
| PTA改善の平均（%） | Fattori (2001) [223h] | WMD：37.3（21.75〜52.85）* | ＜0.0001 | |
| 聴力改善の平均（dB） | Hoffmann (1995) [223j]<br>Schwab (1998) [223i]<br>Topuz (2004) [223l] | WMD（重度難聴）：37.7（22.9〜52.5）*<br>WMD（中等度）：19.3（5.2〜33.4）*<br>WMD（軽度）：0.2（−10.0〜10.4） | ＜0.0001（重度）<br>0.007（中等度）<br>0.97（重度） | |
| 耳鳴スコア改善の平均（0〜10） | Schwab (1998) [223i]<br>Hoffmann (1995) [223j] | それぞれ3.1，4.0 ユニットでHBOTのほうが大きく改善 | | |
| **慢性症状** | | | | |
| 聴力の改善（割合） | Hoffmann (1995) [223k] | RR：0.64（0.30〜1.33） | 0.23 | |
| 耳鳴の改善（割合） | Hoffmann (1995) [223k] | RR：0.44（0.16〜1.23） | 0.12 | |

*有意な転帰（95%信頼区間［CI］が1.0の値を含まないときに統計的な差があるとみなす）
HBOT：高気圧酸素治療，NNT：治療必要数，PTA：純音聴力閾値，RR：相対リスク，WMD：加重平均差

この差は統計学的に有意ではなかった（HBOT群のRR 1.53，95% CI 0.85〜2.78，P＝0.16）。同じ2件の臨床試験は，25%超改善した患者の割合も報告していた。HBOT群の78%，コントロール群の56%が改善を示した（RR 1.39，95% CI 1.05〜1.84，P＝0.02）。サブグループ解析の結果，登録時の重症度の違いによる反応の差はみられなかった。22%という絶対リスク差は，良好な転帰を示す患者を新たに1例発生させるためのNNTが5例であることを示している（95% CI 3〜20）（図21.9A，B：pp388-389）。

純音聴力閾値は，改善率で示した場合でも（Fattori, 2001：加重平均差37%でHBOTを支持，95% CI 22〜53%，P＜0.001），デシベル（dB）で表した聴力改善の平均で示した場合でも（Hoffmann, 1995／Topuz, 2004／Schwab, 1998），HBOT群が統計学的に有意な改善を示した。

急性の耳鳴の改善を報告しているのは，Schwab (1998) および Hoffmann (1995, 急性)（53例）のみである。これらの臨床試験の報告では（0〜10の視覚的アナログ評価尺度を使用），HBOT群の耳鳴の改善の平均のほうがコントロール群よりも大きいが（それぞれ3.1，0.4ユニット），いずれの臨床試験もこれらの平均の標準偏差を報告していないため，それ以上解析を行うことができない。慢性症状を呈する患者を登録した1件の臨床試験は，聴力または耳鳴の回復における統計学的有意差を示さなかった。

## 結論

非比較臨床試験およびコホート臨床試験の多くで有望な結果が得られたにもかかわらず，ランダム化エビデンスの解析では，ISSHLの初期治療に適用したときにHBOTが聴力を改善することを示すエビデンスはわずかしかみられなかった。評価に使用できたのは304例の患者を含む臨床試験6件のみであり，重要な臨床転帰の多くについて，メタアナリシスは不適切または不可能であった。臨床試験は全体的に方法の質が中程度のものしかなく，転帰についても方法についても十分な報告がなされていない。特に懸念されるのは，登録時期が異なること，またすべての臨床試験が非盲検で行われたことから，ISSHLの自然回復率の高さが結果にバイアスを与えた可能性があることである。

入手可能なエビデンスから，これらの患者におけるHBOTのルーチン使用の妥当性を証明することは困難である。HBOTの使用による利益（もしあれば）の真の程度を明らかにするために，厳密な方法を用いた大規模なランダム化臨床試験を行うことが強く提唱される。特に，この治療によって最も利益を得られる可能性の高い疾患の重症度および発症時期のサブセット，さまざまな酸素用量の影響，ならびに他の併用治療の影響については，もっと多くの情報が必要である。

機能的重要性を測定するための，適切な臨床転帰の使用に注意すべきである。

## ▶ スポーツによる軟部組織損傷および遅発性筋肉痛

軟部組織損傷はよくみられるものであり，ごく軽度の擦り傷や打撲から，腱，靱帯，筋肉の重度の断裂まで多岐にわたる。軟部組織損傷のみの影響を正確に推定することは難しいが，アメリカだけでも損傷全般によって数千万人が救急科を受診し，年間医療費は数千億ドルに上る[224]。アメリカ疾病管理予防センターは，最近オハイオ州の高校においてスポーツ損傷の調査を行い，損傷の発生率はスポーツ選手1,000人あたり年間2.4人と推定している[225]。軟部組織損傷はスポーツ活動と関連することが多く，プロ，アマチュアいずれのスポーツ選手にも起こる。これらのいずれの集団においても，軟部組織損傷は著しい作業損失や医療費と関連する可能性がある[226]。軟部組織損傷の原因はさまざまであり，急性外傷性の衝撃，反復運動や過度の使用，または不慣れな運動による筋肉損傷などがある[226a,227]。

研究者が特に注目しているのは，遅発性筋肉痛という症状である。これはほとんどの人に何らかの時点でみられるものであり，不慣れな作業をした数日後に生じる筋肉の疼痛，腫脹，硬直の症候群を指す名称である。あるレビューは，その機序，治療方法，そして運動能力への影響がいまだに不明であることを確認している[228]。機序として推定されるのは，乳酸の蓄積，筋攣縮，結合組織の損傷，炎症，筋肉細胞の損傷による酸素の流出である。遅発性筋肉痛は自己限定的であり，運動に不慣れな患者において確実に再現されることから，ヒトの研究における実験的な軟部組織損傷として使用されることが多い。

### 治 療

スポーツによる軟部組織損傷の治療として認められているものをおおまかに分類すると，安静，浮腫を軽減させるための局所的な処置（マッサージ，凍結療法，挙上など），薬物療法（一般に非ステロイド性抗炎症薬），ストレッチなどの運動（特に遅発性筋肉痛の場合），手術，リハビリテーションがある[228-230]。治療の最終的な目的は，再損傷のリスクを抑えながら無痛の機能を回復させ，最短期間で日常活動に戻ることができるようにすることである。これらの介入のうち，臨床試験においてこれらの目的を明らかに達成することが証明されたものはなく，非常によく行われている治療のなかには，エビデンスの系統的レビューにおいて疑問視されているものもある[231-233]。

1982年以降，HBOTが損傷からの回復を促進する可能性があることが示唆されている[234]。HBOTは多くの損傷モデルにおいて，酸素供給の促進による血管収縮，直接的な浸透作用，白血球接着の抑制によって，浮腫を軽減し微小循環を保護することが証明されている[49,235-237]。

### エビデンス

スポーツ損傷の治療に対するHBOTの最初の臨床報告は1993年に発表されたものであり，さまざまな損傷を呈するスコットランドのサッカー選手をHBOTで治療したとき，損傷による損失日数が55%減少したことが報告されている[238]。それ以降，非医学的メディアにおける多くの事例報告が，一部のプロ選手用のスポーツクラブではHBOTの使用が一般的になっていることを示している。ランダム化エビデンスの系統的レビューが発表されており，そのレビューの所見を以下の項で要約する[239]。

### コクランレビュー

このレビューには1996～2003年に発表された報告8件，すなわちSoolsma（1996）[239a]，Borromeo（1997）[239b]，Staples（1999）[239c]，Mekjavic（2000）[239d]，Harrison（2001）[239e]，Webster（2002）[239f]，Babul（2003）[239g]，Germain（2003）[239h]に記載された臨床試験9件が組み入れられている。これらの臨床試験は計197例の患者の結果を提示しており，その詳細を表21.15に示す。

急性軟部組織損傷の治療に対するHBOTを評価した臨床試験は2件ある。Borromeo（1997）は72時間以内に整形外科を受診した急性足関節捻挫患者を組み入れ，Soolsma（1996）は同じく72時間以内に受診したグレードIIの片膝の内側側副靱帯損傷患者を組み入れた。その他の7件は，管理条件下で遅発性筋肉痛を発症させるための運動を行った無条件の若年成人ボランティアを組み入れている。

いずれの著者も2.0～2.5 ATAのHBOTを行い，個々の治療セッションの合計数は3～10回であった。損傷から加圧までの平均時間は，Borromeo（1997）では33時間，Soolsma（1996）では74時間であったが，遅発性筋肉痛に関するほとんどの臨床試験では，運動の4時間以内に酸素投与または偽治療が行われた。

レビュー：特発性突発性感音難聴および耳鳴に対する高気圧酸素
比較：01 急性症状，聴力検査によって測定した聴力の回復
転帰：01 聴力の 50%超の回復

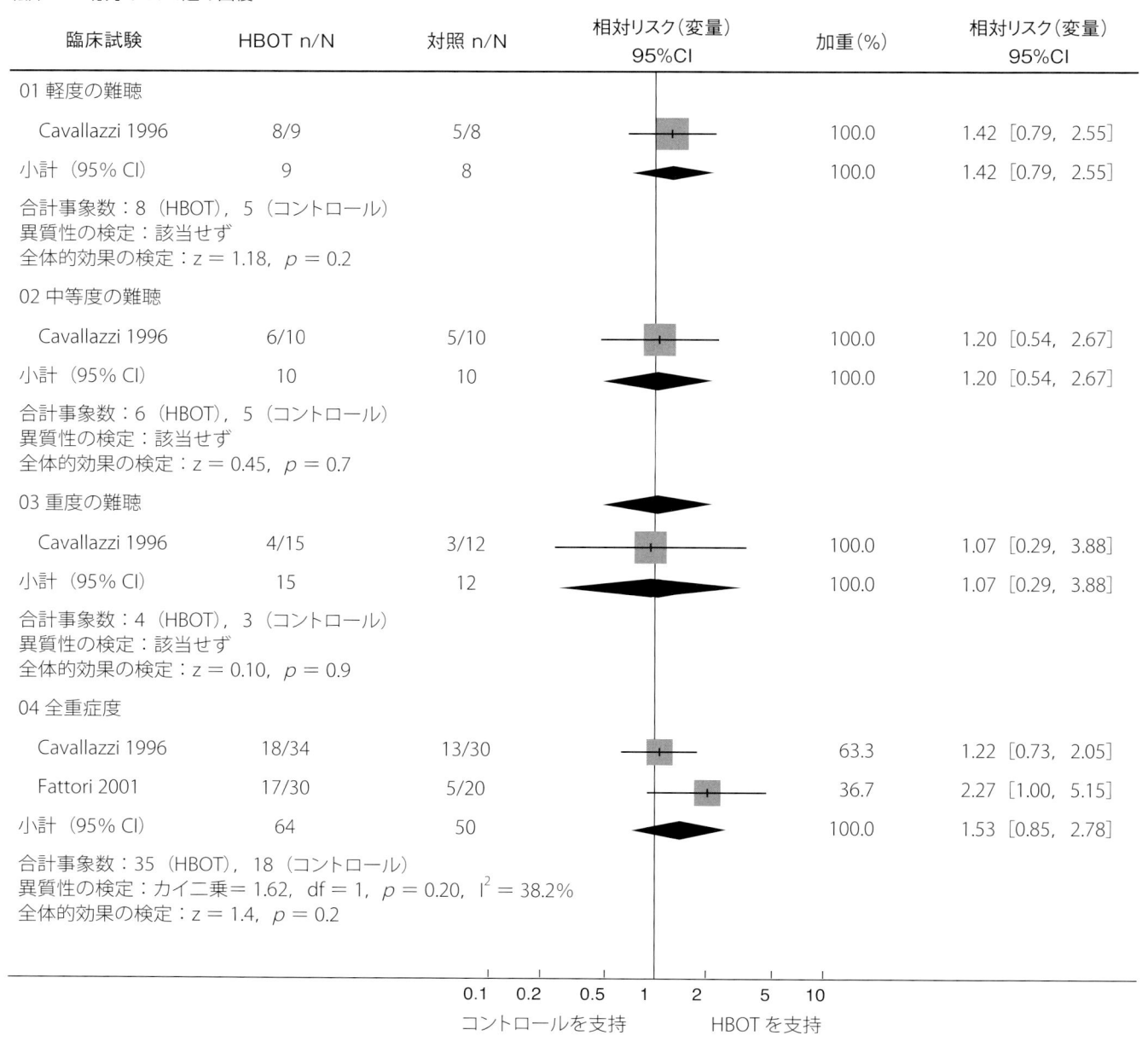

| 臨床試験 | HBOT n/N | 対照 n/N | 相対リスク(変量)<br>95%CI | 加重(%) | 相対リスク(変量)<br>95%CI |
|---|---|---|---|---|---|
| 01 軽度の難聴 | | | | | |
| Cavallazzi 1996 | 8/9 | 5/8 | | 100.0 | 1.42 [0.79, 2.55] |
| 小計（95% CI） | 9 | 8 | | 100.0 | 1.42 [0.79, 2.55] |
| 合計事象数：8（HBOT），5（コントロール）<br>異質性の検定：該当せず<br>全体的効果の検定：z＝1.18, p＝0.2 | | | | | |
| 02 中等度の難聴 | | | | | |
| Cavallazzi 1996 | 6/10 | 5/10 | | 100.0 | 1.20 [0.54, 2.67] |
| 小計（95% CI） | 10 | 10 | | 100.0 | 1.20 [0.54, 2.67] |
| 合計事象数：6（HBOT），5（コントロール）<br>異質性の検定：該当せず<br>全体的効果の検定：z＝0.45, p＝0.7 | | | | | |
| 03 重度の難聴 | | | | | |
| Cavallazzi 1996 | 4/15 | 3/12 | | 100.0 | 1.07 [0.29, 3.88] |
| 小計（95% CI） | 15 | 12 | | 100.0 | 1.07 [0.29, 3.88] |
| 合計事象数：4（HBOT），3（コントロール）<br>異質性の検定：該当せず<br>全体的効果の検定：z＝0.10, p＝0.9 | | | | | |
| 04 全重症度 | | | | | |
| Cavallazzi 1996 | 18/34 | 13/30 | | 63.3 | 1.22 [0.73, 2.05] |
| Fattori 2001 | 17/30 | 5/20 | | 36.7 | 2.27 [1.00, 5.15] |
| 小計（95% CI） | 64 | 50 | | 100.0 | 1.53 [0.85, 2.78] |
| 合計事象数：35（HBOT），18（コントロール）<br>異質性の検定：カイ二乗＝1.62, df＝1, p＝0.20, $I^2$＝38.2%<br>全体的効果の検定：z＝1.4, p＝0.2 | | | | | |

0.1　0.2　0.5　1　2　5　10
コントロールを支持　　　HBOTを支持

図21.9（A）　特発性突発性感音難聴の急性症状に対する治療効果のフォレストプロット
治療終了時の純音聴力閾値（PTA）によって測定した難聴の改善が50%（A）および25%（B）であった被験者の割合および登録時の重症度によるサブグループ解析。CI：信頼区間，HBOT：高気圧酸素治療（Bennett MH, Kertesz T, Yeung P: Hyperbaric oxygen for idiopathic sudden sensorineural hearing loss and tinnitus. Chichester, United Kingdom, John Wiley & Sons, Ltd. Cochrane Database Syst Rev (1): CD004739, 2007. より。著作権はコクラン共同計画に帰属，許可を得て転載）

　臨床試験の質は全体的にかなり高く，完全な機能回復までの時間，完全に機能が回復した被験者の割合および関連する3つの副次的転帰（機能的評価，疼痛・腫脹，筋力）に関するデータが報告されていた。

　遅発性筋肉痛の臨床試験に組み入れられた被験者はすべて，条件つきのスポーツ選手ではなく，臨床試験への登録前に激しい運動をしていなかった若く健康なボランティアであった。Germain（2003）以外の臨床試験はすべて，偽治療を使用した盲検化を行っていた。

　急性靱帯損傷については，Borromeo（1997）が，足関節捻挫患者全員が損傷前の活動に復帰し，完全回復までの時間について治療群間に有意差がなかったことを報告している（MD 0.30 日間 HBOT を支持，95% CI -3.08 ～ 3.68 日間）。Borromeo（1997）も Soolsma（1996）も，治療後に得られた機能的スコアについて群間に有意差がなかったことを報告したが，Borromeo（1997）は，HBOT群のほうがコントロール群よりスコアの改善が有意に大きかったことを報

レビュー：特発性突発性感音難聴および耳鳴に対する高気圧酸素
比較：01 急性症状，聴力検査によって測定した聴力の回復
転帰：01 聴力の 25％超の回復

| 臨床試験 | HBOT n/N | 対照 n/N | 相対リスク(固定)<br>95%CI | 加重(%) | 相対リスク(固定)<br>95%CI |
|---|---|---|---|---|---|
| 01 軽度の難聴 | | | | | |
| Cavallazzi 1996 | 9/9 | 6/8 | | 100.0 | 1.33 [0.89, 1.99] |
| 小計（95% CI） | 9 | 8 | | 100.0 | 1.33 [0.89, 1.99] |

合計事象数：9（HBOT），6（コントロール）
異質性の検定：該当せず
全体的効果の検定：z＝1.41, p＝0.2

| 02 中等度の難聴 | | | | | |
|---|---|---|---|---|---|
| Cavallazzi 1996 | 8/10 | 6/10 | | 100.0 | 1.33 [0.74, 2.41] |
| 小計（95% CI） | 10 | 10 | | 100.0 | 1.33 [0.74, 2.41] |

合計事象数：8（HBOT），6（コントロール）
異質性の検定：該当せず
全体的効果の検定：z＝0.95, p＝0.3

| 03 重度の難聴 | | | | | |
|---|---|---|---|---|---|
| Cavallazzi 1996 | 8/15 | 5/12 | | 100.0 | 1.28 [0.56, 2.91] |
| 小計（95% CI） | 15 | 12 | | 100.0 | 1.28 [0.56, 2.91] |

合計事象数：8（HBOT），5（コントロール）
異質性の検定：該当せず
全体的効果の検定：z＝0.59, p＝0.6

| 04 全重症度 | | | | | |
|---|---|---|---|---|---|
| Cavallazzi 1996 | 25/34 | 17/30 | | 57.8 | 1.30 [0.89, 1.88] |
| Fattori 2001 | 25/30 | 11/20 | | 42.2 | 1.52 [0.99, 2.32] |
| 小計（95% CI） | 64 | 50 | | 100.0 | 1.39 [1.05, 1.84] |

合計事象数：50（HBOT），28（コントロール）
異質性の検定：カイ二乗＝0.29, df＝1, p＝0.59, $I^2$＝0.0%
全体的効果の検定：z＝2.30, p＝0.2

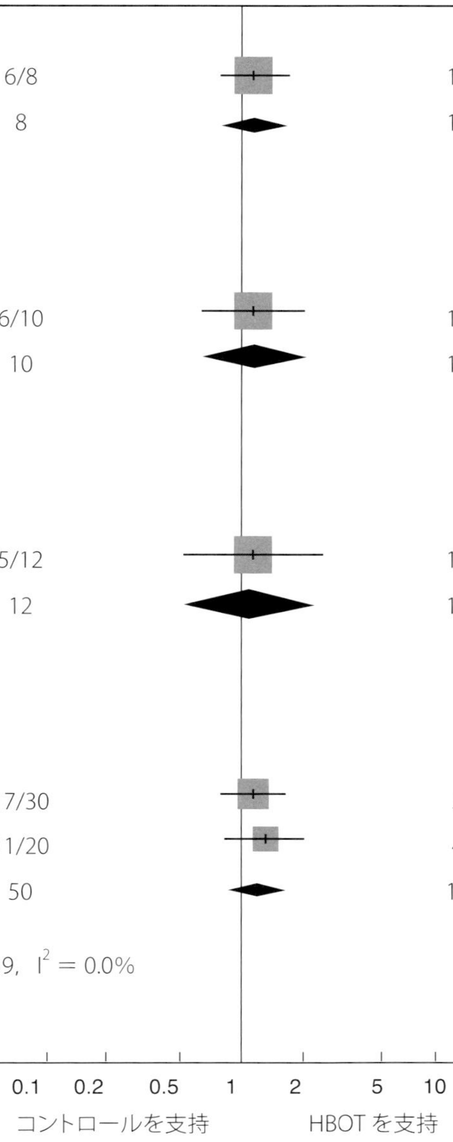

0.1　0.2　0.5　1　2　5　10
コントロールを支持　　HBOT を支持

図 21.9（B）

告した（MD 1.40, 95% CI 0.15〜2.65, P＝0.03）。すべての被験者が完全に回復したため，この所見に重要な臨床的意義があるとは考えられない。Soolsma（1996）は，10 回の治療後ではコントロール群と比較して HBOT 群に疼痛の減少がみられたが，5 回の治療後または 4 週間後の追跡調査時ではそれがみられなかったことを報告している。靱帯損傷を対象としたいずれの臨床試験においても，ほかには疼痛または腫脹における差は報告されなかった。

遅発性筋肉痛については，組み入れられた臨床試験のほとんどが疼痛スコア，腫脹，筋力を評価していたが，すべての臨床試験がすべての転帰データを提示したわけではなかった。運動直後に HBOT を行った臨床試験において，24 時間後または治療終了時には，疼痛スコアについて両群間に有意差はなかったが，48 時間後（MD 0.88, 95% CI 0.09〜1.67）および 72 時間後（MD 0.72, 95% CI 0.06〜1.37）にはコントロール群を支持する統計学的な有意差がみられた。これらの解析の概要を図 21.10 に示す。同様に，HBOT の実施が 24 時間遅延したとき，どの時期においても両群間に HBOT を支持する有意差はみられなかったが，72 時間後ではコントロール群のほうが低い疼痛スコアを示した（MD 0.85, 95% CI 0.06〜1.64）。腫脹または筋力については，いずれの臨床試験においても

**表 21.15　軟部組織損傷の治療に対する高気圧酸素治療のコクランレビューに組み入れられたランダム化臨床試験の特性**

| 臨床試験 | 方法 | 被験者 | 介入 | 転帰 |
|---|---|---|---|---|
| Babul（2003）[239g] | ランダム化・盲検化，複合デザイン | 健康な女性ボランティア 16 例，大腿四頭筋の誘発運動 | HBOT：2ATA で 60 分間を損傷の 4, 24, 48, 72 時間後<br>コントロール：1.2ATA の空気の偽治療を同じスケジュールで | 疼痛スコア，筋力，腫脹 |
| Borromeo（1997）[239b] | ランダム化・盲検化，Intention-to-treat（治療意図に基づく）解析[239g] | 72 時間以内の外側足関節捻挫患者 32 例 | 副子，松葉杖，NSAID，有効 ROM<br>HBOT：2ATA で 90 分間を 7 日間に 3 セッション<br>コントロール：1.1ATA の空気 90 分間の偽治療を同じスケジュールで | 治癒，治癒までの時間，疼痛スコア，腫脹 |
| Germain（2003）[239h] | ランダム化・非盲検，各群の症例数は同じと推定 | 健康なボランティア 16 例，大腿四頭筋の誘発運動 | HBOT：2.5ATA で 100 分間の 95％酸素を 1, 6 時間後，翌日に 1 回，その翌日に 6 時間間隔で 2 回<br>コントロール：特別な治療なし | 疼痛スコア，筋力，腫脹 |
| Harrison（2001）[239e] | ランダム化・一部盲検化，複合試験デザイン，SEM から SD を計算 | 健康な男性ボランティア 21 例，肘屈筋の誘発運動 | HBOT（2 群）：<br>(1) 早期：2.5ATA で 100 分の治療を損傷の直後，24, 48, 72, 96 時間後<br>(2) 後期：直後に偽治療（最小圧の空気），その後 HBOT を第 1 群と同じスケジュールで<br>コントロール：特別な治療なし | 疼痛，筋力，腫脹 |
| Mekjavic（2000）[239d] | ランダム化・被験者および統計学者を盲検化，Intention-to-treat 解析，グラフからの結果 | 健康な男性ボランティア 24 例，肘屈筋の誘発運動 | HBOT：2.5ATA で 60 分間を毎日<br>コントロール：2.5ATA で 60 分間の 8％酸素を 1 日 1 回毎日 | 疼痛，筋力，腫脹 |
| Soolsma（1996）[239a] | ランダム化・盲検化，長時間の治療の遅延，追跡不能例多数 | グレード II の片膝の内側側副靱帯損傷成人患者 19 例 | 通常のアイシング，ストレッチ，強化運動リハビリプログラム<br>96 時間以内<br>HBOT：2ATA で 60 分間を 2 週間に 10 セッション<br>コントロール：1.2ATA の空気の偽治療 | 回復指数，疼痛，ROM，筋力，腫脹 |
| Staples（1999a）[239c*] | ランダム化・盲検化，SEM から SD を計算，追跡不能例多数 | 健康な男性ボランティア 49 例，大腿四頭筋の誘発運動 | 第 1 相<br>HBOT：(1) 運動の 0, 24, 48 時間後に 2ATA で 1 時間，72, 96 時間後に偽治療を 2 回，(2) 0, 24 時間後に偽治療，48, 72, 96 時間後に HBOT<br>コントロール：(1) 特別な介入なし，(2) 0, 24, 48, 72, 96 時間後に 1.2 ATA の空気の偽治療 | 疼痛スコア，筋力 |
| Staples（1999b）[239c*] | Staples（1999a）と同じ | Staples（1999a）と同じ健康な男性ボランティア 30 例 | 第 2 相<br>HBOT：(1) Staples（1999a）と同じ，(2) 同じ HBOT を 0, 24, 48, 72, 96 時間後に 5 回<br>コントロール：Staples（1999a）と同じ偽治療 | 疼痛スコア，筋力 |
| Webster（2002）[239f] | ランダム化・盲検化，グラフからの結果 | 健康な男性ボランティア 12 例，腓腹筋の誘発運動 | HBOT：損傷の 3, 24, 48 時間後に 2.5 ATA を 60 分間<br>コントロール：1.3ATA の空気の偽治療を同じスケジュールで | 疼痛スコア，筋力，腫脹 |

* 1 件の公表文献に 2 件の臨床試験が報告されている。
HBOT：高気圧酸素治療，NSAID：非ステロイド性抗炎症薬，ROM：可動域，SD：標準偏差，SEM：平均標準誤差

レビュー：遅発性筋肉痛および閉鎖性軟部組織損傷に対する HBOT
比較：02 誘発性遅発性筋肉痛：HBOT とコントロールの比較
転帰：01 運動後（早期治療）の疼痛スコア（10 ＝疼痛が最も強い）

| 臨床試験または<br>サブカテゴリー | HBOT<br>N | 平均 (SD) | コントロール<br>N | 平均 (SD) | WMD（変量）<br>95%CI | 加重<br>(%) | WMD（固定）<br>95%CI |
|---|---|---|---|---|---|---|---|
| 01　24 時間後 | | | | | | | |
| 　Harrison 2001 | 5 | 5.96 (2.37) | 6 | 5.19 (1.79) | | 9.9 | 0.77 [－1.75, 3.29] |
| 　Mekjavic 2000 | 12 | 4.42 (2.24) | 12 | 3.51 (3.20) | | 12.9 | 0.91 [－1.30, 3.12] |
| 　Staples 1999a | 9 | 4.84 (1.25) | 18 | 4.62 (1.33) | | 60.4 | 0.22 [－0.80, 1.24] |
| 　Staples 1999b | 20 | 3.81 (2.52) | 10 | 3.78 (2.58) | | 16.7 | 0.03 [－1.91, 1.97] |
| 小計（95% CI) | 46 | | 46 | | | 100.0 | 0.33 [－0.46, 1.13] |
| 異質性の検定：カイ二乗＝ 0.52, df ＝ 3, *p* ＝ 0.92, $I^2$ ＝ 0.0% | | | | | | | |
| 全体的効果の検定：z ＝ 0.82, *p* ＝ 0.4 | | | | | | | |
| 02　48 時間後 | | | | | | | |
| 　Harrison 2001 | 5 | 6.63 (2.58) | 6 | 6.83 (2.36) | | 7.1 | －0.20 [－3.15, 2.75] |
| 　Mekjavic 2000 | 12 | 6.77 (1.85) | 12 | 5.56 (2.40) | | 21.0 | 1.21 [－0.50, 2.92] |
| 　Staples 1999a | 9 | 4.84 (1.28) | 18 | 3.86 (1.33) | | 57.3 | 0.98 [－0.06, 2.02] |
| 　Staples 1999b | 20 | 3.50 (2.63) | 10 | 2.96 (2.74) | | 14.6 | 0.54 [－1.51, 2.59] |
| 小計（95% CI) | 46 | | 46 | | | 100.0 | 0.88 [0.09, 1.67] |
| 異質性の検定：カイ二乗＝ 0.80, df ＝ 3, *p* ＝ 0.85, $I^2$ ＝ 0.0% | | | | | | | |
| 全体的効果の検定：z ＝ 2.20, *p* ＝ 0.03 | | | | | | | |
| 03　72 時間後 | | | | | | | |
| 　Harrison 2001 | 5 | 6.92 (2.15) | 6 | 6.15 (2.12) | | 6.7 | 0.77 [－1.77, 3.31] |
| 　Mekjavic 2000 | 12 | 5.12 (2.38) | 12 | 4.60 (2.24) | | 12.5 | 0.52 [－1.33, 2.37] |
| 　Staples 1999a | 9 | 3.19 (1.09) | 18 | 2.16 (1.13) | | 55.0 | 1.03 [0.15, 1.91] |
| 　Staples 1999b | 20 | 1.56 (1.61) | 10 | 1.42 (1.74) | | 25.8 | 0.14 [－1.15, 1.43] |
| 小計（95% CI) | 46 | | 46 | | | 100.0 | 0.72 [0.06, 1.37] |
| 異質性の検定：カイ二乗＝ 1.30, df ＝ 3, *p* ＝ 0.73, $I^2$ ＝ 0.0% | | | | | | | |
| 全体的効果の検定：z ＝ 2.15, *p* ＝ 0.03 | | | | | | | |
| 04　4〜7 日後 | | | | | | | |
| 　Harrison 2001 | 5 | 1.31 (0.65) | 6 | 1.89 (0.85) | | 7.6 | －0.58 [－1.47, 0.31] |
| 　Mekjavic 2000 | 12 | 0.60 (0.49) | 12 | 0.51 (0.35) | | 51.6 | 0.09 [－0.25, 0.43] |
| 　Staples 1999a | 9 | 1.36 (0.56) | 18 | 1.29 (0.56) | | 29.8 | 0.07 [－0.38, 0.52] |
| 　Staples 1999b | 20 | 0.62 (0.97) | 10 | 0.71 (0.97) | | 11.0 | －0.09 [－0.83, 0.65] |
| 小計（95% CI) | 46 | | 46 | | | 100.0 | 0.01 [－0.23, 0.26] |
| 異質性の検定：カイ二乗＝ 2.05, df ＝ 3, *p* ＝ 0.56, $I^2$ ＝ 0.0% | | | | | | | |
| 全体的効果の検定：z ＝ 0.11, *p* ＝ 0.0 | | | | | | | |

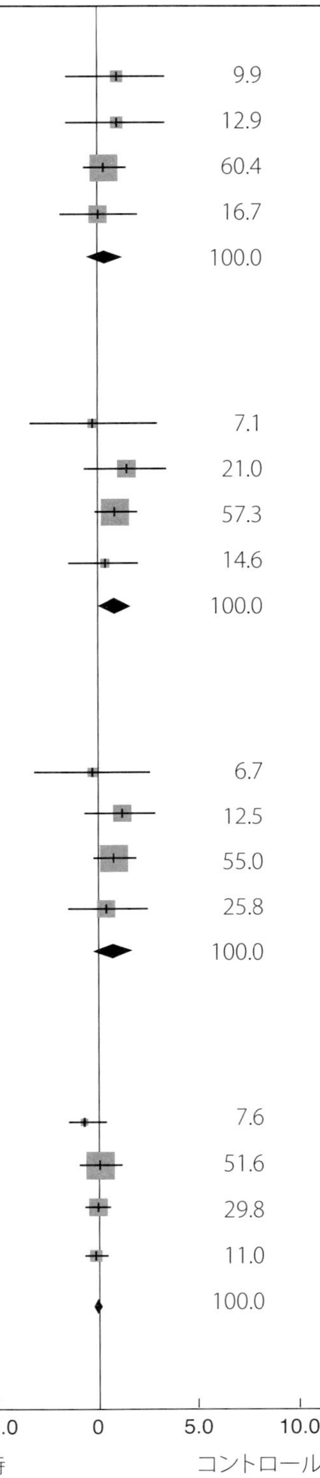

－10.0　－5.0　0　5.0　10.0
治療を支持　　　　コントロールを支持

図 21.10　運動後早期に高気圧酸素治療を施行した全時期の疼痛スコアのフォレストプロット
どの時期においても HBOT による利益を示すものはない。CI：信頼区間，HBOT：高気圧酸素治療，SD：標準偏差（Bennett MH, Best TM, Babul S, et al: Hyperbaric oxygen therapy for delayed onset muscle soreness and closed soft tissue injury. Chichester, United Kingdom, John Wiley & Sons, Ltd. Cochrane Database Syst Rev (4): CD004713, 2005. より。著作権はコクラン共同計画に帰属，許可を得て転載）

HBOT群とコントロール群との間に統計学的な有意差はみられなかった。

## 結 論

要約すると，生理学的根拠や初期の有望な報告があるにもかかわらず，軟部組織損傷または遅発性筋肉痛にHBOTを使用したときの利益を示す良好なエビデンスはほとんど報告されていない。9件のランダム化臨床試験は，全体的にHBOTに一定した利益がないことを報告している。これらの臨床試験のうち，実際の損傷例を組み入れたものは2件のみであるため，この分野におけるデータは不十分である。これらの臨床試験は，回復率が100%（遅発性筋肉痛）の短期的かつ自己限定的な損傷に集中しているため，結果は慎重に解釈しなければならない。

入手可能なエビデンスから，スポーツ損傷に対するHBOTのルーチン使用の妥当性を証明することはできない。実際に，遅発性筋肉痛に対するHBOTの使用をさらに検討する必要性は，ほとんどないと思われる。実際の臨床的損傷の範囲，損傷の重症度のサブセット，また受診時期については，より多くの情報があれば有用かもしれないが，研究を進める場合はその妥当性を慎重に証明しなければならず，今後の臨床試験には慎重な計画が必要となるだろう。

## ▶ 熱 傷

熱傷は依然として病的状態および死亡の主原因である。アメリカでは毎年約200万人が熱傷を負い，それによる入院者数はアメリカで100万人あたり約155人，死亡者数は6,500人である[240,241]。世界的には，2000年の熱傷による死亡者数は23万8,000人であり，低～中所得諸国が全世界の負担の95%を担っている。10万人あたりの年間死亡者数は，北米では1.3人であるがアフリカでは5.5人である[242]。

熱傷は局所的にも全身的にも影響を及ぼす複雑な進行性の損傷であり，熱傷面積が体表面積の約20%を超えると全身的な影響が現れる[243]。局所的には，損傷の急性期には微小血管の変化，白血球・血小板の著しい活性化，浮腫の発現によって，熱傷が拡大する傾向がある。多くの小血管は熱を受けることによって直接凝固し，他の血管はのちに血栓症を引き起こす[244]。熱傷に対する全身反応の特徴は，創傷から放出されるメディエータと低蛋白血症の組み合わせによって生じる，遠隔臓器の間質性浮腫である[245,246]。

## 治 療

熱傷の治療は困難であり，作業負荷が大きいため専門の部署が行うのが理想的である。早期に治療すれば死亡率を改善することができるが，そのためには適切な輸液蘇生を行わなければならず，一般にはConsensus Formulasを使用した最初の輸液投与での蘇生目標の達成[243]ならびに局所薬による疼痛の管理，直接的な体液損失の制限，細菌増殖の抑制が必要である。ここ20年間では，全層創傷の早期の閉鎖によって，創傷でのコロニー形成や感染症が予防され，広範囲な熱傷の転帰が改善している[243]。正式な皮膚閉鎖を選択できない場合は，同様の理由によって，一時的な代用皮膚が広く使用されている。

Wada[247]は1965年に，炭坑作業員の一酸化炭素中毒の治療にHBOTを使用した際に，第2度熱傷の治癒が促進されたことを偶然に観察し，それ以降HBOTが熱傷後の転帰を改善する可能性が提唱されている。1970年にはGruberら[248]が，全層損傷の下部隣接部位は低酸素状態であり，加圧下で酸素を投与するとそれを正常または正常を上回るレベルに上昇させることができることを示した。それ以降，HBOTは熱傷などの多くの損傷モデルにおいて，酸素供給の促進による血管収縮，直接的な浸透作用，白血球接着の抑制によって，浮腫を軽減し微小循環を保護することが証明されている[49,235-237]。微小循環の保護は高気圧酸素への曝露後少なくとも数時間持続し[249,250]，さらにはさまざまな機序によって，低酸素組織の感染症にも有益な作用を及ぼす[251]。

## エビデンス

さまざまな動物熱傷モデルを使用した実験的エビデンスは多数ある。これらの多くは抄録または会報のみにおいて報告されているため特定が困難であるが，ほとんどがCianciおよびSatoによって要約されている[252]。所見の概要を記した簡潔な一覧表を**表21.16**に示す。全体としてこれらのモデルは，熱傷後早期にHBOTを開始すると，浮腫および蘇生時の輸液の必要量が減少し，皮膚構造の保護，上皮化，免疫反応が改善する可能性があることを示している。しかし，HBOTの使用による利益がないこと，または逆に治癒が不良になることを示すモデルもあり，肯定的な転帰を確保するために重要な要因が何であるかは不明である。

しかし，HBOTの有効性を示す臨床報告は，相対的にほとんどない。熱傷の実験モデルは，充血，滲出液，

表 21.16　熱傷に対する高気圧酸素治療の動物実験モデルの概要

| 臨床試験 | モデル | 転　帰 |
|---|---|---|
| Ketchum（1967）[257a] | ラット | 高気圧酸素で治癒時間および感染症が減少 |
| Bornside（1968）[257b] | ラット，高気圧酸素と抗生剤の併用と抗生剤のみを比較 | 不明 |
| Ikeda（1968）[257c] | ウサギ | 高気圧酸素で浮腫が減少 |
| Ketchum（1970）[257d] | ラット | 微小血管が増加 |
| Perrins（1970）[257e] | 熱傷ブタ | 利益なし |
| Härtwig（1974）[257f] | 不明 | 高気圧酸素で微小血管が増加し，治癒時間および炎症が減少 |
| Wells（1977）[257g] | 熱傷イヌ | 高気圧酸素で体液の滲出が減少 |
| Korn（1977）[257h] | モルモット | 上皮形成が改善 |
| Niccole（1977）[257i] | ラット | 高気圧酸素に SSD を上回る利益なし |
| Nylander（1984）[257j] | マウス | 高気圧酸素で浮腫が減少 |
| Saunders（1989）[257k] | 不明 | 微小循環，皮膚成分，コラーゲンの質が改善 |
| Stewart（1994）[257l] | 不明 | 皮膚成分が改善 |
| Tenenhaus（1994）[257m] | 32% TBSA 熱傷マウス | 高気圧酸素で細菌コロニーが減少したが，死亡率が上昇 |
| Germonpre（1996）[257n] | 5% TBSA 熱傷ラット | 高気圧酸素で基底膜の保護が改善し，白血球浸潤が減少 |
| Shoshani（1998）[257o] | 深部熱傷モルモット | 高気圧酸素で再上皮形成が悪化 |
| Akin（2002）[257p] | ラット | 高気圧酸素で細菌数および腸壁を通過した細菌移行が減少 |
| Bilic（2005）[257q] | 20% TBSA 深部熱傷ラット | 浮腫，血管新生，皮膚の毛包の保護，上皮形成が改善 |

SSD：スルファジアジン銀，TBSA：全体表面積

創傷の大きさのある程度の減少を示したものの，治癒における全体的な改善は示さず[119]，一方で，小規模な非ランダム化比較臨床試験は，重度熱傷患者においてHBOT 後に死亡率の低下や入院期間の短縮がみられたことを報告している[253-255]。また，マッチさせた患者 72 例の比較臨床試験は，HBOT 群のほうが（移植片の数は少ないが）腎不全および敗血症が多いことを示している[256]。

### コクランレビュー

Villanueva らは 2004 年に，HBOT による熱傷治療に関するコクランレビューを発表した[256a]。最初の検索では関連する可能性のある文献が 22 件特定されたが，これらの文献の全文を調査したところ，関連する臨床転帰を示したランダム化比較試験は Brannen（1997）[256b] および Hart（1974）[256c] の 2 件のみであった。これらの臨床試験の特性を表 21.17 に要約する。

いずれの臨床試験も，方法の質は中程度であると考えられた。Hart（1974）は二重盲検法を使用し，使用したランダム化の方法（「密閉封筒法」）を報告しているが，登録患者数が少ない（検出力が低い）。

Brannen（1997）は使用した方法の詳細をほとんど報告していない。いずれの臨床試験報告書も，追跡不能例または治療中止例は報告していない。これらの 2 件の臨床試験に登録された患者間に存在する有意な異質性や使用した転帰指標の不一致により，2 件の臨床試験のデータをプールすることができなかったため，個々に報告する。

Brannen（1997）は死亡率に差がないことを報告しているが（各群 7 例［11%］），Hart（1974）は群における死亡率を報告していない。いずれの臨床試験も，創傷感染などの主要な病的状態の発生率を報告していない。Brannen（1997）は入院期間または手術実施回数に差がないことを報告している。

Hart（1974）は，平均治癒時間は HBOT 群のほうが有意に短かったこと（平均：19.7 日間 vs. 43.8 日間，$P < 0.001$）と，輸液の必要量も HBOT 群のほうが少なかったこと（平均：2.2 mL/kg vs. 3.4 mL/kg，統計学的解析の報告なし）を報告している。偽治療群では必要とされた移植片 2 片のうち 1 片は成功しなかったが，HBOT 群では必要とされた 3 片すべてにおいて成功した（非 HBOT 群の移植片失敗の RR 2.0,

表 21.17 熱傷の治療に対する高気圧酸素治療のコクランレビューに組み入れられたランダム化臨床試験の特性

| 臨床試験 | 方法 | 被験者 | 介入 | 転帰 |
|---|---|---|---|---|
| Hart（1974）[256c] | ランダム化・盲検化 | 10〜50% BSA の急性熱傷患者 16 例（男性 14 例），24 時間以内に入院 | コントロール：CVP および尿排出量に応じて漸増させたクリスタロイドによる熱傷のルーチン管理，必要があれば 24 時間後にコロイド，SSD によるドレッシング，わずかな加圧での空気吸入による偽治療<br>HBOT：2ATA で 90 分間を 1 日目は 8 時間ごとに，その後は 1 日 2 回治癒するまで | 死亡率，急性期の輸液必要量，治癒時間の平均，移植片の数 |
| Brannen（1997）[256b] | ランダム化・非盲検 | 急性熱傷患者 125 例（男性 94 例），部位不明，24 時間以内に入院 | コントロール：熱傷のルーチン管理<br>HBOT：上記に加えて 2ATA で 90 分間を 1 日 2 回で 5 日間以上，熱傷 1% BSA あたりの治療は 1 回以下 | 死亡率，急性期の輸液必要量，入院期間，手術回数 |

BSA：体表面積，CVP：中心静脈圧，HBOT：高気圧酸素治療，SSD：スルファジアジン銀

95% CI 0.5〜8.0）。

要約すると，このレビューに組み入れることができたのはわずか 2 件の臨床試験のデータであり，いずれの転帰についてもメタアナリシスを行うことができなかった。この 2 件の臨床試験に組み入れられた患者はわずか 141 例と少数であり，そのうち 125 例は Brannen（1997）の臨床試験の患者であった。また，この 2 件の発表年は 23 年間離れており，比較治療が著しく異なっていた可能性が高い。Hart（1974）の臨床試験は，有用な臨床的差異を検出するための検出力不足によって著しく制約されており，この理由のみを考慮しても，入院期間，死亡率，または手術回数において HBOT の有効性がプラセボと同程度であるという所見は誤りであった可能性がある。

Hart（1974）は治癒時間の平均を報告し，それは HBOT 群の患者のほうが短いという有望な結果を示した。しかし，「治癒」の定義が示されず，受診時の創傷の大きさおよび深さの程度に関する記述もなかった。急性期の輸液必要量や皮膚移植の成功などのその他の転帰は，HBOT 群のほうが「良好であった」と報告されたが，正式な解析は行われなかった。いずれの臨床試験も，長期的な転帰は評価しなかった。Hart（1974）は自身の施設で治療した患者 191 例（138 例に HBOT を使用）の症例集積の付随的な解析において，HBOT で治療した患者の全体的な死亡率は 9% であり（全国的な症例集積の割合に基づいた推定値より低い），138 例のうち 92 例は生存して自家移植も受け，患者 1 例あたりの移植片の平均は 1.35 片であったことを報告している。

### 結論

非ランダム化臨床試験報告書および 1 件の小規模ランダム化比較試験からは有望な結果がいくつか得られたが，熱傷患者に対する HBOT のルーチン使用を支持するために十分なエビデンスは得られていない。HBOT をルーチンで使用している施設もあることから，熱傷患者に対する HBOT の使用による利益の真の程度を明らかにするために，厳密な方法を用いたランダム化臨床試験をさらに行うことが提唱される。特に，この治療によって最も利益を得られそうな熱傷の重症度，または大きさのサブセットおよび最も適切な酸素用量については，より多くの情報が必要である。今後の臨床試験においては，予想される差を検出するための検出力をもつ適切なサンプルサイズと，対象患者の慎重な定義および選択を考慮する必要があろう。

### ▶ 不妊症

不妊症は，世界的に重大な健康問題の 1 つである。6 組に 1 組の夫婦が不妊症であり，妊娠するための介入を必要としている[257]。妊娠に影響を及ぼす要因は多数あり，原因が全く特定できないことも多い。女性における既知の予後指標は，年齢，卵巣予備能，妊娠歴であり，男性における重要な要因は，精子の数と運動性である。受精および子宮内膜への着床は，正常な妊娠・出産に必要な多くの段階の第一歩にすぎない。先天性奇形，胎盤低酸素症，胎児低酸素症などの妊娠障害は，切迫流産の原因になりうる。自然流産は妊娠第 1 三半期の約 15% に起こる。

不妊症の夫婦が実子を妊娠するのを助けるために，さまざまな形態の体外受精（in vitro fertilization；IVF）法が行われている。IVF 技術の著しい発展にも

かかわらず，結果はさまざまであり，受精，着床，妊娠を促進するための有効な手段は，依然として研究の盛んな分野である．HBOT は特にロシアにおいて，「自然」妊娠および IVF による妊娠の両方の成功率を向上させうる手段として提案されており，ロシアでは妊娠に関連する多くの症状が，HBOT の確立した適応とみなされている[258]．現在のところ西欧圏では，HBOT はこの分野においてそれほど注目されていない．

## 病態生理

多くの受精過程において，血管新生，血流，酸素は重要な役割を果たす．そのエビデンスは，主に最近の超音波ドップラー法の改良，特に経腟超音波プローブの発達によって得られる．

卵巣の血流は，卵胞期初期と比較して排卵前期に増加することが明らかになっている[259]．Huey ら[260]は，卵胞周囲の血流が IVF における卵母細胞の発達能を予測できることを証明しているが，卵胞の酸素分圧，二酸化炭素分圧，pH は胚の発達を予測しなかったことも示している．Van Blerkom ら[261]は，卵胞液中の酸素含有量の減少と中期紡錘体の染色体組織における異常発生率の増加とを関連づけることによって，卵母細胞減数分裂における酸素の重要性を証明している．このような異常は，初期胚における分離の歪みやモザイク現象の原因となる可能性がある．したがって，初期胚の適切な発達には十分な酸素が必要であると考えられる．

IVF 法の多くの発展にもかかわらず，多くの胚が着床しない理由は依然として不明である[257]．子宮内膜の質は，1 つの重要な要因であると考えられる．質のよい子宮内膜は，子宮腔および子宮全体の構造，最適なホルモン状態，子宮内膜の蠕動運動がないこと，また良好な血管新生および酸素化に依存する．子宮や子宮内膜下への血液供給を改善するために多くの薬剤が使用されてきたが，説得力のある良好な結果は得られていない．子宮内膜の質の推定に使用される最も重要な要素の 1 つは，子宮内膜厚である．排卵時の子宮内膜厚が 7mm 未満であれば，妊娠の可能性は低い．しかし，それが 14mm を超えると，着床率が低下して流産率が上昇する[262]．単純な厚さを除いても，子宮内膜の組織の質および反射性は重要であると考えられる．超音波上で子宮内膜が二層でなく三層であることは妊娠率の上昇と相関するが，排卵時に子宮内膜下に十分な毛細血管網がない場合は妊娠に適さない[257,263]．

## エビデンス

いくつかのロシア語の報告書（抄録のみ英語で入手可能）は，不妊症の治療において HBOT が利益をもたらすことを示唆している[264-266]．Zadoev ら[264]は，HBOT は慢性前立腺炎による不妊症男性患者の精子の形態および機能的特性を改善することができたと報告している．Asribekova ら[265]は，後期習慣性流産の女性患者のホルモン受容体を調査した．習慣性流産の患者群では，核内のプロゲステロン受容体およびエストロゲン受容体，ならびに子宮内膜の細胞質基質におけるエストロゲン結合が，健康な女性と比較して有意に増加した．後期の習慣性流産患者では，分泌期における細胞質基質中のホルモン受容体の割合も増加していた．この群に HBOT を行った結果（行った治療の詳細は不明），性ホルモン受容体が完全に正常化した．

欧州の文献においては，HBOT の使用を支持するエビデンスはわずかしかない．Van Voorhis[259]によるパイロット試験は，IVF 法による妊娠の予後が不良な女性患者群を対象としたものである．39 歳を超えた女性または過去に IVF が成功しなかった 35～39 歳の女性 10 例に，月経周期の 3 日目から卵母細胞回収の前日までの月～金曜日の毎日，HBOT（2.4 ATA の 100％酸素を 90 分間）が行われた（治療回数の中央値 9.5 回）．患者全員に，その施設で IVF 法の通常のプロトコールおよび投薬が行われた．試験群は HBOT を希望しない別の適格な女性群と比較し，最終転帰は過去のコントロール群とも比較した．卵巣の反応不良による周期の中止率は，すべての群で高かった．完了した周期においては，同時設定したコントロール群ではなく過去のコントロール群と比較したとき，HBOT 群ではエストロゲンの反応，着床および妊娠率が改善した．同時設定したコントロール群との比較では，IVF 周期から得られた胚の数の増加および卵胞液中の血管内皮増殖因子濃度の上昇が示された．この著者らは，低酸素状態の創傷を HBOT で治療したときと同様に，HBOT が卵胞液中の血管内皮増殖因子濃度の上昇を引き起こすのではないかと推測している．妊娠して健康な乳児を出産した症例は，HBOT および IVF 群では 2 例（40％），同時設定したコントロール群では 13 例のうち 3 例（43％）であった．この小規模なパイロット試験の結論は，健康な乳児を出産する可能性について，HBOT の利益を示すエビデンスはないというものであった．

Mitrovic ら[257]による 2006 年の臨床試験の目的は，経腟カラードップラー法を用いて HBOT が子宮内膜

に及ぼす作用を評価することであった。この臨床試験には，3年間で原因不明の不妊症の女性患者32例が組み入れられていた。これはランダム化臨床試験とされているが，ランダム化の詳細は示されていない。HBOTは，月経周期の5日目から連続7日間行われた。各治療の実施時間は2.3ATAで70分間であった。経腟ドップラー超音波検査は，HBOTの1カ月前から1カ月後までの8日目から排卵まで行われた。コントロール群の患者には，同じスケジュールで1ATAの100%酸素が投与された。患者は全員が中等度の排卵誘発剤のみを使用し，過去にIVF法を受けた経験はなかった。排卵時の子宮内膜厚の平均値は，HBOT実施周期では11.1mm，HBOT前の周期では7.7mmであった。子宮内膜厚は，コントロール群のHBOT非実施周期と同程度であった。排卵前の時期に望ましい質の超音波画像が得られた患者は，HBOT実施周期では84%であったが，HBOT非実施周期ではわずか9%であった。HBOT実施周期に子宮内膜下の血管のマッピングを行ったところ，HBOT非実施周期と比較して抵抗が少なかった。これは，集中的な毛細血管網が発達している徴候であり，血管新生の結果，抵抗が減少したと解釈された。

興味深いことに，創傷の臨床試験では，20回のHBOTセッションのあと，安定期に到達する前に血管新生の直線状の増加が示されている[267]。Mitrovicら[257]の臨床試験における7回という高気圧曝露は，著しい血管新生を期待するには少なすぎたかもしれないが，経腟ドップラー画像では大きな変化がみられた。Mitrovicは，HBOTの使用によって，子宮内膜の質の最適化，ならびに子宮内膜下の十分な血管新生と酸素化の両方が生じたと結論づけた。

HBOTとIVF法のランダム化比較臨床試験は報告されていないが，IVFとHBOTの併用後，妊娠成功例2例の英語の症例報告が発表されている[263,268]。Levermentら[263]は，分娩後出血および子宮圧迫後に子宮内膜が瘢痕化した続発性不妊症の32歳女性の症例を報告している。患者はIVF周期に5回失敗し，超音波検査で測定した子宮内膜厚はわずか4mmであった。患者の配偶者（医師）が，子宮内膜の発育を促進するためにHBOTの使用を提案した。月経周期の1～10日目に，2ATAで90分間の治療が10回行われた。その後，通常のエストロゲン-プロゲステロンのプロトコールが実施され，このとき3～15日目に，シルデナフィル（血管拡張薬）が経腟的に投与された。シルデナフィルは以前のIVFでは経口投与されていた。10日目の超音波検査では，子宮内膜厚は6mmであった。20日目に胚移植を行ったところ，単胎妊娠が成立した。患者は帝王切開術によって健康な乳児を出産した。

Mitrovicら[257]は，HBOT実施前に過去2回胚移植に失敗した原発性不妊症の36歳女性の症例を報告している。月経周期の5～13日目に，2.3ATAで70分間のHBOTが行われた。HBOT実施周期の子宮内膜厚は11mmであったが，過去の推定値の記述はなかった。患者にホルモン療法を行い，胚を2つ移植したところ，着床し胎嚢が2つ確認された。患者は38週の妊娠期間で健康な双生児を出産した。

## 結　論

HBOTが卵胞期における卵母細胞の発育に有効である可能性を示す生理学的なエビデンスはいくつかあり，HBOTが着床に必要な子宮内膜の増殖および発育に有効である可能性を示すエビデンスもある。小規模なパイロット試験では，妊娠の予後が不良な患者集団において，IVFとHBOTの併用による妊娠率の改善はみられなかった。2例の症例報告は，IVFと併用した場合に，HBOTが妊娠の成功をもたらしたことを示している。この分野でHBOTが確立した治療とみなされるためには，さらなる研究が必要である。HBOTが卵巣および子宮内膜に及ぼす作用の背景にある基礎科学を解明し，HBOTの最適な実施時期および用量に関する詳細な情報を含む有効性の慎重な臨床的研究を行う必要がある。これは，将来の研究者にとって興味深い分野である。

### REFERENCES

1. Phillips B, Ball C, Sackett D, et al：Oxford Centre for Evidence-based Medicine Levels of Evidence. Oxford Centre for Evidence-based Medicine. Available at：http://www.cebm.net/index.aspx?0=1025. Accessed January 2008.
2. Tolley EA, Headley AS：Meta-analyses：What they can and cannot tell us about clinical research. Curr Opin Nutrit Metab Care 8：181, 2005.
3. Freemantle N, Mason J, Eccles M：Deriving treatment recommendations from evidence within randomized trials. Int J Technol Assess Health Care 15：304-315, 1999.
4. Pogue J, Yusuf S：Overcoming the limitations of current meta-analysis of randomised controlled trials. Lancet 351：47-52, 1998.
5. Lau J, Antman EM, Kulpenick B, et al：Cumulative meta-analysis of therapeutic trials for myocardial infarction. N Engl J Med 327：248-254, 1992.
6. Tunstall-Pedoe H, Kuulasmaa K, Tolonen H, et al：The WHO

MONICA Project. MONICA Monograph and Multimedia Sourcebook. Geneva, World Health Organization, 2003, pp 170-183.
7. British Heart Foundation : Coronary heart disease statistics. Available at : www.dphpc.ox.ac.uk/bhfhprg/stats/2000/2002/keyfacts/index html. Accessed January 2008.
8. Poulter N : Global risk of cardiovascular disease. Heart 89 : ii2-ii5, 2003.
9. Naghavi M, Libby P, Falk E, et al : From vulnerable plaque to vulnerable patient : A call for new definitions and risk assessment strategies : Part I. Circulation 108 : 1664-1672, 2003.
10. Heistad D : Unstable coronary-artery plaques. N Engl J Med 349 : 2285-2287, 2003.
11. Weaver WD, Simes RJ, Betriu A, et al : Comparison of primary coronary angioplasty and intravenous thrombolytic therapy for acute myocardial infarction : A quantitative review. JAMA 278 : 2093-2098, 1997.
12. Antman EM, Anbe DT, Armstrong PW, et al : ACC/AHA guidelines for the management of patients with ST-elevation myocardial infarction—executive summary. Circulation 110 : 588-636, 2004.
13. Arntz H-R, Bossaert L, Filippatos GS : European Resuscitation Council guidelines for resuscitation 2005. Section 5. Initial management of acute coronary syndromes. Resuscitation 67 : S87-S96, 2005.
14. Speit G, Dennog C, Eichorn U, et al : Induction of heme oxygenase-1 and adaptive protection against the induction of DNA damage after hyperbaric oxygen treatment. Cardiogenesis 21 : 1795-1799, 2000.
15. Harabin AL, Braisted JC, Flynn ET : Response of antioxidant enzymes to intermittent and continuous hyperbaric oxygen. J Appl Physiol 69 : 328-335, 1990.
16. Thom SR, Elbuken M : Oxygen-dependent antagonism of lipid peroxidation in the rat. Free Radic Biol Med 10 : 413-426, 1991.
17. Tjarnstrom J, Wikstrom T, Bagge U : Effects of hyperbaric oxygen treatment on neutrophil activation and pulmonary sequestration in intestinal ischemia-reperfusion in rats. Eur Surg Res 31 : 147-154, 1999.
18. Smith G, Lawson DA : Experimental coronary arterial occlusion : Effects of the administration of oxygen under pressure. Scot Med J 3 : 346-350, 1958.
19. Smith GD, Lawson D : The protective effect of inhalation of oxygen at two atmospheres absolute pressure in coronary arterial occlusion. Surg Gynecol Obstet 112 : 320-322, 1962.
20. Trapp WG, Creighton R : Experimental studies of increased atmospheric pressure on myocardial ischemia after coronary ligation. J Thorac Cardiovasc Surg 47 : 687-692, 1964.
21. Meijne NG, Bulterijs A, Eloff SJ : An experimental investigation into the influence of administration of oxygen under increased atmospheric pressure upon coronary perfusion. J Cardiovasc Surg 4 : 521-525, 1963.
22. Thomas MP, Brown LA, Sponseller DR, et al : Myocardial infarct size reduction by the synergistic effect of hyperbaric oxygen and recombinant tissue plasminogen activator. Am Heart J 120 : 791-800, 1990.
23. Robertson HF : The effect of hyperbaric oxygenation on myocardial infarction in dogs. Can J Surg 9 : 81-90, 1966.
24. Holloway DH Jr, Whalen RE, Saltzman HA, et al : Hyperbaric oxygenation in the treatment of acute coronary artery embolization in dogs. J Lab Clin Med 66 : 596-603, 1965.
25. Whalen RE, Saltzman HA : Hyperbaric oxygenation in the treatment of acute myocardial infarction. Prog Cardiovasc Dis 10 : 575-583, 1968.
26. Moon AJ, Williams KG, Hopkinson WI : A patient with coronary thrombosis treated with hyperbaric oxygen. Lancet 1 : 18-20, 1964.
27. Cameron AJ, Gibb BH, Ledingham I. A controlled clinical trial of hyperbaric oxygen in the treatment of acute myocardial infarction. In : Hyperbaric Oxygenation : Proceedings of the Second International Congress. London, ES Livingstone, 1965.
28. Ashfield R, Drew CE, Gavey CJ : Severe acute myocardial infarction treated with hyperbaric oxygen. Postgrad Med J 45 : 648-653, 1969.
29. Veselka J, Mates M, Dolezal V : Detection of viable myocardium : Comparison of dobutamine echocardiography and echocardiography after hyperbaric oxygenation. Undersea Hyperb Med 26 : 9-13, 1999.
30. Hood WB, Yenikomshian S, Norman JC, et al : Treatment of refractory ventricular tachysystole with hyperbaric oxygenation. Am J Cardiol 22(5) : 738-741, 1968.
31. Dekleva M, Nesovic A, Vlahovic A, et al : Adjunctive effect of hyperbaric oxygen treatment after thrombolysis on left ventricular function in patients with acute myocardial infarction. Am Heart J 148 : 1-7, 2004.
31a. Sharifi M, Fares W, Abdel-Karim I, et al : Usefulness of hyperbaric oxygen therapy to inhibit restenosis after percutaneous coronary intervention for acute myocardial infarction or unstable angina pectoris. Am J Cardiol 93 : 1533-1535, 2004.
31b. Stavitsky Y, Shandling AH, Ellestad MH, et al : Hyperbaric oxygen and thrombolysis in myocardial infarction : The "HOT MI" randomised multicenter study. Cardiol 90 : 131-136, 1998.
31c. Shandling AH, Ellestad MH, Hart GB, et al : Hyperbaric oxygen and thrombolysis in myocardial infarction : The "HOT MI" pilot study. Am Heart J 134 : 544-550, 1997.
31d. Swift PC, Turner JH, Oxer HF, et al : Myocardial hibernation identified by hyperbaric oxygen treatment and echocardiography in postinfarction patients : Comparison with exercise thallium scintigraphy. American Heart Journal 124 : 1151-1158, 1992.
31e. Thurston GJ, Greenwood TW, Bending MR, et al : A controlled investigation into the effects of hyperbaric oxygen on mortality following acute myocardial infarction. Quarterly Journal of Medicine XLII : 751-770, 1973.
32. Bennett MH, Jepson N, Lehm JP : Hyperbaric oxygen therapy for acute coronary syndrome. Chichester, United Kingdom, John Wiley & Sons, Ltd. Cochrane Database Syst Rev (2) : CD004818, 2005.
33. Thurman DJ, Alverson C, Browne DD : Traumatic brain injury in the United States : A report to Congress. Bethesda, MD, U.S. Department of Health and Human Services, National Center for Injury Prevention and Control, 1999.
34. Alexander E : Global Spine and Head Injury Prevention Project (SHIP). Surg Neurol 38 : 478-479, 1992.
35. Roberts I : Letter from Chengdu : China takes to the roads. BMJ 310 : 1311-1313, 1995.
36. Fearnside MR, Gurka JA : The challenge of traumatic brain injury. Med J Aust 167 : 293-294, 1997.
37. Fiskum G : Mitochondrial participation in ischemic and traumatic neural cell death. J Neurotrauma 17 : 843-855, 2000.
38. Tymianski M, Tator CH : Normal and abnormal calcium ho-

meostasis in neurons : A basis for the pathophysiology of traumatic and ischemic central nervous system injury. Neurosurgery 38 : 1176-1195, 1996.
39. Schierhout G, Roberts I : Anti-epileptic drugs for preventing seizures following acute traumatic brain injury (Cochrane review). Cochrane Database Syst Rev (4): CD000173, 2001.
40. Roberts I : Barbiturates for acute traumatic brain injury (Cochrane review). Chichester, United Kingdom, John Wiley & Sons, Ltd. Cochrane Database Syst Rev (2): CD000033, 2000.
41. Langham J, Goldfrad C, Teasdale G, et al : Calcium channel blockers for acute traumatic brain injury (Cochrane review). Chichester, United Kingdom, John Wiley & Sons, Ltd. Cochrane Database Syst Rev (4) : CD000565, 2003.
42. Alderson P, Roberts I : Corticosteroids for acute traumatic brain injury (Cochrane review). Chichester, United Kingdom, John Wiley & Sons, Ltd. Cochrane Database Syst Rev (1): CD000196, 2005.
43. Roberts I, Schierhout G : Hyperventilation therapy for acute traumatic brain injury (Cochrane review). Chichester, United Kingdom, John Wiley & Sons, Ltd. Cochrane Database Syst Rev (2): CD000566, 2000.
44. Fasano VA, Nunno T De, Urciolo R, et al : First observation on the use of oxygen under high pressure for the treatment of traumatic coma. In : Boerema I, Brummelkamp WH, Meijne NG (eds): Clinical Application of Hyperbaric Oxygen. Amsterdam, Elsevier, 1964, pp 168-173.
45. Muizelaar JP : Cerebral blood flow, cerebral blood volume and cerebral metabolism after severe head injury. Textbook of Head Injury. London, WB Saunders, 1989, pp 221-240.
46. Ikeda Y, Long DM : The molecular basis of brain injury and brain edema : The role of oxygen free radicals. Neurosurgery 27 : 1-11, 1990.
47. Siesjo BK, Agardh CD, Bengtsson F : Free radicals and brain damage. Cerebrovasc Brain Metab Rev 1 : 165-211, 1989.
48. Robertson CS, Narayan RK, Gokaslan ZL, et al : Cerebral arteriovenous oxygen difference as an estimate of cerebral blood flow in comatose patients. J Neurosurg 70 : 222-230, 1989.
49. Hills BA : A role for oxygen-induced osmosis in hyperbaric oxygen therapy. Med Hypotheses 52 : 259-263, 1999.
50. Clark JM : Oxygen toxicity. The Physiology and Medicine of Diving, 3rd ed. New York, Saunders, 1982, pp 200-238.
51. Daugherty WP, Levasseur JE, Sun D, et al : Effects of hyperbaric oxygen therapy on cerebral oxygenation and mitochondrial function following moderate lateral fluid-percussion injury in rats. J Neurosurg 101 : 499-504, 2004.
52. Niklas A, Brock D, Schober R, et al : Continuous measurements of cerebral tissue oxygen pressure during hyperbaric oxygenation—HBO effects on brain edema and necrosis after severe brain trauma in rabbits. J Neurol Sci 219 : 77-82, 2004.
53. Palzur E, Vlodavsky E, Mulla H, et al : Hyperbaric oxygen therapy for reduction of secondary brain damage in head injury : An animal model of brain contusion. J Neurotrauma 21 : 41-48, 2004.
54. Rogatsky GG, Kamenir Y, Mayevski A : Effect of hyperbaric oxygenation on intracranial pressure elevation rate in rats during the early phase of severe traumatic brain injury. Brain Res 1047 : 131-136, 2005.
55. Vlodavsky E, Palzur E, Soustiel JF : Hyperbaric oxygen therapy reduces neuroinflammation and expression of matrix metalloproteinase-9 in the rat model of traumatic brain injury. Neuropathol Appl Neurobiol 32 : 40-50, 2006.
56. Sukoff MH, Ragatz RE : Hyperbaric oxygenation for the treatment of acute cerebral edema. Neurosurgery 10 : 29-38, 1982.
57. Hayakawa T, Kanai N, Kuroda R : Response of cerebrospinal fluid pressure to hyperbaric oxygenation. J Neurol Neurosurg Psychiatry 34 : 580-586, 1971.
58. Neubauer RA, Gottlieb SF, Pevsner NH : Hyperbaric oxygen for treatment of closed head injury. South Med J 87 : 933-936, 1994.
59. Holbach KH, Caroli A, Wassmann H : Cerebral energy metabolism in patients with brain lesions of normo- and hyperbaric oxygen pressures. J Neurol 217 : 17-30, 1977.
60. Artru F, Philippon B, Gau F, et al : Cerebral blood flow, cerebral metabolism and cerebrospinal fluid biochemistry in brain-injured patients after exposure to hyperbaric oxygen. Eur Neurol 14 : 351-364, 1976.
61. Bennett MH, Trytko BE, Jonker B : Hyperbaric oxygen therapy for the adjunctive treatment of traumatic brain injury (Cochrane review). Cochrane Database Sys Rev (4): CD004609, 2004.
61a. Ren H, Wang W, Ge Z : Glasgow coma scale, brain electrical activity mapping and Glasgow outcome score after hyperbaric oxygen treatment of severe brain injury. Chin J Traumatol 4 (4): 239-241, 2001.
61b. Rockswold GL, Ford SE, Anderson DC, et al : Results of a prospective randomized trial for treatment of severely brain-injured patients with hyperbaric oxygen. J Neurosurg 76(6) 929-934, 1992.
61c. Artru F, Chacornac R, Deleuze R : Hyperbaric oxygenation for severe head injuries. Preliminary results of a controlled study. Eur Neurol 14(4): 310-318, 1976.
61d. Holbach KH, Wassmann H, Kolberg T : Improved reversibility of the traumatic midbrain syndrome using hyperbaric oxygen. Acta Neurochirurgica 30(3-4): 247-256, 1974.
62. Leach RM, Lees PJ, Wilmshurst P : ABC of oxygen : Hyperbaric oxygen therapy. BMJ 317 : 1140-1143, 1998.
63. Adamson SJ, Alessandri LM, Badawi N, et al : Predictors of neonatal encephalopathy in full-term infants. BMJ 311 : 598-602, 1995.
64. Nelson KB, Liviton A : How much of neonatal encephalopathy is due to birth asphyxia? Am J Dis Child 145 : 1325-1331, 1991.
65. Hankins GDV, Speer M : Defining the pathogenesis and pathophysiology of neonatal encephalopathy and cerebral palsy. Obstet Gynecol 102 : 628-636, 2006.
66. Low JA : Determining the contribution of asphyxia to brain damage in the neonate. J Obstet Gynaecol Res 30 : 276-286, 2004.
67. Higgins R : Hypoxic ischemic encephalopathy and hypothermia : A critical look. Obstet Gynecol 106 : 1385-1387, 2005.
68. Perlman JM, Tack ED, Martin T, et al : Acute systemic organ injury in term infants after asphyxia. Am J Dis Child 143 : 617-620, 1989.
69. Whitelaw A : A systematic review of therapy after hypoxia-ischaemic brain injury in the perinatal period. Semin Neonatol 5 : 33-40, 2000.
70. Kent A, Kecskes Z : Magnesium sulfate for term infants following perinatal asphyxia (protocol). John Wiley & Sons, Ltd. Cochrane Database Sys Rev 2, 2003.

71. Gluckman PD, Wyatt JS, Azzopardi D, et al：Selective head cooling with mild systemic hypothermia after neonatal encephalopathy：Multicenter randomized trial. Lancet 365：663-670, 2005.
72. Shankaran S, Laptook AR, Ehrenkranz RA, et al：Whole body hypothermia for neonates with hypoxic-ischemic encephalopathy. N Engl J Med 353：1574-1584, 2005.
73. Hutchison JH, Kerr MM, Inall JA, et al：Controlled trials of hyperbaric oxygen and tracheal intubation in asphyxia neonatorum. Lancet 7444：935-939, 1966.
74. Miljkovic-Lolic M, Silbergleit R, Fiskum G, et al：Neuroprotective effects of hyperbaric oxygen treatment in experimental focal cerebral ischemia are associated with reduced brain leukocyte myeloperoxidase activity. Brain Res 971：90-94, 2003.
75. Iwatsuki N, Takahashi M, Ono K, et al：Hyperbaric oxygen combined with nicardipine administration accelerates neurologic recovery after cerebral ischemia in a canine model. Crit Care Med 22：858-863, 1994.
76. Mink RB, Dutka AJ：Hyperbaric oxygen after global cerebral ischemia in rabbits does not promote brain lipid peroxidation. Crit Care Med 23：1398-1404, 1995.
77. Mink RB, Dutka AJ：Hyperbaric oxygen after global cerebral ischemia in rabbits reduces brain vascular permeability and blood flow. Stroke 26：2307-2312, 1995.
78. Reitan JA, Kien ND, Thorup S, et al：Hyperbaric oxygen increases survival following carotid ligation in gerbils. Stroke 21：119-123, 1990.
79. Schabitz WR, Schade H, Heiland S, et al：Neuroprotection by hyperbaric oxygenation after experimental focal cerebral ischemia monitored by MRI. Stroke 35：1175-1179, 2004.
80. Takahashi M, Iwatsuki N, Ono K, et al：Hyperbaric oxygen therapy accelerates neurologic recovery after 15-minute complete global cerebral ischemia in dogs. Crit Care Med 20：1588-1594, 1992.
81. Veltkamp R, Warner DS, Domoki F, et al：Hyperbaric oxygen decreases infarct size and behavioral deficit after transient focal cerebral ischemia in rats. Brain Res 853：68-73, 2000.
82. Veltkamp M, Bieber K, Wagner S, et al：Hyperbaric oxygen reduces basal lamina degradation after transient focal cerebral ischemia in rats. Brain Res 1076：231-237, 2006.
83. Liu Z, Xiong T, Meads C：Clinical effectiveness of treatment with hyperbaric oxygen for neonatal hypoxic-ischaemic encephalopathy：Systematic review of Chinese literature. BMJ 333：374, 2006.
84. Jan MM：Cerebral palsy：Comprehensive review and update. Ann Saudi Med 26：123-132, 2006.
85. Amato M, Donati F：Update on perinatal hypoxic insult：Mechanism, diagnosis and interventions. Eur J Paed Neurol 4：203-209, 2000.
86. Zafeiriou DI, Kontopoulos EE, Tsikoulas I：Characteristics and prognosis of epilepsy in children with cerebral palsy. J Child Neurol 14：289-294, 1999.
87. Paneth N, Hong T, Korzeniewski S：The descriptive epidemiology of cerebral palsy. Clin Perinatol 33：251-267, 2006.
88. Koman LA, Smith BP, Shilt JS：Cerebral palsy. Lancet 363：1619-1631, 2004.
89. O'Shea TM, Preisser JS, Klinepeter KL, et al：Trends in mortality and cerebral palsy in a geographically based cohort of very low birth weight neonates born between 1982 to 1994. Pediatrics 101：642-647, 1998.
90. Hack M, Freidman H, Fanaroff A：Outcomes of extremely low birth weight infants. Pediatrics 98：913-937, 1996.
91. Kirton A, deVeber G：Cerebral palsy secondary to perinatal ischemic stroke. Clin Perinatol 33：367-386, 2006.
92. Noetzel MJ：Perinatal trauma and cerebral palsy. Clin Perinatol 33：355-366, 2006.
93. Hermansen MC, Hermansen MG：Perinatal infections and cerebral palsy. Clin Perinatol 33：315-333, 2006.
94. Menkes JH, Flores-Sarnat L：Cerebral palsy due to chromosomal anomalies and continuous gene syndromes. Clin Perinatol 33：481-501, 2006.
95. Folkerth RD：Neuropathologic substrate of cerebral palsy. J Child Neurol 20：940-949, 2005.
96. Baud O, Haynes RF, Wang H：Developmental up-regulation of MnSOD in rat oligodendrocytes confers protection against oxidative injury. Eur J Neurosci 20：29-40, 2004.
97. Deng W, Rosenberg PA, Volpe JJ, et al：Calcium-permeable AMPA/kainite receptors mediate toxicity and preconditioning by oxygen-glucose deprivation in oligodendrocyte precursors. Proc Nat Acad Sci USA 100：6801-6806, 2003.
98. Liu HN, Giasson BI, Mushynski WE, et al：AMPA receptor-mediated toxicity in oligodendrocyte progenitors involves free radical generation and activation of JNK, calpain, and caspase 3. J Neurochem 82：398-409, 2002.
99. Agresti C, Bernardo A, Del Russo N：Synergistic stimulation of MHC class I and IRF-1 gene expression by IFN-gamma and TNF-alpha in oligodendrocytes. Eur J Neurosci 10：2975-2983, 1998.
100. Perlman JM：Intervention strategies for neonatal hypoxic-ischaemic cerebral injury. Clin Ther 28：1353-1365, 2006.
101. Mizrahi EM, Kellaway P：Characterization and classification of neonatal seizures. Neurology 37：1837-1844, 1987.
102. Neubauer RA：Hyperbaric oxygenation for cerebral palsy. Lancet 357：2052, 2001.
103. Neubauer RA, Gottlieb SF, Kagan RL：Enhancing 'idling' neurons. Lancet 335：542, 1990.
103a. Collet JP, Vanasse M, Marois P, et al：Hyperbaric oxygen for children with cerebral palsy：A randomised multicentre trial. HBO-CP Research Group. Lancet 357(9256)：582-586, 2001.
104. Marois P, Vanasse M：Hyperbaric oxygen therapy and cerebral palsy. Dev Med Child Neurol 45：646-647, 2003.
105. Heuser G, Heuser SA, Rodelander D, et al：Treatment of neurologically impaired adults and children with 'mild' hyperbaric oxygenation (1.3 ATA and 24% oxygen). In：Joiner JT (ed)：Proceedings of the 2nd International Symposium on Hyperbaric Oxygenation for Cerebral Palsy and the Brain-Injured Child. Flagstaff, Ariz, Best Publishing, 2002, pp 109-115.
106. Patel DR：Therapeutic interventions in cerebral palsy. Indian J Pediatr 72：979-983, 2005.
107. Steinbok P：Selection of treatment modalities in children with spastic cerebral palsy. Neurosurg Focus 21：1-8, 2006.
108. Montgomery D, Goldberg J, Amar M, et al：Effects of hyperbaric oxygen therapy on children with spastic diplegic cerebral palsy：A pilot project. Undersea Hyperb Med 26：235-242, 1999.
109. Machado JJ：Clinically observed reduction of spasticity in patients with neurological diseases and in children with cerebral palsy from hyperbaric oxygen therapy：1989. Available at：http://www.hbotoday.com/treatment/clinical/researchstudies/hbobrazil.shtml. Accessed January 2008.
110. Reference deleted in proofs.
111. Nuthall G, Seear M, Lepawsky M, et al：Hyperbaric oxygen

therapy for cerebral palsy : Two complications of treatment. Pediatrics 106 : E80, 2000.
112. Mathai SS, Bansali P, Singh Gill B, et al : Effects of hyperbaric oxygen therapy in children with cerebral palsy. In : Desola J (ed) : Proceedings of the International Conference on Diving and Hyperbaric Medicine, Barcelona 7-10 September 2005. Barcelona, Spain, European Underwater and Biomedical Society, 2005, pp 193-197.
113. Packard M : The Cornell Study. 2000. Available at : http://www.netnet.net/mums/Cornell.htm. Accessed January 2008.
114. Chavdarov I : The effects of hyperbaric oxygenation on psycho-motor functions by children with cerebral palsy. In : Joiner JT (ed) : Proceedings of the 2nd International Symposium on Hyperbaric Oxygenation for Cerebral Palsy and the Brain-Injured Child. Flagstaff, Ariz, Best Publishing, 2002, pp 91-96.
115. Hardy P, Collet JP, Goldberg J, et al : Neuropsychological effects of hyperbaric oxygen therapy in cerebral palsy. Dev Med Child Neurol 44 : 436-446, 2002.
116. Muller-Bolla M, Collet JP, Ducruet T, et al : Side effects of hyperbaric oxygen therapy in children with cerebral palsy. Undersea Hyperb Med 33 : 237-244, 2006.
117. Russell D, Rosenbaum P, Avery L, et al : The Gross Motor Function Measure (GMFM-66 & GMFM-88) User's Manual. Cambridge, Cambridge University Press, 2002.
118. Scientific Advisory Committee : Hyperbaric oxygen therapy for children with cerebral palsy : A multicenter randomised clinical trial. Quebec, Canada, Fonds dela recherche en sante du Quebec, 2000.
119. Niezgoda JA, Cianci P, Folden BW, et al : The effect of hyperbaric oxygen therapy on a burn wound model in human volunteers. Plast Reconstr Surg 99 : 1620-1625, 1997.
120. Essex C : Hyperbaric oxygen and cerebral palsy : No proven benefit and potentially harmful. Dev Med Child Neurol 45 : 213-215, 2003.
121. Edwards SJ, Lilford RJ, Braunholtz DA, et al : Ethical issues in the design and conduct of randomised controlled trials : A review. Health Technol Assess 2 : 1-132, 1998.
122. Lantos JD : The "inclusion benefit" in clinical trials. J Pediatr 134 : 130-131, 1999.
123. Compston D : The genetic epidemiology of multiple sclerosis. In : Compston A, McDonald I, Noseworthy J (eds) : McAlpine's Multiple Sclerosis, 4 ed. Amsterdam, Elsevier, 1998, pp 45-142.
124. Weinschenker BG, Bass B, Rice GP : The natural history of multiple sclerosis : A geographically based study. 1. Clinical course and disability. Brain 112 : 133-146, 1989.
125. Pittock SJ, Mayr WT, McClelland RL : Disability profile of MS didn't change over 10 years in a population-based prevalence cohort. Neurology 62 : 601-606, 2004.
126. Murray TJ. Diagnosis and treatment of multiple sclerosis. BMJ 332 : 525-527, 2004.
127. Silver N, Lai M, Symms M, et al : Serial magnetisation transfer imaging to characterize the early evolution of new MS lesions. Neurology 51 : 758-764, 1998.
128. Brex PA, Ciccarelli O, O'Riordan JI, et al : A longitudinal study of abnormalities on MRI and disability from multiple sclerosis. N Engl J Med 346 : 158-164, 2002.
129. Ludwin SK : The pathogenesis of multiple sclerosis : Relating human pathology to experimental studies. J Neuropathol Exp Neurol 65 : 305-318, 2006.
130. Gottlieb SF, Neubauer RA : Multiple sclerosis : Its etiology, pathogenesis and therapeutics with emphasis on the controversial use of HBO. J Hyperb Med 3 : 143-164, 1988.
131. Prineas J, Barnard R, Revesz T, et al : Multiple sclerosis. Pathology of recurrent lesions. Brain 116 : 681-693, 1993.
132. Frohman EM, Racke MK, Raine CS : Multiple sclerosis—the plaque and its pathogenesis. N Engl J Med 354 : 942-955, 2006.
133. Hemmer B, Archelos JJ, Hartung HP : New concepts in the immunopathogenesis of multiple sclerosis. Nat Rev Neurosci 3 : 291-301, 2002.
134. Chaudhuri A, Behan PO : Multiple sclerosis is not an autoimmune disease. Arch Neurol 61 : 1610-1612, 2004.
135. Wang WZ, Olsson T, Kostulas V : Myelin antigen reactive T-cells in cerebrovascular diseases. Clin Exp Neurol 88 : 157-162, 1992.
136. Barnett MH, Prineas J : Relapsing and remitting multiple sclerosis : Pathology of the newly forming lesion. Ann Neurol 55 : 458-468, 2004.
137. Scheinker M : Histogenesis of the early lesions of multiple sclerosis. Arch Neurol 49 : 178-185, 1943.
138. Aita JF, Bennett DR, Anderson RE, et al : Cranial CT appearance of acute multiple sclerosis. Neurology 28 : 251-255, 1978.
139. Brickner RM : The significance of localized vasoconstrictions in multiple sclerosis; transient sudden miniature attacks of multiple sclerosis. Res Publ Assoc Res Nerv Ment Dis 28 : 236-244, 1950.
140. Rindfleisch E : Histologische detail zu der degeneration von gehirn und ruckenmark. Virchows Arch (Pathol Anat) 26 : 478-483, 1863.
141. James PB : Evidence for subacute fat embolism as the cause of multiple sclerosis. Lancet 1 : 380-386, 1982.
142. Dow RS, Berglund G : Vascular pattern of lesions of multiple sclerosis. Arch Neurol 47 : 1-18, 1942.
143. Minagar A, Wenche J, Jiminez JJ, et al : Multiple sclerosis as a vascular disease. Neurol Res 28 : 230-235, 2006.
144. Miller D, Khan OA, Sheremata WA : A controlled trial of natalizumab for relapsing multiple sclerosis. N Engl J Med 348 : 15-23, 2003.
145. Chaudhuri A : Lessons for clinical trials from natalizumab in multiple sclerosis. BMJ 332 : 416-419, 2006.
146. Kurtzke JF : Further notes on disability evaluation in multiple sclerosis with scale modifications. Neurology (Minneapolis) 15 : 654-661, 1965.
147. Kurtzke JF : Rating neurological impairment in multiple sclerosis : An expanded disability status scale (EDSS). Neurology 33 : 1444-1452, 1983.
148. Goodin DS, Frohman EM, Garmany GP, et al : Disease modifying therapies in multiple sclerosis. Neurology 58 : 169-178, 2002.
149. Barbero P, Bergui M, Versino E, et al : Every-other-day interferon beta-1b versus once-weekly interferon beta-1a for multiple sclerosis (INCOMIN Trial) II : Analysis of MRI responses to treatment and correlation with NAb. Mult Scler 12 : 72-76, 2006.
150. Li DKB, Zhao GJ, Paty D : Randomised controlled trial of interferon-beta-1a in secondary progresssive MS : MRI results. Neurology 56 : 1505-1513, 2001.
151. PRISMS (Prevention of Relapses and Disability by Interferon beta-1a Subcutaneously in Multiple Sclerosis) Study Group : Randomised double-blind placebo-controlled study of interfer-

151. on beta-1a in relapsing/remitting multiple sclerosis. Lancet 352 : 1498-1504, 1998.
152. Simon JH, Lull J, Jacobs LD, et al : A longitudinal study of T1 hypointense lesions in relapsing MS. MSCRG trial of interferon beta-1a. Multiple Sclerosis Collaborative Research Group. Neurology 55 : 185-192, 2000.
153. The Once Weekly Interferon for MS Study Group : Evidence of interferon beta-1a dose response in relapsing-remitting MS : The OWIMS Study. Neurology 54 : 679-686, 1999.
154. Patti F, L'Episcopo MR, Cataldi ML, et al : Natural interferon-beta treatment of relapsing-remitting and secondary-progressive multiple sclerosis patients. A two-year study. Acta Neurol Scand 100 : 283-289, 1999.
155. European Study Group : The European Study Group on interferon beta-1b in secondary progressive MS : Placebo-controlled multicentre randomised trial of interferon beta-1b in treatment of secondary progressive multiple sclerosis. Lancet 352 : 1491-1497, 1998.
156. SPECTRIMS Study Group : Randomised controlled trial of interferon-beta-1a in secondary progressive MS : Clinical results. Neurology 56 : 1496-1504, 2001.
157. Johnson KP, Brooks BR, Ford CC, et al : Sustained clinical benefits of glatiramer acetate in relapsing multiple sclerosis patients observed for 6 years. Mult Scler 6 : 255-266, 2000.
158. Clegg A, Bryant J, Milne R : Disease-modifying drugs for multiple sclerosis : A rapid and systematic review. Health Technol Assess 4 : i-iv, 1-101, 2000.
159. Boschetty V, Cernoch J : Use of hyperbaric oxygen in various neurologic diseases (preliminary report). Bratisl Lek Listy 53 : 298-302, 1970.
160. Neubauer RA : Treatment of multiple sclerosis with monoplace hyperbaric oxygenation. J Fla Med Assoc 65 : 101, 1978.
161. Neubauer RA : Exposure of multiple sclerosis patients to hyperbaric oxygen at 1.5-2 ATA. A preliminary report. J Fla Med Assoc 67 : 498-504, 1980.
162. Bennett M, Heard R : Treatment of multiple sclerosis with hyperbaric oxygen therapy. Undersea Hyperb Med 28 : 117-122, 2001.
163. Kindwall EP, McQuillen MP, Khatri BO, et al : Treatment of multiple sclerosis with hyperbaric oxygen. Results of a national registry. Arch Neurol 48 : 195-199, 1991.
164. Multiple Sclerosis National Therapy Centres. The experience of MS National Therapy Centres in treating MS with prolonged courses of high dosage oxygenation. Available at : http://www.ms-selfhelp.org/html/oxygen_3.html. Accessed January 2008.
165. Worthington J, DeSouza L, Forti A, et al : A double-blind controlled crossover trial investigating the efficacy of hyperbaric oxygen in patients with multiple sclerosis. In : Rose FC, Jones R (eds): Multiple Sclerosis : Immunological, Diagnostic and Therapeutic Aspects. London, John Libbey, 1987, pp 229-240.
166. Neubauer RA : Hyperbaric oxygen therapy of multiple sclerosis. A multi-centre survey. Lauderdale-By-The-Sea, Fla, RA Neubauer, 1983.
166a. Pallotta R : Hyperbaric therapy for multiple sclerosis. Minerva-Medica 73(42): 2947-2954, 1982.
167. Fischer BH, Marks M, Reich T : Hyperbaric-oxygen treatment of multiple sclerosis. A randomized, placebo-controlled, double-blind study. N Engl J Med 308 : 181-186, 1983.
168. Kleijnen J, Knipschild P : Hyperbaric oxygen for multiple sclerosis. Review of controlled trials. Acta Neurol Scand 91 : 330-334, 1995.
169. Bennett M, Heard R : Hyperbaric oxygen therapy for multiple sclerosis. Chichester, United Kingdom, John Wiley & Sons, Ltd. Cochrane Database Syst Rev (1): CD003057, 2004.
169a. Barnes MP, Bates D, Cartlidge NE, et al : Hyperbaric oxygen and multiple sclerosis : Short-term results of a placebo-controlled, double-blind trial. Lancet 1 : 297-300, 1985.
169b. Neiman J, Nilsson BY, Barr PO, et al : Hyperbaric oxygen in chronic progressive multiple sclerosis : Visual evoked potentials and clinical effects. J Neurol Neurosurg Psychiatry 48 : 497-500, 1985.
169c. Wood J, Stell R, Unsworth I, et al : A double-blind trial of hyperbaric oxygen in the treatment of multiple sclerosis. Med J Aust 143 : 238-240, 1985.
169d. Confavreux C, Mathieu C, Chacornac R, et al : Ineffectiveness of hyperbaric oxygen therapy in multiple sclerosis : A randomized placebo-controlled double-blind study. Presse Med 15 : 1319-1322, 1986.
169e. L'Hermitte F, Roullet E, Lyon-Caen O : Hyperbaric oxygen treatment of chronic multiple sclerosis : Results of a placebo-controlled double-blind study in 49 patients. Revue Neurologique (Paris) 142 : 201-206, 1986.
169f. Harpur GD, Suke R, Bass BH, et al : Hyperbaric oxygen therapy in chronic stable multiple sclerosis : Double-blind study. Neurology 136 : 988-991, 1986.
169g. Wiles CM, Clarke CR, Irwin HP, et al : Hyperbaric oxygen in multiple sclerosis : A double blind trial. Br Med J (Clin Res Ed) 292 : 367-371, 1986.
169h. Barnes MP, Bates D, Cartlidge NE, et al : Hyperbaric oxygen and multiple sclerosis : Final results of a placebo-controlled, double-blind trial. J Neurol Neurosurg Psychiatry 50 : 1402-1406, 1987.
169i. Oriani G, Barbieri S, Cislaghi G, et al : Long-term hyperbaric oxygen in multiple sclerosis : A placebo-controlled, double-blind trial with evoked potentials studies. Journal of Hyperbaric Medicine 5 : 237-245, 1990.
170. James PB : Hyperbaric oxygen and multiple sclerosis. Lancet 1 : 572, 1985.
171. Bath PM, Lees KR : ABC of arterial and venous disease. Acute stroke. BMJ 320 : 920-923, 2000.
172. Lopez AD, Mathers CD, Ezzati M, et al : Global and regional burden of disease and risk factors, 2001. Systematic analysis of population health data. Lancet 367 : 1747-1757, 2006.
173. Bamford J, Sandercock P, Dennis M, et al : Classification and natural history of clinically identifiable subtypes of cerebral infarction. Lancet 337 : 1521-1526, 1991.
174. Sudlow CL, Warlow CP : Comparable studies of the incidence of stroke and its pathological types : Results from an international collaboration. International Stroke Incidence Collaboration. Stroke 28 : 491-499, 1997.
175. Wardlaw JM, Keir SL, Seymour J, et al : What is the best imaging strategy for acute stroke? Health Technol Assess 8 : 1-180, 2004.
176. Kang D-W, Latour LL, Chalela JA, et al : Early and late recurrence of ischemic lesion on MRI. Neurology 63 : 2261-2265, 2004.
177. Chalela JA, Merino JG, Warach S : Update on stroke. Curr Opin Neurol 17 : 447-451, 2004.
178. Chinese Acute Stroke Trial Collaborative Group : CAST : Randomised placebo-controlled trial of early aspirin use in 20,000 patients with acute ischaemic stroke. Lancet 349 : 1641-1649,

1997.
179. The International Stroke Trial Collaborative Group : The International Stroke Trial (IST) : A randomised trial of aspirin, subcutaneous heparin, both, or neither among 19435 patients with acute ischaemic stroke. International Stroke Trial Collaborative Group. Lancet 349 : 1569-1581, 1997.
180. Stroke Unit Trialists' Collaboration : Organised inpatient (stroke unit) care for stroke (Cochrane review). Chichester, United Kingdom, John Wiley & Sons, Ltd. Cochrane Database Syst Rev (4) : CD000197, 2007.
181. Prosser-Loose EJ, Paterson PG : The FOOD Trial Collaboration : Nutritional supplementation strategies and acute stroke outcome. Nutr Rev 64 : 289-294, 2006.
182. Baird TA, Parsons MW, Phan T, et al : Persistent poststroke hyperglycaemia is independently associated with infarct expansion and worse clinical outcome. Stroke 34 : 2208-2214, 2003.
183. Aslanyan S, Fazekas F, Weir CJ, et al : Effect of blood pressure during the acute period of ischemic stroke on stroke outcome : A tertiary analysis of the GAIN International Trial. Stroke 34 : 2420-2425, 2003.
184. Hart GB, Thompson RE : The treatment of cerebral ischemia with hyperbaric oxygen (OHP). Stroke 2 : 247-250, 1971.
185. Ingvar DH, Lassen NA : Treatment of focal cerebral ischaemia with hyperbaric oxygen. Report of 4 cases. Acta Neurol Scand 41 : 92-95, 1965.
186. Thom SR : Functional inhibition of leukocyte B2 integrins by hyperbaric oxygen in carbon monoxide-mediated brain injury in rats. Toxicol Appl Pharmacol 123 : 248-256, 1993.
187. Badr AE, Yin W, Mychaskiw G, et al : Effect of hyperbaric oxygen on striatal metabolites : A microdialysis study in awake freely moving rats after MCA occlusion. Brain Res 916 : 85-90, 2001.
188. Selman WR, Lust WD, Pundik S, et al : Compromised metabolic recovery following spontaneous spreading depression in the penumbra. Brain Res 999 : 167-174, 2004.
189. Yusa T, Beckman JS, Crapo JD, et al : Hyperoxia increases $H_2O_2$ production by brain in vivo. J Appl Physiol 63 : 353-358, 1987.
190. Nighoghossian N, Trouillas P : Hyperbaric oxygen in the treatment of acute ischemic stroke : An unsettled issue. J Neurol Sci 150 : 27-31, 1997.
191. Helms AK, Whelan HT, Torbey MT : Hyperbaric oxygen therapy of cerebral ischemia. Cerebrovasc Dis 20 : 417-426, 2005.
192. Weinstein PR, Anderson GG, Telles DA : Results of hyperbaric oxygen therapy during temporary middle cerebral artery occlusion in unanesthetized cats. Neurosurgery 20 : 518-524, 1987.
192a. Yang ZJ, Camporesi C, Yang X, et al : Hyperbaric oxygenation mitigates focal cerebral injury and reduces striatal dopamine release in a rat model of transient middle cerebral artery occlusion. Eur J Appl Physiol 87(2) : 101-107, 2002.
192b. Sunami K, Takeda Y, Hashimoto M, et al : Hyperbaric oxygen reduces infarct volume in rats by increasing oxygen supply to the ischemic periphery. Crit Care Med 28(8) : 2831-2836, 2000.
192c. Hjelde A, Hjelstuen M, Haraldseth O, et al : Hyperbaric oxygen and neutrophil accumulation/tissue damage during permanent focal cerebral ischaemia in rats. Eur J Appl Physiol 86(5) : 401-405, 2002.
192d. Burt JT, Kapp JP, Smith RR : Hyperbaric oxygen and cerebral infarction in the gerbil. Surg Neurol 28(4) : 265-268, 1987.
192e. Veltkamp R, Siebing DA, Sun L, et al : Hyperbaric oxygen reduces blood-brain barrier damage and edema after transient focal cerebral ischemia. Stroke 36(8) : 1679-1683, 2005.
192f. Corkill G, Van Housen K, Hein L, et al : Videodensitometric estimation of the protective effect of hyperbaric oxygen in the ischemic gerbil brain. Surg Neurol 24(2) : 206-210, 1985.
192g. Günther A, Küpers-Tiedt L, Schneider PM, et al : Reduced infarct volume and differential effects on glial cell activation after hyperbaric oxygen treatment in rat permanent focal cerebral ischaemia. Eur J Neurosci 21(11) : 3189-3194, 2005.
192h. Roos JA, Jackson-Friedman C, Lyden P : Effects of hyperbaric oxygen on neurologic outcome for cerebral ischemia in rats. Acad Emerg Med 5(1) : 18-24, 1998.
192i. Calvert JW, Yin W, Patel M, et al : Hyperbaric oxygenation prevented brain injury induced by hypoxia-ischemia in a neonatal rat model. Brain Res 951(1) : 1-8, 2002.
192j. Kawamura S, Yasui N, Shirasawa M, et al : Therapeutic effects of hyperbaric oxygenation on acute focal cerebral ischemia in rats. Surg Neurol 34(2) : 101-106, 1990.
192k. Lou M, Chen Y, Ding M, et al : Involvement of the mitochondrial ATP-sensitive potassium channel in the neuroprotective effect of hyperbaric oxygenation after cerebral ischemia. Brain Res Bull 69(2) : 109-116, 2006.
193. Lou M, Eschenfelder CC, Herdegen T, et al : Therapeutic window for use of hyperbaric oxygenation in focal transient ischemia in rats. Stroke 35 : 578-583, 2004.
193a. Weinstein PR, Anderson GG, Telles DA : Results of hyperbaric oxygen therapy during temporary middle cerebral artery occlusion in unanesthetized cats. Neurosurgery 20(4) : 518-524, 1987.
193b. Yin D, Zhang JH : Delayed and multiple hyperbaric oxygen treatments expand therapeutic window in rat focal cerebral ischemic model. Neurocrit Care 2(2) : 206-211, 2005.
193c. Yin W, Badr AE, Mychaskiw G, et al : Down regulation of COX-2 is involved in hyperbaric oxygen treatment in a rat transient focal cerebral ischemia model. Brain Res 926(1-2) : 165-171,2002.
193d. Yin D, Zhou C, Kusaka I, et al : Inhibition of apoptosis by hyperbaric oxygen in a rat focal cerebral ischemic model. J Cereb Blood Flow Metab 23(7) : 855-864, 2003.
194. Neubauer RA, End E : Hyperbaric oxygenation as an adjunct therapy in strokes due to thrombosis. A review of 122 patients. Stroke 11 : 297-300, 1980.
195. Bennett MH, Wasiak J, Schnabel A, et al : Hyperbaric oxygen therapy for acute ischaemic stroke. Chichester, United Kingdom, John Wiley & Sons, Ltd. Cochrane Database Syst Rev (3) : CD004954, 2005.
195a. Anderson DC, Bottini AG, Jagiella WM, et al : A pilot study of hyperbaric oxygen in the treatment of human stroke. Stroke 22(9) : 1137-1142, 1991.
195b. Nighoghossian N, Trouillas M, Adeleine P, et al : Hyperbaric oxygen in the treatment of acute ischaemic stroke : A double-blind pilot study. Stroke 26 : 1369-1372, 1995.
195c. Rusyniak DE, Kirk MA, May JD, et al : Hyperbaric oxygen therapy in acute ischemic stroke : Results of the Hyperbaric Oxygen in Acute Ischemic Stroke Trial Pilot Study. Stroke 34(2) : 571-574, 2003.
196. Van Gijn J : Measurement of outcome in stroke prevention trials. Cerebrovasc Dis 2(suppl 2) : 23-34, 1992.

197. D'Olhaberriague L, Mitsias P : A reappraisal of reliability and validity studies in stroke. Stroke 27 : 2331-2336, 1998.
198. Stokroos RJ, Albers FW, Van Cauwenberge P : Diagnosis and treatment of idiopathic sudden sensorineural hearing loss (ISSHL): A survey in the Netherlands and Flanders. Acta Otorhinolaryngol Belg 50 : 237-245, 1996.
199. Haberkamp TJ, Tanyeri HM : The management of idiopathic sudden sensorineural hearing loss. Am J Otolaryngol 20 : 587-592, 1999.
200. Hughes GB, Freedman MA, Haberkamp TJ, et al : Sudden sensorineural hearing loss. Otolaryngol Clin North Am 29 : 393-405, 1996.
201. Thurmond M, Amedee RG : Sudden sensorineural hearing loss : Etiologies and treatments. J Louisiana State Med Soc 150 : 200-203, 1998.
202. Coles DA, Davis AC : Tinnitus : Its epidemiology and management. Copenhagen, 14th Danavox Jubilee Foundation, 1990.
203. Reference deleted in proofs.
204. Dauman R, Tyler RS : Some considerations on the classification of tinnitus. Proceedings of the Fourth International Tinnitus Seminar. Bordeaux, France. Amsterdam, Kugler, 1992, pp 225-229.
205. Stephens D, Hetu R : Impairment, disability and handicap in Audiology : Towards a consensus. Audiology 30 : 185-200, 1991.
206. Belal A : Pathology of vascular sensorineural hearing impairment. Laryngoscope 90 : 1831-1839, 1980.
207. Yoon TH, Paparella MM, Schachern PA, et al : Histopathology of sudden hearing loss. Laryngoscope 100 : 707-715, 1990.
208. Parnes SM : Current concepts in the clinical management of patients with tinnitus. Eur Arch Otorhinolaryngol 254 : 406-409, 1997.
209. Kaltenbach JA : Neurophysiologic mechanisms of tinnitus. J Am Acad Audiol 11 : 125-137, 2000.
210. Cacace AT : Expanding the biological basis of tinnitus : Cross-modal origins and the role of neuroplasticity. Hearing Res 175 : 112-132, 2003.
211. Jastreboff PJ : Phantom auditory perception (Tinnitus): Mechanisms of generation and perception. Neurosci Res 8 : 221-254, 1990.
212. Wei BPC, Mubiru S, O'Leary S : Steroids for idiopathic sudden sensorineural hearing loss. Chichester, United Kingdom, John Wiley & Sons, Ltd. Cochrane Database Syst Rev (2): CD003998, 2006.
213. Liang CY, Gong Y, Li J, et al : Vasodilator agents for sudden sensorineural hearing loss. Chichester, United Kingdom, John Wiley & Sons, Ltd. Cochrane Database Syst Rev (1): CD003422, 2002.
214. Mattox DE, Simmons FB : Natural history of sudden sensorineural hearing loss. Ann Otolaryngol Rhinolaryngol Laryngol 86 : 463-480, 1977.
215. Noell CA, Meyerhoff WL : Tinnitus. Diagnosis and treatment of this elusive symptom. Geriatrics 58 : 28-34, 2003.
216. Hilton M, Stuart E : Ginkgo biloba for tinnitus. Chichester, United Kingdom, John Wiley & Sons, Ltd. Cochrane Database Syst Rev (2): CD003852, 2004.
217. Baldo P, Cook JA, Dooley L, et al : Antidepressants for tinnitus. Chichester, United Kingdom, John Wiley & Sons, Ltd. Cochrane Database Syst Rev (4): CD003853, 2001.
218. Lamm K, Lamm H, Arnold W : Effect of hyperbaric oxygen therapy in comparison to conventional or placebo therapy or no treatment in idiopathic sudden hearing loss, acoustic trauma, noise-induced hearing loss and tinnitus. A literature survey. Adv Otorhinolaryngol 54 : 86-99, 1998.
219. Nakashima T, Fukuta S, Yanagita N : Hyperbaric oxygen therapy for sudden deafness. Adv Otorhinolaryngol 54 : 100-109, 1998.
220. Gul H, Nowak R, Buchner F-A, et al : Different treatment modalities of tinnitus at the EuromedClinic. Int Tinnitus J 6 : 50-53, 2000.
221. Tan J, Tange RA, Dreschler WA, et al : Long-term effect of hyperbaric oxygenation treatment on chronic distressing tinnitus. Scand Audiol 28 : 91-96, 1999.
222. Bennett MH, Kertesz T, Yeung P : Hyperbaric oxygen for idiopathic sudden sensorineural hearing loss and tinnitus. Chichester, United Kingdom, John Wiley & Sons, Ltd. Cochrane Database Syst Rev (1): CD004739, 2007.
223. Bennett MH, Kertesz T, Yeung P : Hyperbaric oxygen therapy for idiopathic sudden sensorineural hearing loss and tinnitus : A systematic review of randomized controlled trials. J Laryngol Otol 119 : 791-798, 2005.
223a. Goto F, Fujita T, Kitani Y, et al : Hyperbaric oxygen and stellate ganglion blocks for idiopathic sudden hearing loss. Acta Otolaryngol 88(5-6): 335-342, 1979.
223b. Aslan I, Oysu C, Veyseller B, et al : Does the addition of hyperbaric oxygen therapy to the conventional treatment modalities influence the outcome of sudden deafness? Otolaryngol Head Neck Surg 126(2): 121-126, 2002.
223c. Sparacia B, Sparacia, G : Hyperbaric oxygen therapy in treatment of sudden deafness. Acta Medica Mediterranea 19(2): 95-102, 2003.
223d. Racic G, Maslovara S, Roje Z, et al : Hyperbaric oxygen in the treatment of sudden hearing loss. ORL J Otorhinolaryngol Relat Spec 65(6): 317-320, 2003.
223e. Horn CE, Himel HN, Selesnick SH : Hyperbaric oxygen therapy for sudden sensorineural hearing loss : A prospective trial of patients failing steroid and antiviral treatment. Otol Neurotol 26(5): 882-889, 2005.
223f. Satar B, Hidir Y, Yetiser S : Effectiveness of hyperbaric oxygen therapy in idiopathic sudden hearing loss. J Laryngol Otol 120(8): 665-669, 2006.
223g. Cavallazzi G, Pignataro L, Capaccio P : Italian experience in hyperbaric oxygen therapy for idiopathic sudden sensorineural hearing loss. Proceedings of the International Joint Meeting on Hyperbaric and Underwater Medicine. European Undersea and Baromedical Society, 1996, pp 647-649.
223h. Fattori B, Berrettini S, Casani A, et al : Sudden hypoacusis treated with hyperbaric oxygen therapy. Ear Nose and Throat Journal 80 : 655-660, 2001.
223i. Schwab B, Flunkert C, Heermann R, et al : HBO in the therapy of cochlear dysfunctions—first results of a randomized study. EUBS Diving and Hyperbaric Medicine, Collected manuscripts of XXIV Annual Scientific Meeting of the European Underwater and Baromedical Society, 1998, pp 40-42.
223j. Hoffmann G, Bohmer D, Desloovere C : Hyperbaric oxygenation as a treatment for sudden deafness and acute tinnitus. Proceedings of the Eleventh International Congress on Hyperbaric Medicine, 1995, pp 146-151.
223k. Hoffmann G, Bohmer D, Desloovere C : Hyperbaric oxygenation as a treatment of chronic forms of inner ear hearing loss and tinnitus. Proceedings of the Eleventh International Congress on Hyperbaric Medicine, 1995, pp 141-145.

223l. Topuz E, Yigit O, Cinar U, et al: Should hyperbaric oxygen be added to treatment in idiopathic sudden sensorineural hearing loss? Eur Arch Otorhinolaryngol 261: 393-396, 2004.
224. Finnegan M: Injury prevention: Editorial comment. Clin Orthop Relat Res (409): 2, 2003.
225. Centers for Disease Control and Prevention (CDC): Sports-related injuries among high school athletes—United States, 2005-06 school year. Morb Mortal Wkly Rep 55: 1037-1040, 2006.
226. Van Mechelen W: The severity of sports injuries. Sports Med 24: 176-180, 1997.
226a. Leach RE: Hyperbaric oxygen therapy in sports. Am J Sports Med 26(4) 489-490, 1998.
227. Babul S, Rhodes EC: The role of hyperbaric oxygen therapy in sports medicine. Sports Med 30: 395-403, 2000.
228. Cheung K, Hume P, Maxwell L: Delayed onset muscle soreness: Treatment strategies and performance factors. Sports Med 33: 145-164, 2003.
229. Kader D, Saxena A, Movin T, et al: Achilles tendinopathy: Some aspects of basic science and clinical management. Br J Sports Med 36: 239-249, 2002.
230. Perryman JR, Hershman EB: The acute management of soft tissue injuries of the knee. Orthoped Clin North Am 33: 575-585, 2002.
231. Bleakley C, McDonough S, MacAuley D: The use of ice in the treatment of acute soft-tissue injury. A systematic review of randomised controlled trials. Am J Sports Med 32: 251-261, 2004.
232. Amendola A, Williams G, Foster D: Evidence-based approach to treatment of acute traumatic syndesmosis (high ankle) sprains. Sports Med Arthrosc 14: 232-236, 2006.
233. Nassab PF, Schickendantz MS: Evaluation and treatment of medial ulnar collateral ligament injuries in the throwing athlete. Sports Med Arthrosc 14: 221-231, 2006.
234. Oriani G, Barnini C, Marroni G: Hyperbaric oxygen therapy in the treatment of various orthopedic disorders. Minerva Med 73: 2983-2988, 1982.
235. Nylander G, Lewis D, Nordstrom H, et al: Reduction of postischemic edema with hyperbaric oxygen. Plast Reconstr Surg 76: 596-603, 1985.
236. Staples JR, Clement DB, McKenzie DC: The effects of intermittent hyperbaric oxygen on biochemical muscle metabolites of eccentrically exercised rats [abstract]. Can J Appl Physiol 20 (suppl): 49, 1995.
237. Thom SR, Mendiguren H, Nebolon M, et al: Temporary inhibition of human neutrophil B2 integrin function by hyperbaric oxygen. Clin Res 42: 130A, 1994.
238. James PB, Scott B, Allen MW: Hyperbaric oxygen therapy in sports injuries. Physiotherapy 79: 571-572, 1993.
239. Bennett MH, Best TM, Babul S, et al: Hyperbaric oxygen therapy for delayed onset muscle soreness and closed soft tissue injury. Chichester, United Kingdom, John Wiley & Sons, Ltd. Cochrane Database Syst Rev (4): CD004713, 2005.
239a. Soolsma SJ: The effect of intermittent hyperbaric oxygen on short term recovery from grade II medial collateral ligament injuries [thesis]. Vancouver, Calif, University of British Columbia, 1996.
239b. Borromeo CN, Ryan JL, Marchetto PA, et al: Hyperbaric oxygen therapy for acute ankle sprains. Am J Sports Med 25(5): 619-625, 1997.
239c. Staples JR, Clement DB, Taunton JE, et al: Effects of hyperbaric oxygen on a human model of injury. Am J Sports Med 27(5): 600-605, 1999.
239d. Mekjavic IB, Exner JA, Tesch PA, et al: Hyperbaric oxygen therapy does not affect recovery from delayed onset muscle soreness. Med Sci Sports Exerc 32(3): 558-563, 2000.
239e. Harrison BC, Robinson D, Davison BJ, et al: Treatment of exercise-induced muscle injury via hyperbaric oxygen therapy. Med Sci Sports Exerc 33(1): 36-42, 2001.
239f. Webster AL, Syrotuik DG, Bell GJ, et al: Effects of hyperbaric oxygen on recovery from exercise-induced muscle damage in humans. Clin J Sport Med 12(3): 139-150, 2002.
239g. Babul S, Rhodes EC, Taunton JE, et al: Effects of intermittent exposure to hyperbaric oxygen for the treatment of an acute soft tissue injury. Clin J Sport Med 13: 138-147, 2003.
239h. Germain G, Delaney J, Moore G, et al: Effect of hyperbaric oxygen therapy on exercise-induced muscle soreness. Undersea Hyperb Med 30(2): 135-145, 2003.
240. Bessey PQ, Arons RR, DiMaggio CJ, et al: The vulnerabilities of age: Burns in children and older adults. Surgery 140: 705-717, 2006.
241. Brigham PA, McLoughlin E: Burn incidence and medical care use in the United States: Estimates, trends, and data sources. J Burn Care Rehab 17: 95-107, 1996.
242. WHO: The injury chartbook: A graphic overview of the global burden of injuries. Geneva, World Health Organization, 2002.
243. Sheridan RL: Burns. Crit Care Med 30: S500-S514, 2002.
244. Boykin JV, Eriksson E, Pittman RN: In vivo microcirculation of a scald burn and the progression of postburn dermal ischemia. Plast Reconstr Surg 66: 191-198, 1980.
245. Demling RH, Niehaus G, Perea A: Effect of burn-induced hypoproteinemia on pulmonary transvascular fluid filtration rate. Surgery 85: 339-343, 1979.
246. Youn YK, LaLonde C, Demling R: The role of mediators in the response to thermal injury. World J Surg 16: 30-36, 1992.
247. Wada J, Ikeda T, Kamata K: Oxygen hyperbaric treatment for carbon monoxide poisoning and severe burns in coal mine gas explosion. Igakunoayumi (Japan) 54: 68, 1965.
248. Gruber RP, Brinkley B, Amato JJ: Hyperbaric oxygen and pedicle flaps, skin grafts, and burns. Plast Reconstr Surg 45: 24-30, 1970.
249. Ueno S, Tanabe G, Kihara K: Early post-operative hyperbaric oxygen therapy modifies neutrophile activation. Hepatogastroenterology 46: 1798-1799, 1999.
250. Reference deleted in proofs.
251. Knighton DR, Halliday B, Hunt TK: Oxygen as an antibiotic: The effect of inspired oxygen on infection. Arch Surg 119: 199-204, 1984.
252. Cianci P, Sato R: Adjunctive hyperbaric oxygen therapy in the treatment of thermal burns: A review. Burns 20: 5-14, 1994.
253. Grossman A: Hyperbaric oxygen in the treatment of burns. Ann Plast Surg 1: 163-171, 1978.
254. Niu A, Yang C, Lee H, et al: Burns treated with adjunctive hyperbaric oxygen therapy: A comparative study in humans. J Hyperb Med 2: 75-85, 1987.
255. Cianci P, Lueders H, Lee H, et al: Adjunctive hyperbaric oxygen reduces the need for surgery in 40-80% burns. J Hyperb Med 3: 97-101, 1988.
256. Waisbren B, Schutz D, Colletine G, et al: Hyperbaric oxygen in severe burns. Burns Incl Therm Inj 8: 176-179, 1982.
256a. Villanueva E, Bennett MH, Wasiak J, et al: Hyperbaric oxygen therapy for thermal burns. Cochrane Database Syst Rev

(2): CD004727, 2004.
256b. Brannen AL, Still J, Haynes M : A randomized prospective trial of hyperbaric oxygen in a referral burn center population. Am Surg 63 : 205-208, 1997.
256c. Hart G, O'Reilly R, Broussard N, et al : Treatment of burns with hyperbaric oxygen. Surgery, Gynecology and Obstetrics 139(5): 693-696, 1974.
257. Mitrovic A, Nikolic B, Dragojevic S, et al : Hyperbaric oxygenation as a possible therapy of choice for infertility treatment. Bosnian J Basic Med Sci 6 : 21-24, 2006.
257a. Ketchum SA, Thomas AN, Hall AD : Effect of hyperbaric oxygen on small first, second, and third degree burns. Surgical Forums 18 : 65-67, 1967.
257b. Bornside GH, Nance FC : High-pressure oxygen combined with antibiotics in the therapy of experimental burn wounds. Antimicrob Agents Chemother 8 : 497-500, 1968.
257c. Ikeda K, Ajiki H, Nagao H, et al : Hyperbaric oxygen therapy of burns. Geka Chiryo 18(6): 689-693, 1968.
257d. Ketchum F, Thomas A, Hall AD : Angiographic studies of the effect of hyperbaric oxygen on burn wound revascularisation. In : Wada J, Iwa T (eds): Proceedings of the Fourth International Congress on Hyperbaric Medicine. London, Balliere, 1970, pp 383-394.
257e. Perrins D : Failed attempt to limit tissue destruction in scalds of pig skin with HBO. In : Wada J, Iwa T (eds): Proceedings of the Fourth International Congress on Hyperbaric Medicine. London, Balliere, 1970, p 381.
257f. Härtwig J, Kirste G : Experimental studies on revascularization of burns during hyperbaric oxygen therapy. Zentralbl Chir 99(35): 1112-1117, 1974.
257g. Wells CH, Hilton JG : Effects of hyperbaric oxygen on postburn plasma extravasation. In : Davis JC, Hunt TK (eds): Hyperbaric Oxygen Therapy. Bethesda, Md, Undersea Medical Society, 1977, pp 259-265.
257h. Korn HN, Wheeler ES, Miller TA : Effect of hyperbaric oxygen on second-degree burn wound healing. Arch Surg 112(6): 732-737, 1977.
257i. Niccole MW, Thornton JW, Danet RT, et al : Hyperbaric oxygen in burn management : A controlled study. Surgery 82(5): 727-733, 1977.
257j. Nylander G, Nordströ H, Eriksson E : Effects of hyperbaric oxygen on oedema formation after a scald burn. Burns Incl Therm Inj 10(3): 193-196, 1984.
257k. Saunders J, Fritz E, Ko F, et al : The effects of hyperbaric oxygen on dermal ischemia following thermal injury. 21st Annual meeting of the American Burn Association, New Orleans, Louisiana, March 1989.
257l. Stewart RJ, Mason SW, Taira MT, et al : Effect of radical scavengers and hyperbaric oxygen on smoke-induced pulmonary edema. Undersea Hyperb Med 21(1): 21-30, 1994.
257m. Tenenhaus M, Hansbrough JF, Zapata-Sirvent R, et al : Treatment of burned mice with hyperbaric oxygen reduces mesenteric bacteria but not pulmonary neutrophil deposition. Arch Surg 129(12): 1338-1342, 1994.
257n. Germonpre P, Reper P, Vanderkelen A : Hyperbaric oxygen therapy and piracetam decreases the early extension of deep partial thickness burns. Burns 22(6): 468-473, 1996.
257o. Shoshani O, Shupak A, Barak A, et al : Hyperbaric oxygen therapy for deep second degree burns : An experimental study in the guinea pig. Br J Plast Surg 51(1): 67-73, 1998.
257p. Akin ML, Gulluoglu BM, Erenoglu C, et al : Hyperbaric oxygen prevents bacterial translocation in thermally injured rats. Journal of Investigative Surgery 15(6): 303-310, 2002.
257q. Bilic I, Petri NM, Bezic J, et al : Effects of hyperbaric oxygen therapy on experimental burn wound healing in rats : A randomized controlled study. Undersea Hyperb Med 32(1): 1-9, 2005.
258. Jain KK : Textbook of hyperbaric medicine. Seattle, Hogrefe and Huber, 1999.
259. Van Voorhis BJ, Greensmith JE, Dokras A, et al : Hyperbaric oxygen and ovarian follicular stimulation for in vitro fertilization : A pilot study. Fertil Steril 83 : 226-228, 2005.
260. Huey S, Abuhamad A, Barroso G, et al : Perifollicular blood flow Doppler indices, but not follicular $pO_2$, $pCO_2$, or pH, predict oocyte developmental competence in in vitro fertilization. Fertil Steril 72 : 707-712, 1999.
261. Van Blerkom J, Antczak M, Schrader R : The developmental potential of the human oocyte is related to the dissolved oxygen content of follicular fluid : Association with vascular endothelial growth factor levels and perifollicular blood flow characteristics. Hum Reprod 12 : 1047-1055, 1997.
262. Gonen Y, Casper RF : Prediction of implantation by the sonographic appearance of the endometrium during controlled ovarian stimulation for in vitro fertilization (IVF). J In Vitro Fert Embryo Transf 7 : 146-152, 1990.
263. Leverment J, Turner R, Bowman M, et al : Report of the use of hyperbaric oxygen therapy (HBO2) in an unusual case of secondary infertility. Undersea Hyperb Med 31 : 245-250, 2004.
264. Zadoev SA, Evdokimov VV, Rumiantsev VB, et al : [Hyperbaric oxygenation in the treatment of patients with chronic congestive prostatitis and lower fertility]. Urologiia 1 : 27-30, 2001.
265. Asribekova MK, Karpova SK, Murashko LE, et al : [State of the sex hormone receptor in the endometrium of women with late habitual abortion]. Probl Endokrinol (Mosk) 37 : 26-28, 1991.
266. Chaika VK, Kvashenko VP, Akimova IK : Hyperbaric oxygenation in the prevention of uterine dysfunctions in toxemia of pregnancy. Akusherstvo i Ginekologiya (7): 15-17, 1990.
267. Marx RE, Johnson RP : Problem wounds in oral and maxillofacial surgery : The role of hyperbaric oxygen. In : Hunt TK (ed) : Problem Wounds : The Role of Oxygen. Flagstaff, Ariz, Best Publishing Company, 1988, pp 65-123.
268. Mitrovic A, Brkic P, Nikolic B, et al : Hyperbaric oxygen and in vitro fertilisation. Aust N Z J Obstet Gynaecol 46 : 456-457, 2006.

# V 副作用と合併症

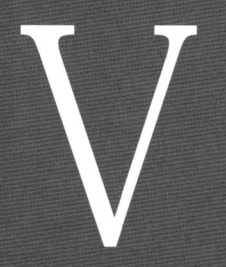

**Chapter 22**
圧の作用

**Chapter 23**
酸素中毒

**Chapter 24**
高気圧酸素治療による眼の合併症を減少させるために

**Chapter 25**
高気圧酸素治療における心血管系の側面

**Chapter 26**
高気圧酸素治療治療における禁忌

# Chapter 22 圧の作用

**この章の概要**

- 中耳気圧外傷
- 耳の気圧外傷の発病機序
- 中耳気圧外傷の臨床症状
- 中耳気圧外傷の予防
- 中耳気圧外傷の治療
- 鼓膜切開術と鼓膜切開チューブ留置術
- 鼓膜切開術の実際
- 鼓膜開放術における切開
- 副鼻腔の気圧外傷
- 気圧障害性歯痛と歯牙破折
- 特殊事項
  - 人工内耳
  - アブミ骨摘出術
  - 鼓室形成術および人工耳小骨

## 中耳気圧外傷

中耳の気圧外傷は，高気圧酸素治療（hyperbaric oxygen therapy：HBOT）に伴う最も一般的な合併症であり，その発症率は2～82％と報告されている[1-9]。このように発症率に大きな差がある理由として，診断基準の相違（「患者の主観的な痛みの訴えに基づく診断」と「耳鏡検査所見による診断」），患者群の相違（「スクーバダイビングをした若年の軍人」と「中耳の気圧外傷の危険性の高い患者」），中耳内圧と外圧を均一化する方法（耳抜き等）の教育と訓練水準の相違，チャンバーの気圧上昇速度の相違，チャンバー内での患者の体位の相違（坐位と臥位）などがあげられる。

## 耳の気圧外傷の発病機序

耳の気圧外傷の発病機序において重要な耳の解剖は，鼓膜，耳管（エウスタキオ管），中耳腔，前庭窓および蝸牛窓である（図22.1）。

通常，中耳内の気圧は周囲の大気圧にほぼ等しく，このことが鼓膜の自由な振動を可能にさせ，音エネルギーが中耳から内耳に効率的に伝達される。気圧外傷は，中耳内圧と大気圧との圧平衡が保てず発生する傷害である。

中耳は，比較的つぶれにくく温度が一定に保たれ，粘膜で覆われた骨性の閉じた空洞である。そのため内圧は中耳内の気体体積に直接影響し，中耳からの，または中耳への気体の移動によってのみ変化する。小さな中耳の圧勾配の変動は，鼓膜のわずかな可動性により緩衝することができる。しかし，中耳の平均体積は10mLであるが，鼓膜の偏移による緩衝はわずか0.2～0.3mLであり，陰圧の緩衝は約23mmHgまでである[10]。中耳と外部環境間での気体交換の主な生理学的経路は，粘膜を通した気体の拡散と耳管を経由した圧平衡である（図22.1参照）。中耳と混合静脈血間の気体交換は，主に0.0008mmHg/分の速度で起こる窒素のゆっくりとした拡散に委ねられる[11]。この気体拡散による制御機構は，周囲の気圧が安定している場合は特に重要であるが，急激な大きな圧変化に曝露した場合，このようなゆっくりとした経粘膜でのガス交換はほとんど機能しない。一方，耳管を経由する気流は気体の圧勾配依存性に素早く，鼻咽頭と鼓室とのあいだに急激なガス交換が可能であり，HBOT施行中の中耳腔の圧平衡に主に寄与している。耳管内腔は安静時には閉じており，中耳に圧平衡が必要な場合は開かなければならない。ボイルの法則によると，減圧に伴い鼓室容量は増加するため耳管への圧力が増す。耳管は，中耳内圧から外気圧への圧勾配が23～38mmHgを超過すると受動的に開く[12]。逆に高気圧チャンバーなどでの加圧中に外気圧が上昇すると，鼻咽頭腔の気圧が上昇し，さらに粘膜表面の張力が高くなるため耳管は閉鎖の状態を維持する。中耳への通気は，口蓋帆張筋（鼓膜張筋）を自発的に収縮させるか（随意収縮），または耳管経由で強制的に耳管に通気を促す能動的な手技を行う必要がある[13]。これは，バルサルバ法やトインビー法により鼻咽頭内圧を上昇させ，耳管を能動的に加圧することで開くことが可能である。また，人によっては，「あくび」や下顎骨を動かすことで耳管内圧を減圧することが可能である。乳児や小児，鎮静

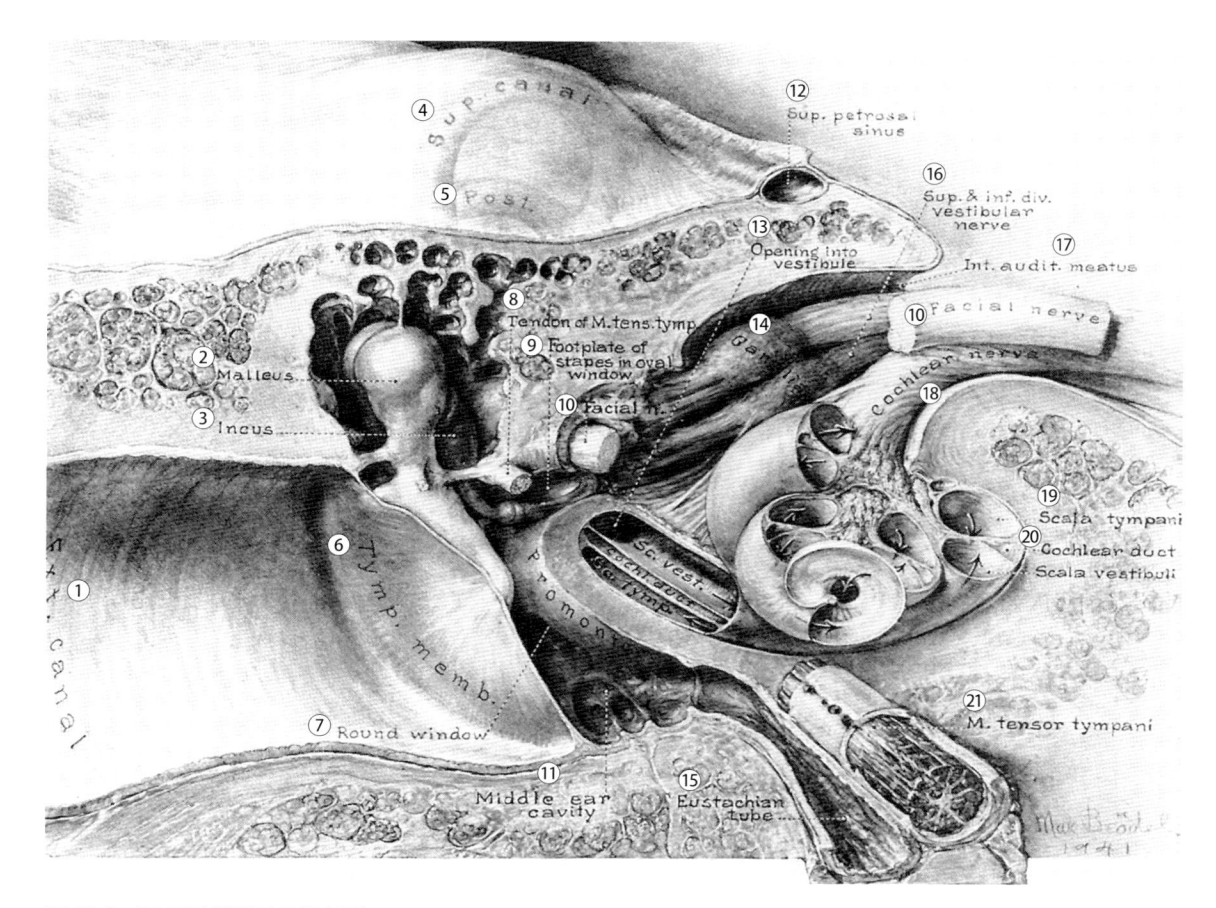

**図 22.1 耳の冠状断での解剖図**
①外耳道，②ウチ骨，③キヌタ骨，④上半規管，⑤後半規管，⑥鼓膜，⑦正円窓，⑧鼓膜張筋靭帯，⑨アブミ骨底・卵円窓，⑩顔面神経，⑪中耳腔，⑫上錐体静脈，⑬前庭への開口部，⑭神経節，⑮耳管，⑯上・下前庭神経，⑰内耳道，⑱蝸牛神経，⑲前庭階，⑳蝸牛管，㉑鼓膜張筋
（Brodel M：Three Unpublished Drawings of the Anatomy of the Human Ear. Philadelphia, WB Saunders, 1946. より）

状態や昏睡状態にある場合，人工呼吸器装着時，さらにはウイルス感染，アレルギー，胃食道逆流症による鼻咽頭領域の炎症が存在する場合は耳管の開存に制限が発生するため，外気圧が上昇したときに効果的な中耳腔の圧平衡が十分に得られず，耳は気圧外傷を患う。バルサルバ手技は，能動的に耳管を開放させる方法のひとつであり，「鼓膜の動き」を感じることで耳管の開放が確認できる。しかしチャンバー内で加圧中の条件下では，地表の大気圧条件下で行う能動的な耳管の開放のように，良好な耳管の通気は得られないことに注意しなければならない[14,15]。

中耳が高気圧条件下において気圧外傷を非常に受けやすい理由には，いくつかの要因が考えられる。チャンバー加圧中は周囲の大気圧が急激に上昇するため，頻繁に能動的な中耳内外圧の均一化を行わなければ中耳の圧力制御能に過度の負担がかかる。耳管腔をとりまく組織の圧力が口蓋帆張筋の能動的な収縮によって生じる最大の力を超えると，耳管は閉塞状態（locking）となる[16]。この現象は，圧平衡が破綻し気圧勾配が90mmHg付近になると生じる。こうなると「力強いバルサルバ法」が耳管への通気を得られる唯一の方法であり，気圧平衡の改善を得るが，それは同時に内耳の気圧外傷の危険性を高める方法でもある。高気圧チャンバー試験の結果によると，高気圧下では気圧上昇の変化率に伴いより能動的な中耳内外圧の均一化が必要であることが示されている[17]。周囲の大気圧の上昇は，鼓室の粘膜体積の増加を引き起こし，耳管の開通性を低下させる[18]。1人用高気圧チャンバーを使用する場合，患者は治療中仰臥位の姿勢であるが，多人数用チャンバーによる急性期治療の場合は，背もたれにもたれかかった坐位での治療となる。仰臥位では中心静脈圧が上昇するため静脈はうっ血し，中耳の換気調整はより難しくなる[14]。HBOT中にみられる中耳と全身の酸素分圧の上昇は，中耳内に陰圧がかかり漿液濾出の原因となる[19,20]。これは耳管の換気機能を低下させるものであり[21,22]，単に中耳における組織への酸素吸収の結果ではない[23]。この中耳の気圧制御機能の破綻は，内頸動脈小体で同様に説明されるように，

中耳化学受容体組織の高酸素状態[24]に対する脆弱性により説明される[25]。この中耳組織は,耳管機能を制御する神経フィードバック回路に必須の感覚器官である[26]。

中耳の気圧平衡能の問題は,内耳の気圧外傷にも関連する。圧力を均一化する努力をした結果,頭蓋内圧力が上昇する。この上昇した圧力は,主に蝸牛水管を通して内耳に伝搬する可能性がある[27,28]。中耳圧が十分に低い場合は,耳管は確実に開放され,急速な耳小骨連鎖の側方変位が起こり,外リンパ液は前庭階方向への移動を伴う蝸牛窓の内側移動が起こる[29]。これらの作用力は前庭膜や基底板の破裂,また膜迷路に瘻孔を発生させ内耳機能の低下につながる可能性がある[30,31]。また,外リンパ瘻を通して鼓室階や前庭階に侵入した気泡が減圧の際に膨張することで,さらに傷害を起こす可能性がある[32,33]。中耳の気圧外傷がダイバーやHBOTを受ける患者に多いのに対し,内耳の気圧外傷は珍しく[27,34,35],問題視されず報告されていない可能性もあるが,過去に臨床でHBOT施行時での報告例はない[36]。しかし,モルモットでは,減圧症の症状が動物に全く現れない3〜5ATAのプロトコールを繰り返し行ったところ,コルチ器官の蓋膜の剥脱,外有毛細胞浮腫,不動毛の破損,外リンパの出血などが観察されている[37]。しかしながら,この高気圧環境下により引き起こされる蝸牛の退行変性は,ヒトを対象とした研究では現在まで実証されていない[15]。

## 中耳気圧外傷の臨床症状

加圧中に中耳の圧力調整を失敗すると,圧力勾配が発生し鼓膜は最大限に伸展し,鼓膜とその構成要素に伸張,断裂が起こる。鼓膜は,局所出血により退縮し,中耳粘膜腫脹,毛細管拡張,濾出液漏出,鼓室内出血,そして最終的に鼓膜は内向き方向の破裂を起こす[38]。鼓膜穿孔は,可動性が最も高く弾性線維の割合が最も低い鼓膜緊張部の前部に生じやすい[39,40]。一般に,鼓膜の張力が弱いほど破裂は大きくなる。鼓膜穿孔をきたす気圧勾配の中央値は,50〜90歳の被験者群においては1.2ATAであり[39],若年の被験者群においては1.6〜1.7ATAであることが報告されている[16]。鼓膜破裂が生じる気圧勾配の臨界値は患者の年齢に逆比例し,高齢の患者の臨界値は0.5ATAにまで低くなるとされる[39]。これは鼓膜の血管分布と細胞数の低下に起因する弾力性の低下による[40]。さらに,鼓膜の張力を低下させる萎縮性瘢痕または鼓膜硬化巣は,鼓膜穿孔の危険性を高め,わずか0.3〜0.8ATAの気圧勾配でも発生する可能性がある[39]。

鼓膜内外の気圧勾配が60mmHgを超えると,ほとんどの患者は,さまざまな程度の痛みや気圧を受けた感覚を経験し,さらには聴力低下を起こす可能性がある[41]。中耳の気圧外傷の症状は患者間で異なるものの,診断や重症度の分類は耳鏡検査所見に基づく。Teed[42]は,最初に中耳気圧外傷を分類し,その後,MacFie[43]やEdmondsら[38]はこれを改変した。Teedの改変分類では,自覚的症状として耳痛または耳閉感はあるものの,検査結果が正常である「重症度0」から,鼓膜破裂を呈する「重症度5」までの6段階に重症度を分類している(表22.1)。中耳の気圧外傷分類により病態の医学的表現は標準化されるであろうが,詳細な耳鏡検査所見に勝る有用性は認められない。

表22.1 中耳気圧外傷の改良Teed分類

| 重症度 | 耳鏡検査所見 |
| --- | --- |
| 0 | 検査結果正常 |
| 1 | 鼓膜充血または陥没 |
| 2 | 軽度の鼓膜出血 |
| 3 | 重度の鼓膜出血 |
| 4 | 鼓室内出血 |
| 5 | 鼓膜穿孔 |

## 中耳気圧外傷の予防

チャンバー内での加圧初期は,特に体積変化が最大となるため,頻回の自己通気が重要であることを強調する必要がある。したがって,患者に鼓膜内外を均圧化するさまざまな方法を丁寧に教育し訓練することで,中耳気圧外傷を防ぐことが可能である。また,耳の気圧外傷の初期症状が発生した直後にチャンバー加圧を止めることができるよう,チャンバー操作者と患者のあいだで意思疎通が良好であること,双方が合意した合図があることも重要である。

フレンツェル法の手技は,耳管を開くのに関与する口蓋帆張筋と副咽頭筋を収縮させる目的で行われる。鼻をつまんで声門を閉鎖し,口を閉じたままで顎を前方・下方に動かし,舌を軟口蓋に押しつけることにより耳管への通気を行う。バルサルバ法は咽頭筋の能動的な収縮による通気が失敗した場合に行われる。声門と口を閉じ,鼻をつまんだ状態で強く息を吹き出すこ

とにより耳管へ空気を送り込む。

チャンバー内の加圧速度は，遅いほど中耳気圧性外傷の発生率は低くなる[5,7]。一般に加圧速度は，患者側の要因と医学的な必要性を考慮すべきである。前者は，患者の「中耳内圧を均一にする能力」に釣り合うよう行うべきであるということであり，後者は治療に必要な気圧に到達するタイミングである。

HBOTを開始する前に予防手段をとれるように，耳管の機能障害を起こす危険性が高い患者を識別しておく必要がある。能動的に耳管を開く行為は随意的な運動であり，本人自身の協力や鼻咽頭内に陽圧の圧力勾配をかけることができる解剖学的能力，およびそれに必要な手技を行う技術が必要である。鎮静中，昏睡，人工呼吸器装着の状態や気管切開は，これらの必要条件を満たすことを難しくする[36,44]。小児および高齢者は，自己通気を行うための協力が得られない，あるいはその能力がない可能性もある。

頭部や頸部の領域に放射線壊死がある患者では，放射線治療の影響による耳管機能障害が考えられており，耳の気圧外傷の危険性が高まることが報告されている[4,45]。HBOTを始める前に中耳への自己通気ができないということは，治療中に気圧外傷に関与する危険性が高いことを示すが[15,44]，ベッドサイドで自己通気ができたとしても高気圧環境下では必ずしも良好な耳管換気が可能となるわけではない[14]。HBOT開始前に，中耳への自己通気が耳鏡検査による鼓膜の外側への変動により確認された患者の37％に，中耳の気圧外傷が発生するとされる[15]。さらに，検査室の耳管機能試験の結果と高気圧環境下で起こる気圧外傷の予測は，必ずしも一致しない。ティンパノメトリーは特定の瞬間の中耳のコンプライアンスを反映するが，正常所見が加圧中の中耳の良好な通気を保証するものではない[14,46]。治療前9段階膨張／収縮試験の所見は，治療中の中耳気圧外傷の発症になんの関連性もなく[9]，また嚥下試験の重要性も見出せない[47]。しかしながら，sonotubometry（耳管を通じて伝達する音を外耳道に置いたマイクロフォンで検出する方法）やtubotympano-aerodynamograph（鼻咽頭圧の変化に応答する鼓膜インピーダンスの波形を測定する方法）の検査結果は，HBOTを受けた患者における中耳気圧外傷の発症を予期できることが指摘されている[48]。乳様突起の含気化は，以前より中耳の圧制御の重要な因子であることが指摘されている。しかしながら，中耳気圧外傷と乳様突起域との関連性を示した2つの報告には矛盾がある。1つは乳様突起の含気化が少ないスポーツダイバーでは，中耳気圧外傷を起こしやすい傾向があるとする報告であり[49]，他方は中耳気圧外傷が生じた旅客機乗客においては，その乳様突起の含気化が著しく広域であったとする報告である[50]。さらに高気圧環境下での処置や作業に関する2つの報告では，乳様突起の含気化と中耳気圧外傷発症の間にはなんの相関性もないことが示されている[6,51]。

ウイルス感染，アレルギー，または胃食道逆流症に合併する炎症は，耳管の開口部における鼻咽頭部のうっ血のため耳管換気能が低下すると推測される[8]。中耳の気圧外傷の予防のために使用されるうっ血除去剤の効果は，いまだ確立されていない。局所うっ血除去剤であるオキシメタゾリンをチャンバー加圧15分前に服用しても，HBOT中の自覚的および他覚的な気圧外傷の発生を改善しなかった[52]。しかしながらダイビングや飛行機搭乗前で，かつ周囲大気圧の変化が起こる30分前に60～120mgのプソイドエフェドリンを内服した場合は，中耳の気圧外傷の発生率と重症度が著しく低下した[53,54]。またいくつかの臨床報告では，HBOTに伴う中耳合併症を抑える手段として，局所的および全身的なうっ血除去剤の使用を報告している[9,55,56]。一方，さまざまな均圧化法を駆使しても中耳へ通気が得られない場合，鼻腔バルーン（Otovent／Abigo Medical AB社，スウェーデン，アスキム）を用いた自己通気が飛行中に起こる気圧外傷の予防に有効であるとする報告がある[57]。この方法は，一方の外鼻孔を密閉するようにバルーンを挿入し，反対の鼻孔を押さえて閉じ，かつ口を閉じた状態でバルーンを膨らませるものである。この方法は，飛行に伴う中耳の気圧外傷の予防に推奨されているが，高気圧環境下のチャンバー内での効用はいまだに検討されていない。最近，飛行やダイビングの際に中耳内外を均圧化する耳栓が広告されている（飛行用としてEarPlanes, JetEars, FliteMates, QuietEars等[58,59]，ダイビング用としてDoc's ProPlugs[58]）。これらの理論的原理は，外耳道への空気の動きを遅らせることで，耳管を通じた中耳の圧均一化に要する時間に余裕をつくることである。この中耳圧調整耳栓を使用した試験飛行では，研究課題であった中耳気圧外傷を防ぐことができず，Teedの分類ではより重症度の高い気圧外傷を認める結果となった[59]。HBOT中におけるこれらの耳栓の有効性は現在まで検討されていないが，高気圧チャンバー内で加圧する場合の周囲大気圧の変化は，旅客機飛行中のそれと比べて著しく大きくかつ速いため，その使用によりなんらかの有効性があるとは

考えにくい。

　中耳と耳管は，表面張力を低下させ，また癒着を防ぐ働きをする界面活性物質が豊富である。滲出性および化膿性中耳炎のさまざまな動物モデルを使用した研究では，合成界面活性剤を用いた耳管洗浄や，噴霧化またはエアロゾル化した界面活性剤を使用することで表面張力を低下させ，耳管の開放圧が低くなり中耳の通気がよくなることが報告されている[60]。モルモットを用いた高気圧曝露による気圧外傷モデルの治療に，耳管の界面活性物質として天然および合成界面活性物質の作用を研究した報告が1件あるが，天然および合成界面活性物質のどちらを使用しても速やかな治療効果が認められた[61]。このように界面活性物質は，理論的には評価されたものの，高気圧環境下でのヒトに対する中耳気圧外傷を予防する根拠となる報告は現在までも認められない。

　100％酸素を呼吸しているダイバーにフリーラジカル捕捉剤としてビタミンCとEを与えても，高酸素症起因性の耳管換気機能障害を防ぐことができなかったことから[62]，おそらくこれらを投与しても加圧中のチャンバー内で発症する中耳気圧外傷の発生を予防することはないであろう。

## 中耳気圧外傷の治療

　中耳に気圧外傷が起こった場合，患者がその後の数日間，再び高気圧条件にさらされなければ，それ以上の気圧外傷が起こることはなく自然治癒する[3]。もし早くHBOTを再開する必要がある場合は，鼓膜切開術または換気管を挿入することにより確実に中耳への通気を行い，さらなる気圧外傷の発生を防ぐことができる。鼓膜穿孔がある場合は，感染の危険性が高まり傷の回復が遅れるため，中耳に水が入らないように留意すべきである。耳に感染のない場合は，鼓膜破損の90％は発生から3カ月以内に自然治癒する[32]。外科的介入は6カ月以内に穿孔が自然に閉鎖されない場合，または稀ではあるが，治癒していない大きな穿孔を伴うか，鼓膜破裂部の扁平上皮が鼓室へ播種したことにより閉鎖鼓膜後方に発育しているコレステリン腫が発症した場合にのみ適応とされる[63]。

## 鼓膜切開術と鼓膜切開チューブ留置術

　HBOTを受けた患者のうち2.2〜48％で鼓膜切開術（鼓膜を切開する手術）または鼓膜切開チューブ留置術（鼓膜を切開して換気管を挿入する手術）が必要となることが，いくつか臨床報告から示されている[4,7,9,46,57,58,65,66]。このような外科的処置の施行率は，人工気道を使用する患者群で最も高く，61％とされている[44]。鼓膜切開術または鼓膜切開チューブ留置術の適応と考えられるものには2群ある。①協力が得られない，または気管切開術や気管挿管が行われている（これらの場合，両側介入が必要となる可能性がある）などから自己通気が全く期待できない患者，②耳痛の進行があり，かつ気圧外傷が耳鏡検査で確認される場合でうっ血除去剤の服用後も改善のみられない患者である。HBOTを中耳気圧外傷が治癒するまで数日間延期できない場合は，外傷側に鼓膜切開術または鼓膜切開チューブ留置術の適応となる（図22.2，図22.3）。

　メス，電気焼灼式またはレーザーのどの方法で鼓膜切開術を行うか，あるいは換気管を留置するか否かは個々の状況により決定する。生死にかかわる重篤な病状でのHBOT中に発生した気圧外傷であれば，チャンバー内でのナイフによる緊急鼓膜切開術の適応となる。予定手術の場合は，予想されるHBOT時間，使用可能な機器，および専門外科の経験により中耳換気法が選択される。ナイフによる鼓膜切開術は最も簡単な手技であり，一般的などの器具を用いても可能である。しかしながら，鼓膜の切開口は数日間で治癒するので再手術が必要となる場合がある。鼓膜切開後に換気管を留置する場合は手術用顕微鏡が必要となるが，電気焼灼式またはレーザー式鼓膜切開術にはさらに特殊な手術機器が必要となる[65-68]。通常，鼓膜から挿入・留置された換気管は容易に安定する。合併症は症例の5〜20％で耳漏を認め，5％未満の症例で持続性の鼓膜穿孔を起こす[69,70]。換気管留置後の合併症の発症率は，HBOTを受けた患者群では高くなるとの報告があり，耳漏への進行が29％で，持続性の鼓膜穿孔は26％である[56]。合併症の発症率の高い患者群の特徴は，鼓膜穿孔の治癒障害，糖尿病による易感染性，耳管の機能障害，一方頭頸部に放射線照射を受けている患者においては，滲出性慢性中耳炎の割合が高いなどがあげられる。また合併症の発症率は，換気管が耳内に残され，HBOTの終了後それが自然に排出される場合に最も高くなる。したがって，HBOTの終了時には換気管を積極的に取り除くことが勧められている[56,57]。電気焼灼式（熱式）やレーザー式鼓膜切開術を推奨する報告では，これらの術式は換気管挿入に比べて合併症の発生率が低く，十分な中耳の通気も数

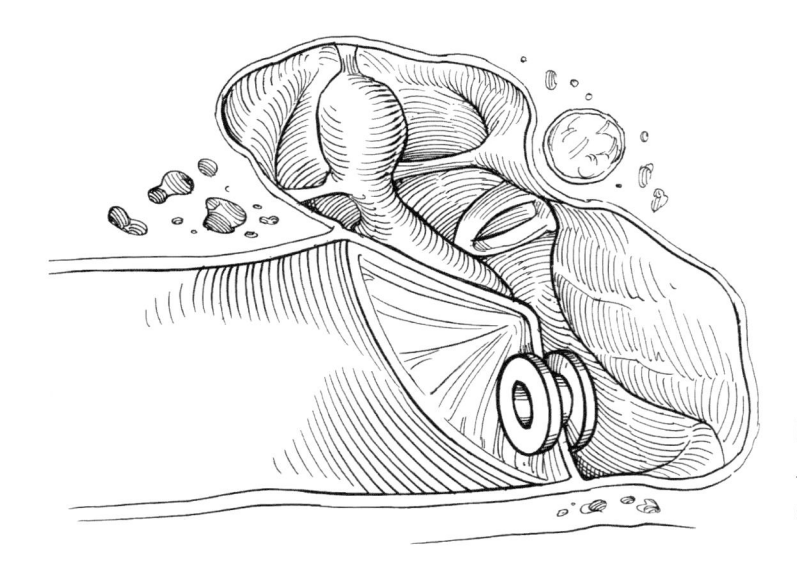

図 22.2　鼓膜切開に換気管を留置した右耳の冠状断面図
(Coker NJ, Jenkins HA [eds]:Myringotomy and Tympanostomy Tube Placement. Atlas of Otologic Surgery. Philadelphia, WB Saunders, 2001, p 103. より)

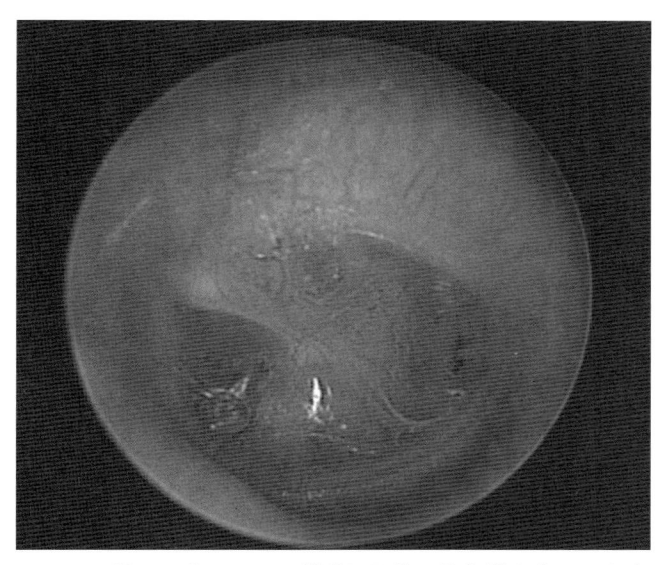

図 22.3　前下 4 分の 1 区に鼓膜切開後に換気管を留置した左耳鼓膜
(カラー口絵 29 参照)

## 鼓膜切開術の実際

　緊急の鼓膜切開術が必要で，たとえ数分でもチャンバー加圧が遅れると命にかかわる場合は，HBOT を行う一般医が麻酔をせずに鼓膜切開術を行うことも可能である。このような場合，患者の全身状態によっては静脈鎮静法は有効であり，HBOT への効果を確認するためチャンバー内の神経学的評価が必要である。

### ▶ 鼓室開放術における切開

　術前に鼓膜や外耳道を消毒する必要はない。切開には，角度のついた鼓膜切開用ナイフを使用すべきである。もし鼓膜切開用ナイフがない場合は，必要に応じて先に角度をつけた 25 または 22 ゲージの使い捨てスパイナル針（腰椎穿刺針）で代用可能である。
　まず鼓膜を仮想上 4 つに区分する。ツチ骨柄で定められる垂直軸は，鼓膜輪の 12 時と 6 時の位置を結ぶもので，鼓膜を前側と後側に二分する。鼓膜臍を通る水平軸は，鼓膜を上側と下側に二分する（**図 22.4**）。
　中耳の耳小骨，鞍帯，顔面神経水平部および蝸牛窓を避けるため，鼓膜の前下 4 分の 1 区に鼓膜切開を入れることが好ましい。しかしながら，骨性外耳道の前側に隆起がある場合，下方または後下 4 分の 1 区に行うことも可能である。萎縮部または硬膜硬化巣の部位に切開を置くと，治癒機転が起きず永続的な穿孔を残すことになるため，鼓膜切開は常に鼓膜の健常部分に行う必要がある[71]。
　切開の方法は，放射状あるいは環状切開のどちらかを用いる。もしチャンバー内で緊急の鼓膜切開術が必要な場合は，鼓膜に単純に突き抜く要領で穴を穿刺す

週間保たれ，HBOT の終了後に換気管を除去する手術も不必要である点をあげている[65-68]。熱式鼓膜切開術に伴う耳漏の発症率は 4% とされる。穿孔部はほとんどの場合，術後 5 週間目には開存しているが，15% は 6 カ月経過しても閉鎖がみられない[68]。二酸化炭素レーザー式鼓膜切開術は痛みも少なく，それに伴う耳漏の発症率は 6% と換気管留置（38%）より著しく低い[67]。切開された鼓膜は通常 3 週間以内で閉じるという理由により[65,66]，HBOT を数週間受ける場合は，レーザー式鼓膜切開術を受けることがおそらく適当であると考えられる。また，HBOT を受けた患者の 25% が，平均 4 週間の時期に鼓膜切開部が閉鎖したために中耳に気圧外傷を再発したと報告されている[67]。

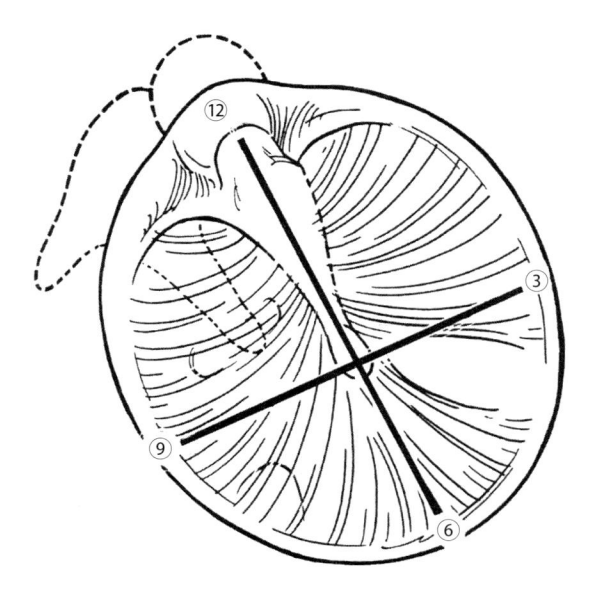

**図 22.4** 鼓膜を4つに区分する。垂直軸はツチ骨柄で定め，鼓膜輪の12時と6時の位置を結ぶもの。さらに90度水平に回転した軸に3時と9時が位置する。キヌタ骨とアブミ骨が後上方4分の1区，蝸牛窓は後下方の4分の1区の鼓膜直下にある。
(Coker NJ, Jenkins HA [eds]: Myringotomy and Tympanostomy Tube Placement. Atlas of Otologic Surgery. Philadelphia, WB Saunders, 2001, p100. より)

るだけで，中耳圧を可及的に均一化するのに十分な大きさとなる。鼓膜は，しばしば伸縮するため，鼓室腔の骨性正中壁を突かないように鼓膜輪から数ミリ離れた末梢部分に切開することが賢明であろう。

鼓膜切開術中に粘液性滲出液を認めた場合，耳漏の危険性を減らすため，術直後に耳へ抗生剤を局所投与することを考慮する[73]。耳の中に水が入ることで耳漏の原因となる中耳の感染の危険性が高くなるため，鼓膜開放部が開口しているあいだは，耳に水が入らないよう患者に指示する必要がある。

## 副鼻腔の気圧外傷

副鼻腔は，粘膜に敷き詰められた骨性空洞である。副鼻腔の通気は，鼻腔の上，中鼻道に開く開口部により行われている。開口部は，粘膜が覆い永続的に開口している骨性の通気管であり，副鼻腔と鼻腔の間を交通し加圧時と減圧時の両方において完全に受動的な圧平衡を行っている（図22.5）。鼻中隔の偏位などの解剖学的問題，水疱性甲介や他の原因による副鼻腔開口部の狭小，ポリープ，鼻や副鼻腔粘膜の急性と慢性炎症により副鼻腔への自由な空気の出入りが損なわれた場合，副鼻腔の気圧外傷が発生する。副鼻腔開口部が加圧中に閉塞した場合，粘膜浮腫，体液濾出，毛細管の破綻，粘膜下出血，そして最終的には副鼻腔への出血が起こる。一方，減圧中は副鼻腔内の空気体積が上昇し，副鼻腔開口部の閉塞を開くのに十分な高圧となれば，溜った血液は副鼻腔から鼻腔へ流出する。また，炎症性組織あるいは粘着性分泌物がボール弁機序により副鼻腔を隔離した場合には，減圧時でもときどき気圧外傷を起こす。

副鼻腔の気圧外傷は，報告では中耳の気圧外傷に比べて発生頻度は低い[3]。副鼻腔の気圧外傷の多くは，加圧時に前頭洞に起こる。これは，前篩骨蜂巣までの鼻前頭管が長くねじれているため，しばしばこの部位で起こる炎症に対して無防備であることで説明されている。基本的な症状は，頭痛，前頭洞と上顎洞に限局する顔面痛あるいは頬部痛と減圧後の鼻出血である[74,75]。神経症状としては隣接する第五脳神経，特に上眼窩神経に関与することがある[76-78]。ダイビングや飛行機旅行での気圧外傷の後遺症として，稀ではあるが眼窩気腫，硬膜外膿瘍，気脳症と失明等の報告がある[79-82]。一般に放射線学的診断学では，上顎洞に異常がみつかることが多く，粘膜の肥厚と稀に鏡面像を認める。一般に症状は，局所性のうっ血除去剤，粘液分解剤使用により消失する。抗生剤は，気圧外傷が2次性の急性副鼻腔炎を合併した場合に使用し，予防投与の適応はない[75]。気圧外傷の再発を認めた場合は，鼻腔内視鏡と高解像度の軸位頭部CTを施行して，外科の適応となる解剖学的な異常がないか確認する[83,84]。師骨漏斗や前頭間隙での排膿の改善を目的として，内視鏡による低侵襲的手術[85]が航空病などの気圧外傷による再発性副鼻腔炎の治療に有効であるとする報告が散見される[84,86,87]。

## 気圧障害性歯痛と歯牙破折

気圧障害性歯痛は，周囲環境の大気圧の変化により発生する歯の疼痛である。歯牙破折は，加圧と減圧中に起こる歯の物質的な崩壊である[88,89]。問題となる歯の中またはその近くに存在する空気が膨張することで発生する。問題の原因としては，空洞形成，歯根管処理の不完全な充填，失活した歯髄，歯根尖周囲嚢胞などがあり，治療された歯が関与することが多い[88]。疼痛は，上顎の後方の歯に多く，歯への血流障害や露出した神経終末への直接的な加圧，歯の充填時に残った隙間からの空気の微小流出により起こる[88,90]。ダイバーや飛行機の乗務員の気圧障害性歯痛と歯牙破折の報告[82,88]はあるものの，HBOTによる本症の報告はない。

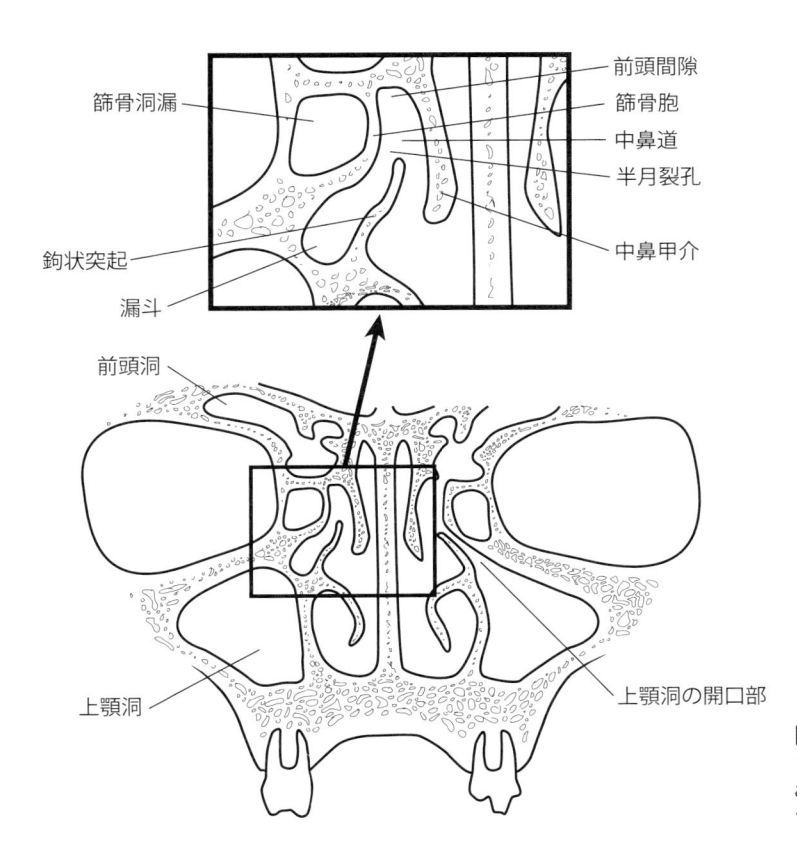

図 22.5　副鼻腔の換気，排液路の正常冠状断面図
（Gustafon RO, Kern EB: Office endoscopy-when, why, what and how. Otolaryngol Clin North Am 22:683-689, 1989. に基づく）

# 特殊事項

## ▶ 人工内耳

若い年齢から人工内耳を移植することが会話の発達に寄与するという医学的根拠により，人工内耳移植の利点は十分に報告されている．すべての年齢層でさらに多くの人工内耳の移植が行われれば，この装置がHBOTに曝露する可能性はより高くなる．人工内耳は，皮下受容器・刺激装置ユニット，蝸牛に移植する電極配列，外部アンテナ，言語装置で構成されている．外部装備は着脱可能だが，周囲大気圧の急速な変化に伴う影響は回避できない．販売されている人工内耳は，内部機材が体液に触れ腐食して故障しないよう医療機械レベルのセラミックまたはチタンでつくられた気密箱で密封されている．最近の研究では，Clarion 1.2（Advanced Bionics 社，カリフォルニア州シルマー），MED-EL Combi-40＋（MED-EL 社，オーストリア，インスブルック）そして Nucleus-22 と Nucleus-24（Cochlear 社，オーストラリア，ニューサウスウェールズ州レーン・コーブ）などの人工内耳の受容器・刺激装置の機能，気密箱の気密性は，加圧率 10 〜 82.5 フィート/分，減圧率 5 〜 20 フィート/分[91] である 2.4 〜 6.0ATA の高気圧曝露であれば繰り返し行っても影響がないと報告されている．さらに信頼性の低い研究報告ではあるが，HBOT やダイビング後にも人工内耳が正常に機能したとの報告が散見される[92,93]．上述した研究報告を理解したうえであえて提案すると，患者の安全を確認し，機器の誤作動を避けるために，HBOT を開始する前に人工内耳の製造元に相談し，具体的な手順書を取得することを勧める．

## ▶ アブミ骨摘出術

1956 年，Shea[94] は，ポリエチレンチューブで置換することで骨硬化を起こしたアブミ骨の治療に初めて成功した．以後，アブミ骨摘出術は耳硬化症による伝音性難聴の改善に有効であるとして，さまざまな外科的手技とさまざまな形のプロテーゼが使われ頻繁に施行されている．

アブミ骨摘出術後の患者を高気圧環境下に置く場合は，2 つの問題を考える必要がある．第 1 の問題は，アブミ骨プロテーゼの外側偏位による伝音性難聴の再発であり，また内部へ動くことで下方に張ってある膜迷路を傷害し，めまいや感音性難聴を起こすことである．アブミ骨プロテーゼを置くことでアブミ骨輪状靱帯の抵抗を取り除き，鼓膜の移動を起こす周囲の大気圧を変化させ，プロテーゼを自由に前庭の内外にピス

トンのように動かす。患者が臨床で使用するティンパノメトリーで与えられる±400mmH$_2$Oまでの外耳道圧の変化にめまいなく耐えられるのであれば,高気圧環境下でも安全であるといわれている[95]。

第2の問題は,内耳の気圧外傷の増加である。アブミ骨摘出術の合併症は外リンパ瘻であり,その発生頻度は3.2～10％であり[96-98],耳の気圧外傷の発生に外リンパ瘻との関与が指摘されている[27,29-31,35]。アメリカの耳科学外科医による調査では,内耳の気圧外傷の発生率と使用した外科手技の方法や術後の制限に有意な関係はなく,アブミ骨摘出術後のダイビングと飛行機旅行に関する制限に対して意見の一致がみられなかった[99]。最近施行したアブミ骨摘出術2,222例に対し,22例はレクリエーションダイビングを行い,9例はスカイダイビングを行った。しかし術後の状態からダイビングが発生に関与したと思われる迷路損傷の徴候は,いずれの例にも認められなかった[100]。他の報告では,アブミ骨摘出術後に勤務に復帰した軍隊の飛行乗務員の調査[101,102]と,アブミ骨摘出術後に再びレクリエーションダイビングを行った者の調査[58]でも内耳の気圧外傷の発生は全くなかった。さらに,モルモット,ネコ,サルで行われた動物実験では,アブミ骨摘出術後の高気圧曝露は内耳損傷の危険性を上げることはなく,先に述べた臨床報告の結果を支持する内容である[103-105]。

アブミ骨摘出術後,どのくらいの期間,大きな大気圧の変化に曝露することを避けるべきか臨床を実践している耳科医たちに意見を聞くと,2日から6カ月のあいだであった[99]。これらの意見を取りまとめると,アブミ骨の術後に高気圧環境下への曝露を避けるべき期間は,4週間となる。この期間は,蝸牛窓の中のアブミ骨プロテーゼの下や周囲に,外リンパ瘻を予防するために密封する,あるいはプロテーゼの垂直方向の激しい動きを弱めるために置く結合組織片の安全な癒着と発育を促す時間となる。アブミ骨摘出術後のHBOTでは,注意深く経過を観察し,耳管の機能障害の初期の徴候に対応しなければならない。またアブミ骨プロテーゼの存在は,鼓膜切開チューブ挿入術の禁忌とはならない[106]。

## ▶ 鼓室形成術および人工耳小骨

鼓膜穿孔のために鼓室形成術を行った既往歴のある場合は,鼓膜の厚さと弾性が減るためHBOT中の鼓膜破裂の危険性が増す。軟骨片を用いた鼓膜の再建は,単に筋膜のみより極端な気圧変動に対して強いと報告されている[107]。

一方,大気圧の変化によりプロテーゼがアブミ骨底を穿通し,内耳損傷を起こした報告があるので,全人工耳小骨置換術を行っている場合は特に注意が必要である[108]。

## REFERENCES

1. Stone JA, Loar H, Rudge FW: An eleven-year review of hyperbaric oxygenation in a military clinical setting. Undersea Biomed Res 18(suppl): 80, 1991.
2. Younberg JT, Myers RM: Complications from hyperbaric oxygen therapy? Ann Emerg Med 19: 1356, 1990.
3. Plafki C, Peters P, Almeling M, et al: Complications and side-effects of hyperbaric oxygen therapy. Aviat Space Environ Med 71: 119-124, 2000.
4. Blanshard J, Toma A, Bryson P, et al: Middle ear barotrauma in patients undergoing hyperbaric oxygen therapy. Clin Otolaryngol 21: 400-403, 1996.
5. Fitzpatrick DT, Franck BA, Mason KT, et al: Risk factors for symptomatic otic and sinus barotrauma in a multiplace hyperbaric chamber. Undersea Hyperb Med 26: 243-247, 1999.
6. Ueda H, Shien CW, Miyazawa T, et al: Otological complications of hyperbaric oxygen therapy. Adv Otorhinolaryngol 54: 119-126, 1998.
7. Vahidova D, Sen P, Papaesch M, et al: Does the slow compression technique decrease the incidence of middle-ear barotrauma? J Laryngol Otol 120: 446-449, 2006.
8. Igarashi Y, Watanabe Y, Mizukoshi K: Middle ear barotrauma associated with hyperbaric oxygenation treatment. Acta Otolaryngol(Stockh)504(suppl): -143-145, 1993.
9. Fernau JL, Hirsch BE, Derkay C, et al: Hyperbaric oxygen therapy: Effect on middle ear and Eustachian tube function. Laryngoscope 102: 48-52, 1992.
10. Sade J, Ar A: Middle ear and auditory tube: Middle ear clearance, gas exchange, and pressure regulation. Otolaryngol Head Neck Surg 116: 499-524, 1997.
11. Doyle WJ, Alper CM, Seroky JT, et al: Exchange rates of gases across the tympanic membrane in rhesus monkeys. Acta Otolaryngol(Stockh)118: 567-573, 1998.
12. Cantekin EI, Saez CA, Bluestone CD, et al: Airflow through the Eustachian tube. Ann Otol Rhinol Laryngol 88: 603-612, 1979.
13. Bluestone CD, Doyle WJ: Anatomy and physiology of the Eustachian tube and middle ear related to otitis media. J Allergy Clin Immunol 81: 997-1003, 1998.
14. Shupak A, Sharoni Z, Ostfeld E, et al: Pressure chamber tympanometry in diving candidates. Ann Otol Rhinol Laryngol 100: 658-660, 1991.
15. Beuerlein M, Nelson RN, Welling DB: Inner and middle ear hyperbaric oxygen-induced barotrauma. Laryngoscope 107: 1350-1356, 1997.
16. Keller AP Jr: A study of the relationship of air pressure to myringorupture. Laryngoscope 68: 2015-2029, 1958.
17. Groth P, Ivarsson A, Tjernstrom O, et al: The effect of pressure change rate on the Eustachian tube function in pressure chamber tests. Acta Otolaryngol(Stockh)99: 67-73, 1985.
18. Andreasson L, Ingelstedt S, Ivarsson A, et al: Pressure-depen-

dent variation in volume of mucosal lining of the middle ear. Acta Otolaryngol (Stockh) 81 : 442-449, 1976.
19. Shupak A, Attias J, Aviv J, et al : Oxygen diving-induced middle ear under-aeration. Acta Otolaryngol (Stockh) 115 : 422-426, 1995.
20. Strauss MB, Lee WS, Cantrell RW : Serous otitis media in divers breathing 100 percent oxygen. Aerospace Med 45 : 434-437, 1974.
21. Shupak A, Tabari R, Swarts JD, et al : Effects of middle ear oxygen and carbon dioxide tensions on Eustachian tube ventilatory function. Laryngoscope 106 : 221-224, 1996.
22. Shupak A, Tabari R, Swarts JD, et al : Effects of systemic hyperoxia on Eustachian tube ventilatory function. Laryngoscope 107 : 1409-1413, 1997.
23. Buckingham RA, Stuart DR, Geick MR, et al : Experimental evidence against middle ear gas absorption. Laryngoscope 95 : 437-442, 1985.
24. Ylikoski J, Panula P : Neuropeptides in the middle ear mucosa. ORL J Otorhinolaryngol Relat Spec 50 : 176-182, 1988.
25. Lahiri S, Mulligan E, Andronikou S, et al : Carotid body chemosensory function in prolonged normobaric hypoxia in the cat. J App Physiol 62 : 1924-1931, 1987.
26. Eden AR, Gannon PJ : Neural control of middle ear aeration. Arch Otolaryngol Head Neck Surg 113 : 133-137, 1987.
27. Shupak A : Recurrent Diving-Related Inner Ear Barotrauma. Otol Neurotol 2006;27 : 1193-1196.
28. Thalen OE, Wit HP, Segenhout JM, et al : Dynamics of inner ear pressure change caused by intracranial pressure manipulation in the guinea pig. Acta Otolaryngol (Stockh) 121 : 470-476, 2001.
29. Goodhill V : Leaking Labyrinth lesions, deafness, tinnitus and dizziness. Ann Otol Rhinol Laryngol 90 : 99-106, 1981.
30. Kobayashi T, Gyo K, Yanagihara N : Combined rupture of Reissner's membrane and round window : An experimental study in guinea pigs. Am J Otol 20 : 179-182, 1999.
31. Nakashima T, Itoh M, Watanabe Y, et al : Auditory and vestibular disorders due to barotrauma. Ann Otol Rhinol Laryngol 97 : 145-152, 1988.
32. Molvaer OI : Otorhinolaryngological aspects of diving. In : Brubakk AO, Neuman TS (eds) : Bennett and Elliott's Physiology and Medicine of Diving, 5 ed. St. Louis, Saunders, 2003, pp 227-264.
33. Axelsson A, Miller J, Silverman M : Anatomical effects of sudden middle ear pressure changes. Ann Otol Rhinol Laryngol 88 : 368-376, 1979.
34. Shupak A, Doweck I, Greenberg E, et al : Diving-related inner ear injuries. Laryngoscope 101 : 173-179, 1991.
35. Shupak A, Gil A, Nachum Z, Miller S, et al : Inner ear decompression sickness and inner ear barotrauma in recreational divers : A long-term follow-up. Laryngoscope 113 : 2141-2147, 2003.
36. Capes JP, Tomaszewski C : Prophylaxis against middle ear barotrauma in US hyperbaric oxygen therapy centers. Am J Emerg Med 14 : 645-648, 1996.
37. Zheng XY, Gong JH : Cochlear degeneration in guinea pigs after repeated hyperbaric exposures. Aviat Space Environ Med 63 : 360-363, 1992.
38. Edmonds C, Lowry C, Pennefather J : Diving and Subaquatic Medicine, 3rd ed. Oxford, Butterworth-Heinemann, 1992, pp 115-139.
39. Jensen JH, Bonding P : Experimental pressure induced rupture of the tympanic membrane in man. Acta Otolaryngol (Stockh) 113 : 62-67, 1993.
40. Ruah CB, Schachern PA, Zeltermann D, et al : Age-related morphologic changes in the human tympanic membrane. A light and electron microscopic study. Arch Otolaryngol Head Neck Surg 117 : 627-634, 1991.
41. Neblett LM : Otolaryngology and sport scuba diving. Ann Otol Rhinol Laryngol 115 (suppl) : 1-12, 1985.
42. Teed RW : Factors producing obstruction of the auditory tube in submarine personnel. US Naval Med Bull 42 : 293-306, 1944.
43. MacFie DD : ENT problems of diving. Med Serv J Canada 20 : 845-861, 1964.
44. Presswood G, Zamboni WA, Stephenson LL, et al : Effect of artificial airway on ear complications from hyperbaric oxygen. Laryngoscope 104 : 1383-1384, 1994.
45. Young YH, Lin KL, Ko JY : Otitis media with effusion in patients with nasopharyngeal carcinoma postirradiation. Arch Otolaryngol Head Neck Surg 121 : 765-768, 1995.
46. Ashton DH, Watson LA : The use of tympanometry in predicting otitic barotrauma. Aviat Space Environ Med 61 : 56-61, 1990.
47. Schuchman G, Joachims HZ : Tympanometric assessment of Eustachian tube function of divers. Ear Hear 6 : 325-328, 1985.
48. Miyazawa T, Ueda H, Yanagita N : Eustachian tube function and middle ear barotrauma associated with extremes in atmospheric pressure. Ann Otol Rhinol Laryngol 105 : 887-892, 1996.
49. Uzun C, Adali MK, Koten M, et al : Relationship between mastoid pneumatization and middle ear barotrauma in divers. Laryngoscope 112 : 287-291, 2002.
50. Sade J, Ar A, Fuchs C : Barotrauma vis-à-vis the "chronic otitis media syndrome" : two conditions with middle ear gas deficiency. Is secretory otitis media a contraindication to air travel? Ann Otol Rhinol Laryngol 112 : 230-235, 2003.
51. Toklu AS, Shupak A, Yildiz S, et al : Aural barotrauma in submarine escape : Is mastoid pneumatization of significance? Laryngoscope 115 : 1305-1309, 2005.
52. Carlson B, Jones J, Brown M, et al : Prevention of hyperbaric-associated middle ear barotraumas. Ann Emerg Med 21 : 70-73, 1992.
53. Brown M, Jones J, Krohner J : Pseudoephedrine for the prevention of barotitis media : A controlled clinical trial in underwater divers. Ann Emerg Med 21 : 849-852, 1992.
54. Csortan E, Jones J, Haan M, et al : Efficacy of pseudoephedrine for the prevention of barotrauma during air travel. Ann Emerg Med 23 : 1324-1327, 1994.
55. Giebfried JW, Lawson W, Biller HF : Complications of hyperbaric oxygen in the treatment of head and neck disease. Otolaryngol Head Neck Surg 94 : 508-512, 1986.
56. Clements KS, Vrabec JT, Mader JT : Complications of myringostomy tubes inserted for facilitation of hyperbaric oxygen therapy. Arch Otolaryngol Head Neck Surg 124 : 278-280, 1998.
57. Stangerup SE, Klokker M, Vesterhauge S, et al : Point prevalence of barotitis and its prevention and treatment with nasal balloon inflation : A prospective, controlled study. Otol Neurotol 25 : 89-94, 2004.
58. Becker GD, Parell JC : Barotrauma of the ears and sinuses after scuba diving. Eur Arch Otorhinolaryngol 258 : 159-163,

59. Klokker M, Vesterhauge S, Jansen EC : Pressure-equalizing earplugs do not prevent barotrauma on descent from 8000 ft cabin attitude. Aviat Space Environ Med 76 : 1079-1082, 2005.
60. McGuire JF : Surfactant in the middle ear and Eustachian tube : A review. Int J Pediatr Otorhinolaryngol 66 : 1-15, 2002.
61. Feng LN, Chen WX, Cong R, et al : Therapeutic effects of Eustachian tube surfactant in barotitis media in guinea pigs. Aviat Space Environ Med 74 : 707-710, 2003.
62. Mutzbauer TS, Neubauer B, Mueller PHJ, et al : Can Eustachian tube ventilatory function impairment after oxygen diving be influenced by application of free radical scavenger vitamin C and E? Laryngoscope 111 : 861-866, 2001.
63. Kronenberg J, Ben-Shoshan J, Modan M, et al : Blast injury and cholesteatoma. Am J Otol 9 : 127-130, 1988.
64. Reference deleted in proofs.
65. Bent JP, April MM, Ward RF : Atypical indications for OtoScan laser-assisted myringotomy. Laryngoscope 111 : 87-89, 2001.
66. Bent JP, April MM, Ward RF, et al : Role of OtoScan-assisted laser myringotomy in hyperbaric oxygen therapy. Undersea Hyper Med 27 : 159-161, 2000.
67. Vrabec JT, Clements KS, Mader JT : Short-term tympanostomy in conjunction with hyperbaric oxygen therapy. Laryngoscope 108 : 1124-1128, 1998.
68. Potocki SE, Hoffman DS : Thermal myringotomy for Eustachian tube dysfunction in hyperbaric oxygen therapy. Otolaryngol Head Neck Surg 121 : 185-189, 1999.
69. Luxford WM, Sheehy JL : Myringotomy and ventilation tubes : A report of 1568 ears. Laryngoscope 92 : 1293-1297, 1982.
70. McLelland CA : Incidence of complications from use of tympanostomy tubes. Arch Otolaryngol 106 : 97-99, 1980.
71. Coker NJ, Jenkins HA (eds) : Atlas of Otologic Surgery. Philadelphia, WB Saunders, 2001, pp 100-103.
72. Reference deleted in proofs.
73. Inglis GA, Gates GA : Acute otitis media and otitis media with effusion. In : Cummings CW, Flint PW, Harker LA (eds) : Cummings Otolaryngology-Head & Neck Surgery. Philadelphia, Elsevier Mosby, 2005, pp 4456-4464.
74. Fagan P, McKenzie B, Edmonds C : Sinus barotrauma in divers. Ann Otol Rhinol Laryngol 85 : 61-64, 1976.
75. Edmonds C : Sinus barotrauma : A bigger picture. SPUMS J 24 : 13-19, 1994.
76. Murrison AW, Smith DJ, Francis TJ, et al : Maxillary sinus barotrauma with fifth cranial nerve involvement. J Laryngol Otol 105 : 217-219, 1991.
77. Butler FK, Bove AA : Infraorbital hypoesthesia after maxillary sinus barotrauma. Undersea Hyperb Med 26 : 257-259, 1999.
78. Neuman TS, Settle H, Beaver G, Linaweaver P : Maxillary sinus barotrauma with cranial nerve involvement. Aviat Space Environ Med 46 : 314-315, 1975.
79. Zimmer-Galler IE, Bartley GB : Orbital emphysema : Case reports and review of the literature. Mayo Clin Proc 69 : 115-121, 1994.
80. Parell GJ, Becker GD : Neurological consequences of scuba diving with chronic sinusitis. Laryngoscope 110 : 1358-1360, 2000.
81. Mahabir RC, Szymczak A, Sutherland GR : Intracerebral pneumatocele presenting after air travel. J Neurosurg 101 : 340-342, 2004.
82. Brandt MT : Oral and maxillofacial aspects of diving medicine. Mil Med 169 : 137-141, 2004.
83. Zinreich SJ, Kennedy DW, Rosenbaum AE, et al : Paranasal sinuses : CT imaging requirements for endoscopic surgery. Radiology 163 : 769-775, 1987.
84. O'Reilly BJ, McRae A, Lupa H : The role of functional endoscopic sinus surgery in the management of recurrent sinus barotrauma. Aviat Space Environ Med 66 : 876-879, 1995.
85. Stammberger H, Hawke M (eds) : Essentials of Endoscopic Sinus Surgery. St. Louis, Mosby, 1993, pp 1-12.
86. Larsen AS, Buchwald C, Vesterhauge S : Sinus barotrauma—late diagnosis and treatment with computer-aided endoscopic surgery. Aviat Space Environ Med 74 : 180-183, 2003.
87. Parsons DS, Chambers DW, Boyd EM : Long term follow-up of aviators after functional endoscopic sinus surgery for sinus barotrauma. Aviat Space Environ Med 68 : 1029-1034, 1997.
88. Lyons KM, Rodda JC, Hood JA : Barodontalgia : A review, and the influence of simulated diving on microleakage and on the retention of full cast crowns. Mil Med 164 : 221-227, 1999.
89. Calder IM, Ramsey JD : Odontocrexis : The effects of rapid decompression on restored teeth. J Dent 11 : 318-323, 1983.
90. Parris C, Frenkiel S : Effects and management of barometric change on cavities in the head and neck. J Otolaryngol 24 : 46-50, 1995.
91. Backous DD, Dunford RG, Segel P, et al : Effects of hyperbaric exposure on the integrity of the internal components of commercially available cochlear implants systems. Otol Neurotol 23 : 463-467, 2002.
92. Schweitzer VG, Burtka MJ : Cochlear implant flap necrosis : Adjunct hyperbaric oxygen therapy for prevention of explantation. Am J Otol 12 : 71-75, 1991.
93. Kompis M, Vibert D, Senn P, et al : Scuba diving with cochlear implants. Ann Otol Rhinol Laryngol 112 : 425-427, 2003.
94. Shea JJ : A personal history of stapedectomy. Am J Otol 19 : 2-12, 1998.
95. Huttenbrink K-B : Biomechanics of stapesplasty : A review. Otol Neurotol 24 : 548-559, 2003.
96. Sheehy JL, Nelson RA, House HP : Revision stapedectomy : A review of 258 cases. Laryngoscope 91 : 43-51, 1981.
97. Seltzer S, McCabe BF : Perilymph fistula : The Iowa experience. Laryngoscope 96 : 37-49, 1986.
98. Glasscock ME, Stopper IS, Haynes S, et al : Twenty-five years of experience with stapedectomy. Laryngoscope 105 : 899-904, 1995.
99. Harrill WC, Jenkins HA, Coker NJ : Barotrauma after stapes surgery : A survey of recommended restrictions and clinical experience. Am J Otol 17 : 835-845, 1996.
100. House JW, Toh EH, Perez A : Diving after stapedectomy : Clinical experience and recommendations. Otolaryngol Head Neck Surg 125 : 356-360, 2001.
101. Thiringer K, Ariaga MA : Stapedectomy in military aircrew. Otolaryngol Head Neck Surg 118 : 9-15, 1998.
102. Katzav J, Lippy WH, Shamiss A : Stapedectomy in combat pilots. Am J Otol 17 : 847-849, 1996.
103. Antonelli PJ, Adamczyk M, Appelton CM, et al : Inner ear barotrauma after stapedectomy in the guinea pig. Laryngoscope 109 : 1991-1995, 1999.
104. Garlington JC, Singleton GT : Rapid decompression and compression in the stapedectomized cat. Aerosp Med 40 : 475-478, 1969.
105. Fletcher JL, Robertson CD, Loeb EM : Effects of high intensity impulse noise and rapid changes in pressure upon stapedec-

tomized monkeys. Acta Otolaryngol (Stockh) 68 : 6-13, 1969.
106. Farmer JC : Comment on : Barotrauma after stapes surgery : A survey of recommended restrictions and clinical experience. Am J Otol 17 : 845-846, 1996.
107. Velepic M, Bonifacic M, Manestar D, et al : Cartilage palisade tympanoplasty and diving. Otol Neurotol 22 : 430-432, 2001.
108. Pau HW : Inner ear damage in TORP-operated ears : Experimental study on danger from environmental air pressure changes. Ann Otol Rhinol Laryngol 108 : 745-749, 1999.

# Chapter 23 酸素中毒

**この章の概要**

- 酸素中毒の病理効果
- 酸化障害と抗酸化防御のメカニズム
- フリーラジカルと他の反応種
- フリーラジカルと細胞膜との相互作用
  - 脂質の過酸化
  - アラキドン酸代謝
  - フリーラジカルによる蛋白障害
- 抗酸化防御
- 酸素中毒の臨床症状
- 酸素中毒の神経学的効果
  - 神経学的酸素耐性に関する二酸化炭素の効果
  - 脳血流に対する高酸素の効果
  - 脳血流に対する高酸素-一酸化窒素の相互作用効果
  - 神経学的酸素中毒進展の割合
- 酸素中毒が眼に及ぼす効果
  - 未熟児網膜症
- 末梢視野への影響
- 網膜電気活動に及ぼす効果
- 眼の水晶体に対する酸素効果
- 酸素中毒の肺効果
  - 肺機能への影響
  - 肺酸素中毒の進展速度
  - 肺酸素中毒からの回復速度
  - 酸素毒性の神経学的効果および肺効果の相互作用の可能性
- ヒトにおける酸素耐性の定義
  - 肺酸素中毒量単位（UPTD）の概念
  - 神経学的な酸素耐性の定義
  - 酸素耐性予測の限界
- 酸素耐性の修飾
  - 酸素耐性の延長
  - 間歇曝露による酸素耐性延長の最適化

多くの治療薬や治療法がそうであるように，高気圧酸素も治療的に応用すると本質的に軽度から重度にわたる副作用を引き起こす可能性がある。しかしながら，高気圧酸素治療（hyperbaric oxygen therapy；HBOT）が適切に用いられた場合には重篤な副作用は稀で[1]，起こったとしてもほぼ全例が可逆的である[2]。強力な抗酸化防御メカニズムおよび修復過程が存在するため，酸素中毒の進展は緩くなり潜在的な影響からの回復が早まることにより，有用性に対する危険性の比率は好都合な程度におさまる[3,4]。高酸素の治療応用を目的としてヒトの酸素耐性限界を決定しようと計画された研究では，被験者において測定可能な毒性効果を生む曝露条件が必ず用いられることになる。しかし，治療のための酸素曝露がこのような限界に到達することはほとんどないと認識することが重要である。

どのレベルの高酸素曝露でも，異なる臓器や組織で副作用が起こる順番や重症度は，組織の相対的な感受性と曝露部位の酸素分圧との相互作用によって決定される。それぞれの部位において，酸素張力は逆に，動脈血酸素分圧（$PaO_2$），毛細血管密度，血流，組織代謝率など因子間のバランスに依存している。これらの因子は体内ではさまざまであるため，特定の臓器や組織は，ある与えられた環境圧での酸素呼吸中は，一定範囲内の酸素張力に曝露されることになる（図23.1）[5,6]。すべての循環床で$PaO_2$のレベルは均一であると考えられるが，毛細血管や静脈のレベルでは大きく変動しうる。酸素ヘモグロビンがほとんどもしくは全く還元されていない状態で，物理的溶存酸素からの代謝要求を提供できる十分高い酸素分圧（$PO_2$）の場合には，特にそうなる。

## 酸素中毒の病理効果

大過剰から致死に至る酸素曝露によって引き起こされる毒性効果の多様性と進行を，図23.2にまとめた[5,7]。酸素中毒の重症度は，吸入$PO_2$の増加および曝露期間の延長に応じて進行的に増す。致死的な肺酸素中毒量に曝露されたラットでは，毛細血管内皮や肺胞上皮の破壊，肺胞細胞の過形成，浮腫，出血，細動脈の肥厚と硝子化，フィブリン形成，無気肺，肺硬化，重度なガス交換の障害，低酸素血症などの病理効果がみられ，死に至る[8,9]。中枢神経系の酸素中毒では，症状として局所の筋痙攣から強直性-間代性の全身性痙攣に至る種々の痙攣が起こる。これらの症状が起きてからもさらに曝露を続けると，進行性の神経破壊，麻痺が起こり，死に至ることもある[5,10]。致死

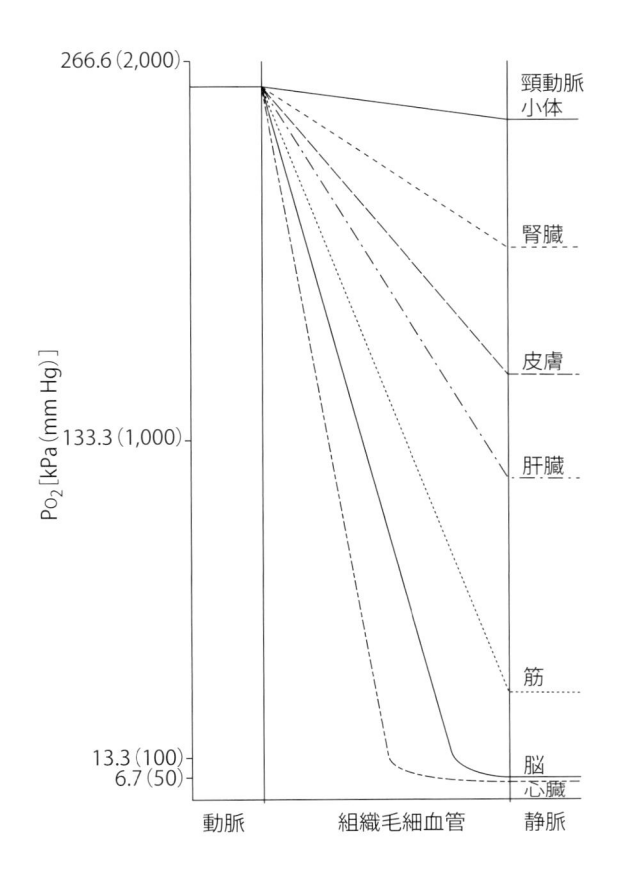

**図23.1　3.5ATA（352kPa）下で酸素呼吸中の異なる臓器と組織における酸素分圧の範囲**
脳の曲線は，16人の意識のある男性における動脈と内頸静脈血の酸素分圧（$Po_2$）の平均測定値を示す[6]。脳以外の臓器や組織における静脈の値と毛細血管の$Po_2$の変化は，測定した動脈の値およびヒトの組織酸素消費量と血流の集計値から割り出した。臓器や組織の中でさえ，代謝率と血流の不均衡が，$Po_2$の局所的な差異の原因となりうる。毛細血管の動脈末端付近の細胞は，静脈末端付近の他の細胞よりも非常に高い$Po_2$レベルに曝される。病的な状態や循環あるいは代謝への薬剤効果は，ここに示したパターンを変えると思われる。（Lambertsen CJ: Effects of oxygen at high partial pressure. In: Fenn WO, Rahn H [eds]: Handbook of Physiology, Section 3: Respiration, Vol II. Washington, DC, American Physiological Society, 1965, pp 1027-1046. および Lambertsen CJ: Effects of hyperoxia on organs and their tissues. In: Robin ED [ed]: Extrapulmonary Manifestations of Respiratory Disease. Lung Biology in Health and Disease, Vol 8. New York, Marcel Dekker, 1978, pp 239-303. より）

的曝露の眼への影響は，網膜剥離，視細胞の破壊，そして失明である[11,12]。その他の効果としては，赤血球溶血[13,14]，腎障害[15,16]や心筋の病理変化[17]がある。肝臓[18,19]や内分泌臓器[20,21]への影響も起こりうる。Thet[22]は，肺酸素中毒から回復する際の生化学的および形態学的な変化の特質と時間経過について詳細に述べている。Balentine[23]は，特定の臓器や組織での酸素中毒によって起こる病理学的効果についてすばらしい包括的レビューを書いている。

## 酸化障害と抗酸化防御のメカニズム

酸化障害とこれに対抗する抗酸化防御の潜在的生化学メカニズムについての詳細な記載は，以前にも示されており[2]，本章での展望を超えるものである。入手可能な情報ならびに一般に受け入れられている解釈を簡潔に述べる。

## フリーラジカルと他の反応種

Gerschmanら[24,25]は，高酸素曝露中のフリーラジカル中間産物の濃度上昇が酸素中毒の生化学的基礎をなしていることを最初に提案した。副作用は，酸素が1つの電子によって還元されてスーパーオキサイドを形成するかもしくは2個の電子によって過酸化水素を形成する際に開始される[3,26]。スーパーオキサイドアニオンは細胞代謝の副産物で，その生成率は$Po_2$の増加により加速される[27]。スーパーオキサイドは，電子伝達鎖上のユビキノンと還元ニコチンアミドアデニンジヌクレオチド部位の両者において産生される[3,28,29]。その他の供給源として小胞体とミクロソームがある[30]。スーパーオキサイドとの反応により産生されうる他の毒性種として，ヒドロペルオキシルラジカル，ヒドロキシルラジカルと一重項酸素がある[31]。スーパーオキサイドおよび過酸化水素との直接の反応というよりもむしろ，さらに反応に富む中間物の二次生成が，高酸素曝露中に起こる細胞成分や膜に対する大半の過酸化障害を説明しているものと一般に考えられている[29]。

酸素と類似の多くの生物物理学的特徴をもつ一酸化窒素（・NO）は，フリーラジカルの重要な発生源を供給しているもう1つの生理学的ガスである。いずれのガスも常磁性の特徴を有し，生物体液に対して類似の可溶性を示し，細胞膜を通り越して自由に拡散する能力を有する。・NOは拡散限界にほぼ近い割合でスーパーオキサイドと反応し，強力な酸化物である過酸化亜硝酸を産生する[32]。生体内で形成される過酸化亜硝酸の大部分は，二酸化炭素と迅速に反応して効果的な硝酸化剤であるニトロ炭酸中間産物をつくる[33]。この反応はまた，二次反応において他の組織に影響を及ぼしうる中間産物を産生する[34]。

活性化好中球は，スーパーオキサイド，過酸化水素，ヒドロキシルラジカル，次亜塩素酸，過酸化亜硝酸を含む種々の反応種を細胞外環境中に放出することがで

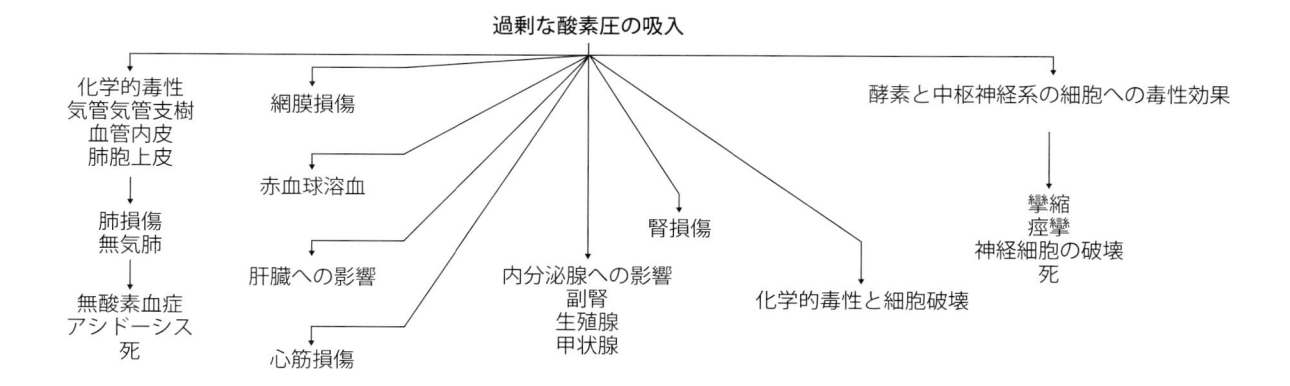

```
                            過剰な酸素圧の吸入
        ┌──────┬──────┬──────┼──────┬──────┬──────┐
  化学的毒性  網膜損傷                              酵素と中枢神経系の細胞への毒性効果
  気管気管支樹
  血管内皮
  肺胞上皮
        │     赤血球溶血                                攣縮
        │                                              痙攣
     肺損傷                              腎損傷         神経細胞の破壊
     無気肺                                             死
        │     肝臓への影響  内分泌腺への影響  化学的毒性と細胞破壊
  無酸素血症              副腎
  アシドーシス            生殖腺
     死       心筋損傷     甲状腺
```

図23.2　過剰な酸素圧への暴露により引き起こされる毒性効果の多様性と進行
(Clark JM: The toxicity of oxygen. Am Rev Resp Dis 110:40–50, 1974, extending a concept used by Lambertsen CJ: Effects of oxygen at high partial pressure. In: Fenn WO, Rahn H ［eds］: Handbook of Physiology, Section 3: Respiration, Vol II. Washington, DC, American Physiological Society, 1965, pp 1027–1046. より)

きる[29,35-37]。これらの反応種が細胞外に存在すると，細胞内抗酸化防御による抵抗に対する感受性は低下する[29,37]。1ATA（絶対気圧：atmosphere absolute・101kPa）の酸素に曝露された動物において，肺血管や肺間質への好中球の蓄積[37-40]は急激な肺障害の悪化を伴う[40]というラットでの初期観察や，逆に事前に全身の好中球を枯渇させておくことによりウサギにおける肺の病理変化が減少する[35]といった結果は，好中球の活性化が酸素の肺毒性における一義的な原因だと解釈できることを示している[41]。しかしながら，その後の研究で，好中球由来の酸素ラジカルが肺酸素毒性の重症度を増すことはできるが，その発展には必要ではないことが確認されている[29,40]。

## フリーラジカルと細胞膜との相互作用

フリーラジカルと細胞膜との相互作用は，さまざまな機能的影響を伴う多くのタイプの障害を引き起こす（図23.3）。膜結合型酵素の作用は，付加的な毒性ラジカルや他の生物学的活性産物を産生しうる。フリーラジカルによる膜障害は，脂質過酸化，アミノ酸酸化，蛋白鎖切断および脂質や蛋白間のさまざまな架橋形成反応として起こりうる。膜不飽和脂肪酸の酸化，構造蛋白の酸化，および膜結合酵素の不活化は，膜透過性の増加や膜イオン勾配の減少をもたらし，分泌やその他の重要な膜機能の喪失を引き起こす。

### ▶脂質の過酸化

細胞膜は，酸素フリーラジカルと反応して過酸化脂質や過酸化ラジカルを産生しうる多不飽和脂肪酸を含んでいる。逆に，過酸化脂質や過酸化ラジカルは，最初のフリーラジカルの標的となった同様の細胞成分の多くと反応する[3,4]。このような反応は，金属の存在により強まり，個々の初期反応において多くの多不飽和脂肪酸を酸化することにより，反応開始後自己触媒的に障害を悪化させる。脂質ラジカルは疎水性で膜会合性の脂肪酸と広範囲に反応するため，過酸化の結果として膜の透過性や微小粘性に障害を与える。加えて，3つ以上の二重結合を有する脂肪酸の過酸化により生じたマロンジアルデヒドが膜成分の架橋や重合を起こし（図23.3参照），変形性，イオン輸送および酵素活性など膜の重要機能が変化しうる。

高酸素に曝露されたラットやマウスの大脳皮質切片において脂質過酸化が生じる[42,43]が，ラットではNaK-ATPaseの部分的不活性化と関連があるといわれている[44]。ラットの脳切片と比べ，マウスで脂質過酸化のレベルが大きいことが，マウスでより早期から酸素痙攣がみられることと関連している[45]。正常およびトコフェロール欠乏マウスを4ATA（404kPa）の酸素に1時間曝露すると，痙攣が起きて脳の過酸化脂質のレベルが上昇する[45]。トコフェロールを補給したマウスを同様の条件で曝露すると，痙攣も脳の脂質過酸化も起こらない。これに対して，3～6ATA（303～606kPa）の酸素を吸入したラットでは，脳の過酸化脂質の濃度は痙攣とは相関しない[46]。

高酸素により誘導される脂質過酸化はラットの脳皮質切片では$Fe^{2+}$の存在によって悪化しており[44]，異なる脳の部位からのホモジェネートでは内在鉄含有量と脂質過酸化の度合いに直線関係が存在する[47]。高酸

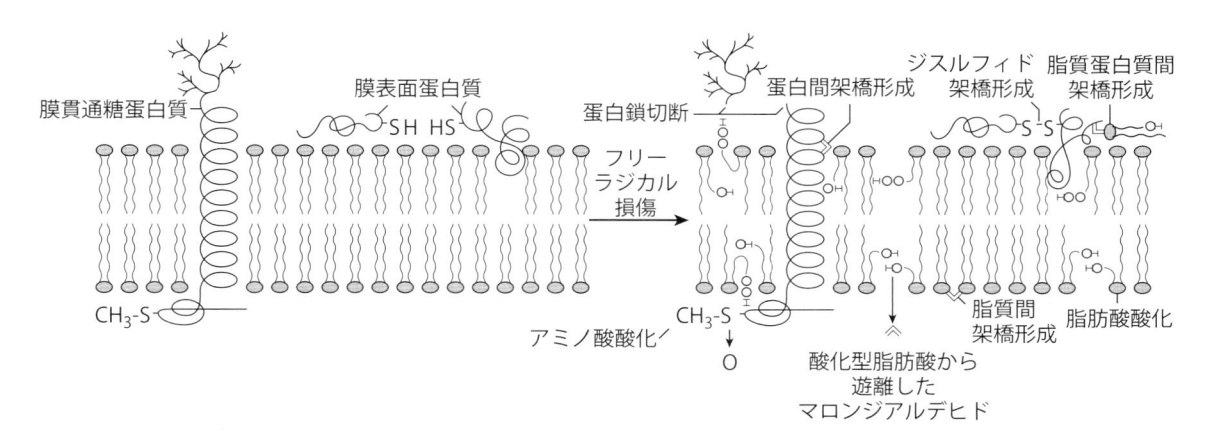

**図 23.3　細胞膜に対しフリーラジカル損傷が起こりうる部位**
フリーラジカルは脂質過酸化反応を起こし，短鎖脂肪アシル誘導体と副産物のマロンジアルデヒドを産生する。マロンジアルデヒドとの反応はさまざまな架橋形成反応を仲介する。フリーラジカルはまた，アミノ酸酸化，蛋白間架橋形成，蛋白鎖切断を触媒する。（Freeman BA, Crapo JD: Biology of disease: Free radicals and tissue injury. Lab Invest 47:412–426, 1982. より）

素に曝露したラットの脳ホモジェネート中の脂質過酸化が，スーパーオキサイドジスムターゼ（SOD）やカタラーゼよりも，セルロプラスミンやデフェロキサミンを加えたほうがより強く抑制できたという観察から[48]，脂質過酸化の増強剤としての鉄の重要な役割が支持される。

脂質の過酸化はまた，高酸素曝露中に肺や肝臓で起こる[29]。正常およびトコフェロール欠乏ラットから分離した還流肺では，4ATA（404kPa）での酸素曝露中，過酸化脂質形成速度はそれぞれの組織でおよそ50%および500%以上増加した[49]。0.8〜1.0ATA（81〜101kPa）の酸素に2〜7日曝露した肺組織[50-52]，0.8ATA（81kPa）の酸素を5日間曝露したラットからの肝組織[52]，および4ATA（404kPa）の酸素に曝露した分離還流肝[49]では，脂質過酸化の割合は増加した。

### ▶アラキドン酸代謝

少なくとも間接的にアラキドン代謝産物が酸素中毒の進展にかかわっているとの証拠があげられている[3]。膜会合性の酵素であるシクロオキシゲナーゼやリポキシゲナーゼは，アラキドン酸と反応していくつかの中間段階で活性ラジカルを産生するのに加え，プロスタグランジン，トロンボキサン，ロイコトリエンなどを含むさまざまな生物学的に活性な産物を産生するための代謝経路の起点となっている。

Smithら[53,54]は，1ATA（101kPa）で4日間酸素曝露を行ったマウスの肺胞洗浄（BAL）液中のトロンボキサンとプロスタサイクリンの代謝産物濃度を測定している。初期の研究では[53]，トロンボキサン代謝産物濃度は安定していたのに対し，プロスタサイクリン代謝産物の濃度は曝露4日目に3倍に上昇した。曝露中にインドメタシンを投与しシクロオキシゲナーゼを抑制すると，プロスタサイクリン代謝産物の濃度は低下し，肺障害が増加し，生存時間は短くなった。この結果は，プロスタサイクリンの保護的な役割もしくは有害作用のあるリポキシゲナーゼ経路を通してアラキドン酸代謝が変化したことを支持するものと考えられる。

次いで，同じ動物モデルを使った関連する研究[54]で，肺障害の重症度とBAL液中の硫化ペプチドロイコトリエンの濃度に正の相関があることが示された。好中球減少マウスでも同様のBAL液変化が観察されることから，好中球がロイコトリエンの主要な産生源であることは否定された。肺酸素中毒の進展にリポキシゲナーゼ産物が関係していることをさらに支持するものとして，1ATA（101kPa）で72時間酸素曝露を受けたラットでは，洗浄液中の好中球の増加および肺ミクロソーム中のニコチンアミドアデニンジヌクレオチドリン酸–チクロームc還元酵素活性の減少と同時に，BAL液ロイコトリエン$B_4$濃度が進行性に上昇したという観察結果がある[55]。リポキシゲナーゼ阻害剤を低用量もしくは高用量投与すると，用量依存性にロイコトリエン$B_4$濃度とBAL液中の好中球数が減少するとともに，致死率は低下し，先にみられたチクロームc還元酵素活性の減少を予防することができた。著者らは，ロイコトリエン$B_4$濃度の上昇は好中球の化学遊走因子として働き，それが肺酸素中毒による障害を悪化させるものと結論づけた。

### ▶フリーラジカルによる蛋白障害

フリーラジカル攻撃に対する蛋白の感受性とその結果として起こる障害の重症度は，フリーラジカルの性

質，蛋白の細胞局在とアミノ酸組成，感受性アミノ酸の分子局在，蛋白構造や活性に対するそれらの影響など，いくつかの因子によって決定される[3,56]。加えて，障害の程度に応じた機能的な影響は，復元もしくは修復の可能性やメカニズムの有効性により影響を受ける。硫黄原子や不飽和結合をもつアミノ酸は直ちにフリーラジカルによる修飾を受けるため，感受性蛋白としては，トリプトファン，チロシン，フェニルアラニン，ヒスチジン，メチオニン，システインなどを含有するものが含まれる[3,56]。過酸化硝酸は一般に，チロシン残基と反応してS-ニトロチロシンを形成することにより蛋白を修飾する。この選択的な過程はチロシンの局在およびその周囲の静電特性の両者によって影響を受ける[56]。システインもまたS-ニトロシル化を受けうるが，この修飾はより迅速に復旧し生物学的な役割は少ない。

Davies[57-61]は，酸素の存在下で$^{60}$Co照射によりヒドロキシルラジカルやスーパーオキサイドラジカルを生み出すシステムを用い，蛋白分解感受性と酸素ラジカルにより誘導される蛋白障害との間に直接的かつ定量的な関係があることを示した。酸素ラジカルによって起こる蛋白分解は脂質過酸化の開始に先行し，脂質過酸化産物による膜障害とは関係なく生じた[61]。膜輸送蛋白は酸素ラジカルとの間で起こる有害な反応に異常に感受性が高いらしい[62]。

## 抗酸化防御

（生物が）好気的環境で生存するには，酸素由来のフリーラジカルに対する生化学的防御の革命的な発展を必要とした[3,4,63,64]。肺において起こりうる酸化-抗酸化相互作用の例を図23.4にまとめている。抗酸化防御は，分子酸素の一価還元により起こる有害効果に対する対抗手段として進化した多層からなるシステムとして特徴づけられている[4]。このシステムにおける防御の第1番目には，チトクロームオキシダーゼのような酵素の働きが関係しており，反応中間産物を生み出すことなく分子酸素を水に還元できるため，一価経路を回避して他の手段によって対抗せざるをえない活性ラジカルのプールを減少させる。

SODの仲間として知られるいくつかの金属酵素は，スーパーオキサイドアニオンから過酸化水素への変換を触媒することにより防御の第2番目を担っている[3,4,27]。抗酸化防御の第3番目は，カタラーゼやグルタチオンペルオキシダーゼといった酵素によって担われており，スーパーオキサイドアニオンの変換過程で間接的に産生されたり，還元フラビン酵素を再酸化する際に直接発生する過酸化水素の除去を触媒する[4]。

ビタミンEなどの生物学的な抗酸化剤は第4番目の防御として働き，脂肪酸ラジカルを伝達して安定な$\alpha$-トコフェロールラジカルを形成する鎖と迅速に反応し，連鎖反応を断ち切る[4]。ビタミンEがもつ疎水的な性質は生物膜内で分割作用を惹起し，そのため脂肪酸ラジカルに対する効果を増強する。

酸化酵素の再活性化や酸化組織成分の還元による酸化障害の回復が第5番目の防御[4]であり，これは主に還元型グルタチオンとの相互作用によりもたらされると考えられている。この結果として副産物である酸化型グルタチオンが産生される[31]。同時に発生するグルコース代謝のペントースシャント経路の活性化（図23.4参照）は，還元型グルタチオンを生み出すのに必要なニコチンアミドアデニンジヌクレオチドリン酸を供給する[31,65]。

SOD，カタラーゼ，グルタチオンペルオキシダーゼなどの典型的な抗酸化酵素の防護作用は，哺乳類細胞では酸化ストレスに対する他の細胞・分子応答により補完されている可能性が明らかになってきている[66]。熱ショック蛋白32としても知られるヘムオキシゲナーゼ-1は酸化ストレスにより高度に誘導され，酸化物により誘導される肺損傷に対する防御的役割を示すことが提唱されている[67]。抗酸化作用のための潜在的なメカニズムとして，細胞性の前酸化物として働くヘムの酸化分解の触媒や抗酸化作用を有する最終産物としてのビリルビンの産生などがある。20分酸素呼吸／5分エアブレイクという間歇的スケジュールで2.5ATA（252 kPa）の酸素を60分吸入し，その24時間後に健常人から得られたリンパ球でヘムオキシゲナーゼ-1のレベルが上昇することが計測されている[68]。このような条件で酸素曝露を行ったあとのリンパ球に観察されるDNA鎖の可逆的切断は，第2回目または引き続く曝露では起きない。加えて，最初の曝露後24時間で得られた血液から分離されたリンパ球は，in vitroの過酸化水素によるDNA障害に抵抗性であった。関連する研究でも[69]，2.5ATA（252 kPa）で20分間×3の酸素曝露を単回行うことによりリンパ球での熱ショック蛋白70の合成は誘導されたが，赤血球のSOD，カタラーゼ，グルタチオンペルオキシダーゼの濃度は変化しなかった。熱ショック蛋白が酸化障害に対して交差防護を提供できるという原理は，培養ヒト臍帯静脈内皮細胞を高熱で前処理してお

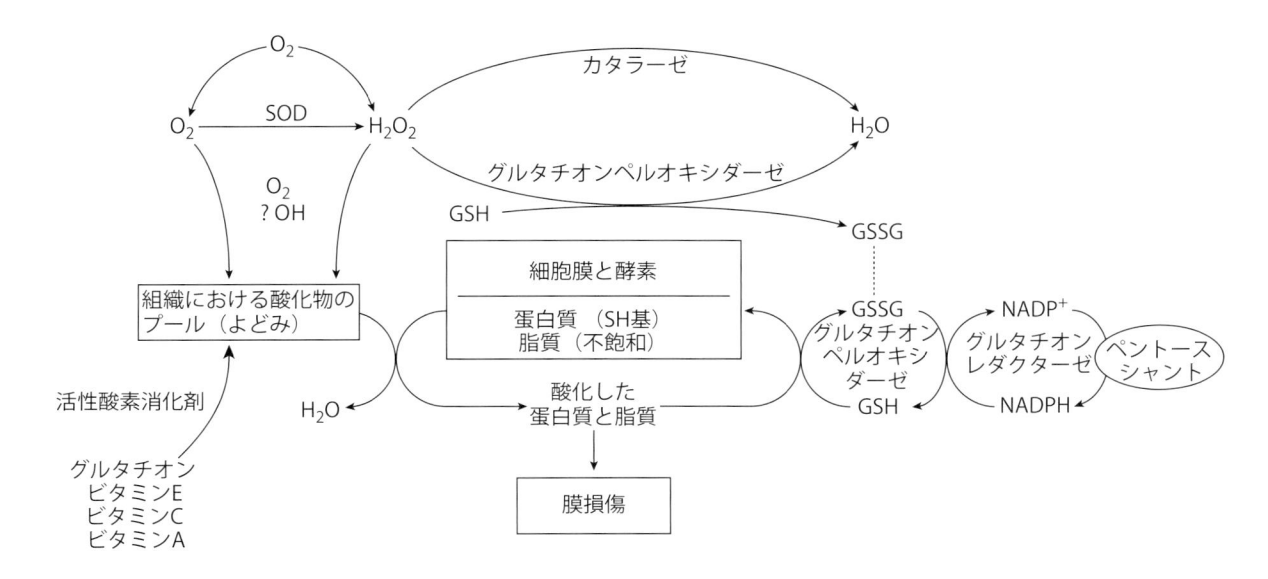

図 23.4　肺における酸化 - 抗酸化相互作用
吸入酸素分圧（Po2）の増大により引き起こされる可能性のある代謝イベントを示す．スーパーオキサイドアニオンやH2O2，あるいは一重項酸素−ヒドロキシルラジカルなど活性酸素種の産生の増大は，組織における酸化物のプール（よどみ）を形成して一連の反応を引き起こす．これらの酸化物は組織の蛋白質や脂質を酸化することにより，細胞膜や細胞内の酵素を傷害する．活性酸素種や酸化した組織成分と（活性酸素）消去剤が相互作用することによって組織酸化物のプールは減り，フリーラジカルの連鎖は止まる．スーパーオキサイドアニオンは，スーパーオキサイドジスムターゼ（SOD）によって特異的に取り除かれる．また，損傷を受けた組織はグルタチオン（GSH）が酸化型グルタチオン（GSSG）となり，酸化された成分が還元されることにより修復される．GSSGからGSHへの再生は，還元型ニコチンアミドアデニンジヌクレオチドリン酸（NADPH）との相互作用によって行われ，このNADPHは糖代謝のペントースシャント経路の作用により順に復元される．肺損傷の度合いは，組織の損傷と復元の過程における相互作用と同時進行的に起こる，ラジカルの産生と消去という相対立する作用の最終結果によって決定される．

くと，あとの過酸化水素曝露で起こる細胞障害を有意に減少させることができるという観察によって支持される[70]．さらに，ラットを6ATA（606kPa）での酸素曝露の前に熱順化させておくと，熱ショック蛋白72の脳内レベルの増加に呼応して脳波上の棘波出現までの潜伏時間を倍加できる[71]．熱順化が元に戻るには4週間ほどかかるが，その間において，延長した痙攣潜伏時間が元に戻ることと熱ショック蛋白72のレベルが減少することとのあいだには直接的な相関がある．

# 酸素中毒の臨床症状

究極的には重症の酸化障害を生み出すような分圧においてでさえ，明らかな酸素中毒の徴候を示すことなく，ある一定時間酸素を呼吸することが可能である[2,6]．この「潜伏」期の長さは吸入Po2のレベルに反比例し，吸入酸素圧と特定の程度もしくはタイプの酸素中毒を生むのに必要な曝露時間とは双曲線の関係となる（図23.5）．酸素中毒の生化学作用がどのレベルの高酸素で実質的な潜伏期なしに急激に始まるかは今のところわかっていないが[2,6,9,72]，この初期の曝露間隔はゆっくり進行する過酸化障害の無症候期を提供

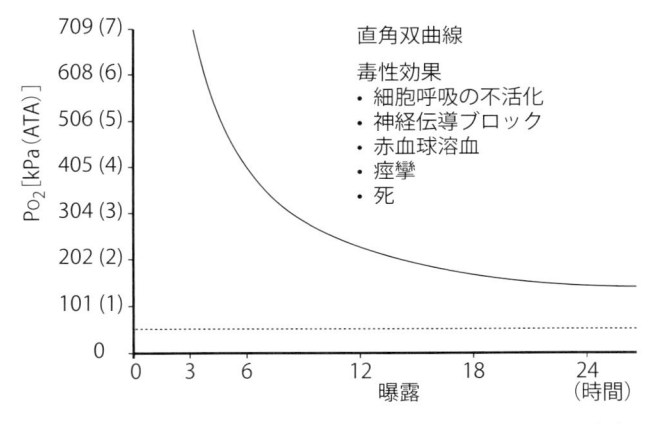

図 23.5　酸素中毒に特異的な症状が発現する際の吸入酸素圧と曝露時間の関係
（Clark JM: The toxicity of oxygen. Am Rev Respir Dis 110:40–50, 1974. より）

しており，この無症候期から通常圧酸素に戻すと完全な回復が迅速に起こる[6]．

同様の双曲線の関係は，次のような酸素中毒の効果についても示されている．それは，ラットの脳の切片での呼吸の不活性化[73]，分離したネコの神経での伝導遮断[74]，マウスでの赤血球溶血[75]，ショウジョウバエ[76]やマウス[77]またラット[78,79]の死，ヒトにおける肺および神経学的徴候[73,80]，そしてヒトにおける肺機能の障害[2]などである．酸素フリーラジカルはすべて

の生物を形づくる基礎的な細胞単位を攻撃するため，酸素圧-曝露時間の双曲線関係が酸素中毒のすべての症状に存在すると想定するのが妥当である。

# 酸素中毒の神経学的効果

第二次世界大戦中，軍の秘密行動に利用する閉鎖回路酸素再呼吸システムの最初の使用のための準備として，イギリス海軍のDonald[10,81]およびアメリカ海軍のYarbroughら[82]は，中枢神経系の酸素耐性について多数のダイバーを対象とした大規模な研究を行った。これらの研究の当初の関心は，全身痙攣が始まる前の信頼できる初期の前兆を同定する試みとして，4ATA（404kPa）までの$P_{O_2}$における中枢神経系酸素中毒の症状や徴候が現れるまでの時間を決めることにあった。観察された効果としては，表23.1にまとめたようなさまざまな症状や徴候が含まれている。残念なことに，被験者が痙攣する前に常に軽微な症状が起こるわけではなかった。加えて，痙攣前にいかなる予兆があったとしても，しばしばこれに引き続いて痙攣発作が短時間で起きたため，警告としての実用的な価値はほとんどなかったのである。

両海軍の研究者たちによる加圧下での呼吸酸素の安全限界決定の試みは，同じ圧力の酸素を吸入した異なる個人間で中枢神経系酸素中毒耐性に広い変動がみられるという確かな観察によりさらに困難なものとなった（図23.6）。同じダイバーでさえも，日によって酸素中毒の神経学的効果の開始時間が広く変動したのである（図23.7）。このダイバーの90日間に及ぶ期間の全変動（図23.8）は，36名のダイバーが単回曝露したときのもの（図23.6参照）に似ている。これらの同一または別々の個人における中枢神経系酸素中毒耐性の変動の根本は，年齢，体重，身体適正，喫煙，飲酒，精神的な安定，性格特性などの要因との関連性の試みが失敗に終わったあと，いまだ説明されないままである[10,81]。

酸素中毒によって起こる発作は，全身的な強直性-間代性の痙攣で，何の予兆もなしに突然起きたり，予兆もしくは一連の前兆的な感覚が先行したりすることがある[6]。痙攣の始まりは，強直緊張期，突然の意識消失および首と全四肢の強力な伸展からなる。初めに開口することにより，歯間に舌裂傷（誤咬）防止のための詰め物を挿入することができる。この緊張期のあと30秒ほどすると間代期となり，繰り返す強力な全

表23.1 健常人における中枢神経系酸素中毒の影響

| | |
|---|---|
| 顔面蒼白 | 不快な臭覚 |
| 発汗 | 不快な味覚 |
| 徐脈 | 呼吸変化 |
| 窒息感 | 浅速呼吸 |
| 眠気 | 呻吟 |
| うつ病 | しゃっくり |
| 多幸感 | 呼気優位 |
| 不安 | 横隔膜の痙攣 |
| 行動の変化 | 重度の吐き気 |
| 　そわそわする | 痙攣性嘔吐 |
| 　無関心 | めまい |
| 　不器用 | 唇の細動 |
| 視覚症状 | 唇の単攣縮 |
| 　視力損失 | 頬と鼻の単攣縮 |
| 　まぶしい | 動悸 |
| 　側方運動 | 上腹部の緊張 |
| 　光度の減少 | 失神 |
| 　視野狭窄 | 痙攣 |
| 聴覚症状 | |
| 　音楽（美しい調べのように聞こえること） | |
| 　耳鳴り | |
| 　ノッキング（硬性音・雑音） | |

(Donald KW: Oxygen poisoning in man. I & II. Br Med J 1:667–672, 712–717, 1947. およびDonald KW: Oxygen and the Diver. Harley Swan, United Kingdom, The SPA Ltd, 1992. より）

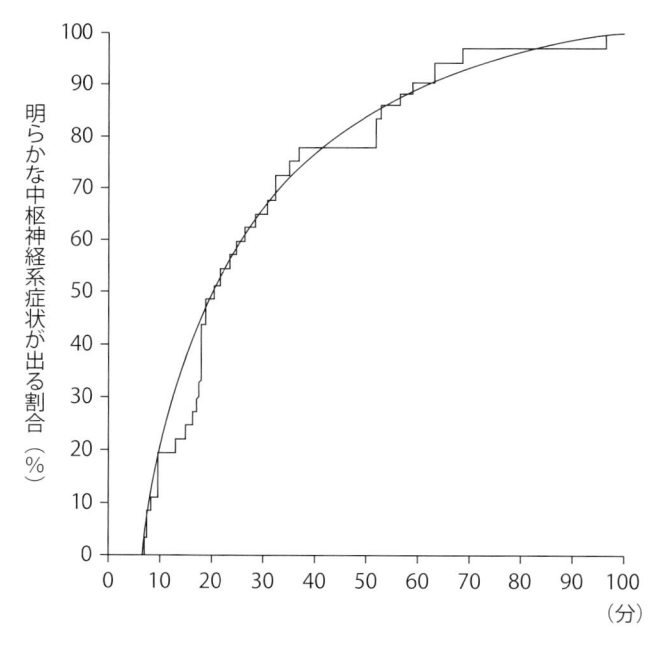

図23.6　3.7ATA（373kPa）下6〜96分間の間隔で酸素吸入した36人のダイバーにおける神経学的影響の発生率
それぞれの曝露は，ダイバーが表23.1にあげた神経学的影響のうちの1つを感じた時点で終了とした。(Donald KW: Oxygen and the Diver. Harley Swan, United Kingdom, The SPA Ltd., 1992. およびDonald KW: Oxygen poisoning in man. I & II. Br Med J 1:667–672, 712–717, 1947. より）

身性の筋肉の収縮が1分ほどみられ，その後徐々に弱まってゆく。緊張期および間代期の両方を通じて無呼吸期が持続する。そして，二酸化炭素蓄積と代謝性アシドーシスによる刺激のため激しい過呼吸がこれに続く。

酸素過多による発作は，特に治療行為を行わなくても通常，空気呼吸を再開すると自然に収まる。痙攣発作のあとに2〜3分以内に意識が回復し，次いで通常5〜30分の回復期がおとずれ，この間に精神的な鋭敏さが徐々に戻る。痙攣発作中も，肺胞内の$P_{O_2}$は高く，動脈高炭酸ガス血症および脳血流（CBF）が増加した状態が続くため，脳の酸素化は維持されている。もし患者が（気管）挿管されていなければ，呼吸が通常状態に戻るまで減圧は遅らせるべきである。物理的な外傷の可能性は別にして，1回の痙攣でその影響が残ることはない[6,81,82]。

## ▶神経学的酸素耐性に関する二酸化炭素の効果

3ATA（303kPa）かそれよりも高い酸素圧では，軽度から中程度に動脈血の二酸化炭素分圧（$Pa_{CO_2}$）が増加することにより，神経学的酸素中毒の発症が早まることがよくわかっている[9]。動脈性の高炭酸ガス血症はまた，$P_{O_2}$が2ATA（202kPa）まで低下しても，痙攣を引き起こす可能性がある。しかし，2ATAの$P_{O_2}$では，通常は安静時で12時間曝露したとしても痙攣は起こらない[83]。高炭酸ガス血症が中枢神経系酸素耐性に及ぼす有害な効果の基礎として，脳酸素張力の増加を伴った脳血管拡張が提起されている[84]。この結論は，4人の男性において，安静時に3.5ATA（354kPa）の酸素を吸入しているときは，内頸静脈$P_{O_2}$が平均値76mmHg（10.1kPa）であったのが，吸入ガスに2%二酸化炭素を加えると1,000mmHg（133kPa）へと増加した，という観察により支持されている。平均$Pa_{CO_2}$は，酸素だけのときの37mmHg（4.9kPa）から$O_2/CO_2$にした場合は58mmHg（7.7kPa）へと増加した[84]。2〜5ATA（202〜505kPa）で酸素を吸入しているラットにおいて，酸素に0.8〜5.0%の濃度の二酸化炭素を吸入すると，脳の組織$P_{O_2}$は有意に増加した[85,86]。

動脈高炭酸ガス血症により起こる脳血管拡張は，自由に拡散できる二酸化炭素によって誘導された血管周囲の水素イオン（$H^+$）の増加により始まるものと広く受け入れられている[87,88]。しかしながら，より新しい情報によると，・NOがこの過程にかかわっているらしい。この仮説を支持する事実およびこれに反する事実が，Iadecolaら[89]により論評されている。大多数の研究が，脳血管の高炭酸ガス血症への応答は一酸化窒素合成酵素（NOS）を抑制することにより減少

**図23.7　異なる日における同一個人の酸素耐性の変動**
全90日の期間のうち異なる20日で，同一ダイバーが神経学的症状または徴候を示すまで，70フィート（21m）で酸素を吸入した。縦軸はその曝露時間を示す。（Donald KW: Oxygen and the Diver. Harley Swan, United Kingdom, The SPA Ltd., 1992. および Donald KW: Oxygen poisoning in man. I & II. Br Med J 1:667–672, 712–717, 1947. より）

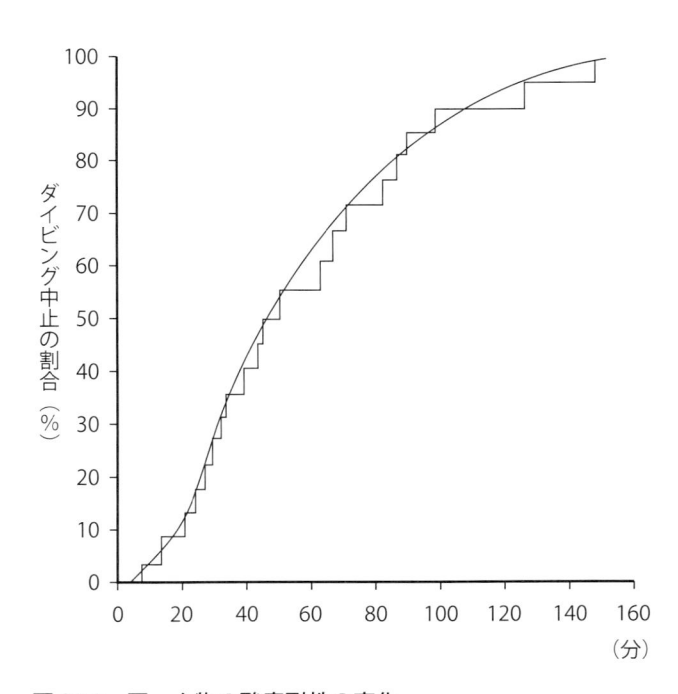

**図23.8　同一人物の酸素耐性の変化**
図23.7に示したデータを書き直して，酸素曝露時間とダイビング総数に対するダイビング中止の割合の関係がわかるようにしたもの。（Donald KW: Oxygen and the Diver. Harley Swan, United Kingdom, The SPA Ltd., 1992. および Donald KW: Oxygen poisoning in man. I & II. Br Med J 1:667–672, 712–717, 1947. より）

することを示しているのに対し，ある研究者はほとんどもしくは全く影響がなかったとしている。このような食い違いのいくつかは，NOS抑制は$PaCO_2$が40〜80mmHg（5.3〜10.6kPa）の範囲で高炭酸ガス血症性の血管拡張を有意に減じる一方，これよりも高い$PaCO_2$レベルではほとんどもしくは全く効果がないという，ラットでの観察によって説明される[90]。Iadecolaら[89]は，NOSは高炭酸ガス血症性の血管拡張に明らかに関係しているが，·NOが血管，平滑筋に作用する最終的な仲介物質ではなく，他の血管拡張物質が関与していそうだと結論づけている。

### ▶ 脳血流に対する高酸素の効果

高酸素が脳血流（CBF）に及ぼす影響を量的に測定する試みは，異なる測定法でいくぶん変化する結果となった。Kety-Schmidt $N_2O$（笑気）取り込み法を用いた初期のヒトでの研究では，1ATA（101kPa）の酸素吸入中はCBFが13〜15%[91,92]，そして3.5ATA（354kPa）では25%[92]減少することが示された。$PaO_2$の増加が生理学的事象のカスケードの引き金を引き，これが究極的には軽度の過呼吸，動脈低炭酸ガス血症，そしてCBF減少を引き起こす[5,6]という事実により，高酸素に対するCBF応答の計測は複雑なものとなっている。中間的な各段階は，物理的に溶解した酸素の増加，静脈酸素ヘモグロビン減少の先細り，二酸化炭素輸送の変化，そして脳組織$PCO_2$の増加を含んでいる。$PaCO_2$減少の程度は，1ATA（101kPa）酸素下で3mmHg（0.4kPa），2.0〜2.5ATA（202〜252kPa）では最大7〜8mmHg（0.9〜1.1kPa）に及ぶ[93]。

酸素と関連する二酸化炭素のCBFに対する効果は生理学的につながっているものの，空気および酸素下での$PaCO_2$値領域に対するCBF応答を測定することにより，解析上これらは分離することができる[94]。図23.9のデータは，40〜52mmHg（5.3〜6.9kPa）の全$PCO_2$範囲で非侵襲的な磁気共鳴画像法を用いて得られたものであるが，空気呼吸中の$PaCO_2$レベル相当でのCBFについては，1ATA（101kPa）での酸素呼吸中には29〜33%のCBFの減少があることを表している。二酸化炭素付加のない空気呼吸でのCBF，$PCO_2$値（図23.9参照）は，KetyとSchmidt[91]が研究した被験者グループの1つの値とほとんど同じである。しかしながら，酸素吸入中の相対的なCBF減少は，以前に$N_2O$取り込み法により見出されたもののおよそ2倍である[91,92]。加えて，二酸化炭素付加のない空気呼吸でのCBF，$PCO_2$値（図23.9参照）は，CBF[95]測定のために$^{133}Xe$クリアランスを用いることにより得られた値とよく一致する。後者の研究[95]は空気呼吸でのCBF測定を含めていなかった。Ohta[96]は，0.5，1.0，1.5，2.0および2.5ATA（おのおの50，101，151，202および252kPa）の酸素圧でCBF測定のために$^{133}Xe$クリアランスを用いている。1ATA（101kPa）での空気呼吸については，CBFは平均値でおのおの9%，21%，23%，29%および19%減少した。これらの結果は，酸素圧がおよそ1ATA（101kPa）での最大に近い血管収縮の程度と一致するようである。図23.9に示したデータは独立した高酸素の脳血管収縮効果を明確に示しているが，違うCBF計測方法によって決められているため，この効果の規模が異なることについてうまく折り合いをつけることは今のところできない。

### ▶ 脳血流に対する高酸素−一酸化窒素の相互作用効果

Demchenkoら[97,98]，高酸素で誘導される脳血管収縮はスーパーオキサイドが·NOと反応して血管拡張物質の利用が減ることによるものであると提唱した。5ATA（505kPa）の酸素を吸入しているラットでは，曝露前にSODを投与するとCBF減少は起こらなかった[97]。また，SODを過剰に発現するよう遺伝子改変したマウスでは，3または5ATA（303〜505kPa）で酸素呼吸中，いずれも脳血管収縮は起こらなかった[98]。脳血管収縮がないことに一致して，そして，それゆえより高い脳酸素量の供給を受けたことが，6ATA（606kPa）での酸素に曝露された（トラ

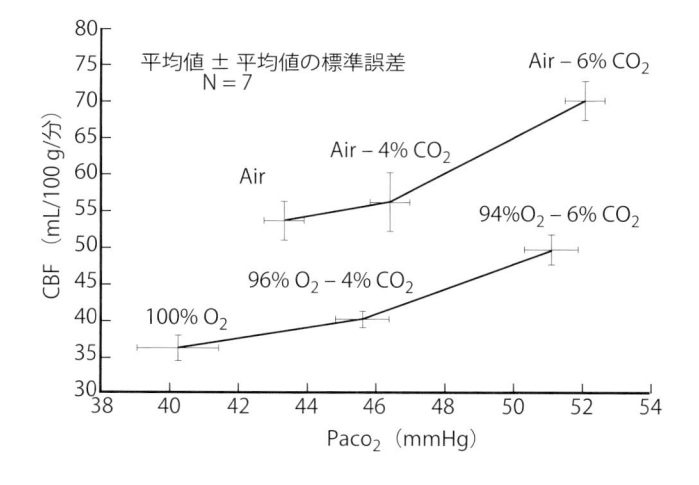

**図23.9 1ATAで空気または酸素吸入中の一般男性における脳血流（CBF）と動脈血二酸化炭素分圧（$PaCO_2$）の関係**
(Floyd TF, Clark JM, Gelfand R, et al: Independent cerebral vasoconstrictive effects of hyperoxia and accompanying arterial hypocapnia at 1 ATA. J Appl Physiol 95:2453–2461, 2003. より)

ンスジェニック）マウスでのSOD過剰発現が非トランスジェニックマウスよりも死亡率が高いことと関連していた，という観察結果になっている[99]。トランスジェニックと非トランスジェニックマウスの両方で，SODもしくはNOSのどちらかを抑制することにより，死亡率が減少し発作の開始が遅れた。

3ATA（303kPa）もしくはそれ以上の圧力の酸素に曝露されたラットの研究では，初期の脳血管収縮に引き続き，痙攣が始まる前に遅れて血管拡張が起こる[98,100-104]。初期の血管収縮が元に戻る生化学的根拠は完全には解明されていないが，高酸素と・NOの相互効果がかかわっているらしい（図23.10）。スーパーオキサイドが・NOの生体利用性に及ぼす効果とSODによるこの効果の修飾に加え，in vitroで2.8ATA（283kPa）の酸素を曝露したラットの動脈輪を用いた測定により血管性の・NOの生体利用性を評価することをもくろんだ実験において，・NOの自己酸化と合致した結果が得られている[105]。同様の実験で，血管性の・NOが血管内皮以外から産生されることが間接的に示されている。生体内で高酸素の後血管内皮のNOS活性が変化するという徴候はみられていない。

高酸素誘導性の・NOの生体利用性の減少と一致して，高酸素によって起こるこれらに対峙した効果もある。ラットならびに遺伝子操作したマウスに0.2〜2.8ATA（20〜283kPa）の圧力の酸素を曝露すると，迅速な（酸素）量依存性の・NO濃度の増加が脳[106]と大動脈の血管周囲の領域[107]で起こる。この両者の領域において，神経性NOSの活性化が・NOの主たる産生源であった。2ATA（202kPa）酸素での神経性NOSの活性化が，細胞の酸化還元状態の変化に関係している[107]らしい。一方，2.8ATA（283kPa）での酵素活性化が，分子シャペロンである熱ショック蛋白90により促進される神経性NOSとカルモジュリンの結合増加を介し起きているものと考えられる。

一般に，3〜6ATA（303〜606kPa）の圧の酸素に曝露されている最中の脳の・NO産生は，ラットでは発作開始前に増加しているものと考えられている[102,108-112]。遺伝子ノックアウトマウスから得られた結果は，スーパーオキサイド誘導性の内皮性NOS由来・NOの不活性化に関係する初期の大脳の血管収縮と合致する。これに引き続いて，内皮性および神経性NOS活性化に依存した遅延型の血管拡張がみられる[111,112]。CBFの増加および脳酸素量を修飾することに加えて，・NO産生は過酸化亜硝酸の産生や，グルタミン酸とアスパラギン酸の遊離を促進しγ-アミノ酪酸の遊離を抑制することにより興奮性および抑制性の神経伝達物質の不均衡を増幅するなど，別の毒性効果をもつ[108,113,114]。

### ▶神経学的酸素中毒進展の割合

3.0，2.5，2.0および1.5ATA（それぞれ303，252，202および151kPa）圧の連続的な酸素吸入に対するヒトの臓器耐性の多層，包括的調査（集合的にPredictive Studies V[115]と呼ばれる）の一部において，神経学的酸素中毒の痙攣前指標として呼吸制御パラメータが計測された[93]。換気の時間成分の平均変化，すなわち吸気時間を全呼吸時間で割ったもの（$T_I/T_T$）を図23.11に示す。2ATA（202kPa）で酸素吸入中の最終測定を除き，残りのすべての$T_I/T_T$値は各圧での酸素吸入の時間が増加するのに伴い進行的に減少している。これに対し，対照時期として空気呼吸中に得られた平均値は，対照値付近に不規則に散在する。回帰直線と各圧での等式は図23.11に示してある。2ATA（202kPa）での最終値は回帰直線から除かれている。というのは，この値の唯一の不一致は，おそらくその時点での何人かの被験者が経験した肺症状に関係していると考えられるからである[93,116]。大きな$P_{O_2}$になるほど$T_I/T_T$変化の傾斜は急になるが，これは神経学的酸素中毒の発生率が関連して増加してくることと一致する。

3ATA（303kPa）で3.5時間まで酸素を吸入した13人の被験者のうち，1名は3時間目で典型的な酸素痙攣を起こした[93,115]。図23.12では，この被験者の換気および呼気終末$P_{CO_2}$の測定値をその他の12人の被験者の平均と比較している。痙攣を起こしたこの被験者は，呼気時間の184％増加，$T_I/T_T$の50％減少，呼吸率および換気の減少，そして34〜43mmHg（4.5〜5.7kPa）への呼気終末$P_{CO_2}$の増加を伴う異常な呼

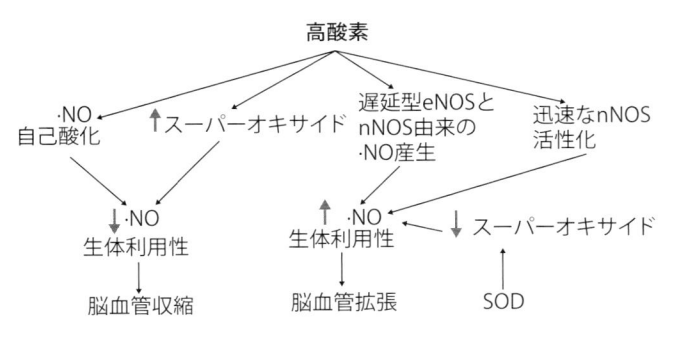

**図23.10　脳血流への高酸素と一酸化窒素（・NO）の相互作用効果**
eNOS：内皮型一酸化窒素合成酵素，nNOS：神経性一酸化窒素合成酵素

| O₂圧(ATA) | 回帰直線の等式 | | r² |
|---|---|---|---|
| 1.5 | %変化 = | -0.79(t) + 1.66 | 0.977 |
| 2.0 | = | -1.85(t) + 1.03 | 0.974 |
| 2.5 | = | -2.84(t) + 3.10 | 0.974 |
| 3.0 | = | -4.90(t) + 3.03 | 0.985 |

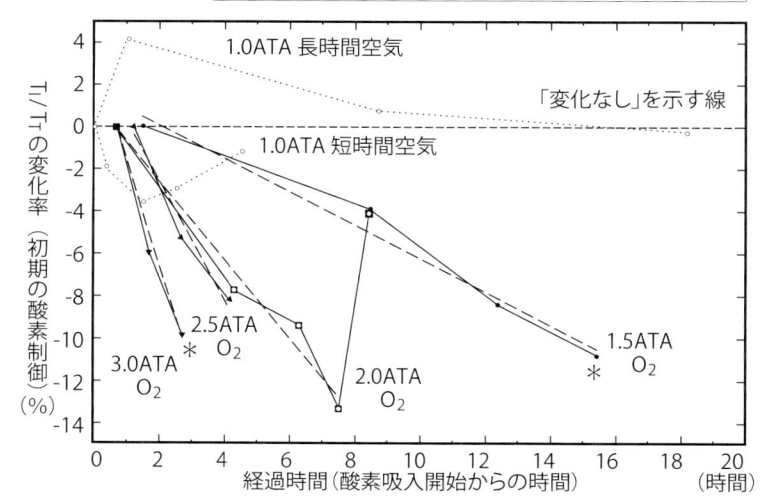

図23.11 3.0, 2.5, 2.0, 1.5ATA（それぞれ303, 252, 202, 151kPa）で酸素吸入中の健常男性における換気の時間成分の平均変化
各グループの被験者数は，それぞれ12, 8, 6, 9人となっている。3ATA（短時間空気）で曝露された被験者の8人，1.5ATA（長時間空気）の5人において，1ATA（101kPa）で空気吸入中に対照の測定が行われた。破線は，平均値を実線でつないだ部分を回帰直線にしたものである。＊印は統計上有意な変化を示す。$T_I/T_T$：吸気時間を全呼吸時間で割ったもの（Gelfand R, Lambertsen CJ, Clark JM: Ventilatory effects of prolonged hyperoxia at pressures of 1.5-3.0 ATA. Aviat Space Environ Med 77:801-810, 2006. より）

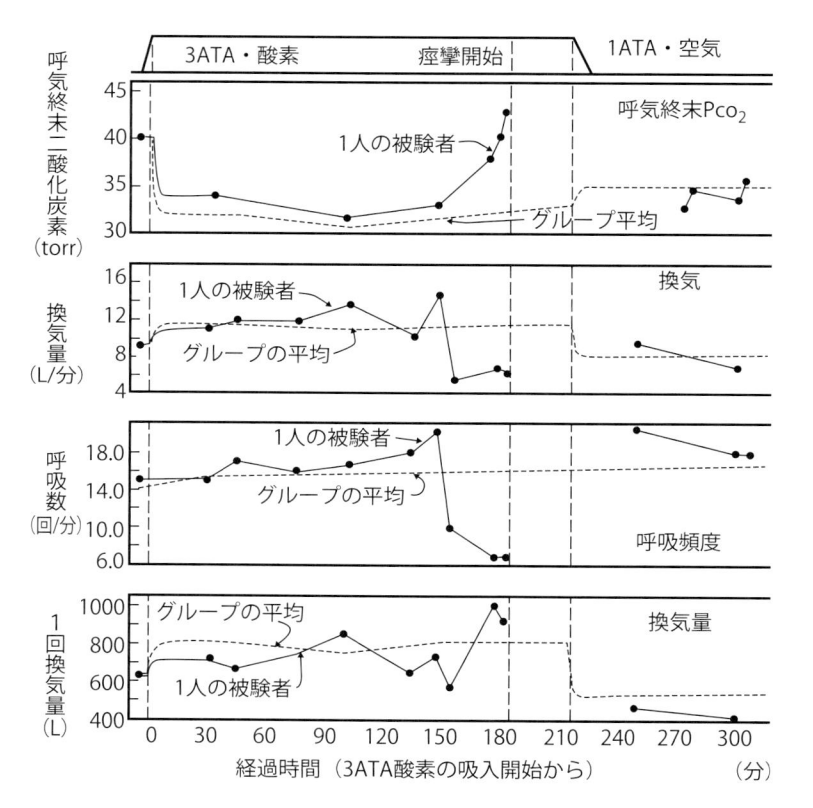

図23.12 3ATA（303kPa）で酸素吸入中に痙攣を起こした1人の被験者と痙攣を起こさなかった他の12人の被験者（グループ平均）との換気および呼気終末二酸化炭素分圧（$P_{CO_2}$）の比較
(Lambertsen CJ, Clark JM, Gelfand R, et al: Definition of tolerance to continuous hyperoxia in man: An abstract report of Predictive Studies V. In: Bove AA, Bachrach AJ, Greenbaum LJ [eds]: Underwater and Hyperbaric Physiology IX. Bethesda, MD, Undersea and Hyperbaric Medical Society, 1987, pp 717-735. より)

吸パターンが，曝露後2.5時間頃に突然始まっている[93]。直接は計測していないものの，CBFや脳酸素の増加が同時に発生しているものと考えられる。「吸気の優位」や「横隔膜痙攣」（表23.1参照）など以前に報告された呼吸変化は，客観的な測定はしていないものの，類似の神経学的酸素中毒の症状が前にも発生していたことを示唆する。この一連の実験では1名のみが痙攣を起こしているため，観察された呼吸変化が一般化される程度のものであるかは不明である。それにもかかわらず，図23.12に示すような変化を引き起こす呼吸制御因子に対する毒性効果は，少なくとも繰り返しラットで見つかっている痙攣前のCBF変化の1つのメカニズムを提示しているのではないか[98,100-104]。

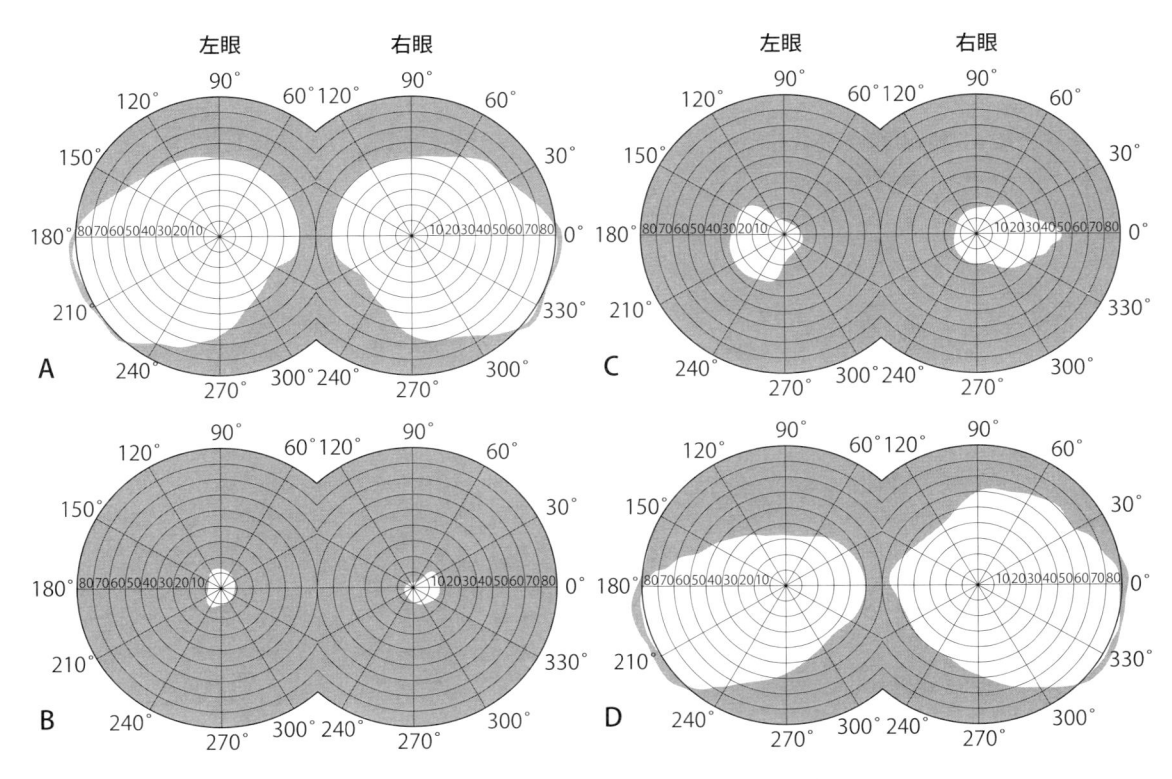

図 23.13　3ATA（303kPa），3.5 時間の酸素吸入前後の同一人物における周辺視野測定値
A：曝露前の通常の視野，B：曝露後 5 分の視野，C：25 分の視野，D：50 分の視野（Behnke AR, Forbes HS, Motley EP: Circulatory and visual effects of oxygen at 3 atmospheres pressure. Am J Physiol 114:436–442, 1936. より）

# 酸素中毒が眼に及ぼす効果

酸素中毒の眼症状は，吸入 $PO_2$ や曝露時間に加えて多くの要因によって影響を受ける[12]。これらには，曝露した個人の年齢，酸素投与の方法，そして酸素中毒に対する感受性を変化させる潜在的もしくは明白な状況の存在がある。これらおのおのの状況による主な影響について以下の項で述べる。

### ▶ 未熟児網膜症

未熟児網膜症は，未熟児を高酸素に曝露することにより起こる特有の状況である。最初のうちは，発達中の網膜血管の収縮があり，続いて内皮細胞の破壊や発達が不完全な段階での網膜の血管新生の停止が起こる[12,23]。高酸素曝露がなくなると，残存内皮細胞により無秩序なそしておびただしい血管の増生が起こる。これは血管組織に線維性の塊を形成し，究極的には不可逆性の網膜剥離と永続的な失明の原因となる。現在の管理が一般に $PaO_2$ のレベルを 60 〜 80mmHg（8.0 〜 10.6kPa）の範囲に，そして酸素化ヘモグロビンの飽和度を 88 〜 95％という安定で中等度の酸素化を目的としているという事実にもかかわらず，未熟児網膜症はまだなお幼い未熟児において起こっているのである[117]。

### ▶ 末梢視野への影響

Behnke ら[118]は，3ATA（303kPa）の酸素を 3.5 時間吸入したヒトにおいて進行性の周辺視野欠失から盲目に近い状態（トンネルビジョン）が起こることを初めて報告した（図 23.13）。視力障害は，可逆的で空気呼吸に戻して 50 分以内にほぼ完全に回復する。類似の視力変化はのちに Donald[81] および Rosenberg ら[119] により報告された。これら初期の観察結果は，Predictive Studies V（図 23.14）において Lambertsen ら[115] により確認されそして拡げられた。3ATA（303kPa）の酸素呼吸中，2.5 〜 3.0 時間は，視野は曝露前の状態近くあるいはそれ以上に保たれていた。その後 3.5 時間目に酸素呼吸が止められるまで進行性に低下した。3.5 時間目における平均的な視野の減少は 50％で，6 人の被験者のなかで最大の変化を示した者は 74 〜 91％の減少を示した。空気呼吸に戻したあと 45 分以内に完全に回復した。視力と視覚誘発皮質応答は，両者ともに本来中枢神経の視覚機能により決まってくるが，これらは最大の視野欠損があった被験者でも無変化のままであった。

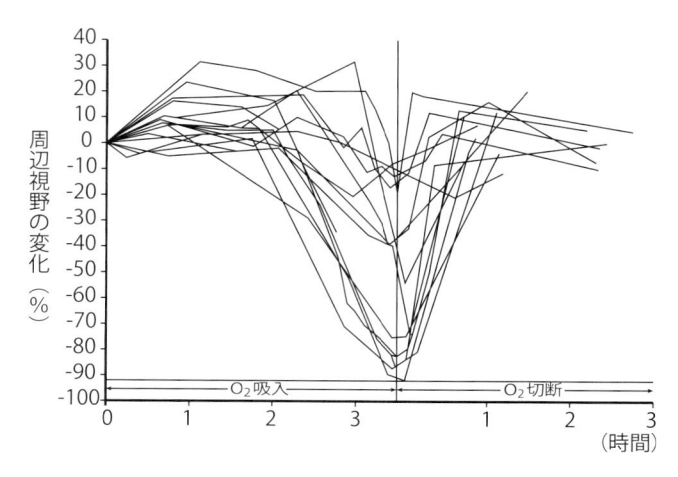

**図 23.14 健常男性における 3ATA, 3.5 時間の連続的な酸素曝露中・曝露後の周辺視野の変化**
曝露後やや遅れて進行性の視野減少が起こり，酸素吸入を終了すると迅速に回復した。これに伴う網膜電図（ERG）のb波振幅の減少は症状と一致しておらず，概してより小さな程度であった。視力と視覚誘発皮質応答は，変化がなかった。(Lambertsen CJ, Clark JM, Gelfand R, et al: Definition of tolerance to continuous hyperoxia in man: An abstract report of Predictive Studies V. In: Bove A A, Bachrach A J, Greenbaum L J [eds]: Underwater and Hyperbaric Physiology IX. Bethesda, MD, Undersea and Hyperbaric Medical Society, 1987, pp 717–735. より)

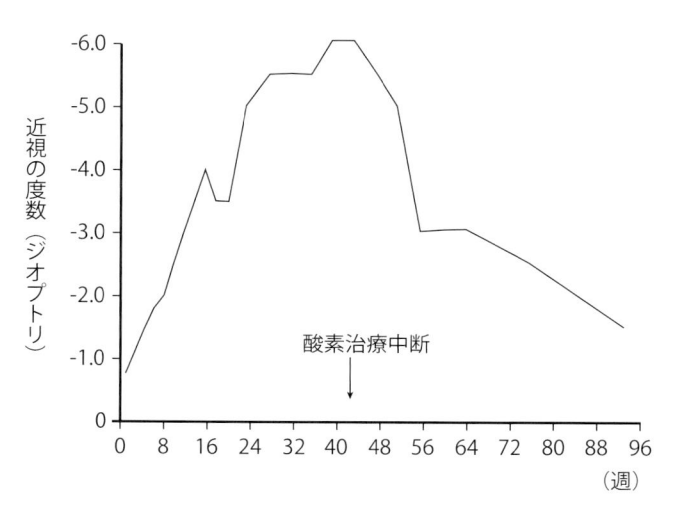

**図 23.15 44 週にわたる酸素療法後の進行性の近視の始まりと回復**
それぞれの治療は 2.5ATA（252kPa）で 1 時間の酸素吸入からなり，加減圧にそれぞれ 30 分かけている。治療は 1 日 1 回行われた。(Lyne AJ: Ocular effects of hyperbaric oxygen. Trans Ophthalmol Soc U K 98:66–68, 1978. より)

酸素中毒の視覚効果に対する過度の感受性は，片側の眼の球後視神経炎から何年も前に回復した者で顕著であった[120]。2ATA（202kPa）での酸素吸入中，病眼の進行性の視野縮小の発生は 4 時間で始まり，6 時間目にはほぼ完全に欠失した。ほとんどの視野欠失は空気呼吸に戻して最初の 2 〜 3 時間以内に元に戻るが，完全な回復には 24 時間以上を必要とする。これは，その背景に神経もしくは血管の機能欠如があることに関連して酸素効果が誇張された発現形式をとることによるためと考えられた。

### ▶網膜電気活動に及ぼす効果

Noell[121] と Bridges[122] はウサギを用いて，長時間の酸素曝露が網膜電図（ERG）に及ぼす影響について研究した。この ERG は，暗順応した網膜の閃光への電気応答として測定された。1ATA（101kPa）で 2 日近く曝露した場合から 7ATA（707kPa）で 1 時間未満までのさまざまな範囲で酸素曝露を行うことにより，ERG の振幅は完全にそして可逆的に抑制された。ERG が完全に消滅する点をはるかに越えて酸素曝露が続けられた場合には，ERG の回復は起きなかった。この時点でおそらく視細胞は障害され，もしくは死に陥っているものと思われる。

ERG 振幅の可逆的な減少は，3.0, 2.5, 2.0 そして 1.5ATA（それぞれ 303, 252, 202 そして 151kPa）の圧力の酸素をおのおの平均 3.4, 5.7, 8.8 そして 17.7 時間曝露中の健康なヒトにおいても計測された[2]。意外なことに，ERG の変化は同時に発生する視野の狭窄とは相関を示さなかった。最も大きな視野縮小が 3 ATA（303kPa）で比較的短時間の曝露の際にみられているのに対し，ERG 振幅は 2ATA（202kPa）で長時間曝露中に最もよく一致して減少している。ERG と酸素中毒の視野効果に相関がないという観察結果は，作用部位が異なることや関与している細胞の生化学的特徴を反映しているのかもしれない。

### ▶眼の水晶体に対する酸素効果

進行性の近視は，慢性疾患の治療として 2.0 〜 2.5ATA（202 〜 252kPa）の酸素を毎日 90 〜 120 分曝露されている患者の何人かに起こる酸素中毒の眼効果である[123-127]。屈折の変化は両眼に対称性に起こり，酸素治療の期間，進行が続くようである。一連の治療が終了したあと，回復はしばしば最初の 2 〜 3 週間は速く，次いで数週間から 1 年ほどはもっとゆっくりと続く（図 23.15）。ほとんどの患者で完全に回復するが，すべての患者というわけにはいかない[123]。

高酸素により誘導される進行性の近視の原因は，水晶体の形や代謝の可逆的変化によるとされてきた[123,124,128]。近視原因の可能性として除外されてきたものには，角膜曲率や眼内圧の変化[123]，眼軸長の変化[128]がある。糖尿病患者や高齢の患者は近視発生率が高いようである[124,128]。

Evangerら[127]は口鼻マスクを使った20人の患者とフードシステムにより酸素投与を受けた12人の患者とで屈折率の変化を比較した。すべての患者は21日にわたって2.4ATA（242kPa）で毎日酸素投与を受けた。それぞれの治療は30分の酸素サイクル3回が5分のエアブレイクで分けられたものであった。屈折は一連の治療開始前1週間以内に測定し，次いで終了の2～4日以内に反復し，測定はそれ以降一定の間隔で行われた。少なくとも0.5D（ジオプトリ）の近視側へのシフトは，マスクのグループでは40中24の眼（60％）に起き，フードのグループでは24中20の眼（83％）に起きた。マスクで酸素を与えられた20人すべての患者の等価球面度数の最大の変化は，治療終了後2～4日で，平均値でそれぞれ右が－0.55D，左が－0.53Dであった。屈折は6週間以内に基礎値に戻った。フードのグループにおける12人の患者の同様の等価球面度数の平均値は，－1.06Dと－1.10Dであった。最大変化は治療終了後12～16日にみられ，回復は10週以内にみられた。研究者らは，角膜を越えての拡散と動脈循環により酸素が供給されたため，フードのグループの患者は水晶体により毒性の高い量が曝露されたと結論づけている。この結論は，眼房水の$PO_2$は角膜を酸素に曝露すると空気呼吸を続けても顕著に増加するというウサギでの観察により支持されている[129]。

　極端に長い経過で一連のHBOTを受けた25人の患者グループで，既存の核白内障の進行が加速されたり，新たな白内障が起きたりすることが観察された[130]。1日あたりの治療は2.0～2.5ATA（202～252kPa）で1時間であり，2～19カ月にわたって治療を受け，全部で150～850回の酸素治療を受けていた。すべての患者で近視が起き，1人を除いて全員に少なくとも1.0Dの屈折変化が起き，全部の最大値の平均は3.0Dであった。治療を終了すると，ほとんどの患者で誘起された近視は回復したが，全員ではなく，11人の患者で少なくとも6カ月間近視が持続した。核白内障は，当初は透明な核水晶体であった15人のうち7人に発生し，既存の白内障をもつ10人中8人で進行がみられた。Palmquistら[130]は，近視は水晶体に対する酸素中毒の初期の可逆性の症状である一方，白内障の形成はもっと深刻な可逆性に乏しい毒性効果を表していると結論づけている。

　一般的な観察では，ほとんどの適用に使用される20～50回の治療を大きく超えた場合にのみ新たな白内障の形成が起きるが，どうやらその例外として，11週間の期間内に48回の治療を受けた49歳の女性に初期の白内障が発生したという報告がある[131]。それぞれの治療は，2.5ATA（252kPa）の酸素吸入を30分間3回で，間を2回の5分間のエアブレイクで分割したものであった。両側性の白内障の形成は近視への偏位も伴っており，治療後4カ月にわたって進行し，3.25Dで固定化した。白内障と付随の近視は治療後11カ月経っても存在していた。患者は糖尿病を患っておらず，またステロイドも服用していなかったが，見つかっていない体質条件の可能性について考慮する必要がある。

　他の稀な観察結果として，各治療が90分2.4ATA（242kPa）での酸素治療を30回受けた41歳の女性での報告がある[132]。一連の治療の終わりに，彼女は自覚的な近視を訴えたが，他覚的には定量化できなかった。しかし，10日後，彼女は急速に文字が読めなくなってきたと訴えた。17日目に彼女が検査を受けたとき，2-Dの遠視になっており，これはおよそ10週間かけて元に戻った。細隙灯顕微鏡と検眼鏡による検査では，内部清明で正常な眼底であった。基礎疾患等は見つかっていない。

## 酸素中毒の肺効果

　酸素中毒の肺効果はこれまでのレビューで広範に述べられてきている[2,9]。本項では簡潔に要点を述べる必要があろう。ヒトの肺に対する毒性効果に関して得られる情報のほとんどは，健康な被験者から得られたもので，それらは初期の可逆的程度の肺酸素中毒を経験するまで酸素を吸入している。飽和テーブルや頻回の酸素曝露を必要とする重症減圧症のような例外もあるが，酸素中毒発生に必要とされる曝露時間は治療的応用に用いられる時間をかなり超えている。

　肺酸素中毒の症状は気管・気管支炎により起こるらしい。これは胸骨下もしくは気管分岐部に端を発し，気管・気管支全域に広がる[9,83]。およそ0.8，1.0そして2.0ATA（それぞれ81，101，202kPa）の圧の酸素を吸入する被験者において，症状は6，4および3時間ほどで生じる。3ATA（303kPa）での酸素吸入では，感受性の高い個人では軽度の症状を1時間以内に経験する[133]。吸気によって気になり，時折，咳を誘発するような軽度の感覚として始まり，気管の刺激が進行性に強まり広範囲に広がる。これと平行して咳が頻繁に出るようになる。極端な場合，気管症状は持続的な焼けるような感覚で，吸気により増悪し抑え切れ

表23.2 1.5, 2.0, 2.5, 3.0ATA（151, 202, 252, 303kPa）で連続して酸素曝露を行ったときのヒトの肺機能の重要な指標に及ぼす影響

| 指標 | 151kPa<br>（1.5ATA）(N) | 202kPa<br>（2.0ATA）(N) | 252kPa<br>（2.5ATA）(N) | 303kPa<br>（3.0ATA）(N) |
|---|---|---|---|---|
| 曝露時間 | 17.7 ± 0.8（時間） | 8.8 ± 1.7（時間） | 5.7 ± 0.4（時間） | 3.4 ± 0.3（時間） |
| 測定時間 | 曝露終末時点 | 曝露終末時点 | 曝露後 | 曝露後 |
| FVC | $-20.4^{*1} \pm 11.6\%$ (9) | $-21.0^{*1} \pm 14.3\%$ (14) | $-11.9^{*1} \pm 15.6\%$ (8) | $-3.4 \pm 5.2\%$ (13) |
| $FEV_1$ | $-14.0^{*1} \pm 16.2\%$ (9) | $-22.2^{*1} \pm 22.0\%$ (14) | $-21.7^{*1} \pm 29.2\%$ (8) | $-6.1^{*1} \pm 5.0\%$ (13) |
| $FEF_{25-75}$ | $-1.0 \pm 27.0\%$ (9) | $-19.2^{*1} \pm 32.5\%$ (14) | $-30.8^{*1} \pm 34.3\%$ (8) | $-11.8^{*1} \pm 7.5\%$ (13) |
| $\%\Delta Vmax_{50}{}^{*2}$ | $-19.9^{*1} \pm 22.9\%$ (9) | $-17.6^{*1} \pm 20.7\%$ (8) | $-20.4 \pm 46.9\%$ (8) | $-18.4^{*1} \pm 14.5\%$ (5) |
| $D_{LCO}$ | $-10.8^{*1} \pm 8.5\%$ (9) | $-9.7^{*1} \pm 4.6\%$ (15) | $-7.7^{*1} \pm 4.4\%$ (8) | $-1.7 \pm 9.3\%$ (11) |
| (A-a) $\Delta Po_2$ (mm Hg) | | | | |
| 曝露前 | 12.3 ± 5.4 (6) | 20.6 ± 6.9 (15) | 16.1 ± 2.0 (8) | 測定せず |
| 曝露後 | $24.7^{*1} \pm 8.3$ (6) | 18.6 ± 6.8 (15) | 18.9 ± 4.1 (8) | 測定せず |

曝露終末時点または曝露後早期に測定を行った。数値は，1つの例外を除き曝露早期の値もしくは曝露前のコントロール値からの変化率で示す。数値は，平均値±標準偏差で示す。
*1 $P < 0.05$，*2 数値は，曝露早期の値もしくは曝露前のコントロール値からの変化率ではなく実値の変化を示す
(A−a) $\Delta Po_2$：空気運動負荷中の肺胞気道脈血酸素圧較差，$D_{LCO}$：一酸化炭素肺拡散能力，$FEF_{25-75}$：最大中間呼気流速，$FEV_1$：1秒量，FVC：努力性肺活量，$\%\Delta Vmax50$：50％の努力性呼気量におけるヘリウム／酸素および空気での最大呼気速度の差を空気流量の変化率として表したもの（Clark JM, Jackson RM, Lambertsen CJ, et al: Pulmonary function in men after oxygen breathing at 3.0 ATA for 3.5 h. J Appl Physiol 71:878-885, 1991. および Clark JM, Lambertsen CJ, Gelfand R, et al: Effects of prolonged oxygen exposure at 1.5, 2.0, or 2.5 ATA on pulmonary function in men［Predictive Studies V］. J Appl Physiol 86:243-259, 1999. より）

ない咳を伴う。最も重症な症状は，労作時の呼吸困難で，ひどい場合には安静時ですら症状が出る。2ATA（202kPa）の酸素吸入を中止すると，症状の程度は通常2～4時間以内に急激に和らぐ[83]。肺症状を完全に治めるにはおよそ1～3日かかる。しかも，労作時の呼吸困難は時に数日間持続することがある。

### ▶ 肺機能への影響

1.5, 2.0, 2.5, 3.0ATA（151, 202, 252, 303kPa）での毒性酸素曝露が肺機能のいくつかの指標に及ぼす効果を**表23.2**にまとめた。このデータは，異なる酸素圧と曝露時間の組み合わせにより，肺機能障害のパターンが多様であることを示している。このデータはまた，ガス交換の障害よりも肺の機械的障害のほうが，それぞれの圧においてより早期により顕著に起こることを示している。表23.2にまとめた機能障害は，おそらく肺組織への直接の酸素障害とこれと重なって起こる組織反応による障害の増悪が組み合わさった効果として現れることを示している。

肺機能に対するパターンや効果の大きさがさらにさまざまに変化することについては，**図23.16**に示す肺容量や流量の変化によって表されている。1.5ATA（151kPa）での酸素曝露の終わり頃には，肺の呼気機能の変化は，最大中間呼気流量が無変化の場合から最大呼気流量が25％減少する場合までの変化を示した。

一方で，肺の吸気機能の変化は4つの指標すべてが一様に22～23％減少した。対照的に，2ATA（202kPa）の酸素曝露の終わり頃においては，測定した肺の吸気機能4つのうち3つでの低下が，同様に測定した呼気機能と比べて相対的に大きかった。効果の3番目のパターンは2人の被検者において認められたもので，2.5ATA（252kPa）による酸素呼吸を中止して1.4時間後に異常に大きな肺機能の変化があった。呼気と吸気の努力肺活量の平均的な減少がほぼ同じであったにもかかわらず，肺の呼気機能の他の3つの指標の減少は，同様に測定した吸気機能の変化を超えるものであった。このように観察された効果のパターンが異なるのは，酸素の毒性の直接的および間接的な効果のさまざまな組み合わせによるためであると考えられる。

### ▶ 肺酸素中毒の進展速度

1.5, 2.0, 2.5, 3.0ATA（それぞれ151, 202, 252, 303kPa）での持続酸素呼吸の間に，規則的な間隔で各被験者に胸痛，咳，胸苦しさ，呼吸苦といった肺に関連した症状を，なし（0），軽度（1+），中等度（2+），重症（3+）で回答してもらった。各圧での曝露時間における肺の症状の強さを評価するために，各グループの被験者の4症状すべての平均値を足したものを示した（**図23.17**）。平均の肺症状スコアを元にした曲線は，吸入$Po_2$が高い場合において症状の進展速度は進行的に上

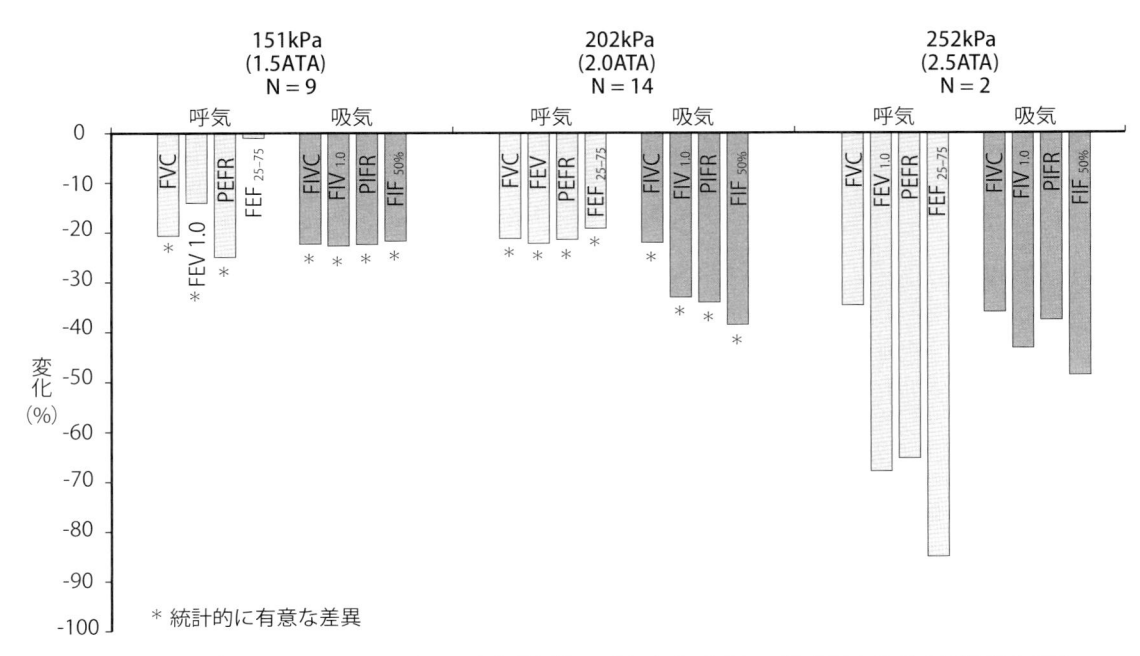

**図 23.16　1.5，2.0，2.5ATA（151，202，252kPa）の酸素曝露後の呼気および吸気の肺容量と流量の平均的な変化**
それぞれの気圧における被験者の数を示している．$FEF_{25-75}$：最大中間呼気流速，$FEV_{1.0}$：努力性呼気1秒量，$FIF_{50\%}$：50%の呼気量における最大吸気速度，$FIV_{1.0}$：努力性呼気1秒量，FIVC：努力性吸気肺活量，FVC：努力性肺活量，PEFR：ピーク呼気速度，PIFR：ピーク吸気速度　＊$P < 0.05$（Clark JM, Lambertsen CJ, Gelfand R, et al: Effects of prolonged oxygen exposure at 1.5, 2.0, or 2.5 ATA on pulmonary function in men [Predictive Studies V]. J Appl Physiol 86:243-259, 1999. より）

昇することを示した．この曲線はまた，1.5や2.0ATA（151や202kPa）での酸素曝露を長時間続けるとついには中等度の強さの症状となることを示した．しかし，2.5と3.0ATA（252と303kPa）の酸素曝露では一般に症状は軽度にとどまる．

　周期的に行った症状に関する主観的な評価と同時に，フローボリューム手技やスパイロメトリーを繰り返し行うことにより，1.5，2.0，2.5ATA（151，202，252kPa）における肺酸素中毒の進展速度が客観的にモニタリングされた．肺機能は，3.0ATA（303kPa）の3.5時間の曝露の前後でのみ定量的に評価した．1.5，2.0，2.5ATA（それぞれ151，202，252kPa）における毒性効果の定量的比較に肺活量が用いられた．なぜなら，これら3つのすべての圧において肺活量が進行的にそして有意に低下していたこと，またより低い気圧を用いた初期の研究で類似の効果が観察されていたからである（図 23.17 参照）．吸入 $Po_2$ が 1.5～2.5ATA（151～202kPa）に上昇することにより，肺活量の平均値はより急速に減少した．それぞれの圧における肺症状と肺活量を比較すると，肺活量の初期の減少は常に肺症状の始まりよりも先行しており，そして顕著な肺活量の減少はときどき軽度な肺症状を伴っていたのである．酸素中毒の神経所見でもみられたように，肺活量の減少速度や程度は同じ圧でも被験者によって著しく異なっていた（図 23.18）．

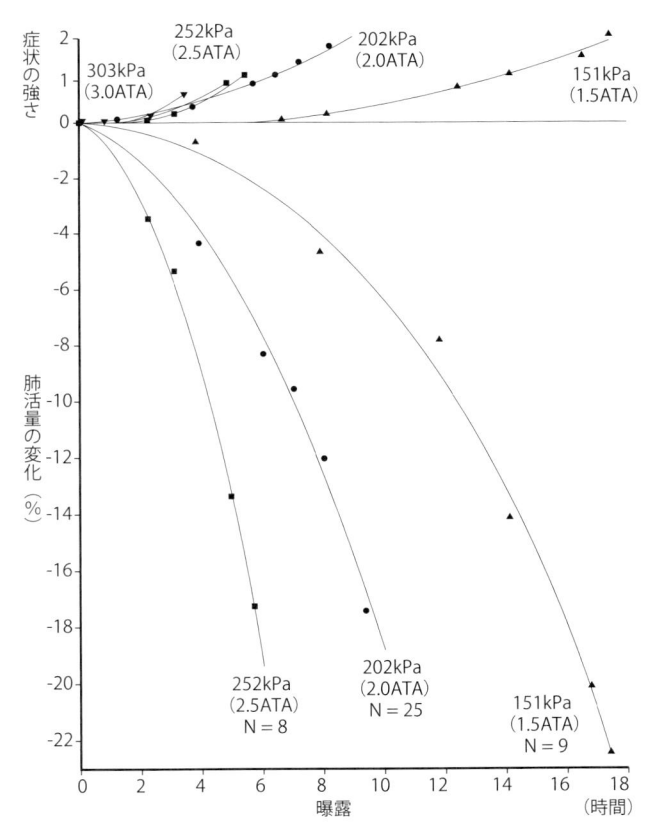

**図 23.17　3.0，2.5，2.0，1.5ATA（303，252，202，151kPa）の酸素圧に持続曝露したときの肺症状の進行および肺活量の減少の割合**
症状の強さの平均は本文中に述べた方法で決めた．3.0ATA（303kPa）の酸素曝露の際だけは中枢神経機能のモニタリングをするために肺活量は測定しなかった[115]．肺機能は，3.0ATA（303kPa）の酸素曝露後2～4時間目に評価した[133]．（Clark JM, Lambertsen CJ, Gelfand R, et al: Effects of prolonged oxygen exposure at 1.5, 2.0, or 2.5 ATA on pulmonary function in men [Predictive Studies V]. J Appl Physiol 86:243-259, 1999. より）

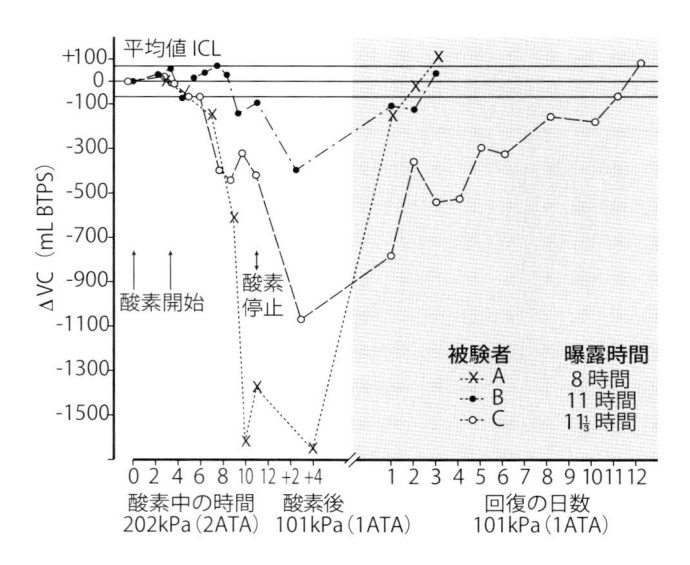

**図 23.18　肺の酸素中毒の進行速度と回復速度の個人差**
真ん中の水平の線は，各被験者の肺活量のコントロール値を示し，上下の水平線は 95％ 信頼限界を示す。3 つの酸素曝露の終わりが同時になるようにグラフ上の酸素呼吸の開始が調整されている。回復の速度が必ずしも肺活量の減少度合いと一致しないことに注意。
（Clark JM, Lambertsen CJ: Rate of development of pulmonary $O_2$ toxicity in man during $O_2$ breathing at 2.0 Ata. J Appl Physiol 30:739-752, 1971. より）

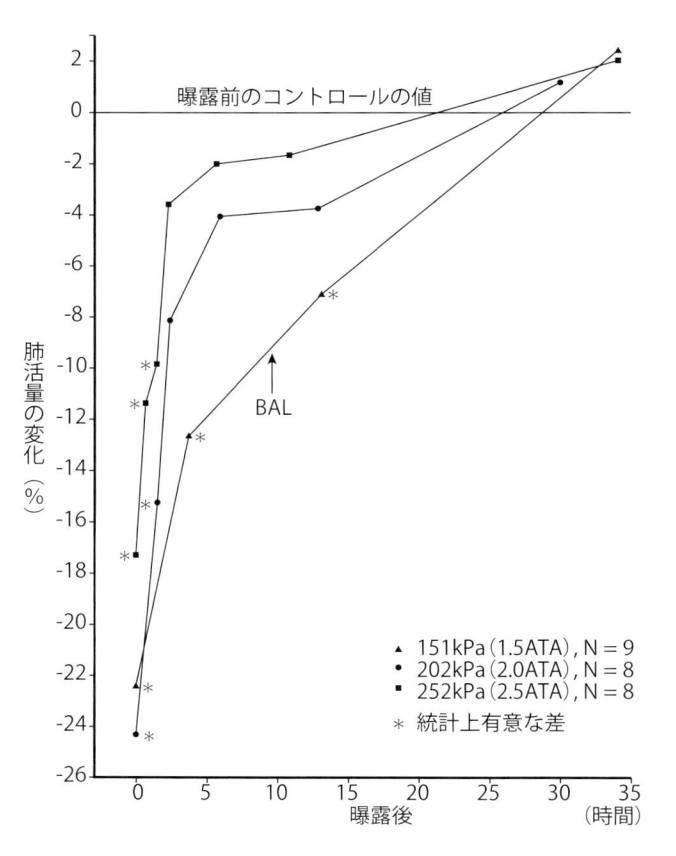

**図 23.19　2.5，2.0，1.5ATA（252，202，151kPa）の酸素曝露後の肺活量の回復速度**
平均の曝露持続時間は，2.5ATA（252kPa）で 5.7 時間，2.0ATA（202kPa）で 8.4 時間，1.5ATA（151kPa）で 11.7 時間であった。肺の容量と流量は，酸素曝露終了後に 1.0ATA（101kPa）の空気を呼吸している間に繰り返し測定した。曝露前のコントロールの値も 1.0ATA（101kPa）で測定した。統計学的に有意な減少は＊印で示した。（Clark JM, Lambertsen CJ, Gelfand R, et al: Effects of prolonged oxygen exposure at 1.5, 2.0, or 2.5 ATA on pulmonary function in men [Predictive Studies V]. J Appl Physiol 86:243-259, 1999. より）

## ▶ 肺酸素中毒からの回復速度

　肺酸素中毒からの回復は複雑な過程であり，さまざまな毒性効果からの回復速度は細胞および組織によって異なる[6,134]。完全な回復とは，これらの毒性効果からの組織反応の回復とともに酸素毒性の細胞内の生化学的な影響からの回復を含む。これらの要素の悪化と回復は，異なる時間経過をたどるものと予想され，大部分は直接測定することができない。機能的な欠落からの回復は，構造的な障害からの回復や修復よりも早く起こっている可能性がある。

　2.5，2.0，1.5ATA（それぞれ 252，202，151kPa）の酸素に曝露された各 8 〜 9 人の被験者グループにおける平均的な肺活量の回復速度は，**図 23.19** に示すとおりである[116,135]。3 つの被験者グループすべてにおいて，肺活量は最初の 5 時間で急速に増加し，15 〜 30 時間以内に曝露前の値に戻った。最も回復率が遅かったのは，1.5ATA（151kPa）で酸素を平均 17.7 時間呼吸させたときであった。しかし，これは 9 人の被験者のうちの 6 人が回復期間の 8.5 〜 10 時間目に BAL（気管支肺胞洗浄）を試行しており，これによって影響を受けたのかもしれない[116]。

　2ATA（202kPa）の酸素を 8 〜 11.3 時間呼吸した 3 人の被験者における肺活量の回復速度の個人差を図 23.18 に示している。11 〜 12 日という最長の回復期間を必要としたのは，11.3 時間の酸素曝露を行った（被験者 C の）場合であった。曝露後の回復に数週間の時間を要したという例が，0.98ATA（99kPa）の酸素を 74 時間持続的に呼吸した被験者 1 人において報告されている[136]。肺活量の完全な回復に必要な期間は，その減少の程度と同様に，先行する曝露時間の長さによって規定されているようである。浮腫あるいは他の組織反応を引き起こすのに十分な長時間の酸素曝露では，完全な回復のためにはより長い時間を必要とするらしい[134]。

　2.0 および 2.5ATA（202 および 252kPa）の酸素曝露を長時間受けたあとに測定された肺の機械的，もしくはガス交換機能のすべての指標のうち，一酸化炭素の拡散能の回復が最も遅かった（**図 23.20**）[116]。約 6 〜 11％ と小さいが，統計的に有意な減少が少なくとも 8 〜 9 日間続いた。酸素曝露のあとのフォローアップの測定を 2 週間から 5 カ月にわたり延長することで，

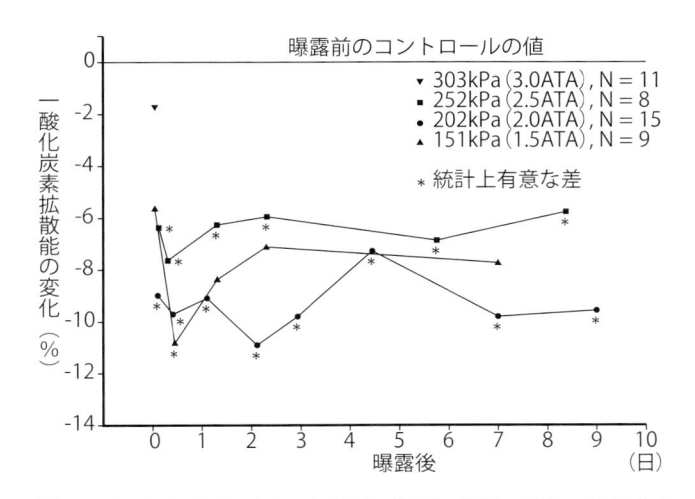

**図 23.20　3.0, 2.5, 2.0, 1.5ATA（303, 252, 202, 151kPa）の酸素曝露を行ったあとの肺の一酸化炭素拡散能**
曝露前のコントロールと比較した一酸化炭素拡散能の平均的な変化を示し，統計上有意な差は＊印で表した。さらなるフォローアップができた被験者全員で引き続き測定した拡散能の値は，曝露前のコントロール値に戻るかそれ以上になった。（Clark JM, Lambertsen CJ, Gelfand R, et al: Effects of prolonged oxygen exposure at 1.5, 2.0, or 2.5 ATA on pulmonary function in men [Predictive Studies V]. J Appl Physiol 86:243-259, 1999. より）

一酸化炭素拡散能の平均値が完全にもしくは曝露前の2%以内に戻ることが確認された。肺の一酸化炭素拡散能は，肺酸素中毒からの完全回復の鋭敏な指標であるように思われる。

　ある報告では，1回1回の酸素曝露負荷後に，測定可能な肺機能変化を起こさないような日々の曝露でも，蓄積効果により肺酸素中毒が起きうることに言及している[137]。肺の既往疾患がなく喫煙もしていない20人のグループにおいて，2.4ATA（242kPa）で30分の酸素曝露（治療）を5分間のエアブレイク2回を挟んで3回行った。21日間連続して行った治療の終わりに，肺の呼気機能において量的には小さいが統計的に有意な変化が認められた。観察された変化は臨床的には些細なものであったが，4週間後もまだ存在していた。肺の呼気機能における類似の変化は，喫煙者を含む平均一酸化炭素拡散能が正常対照者の81%である18人の患者からなる別のグループでは認められなかった[138]。このグループは，6週間で30回にわたる治療を受けていた。それぞれの治療では，2.4ATA（242kPa）で90分の連続的な酸素呼吸が行われていた。現在の治療プロトコールから検出できる累積効果の可能性について調査するためには，さらなる測定が必要である。

### ▶酸素毒性の神経学的効果および肺効果の相互作用の可能性

　2.5ATA（252kPa）の酸素を5〜6時間呼吸した8

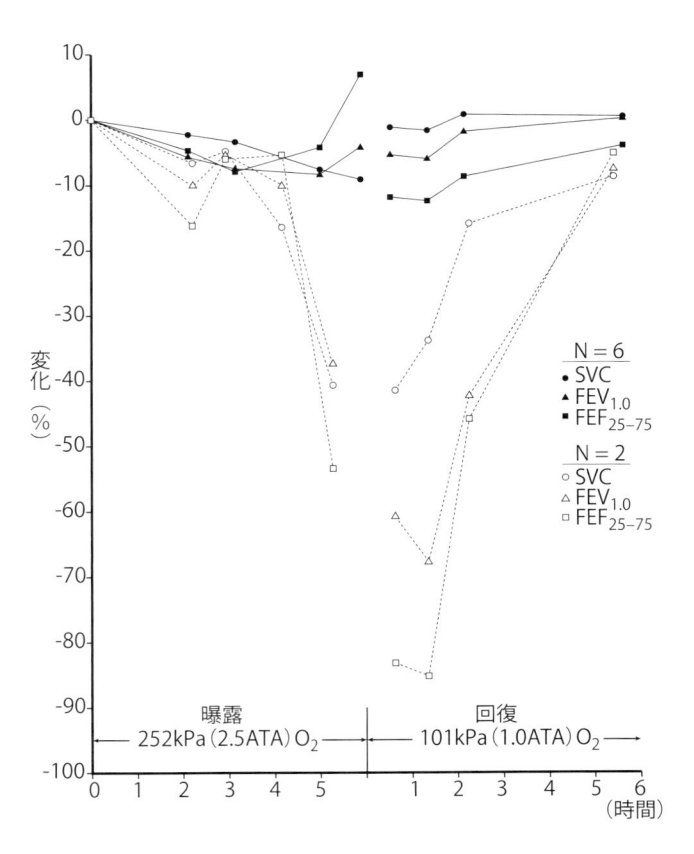

**図 23.21　5〜6時間の2.5ATA（252kPa）の酸素曝露（呼吸）の間またはその後の肺機能の変化**
静的肺活量（SVC），1秒量（$FEV_{1.0}$），最大中間呼気流量（$FEF_{25-75}$）の平均値について，異常に大きな減少を示した2人の被験者とはるかに小さな変化しか示さなかった他の6人の被験者との比較。2.5ATA（252kPa）のコントロールの測定は，酸素曝露時早期に行った。1ATA（101kPa）での曝露前のコントロール測定は，曝露後のデータとの比較のために行った。（Clark JM, Lambertsen CJ, Gelfand R, et al: Effects of prolonged oxygen exposure at 1.5, 2.0, or 2.5 ATA on pulmonary function in men [Predictive Studies V]. J Appl Physiol 86:243-259, 1999. より）

人のうち2人の被験者では，酸素曝露の最後の2時間で肺容量および中間呼気流量の急な減少といった肺の機能面での異常に大きな変化を示した，肺の呼気機能の減少は曝露終了後も最初の1時間は続き，それから次の3〜4時間でほぼ完全に回復した（図23.21）[116]。以前2ATA（202kPa）での酸素呼吸中および呼吸後の解析を行った被験者のうち，1人に類似の肺活量の変化のパターンが認められていた（図23.18参照）。

　観察される肺容量や流速の変化が顕著であること，またその発症や復帰が非常に速い速度で起こることは，並行して起こる神経学的な酸素毒性が相互作用をもたらし肺酸素中毒の局所的な徴候の悪化に影響しているものと考えてよい。肺の機械的な機能に大きな減少が観察されるが，これは迷走神経による気管支収縮で引き起こされるのかもしれない。このことは，被験者たちが自覚した胸苦しさとよく一致している。2.0,

2.5または3.0ATA（それぞれ202，252，303kPa）で酸素呼吸を行っている間，心臓機能における迷走神経の影響が増大することを支持する結果が何人かの被験者で認められている[139]。

# ヒトにおける酸素耐性の定義

酸素中毒に対するヒトの耐性とは，付随して生じる悪影響を避ける一方で，高酸素の治療応用において最大の効果を引き出すような範囲として定義されなければならない。研究者たちは，「酸素分圧-酸素中毒の特異的所見が発現するまでの曝露持続時間」の関係を直角双曲線として示すことができるという経験的な観察結果を加味し，肺酸素中毒の指標として肺活量の減少を用いることにより（図23.5参照），治療やダイビングにおける高酸素の適用についての実用的なガイドラインを提供する予測的曲線を導き出した[2,9,140]。図23.22に示す双曲線は，2～20%の範囲の平均肺活量の減少を酸素分圧-曝露持続時間の関係として示している。0時間における垂直線と0.5ATA（50kPa）における水平線の2つが漸近線をなしており，これら最初の肺酸素耐性曲線は，2.0ATA（202kPa）の酸素に曝露した11人の被験者[83]，0.98ATA（99kPa）の酸素に曝露した4人の被験者[136]，0.78～0.88ATA（79～89kPa）の酸素に曝露した6人の被験者[141]の肺活量データをもとに描かれた。0時間における垂直の漸近線は，著しく高い$P_{O_2}$で肺酸素中毒が直ちに発症，進行することを示している。$P_{O_2}$の水平の漸近線に0.5ATA（50kPa）を選んだのは，図23.23にまとめたような酸素分圧-曝露持続時間条件で，肺活量に検出可能な変化がないことが前提となっている。

図23.22の曲線におけるデータポイント（●印）は，Predictive Studies Vにおける持続的な酸素曝露の最大時間を示している。独自の耐性曲線が導出されてからは，Eckenhoffら[142]によって行われた5ATA（505kPa）の空気48時間曝露の肺活量データも利用できるようになった。現在，一般公開されている文献で増えたデータを組み込むことにより，初期の肺酸素耐性曲線の修正作業が行われている。

## ▶ 肺酸素中毒量単位（UPTD）の概念

高酸素を治療に応用する多くの場面で，種々の異なる$P_{O_2}$への曝露が組み合わされることになる。酸素中毒はより高い酸素圧でより急速に生じるため，曝露時間が同じであってもそれぞれの圧力によって中毒の程度が同じとは限らない。異なる$P_{O_2}$と曝露持続時間の和で総酸素量を算出するよりも，ある標準的な基準レベルの高酸素と同等の曝露負荷に置き換えて異なる$P_{O_2}$に対する曝露を表現することで，この過程を容易にできる。この肺酸素中毒量単位（UPTD）の概念は，どのような毒性の酸素量も，「それと同程度の肺への効果を生じるには1ATA（101kPa）[143,144]の酸素曝露とした場合に何分かかるか」で表すように考えられたものである。肺酸素耐性に関し修正された分析結果の公開が検討されており，既知の酸素分圧-曝露持続時間条件での肺中毒量単位の数値は変わるかもしれないが，概念はそのまま残るであろう。

酸素耐性データの別の数学的記載法が提唱されている。Harabinら[145]による肺活量の減少を単純化し線形の表にモデル化する非線形最小二乗法を用いる方法

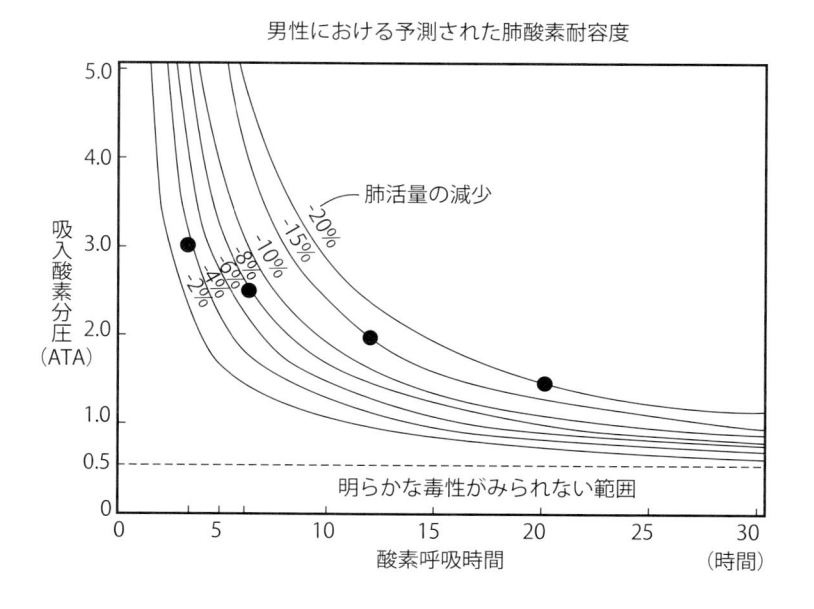

**図23.22 健常男性における肺酸素耐性予測**
(Clark JM: Pulmonary limits of oxygen tolerance in man. Exp Lung Res 14［suppl］: 897-910, 1988. より)

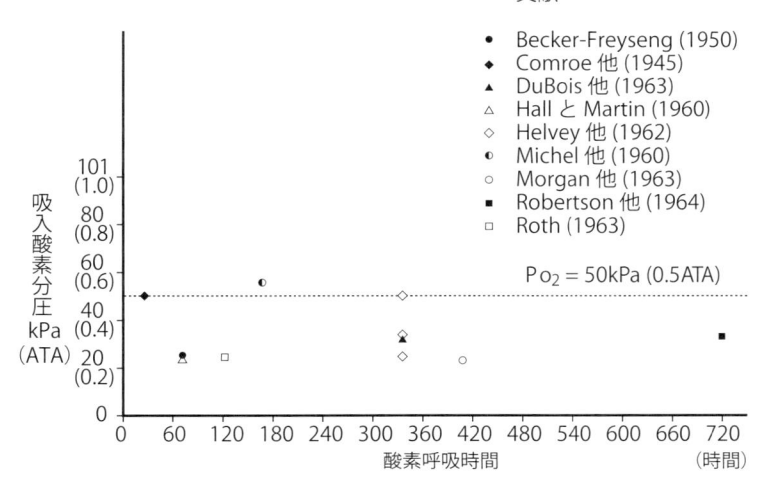

**図 23.23** 客観的な肺酸素中毒の証拠を同定できなかった健常男性における肺酸素耐性の研究
各記号は，別々の研究の平均条件を示している。過去のレビュー[2]では，それぞれの研究に特異的な引用や被験者の数がリストアップされている。(Clark JM, Thom SR: Oxygen under pressure. In: Brubakk AO, Neuman TS [eds]: Bennett and Elliott's Physiology and Medicine of Diving, 5th ed. Philadelphia, WB Saunders Company, 2003, pp 358-418. より)

や，Arieliら[146]による肺活量変化を表現するためにべき乗式を用いる方法がそれである。これらの代替法は，過去のレビューにおいて簡潔に議論されている[2]。

### ▶ 神経学的な酸素耐性の定義

1.5，2.0，2.5，3.0ATA（それぞれ151, 202, 252, 303kPa）の酸素呼吸の間に換気の時間的要素が進行的に減少することが観察されており（図23.11参照），これは神経学的な酸素中毒の痙攣前の客観的な指標となる。肺酸素耐性の定義に用いたのと同じ法則を適用させると，酸素中毒がある特定の神経学的効果を起こすときの酸素圧-曝露時間の関係は，垂直および水平の漸近線を用いた直角双曲線で描くことができる。無限に高い酸素圧では神経学的な効果が直ちに起こるであろうという仮定から，再び0時間が垂直漸近線として選ばれる。水平漸近線は，対応する酸素曝露圧（図23.24）に対する$T_I/T_T$の減少速度（図23.11参照）の傾きをプロットし，1.3ATA（131kPa）での傾きを0として線形回帰の結果を外挿することで分析的に決められた。これは，低い酸素圧で$T_I/T_T$が安定であることを暗に示している。

$T_I/T_T$の5％減少を毒性効果の特異的な指標として用いることで，図23.25に示した直角双曲線は神経学的酸素中毒の早期の痙攣前所見を発生させうる酸素圧-曝露時間の関係を予測している。漸近線を選択することにより，図23.11に示した回帰式から得られる4つのデータポイントにより曲線の位置が決定される。神経学的な酸素耐性曲線との比較のため，図23.25には肺活量の5％減少に基づいた肺酸素耐性曲線も示してある。肺曲線の位置は，0時間および0.5ATA（50kPa）を漸近線として，2.5，2.0そして

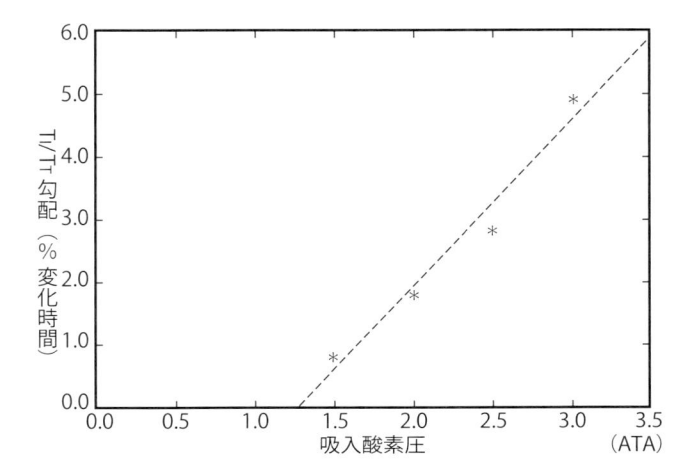

**図 23.24** 神経学的酸素耐性の曲線に用いる水平漸近線の導出
吸気時間を合計の呼吸時間で割った傾き（$T_I/T_T$）は，図23.11に示す回帰直線から得られた。(Gelfand R, Lambertsen CJ, Clark JM: Ventila-tory effects of prolonged hyper-oxia at pressures of 1.5～3.0ATA. Aviat Space Environ Med 77:801-810, 2006. より)

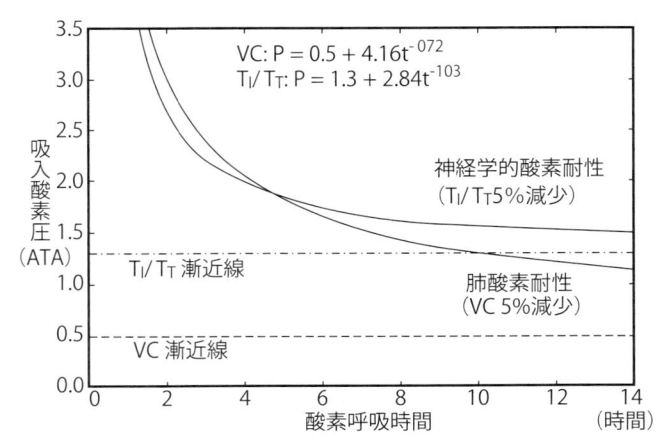

**図 23.25** 健常男性における神経学的な酸素耐性および肺酸素耐性の比較
$T_I/T_T$：吸気時間を合計の呼吸時間で割った比率，VC：肺活量

1.5ATA（それぞれ252, 202, 151kPa）のデータ（図23.17参照）およびEckenhoffら[142]による1.05 ATA（106kPa）のデータで決められている。

### ▶酸素耐性予測の限界

個人の反応には広いバラつきがあることが知られており，図23.25の曲線は酸素毒性ストレスに対する反応の平均を表したものであることを認識することが重要である。個人の酸素耐性はまた，疾患の存在や薬の作用によっても影響されるかもしれない。この曲線は，健常被験者の単回曝露から得られたデータに基づくものである。繰り返しの曝露により起こりうる累積効果については，これまで広く研究されてこなかった。単回曝露においてでさえも，曲線は測定可能な毒性効果を生み出す条件を示しているだけである。ガス壊疽や重症減圧症といった生命を脅かす状態では，記載されている耐性限界に近いか，あるいはそれを超えるような治療が正当化されるかもしれないが，厳選された治療プロトコールでは，目的の効果を得る一方で，耐性曲線から左側にできるだけ離れた条件にとどめておくべきである。このような制限はあるものの，HBOTは，適切に使えば望ましいリスク対利益比の高い治療指数をもった治療法である。加えて，図23.25に示す曲線は持続的な酸素曝露において得られたデータに由来しており，それゆえ，間歇的にチャンバー内の空気を吸入したり，通常の$P_{O_2}$の混合ガスを吸入した場合には副作用が軽減されるという知見を反映していない（後述）。

## 酸素耐性の修飾

動物実験の研究により，酸素中毒の発症時期や進行速度は，さまざまな条件，手技，薬剤により影響を受けることが示されている[9]。これらの因子に関して，ヒトが高酸素に曝露された場合の研究はほとんど行われていないが，動物実験データによれば，発熱患者もしくはカテコールアミン，副腎皮質ホルモンまたは甲状腺ホルモンのレベルが高い患者においては酸素中毒の感受性が増加しうることがわかっている。神経学的な酸素耐性に及ぼす動脈高炭酸ガス血症の悪影響は，ヒトおよび実験動物でよく報告されている[9,84]。臨床の場における二酸化炭素蓄積の潜在的な要因には，酸素フードの不十分な換気，酸素供給システムにおける過剰な死腔，催眠薬による患者の呼吸抑制といったものが含まれる。高炭酸ガス血症を伴う慢性肺疾患を有する患者は，痙攣発作や肺の圧外傷を起こす危険性がある。

発作につながるような障害や条件が前もって存在する患者もすべて，酸素誘発性の痙攣に対する感受性が増加しているとみるべきである。一酸化炭素中毒のためHBOTを受けた900人の患者グループにおいて，すべての発作の発生率は1.8%であった[147]。治療を行った際の最大気圧をもとに解析すると，その発症率は2.4ATA（242kPa）における0.3%から，2.8〜3.0ATA（283〜303kPa）における2.5%までの範囲であった（N = 600）。既知の素因条件をもたない患者における発作の発症率は，初期の研究では2.0〜3.0ATA（202〜303kPa）の治療の酸素圧における推定0.01%といったもの[148,149]や，2.4〜2.6ATA（242〜263kPa）の酸素圧で治療した患者を対象にした3つの大規模研究における最近の推定値0.015%（10万7,264回治療），0.030%（2万328回治療），0.035%（1万1,376回治療）[150]である。最大の酸素圧が2.6〜2.9ATA（263〜293kPa）の高圧の酸素で合計2,166回の治療を受けた998人の減圧症の患者においては，発作の頻度は0.6%であったと報告されている[151]。

### ▶酸素耐性の延長

酸素耐性を延長させるいくつかの潜在的な方法[134]が，このトピックスを専門としたシンポジウム[152]でも議論された。現在まで，ヒトにおいて効果的であると示されてきた方法もしくは手技とは，吸い込む酸素を周期的に減らしていくことにより高気圧の酸素呼吸を中断することである。この手技の実用的価値は，第二次世界大戦の現場の作戦において自給式酸素呼吸装置を利用したダイバーが，深い深度の水域に戻る前に（一時的に）浅い水域に上がってくることにより，神経学的な酸素毒性の初期の徴候から回復することができたということで認識されていた[134]。このあとに行われたモルモットを用いた研究で，3ATA（303kPa）で酸素呼吸をしているときの酸素毒性の初期の所見の発現が，30分の高気圧酸素呼吸と10分間の通常圧酸素（7%酸素）呼吸を交互に行うことにより有意に遅れることが示された[153]。酸素耐性を拡大するための効果的な方法を決定しようとデザインされた実験として，Hall[154]は3ATA（303kPa）の酸素に曝露したモルモットを用いて，さらに多くの間歇的な酸素曝露パターンを評価した。このモルモットを用いた実験結果[154]は，2ATA（202kPa）で持続的に高気圧の酸素を呼吸させたヒトの肺耐性に関する過去の研究[83]とともに，関連のヒトの研究[155]を行う際のデザインのなかに組み込まれた。こうして，20分の高気圧酸素曝露と5分間の通常圧酸素のインターバルを交互に行

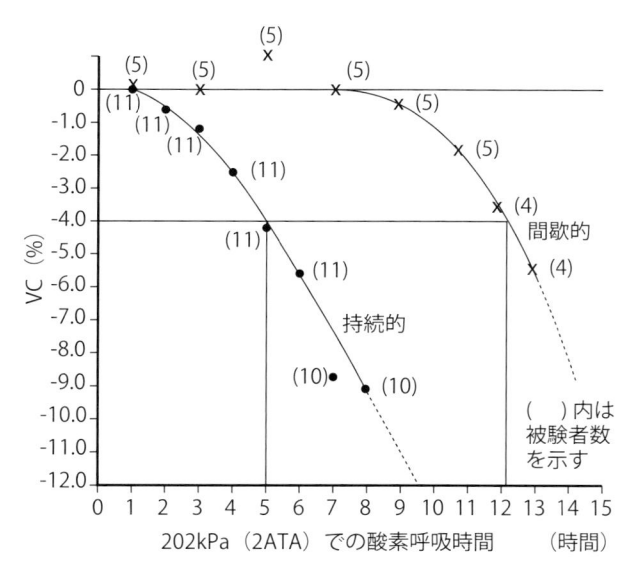

**図 23.26 健常男性の 2ATA（202kPa）での肺酸素耐性の延長**
持続酸素呼吸時の肺活量の減少率を示す曲線は，Clark と Lambertsen[83] の研究により得られた。間歇的な酸素曝露に対する曲線は Hendricks ら[155] により報告されたものであり，図中の酸素呼吸時間は，間歇的に 20 分酸素呼吸を行っている時間の総和を示す。(Clark JM, Thom SR: Oxygen under pressure. In: Brubakk AO, Neuman TS [eds]: Bennett and Elliott's Physiology and Medicine of Diving, 5th ed. Philadelphia, WB Saunders Company, 2003, pp 358-418. より)

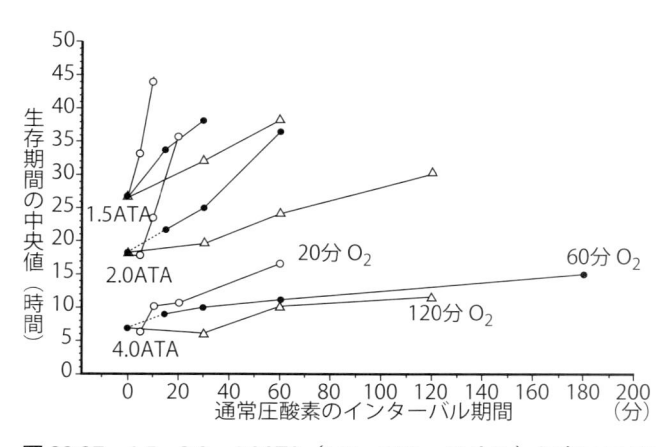

**図 23.27 1.5，2.0，4.0ATA（151，202，404kPa）において 20 分（○），60 分（●），120 分（△）の酸素曝露を行ったときの通常圧酸素のインターバル時間と生存期間の中央値との関係**
2.0 と 4.0ATA での 60 分の酸素曝露を示す点線部分は，これらの条件では 5 分間の通常圧酸素インターバルについての評価を行っていないことを表す。一般的には酸素呼吸時間は一定であっても，通常圧酸素のインターバル期間が長くなるにつれてほぼ直線的にラットの生存期間は増加した。(Clark JM, Lambertsen CJ, Gelfand R, Troxel AB: Optimization of oxygen tolerance extension in rats by intermittent exposure. J Appl Physiol 100:869-879, 2006. より)

うと，2ATA（202kPa）の高気圧の酸素を持続的に曝露した場合に比べ，肺の耐性を 2 倍以上にすることができるということが明らかにされた（図 23.26）。

Harabin ら[156] は，間歇的な酸素の曝露による肺の耐性の延長が，抗酸化酵素活性の増加と関連する可能性について調査した。モルモットとラットに，それぞれ 2.8ATA（283kPa）の持続的な酸素曝露を行うか，もしくは 10 分間の酸素曝露と 2.5 分間のインターバルの空気呼吸（$P_{O_2}$ にして 0.56ATA または 56kPa）を交互に行う間歇的な酸素曝露を行った。同じ期間で行った持続的な曝露と間歇的な曝露において，モルモットとラットの脳と肺における SOD，カタラーゼ，グルタチオンペルオキシダーゼの活性を測定した。予測どおり痙攣の遅延や生存期間の延長が抗酸化酵素活性の変化と同時に観察されたが，どちらの動物でも酵素変化のパターンは複雑で酸素耐性の増強とは相関しなかった。

## ▶ 間歇曝露による酸素耐性延長の最適化

ヒトを対象に厳選評価した効果的な間歇的酸素曝露パターンを決めるために，研究者たちはラットを 4.2，2.0，そして 1.5ATA（それぞれ 404，202，151kPa）の圧で体系的に変化させた間歇的パターンにより酸素曝露した[79]。それぞれの圧において，20，60，そして 120 分の酸素曝露時間で，通常酸素圧のインターバルを変えて，高気圧酸素と通常圧酸素の比率が 4:1，2:1，および 1:1 になるよう実験を行った。仮説的には，過度に長い酸素曝露による毒性効果は，引き続く通常圧酸素のインターバル中に急速に回復することはない。また，ごく短い通常圧酸素のインターバルの場合は，相対的に短い高気圧酸素曝露期間による毒性効果であったとしても十分な回復を示さないように思われる。

1.5，2.0，4.0ATA（151，202，404kPa）の高気圧酸素曝露においてすべての間歇的な酸素曝露のパターンに対する生存期間の中央値を計測し，図 23.27 のように通常圧酸素インターバルの時間に対応する部位にプロットした。それぞれの酸素圧において，総じて高気圧酸素への曝露時間が一定であったにもかかわらず，通常圧酸素のインターバル時間が長くなると生存期間はおおよそ直線的に増加した。4ATA（404kPa）でみられた一般的な法則に対する 1 つの例外は，持続的な高気圧酸素曝露時に比べて高気圧酸素／通常圧酸素を 120:30 で吸入させた場合に生存期間が 12% 短くなったことである。典型的には，ラットは 30 分の通常圧酸素のインターバルのときに死亡しており，先行する 120 分の酸素曝露期間が強い肺障害を誘発し，通常圧に戻ったときに致命的な低酸素症を引き起こすのである。さらなる例外は，4ATA と 2ATA（404 と 202kPa）の両方で起こっており，20:5 のパターンが

全く無効であった。これはおそらく5分の通常圧酸素のインターバルでは十分な回復が得られないためであろう。

しかしながら、1.5ATA（151kPa）での間歇的酸素曝露のときには、より高い気圧で起こったような例外は1例もみられなかった。この気圧では、酸素中毒はよりゆっくりと進行することが予想され、高気圧酸素と通常圧酸素の時間の比が120：30，60：15そして20：5の曝露パターンにおいていずれも同等の生存期間の延長が認められた（図23.28）。1.5ATAで起こった1つの例外は、高気圧酸素と通常圧酸素の比が20：10のパターンのほうが、120：60や60：30のパターンよりも有意に効果的であったという所見である。さらに、120分間の高気圧酸素曝露とそれと同じ時間の回復期間の組み合わせにおいては（120：120のパターン［訳者注］）、酸素曝露を60時間持続しても、つまり酸素曝露と回復期間の合計が120時間のとき、酸素曝露中にラットが死亡することはなかった。この場合、生存期間の中央値が126％増加するような曝露条件となっており、酸素曝露を中止した時点のラットは死亡する直前の状態であるようには見えなかった。

BerghageとBorkat[157]は、間歇的な酸素曝露の際にみられる酸素中毒の進展速度は、高気圧酸素と通常圧酸素を交互に曝露したときの時間加重平均によって定義される一定酸素圧への持続曝露のときの酸素中毒の進展速度と同等であると提案してきた。この仮説は、4.0，2.0そして1.5ATA（404，202，151kPa）で評価された間歇曝露パターンにおいて、それぞれに対する酸素圧の時間加重平均を計算し、そして、それぞれのパターンにおいて観察された生存期間の中央値をそれに対応する時間加重平均酸素圧で持続曝露したときの予測生存期間と比較することにより検証がなされた（図23.29）。予測生存期間は、4.0，3.0，2.0そして1.5ATA（それぞれ404，303，202，151kPa）において持続的な高気圧酸素曝露を行ったときの観察生存期間に当てはめた回帰直線から推定することにより決められた。間歇的な酸素曝露の際の生存期間の中央値の多くは、

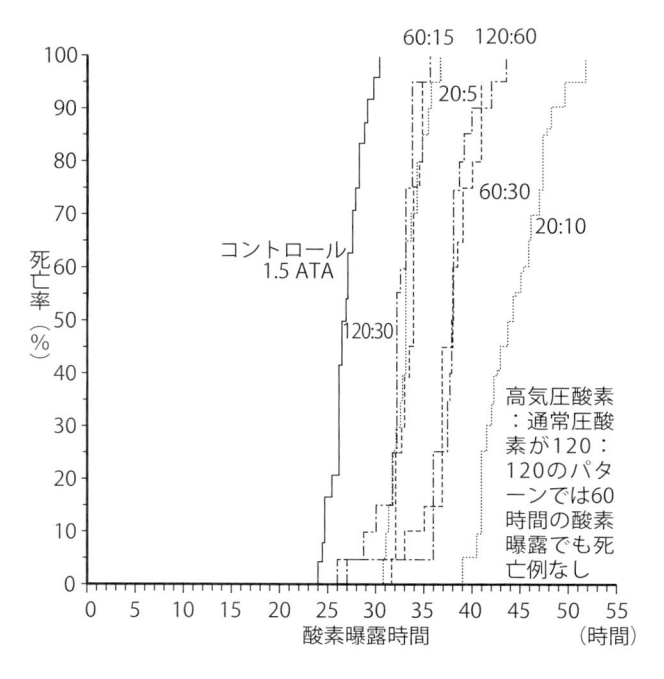

**図23.28　1.5ATA（151kPa）での間歇的な酸素曝露パターンに対する生存期間の反応**
実線は、持続的な酸素曝露を行った24匹のラットの生存期間を示す。それぞれの間歇的な酸素曝露は、20匹のラットのデータによるものである。段々になっているところは、酸素曝露時間の蓄積とともにラットが何匹かずつ死んでいることを示す。通常圧酸素のインターバル中に死んだラットは、その手前の高気圧酸素曝露期間の終わりに死んだものとしてグラフにプロットした。120：120の間歇曝露パターンで酸素吸入を60時間で止めたとき、20匹すべてのラットが生存していた。（Clark JM, Lambertsen CJ, Gelfand R, Troxel AB: Optimization of oxygen tolerance extension in rats by intermittent exposure. J Appl Physiol 100:869-879, 2006. より）

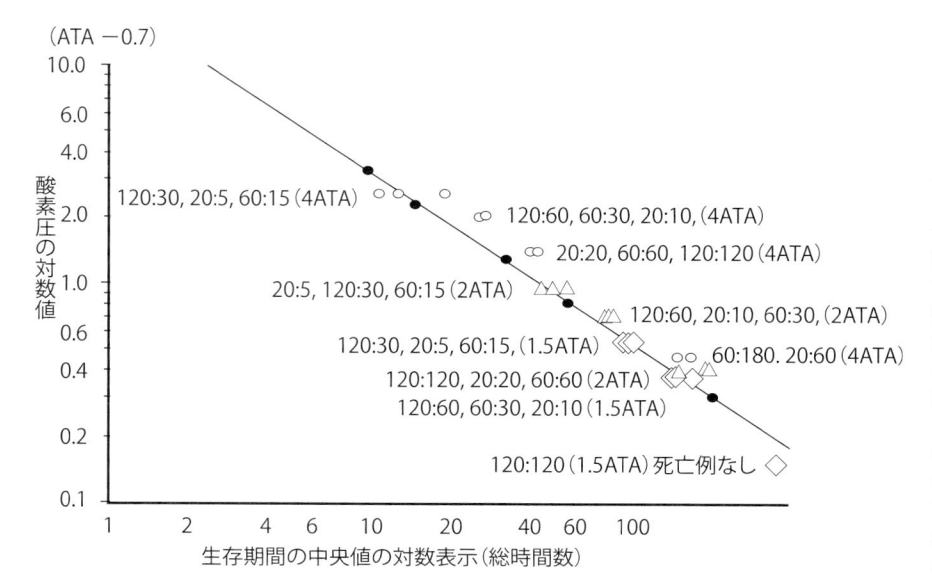

**図23.29**　4.0, 3.0, 2.0, 1.5, 1.0ATA（それぞれ404, 303, 202, 151kPa）で持続的および間歇的に酸素暴露した際の生存期間の中央値を対数表示し、それに対応する酸素圧の対数値（ATA − 0.7）をプロットしたもの。回帰直線は4.0, 3.0, 2.0, 1.5, 1.0ATAで持続的に高気圧酸素暴露した際の生存期間を示す5つのポイント（●）を当てはめたものである。間歇曝露における吸入酸素圧は、時間加重平均で算出した[157]。4.0, 2.0, および1.5ATAで間歇曝露した際の生存期間の中央値は、それぞれ○, △, ◇で示している。（Clark JM, Lambertsen CJ, Gelfand R, Troxel AB: Optimization of oxygen tolerance extension in rats by intermittent exposure. J Appl Physiol 100:869-879, 2006. より）

表 23.3　4.0, 2.0, 1.5ATA（それぞれ 404, 202, 151kPa）における間歇酸素曝露時の生存期間の中央値の変化率（％）（持続曝露時の回帰直線への補間値に関して）

| 酸素曝露期間 | | 通常圧酸素によるインターバル(分) | | | | | | | |
| --- | --- | --- | --- | --- | --- | --- | --- | --- | --- |
| ATA | 分 | 5 | 10 | 15 | 20 | 30 | 60 | 120 | 180 |
| 4.0 | 20 | −4*1 | 42 | | 36 | | 35 | | |
| | 60 | | | 34 | | 40 | 37 | | 20 |
| | 120 | | | | | −16 | 39 | 40 | |
| 2.0 | 20 | −4 | 11 | | 26 | | | | |
| | 60 | | | 15 | | 17 | 28 | | *2 |
| | 120 | | | | | 3 | 10 | 5 | |
| 1.5 | 20 | 0 | 7 | | | | | | |
| | 60 | | | 2 | | −7 | | | |
| | 120 | | | | | −4 | −9 | *2 | |

*1 生存期間の中間値（総時間数）の変化率（％），時間加重平均酸素圧は，それぞれの間欠曝露パターンにおいて計算した（図 23.29 参照）
*2 死亡例なし

(Clark JM, Lambertsen CJ, Gelfand R, Troxel AB: Optimization of oxygen tolerance extension in rats by intermittent exposure. J Appl Physiol 100:869-879, 2006. より)

持続曝露に対する回帰直線に一致するか近似していたが，多くの他の間歇的な酸素曝露のパターンは（特に 4ATA［404kPa］におけるパターンでは），酸素曝露の時間加重平均に対応する持続曝露をもとにした予測を超えるという生存期間の延長を生み出した。

死亡しなかった 2 例の例外を除いたすべての間歇曝露パターンにおいて，観察した生存期間と予測した生存期間の量的な違いを**表 23.3** にまとめた。死亡例が発生した 1.5ATA（151kPa）における 6 つのパターンについては，図 23.29 に示す回帰直線からの全体的な平均偏差は −2％ であった。死亡例が発生した 2ATA（202kPa）の 9 パターンの平均偏差は 12％ であった。一方で 4ATA（404kPa）の同じパターンでは平均偏差は 28％ であった。2ATA と 4ATA（202 と 404kPa）における高気圧酸素と通常圧酸素の時間比が 20：5 と 120：30 で得られた違いを除外すると，各気圧における残りの 7 パターンに対する平均偏差はそれぞれ 16％ と 38％ であった。これらの結果は，より高い酸素圧に対して間歇曝露することによって何らかの保護的な影響がより効果的に活性化されるという結論と一致する。1.5，2.0 と 4.0ATA の圧における間歇酸素曝露において観察された違いは，熱への耐性の進展と類似する[158]。このとき，保護的反応の誘導には閾値レベルのストレスが必要で，防護の程度は負荷ストレスの過酷さと正比例する。

間歇酸素曝露による酸素耐性の延長に，熱ショック蛋白や酸化特異的ストレス蛋白が関与しているという直接的な証拠は今のところない。しかしながら，培養ヒト臍帯静脈内皮細胞（HUVEC）[70] や正常ラット[71] に高温の前処理をしておくと酸化ストレスに対する交差防護が起こるという例が以前に吟味されているのに加えて，古典的な抗酸化酵素の関与に関する知見[156] もないことから，この分野は将来有望な研究領域かもしれない。4ATA（404kPa）の酸素の間歇的な曝露は治療目的としては実用的ではないが，この $P_{O_2}$ に対する短期間の曝露と関連して増加する酸素耐性の生化学的基盤を研究することにより，究極的には，間歇曝露による酸素耐性の延長を最適化するのに現在使われている方法よりも，もっと効果的な方法が導き出されるかもしれない。

## REFERENCES

1. Plafki C, Peters P, Almeling M, et al：Complications and side effects of hyperbaric oxygen therapy. Aviat Space Environ Med 71：119-124, 2000.
2. Clark JM, Thom SR：Oxygen under pressure. In：Brubakk AO, Neuman TS(eds)：Bennett and Elliott's Physiology and Medicine of Diving, 5th ed. Philadelphia, WB Saunders Company, 2003, pp 358-418.
3. Freeman BA, Crapo JD：Biology of disease：Free radicals and tissue injury. Lab Invest 47：412-426, 1982.
4. Fridovich I, Freeman B：Antioxidant defenses in the lung. Annu Rev Physiol 48：693-702, 1986.
5. Lambertsen CJ：Effects of oxygen at high partial pressure. In：Fenn WO, Rahn H(eds)：Handbook of Physiology, Section 3：Respiration, Vol II. Washington, DC, American Physiological Society, 1965, pp 1027-1046.
6. Lambertsen CJ：Effects of hyperoxia on organs and their tis-

sues. In: Robin ED (ed): Extrapulmonary Manifestations of Respiratory Disease. Lung Biology in Health and Disease, Vol 8. New York, Marcel Dekker, 1978, pp 239-303.
7. Clark JM: The toxicity of oxygen. Am Rev Resp Dis 110: 40-50, 1974.
8. Bean JW: Effects of oxygen at high pressure. Physiol Rev 25: 1-147, 1945.
9. Clark JM, Lambertsen CJ: Pulmonary oxygen toxicity: A review. Pharmacol Rev 23: 37-133, 1971.
10. Donald KW: Oxygen and the Diver. Harley Swan, United Kingdom, The SPA Ltd, 1992.
11. Beehler CC: Oxygen and the eye. Surv Ophthalmol 9: 549-560, 1964.
12. Nichols CW, Lambertsen CJ: Effects of high oxygen pressures on the eye. N Engl J Med 281: 25-30, 1969.
13. Mengel CE, Kann HE Jr, Lewis AM, Horton B: Mechanisms of in vivo hemolysis induced by hyperoxia. Aerosp Med 35: 857-860, 1964.
14. Larkin EC, Adams JD, Williams WT, Duncan DM: Hematologic responses to hypobaric hyperoxia. Am J Physiol 223: 431-437, 1972.
15. Hess RT, Menzel DB: Effect of dietary antioxidant level and oxygen exposure on the fine structure of the proximal convoluted tubules. Aerosp Med 42: 646-649, 1971.
16. Resnick JS, Brown DM, Vernier RL: Oxygen toxicity in fetal organ culture. I. The developing kidney. Lab Invest 28: 437-445, 1973.
17. Caulfield JB, Shelton RW, Burke JF: Cytotoxic effects of oxygen on striated muscle. Arch Pathol 94: 127-132, 1972.
18. Schaffner F, Felig P: Changes in hepatic structure in rats produced by breathing pure oxygen. J Cell Biol 27: 505-517, 1965.
19. Schaffner F, Roberts DK, Ginn FL, Ulvedal F: Electron microscopy of monkey liver after exposure of animals to pure oxygen atmosphere. Proc Soc Exp Biol Med 121: 1200-1203, 1966.
20. Bean JW, Johnson PC: Adrenocortical response to single and repeated exposure to oxygen at high pressure. Am J Physiol 179: 410-414, 1954.
21. Edstrom JE, Rockert H: The effect of oxygen at high pressure on the histology of the central nervous system and sympathetic and endocrine cells. Acta Physiol Scand 55: 255-263, 1962.
22. Thet LA: Repair of oxygen-induced lung injury. In: Taylor AE, Matalon S, Ward P (eds): Physiology of Oxygen Radicals. Bethesda, MD, American Physiological Society, 1986, pp 87-108.
23. Balentine JD: Pathology of Oxygen Toxicity. New York, Academic Press, 1982.
24. Gerschman R, Gilbert DL, Nye SW, et al: Oxygen poisoning and x-irradiation: A mechanism in common. Science 119: 623-626, 1954.
25. Gerschman R: Biological effects of oxygen. In: Dickens F, Neil E (eds): Oxygen in the Animal Organism. New York, Macmillan, 1964, pp 475-494.
26. Fridovich I: Superoxide anion radical ($O_2^-$), superoxide dismutases, and related matters. J Biol Chem 272: 18515-18517, 1997.
27. McCord JM, Fridovich I: The biology and pathology of oxygen radicals. Ann Intern Med 89: 122-127, 1978.
28. Fisher AB: Intracellular production of oxygen-derived radicals. In: Halliwell B (ed): Oxygen Radicals and Tissue Injury. Bethesda, MD, Federation of American Societies for Experimental Biology, 1988, pp 34-39.
29. Jamieson D: Oxygen toxicity and reactive oxygen metabolites in mammals. Free Radic Biol Med 7: 87-108, 1989.
30. Fisher AB, Forman HJ: Oxygen utilization and toxicity in the lungs. In: Fishman AP, Fisher AB (eds): Handbook of Physiology: The Respiratory System. Washington, DC, American Physiological Society, 1983, pp 231-251.
31. Fisher AB, Bassett DJP, Forman HJ: Oxygen toxicity of the lung: Biochemical aspects. In: Fishman AP, Renkin EM (eds): Pulmonary Edema. Bethesda, MD, American Physiological Society, 1979, pp 207-216.
32. Beckman JS, Koppenol WH: Nitric oxide, superoxide, and peroxynitrite: The good, the bad, and the ugly. Am J Physiol 271: C1424-C1437, 1996.
33. Gow A, Duran D, Thom SR, Ischiropoulos H: Carbon dioxide enhancement of peroxynitrite-mediated protein tyrosine nitration. Arch Biochem Biophys 333: 42-48, 1996.
34. Squadrito GL, Pryor WA: Oxidative chemistry of nitric oxide: The roles of superoxide, peroxynitrite, and carbon dioxide. Free Radic Biol Med 25: 392-403, 1998.
35. Shasby DM, Fox RB, Harada RN, Repine JE: Reduction of the edema of acute hyperoxic lung injury by granulocyte depletion. J Appl Physiol 52: 1237-1244, 1982.
36. Weiss SJ, LoBuglio AF: Phagocyte-generated oxygen metabolites and cellular injury. Lab Invest 47: 5-18, 1982.
37. Barry BE, Crapo JD: Patterns of accumulation of platelets and neutrophils in rat lungs during exposure to 100% and 85% oxygen. Am Rev Respir Dis 132: 548-555, 1985.
38. Crapo JD, Barry BE, Foscue HA, Shelburne J: Structural and biochemical changes in rat lungs occurring during exposures to lethal and adaptive doses of oxygen. Am Rev Respir Dis 122: 123-143, 1980.
39. Fox RB, Hoidal JR, Brown DM, Repine JE: Pulmonary inflammation due to oxygen toxicity: Involvement of chemotactic factors and polymorphonuclear leukocytes. Am Rev Respir Dis 123: 521-523, 1981.
40. Crapo JD: Morphologic changes in pulmonary oxygen toxicity. Annu Rev Physiol 48: 721-731, 1986.
41. Repine JE, Cheronis JC, Rodell TC, et al: Pulmonary oxygen toxicity and ischemia-reperfusion injury. A mechanism in common involving xanthine oxidase and neutrophils. Am Rev Respir Dis 136: 483-485, 1987.
42. Kovachich GB, Mishra OP: Lipid peroxidation in rat brain cortical slices as measured by the thiobarbituric acid test. J Neurochem 35: 1449-1452, 1980.
43. Dirks RC, Faiman MD: Free radical formation and lipid peroxidation in rat and mouse cerebral cortex slices exposed to high oxygen pressure. Brain Res 248: 355-360, 1982.
44. Kovachich GB, Mishra OP: Partial inactivation of Na, K-ATPase in cortical brain slices incubated in normal Krebs-Ringer phosphate medium at 1 and at 10 atm oxygen pressures. J Neurochem 36: 333-335, 1981.
45. Jerrett SA, Jefferson D, Mengel CE: Seizures, H2O2 formation and lipid peroxides in brain during exposure to oxygen under high pressure. Aerosp Med 44: 40-44, 1973.
46. Becker NH, Galvin JF: Effect of oxygen-rich atmospheres on cerebral lipid peroxides. Aeromed Acta 33: 985-987, 1962.
47. Zaleska MM, Floyd RA: Regional lipid peroxidation in rat brain in vitro: Possible role of endogenous iron. Neurochem Res 10: 397-410, 1985.

48. Arai H, Kogure K, Sugioka K, Nakano M : Importance of two iron-reducing systems in lipid peroxidation of rat brain : Implications for oxygen toxicity in the central nervous system. Biochem Int 14 : 741-749, 1987.
49. Nishiki K, Jamieson D, Oshino N, Chance B : Oxygen toxicity in the perfused rat liver and lung under hyperbaric conditions. Biochem J 160 : 343-355, 1976.
50. Freeman BA, Topolosky MK, Crapo JD : Hyperoxia increases oxygen radical production in rat lung homogenates. Arch Biochem Biophys 216 : 477-484, 1982.
51. Januszkiewicz AJ, Faiman MD : The effect of in vivo hyperoxic exposure on the release of endogenous histamine from the rat isolated perfused lung. Toxicol Appl Pharmacol 72 : 134-141, 1984.
52. Webster NR, Toothill C, Cowen PN : Tissue responses to hyperoxia. Biochem Pathol Br J Anaesth 59 : 760-771, 1987.
53. Smith LJ, Sommers E, Hunt CE, Pachman L : Hyperoxic lung injury in mice : A possible protective role for prostacyclin. J Lab Clin Med 108 : 479-488, 1986.
54. Smith LJ, Shamsuddin M, Anderson J, Hsueh W : Hyperoxic lung damage in mice : Appearance and bioconversion of peptide leukotrienes. J Appl Physiol 64 : 944-951, 1988.
55. Taniguchi H, Taki F, Takagi K, et al : The role of leukotriene B4 in the genesis of oxygen toxicity in the lung. Am Rev Respir Dis 133 : 805-808, 1986.
56. Ara J, Przedborski S, Naini AB, et al : Inactivation of tyrosine hydroxylase by nitration following exposure to peroxynitrite and 1-methyl-4-phenyl-1,2,3,6-tetrahydropyridine(MPTP). Proc Natl Acad Sci U S A 95 : 7659-7663, 1998.
57. Davies KJ : Protein damage and degradation by oxygen radicals. I. General aspects. J Biol Chem 262 : 9895-9901, 1987.
58. Davies KJ, Delsignore ME, Lin SW : Protein damage and degradation by oxygen radicals. II. Modification of amino acids. J Biol Chem 262 : 9902-9907, 1987.
59. Davies KJ, Delsignore ME : Protein damage and degradation by oxygen radicals. III. Modification of secondary and tertiary structure. J Biol Chem 262 : 9908-9013, 1987.
60. Davies KJ, Lin SW, Pacifici RE : Protein damage and degradation by oxygen radicals. IV. Degradation of denatured protein. J Biol Chem 262 : 9914-9920, 1987.
61. Davies KJ, Goldberg AL : Oxygen radicals stimulate intracellular proteolysis and lipid peroxidation by independent mechanisms in erythrocytes. J Biol Chem 262 : 8220-8226, 1987.
62. Wolff S, Garner A, Dean R : Free radicals, lipids and protein degradation. Trends Biochem Sci 11 : 27-31, 1986.
63. Chance B, Sies H, Boveris A : Hydroperoxide metabolism in mammalian organs. Physiol Rev 59 : 527-605, 1979.
64. Forman HJ, Fisher AB : Antioxidant defenses. In : Gilbert DL(ed): Oxygen and Living Processes : An Interdisciplinary Approach. New York, Springer, 1981, pp 235-249.
65. Tierney D, Ayers L, Herzog S, Yang J : Pentose pathway and production of reduced nicotinamide adenine dinucleotide phosphate. A mechanism that may protect lungs from oxidants. Am Rev Respir Dis 108 : 1348-1351, 1973.
66. Camhi SL, Lee P, Choi AM : The oxidative stress response. New Horiz 3 : 170-182, 1995.
67. Choi AM, Alam J : Heme oxygenase-1 : Function, regulation, and implication of a novel stress-inducible protein in oxidant-induced lung injury. Am J Respir Cell Mol Biol 15 : 9-19, 1996.
68. Speit G, Dennog C, Eichhorn U, et al : Induction of heme oxygenase-1 and adaptive protection against the induction of DNA damage after hyperbaric oxygen treatment. Carcinogenesis 21 : 1795-1799, 2000.
69. Dennog C, Radermacher P, Barnett YA, Speit G : Antioxidant status in humans after exposure to hyperbaric oxygen. Mutat Res 428 : 83-89, 1999.
70. Gill RR, Gbur CJ, Jr., Fisher BJ, et al : Heat shock provides delayed protection against oxidative injury in cultured human umbilical vein endothelial cells. J Mol Cell Cardiol 30 : 2739-2749, 1998.
71. Arieli Y, Eynan M, Gancz H, et al : Heat acclimation prolongs the time to central nervous system oxygen toxicity in the rat. Possible involvement of HSP72. Brain Res 962 : 15-20, 2003.
72. Haugaard N : Cellular mechanisms of oxygen toxicity. Physiol Rev 48 : 311-373, 1968.
73. Dickens F : The toxic effect of oxygen on nervous tissue. In : Elliott KAC, Page IH, Quastel JH(eds): Neurochemistry. Springfield, Ill, Thomas, 1962, pp 851-869.
74. Perot PL Jr, Stein SN : Conduction block in mammalian nerve produced by $O_2$ at high pressure. Am J Physiol 197 : 1243-1246, 1959.
75. Goldstein JR, Mengel CE : Hemolysis in mice exposed to varying levels of hyperoxia. Aerosp Med 40 : 12-13, 1969.
76. Fenn WO, Henning M, Philpott M : Oxygen poisoning in Drosophila. J Gen Physiol 50 : 1693-1707, 1967.
77. Gerschman R, Gilbert DL, Caccamise D : Effect of various substances on survival times of mice exposed to different high oxygen tensions. Am J Physiol 192 : 563-571, 1958.
78. Clark JM : Interacting effects of hypoxia adaptation and acute hypercapnia on oxygen tolerance in rats. J Appl Physiol 56 : 1191-1198, 1984.
79. Clark JM, Lambertsen CJ, Gelfand R, Troxel AB : Optimization of oxygen tolerance extension in rats by intermittent exposure. J Appl Physiol 100 : 869-879, 2006.
80. Welch BE, Morgan TE Jr, Clamann HG : Time-concentration effects in relation to oxygen toxicity in man. Fed Proc 22 : 1053-1056, 1963.
81. Donald KW : Oxygen poisoning in man. I & II. Br Med J 1 : 667-672, 712-717, 1947.
82. Yarbrough OD, Welham W, Brinton ES, Behnke AR : Symptoms of oxygen poisoning and limits of tolerance at rest and at work [Report No. : 01-47]. Washington, DC, Naval Experimental Diving Unit, 1947.
83. Clark JM, Lambertsen CJ : Rate of development of pulmonary $O_2$ toxicity in man during $O_2$ breathing at 2.0 Ata. J Appl Physiol 30 : 739-752, 1971.
84. Lambertsen CJ, Ewing JH, Kough RH, et al : Oxygen toxicity; arterial and internal jugular blood gas composition in man during inhalation of air, 100% $O_2$ and 2% $CO_2$ in $O_2$ at 3.5 atmospheres ambient pressure. J Appl Physiol 8 : 255-263, 1955.
85. Jamieson D, Vandenbrenk HA : Measurement of oxygen tensions in cerebral tissues of rats exposed to high pressures of oxygen. J Appl Physiol 18 : 869-876, 1963.
86. Bean JW : Cerebral $O_2$ in exposures to $O_2$ at atmospheric and higher pressure, and influence of $CO_2$. Am J Physiol 201 : 1192-1198, 1961.
87. Lassen NA : Brain extracellular pH : The main factor controlling cerebral blood flow. Scand J Clin Lab Invest 22 : 247-251, 1968.
88. Heistad D, Kontos H : Cerebral circulation. In : Abboud F, Shephard J(eds): Handbook of Physiology : The Cardiovascu-

lar System. Bethesda, MD, American Physiological Society, 1983, pp 137-182.
89. Iadecola C, Pelligrino DA, Moskowitz MA, Lassen NA : Nitric oxide synthase inhibition and cerebrovascular regulation. J Cereb Blood Flow Metab 14 : 175-192, 1994.
90. Iadecola C, Zhang F : Nitric oxide-dependent and -independent components of cerebrovasodilation elicited by hypercapnia. Am J Physiol 266 : R546-R552, 1994.
91. Kety SS, Schmidt CF : The effects of altered arterial tensions of carbon dioxide and oxygen on cerebral blood flow and cerebral oxygen consumption of normal young men. J Clin Invest 27 : 484-492, 1948.
92. Lambertsen CJ, Dough RH, Cooper DY, et al : Oxygen toxicity; effects in man of oxygen inhalation at 1 and 3.5 atmospheres upon blood gas transport, cerebral circulation and cerebral metabolism. J Appl Physiol 5 : 471-486, 1953.
93. Gelfand R, Lambertsen CJ, Clark JM : Ventilatory effects of prolonged hyperoxia at pressures of 1.5-3.0 ATA. Aviat Space Environ Med 77 : 801-810, 2006.
94. Floyd TF, Clark JM, Gelfand R, et al : Independent cerebral vasoconstrictive effects of hyperoxia and accompanying arterial hypocapnia at 1 ATA. J Appl Physiol 95 : 2453-2461, 2003.
95. Clark JM, Skolnick BE, Gelfand R, et al : Relationship of 133Xe cerebral blood flow to middle cerebral arterial flow velocity in men at rest. J Cereb Blood Flow Metab 16 : 1255-1262, 1996.
96. Ohta H : [The effect of hyperoxemia on cerebral blood flow in normal humans]. No To Shinkei 38 : 949-959, 1986.
97. Demchenko IT, Boso AE, Bennett PB, et al : Hyperbaric oxygen reduces cerebral blood flow by inactivating nitric oxide. Nitric Oxide 4 : 597-608, 2000.
98. Demchenko IT, Boso AE, O'Neill TJ, et al : Nitric oxide and cerebral blood flow responses to hyperbaric oxygen. J Appl Physiol 88 : 1381-1389, 2000.
99. Oury TD, Ho YS, Piantadosi CA, Crapo JD : Extracellular superoxide dismutase, nitric oxide, and central nervous system $O_2$ toxicity. Proc Natl Acad Sci USA 89 : 9715-9719, 1992.
100. Bean JW, Lignell J, Coulson J : Regional cerebral blood flow, $O_2$, and EEG in exposures to $O_2$ at high pressure. J Appl Physiol 31 : 235-242, 1971.
101. Chavko M, Braisted JC, Outsa NJ, Harabin AL : Role of cerebral blood flow in seizures from hyperbaric oxygen exposure. Brain Res 791 : 75-82, 1998.
102. Demchenko IT, Boso AE, Whorton AR, Piantadosi CA : Nitric oxide production is enhanced in rat brain before oxygen-induced convulsions. Brain Res 917 : 253-261, 2001.
103. Demchenko IT, Oury TD, Crapo JD, Piantadosi CA : Regulation of the brain's vascular responses to oxygen. Circ Res 91 : 1031-1037, 2002.
104. Kurasako T, Takeda Y, Hirakawa M : Increase in cerebral blood flow as a predictor of hyperbaric oxygen-induced convulsion in artificially ventilated rats. Acta Med Okayama 54 : 15-20, 2000.
105. Hink J, Thom SR, Simonsen U, et al : Vascular reactivity and endothelial NOS activity in rat thoracic aorta during and after hyperbaric oxygen exposure. Am J Physiol Heart Circ Physiol 291 : H1988-H1998, 2006.
106. Thom SR, Bhopale V, Fisher D, et al : Stimulation of nitric oxide synthase in cerebral cortex due to elevated partial pressures of oxygen : An oxidative stress response. J Neurobiol 51 : 85-100, 2002.
107. Thom SR, Fisher D, Zhang J, et al : Stimulation of perivascular nitric oxide synthesis by oxygen. Am J Physiol Heart Circ Physiol 284 : H1230-H1239, 2003.
108. Elayan IM, Axley MJ, Prasad PV, et al : Effect of hyperbaric oxygen treatment on nitric oxide and oxygen free radicals in rat brain. J Neurophysiol 83 : 2022-2029, 2000.
109. Sato T, Takeda Y, Hagioka S, et al : Changes in nitric oxide production and cerebral blood flow before development of hyperbaric oxygen-induced seizures in rats. Brain Res 918 : 131-140, 2001.
110. Hagioka S, Takeda Y, Zhang S, et al : Effects of 7-nitroindazole and N-nitro-l-arginine methyl ester on changes in cerebral blood flow and nitric oxide production preceding development of hyperbaric oxygen-induced seizures in rats. Neurosci Lett 382 : 206-210, 2005.
111. Demchenko IT, Atochin DN, Boso AE, et al : Oxygen seizure latency and peroxynitrite formation in mice lacking neuronal or endothelial nitric oxide synthases. Neurosci Lett 344 : 53-56, 2003.
112. Atochin DN, Demchenko IT, Astern J, et al : Contributions of endothelial and neuronal nitric oxide synthases to cerebrovascular responses to hyperoxia. J Cereb Blood Flow Metab 23 : 1219-1226, 2003.
113. Bitterman N, Bitterman H : L-arginine-NO pathway and CNS oxygen toxicity. J Appl Physiol 84 : 1633-1638, 1998.
114. Demchenko IT, Piantadosi CA : Nitric oxide amplifies the excitatory to inhibitory neurotransmitter imbalance accelerating oxygen seizures. Undersea Hyperb Med 33 : 169-174, 2006.
115. Lambertsen CJ, Clark JM, Gelfand R, et al : Definition of tolerance to continuous hyperoxia in man : An abstract report of Predictive Studies V. In : Bove AA, Bachrach AJ, Greenbaum LJ (eds) : Underwater and Hyperbaric Physiology IX. Bethesda, MD, Undersea and Hyperbaric Medical Society, 1987, pp 717-735.
116. Clark JM, Lambertsen CJ, Gelfand R, et al : Effects of prolonged oxygen exposure at 1.5, 2.0, or 2.5 ATA on pulmonary function in men (Predictive Studies V). J Appl Physiol 86 : 243-259, 1999.
117. Weinberger B, Laskin DL, Heck DE, Laskin JD : Oxygen toxicity in premature infants. Toxicol Appl Pharmacol 181 : 60-67, 2002.
118. Behnke AR, Forbes HS, Motley EP : Circulatory and visual effects of oxygen at 3 atmospheres pressure. Am J Physiol 114 : 436-442, 1936.
119. Rosenberg E, Shibata HR, MacLean LD : Blood gas and neurological responses to inhalation of oxygen at 3 atmospheres. Proc Soc Exp Biol Med 122 : 313-317, 1966.
120. Nichols CW, Lambertsen CJ, Clark JM : Transient unilateral loss of vision associated with oxygen at high pressure. Arch Ophthalmol 81 : 548-552, 1969.
121. Noell WK : Metabolic injuries of the visual cell. Am J Ophthalmol 40 : 60-70, 1955.
122. Bridges WZ : Electroretinographic manifestations of hyperbaric oxygen. Arch Ophthalmol 75 : 812-817, 1966.
123. Anderson B Jr, Farmer JC Jr : Hyperoxic myopia. Trans Am Ophthalmol Soc 76 : 116-124, 1978.
124. Lyne AJ : Ocular effects of hyperbaric oxygen. Trans Ophthalmol Soc U K 98 : 66-68, 1978.
125. Ross ME, Yolton DP, Yolton RL, Hyde KD : Myopia associated with hyperbaric oxygen therapy. Optom Vis Sci 73 : 487-494,

126. Fledelius HC, Jansen EC, Thorn J : Refractive change during hyperbaric oxygen therapy. A clinical trial including ultrasound oculometry. Acta Ophthalmol Scand 80 : 188-190, 2002.
127. Evanger K, Haugen OH, Irgens A, et al : Ocular refractive changes in patients receiving hyperbaric oxygen administered by oronasal mask or hood. Acta Ophthalmol Scand 82 : 449-453, 2004.
128. Anderson B, Shelton DL : Axial length in hyperoxic myopia. In : Bove AA, Bachrach AJ, Greenbaum LJ (eds): Underwater and Hyperbaric Physiology IX. Bethesda, MD, Undersea and Hyperbaric Medical Society, 1987, pp 607-611.
129. Heald K, Langham ME : Permeability of the cornea and the blood-aqueous barrier to oxygen. Br J Ophthalmol 40 : 705-720, 1956.
130. Palmquist BM, Philipson B, Barr PO : Nuclear cataract and myopia during hyperbaric oxygen therapy. Br J Ophthalmol 68 : 113-117, 1984.
131. Gesell LB, Trott A : De novo cataract development following a standard course of hyperbaric oxygen therapy. Undersea Hyperb Med 34 : 389-392, 2007.
132. Fledelius HC, Jansen E : Hypermetropic refractive change after hyperbaric oxygen therapy. Acta Ophthalmol Scand 82 : 313-314, 2004.
133. Clark JM, Jackson RM, Lambertsen CJ, et al : Pulmonary function in men after oxygen breathing at 3.0 ATA for 3.5 h. J Appl Physiol 71 : 878-885, 1991.
134. Lambertsen CJ : Extension of oxygen tolerance in man : Philosophy and significance. Exp Lung Res 14 (suppl): 1035-1058, 1988.
135. Clark JM : Pulmonary limits of oxygen tolerance in man. Exp Lung Res 14 (suppl): 897-910, 1988.
136. Caldwell PR, Lee WL Jr, Schildkraut HS, Archibald ER : Changes in lung volume, diffusing capacity, and blood gases in men breathing oxygen. J Appl Physiol 21 : 1477-1483, 1966.
137. Thorsen E, Aanderud L, Aasen TB : Effects of a standard hyperbaric oxygen treatment protocol on pulmonary function. Eur Respir J 12 : 1442-1445, 1998.
138. Pott F, Westergaard P, Mortensen J, Jansen EC : Hyperbaric oxygen treatment and pulmonary function. Undersea Hyperb Med 26 : 225-228, 1999.
139. Pisarello JB, Clark JM, Lambertsen CJ, Gelfand R : Human circulatory responses to prolonged hyperbaric hyperoxia in Predictive Studies V. In : Bove AA, Bachrach AJ, Greenbaum LJ (eds): Underwater and Hyperbaric Physiology IX. Bethesda, MD, Undersea and Hyperbaric Medical Society, 1987, pp 763-772.
140. Clark JM, Lambertsen CJ : Pulmonary oxygen tolerance and the rate of development of pulmonary oxygen toxicity in man at two atmospheres inspired oxygen tension. In : Lambertsen CJ (ed): Underwater Physiology. Baltimore, MD, Williams & Wilkins, 1967, pp 439-451.
141. Ohlsson WTL : A study on oxygen toxicity at atmospheric pressure. Acta Med Scand 128 (suppl 190): 1-93, 1947.
142. Eckenhoff RG, Dougherty JH Jr, Messier AA, et al : Progression of and recovery from pulmonary oxygen toxicity in humans exposed to 5 ATA air. Aviat Space Environ Med 58 : 658-667, 1987.
143. Bardin H, Lambertsen CJ : A quantitative method for calculating cumulative pulmonary oxygen toxicity : Use of the unit pulmonary toxicity dose (UPTD). Philadelphia, University of Pennsylvania, Institute for Environmental Medicine Report, 1970.
144. Wright WB : Use of the University of Pennsylvania Institute for Environmental Medicine procedure for calculation of cumulative pulmonary oxygen toxicity : US Navy Experimental Diving Unit Report 2-72. Washington, D.C., 1972.
145. Harabin AL, Homer LD, Weathersby PK, Flynn ET : An analysis of decrements in vital capacity as an index of pulmonary oxygen toxicity. J Appl Physiol 63 : 1130-1135, 1987.
146. Arieli R, Yalov A, Goldenshluger A : Modeling pulmonary and CNS $O_2$ toxicity and estimation of parameters for humans. J Appl Physiol 92 : 248-256, 2002.
147. Hampson NB, Simonson SG, Kramer CC, Piantadosi CA : Central nervous system oxygen toxicity during hyperbaric treatment of patients with carbon monoxide poisoning. Undersea Hyperb Med 23 : 215-219, 1996.
148. Davis JC, Dunn JM, Heimbach RD : Hyperbaric medicine : Patient selection, treatment procedures, and side effects. In : Davis JC, Hunt TK (eds): Problem Wounds : The Role of Oxygen. New York, Elsevier, 1988, pp 225-235.
149. Hart GB, Strauss MB : Central nervous system oxygen toxicity in a clinical setting. In : Bove AA, Bachrach AJ, Greenbaum LJ (eds): Undersea and Hyperbaric Physiology IX. Bethesda, MD, Undersea and Hyperbaric Medical Society, 1987, pp 695-699.
150. Hampson N, Atik D : Central nervous system oxygen toxicity during routine hyperbaric oxygen therapy. Undersea Hyperb Med 30 : 147-153, 2003.
151. Smerz RW : Incidence of oxygen toxicity during the treatment of dysbarism. Undersea Hyperb Med 31 : 199-202, 2004.
152. Clark JM (ed): Symposium on extension of oxygen tolerance. Exp Lung Res 14 : 865-1058, 1988.
153. Lambertsen CJ : Respiratory and circulatory actions of high oxygen pressure. In : Goff LG, (ed): Proceedings of the Underwater Physiology Symposium [Publication No 377]. Washington, DC, National Academy of Sciences-National Research Council, 1955, pp 25-38.
154. Hall DA : The influence of the systematic fluctuation of $PO_2$ upon the nature and rate of development of oxygen toxicity in guinea pigs [master's thesis]. Philadelphia, University of Pennsylvania, 1967.
155. Hendricks PL, Hall DA, Hunter WL Jr, Haley PJ : Extension of pulmonary $O_2$ tolerance in man at 2 ATA by intermittent $O_2$ exposure. J Appl Physiol 42 : 593-599, 1977.
156. Harabin AL, Braisted JC, Flynn ET : Response of antioxidant enzymes to intermittent and continuous hyperbaric oxygen. J Appl Physiol 69 : 328-335, 1990.
157. Berghage TE, Borkat FR : An oxygen toxicity computer [Report No. : 80-28]. Washington, D.C., Naval Health Research Center, Naval Medical Research and Development Command, 1980.
158. Perdrizet GA : Heat shock response and organ preservation : Models of stress conditioning. New York, Springer, Landes, 1997.

# Chapter 24 高気圧酸素治療による眼の合併症を減少させるために

**この章の概要**

眼に関連した解剖と生理の復習
高気圧酸素治療における眼に対する合併症
　中枢神経系の酸素中毒
　　全身症状
　　眼の徴候
　　治療
　網膜の酸素中毒
　水晶体の酸素中毒

過酸素症の近視
白内障形成
高気圧酸素治療前の眼検査
高気圧酸素治療の評価において眼に考慮すべきこと
　摘出（中空軌道の人工器官が使われる場合のみ）
　眼球内のガス泡の存在
高気圧酸素治療中の眼機能の評価
高気圧酸素治療から眼の合併症を軽減する方策

---

眼は，高気圧酸素治療（heyperbaric oxygen therapy；HBOT）の合併症を受けやすい複合感覚器官である。眼の解剖と生理の状況は，HBOTに影響する。さらに，HBOTに対する眼の禁忌も存在する。

またHBOT医は，高気圧酸素室の中で眼の状態がHBOTの施行に適しているか検査するのと同様に，治療前と治療後の眼の検査に時間を割いて診療しなければならない。

## 眼に関連した解剖と生理の復習

眼がどのようにHBOTを含む環境重圧に影響を受けるかについて理解するためには，その独特な解剖的，生理的特徴を正しく認識しなければならない[1]。われわれが視力として認める感覚が生じる過程において，入射光線は網膜に達する前に，眼の角膜，前房，瞳孔，後房，水晶体，そして硝子体を通過する（図24.1）。

光を網膜に集中させるために，角膜は必要な屈折力

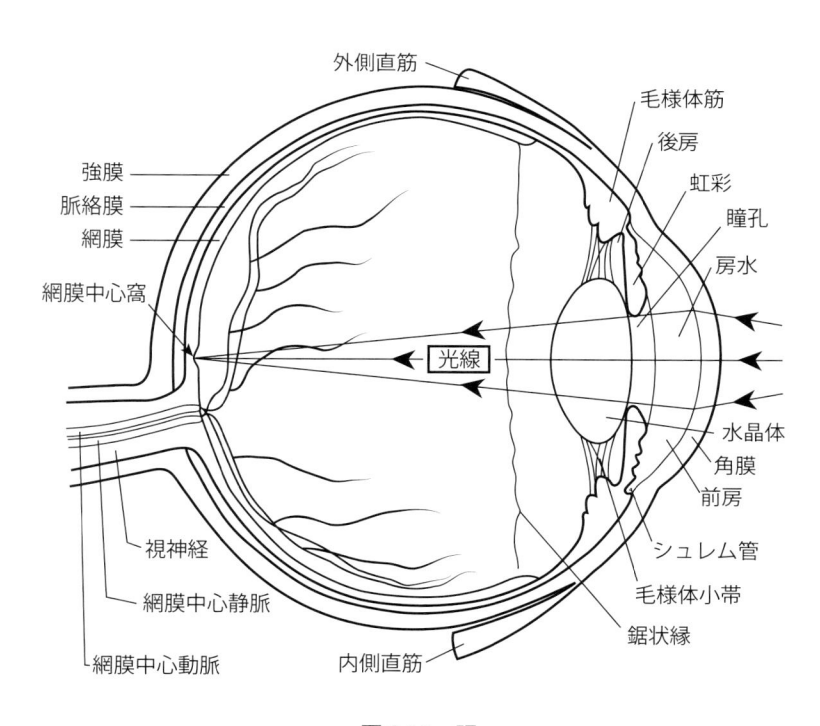

図24.1　眼

の約3分の2を提供し，水晶体が約3分の1を提供する。前房，後房と硝子体は圧縮されていない流体で満たされている。それは，ガスが眼に接して（フェイスマスクと同じように）存在するか，あるいは医原性または外傷的に眼に入ることがなければ，眼は圧変化による悪影響（気圧外傷）を受けないということを意味している。網膜に達した光は光受容器細胞を刺激する。そして，光はその後，神経節細胞を刺激する。神経節細胞の中枢に向かう部位の合流点は，視覚円板とみられている。これらの細胞が視神経として眼から出て，視神経，視交叉，視路を経て，視覚刺激を後頭皮質へ運び戻す。眼の中央と後面で，眼球は白っぽい強膜，脈管ぶどう膜路と感覚網膜の3層からなる。ぶどう膜路はさらに，眼の前方の後脈絡，虹彩，中間毛様体に分けられる。網膜は，同様に異なる9つの層にさらに分けられる。視覚は，光が網膜に達するのを妨げたり，網膜平面に焦点が合うのを妨げいかなる要因によっても，悪影響を受けるかもしれない。視覚はまた，視細胞への環境損傷，後頭皮質への損傷，またはこれらの2つのエリア間に視覚刺激を運ぶ中枢に向かういかなる構造によっても影響を受けるかもしれない。

眼への動脈は，眼動脈（海綿静脈洞を通過する内頸動脈の分岐）によって，栄養される。眼の動脈の分岐のいくつか（涙，上眼，篩骨，中間眼瞼，前面，後部鼻腔）は眼の中を養う。一方，ほか（網膜中心動脈，短・長後毛様体，前毛様体の中心動脈）は眼内の組織を栄養する[1]。中心網膜動脈は視神経の実質内で眼内に入り，網膜内部の層を養う。長後毛様体動脈は，脈絡膜と網膜の外層に血液を供給する。およそ20の短後毛様体動脈と通常2つの長後毛様体動脈が存在する。後毛様体血管は眼動脈から始まり，すべてのぶどう膜路，絨毛網膜動脈，強膜，角膜の縁と隣接した結膜を養う。前毛様体動脈も眼動脈から生じて，外眼筋を養い，虹彩の主な動脈の環をつくるために後毛様体の血管と連結する。そして，それは虹彩と毛様体を養う。およそ15〜30％のヒトに，絨毛網膜動脈が存在する。この動脈は毛様体動脈の供給の一部であるが，斑点（中心視力域）の周りで，網膜の領域を養う。

角膜と水晶体は，無血管構造である。しかし，水晶体への酸素供給は後房と硝子体によって提供されるため，角膜は前結膜の涙膜と眼の前房から酸素供給を受ける[1]。

# 高気圧酸素治療における眼の合併症

高い分圧の酸素は，中枢神経系と眼を含む複数の体組織にとって毒性を有するかもしれない。通常の酸素でさえ，酸素代謝はスーパーオキサイドラジカルと他の潜在的に有害な反応種を生産する。これらの物質は，スーパーオキサイドジスムターゼと他の細胞防衛機構によって除去される。過酸素症の状況では，これらの防御システムはさらなるラジカル産生に圧倒され，そして酸素中毒が続いて起こる[2]。

## ▶ 中枢神経系の酸素中毒

### 全身症状

中枢神経系の酸素中毒は，複雑な，一筋縄ではいかない障害である。中枢神経系の酸素中毒の一般全身症状は，筋肉攣縮，耳鳴，音声障害，悪心と全身性痙攣を含む[3-5]。ダイビングにおいては，浅いところでは中枢神経系の酸素中毒はみられず，それが酸素分圧（$Po_2$）が増加し続けてダイバーの呼吸する混合ガスの$Po_2$が約1.3ATA（絶対気圧：atmosphere absolute）を上回り，その後指数関数的に増加して生じる。中枢神経系の酸素中毒は突然始まり，いったん$Po_2$が非毒性レベルになると，通常は症状の急速な軽減によって特徴づけられる。中枢神経系の酸素中毒の危険は，運動，液浸，水温，総圧，個々の感受性，呼吸する混合ガスの二酸化炭素分圧（$Pco_2$）などの要因によって，大幅に変わってくる。HBOTの間に経験する乾いた静止状況では，中枢神経系の酸素中毒の危険は減少するが除去はできない。

### 眼の徴候

視覚症状は，中枢神経系の酸素中毒ではよく知られている徴候である[3-6]。最も一般的に記述される中枢神経系の酸素中毒の眼性症状は，眼瞼痙攣，かすみ目と視野狭窄であるが，後述するように，後者の徴候は網膜の酸素中毒を示すかもしれない[2]。幻視[4]と一時的な視野片側の損失[6]も報告されている。

視覚片側の損失を経験した1人の患者には，index eye検査で球後視神経炎の既往があった[6]。周辺視野の損失は重症ではあるが，高酸素への曝露が終われば可逆的である。

## 治　療

　中枢神経系の酸素中毒になったら，酸素呼吸はすぐに中止しなければならない[7]。ほとんどの場合，症状は数分以内に治まる。しかし，$P_{O_2}$の低下にもかかわらず全身性痙攣へ進展する若干の報告がある。二次的外傷または痙攣から他の合併症が起こらない限り，中枢神経の酸素中毒は一般的に後遺症は残らない。酸素呼吸は，中枢神経系の酸素中毒の症状が治まった15分後に，再開してもいいだろう。症状が繰り返されれば，呼吸混合ガスにおいて$P_{O_2}$を減らすことを考えなければならない。

### ▶ 網膜の酸素中毒

　酸素は，眼の組織に直接的に有毒となる。1935年頃，Behnkeら[8]は，3ATAの酸素吸入後に，周辺視野の可逆的な減少が生じたことを報告している。LambertsenとClarkらもまた，網膜の酸素中毒を示すであろう高酸素曝露時間と関連した周辺視野の漸進的減少を観察した[9,10]。周辺視野の減少は，乾いたチャンバー内の3ATAで約2.5時間の酸素呼吸後に認められている。酸素呼吸が3.5時間で止められるまで，この減少は続いた。視野面積の平均的減少は50%であった。45分の空気呼吸のあと，すべての被験者で完全に回復した[10]。網膜電図の振幅の減少も同様に認められたが，直接視野欠損の大きさと相関せず，高酸素の曝露終了後，より緩やかに正常に戻った[10]。視力と視覚の皮質誘発反応は，すべての被験者で正常になった。

　網膜の酸素中毒はHBOTの合併症として一般に報告されていない。しかし，通常，視野はHBOT中に監視されず，障害は酸素への復帰後に回復するため，発生率は過少報告されているかもしれない。

### ▶ 水晶体の酸素中毒

#### 過酸素症の近視

　急性近視への転換の鑑別診断は，未治療の真性糖尿病，全身性薬物（特に利尿薬），縮瞳薬物と毛様体痙攣でみられる高浸透圧に起因する眼の水晶体浸透圧変化が含まれる。しかし，度重なる高酸素曝露の際に，過酸素症の近視として知られている状態は，異なるものが含まれなければならない[2]。

　進行性近視の変化は，HBOTによる反復的な処置の合併症として知られている[11-15]。近視となる率はHBOTの経過を通じて，ほぼ進行的な変化による0.25D/週（D：ジオプトリ）であることが報告されている[12]。過酸素症の近視は通常，レンズの屈折力の増加が生じている酸化性変化に起因しているが，それはAndersonとShelton[13]が，眼軸長と角膜曲率の測定値が，近視への移行における角膜または眼軸長の根拠を明らかにしなかったということを示したためである。HBOTの停止後，近視の回復は一般に3～6週以内に起こるが，6～12カ月間の長い期間を要するかもしれない[15]。これらの曝露における$P_{O_2}$は，使用される治療プロトコールに従い2～3ATAで変化する。しかし，過酸素症の近視は，1.3 $P_{O_2}$の閉回路式の混合ガスを吸入するスクーバダイバーにおいても報告されており，その分圧はHBOTで一般に使われるよりも低いものである[16]。その個人の近視の変動は，高酸素の曝露終了後，1カ月以上で解消した。

#### 白内障形成

　Palmquistら[14]は，毎日2.0～2.5ATAで長期のHBOTを経験している患者における白内障形成を報告している[14]。治療初期に澄んだ水晶体であった患者15人のうち7人は，治療中に白内障形成を報告している。これらの15人の患者のうちの14人は，全体で300～850時間のHBOTを受けていた。HBOTが中止されたあと，認められた水晶体の不透明部は完全には回復しなかった。図24.2は，核硬化性白内障の細隙灯写真である。したがって，過酸素症の近視とその後の白内障形成は，水晶体の酸素中毒の重症度における2つのレベルを示すとされている。現代の白内障手術の高い成功率は，HBOTの合併症に容易に対処可能である。そしてHBOTの強い臨床的適応があるならば，この合併症はHBOTを止める理由にはならない。

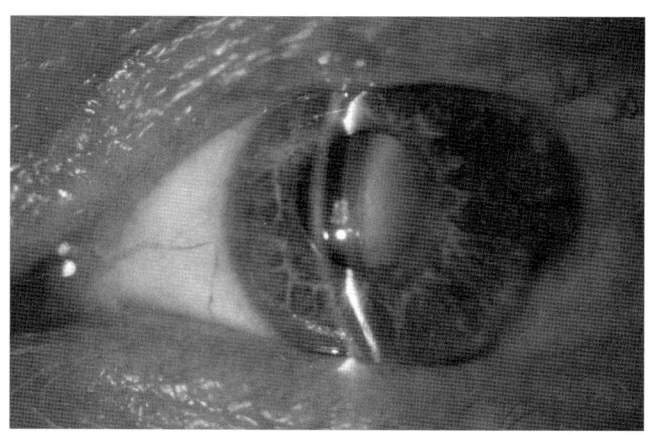

図24.2　核硬化性白内障の細隙灯の像（カラー口絵30参照）
(Dr. David Harrisより)

### ▶ 高気圧酸素治療前の眼検査

HBOT前に眼機能を記録しておくことで，潜水医学や高気圧医学の医師は視覚の状況の客観的な尺度をもつことができる。このように，HBOTが眼の適応症に実行され，視覚へのいかなる副作用も治療上の決定を導くために正確に定量化できるなら，治療による利点が続くであろう。

患者が長期のHBOTを検討されているときはいつでも，より完全な治療前の検眼が考慮される。検眼は，矯正視力と裸眼視力，屈折，色覚，水晶体の状態と基底部検査の記録を含まなければならない。臨床的に示されるならば，自動視野測定は含まれなければならない。長期のHBOTを施行するとき，この検査は定期的に繰り返し行わなくてはならない。個人が緊急（たとえば一酸化炭素中毒，減圧症または動脈ガス塞栓症）で再加圧されているときは，上述に対する例外が生じる。眼の検査の遅延は，理論的には患者の臨床状態の悪化につながることがあるが，特に必要とはされていない。なぜなら，これらのケースにおける治療期間は一般的に短いからである。眼の徴候または症状が減圧症や動脈ガス塞栓症で起こる臨床症状の一部であるならば，治療中に眼の検査は定期的に行われなければならない。前述したとおり，完全な眼の検査は，再圧縮したあとすぐに，実現可能な範囲で実施すべきである。自動視野測定がもし利用できるならば，これらの検査に含まれなければならない。

## 高気圧酸素治療の評価において眼に考慮すべきこと

HBOTにおけるいくつかの眼の合併症は，HBOT適応患者の眼の状況を適切に検査したならば避けることができる。眼に関する治療のためのHBOT評価は，ダイバーのために出版されたものとはかなり異なる[2]。HBOT環境では，患者は必要に応じて介助されているため，視力に対しての十分な関心があまり払われていない。エアブレイクの短い期間を除き，患者はほとんどの場合100%酸素を呼吸しているため，減圧問題は一般的に要因ではない。フェイスマスク圧外傷の可能性と，眼の活動しているサイトへの水浸入が高気圧チャンバーでは存在しないため，眼手術後のダイビング活動再開の前に，所定の回復期間は一般的に必要とされていない。さまざまなタイプの屈折矯正手術後のチャンバーの再圧縮も同様に問題を起こしてはいない。増加した周囲の（そして眼内）圧力の存在にもかかわらず，緑内障はHBOTの禁忌ではない。しかし，いくつかの眼の状況は，HBOTの禁忌として残っている。

### ▶ 摘出（中空軌道の人工器官が使われる場合のみ）

いくつかの報告は，10フィートの浅いところで，圧力によって誘発された中空軌道シリコンインプラントの崩壊を記載している[17]。中空ガラスのインプラントのテストでは，115フィートの最大深度のテストでも内側に破裂しなかった。しかし，中空ガラスのインプラントとダイビングは，この唯一のテストに基づいただけでは推奨されない。中空軌道のインプラントを受けた人は，増加した周囲の圧にさらされてはならない。現在，使用中のほとんどの眼のインプラントは中空ではなく，ダイビングまたはHBOTの禁忌と考えるべきではない。摘出を行った眼科医の診察室は，移植された眼の人工器官の性質を決定する際に役立たなければならない。

### ▶ 眼球内のガス泡の存在

眼内ガスは，デスメ膜に網膜色素上皮または角膜内皮に網膜の並置を維持する眼内ステントとして，網膜硝子と前房を扱う外科医によって使用される。図24.3に，眼の前房の泡の細隙灯写真を示す。眼の中のガスは，圧縮または中心網膜動脈閉塞の間，眼内気圧外傷の原因となり，そしてそれは周囲の圧力の変動に露出することは絶対禁忌である[18]。眼内ガス泡は，飛行機旅行において生じる比較的小さな周囲の圧力減少のときでさえ，膨張することが認められている[19,20]。この膨張は眼圧の増加をきたし[19,21]，圧力によって誘発された中心網膜動脈の閉塞のために，突然の失明の原因となる[19,22]。これが起こったならば，低い高度へのキャビンの即時の再圧縮が，ガス泡のサイズを減らし，眼の圧力を減少させ，そして中心網膜動脈の血流を増加させるなど，速やかに有益な結果をもたらすであろう[22]。眼内ガス泡に関する議論において重要な例外が，減圧症の徴候として生じるガス泡の存在である。再圧法とHBOTは，以下の場合，期待をもって行うべきであろう。

①ガス泡が形成される前の，前房，後房，硝子体の正常の体積，不活性ガス過飽和が圧縮気圧外傷を防ぐであろう。

②そして，HBOTによる眼内の気泡の溶解は，眼

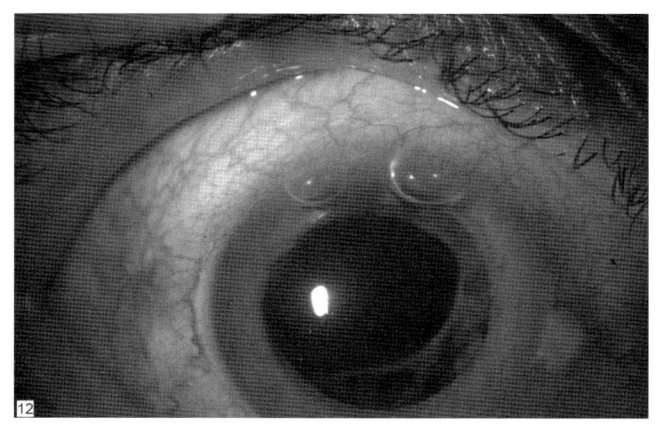

図 24.3　前房内にあるガス泡（カラー口絵 31 参照）
(Dr. Steve Chalfin より)

内圧の上昇の結果として生じた減圧により，拡大している気泡の相を防ぐであろう．

## 高気圧酸素治療中の眼機能の評価

眼性徴候または症状を呈する減圧症や動脈ガス塞栓症の患者では，治療の間，視覚の状態の評価が必要である．視力は，近くの視力カード（年齢に適切な屈折補正のあるもの）で測らなければならない．色覚は深さの偽等色のプレートで評価することができる．そして，中心視野は反復的なアムスラー格子テストで評価されるであろう．周辺視野の大きな欠損は，対立視野で見つけられるかもしれない．視覚の機能のこれらの計測は，多人数用高気圧チャンバーでは容易に行うことができる．またいくつかは，1人用高気圧チャンバーでも可能かもしれない．

## 高気圧酸素治療から眼の合併症を軽減する方策

Winkle ら[23]は，外科的な角膜切開法のあとの角膜を 1 気圧で 2 時間，ゴーグルを通して 100％窒素を曝露させることで，1.24D の著しい遠視シフトと，1.19D の角膜の平坦さが生じたことを示した．角膜肥厚は角膜切開法後とコントロールの眼で増加したが，コントロールの眼の遠視変動とは関係していなかった．これは，ガス混合の角膜への生理学的影響を決定するうえで，前角膜ガス空間の $Po_2$ が吸気 $Po_2$ よりも重要であること示している[18]．Jampol[24]は，前角膜のガスとしての 100％酸素が前房の $Po_2$ の著しい増加を引き起こし，それは同じ $Po_2$ を呼吸している動物でみられるが，20％の前角膜酸素分画にさらされることを示した．

この研究は，フードの代わりの酸素送出装置としての口腔鼻マスクの使用が，眼に対する酸素量を減らすであろうことを示している．このように，前角膜のガスは，正常の酸素分画により近く保つことができる．Evanger ら[25]は，水晶体の酸素中毒を減少させることを研究した．そして，この HBOT の患者が，フードの代わりにマスクを通して酸素を供給されたとき，近視への変化が約 50％減少したことを示した．残念なことに，大部分の患者はフードがより快適と思っているが，適切な場合または可能なときは，患者は選択を申し出ることができる．

## REFERENCES

1. Lewis RA, Anderson RE, Friedlander MH, et al : Fundamentals and principles of ophthalmology. In : Basic and Clinical Science Course. San Francisco, American Academy of Ophthalmology, 1987, pp 24-102.
2. Butler FK : Diving and hyperbaric ophthalmology. Surv Ophthalmol 39 : 347-366, 1995.
3. Butler FK : Central nervous system oxygen toxicity in closed circuit SCUBA divers III. Panama City Beach, Fla, Navy Experimental Diving Unit [Report 5-86], 1986, pp 12-20.
4. Butler FK, Thalmann ED : Central nervous system oxygen toxicity in closed circuit SCUBA divers II. Undersea Biomed Res 13 : 193-223, 1986.
5. Butler FK, Thalmann ED : Central nervous system oxygen toxicity in closed circuit SCUBA divers. In : Bachrach AJ, Matzen MM(eds): Underwater Physiology VIII. Proceedings of the Eighth Symposium on Underwater Physiology. Bethesda, Md, Undersea Medical Society, 1984, pp 15-30.
6. Nichols CW, Lambertson CJ, Clark J : Transient unilateral loss of vision associated with oxygen at high pressure. Arch Ophthalmol 81:548-552, 1969.
7. U.S. Navy Diving Manual. Washington, D.C., Naval Sea Systems Command Publication SS521-AG-PRO-010(0910-LP-103-8009). Rev. 5, August 15, 2005.
8. Behnke AR, Forbes HS, Motley EP : Circulatory and visual effects of oxygen at 3 atmospheres pressure. Am J Physiol 114 : 436-442, 1935.
9. Nichols GW, Lambertsen CJ : Effects of high oxygen pressures on the eye. N Engl J Med 281 : 25-30, 1969.
10. Lambertsen CJ, Clark JM, Gelfand R, et al : Definition of tolerance in continuous hyperoxia in man : An abstract report of Predictive Studies V. In : Bove AA, Bachrach AJ, Greenbaum LJ(eds): Proceedings of the Ninth International Symposium on Underwater and Hyperbaric Physiology. Bethesda, Md, Undersea and Hyperbaric Medical Society, 1987, pp 717-735.
11. Clark JM : Oxygen toxicity. In:Bennett PB, Elliott DH(eds): The Physiology and Medicine of Diving, 4th ed. London, WB Saunders, 1993, pp 121-169.
12. Anderson B, Farmer JC : Hyperoxic myopia. Trans Am Ophthalmol Soc LXXVI : 116-124, 1978.

13. Anderson B, Shelton DL : Axial length in hyperoxic myopia. In : Bove AA, Bachrach AJ, Greenbaum LJ (eds): Ninth International Symposium on Underwater and Hyperbaric Physiology. Bethesda, Md, Undersea and Hyperbaric Medical Society, 1987, pp 607-611.
14. Palmquist BM, Philipson B, Barr PO : Nuclear cataract and myopia during hyperbaric oxygen therapy. Br J Ophthalmol 68 : 113-117, 1984.
15. Thom SR, Clark JM : The toxicity of oxygen, carbon monoxide, and carbon dioxide. In Bove AA, Davis JC (eds): Diving Medicine, 3rd ed. Philadelphia, WB Saunders, 1997, pp 131-145.
16. Butler FK, White E, Twa M : Hyperoxic myopia in a closed-circuit mixed-gas SCUBA diver. Undersea Hyperb Med 26 : 41- 45, 1999.
17. Isenberg SJ, Diamant A : SCUBA diving after enucleation. Am J Ophthalmol 100 : 616-617, 1985.
18. Butler FK : The eye in the wilderness. In : Auerbach PS (ed): Wilderness Medicine, 5th ed. St Louis, Mosby, 2007, pp 604-624.
19. Kokame GT, Ing MR : Intraocular gas and low-altitude air flight. Retina 14 : 356-358, 1994.
20. Mills MD, Devenyi RG, Lam WC, et al : An assessment of intraocular pressure rise in patients with gas-filled eyes during simulated air flight. Ophthalmology 108 : 40, 2001.
21. Lincoff H, Weinburger D, Stergiu P : Air travel with intraocular gas II—clinical considerations. Arch Ophthalmol 107:907, 1989.
22. Polk JD, Rugaber C, Kohn G, et al : Central retinal artery occlusion by proxy : A cause for sudden blindness in an airline passenger. Aviat Space Environ Med 73:385, 2002.
23. Winkle KR, Mader TH, Parmley VC, et al : The etiology of refractive changes at high altitude after radial keratotomy. Ophthalmology 105 : 282-286, 1998.
24. Jampol LM : Oxygen therapy and intraocular oxygenation. Trans Am Ophthalmol Soc 85 : 407-437, 1987.
25. Evanger K, Haugen OH, Irgens A, et al : Ocular refractive changes in patients receiving hyperbaric oxygen administered by oronasal mask or hood. Acta Ophthalmol Scand 82 : 449-453, 2004.

# Chapter 25 高気圧酸素治療における心血管系の側面

**この章の概要**

- 酸素が心血管系に与える影響
- 迷走神経系に対する効果
- 血行動態への影響
- 心筋への影響
- 末梢血管への影響
- 心臓病における高気圧酸素治療
  - 高血圧
  - 虚血性心疾患
- ペースメーカーと植え込み型除細動器
- 先天性心疾患
- 心臓手術における高気圧酸素治療
- 神経に対する予防効果
- 医原性空気塞栓
- 冠動脈バイパス手術後の縦隔炎
- 高気圧酸素治療の薬剤効果

　高気圧酸素治療（hyperbaric oxygen therapy；HBOT）を受けたすべての患者において，高濃度酸素環境によるいくつかの心血管系反応が引き起こされる。それはあらかじめ予想された心循環機能における変化であったり，既知のまたは気づかれていない併存疾患による HBOT 環境が引き起こす予期しない心循環機能の変化の場合もある。HBOT による心血管系の側面を考えるとき，HBOT が与える循環の調節，心機能，心血管疾患への影響や，心血管疾患治療に対する HBOT の意義に関して検討することは重要である。

## 酸素が心血管系に与える影響

　2ATA（絶対気圧：atmosphere absolute）より高い酸素分圧（$Po_2$）の状況では，細動脈の血管攣縮を引き起こし，全身血管抵抗を増加させることが知られている[1]。この変化の機序については，多くの研究者によって検討されてきた。Abel ら[1]は，$Po_2$ が 3ATA に達するまでは，体血管抵抗は吸入された $Po_2$ と直線状の関係にあることを報告した。体血管抵抗は，100％酸素の 3ATA 下では 1ATA の状況下に比べ約 10％増加した。血管収縮の機序は，内皮細胞における一酸化窒素（・NO）産生低下と関連しており，・NO ラジカルの酸素化および内皮産生 ・NO に対する血管弛緩効果の低下が原因と考えられている。ほかには，HBOT によるプロスタグランジンのような他の血管拡張成分の変化や，中枢性の血管調節に対する影響が血管抵抗増加にある種の役割を担っていると考えられている。図 25.1 は 100％酸素 1ATA 下と 3ATA 下での血行動態に与える影響を示している。

## 迷走神経系に対する効果

　現在までの報告からは，HBOT は迷走神経の活動性を増加させ，洞性徐脈を引き起こすと考えられている。いくつかの研究では，同時に交感神経系の緊張を引き起こすことにより，体血管抵抗の増加および血圧上昇が認められている。これらの変化は心血管機能の正常な患者においては十分に適応可能な状況であるが，心機能不全状態の患者においては，臨床症状の悪化が生じうる。Shibata ら[2]は $Po_2$ 3ATA に対する心拍数の変化を研究した。彼らのデータは，副交感神経

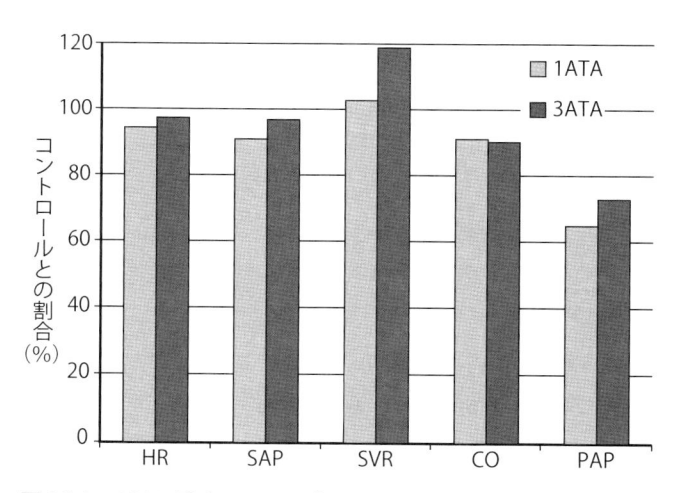

**図 25.1　100％酸素 1ATA 下と 3ATA 下での血行動態の変化値**
コントロール（空気 1ATA 下）からの増減率を示している。CO：心拍出量，HR：心拍数，PAP：肺動脈圧，SAP：収縮期血圧，SVR：体血管抵抗（Abel FL, McNamee JE, Cone DL, et al: Effects of hyperbaric oxygen on ventricular performance, pulmonary blood volume, and systemic and pulmonary vascular resistance. Undersea Hyperb Med 27:67–73, 2000. より）

の活動性と動脈心臓圧反射機能は，高酸素血症の濃度に依存して増加することを示した。また彼らのデータは，1気圧を超えた$P_{O_2}$の上昇は副交感神経刺激効果があることを支持している。

Sunら[3]は，自律神経系調節能に関して心拍数の変動を検討した。彼らは23人の糖尿病性足疾患者に対して，1日2ATA 90分によるHBOTを20回施行した。コントロール群と比べて，HBOT群の患者は心電図におけるR-R間隔の変動が大きく，心電図の周波数解析によって得られた交感神経および副交感神経活動性の指標としての高周波および低周波パワーを増加することが示された。彼らは，以上の結果からHBOTは迷走神経系を刺激し，神経性心調節能を改善すると結論した。Shibataら[2]は，健康な成人を対象に1ATAで21〜100%酸素環境下における神経調節性に関し検討した。彼らは，$P_{O_2}$が増加するとともに心拍数が減少することから，$P_{O_2}$の上昇は迷走神経系の緊張を生じさせることを見出した。さらに，心電図の周波数解析により，高周波における変化から迷走神経緊張状態を示した。しかし，低周波における変動は認めず，HBOTは交感神経系に対しては影響しないことも示した。

Lundら[4]は，HBOTと年齢による迷走神経への影響を調べた。彼らの対象は骨髄炎および放射線骨壊疽により2.5 ATAのHBOTを行った患者である。50歳以上の症例においてはHBOTの影響を認めなかったが，若い患者においてはHBOTで迷走神経刺激効果を認めた。Westら[5]は，運動時の2.8ATAのHBOTにおける迷走神経系への影響を検討したが，心拍数の変動は得られなかった。この結果は既述したSunら[3]の結果と異なっている。Lundら[6]は，2.5ATAの影響を明らかにすべく心拍数の変動と心電図の解析からHBOTによる迷走神経刺激効果を確認した。

HBOTにおける心拍数減少に加え，HBOT中には伝導系の変化や不整脈が観察された。EckenhoffとKnight[7]は，健常な81例を対象にして通常の$P_{O_2}$下における2〜132フィート海面下の深さでの心拍数と心拍調律を調べた。彼らは，減少した心拍数を伴った$\dot{Q}_T$間隔の延長と心拍数の30〜40%の減少を見出した。結節逸脱調律または単発の不整脈を被験者の10%に認め，心室性期外収縮は高気圧環境以前に認めていたのと同等の頻度で観察した。これらの高気圧状況は潜水環境を想定して設計されており，彼らは高気圧環境で認める徐脈は高酸素血症と高気圧に関連していると考えた。動物実験においても，ヒトの研究において観察されたHBOT効果が確認されている。DoubtとEvans[8]は，麻酔されたネコを用いて2ATAの$P_{O_2}$と圧力（圧縮ヘリウムによる31ATA）の影響を心調律および伝導と心収縮性で検討した。31.3ATAのヘリウム圧縮環境により，心拍数の低下，心拍数とは無関係のP-R間隔および$\dot{Q}_T$間隔の延長を認め，心収縮能の増加も同様に観察した。$P_{O_2}$の増加はさらなる心拍数減少を引き起こすが，$\dot{Q}_T$間隔の短縮は認めなかった。彼らのデータとこれまでの研究は，圧力と酸素効果は別々に迷走神経刺激作用をもつことを示している。ShidaとLin[9]は，ヘリウムまたは窒素を含有している混合ガスを使い，無麻酔下のラットを$P_{O_2}$ 1,590 torrまでの環境下で検討した。すべての場合において，観察された徐脈は窒素またはヘリウムの濃度ではなく，$P_{O_2}$の対数との間に関連を認めた。圧力は，高$P_{O_2}$による徐脈に少なからず影響を及ぼしていた。LinとShida[10]は，高気圧による徐脈の機序について報告しており，徐脈における2つの構成要素をあげている。彼らは，高酸素血症が高気圧における徐脈の誘導および維持因子として重要であると結論づけている。また$P_{O_2}$に無関係な徐脈因子として高気圧の影響により変化する呼吸パターンをあげており，二次的な心拍数減小への関与も指摘している。これらの研究は，HBOTの迷走神経系に対する直接的な影響を示しており，結果として徐脈が生じることになる。HBOTでは心拍数の減少を認め，原因としては圧上昇とおそらくは高気圧（たとえば増加したガス密度または粘性）による呼吸機能に対する影響と思われる。

## 血行動態への影響

酸素濃度の影響から生じる全身性血管収縮による結果としての後負荷の変化は，本章の最初に示した。創傷治療のためにHBOTを施行している慢性疾患合併患者の治療においては，多くの患者はHBOTの影響による心循環不安定性により，容易に臨床状態の悪化を生じる。Molenatら[11]は，健康成人を対象として1，1.6，2.8ATAにおける血行力学的機能を心エコー検査法によって評価した。一回心拍出量，左房径，左心室径はHBOT下では減少し，左心機能の指標は全体として低下を認めた。Savittら[12]は，3ATAのHBOTで10匹のイヌを使って動脈の$P_{O_2}$を上昇させる実験を試みた。左室一回拍出量，心拍出量，冠動脈血流量，心筋酸素消費量のすべてが有意に減少した。増加した後負荷の影響による各心臓径，一回拍出量，心拍出量

の減少は交感神経系の亢進を示唆しており，増加した後負荷は交感神経系の効果を支持している。図25.1は，1および3気圧での酸素呼吸による典型的な血行動態の変化を示している。

## 心筋への影響

Wilsonらは，10人のダイバーを対象として海面下50〜60フィートを想定した窒素・酸素混合ガスでの研究[13]を施行した。すべてのダイバーに徐脈が認められたが，時間経過とともに軽快した。8日目までには，心拍数はほぼ通常レベルに復帰した。また水圧負荷解除により心拍数は急速に元のレベルに戻った。海面下200フィートを想定した高気圧環境下では，何人かのダイバーは右方の心室内伝導遅延を生じ，右心室は高気圧環境の影響を受けやすいことが示唆された。ほかには，徐脈を伴う$Q_T$間隔の延長も報告されている。Nelsonら[14]は，ウサギを用いた実験で2.4 ATAの4週間に及ぶHBOT後に，心筋代謝酵素の変化は認めないと報告している。DoubtとEvans[15]は，ヘリウム酸素を用いて海面下1,000フィートを想定した研究を麻酔下のネコで施行した。彼らは，高気圧環境が強化されるにつれて心電図上の心収縮と機械的な収縮の間に時間的な延長を認めた。すべての心拍数において水圧の上昇により$Q_T$間隔は延長し，心収縮の指標は水圧の上昇とともに増強した。彼らは，心筋の興奮収縮は，水圧と心拍数の相互作用によって変化すると考えた。これらの高気圧での影響は，HBOTによっても同様に脈拍数効果と$Q_T$変化を認めている。

## 末梢血管への影響

既述したHBOTにおける血管収縮効果は，内皮由来の血管拡張因子減少に一部起因すると考えられている。Hinkら[16]は，2.8ATAの高気圧酸素下でラットから取り出した大動脈において内皮細胞由来・NOの減少を認めた。高気圧酸素下でのヒトと動物での研究において，結果として認められた血管収縮によりHBOTでは全身血管抵抗増加を引き起こすと考えられている。また彼らは，非内皮由来・NOが増加し，ノルエピネフリンの血管圧縮作用を減少させることを認めた。Hongら[17]は，HBOTの内皮へのさらなる影響について，ラット筋肉片の虚血再灌流障害を用いて検討した。彼らはHBOT中の動物において細胞接着分子ICAM-1が減少し，好中球の血管内皮への接着が妨害されることを示した。これらのデータは心筋での虚血再灌流にも関連しており，急性冠動脈症候群（acute coronary syndrome；ACS）に対する再灌流療法により虚血再灌流障害を生じる患者においては，HBOTが有益かもしれない。

Tjärnströmら[18]は，in vitroにおいて内皮細胞を用いて8時間の無酸素に続く1.5ATAの高気圧酸素による再灌流による実験を施行した。彼らは，高気圧酸素がフィブリン線溶系因子放出を刺激し，虚血再灌流のあとの血栓症を予防することを示した。同様にin vitroにおける内皮細胞機能の研究において，Burasら[19]もICAM-1の減少および結果としての内皮細胞への好中球接着減少を示した。彼らも，高気圧酸素により誘導された血管内皮・NO合成酵素（eNOS）の増加が，このモデルでICAM-1の変化に関与している可能性を報告した。これらの調査結果は，Uenoら[20]による肝癌のために待機的部分肝切除術を受けた12例の検討でも同様に確認されている。肝切除術3時間と24時間後に60分2ATAでのHBOTを施行し，HBOTを施行していない群と比較検討した。HBOT群において，多形核白血球エラスターゼとトロンボモジュリンのピークレベル値が，コントロール群と比較して減少していた。高ビリルビン血症と肝不全の発生率は，コントロール群と比較してHBOT群で低値であった。Thomら[21]は，健常人を対象とした3 ATAでのHBOTにより$\beta_2$インテグリン依存性好中球接着力減少を報告した。これらの研究は，直接心臓組織と関連しない臓器と組織培養において行われたが，高気圧酸素による好中球，内皮と内皮血管作動性因子に対する同様の効果が認められ，虚血再灌流障害を生じる心筋組織にも起こることが予想された。

## 心臓病における高気圧酸素治療

### ▶高血圧

創傷治療のためにHBOTが計画される患者は，しばしば高血圧を含む心血管リスクを併せもっている。これらの患者においては，高血圧の治療は維持されなければならず，HBOTによる既知の血管収縮の影響から血圧上昇の可能性があるため，治療中の血圧をモニターすべきである。一般にHBOTと高血圧の相互作用は小さく，通常の予防措置により，HBOT中の過度の血圧上昇は回避可能である。HBOTによる血管収縮作用は，多くの研究において報告されている。

Hinkら[16]は，この血管拡張分子の酸素化による内皮細胞由来・NOの減少が血管拡張を減少させ，結果として体血管収縮の増加をきたすことを報告している。Neubauerら[22]は，1気圧の環境に比較して心拍出量，心拍数，一回心拍出量の減少を報告している。末梢血管抵抗の増加は，心拍出量の減少に関与している可能性がある。

Abelら[1]は，3ATAでのHBOTの血行動態への影響を検討した。彼らは，心拍出量の減少，全身血管抵抗の増加の一方，肺血管抵抗は変化しないことを報告した。彼らは，HBOTが交感神経活動を刺激するため，心不全患者では注意が必要であると考えた。悪化した左室機能をもつ患者において，末梢血管収縮に起因する後負荷上昇は，左室が心拍出量を一定に保つために要するエネルギー増加に対応不能時には，血圧の上昇を伴わない可能性がある。

BergoとTyssebotn[23]は，ラットを用いて3ATAのHBOTがもたらす血行動態への変化における二酸化炭素（$CO_2$）の影響を調べた。彼らは，他の報告にもあるHBOTによる血管収縮作用を確認した。彼らの研究では，左室収縮期圧は増加し，心拍出量と心拍数は減少，一回心拍出量は一定のままであった。$P_{CO_2}$上昇は，HBOTにおける心機能または末梢血管抵抗に影響を与えなかった。しかし，HBOTによる脳血管収縮効果は，$CO_2$によって減弱した。Nakadaら[24]は，ラットを用いて2ATAのHBOTにより副腎から分泌しているエピネフリンとノルエピネフリンの濃度上昇を報告した。このことはHBOTによる反応の一部は交感神経活動にあることを再び示唆した。以上のことは，重篤な患者と高血圧患者はHBOT中，高度の血圧上昇の監視として注意深いモニターが必要であることを意味している。HBOT中に複数の血圧計測法が必要である可能性がある。血圧上昇に対する従来の処置はHBOT環境でも有効であり，必要であれば末梢血管拡張に向けた治療が適切である（たとえばカルシウムチャネルブロッカー，長時間作用性の硝酸塩剤）。

## ▶ 虚血性心疾患

冠動脈疾患として広く知られた心筋虚血は，理論的にはHBOTが考慮される。ACSは冠動脈の部分的あるいは完全閉塞をもたらし，結果として冠動脈血流減少，心筋組織の不十分な酸素化，心筋の部分機能障害または心筋壊死を引き起こす。心筋機能の損失は，心臓のポンプ機能失調を生じ，しばしば急性，そしてそれに続く慢性心不全となる。虚血性障害や心筋壊死の防止が，ACS患者のために今後も追求すべき目標である。そして，多くの臨床試験が急性および慢性冠動脈疾患の治療を目的に施行されてきた。ACSの治療における重要な項目には，注意深い観察，致死的不整脈の防止，急性血栓によって閉塞した冠動脈の遠位心筋に血流を再開させる血栓溶解治療，そして閉塞された冠動脈を開けて血流再開を目的とした早期の経皮的冠動脈形成が含まれる。ACSの現在の治療では，血栓溶解治療，経皮的冠動脈形成，心筋細胞の回復を助け心室のリモデリング防止を目的とする多くの薬がある[25]。Hoodら[26]は，抵抗性心室性頻拍を合併した急性心筋梗塞（acute myocardial infarction；AMI）の37歳の男性を3ATA 7時間のHBOTで治療し，良好な結果を報告した。HBOTのあと，患者は昇圧薬も離脱可能となった。臨床試験により，症状発現から閉塞領域の血流再開までの時間を最小にすることで，心筋機能を温存し，AMIの死亡率を減少することが示されている[27]。HBOTのACSの治療における役割は理論的には存在しそうであるが，現在までの研究は全体的な結果としては効果がないかごくわずかであると報告している。Thomasら[28]は，HBOTが梗塞部サイズを減らす動物実験の結果を確認したが，その後の検証報告はない。Stavitskyら[29]は，112例のAMI患者を対象として，HBOTなしの血栓溶解群と，血栓溶解に加えHBOTを施行した群へ患者を半分にランダム化した研究を施行した。鎮痛剤を必要とする時間のわずかな短縮，血清クレアチンキナーゼ濃度のわずかな減少を認めた。退院時の心収縮率は，コントロール群（48.4%）と比べHBOT群（51.7%）において若干良好と報告したが，統計学的に有意差を認めなかった。HBOTがAMIでの痛みの症状を減少させる適応の可能性を認めたが，左室機能または他の客観的な計測値の改善は認めなかった。本研究では死亡率の検討はなかった。Deklevaら[30]は，74人のAMI患者を対象にストレプトキナーゼによる血栓溶解群と，血栓溶解に続き3ATAのHBOTを施行した群にランダムに分けた研究を行った。HBOT群では，エコー検査で測定した左室拡張終末期および収縮末期容量は小さく，梗塞3週間後における心駆出率の改善を認めた。Bennettら[31]は，HBOTを受けた462人のACS患者を含む4件の臨床試験を検証報告したが，死亡率で違いを認めなかった。HBOTにより重篤な冠動脈イベント，いくつかの調律異常，特に完全房室ブロックにおいてはリスクの縮小を認めた（表25.1）。胸痛消失までの時間はHBOTによって減少したが，1人用

表 25.1　急性心筋梗塞患者 462 人への高気圧酸素治療の影響

| 検討項目 | HBOTのリスク比 | $P$ |
|---|---|---|
| 生存 | 0.64 | 0.08 |
| 主要有害心血管イベント | 0.12 | 0.03 |
| 調律異常 | 0.59 | 0.01 |
| 完全房室ブロック | 0.32 | 0.02 |
| 1 人用チャンバーでの閉所恐怖症 | 31.6 | 0.02 |
| 痛みの緩和までの時間 | 353 分 | 0.0001 |

HBOT：高気圧酸素治療
4 件の臨床試験からのメタ解析からのデータ（Bennett M, Jepson N, Lehm J: Hyperbaric oxygen therapy for acute coronary syndrome. Cochrane Database Syst Rev 18:CD004818, 2005. より）

チャンバーでの閉所恐怖症症例を認めた。Ruiz ら[32] は，急性の冠動脈結紮イヌで生存率の改善を報告している。2ATA の HBOT を施行した 7 匹のイヌにおいて 6 匹が生存したが，コントロールの 8 匹では 3 匹が生存したのみであった（$P < 0.10$）。すべての死亡は，心室細動が原因であった。Thomas ら[28] は，梗塞領域が染色されないトリフェニルテトラゾリウムを用い，境界領域を明確にしてイヌの梗塞サイズを定量的に計測する実験を行い，組み換え型組織プラスミノーゲン活性化因子投与に加えて施行した 2ATA の HBOT が梗塞サイズへ与える影響について調べた。彼らは，HBOT を組み換え型組織プラスミノーゲン活性化因子投与に加えて施行することにより，梗塞領域での明らかな回復改善効果を見出した。これらの結果は，最初の実験以降に追加報告がなかった。

Mogelson ら[33] は，左前下行枝冠動脈閉塞直後の HBOT の影響を 23 匹のイヌを用いて検討した。梗塞部サイズおよびクレアチンキナーゼ放出において，コントロール群と HBOT 群で差を認めなかった。以上より，HBOT は非麻酔下でのイヌの梗塞部サイズの減少，クレアチンキナーゼ放出および正常化に影響を及ぼさないと結論した。Kim ら[34] は，ラットモデルにおいて前処置としての HBOT の梗塞部サイズへの影響を調べた。彼らは虚血再灌流モデルで梗塞部サイズの減少を認めた。彼らは，梗塞部サイズの減少は心筋でのカタラーゼの誘導から生じたと報告している。Sterling ら[35] は，ウサギを用いて虚血再灌流モデルの梗塞部サイズを計測した。トリフェニルテトラゾリウム染色を用いて，HBOT が再灌流の時点で施行されると梗塞サイズが減少することを証明したが，再灌流後では無効であった。研究モデルは異なるが，彼らの結果は Thomas ら[28] の研究結果と同様であった。

Swift ら[36] により，タリウム-201 負荷 SPECT シンチグラフィを施行した 24 人の慢性虚血性心疾患患者への HBOT の興味深い使用法が報告されている。HBOT 施行により，左心室壁部位の 62 カ所の損傷において 20 カ所で改善が得られた。HBOT 後も壁収縮において改善のみられなかった 42 カ所のうち，8 カ所は可逆性のタリウム欠損領域で，4 カ所は正常のタリウムの取り込みを認め，30 カ所においては不可逆性のタリウム欠損の結果であった。以上から，HBOT は冬眠心筋を活性化することが可能で，再灌流治療の適応判定に使用可能であると結論した。

Sharifi ら[37] は，経皮的冠動脈形成術後に HBOT を施行することにより，臨床的に再狭窄減少が得られることを示した。HBOT 群の患者は，経皮的冠動脈形成術の 2 時間前または直後と，術後 18 時間に 2ATA での HBOT を施行した。HBOT 施行により心拍数と血圧に良好な変化を認めた。平均血圧は 20mmHg 増加し，平均心拍数は 10 拍 / 分減少を認め，ニトログリセリンとエナラプリルの静脈投与により，上昇した血圧の管理が可能であった。研究のエンドポイントとしての死亡，心筋梗塞，標的血管に対する再治療は，HBOT 群では 24 人の患者のうち 1 人，コントロール群では 37 人の患者のうち 13 人で認め，HBOT 群で有意に良好であった（$P < 0.001$）。先に述べたように，Hood ら[26] は，抵抗性心室性頻拍を合併した AMI の 37 歳男性に対し 7 時間の HBOT を施行し，良好な結果を報告した。彼らは，HBOT が心室拍動数を減らし，昇圧薬の必要性を減少させることを報告した。患者が非常に重篤である際に認める心室性期外収縮の回数は，最初の HBOT 中に減少を認めた。以後の研究において，Gilmour ら[38] は，前処置としての 3ATA の HBOT を加えた 8 匹のイヌを用いて，左

前下行枝冠動脈を閉塞することにより左室不全を作製した。冠動脈閉塞後10分よりHBOTを継続し，1時間施行した。室内空気を使用したコントロール群と比較して，HBOTによる左室機能の改善は認められなかった。彼らは，HBOTは冠動脈閉塞後の左心室機能を改善させないと結論した。急性冠動脈閉塞に対するHBOTの有効性に関する症例報告は何件かあるが，動物とヒトの大多数のデータは，AMIの患者をHBOTで治療することに有益性はないと報告している。

## ペースメーカーと植え込み型除細動器

一般に，大部分の植え込み型ペースメーカーはダイバーに対応するために，およそ100fswまでの圧力に耐えられるように設計されている。しかしながら，ペースメーカーをつけた患者が危険なく耐えられる環境圧に関しては，製造元に個々のペースメーカーの特徴について確認しなければならない。Kratzら[39]は，気密密封された植え込み型ペースメーカーはHBOTで使用される圧力に対して許容性があることを確認した。しかし，体外式ペースメーカーは，ペーシングリードの電気的特徴は変わらなかったが，圧力下で故障した。彼らは，高気圧の状況においての体外ペーシングは，永久ペースメーカー本体部を一時的な体外ペーシングリードに接続することで可能になることを示唆した。Triganoら[40]は，実験的な高気圧チャンバーでいくつかのレートレスポンスのペースメーカーをテストした。いくつかのペースメーカーでは症例により多少の違いを認めたが，すべてのペースメーカーが60mの海水圧（197fsw）で正確にペーシングすることを確認した。身体活動に適応するためにペースメーカーに内蔵されている加速度計がいくつかの機種において圧の影響を受けたが，加速度機能つきペースメーカーも30mと60mの海水深度で正確に機能することを確認した。Pitkin[41]は，高気圧チャンバー内での除細動器使用に関して現在までの報告をレビューしている。彼は除細動が安全に施行できることを確認し，この手技の適応と禁忌について述べている。患者に移植された植え込み型除細動器は，治療レベルの高気圧環境下での作動には問題ないが，圧力の耐性に関して製造元からの情報を得ることは重要であると記載している。しかし，現在まで患者に移植された除細動器がHBOT中に火災を生じた報告はない。不整脈の危険が低いならば，高気圧チャンバー内では不適当なショックを避けるために植え込み型除細動器を停止させることもできる。このことは，1人用高気圧チャンバーでは非常に重要である。

## 先天性心疾患

チアノーゼを伴う右-左シャントの複雑先天性心疾患は，何世紀ものあいだ，生理学者や臨床医の興味を引きつけてきた。チアノーゼ性心疾患の解剖学的構造が理解されてくると，チアノーゼを軽減する試みとして1気圧中で酸素を与えることが開始されたが，チアノーゼがほとんど改善されなかったことは当初驚きであった[42]。チアノーゼが肺機能障害ではなく，静脈血の混入によるもののため，当然の結果ではある。この理由は次のとおりである。静脈系からの不飽和ヘモグロビンが，ほぼ100%の飽和ヘモグロビンの動脈血と混合しており，1ATA酸素の追加は，静脈血酸素含有量にほとんど影響を与えない。したがって，動脈血酸素飽和度にほとんど改善はみられないが，通常大気圧より大きな圧力での酸素投与は，血漿を酸素で飽和させることが可能で，酸素を組織に運ぶためにヘモグロビンを介する必要がない。これらの条件下では，ヘモグロビンは組織通過後，静脈系へ移動した際にも飽和状態である。Boerema[43]は，チアノーゼの心臓病の幼児に手術をする際のHBOTの有用性を記述した。最初のケースは1960年にアムステルダムで手術が行われた。彼は，「赤ちゃんはすぐにピンクになり，手術中ずっとそうであった」と述べている[43]。3ATAのHBOTにおいて血液の溶存酸素含有量は4〜6mL/dLで，ヘモグロビンの存在なしに必要とする酸素量を満たす。チアノーゼの幼児の場合でも，静脈血は完全に飽和される。これにより，右-左シャントにより十分に酸素化されていない静脈血の動脈血への混合に起因するチアノーゼは消失する。そして完全に酸素化された条件の幼児は，手術後の高い生存率が期待される。

この事実により，完全に酸素化された条件で子どもや大人を手術するために，高気圧の状況下で心臓手術を施行する時代が始まった。Hitchcockら[44]は，1963年にHBOTの心臓手術への応用に関する報告を調べている。彼らは急性冠動脈閉塞症，心臓手術，動脈閉塞症，特に脳卒中を生じる内頸動脈閉塞におけるHBOTの報告を確認している。これらの応用の大部分はその時点ではヒトを対象とはしていなかったが，

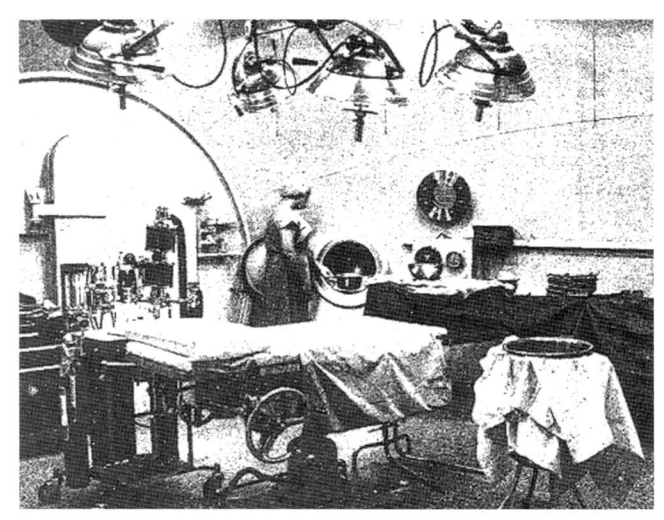

図 25.2　Hitchcock の高気圧酸素手術室（1960 年）
(Hitchcock CR, Haglin JJ: Hyperbaric oxygenation. Postgrad Med 38:157-169, 1965. より)

動物実験のデータはヒトへの応用に大きな期待をもたせるものであった。Hitchcock ら[44]は，イヌを用いた実験で 2.5ATA での酸素投与は冠動脈結紮後の血清トランスアミナーゼ濃度を減少させる効果はないと報告している。彼らも，完全な冠動脈閉塞では HBOT による心筋への有益な効果は認められないが，側副血行路が存在する状況では，高い $P_{O_2}$ の血液を虚血組織に灌流させることが可能であると述べている。彼らは，直径 19 フィートの 3ATA 高気圧酸素手術室（図25.2）で心臓手術を行った[45]。Gross[46]は，1 歳以下の幼児の心臓手術について自らの経験を述べている。彼は，チアノーゼ性複雑心疾患の手術を高気圧チャンバーで行った。高気圧チャンバーで手術を施行することにより，幼児心臓手術の死亡率において相当な改善を認めている。3 ATA での酸素換気により，幼児の三尖弁閉鎖症，ファロー四徴症，大血管転移症の手術の成功が報告されている。HBOT によって，外科医は心臓内欠損を修復するのに十分な時間として 2～3 分の循環の停止が施行可能となった。最近では，体外循環が幼児手術に使用され，高気圧チャンバーでの手術の必要性はなくなった。Gross[46]は，右-左シャントの複雑先天性心疾患のチアノーゼの幼児を高圧酸素の状況下で十分な酸素飽和のもと手術を施行することにより，生存率を改善する有益性を指摘した。Levitsky と Hastreiter[47]は，高気圧の外科設備施設に伴う高いコストを避けるために，幼児手術における体外循環の必要性を述べている。アメリカでは現在，高気圧酸素手術室は使用されていない。

## 心臓手術における高気圧酸素治療

HBOT は，心臓バイパス手術後の胸骨創の治療や，開胸手術に関連して起こった医原性空気塞栓症の治療のために行われている。最近の研究では，HBOT はバイパス手術後に認められる神経学的認識能力の変化を最小にする点において価値があると述べている。

## 神経に対する予防効果

最近では，HBOT は心臓バイパス手術後の神経保護効果を目的に試されている。Alex ら[48]は，前処置としての 1.5ATA の HBOT が認識機能に与える影響を調べた。彼らは，心臓バイパス手術後の神経精神的機能の改善と炎症メディエータの減少を報告している。Baumgartner ら[49]は，人工弁の患者で 2.5ATA の HBOT 中の微小塞栓の信号増加を報告している。彼らは，HBOT 中は気体の微小塞栓が人工弁で生じていると解釈した。手術後の神経精神的障害の原因は十分理解されていない。しかし，明白な空気塞栓の症例では，神経精神的障害と明らかな，または潜在性の脳内ガス塞栓との関連性について十分に認識されている。空気塞栓症が疑われる症例に対しては，HBOT が考慮されるべきである（Chapter 13 参照）。

## 医原性空気塞栓

Kol ら[50]は，心臓手術の合併症としての空気塞栓症を治療するために HBOT を使用した。彼らは，治療までの時間が最小限の場合は完全な回復が望めるのに対し，17～20 時間の遅れは重篤な神経学的障害が残ることを報告した。心臓手術後の患者に不注意によって橈骨動脈へ空気が注入され，突然の視覚障害が発症した症例に対する HBOT の効果が報告[51]されている。HBOT が 60fsw で施行され，視力は元に戻った。Ziser ら[52]は，心臓手術での偶発的空気塞栓症 17 症例を報告している。すべての患者が HBOT を受けた。およそ 47%（8 人の患者）は完全に回復し，6 人は意識不明のままで，3 人は死亡した。回復度は HBOT の遅れと相関していた。塞栓症発症後，5 時間以内に治療された患者は完全かまたは完全に近い回復が得られた。しかし，9～20 時間後の治療は不幸な転帰をとった症例に特徴的であった。Toscano ら[53]は，心臓手術によって生じた広範囲の空気塞栓症の

2症例で，HBOTが効果的であったと報告している。彼らは，心臓手術により生じた偶発性空気塞栓症のすべての症例にHBOTを勧めている。Takahashiら[54]は，医原性の動脈および肺動脈の空気塞栓症の経験を報告した。彼らの報告した34症例中16の動脈塞栓例は，動脈造影，心室造影，心臓手術に関連していた。多くの症例において，脳への空気塞栓症の存在は麻酔から回復後の持続的神経学的障害によって推測される。HBOTは，90分間3.0〜3.8ATAの100%酸素で施行された。16人の患者において，6人は7日間のHBOT後に完全に回復し，5人は若干の神経学的障害を残したものの臨床的には問題なく，5人は死亡した。医原性空気塞栓症の他の原因には，血液透析と開頭術がある。彼らのデータによると，早期のHBOTが結果の重要予測因子であることを示唆している。

## 冠動脈バイパス手術後の縦隔炎

Petzoldら[55]は，同所性心臓移植を受けた患者の胸骨創感染に対して，感染創廓清術に加えHBOTを施行してきた。HBOTは，患者または移植された心臓に影響を及ぼさず，彼らはHBOTを加えることは免疫抑制患者において結果を改善すると報告した。Siondalskiら[56]は，心臓手術目的の胸骨切開後の胸骨感染症または縦隔炎，および両方合併の55症例を対象に，臨床結果改善のために積極的な外科的感染創清術に加えHBOTを施行し検討した。全体の病院滞在日数は平均8週間で，すべての患者が退院前の菌培養で感染の陰性が得られた。本報告ではコントロール群を設定していないが，この組み合わせによる治療は術後感染症の成績を改善するものと述べている。

HBOTの興味深い応用では，Todoら[57]が心臓移植に備えて取り出されたイヌの心臓の保存法として3ATAのHBOTを検討している。この研究は，心筋無酸素状態での心停止後に得られる心臓を移植提供心臓に含めることにより，日本での心臓ドナー拡大につなげることを目的としていた。彼らは，イヌの心臓が低体温，HBOT，2%ブドウ糖および5%低分子量デキストラン溶液中に2%硫酸マグネシウムを加えた灌流液との組み合わせで保存できることを報告した。心臓は最長48時間後に移植され，機能を回復した。

MoonとHart[58]は彼らのレビューのなかで，HBOT中の心臓や他の連続モニタリング技術を解説している。非常に重篤な患者のために，多人数用高気圧チャンバーを集中治療室の延長として使用可能であるとした。しかし，この応用は高気圧チャンバーの管理を含め操作が複雑になる。前述したように，心疾患患者はHBOT中に状態が悪化することがあるため，HBOT中の対応については事前に整えておかなければならない（Chater 7参照）。

## 高気圧酸素治療の薬剤効果

HBOTの適応と思われる患者に使われる薬剤の多くにおいて，一般的に用いられる心血管系薬剤の投与量や効果にHBOTがどのような影響を与えるかについてはあまり知られていない。HBOTによる薬剤の変化に関する特別な事例は稀である。Rumpら[59]は，ボランティアを対象として合計75分にわたって20分間2.5ATAのHBOTと5分の通常大気における換気を繰り返し，リドカインの薬物動態に関して検討した。HBOTは，リドカインの最大濃度がまだ治療域でない血清濃度であったとしても，リドカイン静注によりめまい，耳鳴，発汗，振戦，協調障害を引き起こした。彼らは，リドカインの副作用はリドカインとHBOT間での相互作用から生じたと考えた。Daviesら[60]は，12ATAまでの圧増加による抗痙攣剤に対する拮抗作用を示した。彼らの研究には，ジアゼパム，フェノバルビタール，エタノールが含まれていた。しかし，同様の効果は通常のHBOTに用いる気圧下では認められなかった。Rumpら[61]は，多くの薬剤代謝経路に与える酸素の影響について過去の文献より検討した。彼らは，高気圧または高濃度酸素への単回曝露では，腎臓（ゲンタマイシン）によって，または容量限性クリアランス（ペントバルビタール，テオフィリン，カフェイン），灌流限性クリアランス（ペチジン，リドカイン）により肝臓によって除かれる薬の単回投与の薬物動態には影響を及ぼさないと結論した。彼らの結論はHBOTの環境下ではゲンタマイシンの薬物動態は影響されないとするMerrittとSladeの研究[62]によって再確認された。HBOTの環境下ではアスピリンの血小板凝集に対する臨床効能には影響はないが，Kramerら[63]が100%酸素の2.8ATAの環境下でイヌに認めたサリチル酸塩クリアランス増強効果が，ヒトにもあてはまるかは推定できない。

SeriakovとFeofanova[64]は，HBOTが及ぼす血小板凝集と抗血小板薬への影響を評価した。彼らは，65人の冠動脈疾患患者を対象に，HBOTが血小板凝集能とアスピリンまたはペントキシフィリンの有効性に影響を与えないことを報告した。RadcliffeとSpencer

は，高気圧の状況下で専売の薬液注入システムの注入速度に変化が生じることを報告した[65]。特に，プロポフォールの注入率は，2ATA と 3ATA でわずかに上昇した。

HBOTの適応がある患者は，降圧薬を含む1つ以上の心血管系の薬剤を内服していることが一般的である。利尿剤，カルシウムチャネルブロッカー，直接血管拡張薬，硝酸塩，β受容体遮断薬とアルドステロン受容体遮断薬を含む系統の薬剤は，HBOT環境での影響はないと考えられている。この系統の薬剤はHBOT中においても継続可能であるが，その状況における患者の状態ごとに通常の対応法を見直さなければならない。たとえば，クロストリジウム感染症からのショック患者は，降圧薬の処方は控えるであろう。HBOTを予定している患者は，治療の前後で血圧を監視しなければならない。HBOTが行われている非常に重篤な患者は，治療中の血圧をモニターしなければならない。血圧を維持する治療は，HBOT中は継続しなければならない。通常の静注強心薬や昇圧薬とHBOTの間に相互作用を示すデータは知られていない。

Weaver と Churchill[66] は，HBOT中に起こった肺水腫の3症例について報告している。1人の患者は死亡した。2人は糖尿病患者で，1人は重症の大動脈弁狭窄症であった。HBOTは，左室後負荷の増加，左室充満圧の上昇，酸化心筋ストレスの増加，酸素ラジカルによる左右心室の酸化還元信号，・NO抗酸化物質の減少による左心室のコンプライアンス低下，左心室機能障害に伴う徐脈の誘発，肺毛細管透過性の増加，酸素毒性による肺障害を引き起こすなどの理由により，肺水腫に関係しているのかもしれない。彼らは，左心室機能が減少した患者のHBOTは注意を要すると述べている。

## REFERENCES

1. Abel FL, McNamee JE, Cone DL, et al：Effects of hyperbaric oxygen on ventricular performance, pulmonary blood volume, and systemic and pulmonary vascular resistance. Undersea Hyperb Med 27：67-73, 2000.
2. Shibata S, Iwasaki K, Ogawa Y, et al：Cardiovascular neuroregulation during acute exposure to 40, 70, and 100% oxygen at sea level. Aviat Space Environ Med 76：1105-1110, 2005.
3. Sun TB, Yang CC, Kuo TB：Effect of hyperbaric oxygen on cardiac neural regulation in diabetic individuals with foot complications. Diabet Med 23：360-366, 2006.
4. Lund VE, Kentala E, Scheinin H, et al：Effect of age and repeated hyperbaric oxygen treatments on vagal tone. Undersea Hyperb Med 32：111-119, 2005.
5. West BJ, Griffin LA, Frederick HJ, Moon RE：The independently fractal nature of respiration and heart rate during exercise under normobaric and hyperbaric conditions. Respir Physiol Neurobiol 145：219-233, 2005.
6. Lund V, Laine J, Laitio T, et al：Instantaneous beat-to-beat variability reflects vagal tone during hyperbaric hyperoxia. Undersea Hyperb Med 30：29-36, 2003.
7. Eckenhoff RG, Knight DR：Cardiac arrhythmias and heart rate changes in prolonged hyperbaric air exposures. Undersea Biomed Res 11：355-367, 1984.
8. Doubt TJ, Evans DE：Effects of hyperbaric oxygen exposure at 31.3 ATA on spontaneously beating cat hearts. J Appl Physiol 55：139-145, 1983.
9. Shida KK, Lin YC：Contribution of environmental factors in development of hyperbaric bradycardia. J Appl Physiol 50：731-735, 1981.
10. Lin YC, Shida KK：Mechanisms of hyperbaric bradycardia. Chin J Physiol 31：1-22, 1988.
11. Molenat F, Boussuges A, Grandfond A, et al：Haemodynamic effects of hyperbaric hyperoxia in healthy volunteers：an echocardiographic and Doppler study. Clin Sci (Lond) 106：389-395, 2004.
12. Savitt MA, Rankin JS, Elberry JR, et al：Influence of hyperbaric oxygen on left ventricular contractility, total coronary blood flow, and myocardial oxygen consumption in the conscious dog. Undersea Hyperb Med 21：169-183, 1994.
13. Wilson JM, Kligfield PD, Adams GM, et al：Human tecg changes during prolonged hyperbaric exposures breathing N2-O2 mixtures. J Appl Physiol 42：614-623, 1977.
14. Nelson AG, Wolf EG Jr, Hearon CM, Li B：Hyperbaric oxygenation treatments and metabolic enzymes in the heart and diaphragm. Undersea Hyperb Med 21：193-198, 1994.
15. Doubt TJ, Evans DE：Hyperbaric exposures alter cardiac excitation-contraction coupling. Undersea Biomed Res 9：131-145, 1982.
16. Hink J, Thom SR, Simonsen U, et al：Vascular reactivity and endothelial NOS activity in rat thoracic aorta during and after hyperbaric oxygen exposure. Am J Physiol Heart Circ Physiol 291：H1988-H1998, 2006.
17. Hong JP, Kwon H, Chung YK, Jung SH：The effect of hyperbaric oxygen on ischemia-reperfusion injury：An experimental study in a rat musculocutaneous flap. Ann Plast Surg 51：478-487, 2003.
18. Tjärnström J, Holmdahl L, Falk P, et al：Effects of hyperbaric oxygen on expression of fibrinolytic factors of human endothelium in a simulated ischaemia/reperfusion situation. Scand J Clin Lab Invest 61：539-545, 2001.
19. Buras JA, Stahl GL, Svoboda KK, Reenstra WR：Hyperbaric oxygen downregulates ICAM-1 expression induced by hypoxia and hypoglycemia：The role of NOS. Am J Physiol Cell Physiol 278：C292-C302, 2000.
20. Ueno S, Tanabe G, Kihara K, et al：Early post-operative hyperbaric oxygen therapy modifies neutrophile activation. Hepatogastroenterology 46：1798-1799, 1999.
21. Thom SR, Mendiguren I, Hardy K, et al：Inhibition of human neutrophil beta2-integrin-dependent adherence by hyperbaric O2. Am J Physiol 272：C770-C777, 1997.
22. Neubauer B, Tetzlaff K, Staschen CM, Bettinghausen E：Cardiac output changes during hyperbaric hyperoxia. Int Arch Occup Environ Health 74：119-122, 2001.
23. Bergo GW, Tyssebotn I：Cardiovascular effects of hyperbaric

oxygen with and without addition of carbon dioxide. Eur J Appl Physiol Occup Physiol 80：264-275, 1999.
24. Nakada T, Koike H, Katayama T, et al：Increased adrenal epinephrine and norepinephrine in spontaneously hypertensive rats treated with hyperbaric oxygen. Hinyokika Kiyo 30：1357-1366, 1984.
25. Antman EM, Anbe DT, Armstrong PW, et al：ACC/AHA guidelines for the management of patients with ST-elevation myocardial infarction—executive summary：A report of the American College of Cardiology/American Heart Association Task Force on practice guidelines. J Am Coll Cardiol 44：671-719, 2004.
26. Hood WB, Yenikomshian S, Norman JC, Harold D：Levine HD treatment of refractory ventricular tachysystole with hyperbaric oxygenation. Am J Cardiol 22：738-741, 1968.
27. McNamara RL, Wang Y, Herrin J, et al, for the NRMI Investigators：Effect of door-to-balloon time on mortality in patients with ST-segment elevation myocardial infarction. J Am Coll Cardiol 47：2180-2186, 2006.
28. Thomas MP, Brown LA, Sponseller DR, et al：Myocardial infarct size reduction by the synergistic effect of hyperbaric oxygen and recombinant tissue plasminogen activator. Am Heart J 120：791-800, 1990.
29. Stavitsky Y, Shandling AH, Ellestad MH, et al：Hyperbaric Oxygen and Thrombolysis in Myocardial Infarction：The 'HOT MI' Randomized Multicenter Study. Cardiology 90：131-136, 1998.
30. Dekleva M, Neskovic AM, Vlahovic A, et al：Adjunctive effect of hyperbaric oxygen treatment after thrombolysis on left ventricular function in patients with acute myocardial infarction. Am Heart J 148：589-566, 2004.
31. Bennett M, Jepson N, Lehm J：Hyperbaric oxygen therapy for acute coronary syndrome. Cochrane Database Syst Rev 18：CD004818, 2005.
32. Ruiz E, Haglin JJ, Hitchcock CR：Anemia and hyperbaric oxygenation in dogs subjected to coronary artery ligations. J Surg Res 13：339-348, 1972.
33. Mogelson S, Davidson J, Sobel BE, Roberts R：The effect of hyperbaric oxygen on infarct size in the conscious animal. Eur J Cardiol 12：135-146, 1981.
34. Kim CH, Choi H, Chun YS, et al：Hyperbaric oxygenation pretreatment induces catalase and reduces infarct size in ischemic rat myocardium. Pflugers Arch 442：519-525, 2001.
35. Sterling DL, Thornton JD, Swafford A, et al：Hyperbaric oxygen limits infarct size in ischemic rabbit myocardium in vivo. Circulation 88：1931-1936, 1993.
36. Swift PC, Turner JH, Oxer HF, et al：Myocardial hibernation identified by hyperbaric oxygen treatment and echocardiography in postinfarction patients：Comparison with exercise thallium scintigraphy. Am Heart J 124：1151-1158, 1992.
37. Sharifi M, Fares W, Abdel-Karim I, et al, Hyperbaric Oxygen Therapy in Percutaneous Coronary Interventions Investigators：Usefulness of hyperbaric oxygen therapy to inhibit restenosis after percutaneous coronary intervention for acute myocardial infarction or unstable angina pectoris. Am J Cardiol 93：1533-1535, 2004.
38. Gilmour DP, Hood WB Jr, Kumar R, et al：Experimental myocardial infarction. IX. Efficacy of hyperbaric oxygenation in ventricular failure after coronary occlusion in intact conscious dogs. Am J Cardiol 31：336-343, 1973.
39. Kratz JM, Blackburn JG, Leman RB, Crawford FA：Cardiac pacing under hyperbaric conditions. Ann Thorac Surg 36：66-68, 1983.
40. Trigano A, Lafay V, Blandeau O, et al：Activity-based rate-adaptive pacemakers under hyperbaric conditions. J Interv Card Electrophysiol 15：179-183, 2006.
41. Pitkin A：Defibrillation in hyperbaric chambers：A review. J R Nav Med Serv 85：150-157, 1999.
42. Friedman WF：Congenital heart disease in infancy and childhood. In：Braunwald E (ed)：Heart Disease. Philadelphia, WB Saunders, 1980, pp 981-983.
43. Boerema I：The value of hyperbaric oxygen in thoracic surgery. Thorac Cardiovasc Surg 48：177-184, 1964.
44. Hitchcock CR, Harris RH, Haglin JJ：Hyperbaric oxygenation in cardiac and pulmonary disease. Dis Chest 44：622-632, 1963.
45. Hitchcock CR, Haglin JJ：Hyperbaric oxygenation. Postgrad Med 38：157-169, 1965.
46. Gross RE：Thoracic surgery for infants. J Thorac Cardiovasc Surg 48：152-176, 1964.
47. Levitsky S, Hastreiter AR：Cardiovascular surgical emergencies in the first year of life. Surg Clin North Am 52：61-75, 1972.
48. Alex J, Laden G, Cale AR, et al：Pretreatment with hyper-baric oxygen and its effect on neuropsychometric dysfunction and systemic inflammatory response after cardiopulmonary bypass：A prospective randomized double-blind trial. J Thorac Cardiovasc Surg 130：1623-1630, 2005.
49. Baumgartner RW, Frick A, Kremer C, et al：Microembolic signal counts increase during hyperbaric exposure in patients with prosthetic heart valves. J Thorac Cardiovasc Surg 122：1142-1146, 2001.
50. Kol S, Ammar R, Weisz G, Melamed Y：Hyperbaric oxygenation for arterial air embolism during cardiopulmonary bypass. Ann Thorac Surg 55：401-403, 1993.
51. Bove AA, Clark JM, Simon AJ, Lambertsen CJ：Successful therapy of cerebral air embolism with hyperbaric oxygen at 2.8 ATA. Undersea Biomed Res 9：76-80, 1982.
52. Ziser A, Adir Y, Lavon H, Shupak A：Hyperbaric oxygen therapy for massive arterial air embolism during cardiac operations. J Thorac Cardiovasc Surg 117：818-821, 1999.
53. Toscano M, Chiavarelli R, Tucci F, et al：Hyperbaric oxygenation in cerebral air embolism occurring during open-heart surgery. G Ital Cardiol 11：1301-1304, 1981.
54. Takahashi H, Kobayashi S, Hayase H, Sakakibara K：Iatrogenic air embolism：A review of 34 cases. In：9th International Symposium on Underwater and Hyperbaric Physiology. Durham, NC, Undersea and Hyperbaric Medical Society, 1987, pp 931-948.
55. Petzold T, Feindt PR, Carl UM, Gams E：Hyperbaric oxygen therapy in deep sternal wound infection after heart transplantation. Chest 115：1455-1458, 1999.
56. Siondalski P, Keita L, Sicko Z, et al：Surgical treatment and adjunct hyperbaric therapy to improve healing of wound infection complications after sterno-mediastinitis. Pneumonol Alergol Pol 71：12-16, 2003.
57. Todo K, Nakae S, Wada J：Heart preservation with metabolic inhibitor, hypothermia, and hyperbaric oxygenation. Jpn J Surg 4：29-36, 1974.
58. Moon RE, Hart BB：Operational use and patient monitoring in a multiplace hyperbaric chamber. Respir Care Clin N Am 5：21-49, 1999.

59. Rump AF, Siekmann U, Fischer DC, Kalff G : Lidocaine pharmacokinetics during hyperbaric hyperoxia in humans. Aviat Space Environ Med 70 : 769-772, 1999.
60. Davies DL, Bolger MB, Brinton RD, et al : In vivo and in vitro hyperbaric studies in mice suggest novel sites of action for ethanol. Psychopharmacology (Berl) 141 : 339-350, 1999.
61. Rump AF, Siekmann U, Kalff G : Effects of hyperbaric and hyperoxic conditions on the disposition of drugs : Theoretical considerations and a review of the literature. Gen Pharmacol 32 : 127-133, 1999.
62. Merritt GJ, Slade JB : Influence of hyperbaric oxygen on the pharmacokinetics of single-dose gentamicin in healthy volunteers. Pharmacotherapy 13 : 382-385, 1993.
63. Kramer WG, Welch DW, Fife WP, et al : Salicylate pharmacokinetics in the dog at 6 ATA in air and at 2.8 ATA in 100% oxygen. Aviat Space Environ Med 54 : 682-684, 1983.
64. Seriakov VV, Feofanova ID : Hyperbaric oxygenation and antiaggregants : Effects on platelet function in patients with ischemic heart disease. Anesteziol Reanimatol (2): 31-33, 1997.
65. Radcliffe JJ, Spencer I : Performance of the Baxter disposable patient-controlled analgesia infusor under hyperbaric conditions. Anaesthesia 49 : 796-797, 1994.
66. Weaver LK, Churchill S : Pulmonary edema associated with hyperbaric oxygen therapy. Chest 120 : 1407-409, 2001.

# Chapter 26 高気圧酸素治療における禁忌

### この章の概要

高気圧酸素治療における禁忌
高気圧酸素治療により発生しうる潜在的危険
　気圧変動による危険
　高気圧酸素吸入による危険
　高気圧チャンバー環境による危険
　　集中治療室患者管理に起因する危険
　　酸素供給システムに起因する危険
　特定の患者問題に起因する危険
　　生理学的条件
　　　小児：乳児と幼児
　　　高齢者
　　　妊婦
　　病理学的条件
　　　悪性疾患の既往をもつ患者
　　　糖尿病患者
　　　医療機器を挿入された患者
　　　特異的な薬物療法を受けた患者
　　　不安症あるいは閉所恐怖症の患者
高気圧酸素治療の一般的禁忌
　絶対的禁忌

　　生命危機的な気圧外傷リスクについての絶対的禁忌
　　　未脱気の気胸
　　　急性重症気管支痙攣
　　酸素中毒を厳密に発生させないための絶対的禁忌
　　患者安全性を脅かす許容しがたいリスクによる絶対的禁忌
　相対的禁忌
　　気圧外傷リスク増大による相対的禁忌
　　酸素中毒のリスク増加による相対的禁忌
　　　酸素誘発性痙攣のリスクを減らすこと
　　　眼酸素中毒の危険を減らすこと
　　高気圧酸素環境に関連して増大するリスクによる相対的禁忌
　　精神的そして行動的問題による許容しがたい相対的禁忌
臨床業務の重要性
　最初の診察
　患者教育
　高気圧チャンバー係員とモニタリング
結論

## 高気圧酸素治療における禁忌

　高気圧酸素治療（hyperbaric oxygen therapy；HBOT）は，40年以上にわたり多様な臨床現場で適用されてきた．一部の適用は十分に確立され，その適用を支持するエビデンスも徐々に増加している．しかしながら，リスクを伴わない治療過程など存在しない．HBOT適用の決定には，患者および主治医がどの程度リスクを受容しているかと，その治療目的となる臨床的状況において期待される効果とのバランス評価が求められる．そのためHBOTの禁忌は，適応（絶対的かあるいは相対的か），治療状況（緊急かあるいは非緊急か），患者の容態（重症かあるいは通院治療か），高気圧治療センターの能力（スタッフ，設備，設置場所）等によって異なるであろう．

　第一番目かつ主要なHBOTの禁忌は，もちろんHBOT設備が不適切な場合である．その実例には，医療用として不適切な高気圧チャンバー，適正に訓練されていないスタッフ，装置，治療手順，緊急時対応手順の不備，等の状況が含まれる．これらの要因は当然と思われるであろうが，過去に発生したようなHBOTの事故が，現在でもなおHBOT治療上の有害な結果としてときどき報告されている．HBOT施設に対する勧告が1994年度のEuropian Committee for Hyperbaric Medicineから発表され，広く認知されている．

- HBOT施設は適切な装備と技術力をもたなければならない．そしてその職員は，あらゆる事故，混乱状態あるいは問題発生の可能性がHBOT適応患者受け入れの決断を妨げないようなチームおよび個人としての能力をもたなければならない[1]．
- HBOT施設は，一連の治療の継続性が保たれるように設置，装備され，そしてスタッフが配置されなければならない．

　現在，患者管理はエビデンスに基づいて行われるという一般的な合意がある．しかしその主張は，患者安全においては次にあげる2つの理由により十分には適用されていない．患者に対し予見される高度のリスクについて話すことは，たとえ発表されたエ

ビデンスがないとしても非倫理的と考えられ，そして事故や有害効果は，医学文献に体裁的にしか報告されていない[2,3]。工業界でリスクのコントロールに活用されている危機管理法は，品質管理システムの本質的構成要素である[4]。

HBOTの禁忌をさらに明確化するために，われわれはその危機管理法を理解し，そしてHBOTによって問題化する予期される危険を，特別なリスクをもつ患者を除外することでいかに患者の合併症を減少させるか，そしてこれらの手順を臨床現場でどのように実施するかについて考察する。

## 高気圧酸素治療により発生しうる潜在的危険

HBOTは，大気圧より高い圧力で酸素を吸入させる。適応，臨床的状況，患者状態にもよるが，HBOTによる有害事象の発生率は低く，1,000回の高気圧曝露につき5～50回であることが報告されている[5-7]（表26.1）。圧損傷は，気圧変動，高気圧酸素呼吸，高気圧チャンバー特有の環境，等の理由から発生しうる。

### ▶ 気圧変動による危険

気圧変動に起因する外傷は，気圧外傷と呼ばれている。気圧外傷は大気圧人工呼吸時のような場合に肺内気道に加わる小さな圧変化でも生じる可能性があるが，HBOT時に生じる大きな気圧変化は患者を特有な潜在的危険にさらす[8,9]。

気圧外傷は，体内のあらゆるガスを含む空洞（耳，副鼻腔，肺，腸，または，たとえば歯牙膿瘍や気胸のような異常な状況）に影響するであろう。

加圧時の気圧外傷は，腔への空気流入が解剖学的あるいは機能的閉塞によって妨げられるとき，主に耳と副鼻腔に発生する。中耳気圧外傷はHBOTにおける最多頻度の合併症で，高気圧への曝露により一般的に0.1～0.5%の頻度で発生するが，何件かの臨床報告では1～9%の患者で起こるとされている[5,6]。少数の臨床報告では，一酸化炭素中毒についてのRaphaelらによる研究[10]が示す10%や，下顎放射線骨壊死についてのChavezとAdkinsonらによる研究[11]が示す47%のように，驚くほど高率の耳気圧外傷の報告もある。これらの発生率の違いは，異なる臨床定義，臨床的状況（救急か慢性治療か），患者選定，患者教育，加圧プロトコールおよび指示の相違により説明されるであろう。

気圧外傷はまた，加圧段階中に空洞に入ったガスが出ることができない場合に，減圧段階で起こるかもしれない。結果的な空洞内ガス圧力増加は，破裂と周囲の組織や構造物へのガス漏出を引き起こす。もしガスが循環系に侵入すれば肺と体循環の動脈を塞栓し，それは悲劇的結末を伴う。

肺圧外傷はHBOTの状況では珍しいが，HBOTで最も重篤な合併症である。もし声門が閉じていれば，15～30kPa（0.15～0.3ATA［絶対気圧：atmosphere absolute］）の減圧は，肺損傷を引き起こすのに十分である[8]。肺圧外傷は，喀血，気胸，縦隔気腫，皮下気腫または動脈のガス塞栓症を引き起こす（Chapter 13参照）。

より油断がならないのは，空気で満たされた異常空洞に関連した損傷である。歯性膿瘍は，圧力変化の間，非常に痛みを伴う状態になるであろう。喉頭嚢腫あるいは食道憩室は減圧中に過伸展し，気道の圧迫あるいは閉塞の原因となるであろう[12]。単純な気胸は減圧の間に緊張気胸症となり，呼吸困難，心血管虚脱および心停止の原因となるであろう。同様に喘息発作に関連するような気道閉塞も，理論的には減圧の間に過膨張性損傷を引き起こすかもしれない。しかしながら大規模な臨床調査では，低頻度でも発生しないことが示唆されている。同様に同じメカニズムは慢性閉塞性肺疾患者にも起こるかもしれない。しかしながら，彼等が

表26.1 高気圧酸素治療による有害事象の発生率

| 著者 | Plafkiら[5] | PoisotとDelort[6] | SheffieldとSmith[7] | D.Mathieu（未発表データ） |
|---|---|---|---|---|
| 患者数 | 782 | 1,592 | 8,078 | 6,534 |
| 曝露回数 | 11,376 | 17,420 | 166,701 | 61,259 |
| 1,000回の暴露あたりの発生率 | | | | |
| 　全発生数 | 17 | 43 | 8.3 | 5.5 |
| 　中耳気圧外傷 | 3.8 | 1.2 | 4.4 | 1.5 |
| 　痙攣 | 5 | 0.7 | 1.7 | 0.7 |

気胸を起こすリスクが高いというエビデンスは発表されていない。気圧外傷の稀ではあるが劇的な例として，減圧中に発生した頭蓋内気瘤の過膨張により発生した脳圧迫がある[13]。

## ▶ 高気圧酸素吸入による危険

酸素中毒は神経系，肺，眼の3つの部で発生する[14]。中枢神経系酸素中毒は最も一般的な酸素中毒の徴候で，全身性強直・間代性発作（大発作型）として発現する。その前兆は顔のひきつれ，吐気あるいは嘔吐，視覚変化または頻脈である。HBOT中の酸素痙攣の発生率は，1,000回の曝露につき0.1～30回の間であることが報告されている[15,16]（訳者注：欧米ではフードやBIBSマスク使用による純酸素投与が行われているので，酸素中毒の発生が多いと考えられる）。この発生率の幅の広さは，HBOTプロトコール，酸素供給システム，背景にある病理的状態，患者状態等の相違によって説明されるであろう[17]。発作閾値が低いてんかん患者や，高熱，低血糖，あるいは副腎皮質ステロイド剤等の薬物等により痙攣閾値が低下しているあらゆる患者が，酸素性痙攣のハイリスク患者である（中枢神経系酸素中毒のより詳細な説明は，Chapter 23 参照）。

酸素の肺毒性は稀であり，HBOTプロトコールはその発生を回避するように計画されている。しかし例外的に長時間の治療は，呼吸器症状を誘発するかもしれない[18]。網膜酸素中毒は，酸素治療を受けている未熟新生児でよく知られている[19]。新生児と幼児に対するHBOTは，あらゆるリスクを回避するための特別なプロトコールとモニタリングを必要とする[20,21]（Chapter 6 参照）。

長期にわたり一連のHBOTを施行すると，一部の患者には視覚障害，たとえば一時的な近視あるいは夜間視力低下が発生するかもしれない[14]。進行性白内障の形成は，100回以上のHBOT治療を受けている患者に起こるかもしれない[22]（HBOTと関連した眼科的問題に関する考察は，Chapter 24 参照）。

## ▶ 高気圧チャンバー環境による危険

高気圧チャンバーは，患者を特定の危険にさらしうる特別な環境をつくり出す[4]。患者選択によって防ぎうる危険のみをここで考察する。

### 集中治療室患者管理に起因する危険

搬送時や患者モニターのために用いられる医療装置の多くの機能あるいは安全性は，高気圧チャンバー環境により変化する。高い安全水準を保つための規則や有用な施行ガイドラインが発表されているが，それらはみな，あらゆる医療装置は高気圧チャンバー内での使用について使用前に評価・承認されなければならないことを要求している[23-26]。

このことは，重症患者がHBOTで治療されなければならない場合，特に重要である。そのような患者は，高気圧環境下で継続的な集中治療監視および処置が可能な医療機器を装備している高気圧治療センターだけで，治療されるべきである。同様に重症患者治療時には，特別に訓練された人員，特定の組織および手順が必要となる[27,28]。

### 酸素供給システムに起因する危険

酸素供給システムにはそれぞれに特徴がある。たとえば，酸素供給弁を作動させるためには特異的な呼吸パターンを必要とするが，このことが大部分の患者によく理解されていないため，患者の呼吸仕事量は増加し，呼吸疲労に至る。酸素供給システム外への呼気ガス放出は呼気抵抗を増加させ，内因性固有呼気終末陽圧増加の原因となるかもしれない。再呼吸が発生するであろうし，呼吸器の死腔が大きく分時換気量が適切でないときには高炭酸ガス血症が発生するであろう。フードあるいは大きすぎるマスクは，そのような状況の一例である[28]。特別な酸素供給系の使用が必要ない1人用チャンバーでさえ，ガス密度上昇による呼吸仕事量増加や一部の患者での換気運動減少が呼吸状態を危険にする[27]。

## ▶ 特定の患者問題に起因する危険

特定の生理学的あるいは病理学的条件は，患者を通常よりさらに大きな危険，あるいは特別な危険にさらすであろう。

### 生理学的条件
#### 小児：乳児と幼児

小児，特に乳児と幼児は，呼吸機能が通常であれば組織酸素分圧が高くなり，そしてそれゆえに特に酸素誘導性痙攣や新生児網膜症などの高い酸素中毒のリスク状態となる。安全性確保には通常，治療圧を低くし，酸素投与／空気投与のサイクルを短くし，持続的な経皮的酸素分圧のモニタリングを行うことで十分である。酸化防止剤（ビタミンCまたはE）投与が提唱されたが[20]，HBOTでは十分には評価されていない。

### 高齢者

高齢者はまた，年齢自体が問題なのではなく，彼らがしばしば呼吸，心臓，または血管系に問題をもつため，HBOT の間それらの問題が特別なリスク状態にある。HBOT の間，呼吸と心臓の状態には注意を払う必要がある。よくある落とし穴は，酸素供給システム，たとえばよく顔に合っていないマスクや高すぎる圧設定の酸素供給弁に対する注意が不十分な場合である。経皮的な酸素・二酸化炭素分圧モニタリングが，そのような問題の早期の発見に寄与する。

### 妊 婦

妊娠中の HBOT の使用にはまた，奇形，網膜症そして特に胎盤血流の変化や動脈管早期閉鎖等の心血管への影響など，高い酸素分圧に起因する胎児に対する有害効果の可能性について若干の懸念がもたれている[29-32]。胎児奇形を報告した実験的研究は，臨床的に使用される圧力や時間の条件をはるかに上回る酸素曝露を用いていた[29]。典型的プロトコールを用いた他の実験的研究では，胎児への有害効果の増加は示されなかった[33-35]。臨床報告もまた，心配する必要がないものであった。最も大規模な臨床知見は，700 人以上の妊婦を対象に妊娠期間のあらゆる段階において多様な原因による低酸素血症に対し HBOT を施行したロシアの報告である[36,37]。これらの報告によると，HBOT は母体と胎児の状態を大幅に向上させ，周産期の合併症と死亡率を減少させた。胎児と新生児に対して HBOT が有害効果を示さないことは，何人かの西欧の著者によっても報告されている[38-40]。

妊婦が HBOT を必要とする一般的な適応は，一酸化炭素中毒であろう。そして胎児に対して有害な結果を示さなかったという経験が，少しずつ発表されている[41,42]。他の HBOT の適応に関する報告はほとんど発表されていない。したがって，胎児モニタリングとともに，利益と危険のバランスの慎重な評価が必要となる。

## ▶ 病理学的条件

一部の患者は，併存症，投与薬物または植え込み型医療機器のため，特別な危険にさらされるかもしれない。しかしながらこれらの状況は，大規模な評価と議論を抜きにして HBOT への禁忌と考えるべきではない[43]。

### 悪性疾患の既往をもつ患者

HBOT が腫瘍の成長や再発を促進するか否かという疑問は，長い間，懸念されてきた問題である。HBOT によって促進される細胞増殖と血管形成は，遅延した創傷治癒にこの治療を行う理論的根拠であるため，腫瘍にこれらの効果が及べば有害と考えられることは理解できる。

Feldmeier ら[44]は，2003 年にこの問題について調査した。細胞培養実験および動物実験の詳細な再調査は，血管形成と細胞増殖のメカニズムが腫瘍増殖と創傷治癒では異なることを示した。1966 年に HBOT が腫瘍増殖の増強効果をもつ可能性があるとする最初の論文が発表されたが[45]，発表された臨床研究の結果は腫瘍増殖に対する HBOT の中立的効果だけを示唆している[46-48]。著者らは発表された論文が，HBOT が悪性新生物または転移を増悪させることの根拠にはほとんどならないと結論する。そのため悪性疾患の既往を HBOT の禁忌と考えるべきではない（完全な議論については Feldmeier ら[44]の論文参照）。

### 糖尿病患者

糖尿病患者に HBOT を施行するとインスリン必要量が減少し，それにより低血糖症のリスクが高まると長期にわたり信じられてきた。しかしながらこの問題に関する実験的研究はなく，ごく少数かつ不十分な臨床報告しかない。臨床診療において，低血糖症は 2 つの異なる状況で生じるであろう。

- 感染症で補助的な HBOT を受けている糖尿病患者：感染症はインスリン必要量を増加させ糖尿病管理を妨害する。感染症が治療されると，インスリン投与量は減量される。そしてこれが適切に行われないと，HBOT 施行中に低血糖が発生する。これらの患者では高気圧チャンバー内での精密な血糖監視が必要である。
- HBOT を受けている明らかによく制御された糖尿病患者：搬送と待機時間のための絶食，抗糖尿病薬療法の調整不良，HBOT による血糖調節性変化等のいくつかの要因は，HBOT 施行中での低血糖発作の発生に関与するかもしれない。特に，高酸素血症時の血清カテコラミンレベルの低下は，低血糖に対する血糖上昇反応を抑えるかもしれず，低血糖の臨床発現の説明になるだろう[49]。

### 医療機器を挿入された患者

初期のペースメーカーは圧力の影響を受けたが，現在のモデルは高気圧環境下でも正常に機能する。もしある機種が高気圧に曝露され，疑わしい場合には，

その機種の製造元に確かめるとよい[7]（Chapter 25 参照）。

糖尿病患者に挿入されたインスリンポンプもHBOTに関係する。リスク分析では，リスク増加を示さなかった[25]。

### 特異的な薬物療法を受けた患者

多様な腫瘍の治療に使用される抗癌剤のブレオマイシンは，肺酸素毒性を増悪させる可能性がある薬物として長い間知られてきた。実験的研究は，ブレオマイシンと酸素で処理されたラットにおいて肺胞内細胞数とフィブリン沈着肺胞数の増加を示した[50]。Rinaldoら[51]はブレオマイシン投与21日後に酸素が投与された場合，8日後の酸素投与と比較して実験的肺損傷の程度がより小さいことを発見したが，Goldinerら[52]は，ブレオマイシン投与と手術時酸素投与の間隔が平均9.6カ月における臨床的肺毒性の発現を報告した。この研究にはDonatとLevy[53]が異議を呈し，ブレオマイシン投与と周術期酸素療法の間隔が平均6.4カ月の場合には，ブレオマイシン肺毒性の増悪がないことを報告した。このように酸素療法が安全となるブレオマイシン投与後の期間は，きちんと確立されていない。おそらく期間は1年あければ十分であり，ブレオマイシンを使用した治療が最近行われている場合のみ，HBOTの禁忌と考えなければならない。

ドキソルビシンは，HBOTとの併用によりラットで死亡率増加が示されたもう1つの抗腫瘍剤である[54]。毒性作用は臨床使用では報告されなかった。ドキソルビシンの最終投与とHBOT開始との間を2～3日あけることが推奨されている[43]。

HBOTに併用される他の薬にもまた，懸念があった。たとえばシスプラチナム（線維芽細胞増殖とコラーゲン配置の遅延），ジスルフィラム（抗酸化物質産生の減少）とマフェニド酢酸（局所二酸化炭素産生の増加）は，すべてHBOTの禁忌が示唆されている。臨床的に重要な副作用について発表されているエビデンスは乏しいため，これらの薬物投与はHBOTの禁忌とは考えるべきではない。

### 不安症あるいは閉所恐怖症の患者

閉所恐怖症または監禁不安症の発生率は多人数用チャンバーの治療で1～2%[5-7]，1人用チャンバーの治療で5%[55]にもなるため，これらは現実的な関心事であり，過小評価してはならない。もし適正に処置されなければ，閉所恐怖症はせん妄を引き起こして酸素投与が困難となり，そして患者とその他の者を危険にさらす。適切な処置前評価，ベンゾジアゼピンによる鎮静，教育，チャンバー内外の係員が患者を安心させることは，通常，HBOT施行のために十分なされることである。不安を抑えることができない患者も少数ながら（1～2/1,000）いるであろうから，その場合には，HBOTは中断あるいは中止されなければならない[7]。

## 高気圧酸素治療の一般的禁忌

危機管理方法論に続く治療の禁忌は，患者を受容しがたいリスクに曝露する特別な状況である。このように，治療により期待される利益を考慮に入れなければ禁忌を定義することはできない。この議論において，HBOTの絶対的禁忌は死または大きな障害のリスクを引き起こす状況であり，そしてHBOTの相対的禁忌は，潜在的リスクが加圧の強さと持続時間で制限される状況である[56]（表26.2）。

### ▶ 絶対的禁忌

HBOTの主要な合併症には，いくつかの肺の異常と酸素中毒を含む。さらに，患者がHBOTで治療されるのは，医師と看護職員とチャンバー装置が治療に適合する場合のみでなければならない。

#### 生命危機的な気圧外傷リスクについての絶対的禁忌

HBOT中の肺圧外傷を報告しているものはほんの

表26.2　高気圧酸素治療の禁忌

| 絶対的禁忌 |
|---|
| 開放性気胸 |
| 重度の急性気管支痙攣 |
| ドキソルビシンの併用 |
| ブレオマイシンの併用または最近の使用 |
| 相対的禁忌 |
| 上気道感染症 |
| アレルギー性鼻炎 |
| 慢性副鼻腔炎と中耳炎 |
| 肺気腫を伴う慢性閉塞性肺疾患 |
| 気胸や胸部外科手術の病歴 |
| 耳，鼻，咽喉の外科手術の病歴 |
| てんかん |
| 視神経炎 |
| 動脈性高血圧（非管理） |
| 心疾患（非管理） |
| 閉所恐怖症 |
| 危険な行為 |

少数であるが[57,58]，この合併症の潜在的重症度は，そのリスクを引き起こすであろう患者の状態をていねいに審査すべきことを常にHBOT医師に悟らせてきた。

### 未脱気の気胸

無処置の気胸は，減圧中に緊張性気胸となるため絶対的禁忌と考えられる。HBOT開始前に，患者に胸腔チューブを挿入しなければならない。胸部X線は，チューブ挿入後適切なチューブ位置と脱気を確認するために必須である。HBOTの前に医原性気胸のリスクがある処置の対象となった患者に胸部X線検査を行うこともまた，医療安全上大切である。

もしガスで充満された他の稀な構造（たとえば肺気腫，喉頭嚢腫，食道憩室または頭蓋内気腫）がHBOT施行中に膨張してくるのであれば，それに対する脱気が必要となる。

### 急性重症気管支痙攣

急性重症気管支痙攣は，肺内に捕捉されたガスが減圧時に膨張する危険性のため絶対的禁忌となる。高気圧チャンバーを使用する喘息，慢性閉塞性肺疾患，喫煙歴を有する患者に対して，吸入気管支拡張薬，ステロイド，および調節呼吸を用いた気管支痙攣に対する迅速な治療の準備が備えられているべきである。

## 酸素中毒を厳密に発生させないための絶対的禁忌

現在のHBOTプロトコールは，重症酸素中毒のリスクを最小にしている。しかし，未熟児や幼児は特別な注意とプロトコールを必要とする。

以前に報告されているように，いくつかの薬物は酸素中毒を増悪させるため，HBOTの禁忌である。
- ドキソルビシンを使用している患者のHBOT。
- ブレオマイシンを使用している，あるいは最近使用した患者のHBOT。

## 患者安全性を脅かす許容しがたいリスクによる絶対的禁忌

医師，看護職員，チャンバー装置が患者管理に適合する場合にのみ，患者はHBOTで治療されるべきである。これは，特に重症患者に該当する（Chapter 7の重症患者治療におけるHBOTの拡大討論を参照）。

## ▶ 相対的禁忌

相対的禁忌は多様であり，患者ごとに考慮されなければならない[49]。それらは，予防可能なリスクによって分類されるであろう。

## 気圧外傷リスク増大による相対的禁忌

耳気圧外傷は，HBOTで最も一般的な副作用である。この合併症は通常，有効な耳管自己通気法についての患者教育によって防止される。中耳圧が平衡しない患者には，鼓膜切開術と鼓膜チューブ挿入が必要となる。副鼻腔気圧外傷は，その次に一般的な副作用である。外用の鼻充血抑制薬が耳または副鼻腔気圧外傷防止のためにしばしば使用される。しかし，それらの有効性は証明されていない[59]。

上気道感染症，アレルギー性鼻炎および慢性副鼻腔炎は，HBOTの相対的禁忌である。ほとんどの場合，これらの問題はコントロールすることが可能であり，HBOTを施行できている。

耳硬化症手術はまた耳気圧外傷のリスクを増加させるかもしれず，そして鼓膜チューブ挿入がHBOTの開始前に必要となるかもしれない。通常，他の耳外傷はいかなる問題も引き起こさない。

慢性閉塞性肺疾患，特に肺気腫は，一部の著者により呼気閉塞と肺圧外傷を理由にHBOTの禁忌と考えられている。しかし，急性重症気管支痙攣発作を除き，減圧率が通常のHBOTプロトコール（1〜2m/分）のように遅い場合，気道閉塞の程度は決して本質的な肺内ガス貯留を引き起こすようなものではない。

気胸あるいは胸部手術の既往は，ときどきHBOTの禁忌として報告されてきた。脱気されていないスペースが残っていない限り，これらの状況は通常大きなリスクをもたらさない。しかし医者および介添人は患者の既往を知っておく必要があり，チャンバー内で気胸を管理する用意ができていなければならない。

## 酸素中毒のリスク増加による相対的禁忌

### 酸素誘発性痙攣のリスクを減らすこと

多様な環境および個人的要因は，中枢神経系酸素中毒に対する感受性を変えることにより，潜伏期間の長さを短縮しててんかん性痙攣を発生させる圧閾値を減少させるであろう。

年齢，性別，24時間周期の生体リズム，体温および多様な薬物等の要因は，中枢神経系酸素中毒を強調させることが知られてきたが，最も強力な要因は二酸化炭素濃度上昇である。このように理由を問わず高炭酸ガス血症（低換気，慢性閉塞性肺疾患，鎮痛薬または麻薬の作用，麻酔，他）は回避されなければならない。そして動脈血二酸化炭素分圧が上昇した患者は，綿密

にモニターされなければならない[14]。

てんかんは，長い間 HBOT の禁忌と考えられてきた。実際は，てんかん患者で過酸素性痙攣の危険性がより大きいことを示す臨床知見は不足している。実験的研究では，てんかんと過酸素性痙攣とではメカニズムが異なることが示唆されている[60,61]。実際，医学的によくコントロールされているてんかん患者は，てんかん発作の大きなリスクを伴わずに HBOT を施行できるであろう。さらに，HBOT 環境内での酸素誘発性痙攣の重要性は低い。痙攣疾患をもつ患者が HBOT で治療されるためには，通常 HBOT 中の綿密な監視，頻繁な酸素投与中断および抗痙攣薬治療プログラム（もし必要ならば）の調節で十分である。

### 眼酸素中毒の危険を減らすこと

未熟児や幼児は，通常 HBOT に十分耐えうるが，眼毒性のリスクは考慮されなければならない。低い酸素分圧，頻繁な酸素投与中断，そして一部の著者によると酸化防止剤サプリメント（ビタミンCおよびE）[20]は，これらの小児の治療を相当程度安全にし，可能にする。HBOT で治療される患者に発生する失明におそらく関与しているとされる視神経炎が報告されている。因果関係は明確には立証できなかったが，これらの患者はおそらく詳細な眼科的調査を受けなければならないであろう[43]（Chapter 24 参照）。

## 高気圧酸素環境に関連して増大するリスクによる相対的禁忌

健康人の高酸素血症では，主に過酸素性血管収縮によって血行動態変化が誘発される。動脈圧上昇，徐脈および心拍出量減少が発生するかもしれない。心室後負荷の増加に十分に耐えられず心室機能不全が発生する可能性があるため，HBOT 適応患者の心機能は施行前に考慮されなければならない。よく代償された心不全患者の大部分は，HBOT の間ほとんど問題を起こさない。

高濃度酸素下の呼吸が低酸素誘発性呼吸運動を抑制するため，慢性呼吸不全と高炭酸ガス血症をもつ患者には急激な呼吸抑制のリスクがあるかもしれない。このリスクは十分に平衡状態にある患者では低いが，これらの患者の酸素および二酸化炭素の経皮圧をモニターすることは重要である。

## 精神的そして行動的問題による許容しがたい相対的禁忌

閉所恐怖症および不安は，精神科医の支援，抗不安薬あるいはその両方によって安全に HBOT が施行できるようにコントロールされなければならない。患者教育やスタッフの監督が行われても，一部の患者は安全措置に従わないかもしれない。スタッフが努力したうえでの安全措置への遵守の欠如は，HBOT の禁忌である。

# 臨床業務の重要性

一度処置に対する潜在的リスクと禁忌が確認されたならば，患者リスクを減らすためにこれらの問題を確認する特定の方法が存在しなければならない。これは，最初の診察と適切な監視プログラムで達成される[15,28,56]。

### ▶ 最初の診察

最初の診察の際，医師は HBOT を依託するための適応を考慮するだけではなく，患者の潜在的禁忌についても評価しなければならない。治療法に特異的に必要な既往歴と臨床検査を行わなければならない。耳鏡を用いた圧平衡動作の観察が適切である。胸部X線写真と成人患者の心電図は必要であろう。スパイロメトリーを用いた肺機能検査は特定の患者の呼吸状態を評価するには有用であるが，通常は必要でない。

この最初の診察の結果は，患者記録に残されなければならない。そして患者が高気圧治療施設に滞在している間，高気圧治療にかかわるすべてのスタッフがすぐ確認できるよう，患者ごとの患者管理計画が存在すべきである。

### ▶ 患者教育

鎮静患者あるいは緊急患者の場合を除き，HBOT 環境の特別な装置に関する患者教育について確立したプログラムがなければならない。HBOT の間に経験する生理変化について説明しなければならない。そしてスタッフと器材についても紹介しなければならない。理想的には使用器材の役割も説明すべきである。

耳圧平衡動作は，最初の HBOT 実施前に教えなければならない。安全性はまた患者教育の重要な部分である。綿性衣服の必要性，（持ち込み）禁止品目，火災時の緊急処置，あるいは緊急減圧について説明しなければならない。患者は，治療開始前にこれらをまとめた文書を受け取らなければならない。

## ▶ 高気圧チャンバー係員とモニタリング

HBOT治療中の高気圧チャンバー係員の存在は，重要な安全措置である。高気圧チャンバー係員は患者が耳圧を平衡させることを手伝い，そして彼らはHBOT施行中に患者をモニターできる。多人数用チャンバー内の彼らの存在は患者を安心させ，あらゆる不適当な行動の回避を助ける。

## 結　論

あらゆる治療と同じく，HBOTにもそれ自体の副作用や禁忌がある。たとえ全体的な危険性が低いとしても，最も重大な肺圧外傷と酸素中毒のリスクを最小にするために，禁忌は最初の診察の段階で考慮されなければならない。

大部分の医学的状況は相対的禁忌でしかない。そして患者にHBOTを施行する前に，HBOTにより期待される利益と予想されるリスクの間のバランスが評価されなければならない[62]。

### REFERENCES

1. European Committee for Hyperbaric Medicine Recommendations of the jury of the first European Consensus Conference on Hyperbaric Medicine, Lille, 1994. In：Marroni A, Mathieu D, Wattel F(eds)：The ECHM Collection, Vol. 1. Flagstaff, Ariz, Best Publishing Company, 2005, pp 133-142.
2. Sutton J, Standen P, Wallace A：Accidents to patients in hospital：A comparative study. Nurs Times 90：52-54, 1994.
3. Elnitsky C, Nichols B, Palmer K：Are hospital incidents being reported? J Nurs Adm 27：40-46, 1997.
4. Kot J, Houman R, Gough-Allen R：Safety in hyperbaric medicine. In：Mathieu D(ed)：Handbook on Hyperbaric Medicine. Dordrecht, The Netherlands, Springer, 2006, pp 691-711.
5. Plafki C, Peters P, Almeling M, et al：Complications and side effects of hyperbaric oxygen therapy. Aviat Space Environ Med 71：119-124, 2000.
6. Poisot D, Delort G：Accidents survenus au cours de traitements hyperbares dans le service du centre hospitalier de Bordeaux. Med Sub Hyp 6：84-91, 1987.
7. Sheffield P, Smith A：Physiological and pharmacological bases of hyperbaric oxygen therapy. In：Bakker D, Cramer F(eds)：Hyperbaric Surgery. Flagstaff, Ariz, Best Publishing Company, 1999, pp 63-109.
8. Hamilton-Farrell M, Bhattacharyya A：Barotrauma. Injury 35：359-370, 2004.
9. Roque F, Simao A：Barotraumatism. In：Mathieu D(ed)：Handbook on Hyperbaric Medicine. Dordrecht, The Netherlands, Springer, 2006, pp 715-729.
10. Raphael JC, Elkharrat D, Jars-Guincestre MC, et al：Trials of normobaric and hyperbaric oxygen for acute carbon monoxide intoxication. Lancet 2：414-419, 1989.
11. Chavez J, Adkinson C：Adjunctive hyperbaric oxygen in irradiated patients requiring dental extractions：Outcome and complications. J Oral Maxillofac Surg 59：518-522, 2001.
12. Med Aeronaut Spat Med Subaqu Hyperbare 20：63-65, 1981.
13. Mahadir C, Szymczak A, Sutherland GR：Intracerebral pneumotocele presenting after air travel. J Neurosurg 101：340-342, 2004.
14. Bitterman N, Bitterman H：Oxygen toxicity. In：Mathieu D(ed)：Handbook on Hyperbaric Medicine. Dordrecht, The Netherlands, Springer, 2006, pp 731-765.
15. Davis J, Dunn J, Heimbach R：Hyperbaric medicine：Patients selection, treatment procedures and side effects. In：Davis J, Hunt T(eds)：Problem Wounds. The Role of Oxygen. New York, Elsevier, 1988, 225-235.
16. Hampson N, Simonson S, Kramer C, Piantadosi C：Central nervous system oxygen toxicity during hyperbaric treatment of patient with carbon monoxide poisoning. Undersea Hyperb Med 23：215-219, 1996.
17. Hampson N, Atik D：Central nervous system oxygen toxicity during routine hyperbaric oxygen therapy. Undersea Hyperb Med 30：147-153, 2003.
18. Louge P, Cantais E, Palmier B：Acute respiratory distress syndrome after prolonged hyperbaric oxygen therapy：A case of pulmonary oxygen toxicity? Ann Fr Anesth Reanim 20：559-562, 2001.
19. Palmer E, Flynn J, Hardy R, et al：Incidence and early course of retinopathy of prematurity. Ophthalmology 98：1628-1640, 1991.
20. Finer N, Schindler R, Grant G, et al：Effect of intramuscular vitamin E on frequency and severity of retrolental fibroplasia. A controlled trial. Lancet 1：1087-1091, 1982.
21. Torbati D, Peyman G, Wafapoar H, et al：Experimental retinopathy by hyperbaric oxygenation. Undersea Hyperb Med 22：31-39, 1995.
22. Palmquist B, Philipson B, Barr P：Nuclear cataract and myopia during hyperbaric oxygen therapy. Br J Ophthalmol 68：113-117, 1994.
23. Hyperbaric facilities. NFPA 99 standard for health care facilities chapter 19. In：Klein B(ed)：Health Care Facilities Handbook, 5 ed. Quincy, Mass, National Fire Protection Association, 1996, pp 525-582.
24. EN 14 931：Pressure Vessels for Human Occupancy. Multiplace Pressure Chamber Systems for Hyperbaric Therapy. Performance, Safety Requirements and Testing. Brussels, Belgium, CEN, 2006.
25. COST Action B14. A European Code of Good Practice for hyperbaric oxygen therapy. Eur J Underwater Hyperb Med 5(suppl 1)：43-61, 2004.
26. Chimiak J：Evaluating equipment and materials for use in a hyperbaric oxygen environment：The clinical hyperbaric evaluation and testing program. In：Workman N(ed)：Hyperbaric Facility Safety. Flagstaff, Ariz, Best Publishing Company, 1999, pp 675-688.
27. Weaver L：Management of critically ill patients in the monoplace hyperbaric chamber. In：Kindwall E, Wheelan H(eds)：Hyperbaric Medicine Practice, 2nd ed. Flagstaff, Ariz, Best Publishing Company, 1999, pp 245-322.
28. Kemmer A, Muth C, Mathieu D：Patient management. In：Mathieu D(ed)：Handbook on Hyperbaric Medicine. Dorbrecht, The Netherlands, Springer, 2006, pp 651-669.

29. Ferm VH：Teratogenic effects of hyperbaric oxygen. Proc Soc Exp Biol Med 116：975-976, 1964.
30. Fujikura T：Retrolental fibroplasia and prematurity in newborn rabbits induced by maternal hyperoxia. Am J Obstet Gynecol 90：854-858, 1964.
31. Telford I, Miller P, Haas G：Hyperbaric oxygen causes fetal wastage in rats. Lancet 2：220-221, 1969.
32. Miller P, Telford I, Haas G：Effects of hyperbaric oxygen on cardiogenesis in the rat. Biol Neonate 17：44-52, 1971.
33. Cho S, Yun D：The experimental study on the effect oh hyperbaric oxygen on the pregnancy wastage of rats with acute carbon monoxide poisoning. Seoul J Med 23：67-75, 1982.
34. Gilman S, Greene K, Bradley M, Biersner R：Fetal development：Effects of simulated diving and hyperbaric oxygen treatment. Undersea Biomed Res 9：297-304, 1983.
35. Assali N, Kirschbaum THL, Dilts P：Effects of simulated diving and hyperbaric oxygen treatment on uteroplacental and fetal circulation. Circ Res 22：573-588, 1968.
36. Molzhaninov E, Chaika V, Domanova A：Experience and prospects of using hyperbaric oxygenation in obstetrics. In：Yefuni SN(ed)：Proceeding of the Seventh International Congress on Hyperbaric Medicine, Moscow, 1981. Moscow, Russia, Nauka, 1983, pp 139-141.
37. Chaika V：The immediate and long term results to development of children born by mother with hyperbaric oxygenation. In：Yefuni SN(ed)：Proceeding of the Seventh International Congress on Hyperbaric Medicine, Moscow, 1981. Moscow, Russia, Nauka, 1983, pp 364-367.
38. Ledingham I, McBride T, Jennett W：Fatal brain damage associated with cardiomypathy of pregnancy with notes on caesarean section in a hyperbaric chamber. Br Med J 4：285-287, 1968.
39. Sparacia B：HBO in the treatment of fetal growth deficiencies. In：Oriani G, Marroni A, Wattel F(eds)：Handbook on hyperbaric medicine. Berlin, Springer, 1996, pp 791-797.
40. Barthelemy L, Michaud A：Traitement par l'oxygèn hyperbare des insuffisances vasculaires foeto-placentaires. Med Sub Hyp Int 3：19-39, 1999.
41. Van Hoesen K, Camporesi E, Moon R, et al：Should hyperbaric oxygen be used to treat the pregnant patient for acute carbon monoxide poisoning? A case report and literature review. JAMA 261：1039-1043, 1989.
42. Elkharrat D, Raphaël JC, Korach JM, et al：Acute carbon monoxide intoxication and hyperbaric oxygen in pregnancy. Intensive Care Med 17：289-292, 1991.
43. Kindwall E：Contra-indications and side effects to hyperbaric oxygen therapy. In：Kindwall E, Weelan H(eds)：Hyperbaric Medicine Practice, 2nd ed. Flagstaff, Ariz, Best Publishing Company, 1999, pp 83-97.
44. Feldmeier J, Carl U, Hartman K, Sminia P：Hyperbaric oxygen：Does it promote growth or recurrences of malignancy? Undersea Hyperb Med 30：1-18, 2003.
45. Johnson RJR, Lauchlan SC：Epidermoid carcinoma of the cervix treated by Co therapy and hyperbaric oxygen. In：Brown IW, Cox BG(eds)：Proceedings of the Third International Congress on Hyperbaric Medicine. Washington, DC, National Academy of Sciences, 1966, pp 648-652.
46. Dische S：Hyperbaric oxygen. The medical research council trials and their clinical significance. Br J Radiol 51：888-894, 1979.
47. Denham W, Yeoh EK, Ward GG, et al：Radiation therapy in hyperbaric oxygen for head and neck cancer at Royal Adelaide Hospital 1964-1969. Int J Radiat Oncol Biol Phys 13：201-208, 1987.
48. Marx RE：Radiation injury to tissue. In：Kindwall E, Whelan H(eds)：Hyperbaric Medicine Practice, 2nd ed. Flagstaff, Ariz, Best Publishing Company, 1999, pp 665-723.
49. Howley ET, Cox RH, Welch HG, Adams RP：Effect of hyperoxia on metabolic and cathecolamine responses to prolonged exercise. J Appl Physiol 54：59-63, 1983.
50. Berend N：The effect of bleomycin and oxygen on rat lung. Pathology 16：136-139, 1984.
51. Rinaldo J, Goldstein R, Snider G：Modification of oxygen toxicity after lung injury by bleomycin in hamsters. Am Rev Respir Dis 126：1030-1033, 1982.
52. Goldiner P, Carlon G, Cvitkovic E, et al：Factors influencing postoperative morbidity and mortality in patients treated with bleomycin. Br Med J 1：1664-1667, 1978.
53. Donat S, Levy D：Bleomycin associated pulmonary toxicity：Is perioperative oxygen restriction necessary? J Urol 160：1347-1352, 1998.
54. Upton PG, Yamaguchi KT, Myers S, et al：Effects of antioxidants and hyperbaric oxygen in ameliorating experimental doxorubicin skin toxicity in the rat. Cancer Treat Rep 70：503-507, 1986.
55. Weaver L：Monoplace hyperbaric chamber use of US Navy Table 6：A 20 year experience. Undersea Hyperb Med 33：85-88, 2006.
56. Wattel F, Mathieu D, Bocquillon N, Linke JC：Pratique de l'oxygénothérapie hyperbare. Prise en charge des patients. In：Wattel F, Mathieu D (eds)：Traité de Médecine Hyperbare. Paris, Ellipse, 2002, pp544-561.
57. Unsworth IP：Pulmonary barotraumas in a hyperbaric chamber. Anesthesiology 28：675-678, 1973.
58. Murphy DG, Sloan EP, Hart RG, et al：Tension pneumothorax associated with hyperbaric oxygen therapy. Am J Emerg Med 9：176-179, 1991.
59. Carlson S, Jones J, Brown M, Hess C：Prevention of hyperbaric-associated middle ear barotrauma. Ann Emerg Med 21：1468-1471, 1992.
60. Vion-Dury J, LeGal La Salle G, Rougier I, Papy JJ：Effects of hyperbaric and hyperoxic conditions on amygdala-kindled seizures in rat. Exp Neurol 92：513-521, 1986.
61. Garcia-Cabrera I, Milgram NW, Berge OG：Electroencephalographic and behavioural correlates of seizure development in rats in response to hyperbaric exposure. Epilepsy Res 7：65-71, 1990.
62. European Committee for Hyperbaric Medicine：Recommendations of the jury of the 7th European Consensus Conference on Hyperbaric Medicine, Lille, 2004. Available at：http：//www.echm.org. Accessed October 10, 2006.

# 索引

**数字・ギリシア文字**

1秒量　55
I型減圧症　228
II型減圧症　228
III型減圧症　209, 228
α毒素　79, 312, 313, 314
βインテグリン　167, 344
$β_2$インテグリン　213, 256, 314
βブロッカー　57
θ毒素　313

**A**

ABD pad　285
ABI　296
ACS　356, 359, 456, 457
ADPR-リボシル化　161
AGE　203, 204, 206
American Society of Mechanical Engineers　21
AMI　137, 457
ANCI/ASME PVHO-1　21
ASME-PVHO-1　27
ATP　104, 117, 126, 252
ATPサイクル　118

**B**

Barthel Index　383
Bert, Paul　5, 144
BMI　67
Boerema, Ita　8, 10, 11, 12

**C**

CAGE　79
Cardiff Wound Impact Schedule　280
CBF　428
CD11/18　128, 131
CD18　129, 131
cGMP　131
CHRN　24
CHT　24
Cierny-Mader分類システム　329
CO結合ヘモグロビン　110
COの病態生理学　252
CO中毒　252, 256
CO中毒の治療　261
CO曝露　252, 254, 259
COヘモグロビン　78
$CO_2$中毒　147

Coburn-Forster-Kaneの式　253
CO-Hb　78, 252, 260
Comex 治療表30　234
Corning, J. Leonard　7
CT検査　55
Cunningham, Orval　7

**D**

DIC　79
DNS　78, 261
$DO_2$　105

**E**

E -セレクチン　127, 259
Eads, James　6
EDSS　372
EGF　157
EPC　163
ERG　432

**F**

FGF　160
FSS　372

**G**

GCS　361
G-CSF　324
GMCSF　180
GOS　362

**H**

Haldane, J. Scott　7, 12
Heliox　148, 230
HIF-1α　161, 256
HO-1　135
HO-2　257
HPNS　144, 48, 149
Hydreliox　148
Hyperbaric Oxygen Therapy Committee Report　91

**I**

ICAM-1　127, 129, 131, 213, 456
ICD　23, 96
ICP　360, 361, 362, 364
IGF-1　157, 160
IL-1　157, 180, 342
IL-2　157, 180

IL-4　180
IL-5　180
IL-6　180, 342
IL-7　180
IL-8　180
IL-10　180
IL-12　180
IL-13　180
IL-17　180
iNOS　162
ISSHL　383
IV輸液ポンプ　95

**J**

Jaminet, Alphonse　6
Jefferson Davis創傷治癒プロトコール　33, 38

**L**

Lambertsen/SoulsのOcean Systems治療表7A　235
LENT-SOMAスコア　190

**M**

MACE　358, 359
Marxのステージ分類　183
MBP　259
MEASURE system　280
MESS　337
MMP　281
MMP-1　180
MMP-3　180
MMP-9　180
MPO　256, 258
MRI検査　58

**N**

N-メチル- D -アスパラギン酸　257
NADPH　159
NADPHオキシダーゼ　342
NADPH酸化酵素　162
National Board of Diving and Hyperbaric Medical Technology　24
National Fire Protection Association　21, 27
National Institutes of Health Stroke Scale　383
NFPA　27, 36, 38

NFPA53　21, 23
NFPA99　21, 22, 28, 38
NF-κB　163
NHE　364
Nitrox　148, 230
NMDA　257
NMDA受容体　257
NMDAニューロン　258
NOS　132, 160, 162, 341
NOS I　132, 133
NOS II　132, 133
NOS III　132, 133

### O
OER　110, 111

### P
P-セレクチン　127, 259, 314
PBT　200
PDGF　157, 160
PDGF受容体　167
PECAM　128
PET　279
PFC　241
PFO　58, 59, 60, 69, 221, 226
PMA　129
postpulmonaryシャント　106
P-R間隔　455
Priestly, Joseph　2

### Q
QOL　186, 280
$\dot{Q}_T$間隔　455, 456

### R
Recreational Scuba Training Council　51
RIF　181
Roebling, Washington　6
ROP　79, 84
ROS　123, 159, 162
R-R間隔　455

### S
Scheele, Carl Wilhelm　2
Scottish Sub-Aqua Club　51
Smith, Andrew　6
SOD　424

sonotubometry　411
SPECT　84
SSRI　68
ST合剤　332

### T
Tabarie, Emile　2
TBI　360
TGF-β　157, 160, 180
TNF-α　180, 257, 342
Triger, Jean　3, 4
tubotympano-aerodynamograph　411

### U
UHMS　21, 23, 29, 35, 39, 75, 168
Undersea and Hyperbaric Medical Society　21, 29, 51, 75, 91, 168, 374
UPTD　438

### V
VAC　96
VEGF　157, 160, 167, 296
VEGF-C　195
VGE　200

### あ
アイドリングニューロン　367
亜鉛　165, 288
亜急性放射線障害　178
悪性腫瘍　178
アスピリン　461
圧壊肢　337
圧縮空気浴　3, 7
圧代償手技　85
圧迫療法　284
圧力感受性　149, 150
圧力勾配　148
アデノシン三リン酸　104, 117, 252
アデノシンジホスホリボースリボシル化　161
アテローム性動脈硬化症　356
アブミ骨摘出術　415
アブミ骨プロテーゼ　415
アポ蛋白ε4アレル　263
アポトーシス　124
アミノグリコシド　332
アミフォスチン　179
アムホテリシン　322
アムホテリシンB　322, 325

アメリカ海軍ダイビングマニュアル　237
アメリカ海軍治療表5　21, 231
アメリカ海軍治療表6　21, 32, 38, 213, 231, 237
アメリカ海軍治療表6A　32, 45, 213, 233
アメリカ海軍治療表7　235
アメリカ海軍治療表8　235
アメリカ国立衛生研究所脳卒中評価尺度　383
アラキドン酸　257
アラキドン酸代謝　423
アルカローシス　120
アルギニン　288
アルドステロン　151
アルブミン　276
アレルギー性鼻炎　470
アロステリック効果　117

### い
息こらえ　203, 225, 228
イギリス海軍治療表61　231
イギリス海軍治療表62　231
萎縮性瘢痕　410
異常失血　81
移植　139
移植片　91, 293
一次性進行型多発性硬化症　370
一重項酸素　341, 421
一回換気量　105
一回心拍出量　455, 457
一酸化炭素　45, 252, 254
一酸化炭素拡散能　436
一酸化炭素中毒　261, 468
一酸化炭素の病態生理学　252
一酸化炭素曝露　259
一酸化炭素ヘモグロビン　252
一酸化窒素　117, 131, 132, 133, 134, 223, 421
一酸化窒素合成酵素　160, 162, 341
一般外科　293
イレウス　86
陰圧閉鎖療法　96
陰圧療法　284
インスリン様増殖因子-1　157
インターフェロン-β　372
インターロイキン-1　157, 180, 342
インターロイキン-6　342
インテグリン　157
インドメタシン　240, 423

## う

ウイルス性迷路炎　66
植え込み型除細動器　23, 60, 96, 459
植え込み型ペースメーカー　23, 60, 96, 459
ウジムシ　286

## え

エアウエイ　76
エアブレイク　231
鋭的デブリードマン　286
栄養療法　288
エウスタキオ管　408
壊死性感染症　312
壊死性筋膜炎　79, 315, 317
　　——鑑別診断　319
　　——危険因子　317
　　——原因　317
　　——臨床症状　318
壊死性腸炎　85
壊死性軟部組織感染症　12
壊死性肺炎　65
壊死性蜂窩織炎　315, 319
壊死組織　278
壊疽性蜂窩織炎　315, 319
エネルギー産生　156, 164
エノキサパリン　240
エビデンス　354
エフェドリン　203
エホバの証人　81
エラスターゼ　256
遠隔皮弁　294, 300
炎症　156
炎症細胞　159, 160, 259
炎症性サイトカイン　366
炎症性メディエーター　342
炎症反応　157, 252
炎症誘発性サイトカイン　344
エンドセリン-1　201
エンリッチド・エア　146

## お

横隔膜気腫　204
黄色ブドウ球菌　317
横断性放射線脊髄炎　193
嘔吐　76
横紋筋肉腫　82
横紋筋融解　340
悪心　449

オメガ3脂肪酸　165
音声障害　449

## か

外傷性気胸　65
外傷性脳損傷　360
回転　127
解糖　117, 120
解剖学的死腔　105
開放性骨折　337
界面活性剤　214
外有毛細胞浮腫　410
外リンパ瘻　410, 416
蝸牛移植　66
蝸牛窓　408
核白内障　433
隔膜気腫　206
角膜肥厚　452
火災　22, 23, 35
過酸化亜硝酸　255, 421
過酸化脂質　422
過酸化水素　124, 159, 421
過酸化ラジカル　422
ガス壊疽　12, 79, 312, 313
ガス交換　104, 105
ガス塞栓症　79, 91, 200
ガスティロ分類　337
カスパーゼ　342
カスパーゼ-3　82
ガス分圧　147
かすみ目　449
カタラーゼ　124, 312, 424
カタリナ治療表　233
活性化ミクログリア　259
活性酸素種　123, 124, 148, 159, 162, 252, 341
活性窒素種　148
カテーテル手術　57
カドヘリン　157
鎌状赤血球　56
カラードップラー法　299
顆粒球・マクロファージコロニー刺激因子　180
顆粒球コロニー刺激因子　324
カルシウム・アルギン酸塩被覆材　284
カルシウムチャネルブロッカー　261
カルディオバージョン　96
カルバミノ化合物　119
カルバミノ酸塩　120

肝壊疽　83
感音性難聴　415
眼窩気腫　414
換気血流比　105, 106, 107
換気血流不均衡　201
間歇的酸素曝露　441
眼瞼痙攣　449
幹細胞　182, 183
患肢切断　337
間質性肺疾患　65
間質浮腫　114
環状グアノシン一リン酸　129
関節型減圧症　237
感染　297
完全静脈閉塞　304
完全動脈閉塞　302
完全房室ブロック　358, 359
冠動脈血栓症　82
冠動脈疾患　457
冠動脈心疾患　356
眼内ガス　451
灌流　165

## き

気圧　42, 144
気圧外傷　55, 84, 466
気圧障害性歯痛　414
奇異性ガス塞栓症　211
奇異性塞栓症　202
奇異性動脈ガス塞栓症　200
気管支喘息　61
気管支誘発試験　63, 64
気管挿管　229
気管チューブ　76, 95
気胸　204, 205, 466, 470
キサンチンオキシダーゼ　124, 259, 342
キサンチンデヒドロゲナーゼ　124, 259
基質産生　156
気腫性肺嚢胞　55
気道閉塞　466
気脳症　414
機能別障害度　372
気泡　206, 207, 220, 221, 230
気泡形成　68
気泡造影　58, 69
吸引　96
吸引カテーテル　76
球後視神経炎　432

急性一酸化炭素中毒　78, 91
急性冠動脈症候群　258, 356, 456
急性虚血性脳卒中　379
急性重症気管支痙攣　470
急性心筋梗塞　137, 457
急性動脈不全　91
急性放射線障害　178
急性末梢性虚血　79
急性リンパ性白血病　82
急速浮上　203, 225, 228
胸腔切開　96
凝血　157
狭心症　356
強度調節性放射線治療　179
胸部X線　55, 227
胸膜　65
局所陰圧療法　282, 287
局所外用薬　287
局所抗菌薬　287
局所性骨髄炎　329
虚血　126, 295, 296, 300, 342
虚血再灌流障害　13, 123, 126, 294, 295, 302, 304, 340, 341, 344, 356, 456
虚血ストレス　252
虚血性心疾患　57, 65, 67, 457
虚血性脳卒中　379
虚血性脳損傷　365
虚血性ペナンブラ　135
虚血プレコンディショニング　134
虚血辺縁領域　379
禁忌　465
菌血症　315
近視　432, 433, 450, 467
菌糸状真菌　323
筋線維芽細胞　163
緊張性気胸　205
筋肉攣縮　449
筋皮弁　294
筋膜皮弁　294

## く

グアニレートシクラーゼ　257
空気　44
空気・骨伝導聴力検査　227
空気塞栓症　460
クエン酸回路　117
グラスゴーアウトカムスケール　362
グラスゴーコーマスケール　361

クラッシュ損傷　85, 91, 335, 349
　――の病態生理　338
　――の分類体系　336
グリセリン　283
クリンダマイシン　315
グルタチオン　124
グルタチオンペルオキシダーゼ　424
グルタミン酸塩　257
クレアチンキナーゼ　209
クレブス回路　117
クロストリジウム性筋壊死　79, 319
クロストリジウム性筋炎　312, 319
　――鑑別診断　315
　――危険因子　313
　――原因　312
　――治療　315
　――臨床症状　314
クロピドグレル　57

## け

経胸部エコー　58
経胸壁超音波検査　202
形質転換増殖因子-$\beta$　157, 180
経食道エコー　58
経食道超音波検査　202
形成外科　293, 329
経腟　86
経腟超音波プローブ　395
痙直　367
系統的レビュー　263, 354, 355
経肺的圧力　203
経皮的酸素測定　92, 170
経皮的酸素分圧　13, 279, 297
経皮的酸素分圧／二酸化炭素分圧モニター　76
経皮的酸素分圧測定　299
経皮的二酸化炭素測定　92
傾眠症候群　178
ゲイ・リュサックの法則　46
痙攣　420, 426
ゲージ圧　42
外科的生検　278
劇症型紫斑　79
血圧モニター　76
血液脳関門　207, 212, 371, 379
血管外遊走　127
血管拡張　340
血管形成　160

血管周囲損傷　252
血管収縮　115, 116, 121, 344, 454, 456
血管収縮効果　456
血管新生　156, 160, 161, 195, 293, 294, 395
血管損傷　345
血管抵抗　121
血管トーヌス　117
血管内皮　340
血管内皮細胞　128, 131
血管内皮細胞成長因子　296
血管内皮細胞接着分子　129, 131
血管内皮前駆細胞　160, 163
血管内皮増殖因子　157
血管攣縮　454
血行動態　455
血小板　223, 252, 255
血小板脱顆粒　157
血小板内皮細胞接着分子　128
血小板由来増殖因子　157
血清グルコース　241
結腸炎　192
血糖管理　97
血流　111, 395
血流／非再灌流現象　13
ゲル状被覆材　283
ケロイド　164
減圧症　4, 6, 9, 38, 58, 59, 81, 91, 146, 220
　――患者の評価　225
　――の治療　228
　――の病因　221
　――の臨床症状　224
減圧障害　221, 226
嫌気性菌　312, 321
嫌気性連鎖球菌　317
嫌気的解糖　157
ゲンタマイシン　461
顕微鏡的創環境　280
健忘作話症候群　261

## こ

高圧神経症候群　144
降圧薬　462
高圧利尿　151
口蓋帆張筋　408
膠芽腫　193
高気圧　146
高気圧空気　146
好気的解糖　157

抗凝固剤　57
抗菌療法　286
高血圧　57, 67, 456
抗血小板剤　57
高血糖　241
膠原線維合成　295
後細動脈　112
抗酸化防御　424
抗酸化防御メカニズム　420
高酸素化　342, 343, 344
高酸素血症　455, 471
高酸素状態　379
拘縮　164
合成界面活性剤　412
高体温　76, 77, 85
高炭酸ガス血症　95, 106, 202, 427, 440, 467, 470, 471
好中球　125, 127, 128, 157, 159, 167, 213, 252, 255, 295, 314, 323, 342, 344, 422, 456
好中球エラスターゼ　157
好中球コラゲナーゼ　157
喉頭鏡ブレード　76
喉頭嚢腫　466, 470
喉頭マスク　76
興奮性アミノ酸　257
興奮性作用　148
興奮性神経伝達物質　257
興奮性中毒作用　252
興奮毒性　257
硬膜外膿瘍　414
抗利尿ホルモン　151
高齢者　57, 467
高齢妊娠　86
呼気終末二酸化炭素濃度　95, 200, 202
呼気終末二酸化炭素モニター　76
呼吸　104, 150
呼吸器系　148
呼吸器系疾患　69
呼吸機能検　55
呼吸鎖　117, 118
呼吸循環型減圧症　227, 229
呼吸商　109
呼吸性アシドーシス　121, 144
呼吸性バースト　157, 162, 330, 342
呼吸用混合ガス　45
コクラン共同計画　354, 355
コクランライブラリー　263, 355
コクランレビュー　355

鼓室階　410
鼓室形成術　416
骨格筋　342
骨芽細胞　331
骨筋膜皮弁　294
骨修復　331
骨髄炎　91, 329
骨髄内骨髄炎　329
骨折　348
骨盤腔照射　190
骨露出　279
鼓膜　408, 410, 414
鼓膜硬化巣　410
鼓膜切開　97, 412, 413
鼓膜切開チューブ挿入術　416
鼓膜切開チューブ留置術　412
鼓膜切開用ナイフ　413
鼓膜穿孔　66, 410, 412
鼓膜穿刺　84
鼓膜張筋　408
鼓膜破裂　410
コラーゲン　160
コラーゲン合成　331
コルサコフ症候群　261
コルチ器官　410
コレステリン腫　412
コレステロール　56
コンパートメント症候群　339, 340, 348, 349

## さ

再圧治療　205, 213, 228, 229, 231
催奇形性　78
細菌検査　278
再形成　156, 163
再建外科　293, 329
再接着　345, 349
最大酸素拡散距離　114
細動脈　112
サイトカイン　180, 342
サイトグロビン　118
再発寛解型多発性硬化　370
細胞外基質　160
細胞死　295
細胞ストレス反応　256
細胞接着分子-1　127, 157, 213, 341, 344, 456
細胞増殖　195
細胞内アシドーシス　241
細胞膜　422

殺菌　165, 330
サルコイドーシス　69
酸化還元ストレス　161
酸化ストレス　144, 256
酸化体生産　165
酸化的バースト　330
酸化的リン酸化　104, 117, 124, 126
散在性虚血　300
三次元適合性放射線治療　179
酸素　230, 330, 331, 344, 395
酸素運搬能　212
酸素運搬量　105, 111
酸素解離曲線　110
酸素拡散　113
酸素拡散勾配　108
酸素カスケード　109
酸素化ヘモグロビン　120
酸素環境　279
酸素供給量　111
酸素痙攣　467
酸素シンク　118
酸素摂取量　111
酸素窓効果　212
酸素代謝　449
酸素耐性　438-440
酸素耐性限界　420
酸素中毒　5, 84, 420, 449, 467, 470
　──眼に及ぼす効果　431
　──の神経学的効果　426
　──の肺効果　433
　──の病理効果　420
　──の臨床症状　425
酸素張力　420
酸素投与　229, 253
酸素抜き取り　111, 113
酸素抜き取り率　110
酸素曝露　420
酸素パラドックス　123
酸素フード　75
酸素富化空気　146
酸素フリーラジカル　124
酸素ヘモグロビン　420
酸素ヘモグロビン解離曲線　253
酸素誘導性痙攣　467

## し

シアン化合物　78
視覚障害　467

歯牙破折　414
耳管　408
耳管機能障害　67
耳管洗浄　412
子宮頸癌　191
子宮内発育遅延　86
死腔　106
軸走皮弁　294, 300
シクロオキシゲナーゼ　423
耳硬化症　415
自己通気　411
脂質過酸化　124, 126, 259, 295, 422
シスプラチナム　469
ジスルフィラム　469
歯性膿瘍　466
自然気胸　65, 69
失行症　261
湿潤　279
失明　414, 431
自動視野測定　451
耳鼻咽喉科疾患　66
自閉症　83
耳鳴　383, 449
視野狭窄　449
シャルルの法則　47
周囲圧　43
縦隔炎　461
縦隔気腫　204, 210
習慣性流産　395
収縮期雑音　57
重症感染症　91
重症頭部外傷　67
重症貧血　81
重炭酸イオン　119
終末細動脈　112
縦列歩行テスト　227
宿主　337
宿主因子　344
宿主細胞　157
出血性膀胱炎　191
出血性放射線膀胱炎　191
出血性脳卒中　379
腫瘍　468
腫瘍壊死因子　257
腫瘍壊死因子-α　180, 342
腫瘍増殖　468
主要有害冠動脈事象　358
漿液濾出　409

上気道感染　66, 470
静水圧　144
小腸炎　192
小児　56, 74, 97, 467
小嚢胞　204
上皮化　156, 163
上皮形成　159
上皮細胞増殖因子　157
小胞体　421
静脈うっ滞　303
静脈うっ滞性皮膚炎　276
静脈ガス塞栓症　200
　　──の診断　202
　　──の治療　202
　　──の病態生理　201
　　──の臨床所見　202
静脈気泡　59, 60, 80
静脈血酸素分圧　253
静脈性下肢潰瘍　170
静脈性虚血　304
静脈塞栓　224
静脈内輸液ポンプ　95
食細胞　331
褥瘡　170, 276
食道憩室　466, 477
植皮　293
食胞　159
除細動　96
徐脈　116, 121, 150, 151, 455
視力　448
視力障害　431
耳漏　412, 414
心外シャント　60
腎機能検査　276
真菌　321, 322
真菌感染症　321
心筋虚血　457
心筋梗塞　123, 356
真菌症　323
神経学的後遺症　260
神経学的酸素中毒　427, 429
神経学的脱落症状　210
神経型減圧症　226
神経血管障害　339
神経疾患　69
神経精神的障害　460
神経伝達物質　257
神経毒症状　145

心血管疾患　356
人工呼吸器　75, 93
人工耳小骨　416
進行性細菌性壊疽　321
人工内耳　415
人工弁置換術　57
心疾患　69
心室性期外収縮　207
心室性頻脈　207
侵襲性医療行為　80
滲出液　278
親水フォーム被覆材　284
新生児　74
新生児仮死　365
新生児低酸素性脳症　364
新生児脳症　364
新生児網膜症　467
心臓手術　460
心電図　56, 93
心内シャント　60
心拍出量　116, 121
心拍モニター　76
心房性ナトリウム利尿ペプチド　151
心房中隔欠損症　242
心理社会的なアセスメント　280

す
水晶体の酸素中毒　450
水中再圧　236
スーパーオキサイド　117, 157, 341, 421
スーパーオキサイドアニオン　255, 341, 421
スーパーオキサイドジスムターゼ　312, 449
スーパーオキサイドラジカル　124, 125, 330
頭蓋内圧　360
頭蓋内気腫　470
頭蓋内膿瘍　81
スパイナル針　413
ずり応力　207
スルファチアジン銀製剤　284, 287
スレブモニター　96
スワブ検査　278

せ
成熟化　163
生食ガーゼ　282
生殖機能　152
精神疾患　68
静水圧　144

生着不良　296
生理学的死腔　105
生理学的モニタリング　96
生理食塩水　283
静力学的平衡　144
赤芽球系細胞増殖因子　167
脊髄　223
脊髄型減圧症　58, 213, 227
脊髄性ショック　229
赤血球　104, 119, 345
赤血球増加症　110
赤血球沈渣　56
接合菌症　315, 321, 323
接合菌性壊疽性蜂窩織炎　321
　　──鑑別診断　323
　　──危険因子　322
　　──原因　321
　　──治療　325
　　──臨床症状　322
絶対圧　43
絶対的禁忌　469
セルロプラスミン　423
セレクチン　157, 341
線維化　180
線維芽細胞　160, 163, 295, 331, 344
線維芽細胞増殖因子　160, 167
線維性萎縮効果　180
全血血算　276
全身血管抵抗　454
全人工耳小骨置換術　416
全身性痙攣　449
潜水適性　50, 51, 54, 55, 56
喘息　69
選択的セロトニン再取り込み阻害薬　68
穿通性外傷　346
穿通性肺損傷　65
前庭階　410
前庭機能検査　227
前庭窓　408
前庭末梢神経障害　242
先天性心疾患　459

## そ

創感染　166
藻菌症　321
総合障害度　372
創傷治癒　156, 165, 167
創傷治癒機転　279

創傷治癒遅延　295
創傷治癒プロトコール　33, 38
臓側胸膜　204
相対的禁忌　470
創のアセスメント　276
創培養　278
足関節上腕血圧比　296
続発性放射線作用　178
組織酸素分圧　253
組織生検　278
ソフトシリコン被覆材　285

## た

体外式ペースメーカー　459
大気　44
体血管抵抗　454
胎児　78
胎児仮死　263
胎児虚血　365
胎児低酸素症　365
胎児ヘモグロビン　78, 263
代謝　252
代謝性アシドーシス　110
体性感覚誘発電位　227
耐糖能検査　276
多形核白血球　157
多層性移植片　296
脱顆粒　256
脱酸素化ヘモグロビン　120
脱ミエリン化　178
多発性硬化症　370
ダルトンの法則　5, 47
炭酸ガス　44
炭酸脱水素酵素　119
単純移植片　293
単純性気胸　205
炭水化物　165
蛋白質　164
蛋白質合成　164
蛋白質分解酵素　157, 163

## ち

チアノーゼ　459
チアノーゼ性心疾患　80
チェストチューブ　229
チクロピジン　57
窒素麻酔　149
チトクロームc　109

チトクロームオキシダーゼ　252, 424
チトクロームcオキシダーゼ　118, 256
遅発性筋肉痛　387
遅発性神経学的後遺症　78, 261
遅発性放射線障害　178, 180
中間呼気流量　437
中耳　84
中耳気圧外傷　408, 466
　　──の治療　412
　　──の予防　410
　　──の臨床症状　410
中耳腔　408
中枢神経型減圧症　58, 221, 225, 226, 237, 242
中枢神経系　148
中枢神経系酸素中毒　426, 467
中枢性酸素中毒　149
中毒性ショック症候群　319
中毒性表皮壊死　319
腸炎　85
超音波ドップラー法　395
超音波モニタリング　200
聴力検査　55
聴力損失　66
チョークス　224, 225, 227
直腸炎　192
治療抵抗性骨髄炎　329, 332
鎮静　97

## て

定位放射線手術法　179
帝王切開　86
低灌流　301
低気圧　145
低血糖　65, 468
低酸素　167, 170, 252
低酸素血症　84, 93, 229, 319, 344
低酸素症　146
低酸素状態　146, 296
低酸素性虚血性脳症　82
低酸素性低酸素症　254
低酸素誘導性因子-$1\alpha$　161, 256
低組織灌流　296
低組織酸素　296
低体温　76, 77, 85
ティンパノメトリー　411
鉄過剰症候群　322
デフェロキサミン　423

デブリードマン　286, 315, 321, 322, 324, 325, 329, 332
伝音性難聴　415
てんかん　67, 241, 366, 470
電気眼振計　227
電子伝達系　109, 117

## と
トインビー法　408
頭頸部外科　293
鐙骨切除術　66, 70
動静脈シャント　113
洞性徐脈　454
糖尿病　65, 79, 86, 468
糖尿病壊疽　168
糖尿病性下肢潰瘍　91
糖尿病性・神経症性の足部潰瘍　276
糖尿病網膜症　161
頭皮外傷　85
動脈ガス塞栓症　55, 69, 203, 206, 232, 237
　　　——の診断　210
　　　——の徴候と症状　208
　　　——の治療　210
　　　——の病態生理　206
　　　——の臨床所見　207
動脈灌流　302
動脈血酸素飽和度　93
動脈血二酸化炭素濃度　241
動脈血流ドップラー　296
動脈性潰瘍　276
動脈低灌流　302
動脈内膜炎　180
動脈閉塞　301, 302
動脈閉塞性潰瘍　170
ドキソルビシン　469, 470
特発性突発性感音難聴　383
ドップラー法　299
ドブタミン　203
トブラマイシン　332
努力性肺活量　55
トロポニン値　209
トロンボキサン　423
鈍的外傷　346
トンネルビジョン　431

## な
内耳型減圧症　224, 227, 242
内皮細胞　222

内皮破壊　222
ナイミーヘン染色体不安定症候群　179
ナトリウムイオン　151, 152
ナノ結晶性銀含有被覆材　284
軟組織　148
難治性骨髄炎　80
難聴　383
軟部組織感染症　312, 321
軟部組織損傷　337

## に
肉芽組織形成　159
ニコチンアミドアデニンジヌクレオチドリン酸　159
二酸化炭素　44
二酸化炭素レーザー式鼓膜切開術　413
二相性減圧症　209, 213
ニトロチロシン　256, 258
ニトロフラントイン　332
ニモジピン　261
乳酸　157, 160
乳酸モニタリング　299
乳酸リンゲル液　283
乳児　74, 467
乳房浮腫　190
乳様突起　411
乳様突起切除術　66, 70
ニューログロビン　118
ニューロン　150
ニューロン変性　257
尿素　283
妊娠　68, 78
妊娠高血圧症候群　86
妊婦　78, 263, 468

## ね
熱式鼓膜切開術　413
熱傷　12, 391
熱ショック蛋白質　222
熱性痙攣　67
捻髪音性嫌気性蜂窩織炎　321

## の
脳　224
脳圧迫　467
脳壊死　193
脳型減圧症　227
脳幹聴力誘発反応　227

脳血管拡張　427
脳血管収縮　428
脳血流　428
脳脂質過酸化　259
脳腫瘍　193
脳性麻痺　83, 84, 366
脳脊髄液圧　207
脳卒中　135, 379
脳動脈ガス塞栓症　79
脳膿瘍　81
脳浮腫　360, 379

## は
パーキンソン様症候　261
バーセルインデックス　383
肺　84, 224
肺圧外傷　61, 65, 69, 80, 200, 203, 228, 242, 466, 469
肺活量　435
肺気腫　470
肺血流　105
肺酸素中毒　107, 420, 433, 434, 436
肺酸素中毒量単位　438
肺実質損傷　204
肺手術　65
肺循環　201
肺静脈環流量　202
肺水腫　57, 227, 462
肺損傷　242
肺-動脈比　107
ハイドロゲル被覆材　283
ハイドロファイバードレッシング　284
肺嚢胞性疾患　65, 69
肺胞　105, 108, 201
肺胞換気量　105
肺縫縮術　65
肺胞-動脈血中酸素分圧較差　106
肺胞破裂　203
肺容量　437
ハウスキーピング防御機構　124
白内障　433
白内障形成　450
バシトラシン亜鉛軟膏　287
播種性血管内凝固症候群　79
バソプレッシン　257
白血球　157, 223
白血球シンチグラフィー　279
白血球増殖因子　157

波動　279
パパイン酵素　286
バルサルバ法　84, 408, 410
パルスオキシメーター　76, 93
瘢痕　160

## ひ

ピークフロー　64
皮下気腫　204
鼻腔バルーン　411
非クロストリジウム性筋壊死　321
非クロストリジウム性筋炎　315, 319, 321
肥厚性瘢痕　164
微小循環　104, 109, 112, 113, 121, 339
微小透析法　299
皮疹　226
ヒスタミン　157
肥大型心筋症　57
ビタミンA　165, 288
ビタミンC　164, 288
ビタミンE　165, 288, 424
左側臥位　229
人食いバクテリア　317
ヒドロキシルラジカル　341, 421
ヒドロペルオキシルラジカル　421
鼻脳型接合菌症　322
鼻脳型ムコール症　322, 323
皮膚移植片　296
皮膚型減圧症　58, 237
皮膚型ベンズ　226
皮膚癌　178
被覆材　283
皮膚炭疽　319
皮弁　91, 293, 294
皮弁壊死　296
非ホジキンリンパ腫　82
肥満　67
び漫性骨髄炎　329
びまん性肺胞出血　204
表在化骨髄炎　329
病的酸素供給依存性　112
日和見感染　321
微量栄養素　288
ピルビン酸　117
貧血　81, 110
頻脈　151

## ふ

ファンコニ貧血　179
フィックの拡散の法則　108
フィブリン　157
フォトプレチスモグラフィ　299
フォンヒッペル・リンドウ病　161
ふかし　236
不活性ガス麻酔　144
腹腔内気腫　204
複合移植片　293
副鼻腔　84, 414
副鼻腔気圧外傷　414, 470
腹膜炎　85
浮腫軽減　344
不整脈　356
フッ化炭素誘導体　214
ブドウ球菌性熱傷様皮膚症候群　319
舞踏病　261
不動毛　410
不妊症　394
部分的静脈うっ滞　303
プラーク　371
ブラウン・セカール症候群　193
ブラジキニン　157
フリーアセント　203
フリーラジカル　295, 421, 422, 423
フルニエ症候群　318
プレアルブミン　276
ブレオマイシン　65, 469, 470
プレコンディショニング　134
ブレッブ　64
フレンツェル法　84, 410
プロスタグランジン　423
プロスタグランジン$I_2$　240
プロスタサイクリン　423
プロテアーゼ　157
プロポフォール　462
分圧　44, 144
ブンゼン溶解度係数　111

## へ

平均心拍出量　109
閉鎖性頭部外傷　361, 364
閉所恐怖症　469, 471
柄付き皮弁　294
ヘッドダウンポジション　229
ヘパリン　240
ヘマトクリット値　222

ヘムオキシゲナーゼ-1　135, 424
ヘムオキシゲナーゼ-2　257
ヘムオキシゲナーゼ酵素　254
ヘム蛋白　252, 254
ヘモグロビン　56, 104, 108, 109, 110, 111, 252, 459
ヘリウム　45
ヘリウム加圧　148, 149
ペルオキシ亜硝酸　117, 131
ペルオキシ亜硝酸イオン　117
ペルオキシダーゼ酵素　124
ペルオキシドジスムターゼ　124
ペルフルオロカーボン　241
ベンズ　226
偏頭痛　67
ペントキシフィリン　461
弁膜症　57
ヘンリーの法則　5, 47

## ほ

ボイルの法則　408
蜂窩織炎　319
放射線感受性　10, 182, 195
放射線視神経炎　194
放射線出血性直腸炎　191
放射線性壊死　181
放射線性下顎骨壊死　183-188
放射線性胸壁壊死　190
放射線性喉頭壊死　188
放射線性骨壊死　277
放射線性線維化症　181
放射線性仙骨神経叢障害　194
放射線性腟壊死　192
放射線性軟部組織壊死　277
放射線性軟部組織障害　189
放射線性肺臓炎　178
放射線性腕神経叢障害　194
放射線治療　82, 178, 297
放射線脳壊死　193
放射線膀胱炎　190
飽和潜水　151, 235, 238
飽和治療表　235
補液　238
ボーア効果　110
ホールデン効果　120
保護　280
ポサコナゾール　325
保湿　280, 282

ホスホリパーゼ　313
ホスホリパーゼC　314
ホスホリパーゼ活性　124
保清　280, 281
補体　157, 223
補体活性　223
補体系　159, 342
ポリミキシンB軟膏　287

## ま
毎分換気量　105
膜コンダクタンス　150
マクロファージ　157, 167, 295, 342
マクロファージメタロエラスターゼ　157
膜輸送蛋白　424
麻酔作用　144
マスク　75
末梢神経　224
末梢性血管収縮　166
マトリックスメタロプロテアーゼ　280
マトリックスメタロプロテアーゼ-3　180
マトリックスメタロプロテイナーゼ　157, 163
麻痺性腸閉塞　86
マフェニド酢酸　469
慢性CO中毒　264, 265
慢性気道障害　64
慢性呼吸不全　471
慢性骨髄炎　12
慢性創傷　274
慢性創傷の管理　274, 280
慢性創傷のケア　275
慢性創傷の治療介入　281
慢性副鼻腔炎　470
慢性閉塞性肺疾患　470

## み
ミエリン塩基性蛋白質　259
ミエロペルオキシダーゼ　256
ミオグロビン　118, 254, 257
右-左シャント　58, 59, 69, 106, 200, 202, 221, 459
ミクロソーム　421
未熟児網膜症　79, 84, 431
ミトコンドリア　104, 109, 124, 157, 252
耳抜き　54
脈管学的検査　278
脈管形成　160
脈管攣縮　13

## む
ムコール菌症　321
無呼吸　76
無再灌流現象　340
ムピロシン軟膏　287

## め
迷走神経　454
メタアナリシス　355
メタロプロテアーゼ　256
メチシリン耐性黄色ブドウ球菌　317
メトヘモグロビン　110
メニエール病　66
めまい　415
メレニー潰瘍　321
免疫系　159
免疫不全　79

## も
毛細血管　112
毛細血管拡張性運動失調症　179
毛細血管再充満　302
網膜　148
網膜血管収縮　84
網膜酸素中毒　450, 467
網膜電図　432
網膜剥離　431

## や
薬物動態　461

## ゆ
ユーイング肉腫　82
有酸素的代謝率　111
誘導性アイソフォーム　162
遊離皮弁　294, 304
輸液　229
ユビキチン-プロテアソーム系　342

## よ
溶血性連鎖球菌　317
幼児　467
腰椎穿刺針　413
抑制　97

## ら
ライエル症候群　319
ラノリン　283
卵円孔開存症　58, 202, 221, 242
乱走皮弁　294, 300

## り
リッター病　319
リドカイン　214, 240, 461
リパーゼ　256
リポキシゲナーゼ　423
硫酸ポリミキシンB 軟膏　282
臨床検査　278
リンパ管成長因子　195
リンパ浮腫　194

## れ
レーザードップラー法　299
レシチナーゼ　79
レルミット症候群　178

## ろ
ロイコトリエン　423
ロンベルグテスト　54, 227

| JCOPY | 〈(社)出版者著作権管理機構 委託出版物〉|

本書の無断複写は著作権法上での例外を除き禁じられています。
複写される場合は，そのつど事前に，下記の許諾を得てください。
(社)出版者著作権管理機構
TEL. 03-3513-6969　FAX. 03-3513-6979　e-mail：info@jcopy.or.jp

## 高気圧酸素治療のための医学・生理学

定価（本体価格 20,000 円＋税）

2013 年 7 月 5 日　第 1 版第 1 刷発行

編　集／トム・S・ニューマン
　　　　スティーブン・R・トム
監　訳／一般社団法人日本臨床高気圧酸素・潜水医学会
発行者／岩井壽夫
発行所／株式会社 へるす出版
　　　　〒164-0001　東京都中野区中野 2-2-3
　　　　電話　03（3384）8035［販売］03（3384）8177［編集］
　　　　振替　00180-7-175971
　　　　http://www.herusu-shuppan.co.jp
印刷所／三報社印刷株式会社

落本丁、乱本丁の際はお取り替えいたします。　　〈検印省略〉
Ⓒ 2013 Printed in Japan
ISBN978-4-89269-814-9